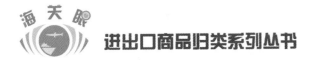
海天眼® 进出口商品归类系列丛书

U0203527

PHARMACEUTICAL PRODUCTS AND BIOLOGICS
CLASSIFICATION GUIDE

药品和生物制品
（上册） 归类指南

《药品和生物制品归类指南》编委会 编著

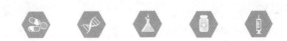

中国海关出版社有限公司

中国·北京

图书在版编目（CIP）数据

药品和生物制品归类指南/《药品和生物制品归类指南》编委会编著 . —北京：
中国海关出版社有限公司，2021.6
ISBN 978-7-5175-0505-1

Ⅰ.①药…　Ⅱ.①药…　Ⅲ.①药品—分类—指南　②生物制品—分类—指南
Ⅳ.①R97-62　②R977-62

中国版本图书馆 CIP 数据核字（2021）第 119715 号

药品和生物制品归类指南
YAOPIN HE SHENGWU ZHIPIN GUILEI ZHINAN

编　　　者：《药品和生物制品归类指南》编委会
策划编辑：史　娜
责任编辑：刘　婧　夏淑婷　吴　婷
助理编辑：衣尚书
出版发行：中国海关出版社有限公司
社　　　址：北京市朝阳区东四环南路甲 1 号　　　　　　邮政编码：100023
网　　　址：www.hgcbs.com.cn
编 辑 部：01065194242-7544（电话）
发 行 部：01065194238/4246/5616/5127（电话）
社办书店：01065195616（电话）
　　　　　　https：//weidian.com/?userid=319526934（网址）
印　　　刷：北京圣艺佳彩色印刷有限责任公司　　　　　经　　销：新华书店
开　　　本：889mm×1194mm　1/16
印　　　张：55.5　　　　　　　　　　　　　　　　　　字　　数：1665 千字
版　　　次：2021 年 6 月第 1 版
印　　　次：2021 年 6 月第 1 次印刷
书　　　号：ISBN 978-7-5175-0505-1
定　　　价：480.00 元（上下册）

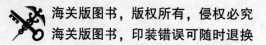

编委会

（按姓氏笔画排序）

前　言

　　近年来，我国药品和生物制品进口贸易量持续增长。随着生物医药产业的不断发展，新药和生物制品不断问世，种类愈加繁多，同时，《中华人民共和国进出口税则》（以下简称《税则》）中药品和生物制品的归类原则较为复杂，因此，对药品和生物制品准确归类需要具备较高的专业知识和归类知识，这在客观上给从事进出口经营、代理报关、货代等企业和相关从业者带来诸多困扰。

　　为解决进出口企业普遍反映的药品和生物制品专业性强、归类原则复杂、易出错等问题，进而提高广大进出口企业守法合规水平，《药品和生物制品归类指南》编委会编写了本书。

　　本书涵盖商品范围广，涉及化学药品、中成药、诊断试剂、生物制品等。全书分为七大部分：第一部分为药品、生物制品及诊断试剂归类简介；第二部分为重点化学药品制剂归类实例；第三部分为重点中药制剂归类实例；第四部分为重点生物制剂归类实例；第五部分为重点诊断和检测试剂归类实例；第六部分为药品和生物制品归类决定；第七部分为相关法律法规。全书深入浅出，对药品和生物制品的归类进行了全面详细讲解，第一部分详细介绍了药品和生物制品的归类原则，包括归类思路、案例剖析、疑难点等。第二至第五部分，收录了重点化学药品近900种、中药近100种、生物制品200余项、诊断试剂300余种，主要对其归类要素进行介绍。以化学药品为例，包括药品类别、药品中英文通用名称、主要成分、有效成分CAS号、化学分子结构式、商品属性、适用症、药理作用、税则号列等。第六部分收录了海关总署发布的关于药品生物制品的近50份归类决定。第七部分收录了7部与药品和生物制品相关的法律法规。

　　本书内容仅供实际工作参考，有关商品的商品归类以相关法律法规及规定为准。由于编者水平有限，书中难免有不足和疏漏之处，欢迎广大读者批评指正。

本书编委会

2021 年 4 月

目 录

上 册

下 册

1

药品、生物制品及诊断试剂归类简介

本部分主要介绍《税则》第三十章药品、生物制品、诊断试剂等相关产品的归类原则和要点。

1.1 《税则》第三十章的商品范围及列目结构

1.1.1 商品范围

第三十章的商品主要包括用于治病、防病、诊断等用途的产品，具体来说包括已干燥的器官疗法用的腺体、其他器官，腺体、其他器官及其分泌物的提取物，人血，治病、防病或诊断用的动物血，抗血清、其他血份及免疫制品，疫苗、毒素、培养微生物及类似产品，混合药剂、药物制剂产品，敷料，血型试剂等检测试剂等。

1.1.2 列目结构

从《税则》第三十章的列目结构看，共有六个税目，分别为税目 30.01、30.02、30.03、30.04、30.05 和 30.06，具体见图 1-1。

第三十章

税目 30.01：已干燥的器官疗法用腺体及其他器官，不论是否制成粉末；器官疗法用腺体、其他器官及其分泌物的提取物；肝素及其盐；其他供治疗或预防疾病用的其他税号未列名的人体或动物制品

税目 30.02：人血；治病、防病或诊断用的动物血制品；抗血清、其他血份及免疫制品，不论是否修饰或通过生物工艺加工制得；疫苗、毒素、培养微生物（不包括酵母）及类似产品

税目 30.03：两种或两种以上成分混合而成的治病或防病用药品（不包括税目 30.02、30.05 或 30.06 的货品），未配定剂量或制成零售包装

税目 30.04：由混合或非混合产品构成的治病或防病用药品（不包括税目 30.02、30.05 或 30.06 的货品），已配定剂量（包括制成皮肤摄入形式的）或制成零售包装

税目 30.05：软填料、纱布、绷带及类似物品（例如，敷料、橡皮膏、泥罨剂），经过药物浸涂或制成零售包装供医疗、外科、牙科或兽医用

税目 30.06：本章注释四所规定的医药用品

图 1-1 《税则》第三十章列目结构示意图

1.1.3 优先归类规定

1.1.3.1 第六类类注规定

1.1.3.1.1 第六类注释一

"（一）凡符合税目 28.44 或 28.45 规定的货品（放射性矿砂除外），应分别归入这两个税号而不归入本协调制度的其他税号。

（二）除上述（一）款另有规定的以外，凡符合税目 28.43、28.46 或 28.52 规定的货品，应分别归入以上税目而不归入本类的其他税号。"

释义：按照本注释（一）款的规定，所有的放射性化学元素、放射性同位素及这些元素与同位素的化合物（不论是无机或有机，也不论是否已有化学定义）即使本来可以归入《协调制度》的其他税目，也一律归入税目 28.44。因此，例如，放射性氯化钠及放射性甘油应归入税目 28.44 而不分别归入税目 25.01 或 29.05。同样，放射性乙醇、放射性金及放射性钴也都一律归入税目 28.44。但应注意，放射性矿砂则归入《协调制度》的第五类。

对于非放射性同位素及其化合物，本注释规定它们（不论无机或有机，也不论是否已有化学定义）只归入税目 28.45 而不归入《协调制度》的其他税目。因此，碳的同位素应归入税目 28.45，而不归入税目 28.03。

本注释（二）款规定，税目 28.43、28.46 或 28.52 所述货品如果不是放射性的或不是同位素形式的（放射性的或同位素形式的则归入税目 28.44 或税目 28.45），应归入以上税目中最合适的一个，而不应归入第六类的其他税目。根据本注释该款的规定，酪朊酸银应归入税目 28.43 而不归入税目 35.01；硝酸银，即使已制成零售包装供摄影用，也应归入税目 28.43 而不归入税目 37.07。

应注意到税目 28.43、28.46 及 28.52 只在第六类中优先于其他税目。如果税目 28.43、28.46 或 28.52 所述货品也可归入《协调制度》的其他类时，其归类取决于有关类或章的注释以及《协调制度》的归类总规则。因此，硅铍钇矿，一种稀土金属化合物，本应归入税目 28.46，却因为第二十八章的注释三（一）规定该章不包括所有归入第五类的矿产品而归入了税目 25.30。

1.1.3.1.2 第六类注释二

"除上述注释一另有规定的以外，凡由于按一定剂量或作为零售包装而可归入税目 30.04、30.05、30.06、32.12、33.03、33.04、33.05、33.06、33.07、35.06、37.07 或 38.08 的货品，应分别归入以上税号，而不归入本协调制度的其他税号。"

释义：注释二规定，由于制成一定剂量或零售包装而归入税目 30.04、30.05、30.06、32.12、33.03、33.04、33.05、33.06、33.07、35.06、37.07 或 38.08 的货品，不论是否可归入《协调制度》的其他税目，应一律归入上述税目（税目 28.43 至 28.46 或 28.52 的货品除外）。例如，供治疗疾病用的零售包装硫应归入税目 30.04，而不归入税目 25.03 或 28.02；作为胶用的零售包装糊精应归入税目 35.06，而不归入税目 35.05。

1.1.3.1.3 第六类注释三

"由两种或两种以上单独成分配套的货品，其部分或全部成分属于本类范围以内，混合后则构成第六类或第七类的货品，应按混合后产品归入相应的税号，但其组成成分必须符合下列条件：（一）其包装形式足以表明这些成分不需经过改装就可一起使用的；（二）一起报验的；以及（三）这些成分的属性及相互比例足以表明是相互配用的。"

释义：本注释涉及由两种或两种以上独立组分（部分或全部归入第六类）的配套货品的归类问题，它仅限于混合后构成第六类或第七类所列产品的配套货品。这些配套货品的组分如果符合本注释（一）至（三）款的规定，则按混合后产品归入相应的税目。例如，这些配套货品有税目 30.06 的牙科粘固剂及其他牙科填料，税目 32.08 至 32.10 的某些油漆及清漆以及税目 32.14 的胶粘剂等。至于未带必要的硬化剂的配套货品，其归类请参见第三十二章的总注释和税目 32.14 的注释。

必须注意，由两种或两种以上独立组分（部分或全部归入第六类）组成的配套货品，如果组分不需事先混合而是逐个连续使用的，不属于本类注释三的规定范围。制成零售包装的这类货品，应按《协调制度》归类总规则[一般是规则三（二）]的规定进行归类；对于那些未制成零售包装的则应分别归类。

1.1.3.2 第三十章章注规定

第三十章章注四规定："税目30.06仅适用于下列物品（这些物品只能归入税目30.06，而不得归入本协调制度其他税号）：（一）无菌外科肠线、类似的无菌缝合材料（包括外科或牙科用无菌可吸收缝线）及外伤创口闭合用的无菌黏合胶布；（二）无菌昆布及无菌昆布塞条；（三）外科或牙科用无菌吸收性止血材料；外科或牙科用无菌抗粘连阻隔材料，不论是否可吸收；（四）用于病人的X光检查造影剂及其他诊断试剂，这些药剂是由单一产品配定剂量或由两种以上成分混合而成的；（五）血型试剂；（六）牙科粘固剂及其他牙科填料；骨骼粘固剂；（七）急救药箱、药包；（八）以激素、税目29.37的其他产品或杀精子剂为基本成分的化学避孕药物。（九）专用于人类或作兽药用的凝胶制品，作为外科手术或体检时躯体部位的润滑剂，或者作为躯体和医疗器械之间的耦合剂；（十）废药物，即因超过有效保存期等原因而不适合作原用途的药品；以及（十一）可确定用于造口术的用具，即裁切成型的结肠造口术、回肠造口术、尿道造口术用袋及其具有黏性的片或底盘。"

> **释义**：该注释是优先归类规定，即上述章注释四规定的十一种产品只能归入税目30.06，不得归入本《协调制度》其他税目。

1.1.4 第三十章排除条款规定

第三十章注释一规定："本章不包括：（一）食品及饮料（例如，营养品、糖尿病食品、强化食品、保健食品、滋补饮料及矿泉水），但不包括供静脉摄入用的滋养品（第四类）；（二）用于帮助吸烟者戒烟的制剂，例如，片剂、咀嚼胶或透皮贴片（税目21.06或38.24）；（三）经特殊煅烧或精细研磨的牙科用熟石膏（税目25.20）；（四）适合医药用的精油水馏液及水溶液（税目33.01）；（五）税目33.03至33.07的制品，不论是否具有治疗及预防疾病的作用；（六）加有药料的肥皂及税目34.01的其他产品；（七）以熟石膏为基本成分的牙科用制品（税目34.07）；或（八）不作治疗及预防疾病用的血清蛋白（税目35.02）。"

> **释义**：这类产品容易与第三十章的产品混淆，为明确其与第三十章产品的区别，在章注释中对上述产品的归类予以明确。也就是说该排他条款是指，上述产品不属于第三十章的产品，即使部分产品看起来有治疗及预防疾病的作用，但不归入第三十章。例如，名称为"抗粉刺制剂"的产品，但不含有治疗或预防粉刺作用的有效活性成分，主要是用以清洁皮肤的产品应按护肤品归类，不按药品归类。
>
> 该规定的运用要结合商品的真实属性来进行综合判断，不能机械运用。例如，同样是用于皮肤的产品。如果是属于用于治疗某些皮肤疾病的药剂，如治疗湿疹用膏，这类产品就属于税目30.03或30.04项下商品范畴。区分这类产品的要点：一是通过产品的成分、含量、作用、用法用量等进行综合判断；二是结合国内主管部门的相关注册登记信息进行判断。

1.2 第三十章各税目详细介绍

1.2.1 税目30.01

1.2.1.1 税目条文及税号设置

30.01 已干燥的器官疗法用腺体及其他器官，不论是否制成粉末；器官疗法用腺体、其他器官及其分泌物的提取物；肝素及其盐；其他供治疗或预防疾病用的其他税号未列名的人体或动物制品：

3001. 2000-腺体、其他器官及其分泌物的提取物

　　　　-其他：

3001. 9010 ---肝素及其盐

3001. 9090 ---其他

1.2.1.2 本税目的商品范围

1.2.1.2.1 本税目主要包括的产品

1. 已干燥的器官疗法用动物腺体及其他器官（例如，脑、脊髓、肝、肾、脾、胰腺、乳腺、睾丸、卵巢），不论是否制成粉末。

2. 器官疗法用腺体、其他器官及其分泌物的提取物，通过溶剂提取、沉淀、凝结或其他方法制得。这些提取物可呈固态、半固态或液态，为了保存的需要也可溶于任何溶剂，呈溶液或悬浮液状。器官疗法用腺体或器官分泌物的提取物，包括胆汁提取物。

3. 肝素及其盐。肝素由得自哺乳动物组织的复杂有机酸（粘多糖）混合物组成，其组成成分根据不同的组织而各不相同。肝素及其盐主要用于医药，特别用作抗血液凝结剂，不论其活度如何，均归入本税目。

4. 《协调制度》其他税目未列名的供治疗或预防疾病用的其他人体或动物制品，包括保存于甘油中的红骨髓；制成干粉片的蛇毒液或蜂毒液及由这类毒液形成的非微生物隐毒素；活的或保藏的骨骼、器官及其他人体或动物组织，适合于永久移植用，装入无菌包装并标有使用说明等。

> **释义**：该税目项下产品在归类实践中，子目的确定容易出差错。特别指出：子目3002.20项下仅包括腺体、其他器官及其分泌物的提取物，"腺体、其他器官及其分泌物"是定语。例如，用于器官移植的肾脏，不归入子目3002.20，而应该归入子目3002.90。

1.2.1.2.2 本税目不包括的产品

税目30.01不包括的产品见图1-2。

税目 30.01 不包括的产品	鲜、冷、冻或其他方法暂时保藏的腺体及其他动物器官（第二章或第五章）
	胆汁，不论是否干燥（税目05.10）
	通过处理腺体或其他器官提取物所得的已有化学定义的单独化合物及第二十九章的其他产品，例如，氨基酸（税目29.22）、维生素（税目29.36）、激素（税目29.37）
	供治病、防病或诊断用的人血、动物血，抗血清（包括特效免疫球蛋白）及其他血液组分（例如，"正常"血清、人体正常免疫球蛋白、血浆、纤维蛋白原、纤维蛋白）（税目30.02）
	具有税目30.03或30.04所列药物特征的产品
	非供治疗或预防疾病用的球蛋白及球蛋白组分（血液或血清的除外）（税目35.04）
	酶（税目35.07）

图1-2 税目30.01不包括的产品示意图

1. 可供制药用动物腺体及其他器官的归类思路见图1-3。

| 专供制药用动物腺体及其他器官（例如，胆囊、肾上腺、胎盘等） | 鲜、冷、冻或其他方法临时保藏的，归入税目05.10 |
| | 经干制的归入税目30.01 |

既可供人食用，又可供制药用的动物腺体及其他器官（例如，肝、肾、脑、胰腺、脾、脊髓、卵巢、子宫、睾丸、乳房、甲状腺、脑下腺等）	临时保藏（例如，用甘油、丙酮、酒精、甲醛、硼酸钠临时保藏）以供药用的，归入税目05.10
	干制的归入税目30.01
	适合供人食用的，归入第二章；不适合供人食用的归入税目05.11

图1-3　可供制药用动物腺体及其他器官的归类思路

【案例1】商品名称：海豹鞭，海豹鞭是海豹肉的一部分，经风干处理，未加任何添加剂，可供食用或药用。根据归类总规则一及六，该商品应归入税号3001.9090。

【案例2】商品名称：食用的冷冻牛胃，保藏方法适合食用。根据归类总规则一及六，该商品应该归入税号0206.9000。

2. 税目30.01不包括胆汁。胆汁，不论是否干燥，均归入税目05.10。

3. 从腺体或其他器官提取物所得的已有化学定义的单独化合物，如氨基酸、维生素、激素等产品，要优先归入第二十八、第二十九等章。

4. 税目30.01不包括税目30.02项下的供治病、防病或诊断用的人血、动物血、抗血清（包括特效免疫球蛋白）及其他血液组分（例如，"正常"血清、人体正常免疫球蛋白、血浆、纤维蛋白原、纤维蛋白），上述产品易于税目30.01产品混淆，因此在排他条款中专门说明。

【案例】人血白蛋白，规格为10g/瓶，已配定剂量，注射剂，主要成分为人血白蛋白，来源于健康人静脉血浆，辅料为氯化钠、辛酸钠、乙酰色氨酸钠。适应证：血容量不足的紧急治疗；显著的低白蛋白血症的指令；新生儿高胆红素血症的治疗；急性呼吸窘迫综合征的治疗；用于心肺分流术，特殊类型血液透析，血浆置换的辅助治疗。根据归类总规则一及六，该产品应该归入税号3002.1200。

5. 税目30.01不包括具有税目30.03和30.04所列药物特征的药物产品。

【案例】肝素钠，该产品是自猪的肠黏膜或牛肺中提取精制的一种硫酸氨基葡聚糖的钠盐，属粘多糖类物质，用于防治血栓形成或栓塞性疾病（如心肌梗塞、血栓性静脉炎、肺栓塞等）；各种原因引起的弥漫性血管内凝血（DIC）。如果该产品未配定剂量或制成零售包装，属于原料特征，则归入税号3001.9010；如果该产品已制成配定剂量的肝素钠注射液，就具备了税目30.04制品的特征，应该归入税号3004.9090。

6. 非供治疗或预防疾病用的球蛋白及球蛋白组分（血液或血清的除外）归入税目35.04。

【案例】乳球蛋白，粉状，生产工艺为从牛奶中提取乳球蛋白。根据归类总规则一及六，该产品应该归入税号3504.0090。

7. 酶归入税目35.07。

商业上比较重要的从动物器官中提取的酶：

（1）粗制凝乳酶（凝乳酶）。

粗制凝乳酶可从新鲜或干的小牛真胃取得，也可通过培养某些微生物制得。它是一种分解蛋白酶，能凝结酪蛋白从而使牛奶凝结。呈液态、粉状或片状。它可含有制造过程中残留的或为了标准化而添加的各种盐（例如，氯化钠、氯化钙、硫酸钠），并可含有防腐剂（例如，甘油）。粗制凝乳酶主要用于乳酪工业。

（2）胰酶。

产自胰脏的最重要的酶是胰蛋白酶及胰凝乳蛋白酶（能分解蛋白质）、α-淀粉酶（能分解淀粉）以及脂肪酶（能分解脂肪物质），主要用于制药，能治疗消化系统失调。胰脏的酶催浓缩物通常从新鲜或干的胰脏中取得。它们可含有高度吸收性盐（用以吸收结晶过程产生的部分水分而添加）及某些保护胶体（以便于保藏或运输）。它们用以制脱浆剂、洗涤剂、脱毛剂或鞣剂。

（3）胃蛋白酶。

胃蛋白酶是从猪或牛的胃黏膜制得的。为了使之稳定，有时保存在饱和硫酸镁溶液中或与蔗糖或乳糖相混合（粉状胃蛋白酶）。胃蛋白酶与盐酸或盐酸甜菜碱结合或者制成胃蛋白酶酒，主要用于医药。

1.2.2 税目30.02

1.2.2.1 税目条文及税号设置

30.02 人血；治病、防病或诊断用的动物血制品；抗血清、其他血份及免疫制品，不论是否修饰或通过生物工艺加工制得；疫苗、毒素、培养微生物（不包括酵母）及类似产品：

        －抗血清、其他血份及免疫制品，不论是否修饰或通过生物工艺加工制得：

3002.1100--疟疾诊断试剂盒

3002.1200--抗血清及其他血份

3002.1300--非混合的免疫制品，未配定剂量或制成零售包装

3002.1400--混合的免疫制品，未配定剂量或制成零售包装

3002.1500--免疫制品，已配定剂量或制成零售包装

3002.1900--其他

3002.2000-人用疫苗

3002.3000-兽用疫苗

        －其他：

3002.9010---石房蛤毒素

3002.9020---蓖麻毒素

3002.9030---细菌及病毒

3002.9040---遗传物质和基因修饰生物体

3002.9090---其他

1.2.2.2 本税目的商品范围

1.2.2.2.1 本税目主要包括的产品

税目30.02主要包括的产品见图1-4。

税目 30.02 产品	人血
	治病、防病或诊断用的动物血制品
	抗血清、其他血份及免疫制品，不论是否修饰或通过生物工艺加工制得
	疫苗、毒素、培养微生物（不包括酵母）及类似产品
	具有本税目所列任何产品基本特征的诊断试剂盒

图 1-4　税目 30.02 主要包括的产品示意图

1. 人血，不论是否具有治病、防病、诊断用途。例如，装于密封安瓿的人血。

2. 制备的供治病、防病或诊断用的动物血。本税目仅包括制备的供治病、防病或诊断用的动物血，其他用途的动物血归入税目 05.11。

动物血主要包括的产品见图 1-5。

| 动物血 | 供治病、防病或诊断用的动物血（税目 30.02） |
| | 其他用途的动物血（税目 05.11） |

图 1-5　动物血主要包括的产品示意图

3. 抗血清、其他血份及免疫制品，不论是否修饰或通过生物工艺加工制得。这些产品包括：

（1）抗血清及其他血份，不论是否修饰或通过生物工艺加工制得。血清是从血液凝块后分离出来的液体血份。

本税目主要包括从血液（包括血管内皮细胞）制得的下列产品："正常"血清、人体正常免疫球蛋白、血份及具有酶特性或酶活性的截断变体（部分）、血浆、凝血酶、纤维蛋白原、纤维蛋白、其他血液凝固因子、血栓调节素、血液球蛋白、血清球蛋白及血红蛋白。本组也包括通过生物工艺加工制得的改性血栓调节素及改性血红蛋白，例如：可溶性血栓调节素（INN）及 α 血栓调节素（INN），以及交富血红蛋白（INN）、聚戊二醛血红蛋白（INN）及交聚血红蛋白（INN）等交联血红蛋白。

本税目还包括供治疗或防治疾病用的血清白蛋白（例如，通过分馏人血血浆制得的人体白蛋白）。

抗血清是从对某些疾病（不论这些疾病是由病原细菌及病毒、毒素所致或由过敏现象等所致）具有免疫力或已获免疫力的人或动物血液中制得的。抗血清用于治疗白喉症、痢疾、坏疽、脑膜炎、肺炎、破伤风、葡萄球菌或链球菌感染、毒蛇咬伤、植物中毒及过敏性疾病等。抗血清也用于诊断，包括玻璃试管试验。

（2）免疫制品，不论是否修饰或通过生物工艺加工制得。包括供诊断或治疗疾病用或作免疫试验用的免疫制品。详见图 1-6。

免疫制品

单克隆抗体：在培养基或腹水中培养的无性繁殖杂交瘤细胞经精选后制得的特异性免疫球蛋白

抗体片段：抗体蛋白的活性部分，例如，通过专门的酶裂解法制得。本组特别包括单链（scFv）抗体

抗体耦联物及抗体片段耦联物—至少含有一个抗体或抗体片段的耦联物。最简单的类型为以下组合

抗体-抗体
抗体片段-抗体片段
抗体-抗体片段
抗体-其他物质，耦联物类型包括，如，与蛋白结构共价耦联的酶［如，碱性磷酸（酯）酶、过氧化物酶或β-半乳糖苷酶］或染料（荧光素），用于直接检测反应
抗体片段-其他物质，如，与蛋白结构共价耦联的酶［例如，被性磷酸（酯）酶、过氧化物酶或β-半乳糖苷酶］或染料（荧光素），用于直接检测反应

白介素、干扰素（IFN）、趋化因子及特定的肿瘤坏死因子（TNF）、生长因子（GF）、促红细胞生成素及集落刺激因子（CSF）

图 1-6　免疫制品主要分类示意图

HS《协调制度》体系中的"免疫制品"是指直接参与免疫过程调节的多肽及蛋白质（税目 29.37 的货品除外）。例如，单克隆抗体（MAB）、抗体片段、抗体耦联物及抗体片段耦联物、白介素、干扰素（IFN）、趋化因子及特定的肿瘤坏死因子（TNF）、生长因子（GF）、促红细胞生成素及集落刺激因子（CSF）。

释义：

（1）HS《协调制度》体系中的"免疫制品"的商品范围，并不是所有具有免疫作用的物质都能视为本税目项下的"免疫制品"，该税目项下的是指直接参与免疫过程调节的多肽及蛋白质，在归类时要与税目 29.37 的多肽激素、蛋白激素和糖蛋白激素等加以区分。

（2）本税目"免疫制品"仅包含直接参与免疫过程调节的多肽及蛋白质，如果相关物质直接参与免疫过程调节，但不是多肽及蛋白质，则不能视为本税目的"免疫物质"。例如，治疗癌症的 CAR-T 细胞疗法产品（子目 3002.90）。

4. 疫苗、毒素、培养微生物（不包括酵母）及类似产品。

本组主要分类见图 1-7。

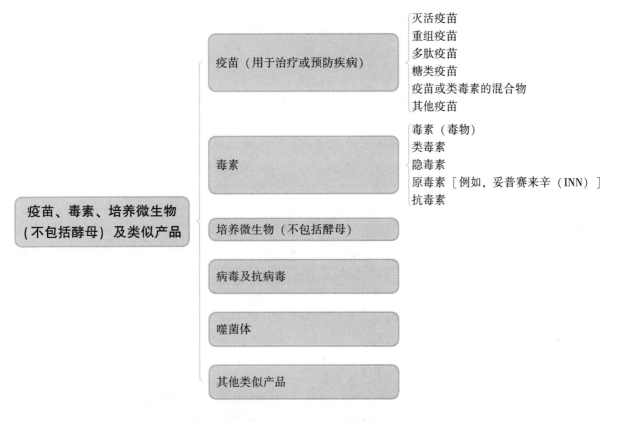

图1-7 疫苗、毒素、培养微生物（不包括酵母）及类似产品主要分类示意图

（1）疫苗。

> **释义**：最典型的疫苗是悬浮于盐溶液、油（脂制疫苗）或其他介质中的含病毒或细菌微生物源的具有预防疾病作用的制剂。这些制剂通常在不破坏其免疫性的条件下被加以处理以降低其毒性。
>
> 其他疫苗包括重组疫苗、多肽疫苗及糖类疫苗。这些疫苗通常包含一个抗原，一个抗原识别片段或一个作抗原识别片段的基因代码（多肽、重组体或蛋白质耦联物及其他物质）。"抗原识别片段"是抗体的一部分，在生物体中起到激发免疫反应的作用。这类疫苗中多数对某种特定的病毒或细菌具有靶向作用。这些疫苗用于治疗或预防疾病。
>
> 需要指出的是：本税目除了单一疫苗外，也包括由疫苗或类毒素组成的混合物，例如，白喉疫苗、破伤风疫苗及百日咳（DPT）疫苗。

（2）毒素（毒物）、类毒素、隐毒素、原毒素［例如，妥普赛来辛（INN）］及抗毒素。

（3）培养微生物（不包括酵母）。

> **释义**：这些微生物包括酵素，例如，制乳的衍生物（酸乳酒、酸乳、乳酸）的乳酵素、制醋的醋酵素以及制青霉素及其他抗菌素的霉菌等；也包括用于技术方面（例如，帮助植物生长）的培养微生物。
>
> 含有少量乳酵素的乳及乳清归入第四章。

（4）人体、动物及植物病毒及抗病毒。

（5）噬菌体。

> **释义**：除《税则》第三十章章注四（四）另有规定的以外（参见税目30.06），本税目也包括微生物诊断试剂。但不包括酶（粗制凝乳酶、淀粉酶等），即使是微生物酶（链激酶、链道酶等）（税目35.07）。
>
> 需要指出的是：本税目不包括酵母菌和已死的单细胞微生物（疫苗除外），这类产品应该归入税目21.02。

5. 诊断试剂盒。

具有本税目所列任何产品基本特征的诊断试剂盒应归入本税目。使用这种试剂盒所发生的正常反应包括凝集、沉淀、中和、成分结合、血液凝集和酶联免疫吸附分析（ELISA）等。例如，基于pLDH（疟原虫乳酸脱氢酶）单克隆抗体的疟疾诊断试剂盒应归入本税目。其基本特征是由最大程度控制测试过程特性的单一成分所决定。

本税目的产品，不论是否已配定剂量或制成零售包装，也不论是否成散装或分成小包装，一律归入本税目。

> **释义**：归入该税目项下的诊断试剂盒要根据诊断试剂的基本特征归入相应的子目。如是以抗血清、其他血份及免疫制品为基本特征，则归入子目3002.1项下。如果以病毒、细菌等为基本特征，则归入子目3002.9项下。但税目30.02不包括血型试剂和用于病人的X光检查造影剂及其他诊断试剂。如果属于血型试剂和用于病人的X光检查造影剂及其他诊断试剂，即便具有税目30.02所述制品的基本特征，也不归入税目30.02，应该归入税目30.06。

1.2.2.2.2　本税目不包括的产品

税目30.02不包括的产品见图1-8。

税目 30.02 不包括	非供治病或防病用的血清白蛋白（税目35.02）及球蛋白（血液球蛋白及血清球蛋白除外）（税目35.04）
	某些国家称之为"血清"或"人造血清"的非从血液中分离出来的药品
	用于治疗过敏症的以氯化钠或其他化学品为基本成分的等渗溶液及花粉悬浮液

图1-8　税目30.02不包括的产品示意图

1.2.2.2.3　税目30.02项下聚乙二醇化产品的归类原则

《税则》第三十章包括为改进药效将聚乙二醇（PEGs）聚合物与第三十章的药品（例如，功能性蛋白质及多肽、抗体片段）连结而成的聚乙二醇化产品。归入第三十章的聚乙二醇化产品与其未聚乙二醇化的产品归入同一税目［例如，税目30.02的聚乙二醇化干扰素（INN）］。

1.2.2.2.4　子目3002.13及3002.14所述的非混合产品、纯物质及混合产品区分标准

子目3002.13及3002.14所述的非混合产品、纯物质及混合产品，按下列规定处理。

1. 非混合产品或纯物质，不论是否含有杂质。

2. 混合产品：

（1）上述 1 款所述的产品溶于水或其他溶剂的；

（2）为保存或运输需要，上述 1 款及 2（1）项所述的产品加入稳定剂的；以及

（3）上述 1 款、2（1）项及 2（2）项所述的产品添加其他添加剂的。

子目 3002.13 项下的非混合免疫产品可含有杂质。所称"杂质"，仅适用于完全直接在制造过程（包括纯化过程）中产生的存在于产品中的物质。这些物质是由于制造过程中的各种原因而产生的，主要有以下几种：未转化的原料；存在于原料中的杂质；制造过程（包括纯化过程）中所使用的试剂；副产品。

1.2.3 税目 30.03

1.2.3.1 税目条文及子目设置

30.03 两种或两种以上成分混合而成的治病或防病用药品（不包括税目 30.02、30.05 或 30.06 的货品），未配定剂量或制成零售包装：

10—含有青霉素及具有青霉烷酸结构的青霉素衍生物或链霉素及其衍生物

20—其他，含有抗菌素

　—其他，含有激素或税目 29.37 的其他产品：

31——含有胰岛素

39——其他

　—其他，含有生物碱及其衍生物：

41——含有麻黄碱及其盐

42——含有伪麻黄碱（INN）及其盐

43——含有去甲麻黄碱及其盐

49——其他

60—其他，含有本章子目注释二所列抗疟疾活性成分的

90—其他

1.2.3.2 本税目的商品范围

税目 30.03 包括用以防治人类或动物疾病的内服或外用药品，这些药品是通过将两种或两种以上物质混合制成。但如果已配定剂量或制成零售形式或包装的，应归入税目 30.04。

1.2.3.2.1 本税目主要包括的产品

税目 30.03 主要包括产品见图 1-9。

混合药剂

含有一种单独的药物和一种赋形剂、甜味剂、聚结剂、载体等混合的制剂

仅供静脉摄入（静脉注射或静脉滴注）用的滋养品

药用的胶态溶液及悬浮液（例如，胶体硒），但不包括胶态硫黄及单一胶态贵金属

药用混合植物浸膏，包括从植物性混合物加工所得的植物浸膏

税目30.03 药品（未配定剂量或制成零售包装）

税目12.11 的植物及其部分品的药用混合物

通过蒸发天然矿泉水所得的药用盐及类似的人造产品

止喘药品，例如，止喘纸、止喘粉等

"阻滞药"，例如，由一种药物成分固定于聚合离子交换剂上而成的药物

人体、兽医或外科用麻醉药

从制盐原料获得的供治病用的浓缩水（例如，克劳氏矿泉水等）；药浴（硫浴、碘浴等）用混合盐，不论是否加有香料

图1-9 税目30.03 主要包括产品示意图

1.2.3.2.2 本税目不包括的产品

税目30.03 不包括的产品见图1-10。

未制成内服或外用药品的税目38.08 的杀虫剂、消毒剂等。

药皂（税目34.01）。

精油的水馏液和水溶液及税目33.03 至33.07 的制剂，即使它们具有治病或防病作用（第三十三章）。

税目30.03 不包括

税目30.02、30.05 或30.06 的货品。

本税目还不包括含有维生素或天然盐的保健食品，这些食品用于强身健体，但并无标明治疗或预防疾病用途。这些产品通常为液态，也可制成粉末或片状，一般归入税目21.06 或第二十二章。

本税目条文不适用于食物或饮料，例如，营养品、糖尿病食品、强化食品、滋补饮料或矿泉水（天然或人造），尤其是仅含营养物质的食品，它们应分别归入各自的适当税目。食品中主要的营养物质是蛋白质、碳水化合物及脂肪。维生素及天然盐也有营养作用。

加有药性物质的食品和饮料，如果所加入的药性物质仅仅是为了保证产品的营养平衡、增加能量供给和营养价值，或改善产品的味道，而且还保持着食品或饮料的特征，也不归入本税目。

由植物或植物部分品混合构成的产品或由植物或植物部分品与其他物质混合构成的产品，用于制草药浸剂或草本植物"茶"，例如，具有通便、催泻、利尿或祛风作用的产品，虽然标明能够解除某些病痛或能强身健体，也不归入本税目（归入税目21.06）。

表1-10 税目30.03 不包括的产品示意图

1.2.4 税目30.04

1.2.4.1 税目条文及子目设置

30.04 由混合或非混合产品构成的治病或防病用药品（不包括税目30.02、30.05或30.06的货品），已配定剂量（包括制成皮肤摄入形式的）或制成零售包装：

10-含有青霉素及具有青霉烷酸结构的青霉素衍生物或链霉素及其衍生物

20-其他，含有抗菌素

　-其他，含有激素或税目29.37的其他产品：

31--含有胰岛素

32--含有皮质甾类激素及其衍生物或结构类似物

39--其他

　-其他，含有生物碱及其衍生物：

41--含有麻黄碱及其盐

42--含有伪麻黄碱（INN）及其盐

43--含有去甲麻黄碱及其盐

49--其他

50-其他，含有维生素或税目29.36所列产品

60-其他，含有本章子目注释二所列抗疟疾活性成分的

90-其他

1.2.4.2 本税目的商品范围

1.2.4.2.1 本税目主要包括的产品

本税目包括由混合或非混合产品构成的以下产品，见图1-11。

税目 30.04 产品

已配定剂量或为片剂、安瓿（例如，1.25～10 立方厘米安瓿装的再蒸馏水，供直接治疗酒精中毒、糖尿病昏迷等疾病用或作注射药溶剂用）、胶囊剂、扁囊剂、滴剂、锭剂、制成皮肤摄入形式的制剂或小量粉剂的药品，已制成一次使用剂量供治病或防病用。

已配成一定剂量的通过皮肤摄入的药品。这些药品通常制成自粘贴片形状（一般为长方形或圆形），直接施敷于患者皮肤上。装有活性物质的药囊由一多孔膜包覆，包覆面与皮肤接触。药囊释放出的活性物质通过分子扩散经皮肤而被吸收并进入血液当中。这些货品不应与税目 30.05 的医疗用橡皮膏相混淆。

本税目也包括制成上述第一部分和第二部分所述形式的下列产品：1. 含有活性阳离子（例如，季铵盐）的有机表面活性剂及其制品，它们具有抗菌、消毒、杀菌作用。2. 聚乙烯吡咯烷酮碘，为碘与聚乙烯吡咯烷酮反应所得的产品。3. 骨移植替代品，例如，由外科级硫酸钙制得的骨移植替代品，可注入断裂的骨腔，能被自然吸收并被骨组织代替；这些产品具有晶质基质，当基质被吸收后，在其上面可长成新骨。

本税目还包括仅适于作药用的锭剂、片剂、滴剂等，例如，以硫黄、炭、四硼酸钠、苯甲酸钠、氯酸钾或氧化镁为基本成分的药品等。但主要由糖（不论是否含有明胶、淀粉、谷物细粉等食品）和芳香剂（包括具有药物性质的物质，例如，苯甲醇、薄荷醇、桉叶油素及吐鲁香脂）组成的喉糖、咳嗽糖应归入税目 17.04。含有药性物质（芳香剂除外）的喉糖、咳嗽糖，如果已配定剂量或制成零售包装，而且每粒糖所含的药性物质已具有治病或防病的作用，则仍应归入本税目。

即使没有说明，非混合产品只要制成零售包装而且明显专供防病治病用也可作为本税目所列的药品归类。

供治病或防病用零售包装的药品，即其包装形式，尤其是所附的说明（注明适应证、用法、用量）明显为不需重新包装即可直接售给用户（个人、医院等）的防病或治病用产品（例如，碳酸氢钠及罗望子果粉）。所附说明（任何文字）可采用标签、说明书或其他形式。但单有药性或纯度的说明是不足以表明产品可归入本税目。

图 1-11　税目 30.04 包括产品示意图

1.2.4.2.2　本税目不包括的产品
税目 30.04 不包括的产品见图 1-12。

由混合产品构成的供治病或防病用药品，如果未配定剂量或未制成零售形式或包装，应归入税目 30.03（参见相应的注释）。

通常含有硬化剂（固化剂）和活化剂的骨骼粘固剂，这些产品用于现有骨骼的移植修复等（税目 30.06）。

本税目条文不适用于食物或饮料，例如，营养品、糖尿病食品、强化食品、滋补饮料或矿泉水（天然或人造），尤其是仅含营养物质的食品，它们应分别归入各自的适当税目。食品中主要的营养物质是蛋白质、碳水化合物及脂肪。维生素及天然盐也有营养作用。

加有药性物质的食品和饮料，如果所加入的药性物质仅仅是为了保证产品的营养平衡、增加能量供给和营养价值，或改善产品的味道，而且还保持着食品或饮料的特征，也不归入本税目。

税目 30.04 不包括

本税目不包括：未制成药剂的蛇毒液及蜂毒液（税目 30.01）；税目 30.02、30.05 或 30.06 的货品，不论如何包装；精油水馏液及水溶液和税目 33.03～税目 33.07 的制剂，即使它们具有治病或防病作用（第三十三章）；药皂，不论如何包装（税目 34.01）；未制成内服或外用药品的税目 38.08 的杀虫剂、消毒剂等；用于帮助吸烟者戒烟的制剂，例如，片剂、咀嚼胶或透皮贴片（税目 21.06 或税目 38.24）。

本税目不包括含有维生素或天然盐的保健食品，这些食品用于强身健体，但并无标明治疗或预防疾病用途。这些产品通常为液态，也可制成粉末或片状，一般归入税目 21.06 或第二十二章。

由植物或植物部分品混合构成的产品或由植物或植物部分品与其他物质混合构成的产品，用于制草药浸剂或草本植物"茶"。例如，具有通便、催泻、利尿或祛风作用的产品，虽然标明能够解除某些病痛或能强身健体，也不归入本税目（归入税目 21.06）。

图 1-12　税目 30.04 不包括的产品示意图

1.2.4.2.3　本税目中混合和非混合产品的界定标准

按照第三十章注释三的规定，下列产品可作为非混合产品对待：

(1) 溶于水的非混合产品。

(2) 归入第二十八章或第二十九章的所有产品。

(3) 只经标定或溶于溶液的税目 13.02 所列的单一植物浸膏。

但必须注意，税目 28.43 至 28.46 及 28.52 的未混合产品，即使符合上述一或二节所述条件，也不归入税目 30.04。例如，胶态银，即使已配定剂量或包装成药物形式，仍应归入税目 28.43。

1.2.5 税目 30.05

1.2.5.1 税目条文及子目设置

税目 30.05 软填料、纱布、绷带及类似物品（例如，敷料、橡皮膏、泥罨剂），经过药物浸涂或制成零售包装供医疗、外科、牙科或兽医用：

10-胶粘敷料及有胶粘涂层的其他物品

90-其他

1.2.5.2 本税目的商品范围

1.2.5.2.1 本税目主要包括的产品

本税目包括用药物（反刺激剂、杀菌剂等）浸、涂的织物、纸、塑料等制成的软填料、纱布、绷带及类似物品，供医疗、外科、牙科或兽医用。

这些物品包括浸渍碘或水杨酸甲酯等的软填料、各种调好的敷料和泥罨剂（例如，亚麻子或芥子泥罨剂）、药物橡皮膏等。它们可以成张，也可以为圆片状或其他任何形状。

未经药物浸、涂，供作敷料（通常为脱脂棉花）和绷带等用的软填料及纱布，倘若它们制成零售包装，无须重新包装而直接出售给个人、诊所、医院等，具有易于识别的特征（报验时呈卷状或折叠状、保护性包装、标签等），只能用于医疗、外科、牙科或兽医方面，仍应归入本税目。

本税目也包括下列类型的敷料：

（1）皮肤敷料，由制好的成条冰冻或冻干动物皮组织（通常是猪的）构成，用作临时性生物敷料，直接敷于失去皮肤的创伤面、暴露的组织创伤及外科感染面等。它们有各种不同的规格，装于外面贴有使用说明的无菌容器中（零售包装）。

（2）液体敷料，装于喷罐（零售包装）中，用以在创口上覆盖一层透明的保护性薄膜。这种敷料由一种溶于挥发性有机溶剂（例如，乙酸乙酯）的塑料（例如，改性乙烯共聚物或甲基丙烯酸塑料）无菌溶液及一种推进剂组成，不论是否添加了药物（特别是抑菌剂）。

1.2.5.2.2 本税目不包括的产品

（1）本税目不包括未制成零售形式或包装的供医疗、外科、牙科或兽医用的含氧化锌绷带、橡皮膏以及骨折用石膏绷带。

（2）本税目不包括经过特殊煅烧或精细研磨的牙科用熟石膏及以熟石膏为基本成分的牙科用制品（分别归入税目 25.20 及 34.07）。

（3）本税目不包括通过皮肤摄入的药品（税目 30.04）。

（4）本税目不包括第三十章注释四所列的货品（税目 30.06）。

（5）本税目不包括税目 96.19 的卫生巾（护垫）及止血塞、婴儿尿布及尿布衬里和类似品。

1.2.6 税目 30.06

1.2.6.1 税目条文及子目设置

30.06 本章注释四所规定的医药用品：

10-无菌外科肠线、类似的无菌缝合材料（包括外科或牙科用无菌可吸收缝线）及外伤创口闭合用的无菌黏合胶布；无菌昆布及无菌昆布塞条；外科或牙科用无菌吸收性止血材料；外科或牙科用无菌抗粘连阻隔材料，不论是否可吸收

20-血型试剂

30-X 光检查造影剂；用于病人的诊断试剂

40-牙科粘固剂及其他牙科填料；骨骼粘固剂

50-急救药箱、药包

60-以激素、税目 29.37 的其他产品或杀精子剂为基本成分的化学避孕药物

70-专用于人类或作兽药用的凝胶制品，作为外科手术或体检时躯体部位的润滑剂，或者作为躯体

和医疗器械之间的耦合剂

　　－其他：

91－－可确定用于造口术的用具

92－－废药物

1.2.6.2　本税目的商品范围

根据第三十章章注四，税目 30.06 仅适用于图 1-13 所示物品（这些物品只能归入税目 30.06 而不得归入本协调制度其他税目）。

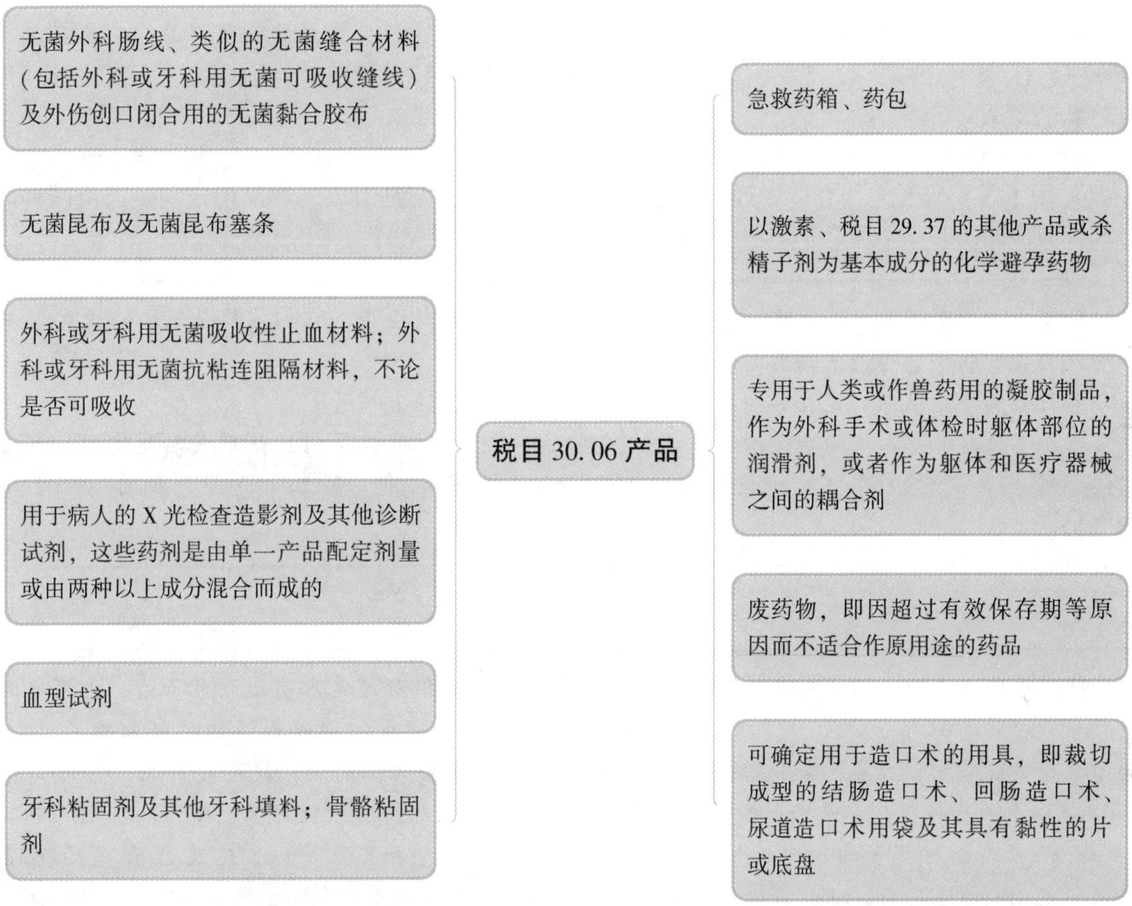

无菌外科肠线、类似的无菌缝合材料（包括外科或牙科用无菌可吸收缝线）及外伤创口闭合用的无菌黏合胶布

无菌昆布及无菌昆布塞条

外科或牙科用无菌吸收性止血材料；外科或牙科用无菌抗粘连阻隔材料，不论是否可吸收

用于病人的 X 光检查造影剂及其他诊断试剂，这些药剂是由单一产品配定剂量或由两种以上成分混合而成的

血型试剂

牙科粘固剂及其他牙科填料；骨骼粘固剂

税目 30.06 产品

急救药箱、药包

以激素、税目 29.37 的其他产品或杀精子剂为基本成分的化学避孕药物

专用于人类或作兽药用的凝胶制品，作为外科手术或体检时躯体部位的润滑剂，或者作为躯体和医疗器械之间的耦合剂

废药物，即因超过有效保存期等原因而不适合作原用途的药品

可确定用于造口术的用具，即裁切成型的结肠造口术、回肠造口术、尿道造口术用袋及其具有黏性的片或底盘

图 1-13　税目 30.06 包括产品示意图

（1）无菌外科肠线、类似的无菌缝合材料（包括外科或牙科用无菌可吸收缝线）及外伤创口闭合用的无菌黏合胶布。

> **释义：** 本组包括各种外科缝合用的无菌缝合材料。这些缝合材料通常装于消毒液中或密封无菌容器内。
> 　　包括肠线（用牛肠、羊肠或其他动物肠子制得的已加工胶质）、天然纤维（棉、丝、亚麻）、聚酰胺（尼龙）、聚酯等的合成聚合纤维、金属（不锈钢、钽、银、青铜）。
> 　　本组还包括诸如由氰基丙烯酸丁酯及染料组成的黏合胶布。由于敷用后这种单体会聚合，因此该产品用于代替人体内外创伤缝合用的普通缝合材料。
> 　　本税目不包括未消毒的缝合材料。这些货品应按其属性归类，例如，肠线（税目 42.06）、蚕肠线、纺织纱线等（第十一类）、金属丝（第七十一章或第十五类）。

（2）无菌昆布及无菌昆布塞条。

> **释义**：本组范围仅限于无菌昆布及无菌昆布塞条（小段海藻，有时为棕色，表面粗糙且带有沟纹）。它们与潮湿物质接触后大为膨胀并变得平滑柔韧。因此，它们用于外科作为扩张的手段。本税目不包括未消毒的产品（税目12.12）。

（3）外科或牙科用无菌吸收性止血材料；外科或牙科用无菌抗粘连阻隔材料，不论是否可吸收。

> **释义**：本组包括供外科或牙科用作止血材料且具有被体液吸收特性的无菌产品。它包括常制成纱布或纤维（"毛"）、垫块、小拭子或带状的氧化纤维素；明胶海绵或泡沫；"毛发"或"薄膜"状的藻酸钙纱布。

（4）用于病人的X光检查造影剂及其他诊断试剂，这些药剂是由单一产品配定剂量或由两种以上成分混合而成的。

> **释义**：造影剂用于内脏器官、动脉、尿道及胆道等的X光检查。它们主要是硫酸钡或对X光不透光的其他物质，可制成注射剂或口服剂（例如，钡餐）。
> 本税目的诊断试剂（包括微生物诊断试剂）为口服剂、注射剂等。
> 本组不包括非病人用的诊断试剂（例如，病人体外验血、验尿等用的试剂或实验室用试剂）；它们应按其制成的材料归入相应的税目（例如，第二十八章、第二十九章、税目30.02或38.22）。

（5）血型试剂。

> **释义**：归入本税目的试剂必须可直接用于血型试验。它们既可是人类或动物血清，也可是植物种子或植物其他部分的浸膏（植物凝集素）。这些试剂根据血细胞或血清的特征来确定血型。除活性成分外，它们可能还含有增强活性或起稳定作用的物质（防腐剂、抗菌素等）。
> （1）下列货品可作为根据血细胞的特征来确定血型的试剂：用来确定A、B、O及AB血型、A1及A2亚型和H因子的制剂；用来确定M、N、S及P血型和其他如Lu、K及Le等型的制剂；用来确定Rh血型及Cw、F、V等亚型的制剂；用来确定动物血型的制剂。
> （2）用来测定血清特征的试剂，测定Gm、Km等系统特征的制剂；测定Gc、Ag等血清类型的制剂。
> （3）为某些血型技术所需的抗人体球蛋白血清（库姆斯血清）也应作为本税目的试剂归类。
> 需要指出的是，需进一步加工后方能作试剂用的粗血清和其他半制成物质应根据其组成物质归类。
> （4）用于确定HLA性质（HLA抗原）的试剂归入本税目，但它们必须是可直接使用的。它们可以是人体血清，也可以是动物血清。这些试剂与试验物体的外周血液淋巴球反应以确定HLA抗原。试验物体的HLA抗原可根据不同的HLA试验血清反应方式加以确定。除活性成分外，试剂还含有起稳定及保存作用的添加剂。
> 它们包括用来确定HLA A、B及C抗原的制剂；用来确定HLA DR抗原的制剂；用来确定HLA D抗原的制剂；含有一系列不同HLA抗血清，用来确定HLA A、B及C抗原的成品试剂（例如，试验板）；用来确定HLA DR位的成品试剂（例如，试验板）。

（6）牙科粘固剂及其他牙科填料及骨骼粘固剂。

> **释义**：牙科粘固剂及填料通常是以金属盐（氯化锌、磷酸锌等）、金属氧化物、古塔波胶或塑料为基料的。它们也可由专作牙科填料用的金属合金（包括贵金属合金）组成。这类合金有时称作"汞齐"，尽管它们不含汞。本税目包括临时性和永久性填料，也包括加有药物成分且具有防病作用的粘固剂和填料。它们通常制成粉状或片状，有时还配有调配时需用的液体，并在包装上标明供牙科用。
>
> 本税目也包括用以填塞牙根管的尖子（例如，由银、古塔波胶、纸制成的）。
>
> 本税目还包括骨骼粘固剂，通常含有硬化剂（固化剂）和活化剂，这些产品供现有骨骼的移植修复之用等；这些粘固剂通常在体温下固化。
>
> 但是，本税目不包括经特殊煅烧或精细研磨的牙科用熟石膏及以熟石膏为基本成分的牙科用制品（分别归入税目25.20及34.07）。本税目也不包括骨移植替代品，例如，由外科用硫酸钙制得的骨移植替代品，这些产品具有晶体基质，当基质被吸收后，在其上面可长成新骨（税目30.04）。

（7）急救药箱、药包。

> **释义**：这些药箱、药包内装有几样少量普通药品（双氧水、碘酊、红汞、山金车花酊剂等），少量敷料、绷带、膏药等，偶尔还有一些剪刀、镊子等器具。
>
> 本税目不包括医生用的较复杂的医药包。

（8）以激素、税目29.37的其他产品或杀精子剂为基本成分的化学避孕药物。

（9）专用于人类或作兽药用的凝胶制品，作为外科手术或体检时躯体部位的润滑剂，或者作为躯体和医疗器械之间的耦合剂。

> **释义**：这些制剂通常含有多元醇（甘油、丙二醇等）、水及增稠剂，一般在医疗或兽医方面用作体检时躯体部位的润滑剂（例如，阴道润滑）或躯体部位与外科医生的手、手套或医疗器材之间的润滑剂，还可用作躯体和医疗器械（例如，心电描记器、超声波扫描仪）之间的耦合剂。

10. 废药物，即因超过有效保存期等原因而不适合作原用途的药品。

11. 可确定用于造口术的用具，即裁切成型的结肠造口术、回肠造口术、尿道造口术用袋及其具有黏性的片或底盘。

1.3 药品的归类依据及要点

1.3.1 药品定义及剂型分类

1.3.1.1 药品定义

药品，是指用于预防、治疗、诊断人的疾病，有目的地调节人的生理机能并规定有适应证或者功能主治、用法和用量的物质，包括中药、化学药和生物制品等。

1.3.1.2 药品主要的剂型分类

片剂：肠溶片、包衣片、薄膜衣片、糖衣片、浸膏片、分散片、划痕片、缓释片、缓释包衣片、控释片。

胶囊剂：硬胶囊、软胶囊（胶丸）、肠溶胶囊、缓释胶囊、控释胶囊。

口服酊膏剂：口服溶液剂、口服混悬剂、口服乳剂、胶浆剂、口服液、乳液、乳剂、胶体溶液、合剂、酊剂、滴剂、混悬滴剂。

口服丸剂：大丸剂、滴丸、蜜丸。

口服颗粒、粉、散剂：颗粒剂、肠溶颗粒剂、干混悬剂、吸入性粉剂、干粉剂、干粉吸入剂、粉末吸入剂、干粉吸剂、散剂、药粉、粉剂。

外用酊、膏、贴、粉剂：软膏剂、乳膏剂、霜剂、糊剂、油膏剂、硬膏剂、亲水硬膏剂、乳胶剂、凝胶剂、贴剂、贴膏剂、膜剂、透皮贴剂、滴眼剂、滴眼液、滴耳剂、滴耳液、滴鼻剂、滴鼻液、散剂、粉剂、撒布剂、撒粉。

外用涂剂、栓剂：栓剂、肛门栓、阴道栓、涂剂、涂膜剂、涂布剂。

注射剂：注射剂、注射液、注射用溶液剂、静脉滴注用注射液、注射用混悬液、注射用无菌粉末、静脉注射针剂、水针、注射用乳剂、粉针剂、针剂、无菌粉针、冻干粉针。

1.3.2 药品归类依据

药品的归类依据包括《税则》《进出口税则商品及品目注释》（以下简称《品目注释》）《中华人民共和国进出口税则本国子目注释》（以下简称《本国子目注释》）以及海关总署发布的关于商品归类的行政裁定、商品归类决定，同时，除《税则》及相关注释另有规定以外，药品主管部门核发的《进口药品注册证》亦为海关进行商品归类的依据之一。

1.3.3 药品在《税则》中的主要分布

根据其成分、制剂形式、包装形式等，药品在《税则》中的主要分布情况见图1-14。

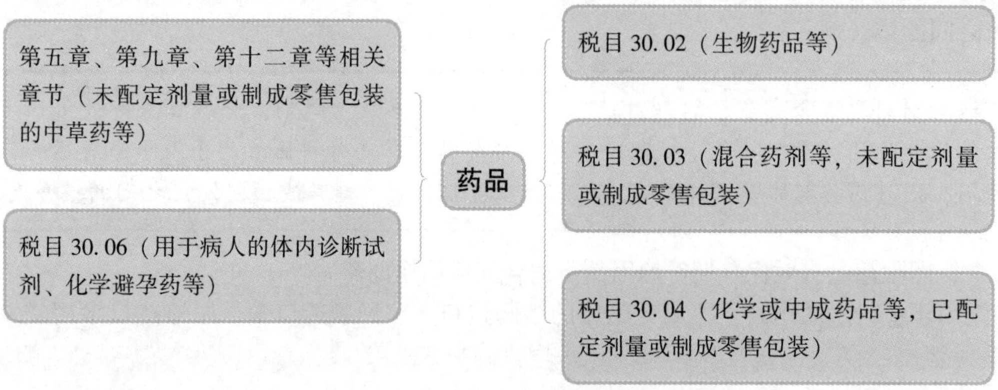

图1-14 药品在《税则》中的分布情况

1.3.4 生物制品主要类别及子目分布

生物制品主要包括抗血清等血制品相关药物、免疫类药物、疫苗以及其他生物类药品。其在《税则》中的分布情况见图1-15。

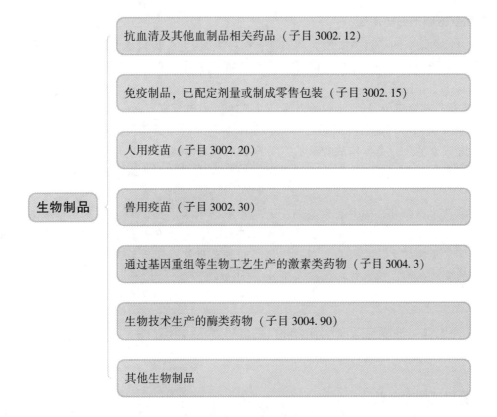

生物制品

- 抗血清及其他血制品相关药品（子目 3002.12）
- 免疫制品，已配定剂量或制成零售包装（子目 3002.15）
- 人用疫苗（子目 3002.20）
- 兽用疫苗（子目 3002.30）
- 通过基因重组等生物工艺生产的激素类药物（子目 3004.3）
- 生物技术生产的酶类药物（子目 3004.90）
- 其他生物制品

图 1-15　生物制品在《税则》中的分布情况

1.3.5　化学药品主要类别及子目分布

《协调制度》中对于化学药品制剂的分类主要按有效成分的类型分为：青霉素类、其他抗菌素类、胰岛素、皮质甾类激素类、其他激素类、生物碱类、维生素类、抗疟疾活性成分药以及其他类药物。主要涉及的税目为税目 30.04。

1.3.5.1　化学药品单方制剂归类原则

化学药品单方制剂按照含有的有效成分归入相应子目。原料药与化学药品单方制剂的对应关系见图 1-16。

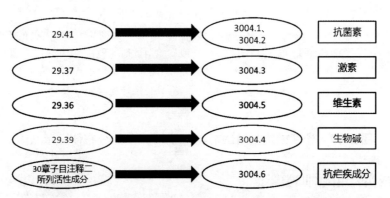

29.41	➡	3004.1、3004.2	抗菌素
29.37	➡	3004.3	激素
29.36	➡	3004.5	维生素
29.39	➡	3004.4	生物碱
30章子目注释二所列活性成分	➡	3004.6	抗疟疾成分

图 1-16　原料药与化学药品单方制剂的对应关系

第三十章子目注释二所列抗疟疾成分包括：阿莫地喹（INN）、蒿醚林酸及其盐（INN）、双氢青蒿素（INN）、蒿乙醚（INN）、蒿甲醚（INN）、青蒿琥酯（INN）、氯喹（INN）、二氢青蒿素（INN）、本芴醇（INN）、甲氟喹（INN）、哌喹（INN）、乙胺嘧啶（INN）或磺胺多辛（INN）。

1.3.5.2 化学药品复方制剂归类原则

《税则》子目3004.2~3004.9的子目条文均为"其他，……"，因此，税目30.04项下的5位子目从前到后依次排除，即5位子目的优先顺序依次降低。化学药品复方制剂按照上述原则确定5位子目，并按照归类原则确定第6、7、8位子目。

【案例】药品通用名称：阿莫西林克拉维酸钾胶囊（7:1），为阿莫西林和克拉维酸钾的复方制剂，可用于治疗产β-内酰胺酶而对阿莫西林耐药的革兰氏阴性和革兰氏阳性菌引起的各种感染。其中阿莫西林为半合成广谱青霉素类药，克拉维酸钾虽然只有微弱的抗菌活性，但具有强大的广谱β内酰胺酶抑制作用，两者合起来制成药，可保护阿莫西林免遭β内酰胺酶水解，而减少细菌对这种抗菌素的耐药性。

归类分析：阿莫西林属于半合成广谱青霉素类药，克拉维酸钾不属于抗菌素，也不属于激素、生物碱、维生素以及第三十章子目注释二所列成分，由于子目3004.10为含有青霉素及具有青霉烷酸结构的青霉素衍生物或链霉素及其衍生物的药品，因此，根据归类总规则一及六，虽然该药品为含有了阿莫西林和克拉维酸钾的复方制剂，但依然应该归入子目3004.10项下。

1.4 诊断或实验用试剂的归类依据及要点

1.4.1 诊断或实验用试剂的定义

诊断或实验用试剂是指采用免疫学、微生物学、分子生物学、化学等原理或方法制备的，用于诊断、检测、流行病学调查或者配制用于实验室等用途的试剂。诊断或实验用试剂从一般用途来分，可分为体内诊断试剂和体外诊断或实验用试剂两大类。

1.4.2 诊断或实验用试剂在《税则》中的分布情况

诊断或实验用试剂在《税则》中的分布情况见图1-17。

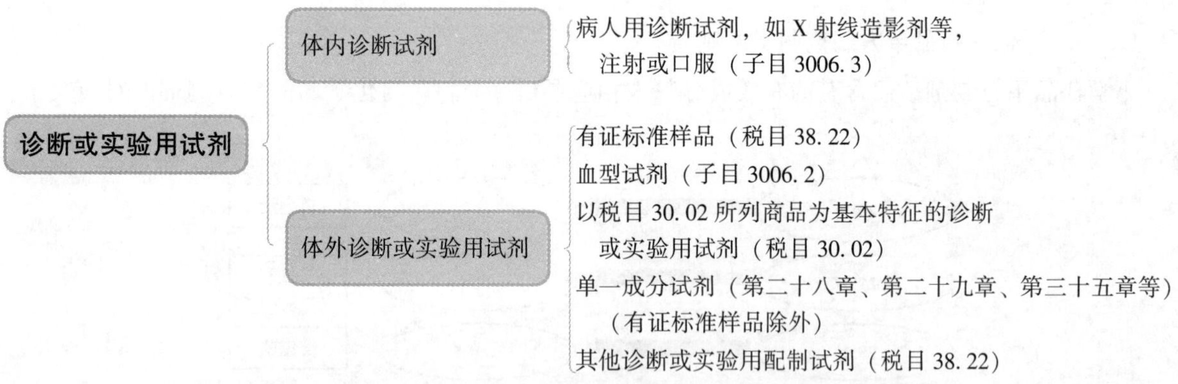

图 1-17 诊断或实验用试剂在《税则》中的分布情况示意图

1.4.3 诊断或实验用试剂归类要点

1.4.3.1 诊断或实验用试剂盒主要特征的判断

诊断或实验用试剂盒一般是由多种试剂共同组成，其基本特征是由最大程度控制测试过程特性的成分所决定。

【案例1】新型冠状病毒（2019-nCoV）IgG抗体检测试剂盒（磁微粒化学发光法），成分：试剂0

（磁性颗粒-抗 FITC 抗体，鼠源），试剂 1（FITC 标记新型冠状病毒重组抗原），试剂 2（碱性磷酸酶标记鼠抗人 IgG 单克隆抗体，鼠源），阴性对照（牛血清白蛋白），阳性对照（新型冠状病毒 IgG 抗体阳性混合人血清）。

检测原理：本产品采用间接法原理检测人血清中的新型冠状病毒 IgG 抗体。将试剂 0、试剂 1 和样本加入到反应管中，若样本中含有新型冠状病毒 IgG 抗体，则与以上试剂中的重组抗原形成复合物，同时结合到磁性颗粒上，洗掉游离成分。将试剂 2 加入反应管中，碱性磷酸酶标记的抗体作为二抗，与样本中的 IgG 抗体结合，并形成碱性磷酸酶标记抗体-IgG 抗体-重组抗原-磁性颗粒复合物，洗掉游离成分。加入底物液，碱性磷酸酶催化底物液发光，测定各样本管的发光值（RLU）。样本的发光值与其中的新型冠状病毒 IgG 抗体浓度呈正相关，从而检测人血清中的新型冠状病毒 IgG 抗体。

归类分析：新型冠状病毒（2019-nCoV）IgG 抗体检测试剂盒（磁微粒化学发光法）属于体外诊断试剂，且不属于血型试剂，因此不应归入税目 30.06。该类型试剂盒采用酶联免疫吸附分析中的间接法原理进行检测，试剂盒中的二抗（属于免疫制品）构成了该试剂盒的基本特征，且为零售包装，因此，应归入子目 3002.15。

【案例 2】 新型冠状病毒（2019-nCoV）抗体检测试剂盒（磁微粒化学发光法），成分：试剂 1，2019-nCoV 重组抗原包被的磁微粒，防腐剂 ProClin300；试剂 2，2019-nCoV 重组抗原标记的吖啶酯，防腐剂 ProClin300；试剂 3，含蛋白的缓冲液，防腐剂 ProClin300；校准品 1，含蛋白的缓冲液和防腐剂 ProClin300，对试剂检测呈阴性反应；校准品 2，含兔抗 2019-nCoV 多克隆抗体和防腐剂 ProClin300，对试剂检测呈阳性反应。检测原理：采用双抗原夹心法，将 2019-nCoV 重组抗原包被的磁微粒固定在固相载体表面，待测样板中抗体与抗原结合后，洗去未结合的杂质抗体，此时将 2019-nCoV 重组抗原标记的吖啶酯加入，使其与抗体的另外一条臂结合，根据发光度进行检测。

归类分析：该类型试剂盒属于体外诊断用配制试剂，由多种化学试剂组成，不属于血型试剂，因此排除了税目 30.06。虽然是利用酶联免疫吸附反应原理，但其运用的是双抗原夹心法，即最大程度控制测试过程的是试剂盒中的双抗原，不具有税目 30.02 所列产品的基本特征，因此，应归入税目 38.22。

1.4.3.2 病人用诊断试剂（子目 3006.30）与其他诊断用试剂的区别

其他税目的诊断用试剂在功能上与病人用的诊断试剂（子目 3006.30）相似，其区别在于它们是用于体外而非用于体内。

【案例 1】 碘普罗胺注射液，用于血管内和体腔内，计算机 X 线体层扫描（CT）增强，动脉造影和静脉造影，动脉法/静脉法数字减影血管造影（DSA），静脉尿路造影，内窥镜逆行胰胆管造影（ERCP），关节腔造影和其他体腔检查。

归类分析：碘普罗胺注射液属于体内诊断试剂，用于体内造影，该诊断试剂应该归入税目 30.06，子目 3006.30。

【案例 2】 抗 A、抗 B 血型定型试剂，主要成分为：本品由抗 A 血型定型试剂、抗 B 血型定型试剂各 1 支组成。用途为专用于定性鉴定人 ABO 血型。检测原理为根据红细胞上有无 A 抗原或（和）B 抗原，以及血清中有无抗 A 或（和）抗 B 抗体，可以将红细胞血型分为 A 型、B 型、AB 型和 O 型。根据抗 A 和抗 B 抗体与对应红细胞抗原的凝集反应，可以鉴定 ABO 血型。

归类分析：抗 A、抗 B 血型定型试剂属于体外诊断试剂且属于血型试剂，虽然主要成分属于抗体，但根据第六类类注四，血型试剂应优先归入税目 30.06，而不能归入其他税目，因此，根据归类总规则一及六，抗 A、抗 B 血型定型试剂应该归入税目 30.06，子目 3006.20。

1.4.3.3 税目 38.22 项下的诊断或实验用配制试剂的主要特点

本税目的试剂既可以附于衬背上，也可以制成配制试剂，因此它们含有一种以上成分。例如，它们可由两种或两种以上的试剂混合物所组成，或由溶解于除水以外的其他溶剂中的单一成分试剂所组成。它们也可以是浸渍或涂布了一种或多种诊断或实验用试剂的纸、塑料或者其他材料（作为衬背或载体），例如，石蕊试纸、pH 值试纸、极谱纸或预涂布的免疫测定板。本税目的试剂还可以配制成含有多种成分的试剂盒形式，即使其中一种或多种成分是第二十八章或第二十九章的已有化学定义的单独化合物，或是税目 32.04 的合成着色料，或是单独报验时应归入另一税目的其他物质，都不影响其归入本税目。例如，测试血液中的葡萄糖、尿液中的酮的试剂盒，以及酶基质试剂盒。但具有税目 30.02 或税目 30.06 所列产品基本特征的诊断试剂盒（例如，单克隆抗体或多克隆抗体的试剂盒）不包括在内。

1.4.3.4　有证标准样品

有证标准样品可由以下材料组成：含有加入分析物的基质材料，其含量已经精确确定；未掺杂材料，其某些成分的含量（例如，奶粉中的蛋白质及脂肪含量）已经精确确定；不论是天然或合成的材料，其某些属性（例如，抗张强度、比重）已经精确确定。这些有证标准样品必须附有标明属性检定值、确定检定值的方法、每项检定值的可靠度及其检定机构的检定证书。

2

化学药品制剂

2.1 抗感染药（抗生素）

中 文 名　氨苄西林干混悬剂
英 文 名　Ampicillin for Suspension
类　　别　抗感染药（抗生素）
主 要 成 分　氨苄西林
有效成分 CAS 号　69-53-4

化学分子结构式

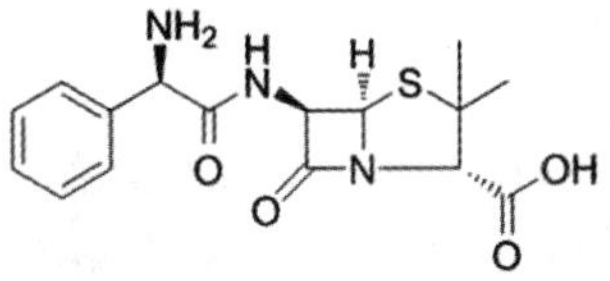

商 品 属 性　本品为白色或类白色的干混悬剂或颗粒剂。
适 用 症　适用于敏感致病菌所致的下列感染。

　　1. 呼吸道感染：上呼吸道感染、细菌性肺炎、支气管炎等。2. 泌尿系统感染：膀胱炎、尿道炎、肾盂肾炎、前列腺炎等。3. 消化道感染：细菌性痢疾等。4. 耳鼻喉感染：急性咽炎、扁桃体炎、中耳炎、鼻窦炎等。5. 皮肤、软组织感染。6. 淋病。

药 理 作 用　本品为 β-内酰胺类抗生素，作用机制是抑制细菌细胞壁的合成，使细菌迅速破裂溶解。
税 则 号 列　3004.1011

中 文 名　氨苄西林胶囊
英 文 名　Ampicillin Capsules
类　　别　抗感染药（抗生素）
主 要 成 分　氨苄西林
有效成分 CAS 号　69-53-4

化学分子结构式

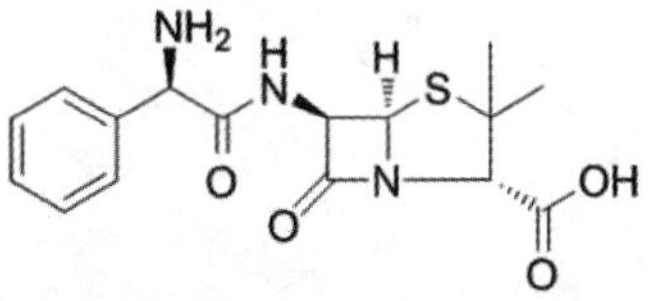

商 品 属 性　本品为胶囊剂，内容物为白色或类白色粉末。
适 用 症　适用于敏感致病菌所致的各种感染。

　　1. 呼吸道感染：上呼吸道感染、细菌性肺炎、支气管炎等。2. 泌尿系统感染：膀胱炎、尿道炎、肾盂肾炎、前列腺炎等。3. 消化道感染：细菌性痢疾等。4. 耳鼻喉感染：急性咽炎、扁桃体炎、中耳炎、鼻窦炎等。5. 皮肤、软组织感染。6. 淋病。

药 理 作 用　氨苄西林作用于细菌活性繁殖阶段，通过对细胞壁粘肽生物合成的抑制而起杀菌作用。
税 则 号 列　3004.1011

中 文 名　氨苄西林钠氯唑西林钠胶囊

英 文 名　Ampicillin Sodium and Cloxacillin Sodium Capsules

类　　别　抗感染药（抗生素）

主 要 成 分　本品为复方制剂，主要成分为氨苄西林钠、氯唑西林钠

有效成分 CAS 号　氨苄西林钠 69-52-3；氯唑西林钠 7081-44-9

化学分子结构式

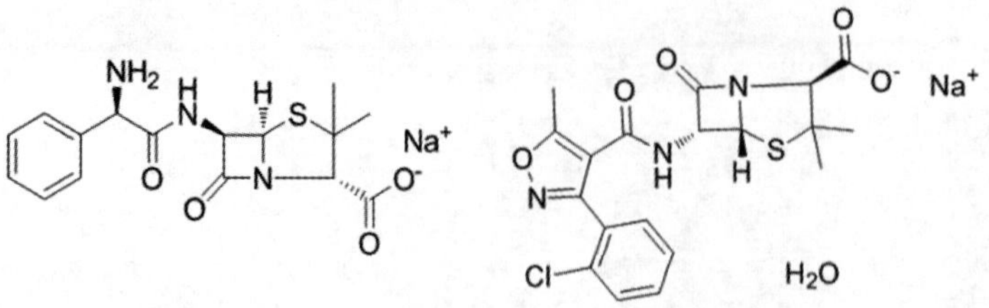

商 品 属 性　本品内容物为白色或类白色粉末。

适 用 症　适用于敏感菌所致的呼吸道、消化道、泌尿道、骨关节及皮肤软组织感染等。

药 理 作 用　本品为氨苄西林和氯唑西林等量混合物，氯唑西林具有耐青霉素酶的特点，而氨苄西林抗菌谱广、抗菌活性强、毒副作用小，两者结合具有耐酸、耐酶、杀菌力强、抗菌谱广的作用特点。

税 则 号 列　3004.1011

中 文 名　注射用氨苄西林钠氯唑西林钠

英 文 名　Ampicillin Sodium and Cloxacillin Sodium for Injection

类　　别　抗感染药（抗生素）

主 要 成 分　本品为复方制剂，主要成分为氨苄西林钠、氯唑西林钠

有效成分 CAS 号　氨苄西林钠 69-52-3；氯唑西林钠 7081-44-9

化学分子结构式

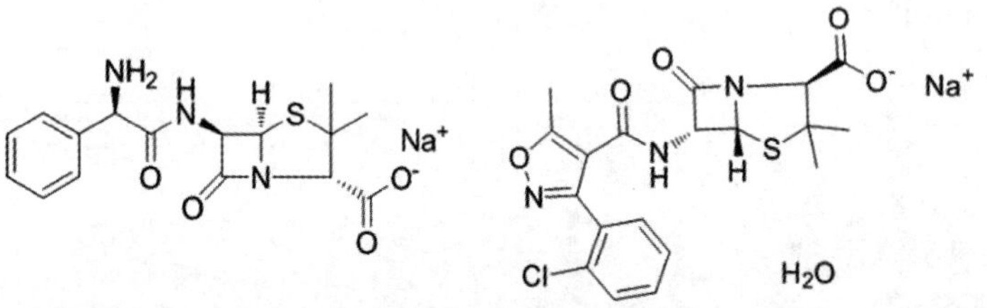

商 品 属 性　本品为注射剂，白色或类白色粉末或结晶性粉末。

适 用 症　适用于呼吸道混合感染、泌尿道感染等。

药 理 作 用　本品为氨苄西林和氯唑西林等量混合物，氯唑西林具有耐青霉素酶的特点，而氨苄西林抗菌谱广、抗菌活性强、毒副作用小，两者结合具有耐酸、耐酶、杀菌力强、抗菌谱广的作用特点。

税 则 号 列　3004.1011

中　文　名　阿莫西林分散片
英　文　名　Amoxicillin Dispersible Tablets
类　　　别　抗感染药（抗生素）
主　要　成　分　阿莫西林
有效成分 CAS 号　26787-78-0

化学分子结构式

商 品 属 性　本品为白色片或类白色片。
适　用　症　阿莫西林治疗伤寒、其他沙门菌感染和伤寒带菌者可获得满意疗效；治疗敏感细菌不产
　　　　　　β-内酰胺酶的菌株所致的尿路感染也获得良好疗效；下尿路感染和不产酶淋病奈瑟菌尿
　　　　　　道炎、宫颈炎的患者，口服单次剂量 3 克即可获得满意疗效。肺炎链球菌、不产青霉素
　　　　　　酶金葡菌、溶血性链球菌和不产 β-内酰胺酶的流感嗜血杆菌所致的耳、鼻、喉感染、呼
　　　　　　吸道感染和皮肤软组织感染等皆为适应证。钩端螺旋体病也可用阿莫西林。本品亦可用
　　　　　　于敏感大肠埃希菌、奇异变形杆菌和粪肠球菌所致泌尿生殖系统感染。本品与克拉霉素、
　　　　　　兰索拉唑联合治疗幽门螺杆菌感染有良好疗效。
药 理 作 用　阿莫西林为半合成广谱青霉素类药，抗菌谱及抗菌活性与氨苄西林基本相同，而其耐酸
　　　　　　性较氨苄西林强，其杀菌作用较后者强而迅速，但不能用于脑膜炎的治疗。半衰期约为
　　　　　　61.3 分钟。阿莫西林在酸性条件下稳定，胃肠道吸收率达 90%，较氨苄西林吸收更迅速
　　　　　　完全，除对志贺菌效果较氨苄西林差以外，其余效果相似。
税 则 号 列　3004.1012

中　文　名　阿莫西林干混悬剂
英　文　名　Amoxicillin for Suspension
类　　　别　抗感染药（抗生素）
主　要　成　分　阿莫西林
有效成分 CAS 号　26787-78-0

化学分子结构式

商 品 属 性　本品为细小颗粒或粉末。气芳香，味甜。
适　用　症　适用于敏感菌（不产 β-内酰胺酶菌株）所致的下列感染。
　　　　　　1. 溶血链球菌、肺炎链球菌、葡萄球菌或流感嗜血杆菌所致中耳炎、鼻窦炎、咽炎、扁
　　　　　　桃体炎等上呼吸道感染。2. 大肠埃希菌、奇异变形杆菌或粪肠球菌所致的泌尿生殖道感
　　　　　　染。3. 溶血链球菌、葡萄球菌或大肠埃希菌所致的皮肤软组织感染。4. 溶血链球菌、肺
　　　　　　炎链球菌、葡萄球菌或流感嗜血杆菌所致急性支气管炎、肺炎等下呼吸道感染。5. 急性
　　　　　　单纯性淋病。6. 本品尚可用于治疗伤寒、伤寒带菌者及钩端螺旋体病；阿莫西林亦可与
　　　　　　克拉霉素、兰索拉唑三联用药，根除胃、十二指肠幽门螺杆菌，降低消化道溃疡复发率。
药 理 作 用　阿莫西林为广谱半合成青霉素，对溶血性链球菌、草绿色链球菌、肺炎球菌、青霉素 G
　　　　　　敏感金黄色葡萄球菌、淋球菌、流感嗜血杆菌、肠球菌、沙门氏菌、伤寒杆菌及变形杆
　　　　　　菌等均有抗菌作用。对产生青霉素酶的金黄色葡萄球菌无作用。细菌对本品和氨苄西林
　　　　　　有完全交叉耐药性。
税 则 号 列　3004.1012

中 文 名　阿莫西林胶囊
英 文 名　Amoxycillin Capsules
类　　别　抗感染药（抗生素）
主 要 成 分　阿莫西林
有效成分 CAS 号　26787-78-0

化学分子结构式

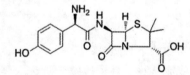

商 品 属 性　本品内容为白色至黄色粉末或颗粒。
适 用 症　适用于敏感菌（不产 β-内酰胺酶菌株）所致的下列感染。
　　　　　　1. 溶血链球菌、肺炎链球菌、葡萄球菌或流感嗜血杆菌所致中耳炎、鼻窦炎、咽炎、扁桃体炎等上呼吸道感染。2. 大肠埃希菌、奇异变形杆菌或粪肠球菌所致的泌尿生殖道感染。3. 溶血链球菌、葡萄球菌或大肠埃希菌所致的皮肤软组织感染。4. 溶血链球菌、肺炎链球菌、葡萄球菌或流感嗜血杆菌所致急性支气管炎、肺炎等下呼吸道感染。5. 急性单纯性淋病。6. 本品尚可用于治疗伤寒、伤寒带菌者及钩端螺旋体病；阿莫西林亦可与克拉霉素、兰索拉唑三联用药，根除胃、十二指肠幽门螺杆菌，降低消化道溃疡复发率。
药 理 作 用　阿莫西林为青霉素类抗生素，对肺炎链球菌、溶血性链球菌等链球菌属、不产青霉素酶葡萄球菌、粪肠球菌等需氧革兰氏阳性球菌，大肠埃希菌、奇异变形杆菌、沙门菌属、流感嗜血杆菌、淋病奈瑟菌等需氧革兰氏阴性菌的不产 β-内酰胺酶菌株及幽门螺杆菌具有良好的抗菌活性。阿莫西林通过抑制细菌细胞壁合成发挥杀菌作用，可使细菌迅速成为球形体，从而溶解、破裂。
税 则 号 列　3004. 1012

中 文 名　阿莫西林克拉维酸钾干混悬剂
英 文 名　Amoxicillin and Clavulanate Potassium Suspension
类　　别　抗感染药（抗生素）
主 要 成 分　本品为复方制剂，主要成分为阿莫西林和克拉维酸钾
有效成分 CAS 号　阿莫西林 26787-78-0；克拉维酸钾 61177-45-5

化学分子结构式

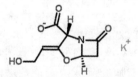

商 品 属 性　本品为白色至淡黄色粉末或细颗粒。气芳香，味甜。
适 用 症　适用于产酶流感嗜血杆菌和卡他莫拉菌所致的下呼吸道感染、中耳炎、鼻窦炎。产酶金黄色葡萄球菌和产酶肠杆菌科细菌如大肠杆菌、克雷伯菌属所致的呼吸道、尿路和皮肤软组织感染等；亦可用于肠球菌所致的轻中度感染。本品也可用于敏感不产酶菌所致的上述各种感染。
药 理 作 用　阿莫西林为广谱青霉素类抗生素，克拉维酸钾本身只有微弱的抗菌活性，但具有强大广谱 β-内酰胺酶抑制作用，两者合用，可保护阿莫西林免遭 β-内酰胺酶水解。
税 则 号 列　3004. 1012

中 文 名 阿莫西林克拉维酸钾胶囊（7∶1）
英 文 名 Amoxicillin and Potassium Clavulanate（7∶1）
类 别 抗感染药（抗生素）
主 要 成 分 本品为复方制剂，主要成分为阿莫西林和克拉维酸钾
有效成分 CAS 号 阿莫西林 26787-78-0；克拉维酸钾 61177-45-5

化学分子结构式

商 品 属 性 本品为胶囊剂，内容物为类白色至微黄色粉末或颗粒性粉末。
适 用 症 阿莫西林治疗伤寒、其他沙门菌感染和伤寒带菌者可获得满意疗效；治疗敏感细菌不产 β-内酰胺酶的菌株所致的尿路感染也获得良好疗效；下尿路感染和不产酶淋病奈瑟菌尿道炎、宫颈炎的患者，口服单次剂量 3 克即可获得满意疗效。肺炎链球菌、不产青霉素酶金葡菌、溶血性链球菌和不产 β-内酰胺酶的流感嗜血杆菌所致的耳、鼻、喉感染、呼吸道感染和皮肤软组织感染等皆为适应证。钩端螺旋体病也可用阿莫西林。本品亦可用于敏感大肠埃希菌、奇异变形杆菌和粪肠球菌所致的泌尿生殖系统感染。本品与克拉霉素和兰索拉唑联合治疗幽门螺杆菌感染有良好疗效。
药 理 作 用 阿莫西林为半合成广谱青霉素类药，抗菌谱及抗菌活性与氨苄西林基本相同，但其耐酸性较氨苄西林强，其杀菌作用较后者强而迅速，但不能用于脑膜炎的治疗。半衰期约为61.3 分钟。阿莫西林在酸性条件下稳定，胃肠道吸收率达 90%，较氨苄西林吸收更迅速完全，除对志贺菌效果较氨苄西林差以外，其余效果相似。
税 则 号 列 3004.1012

中 文 名 阿莫西林克拉维酸钾片（2∶1）
英 文 名 Amoxicillin and Potassium Clavulanate（2∶1）
类 别 抗感染药（抗生素）
主 要 成 分 本品为复方制剂，主要成分为阿莫西林和克拉维酸钾
有效成分 CAS 号 阿莫西林 26787-78-0；克拉维酸钾 61177-45-5

化学分子结构式

商 品 属 性 本品为薄膜衣片，除去包衣后显类白色至淡黄色。
适 用 症 阿莫西林治疗伤寒、其他沙门菌感染和伤寒带菌者可获得满意疗效；治疗敏感细菌不产 β-内酰胺酶的菌株所致的尿路感染也获得良好疗效；下尿路感染和不产酶淋病奈瑟菌尿道炎、宫颈炎的患者，口服单次剂量 3 克即可获得满意疗效。肺炎链球菌、不产青霉素酶金葡菌、溶血性链球菌和不产 β-内酰胺酶的流感嗜血杆菌所致的耳、鼻、喉感染，呼吸道感染和皮肤软组织感染等皆为适应证。钩端螺旋体病也可用阿莫西林。本品亦可用于敏感大肠埃希菌、奇异变形杆菌和粪肠球菌所致的泌尿生殖系统感染。本品与克拉霉素和兰索拉唑联合治疗幽门螺杆菌感染有良好疗效。
药 理 作 用 阿莫西林为半合成广谱青霉素类药，抗菌谱及抗菌活性与氨苄西林基本相同，而其耐酸性较氨苄西林强，其杀菌作用较后者强而迅速，但不能用于脑膜炎的治疗。半衰期约为61.3 分钟。阿莫西林在酸性条件下稳定，胃肠道吸收率达 90%，较氨苄西林吸收更迅速完全，除对志贺菌效果较氨苄西林差以外，其余效果相似。
税 则 号 列 3004.1012

中 文 名　阿莫西林克拉维酸钾片（4∶1）
英 文 名　Amoxicillin and Potassium Clavulanate（4∶1）
类　　别　抗感染药（抗生素）
主要成分　本品为复方制剂，主要成分为阿莫西林和克拉维酸钾
有效成分 CAS 号　阿莫西林 26787-78-0；克拉维酸钾 61177-45-5

化学分子结构式

商 品 属 性　本品为薄膜衣片，除去包衣后显类白色至淡黄色。
适　用　症　阿莫西林治疗伤寒、其他沙门菌感染和伤寒带菌者可获得满意疗效；治疗敏感细菌不产
β-内酰胺酶的菌株所致的尿路感染也获得良好疗效；下尿路感染和不产酶淋病奈瑟菌尿
道炎、宫颈炎的患者，口服单次剂量 3 克即可获得满意疗效。肺炎链球菌、不产青霉素
酶金葡菌、溶血性链球菌和不产 β-内酰胺酶的流感嗜血杆菌所致的耳、鼻、喉感染，呼
吸道感染和皮肤软组织感染等皆为适应证。钩端螺旋体病也可用阿莫西林。本品亦可用
于敏感大肠埃希菌、奇异变形杆菌和粪肠球菌所致的泌尿生殖系统感染。本品与克拉霉
素和兰索拉唑联合治疗幽门螺杆菌感染有良好疗效。
药 理 作 用　阿莫西林为半合成广谱青霉素类药，抗菌谱及抗菌活性与氨苄西林基本相同，而其耐酸
性较氨苄西林强，其杀菌作用较后者强而迅速，但不能用于脑膜炎的治疗。半衰期约为
61.3 分钟。阿莫西林在酸性条件下稳定，胃肠道吸收率达 90%，较氨苄西林吸收更迅速
完全，除对志贺菌效果较氨苄西林差以外，其余效果相似。
税 则 号 列　3004.1012

- -

中 文 名　阿莫西林氯唑西林干混悬剂
英 文 名　Amoxicillin and Cloxacillin for Oral Suspension
类　　别　抗感染药（抗生素）
主要成分　本品为复方制剂，主要成分为阿莫西林、氯唑西林
有效成分 CAS 号　阿莫西林 26787-78-0；氯唑西林 61-72-3

化学分子结构式

商 品 属 性　本品为细小粉末。
适　用　症　适用于呼吸道感染、胃肠道感染、尿路感染、软组织感染、心内膜炎、脑膜炎、败血症
等疾病。
药 理 作 用　本品为阿莫西林与氯唑西林的混合制剂，兼有阿莫西林与氯唑西林的药理作用机制，阿
莫西林通过抑制细菌细胞壁合成发挥杀菌作用，氯唑西林可保护阿莫西林免遭 β-内酰胺
酶水解。
税 则 号 列　3004.1012

中　文　名　阿莫西林克拉维酸钾胶囊（5∶1）
英　文　名　Amoxicillin Sodium with Potassium Clavulanate Blend Sterile（5∶1）
类　　　别　抗感染药（抗生素）
主 要 成 分　本品为复方制剂，主要成分为阿莫西林和克拉维酸钾
有效成分 CAS 号　阿莫西林 26787-78-0；克拉维酸钾 61177-45-5

化学分子结构式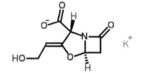

商 品 属 性　本品为胶囊剂，内容物为类白色至微黄色粉末或颗粒性粉末。
适　用　症　阿莫西林治疗伤寒、其他沙门菌感染和伤寒带菌者可获得满意疗效；治疗敏感细菌不产β-内酰胺酶的菌株所致的尿路感染也获得良好疗效；下尿路感染和不产酶淋病奈瑟菌尿道炎、宫颈炎的患者，口服单次剂量 3 克即可获得满意疗效。肺炎链球菌、不产青霉素酶金葡菌、溶血性链球菌和不产 β-内酰胺酶的流感嗜血杆菌所致的耳、鼻、喉感染，呼吸道感染和皮肤软组织感染等皆为适应证。钩端螺旋体病也可用阿莫西林。本品亦可用于敏感大肠埃希菌、奇异变形杆菌和粪肠球菌所致泌尿生殖系统感染。本品与克拉霉素和兰索拉唑联合治疗幽门螺杆菌感染有良好疗效。
药 理 作 用　阿莫西林为半合成广谱青霉素类药，抗菌谱及抗菌活性与氨苄西林基本相同，但其耐酸性较氨苄西林强，其杀菌作用较后者强而迅速，但不能用于脑膜炎的治疗。半衰期约为 61.3 分钟。阿莫西林在酸性条件下稳定，胃肠道吸收率达 90%，较氨苄西林吸收更迅速完全，除对志贺菌效果较氨苄西林差以外，其余效果相似。
税 则 号 列　3004.1012

中　文　名　阿莫西林克拉维酸钾咀嚼片（8∶1）
英　文　名　Amoxicillin Sodium and Clavulanate Potassium Chewable Tablets（8∶1）
类　　　别　抗感染药（抗生素）
主 要 成 分　本品为复方制剂，主要成分为阿莫西林和克拉维酸钾
有效成分 CAS 号　阿莫西林 26787-78-0；克拉维酸钾 61177-45-5

化学分子结构式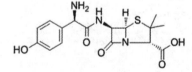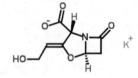

商 品 属 性　本品为片剂。
适　用　症　适用于敏感菌引起的各种感染。
　　　　　　1. 上呼吸道感染：鼻窦炎、扁桃体炎、咽炎等。2. 下呼吸道感染：急性支气管炎、慢性支气管炎急性发作、肺炎、肺脓肿和支气管合并感染等。3. 泌尿系统感染：膀胱炎、尿道炎、肾盂肾炎、前列腺炎、盆腔炎、淋病奈瑟菌尿路感染及软性下疳等。4. 皮肤和软组织感染：疖、脓肿、蜂窝组织炎、伤口感染、腹内脓毒症等。5. 其他感染：中耳炎、骨髓炎、败血症、腹膜炎和手术后感染等。
药 理 作 用　阿莫西林为广谱青霉素类抗生素，克拉维酸钾本身只有微弱的抗菌活性，但具有强大广谱 β-内酰胺酶抑制作用，两者合用，可保护阿莫西林免遭 β-内酰胺酶水解。
税 则 号 列　3004.1012

中 文 名　阿莫西林片
英 文 名　Amoxicillin Tablets
类　　别　抗感染药（抗生素）
主要成分　阿莫西林
有效成分 CAS 号　26787-78-0

化学分子结构式

商 品 属 性　本品为白色或类白色片或薄膜衣片，除去包衣后显白色或类白色。
适 用 症　适用于敏感菌（不产 β-内酰胺酶菌株）所致的下列感染：
1. 溶血链球菌、肺炎链球菌、葡萄球菌或流感嗜血杆菌所致的中耳炎、鼻窦炎、咽炎、扁桃体炎等上呼吸道感染。2. 大肠埃希菌、奇异变形杆菌或粪肠球菌所致的泌尿生殖道感染。3. 溶血链球菌、葡萄球菌或大肠埃希菌所致的皮肤软组织感染。4. 溶血链球菌、肺炎链球菌、葡萄球菌或流感嗜血杆菌所致的急性支气管炎、肺炎等下呼吸道感染。5. 急性单纯性淋病。6. 本品尚可用于治疗伤寒、伤寒带菌者及钩端螺旋体病；阿莫西林亦可与克拉霉素、兰索拉唑三联用药，根除胃、十二指肠幽门螺杆菌，降低消化道溃疡复发率。
药 理 作 用　阿莫西林通过抑制细菌细胞壁合成发挥杀菌作用，可使细菌迅速成为球状体，从而溶解、破裂。
税 则 号 列　3004.1012

中 文 名　阿莫西林舒巴坦匹酯片
英 文 名　Amoxicillin -Sulbactam Pivoxil Tablets
类　　别　抗感染药（抗生素）
主要成分　本品为复方制剂，主要成分为阿莫西林和舒巴坦计匹酯
有效成分 CAS 号　阿莫西林 26787-78-0；舒巴坦计匹酯 69388-79-0

化学分子结构式

商 品 属 性　本品为薄膜衣片，除去包衣后显白色或类白色。
适 用 症　1. 上呼吸道感染。2. 下呼吸道感染。3. 泌尿生殖系统感染。4. 皮肤及软组织感染。5. 盆腔感染。6. 尿道感染。7. 口腔脓肿。8. 严重系统感染。
药 理 作 用　本品抗菌谱广，包括革兰氏阳性菌：需氧菌如金黄色葡萄球菌、肺炎链球菌、表皮葡萄球菌、绿色链球菌、酿脓链球菌、粪链球菌、炭疽杆菌、李斯特菌属、棒状杆菌属，厌氧菌如梭形芽孢杆菌属、消化链球菌属及消化球菌属等；革兰氏阴性菌：需氧菌如大肠杆菌、布鲁氏菌、奇异变形杆菌、脑膜炎奈瑟氏球菌、普通变形杆菌、奈瑟氏淋球菌、克雷伯氏杆菌属、卡他布兰汉氏球菌、沙门氏菌属、流感嗜血杆菌、志贺氏菌属、杜克雷嗜血杆菌、百日咳杆菌、出血败血性巴斯德菌、小肠结肠炎耶尔森氏菌、空肠弯曲杆菌、阴道加德纳氏菌、霍乱弧菌，厌氧菌如拟杆菌属等。
税 则 号 列　3004.1012

中 文 名　阿莫西林双氯西林钠胶囊
英 文 名　Amoxicillinand Dicloxacillin Sodium Capsules
类　　别　抗感染药（抗生素）
主 要 成 分　本品为复方制剂，主要成分为阿莫西林和双氯西林
有效成分 CAS 号　阿莫西林 26787-78-0；双氯西林 3116-76-5

化学分子结构式

商 品 属 性　灰/黄色 0 号胶囊，内含白色或类白色颗粒状粉末。
适 用 症　本品用于对本品敏感的多种细菌引起的感染。

1. 上呼吸道感染：扁桃体炎、鼻窦炎、中耳炎等。2. 下呼吸道感染：急性与慢性支气管炎、大叶性肺炎与支气管炎、脓胸等。3. 生殖泌尿道感染：膀胱炎、尿道炎、肾盂肾炎、盆腔感染、淋病等。4. 皮肤及软组织感染：疖、脓肿、蜂窝组织炎、伤口感染等。5. 骨和关节感染：骨髓炎。6. 其他感染：牙周脓肿、脓毒性流产、产后脓毒症、腹腔脓毒症等。

药 理 作 用　阿莫西林是一种广谱抗生素，对许多革兰氏阳性和革兰氏阴性细菌具有抗菌作用，双氯西林对繁殖期的青霉素敏感细菌具有杀菌作用。阿莫西林不能抵御 β-内酰胺酶（青霉素酶）的破坏，因此对产生青霉素酶的微生物，特别是葡萄球菌没有作用。双氯西林则能抵御葡萄球菌青霉素酶的破坏，对产青霉素酶和不产青霉素酶的菌株均有作用。阿莫西林和双氯西林联合应用，双氯西林可抑制青霉素酶对阿莫西林的破坏，因此可产生协同的抑菌和杀菌功效，可扩大抗菌谱，提高细菌对药物的敏感性。本品对许多细菌具有抗菌作用，如金黄色葡萄球菌、肺炎链球菌、化脓链球菌、草绿色链球菌、流感嗜血杆菌、大肠杆菌、奇异变形杆菌、沙门菌属、百日咳杆菌、淋病双球菌、脑膜炎双球菌等。

税 则 号 列　3004.1012

中 文 名　注射用阿莫西林钠
英 文 名　Amoxicillin Sodium for Injection
类　　别　抗感染药（抗生素）
主 要 成 分　阿莫西林钠
有效成分 CAS 号　34642-77-8

化学分子结构式

商 品 属 性　本品为注射剂，白色或类白色粉末或结晶。
适 用 症　适用于敏感菌（不产 β-内酰胺酶菌株）所致的下列感染中病情较重需要住院治疗或不能口服的患者。

1. 溶血链球菌、肺炎链球菌、葡萄球菌或流感嗜血杆菌所致的中耳炎、鼻窦炎、咽炎、扁桃体炎等上呼吸道感染。2. 大肠埃希菌、奇异变形杆菌或粪肠球菌所致的泌尿生殖道感染。3. 溶血链球菌、葡萄球菌或大肠埃希菌所致的皮肤软组织感染。4. 溶血链球菌、肺炎链球菌、葡萄球菌或流感嗜血杆菌所致的急性支气管炎、肺炎等下呼吸道感染。5. 本品尚可用于治疗伤寒及钩端螺旋体病。

药 理 作 用　阿莫西林钠通过抑制细菌细胞壁合成发挥杀菌作用，可使细菌迅速成为球状体，从而溶解、破裂。

税 则 号 列　3004.1012

中　文　名　注射用阿莫西林钠氟氯西林钠
英　文　名　Amoxicillin Sodium and Flucloxacillin Sodium for Injection
类　　　别　抗感染药（抗生素）
主　要　成　分　本品为复方制剂，其组分为阿莫西林钠和氟氯西林钠
有效成分 CAS 号　阿莫西林钠 34642-77-8；氟氯西林钠 1847-24-1

化学分子结构式
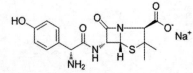
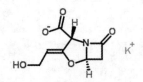

商　品　属　性　本品为注射剂，白色或类白色粉末，具引湿性。
适　用　症　适用于敏感菌所致的呼吸道感染、消化道感染、泌尿道感染、皮肤软组织感染、骨和关节感染、口腔及耳鼻喉感染等。
药　理　作　用　本品为阿莫西林钠和氟氯西林钠按 1∶1 比例组成的复合抗生素：阿莫西林钠为半合成的广谱青霉素，属氨基青霉素类，对革兰氏阴性和阳性菌均有杀菌作用，其特点是广谱，不耐青霉素酶；氟氯西林钠为半合成的异唑类青霉素，其特点是不易被青霉素酶所破坏，对产青霉素酶的耐药金黄色葡萄球菌有杀菌作用。主要用于耐青霉素葡萄球菌感染，但革兰氏阴性菌对氟氯西林耐药。两者的抗菌作用机制与青霉素相同，均是通过与细菌青霉素结合蛋白（PBPS）结合，干扰细菌细胞壁的合成而起抗菌作用。阿莫西林钠和氟氯西林钠联合后，可起到对葡萄球菌产酶菌株和某些革兰氏阴性菌敏感菌株的抗菌作用。
税　则　号　列　3004.1012

中　文　名　注射用阿莫西林钠克拉维酸钾
英　文　名　Amoxicillin Sodium and Clavulanate Potassium for Injection
类　　　别　抗感染药（抗生素）
主　要　成　分　本品为复方制剂，其组分为阿莫西林钠和克拉维酸钾
有效成分 CAS 号　阿莫西林钠 34642-77-8；克拉维酸钾 61177-45-5

化学分子结构式

商　品　属　性　本品为注射剂，白色或类白色粉末。
适　用　症　1. 上呼吸道感染：鼻窦炎、扁桃体炎、咽炎。2. 下呼吸道感染：急性支气管炎、慢性支气管炎急性发作、肺炎、肺脓肿和支气管扩张合并感染。3. 泌尿系统感染：膀胱炎、尿道炎、肾盂肾炎、前列腺炎、盆腔炎、淋病奈瑟菌尿路感染。4. 皮肤和软组织感染：疖、脓肿、蜂窝织炎、伤口感染、腹内脓毒病等。5. 其他感染：中耳炎、骨髓炎、败血症、腹膜炎和手术后感染。
药　理　作　用　本品为阿莫西林钠和克拉维酸钾的复方制剂。阿莫西林为广谱青霉素类抗生素，克拉维酸钾本身只有微弱的抗菌活性，但具有强大广谱 β-内酰胺酶抑制作用，两者合用，可保护阿莫西林免遭 β-内酰胺酶水解。
税　则　号　列　3004.1012

中 文 名　注射用阿莫西林钠舒巴坦钠
英 文 名　Amoxicillin Sodium and Sulbactam Sodium for Injection
类　　别　抗感染药（抗生素）
主 要 成 分　本品为复方制剂，其组分为阿莫西林和舒巴坦
有效成分 CAS 号　阿莫西林钠 34642-77-8；舒巴坦钠 69388-84-7

化学分子结构式

商 品 属 性　本品为注射剂，白色或类白色粉末。
适 用 症　适用于呼吸道感染、软组织感染、性病等。
药 理 作 用　本品抗菌谱广，包括：
　　　　　　1. 革兰氏阳性菌，需氧菌如金黄色葡萄球菌、肺炎链球菌、表皮葡萄球菌、绿色链球
　　　　　　菌、酿脓链球菌、粪链球菌、炭疽杆菌、李斯特菌属、棒状杆菌属，厌氧菌如梭形芽孢
　　　　　　杆菌属、消化链球菌属及消化球菌属等。2. 革兰氏阴性菌，需氧菌如大肠杆菌、布鲁氏
　　　　　　菌、奇异变形杆菌、脑膜炎奈瑟氏球菌、普通变形杆菌、奈瑟氏淋球菌、克雷伯氏杆菌
　　　　　　属、卡他布兰汉氏球菌、沙门氏菌属、流感嗜血杆菌、志贺氏菌属、杜克雷嗜血杆菌、
　　　　　　百日咳杆菌、出血败血性巴斯德菌、小肠结肠炎耶尔森氏菌、空肠弯曲杆菌、阴道加德
　　　　　　纳氏菌、霍乱弧菌，厌氧菌如拟杆菌属等。
税 则 号 列　3004.1012

中 文 名　青霉素 V 钾颗粒
英 文 名　Phenoxymethylpenicillin Potassium Granules
类　　别　抗感染药（抗生素）
主 要 成 分　青霉素 V 钾
有效成分 CAS 号　132-98-9

化学分子结构式

商 品 属 性　本品为颗粒剂。
适 用 症　适用于青霉素敏感菌株所致的轻、中度感染，包括链球菌所致的扁桃体炎、咽喉炎、猩
　　　　　　红热、丹毒等；肺炎球菌所致的支气管炎、肺炎、中耳炎、鼻窦炎；以及敏感葡萄球菌
　　　　　　所致的皮肤软组织感染等。本品也可用于螺旋体感染、作为风湿热复发和感染性心内膜
　　　　　　炎的预防用药。
药 理 作 用　本品为青霉素类抗生素。抗菌谱与青霉素相同。对多数革兰氏阳性菌、革兰氏阴性球菌、
　　　　　　个别革兰氏阴性杆菌（如嗜血杆菌属）、螺旋体和放线菌均有抗菌活性，但多数（＞
　　　　　　90%）葡萄球菌菌株，包括金黄色葡萄球菌和凝固酶阴性葡萄球菌，可产生 β-内酰胺酶
　　　　　　使本品水解失活。本品的作用机制是抑制细菌细胞壁的合成，使细菌迅速破裂、溶解。
税 则 号 列　3004.1013

中　文　名　青霉素 V 钾片
英　文　名　Phenoxymethylpenicillin Potassium Tablets
类　　　别　抗感染药（抗生素）
主　要　成　分　青霉素 V 钾
有效成分 CAS 号　132-98-9

化学分子结构式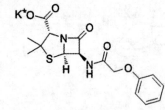

商　品　属　性　本品为白色片或薄膜衣片、糖衣片，除去包衣后显白色。
适　用　症　适用于青霉素敏感菌株所致的轻、中度感染，包括链球菌所致的扁桃体炎、咽喉炎、猩红热、丹毒等，肺炎球菌所致的支气管炎、肺炎、中耳炎、鼻窦炎及敏感葡萄球菌所致的皮肤软组织感染等。本品也可用于螺旋体感染、作为风湿热复发和感染性心内膜炎的预防用药。
药　理　作　用　本品的作用机制是抑制细菌细胞壁的合成，使细菌迅速破裂溶解。
税　则　号　列　3004.1013

中　文　名　氯唑西林干混悬剂
英　文　名　Cloxacillin for Oral Suspension
类　　　别　抗感染药（抗生素）
主　要　成　分　氯唑西林
有效成分 CAS 号　61-72-3

化学分子结构式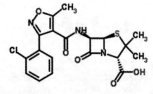

商　品　属　性　本品内容物为白色粉末。
适　用　症　主要适用于治疗产青霉素酶并对甲氧西林敏感的葡萄球菌所致轻、中度感染，如骨骼、呼吸道和皮肤、软组织感染等。
药　理　作　用　本品为半合成青霉素，具有耐酸、耐青霉素酶的特点，通过抑制细菌细胞壁合成发挥杀菌作用。
税　则　号　列　3004.1019

中　文　名　氯唑西林胶囊
英　文　名　Cloxacillin Capsules
类　　　别　抗感染药（抗生素）
主　要　成　分　氯唑西林
有效成分 CAS 号　61-72-3

化学分子结构式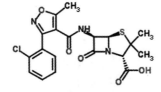

商　品　属　性　本品内容物为白色粉末。
适　用　症　主要用于治疗产青霉素酶并对甲氧西林敏感的葡萄球菌所致轻、中度感染，如骨骼、呼吸道、皮肤、软组织感染等。
药　理　作　用　本品为半合成青霉素，具有耐酸、耐青霉素酶的特点，通过抑制细菌细胞壁合成发挥杀菌作用。
税　则　号　列　3004.1019

中　文　名　注射用苄星青霉素
英　文　名　Benzathine Penicillin for Injection
类　　　别　抗感染药（抗生素）
主　要　成　分　苄星青霉素
有效成分 CAS 号　1538-09-6

化学分子结构式

商　品　属　性　本品为注射剂，白色结晶性粉末。
适　用　症　复杂性皮肤及软组织感染（CSSSI）：治疗由对本品敏感的金黄色葡萄球菌（包括甲氧西林耐药菌株）、化脓链球菌无乳链球菌、停乳链球菌似马亚种及粪肠球菌（仅用于万古霉素敏感的菌株）导致的复杂性肤及软组织感染；金黄色葡萄球菌（包括甲氧西林敏感和甲氧西林耐药）血流感染（菌血症），以及伴发的右侧感染性心内膜炎。
药　理　作　用　青霉素通过抑制细菌细胞壁合成发挥杀菌作用。
税　则　号　列　3004.1019

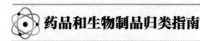

中 文 名　注射用氟氯西林
英 文 名　Flucloxacillin Sodium for Injection
类　　别　抗感染药（抗生素）
主 要 成 分　氟氯西林钠
有效成分 CAS 号　1847-24-1

化学分子结构式

商 品 属 性　本品为注射剂，无色澄明液体。
适 用 症　适用于对青霉素耐药的葡萄球菌所致的感染及葡萄球菌和链球菌所致的双重感染，包括骨和关节感染、心内膜炎、腹膜炎、肺炎、皮肤感染、软组织感染、手术及伤口感染等。
药 理 作 用　本品有抗耐葡萄球菌所产生的 β-内酰胺酶的能力。
税 则 号 列　3004.1019

中 文 名　注射用氯唑西林钠
英 文 名　Cloxacillin Sodium for Injection
类　　别　抗感染药（抗生素）
主 要 成 分　氯唑西林钠
有效成分 CAS 号　7081-44-9

化学分子结构式

商 品 属 性　本品为注射剂，白色粉末或结晶性粉末。
适 用 症　适用于治疗产青霉素酶葡萄球菌感染，包括败血症、心内膜炎、肺炎和皮肤、软组织感染等，也可用于化脓性链球菌或肺炎球菌与耐青霉素葡萄球菌所致的混合感染。
药 理 作 用　本品为半合成青霉素，具有耐酸、耐青霉素酶的特点，通过抑制细菌细胞壁合成发挥杀菌作用。
税 则 号 列　3004.1019

中 文 名　注射用哌拉西林钠舒巴坦钠

英 文 名　Piperacillin Sodium and Sulbactam Sodium for Injection

类　　别　抗感染药（抗生素）

主 要 成 分　本品为复方制剂，主要成分为哌拉西林钠和舒巴坦钠

有效成分 CAS 号　哌拉西林钠 59703-84-3；舒巴坦钠 69388-84-7

化学分子结构式

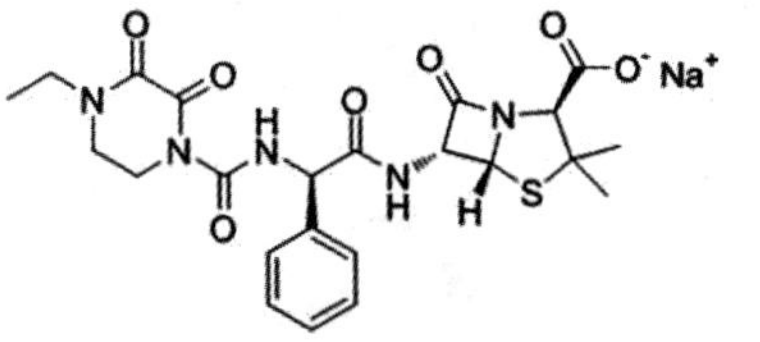

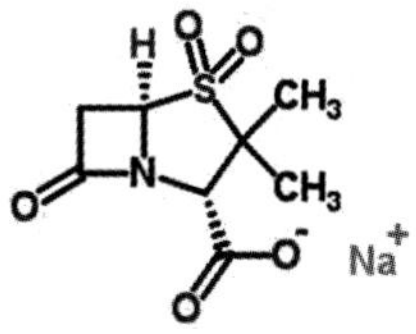

商 品 属 性　本品为注射剂，类白色疏松块状物。

适 用 症　适用于对哌拉西林耐药对本品敏感的产 β-内酰胺酶致病菌引起的下列感染。在用于治疗对哌拉西林单药敏感菌和对哌拉西林单药耐药、对本品敏感的产 β-内酰胺酶菌引起的混合感染时，不需要加用其他抗生素。

　　　　1. 呼吸系统感染：包括急性支气管炎、肺炎、慢性支气管炎急性发作、支气管扩张合并感染等。2. 泌尿系统感染：包括单纯型泌尿系统感染和复杂型泌尿系统感染。

药 理 作 用　本品为哌拉西林钠与舒巴坦钠按 2∶1 的比例组成的复方制剂。哌拉西林属青霉素类广谱抗生素，主要通过干扰细菌细胞壁的合成而起杀菌作用，主要用于铜绿假单胞菌和各种革兰氏阴性杆菌所致的感染，但易被细菌产生的 β-内酰胺酶水解而产生耐药性；舒巴坦对除奈瑟菌科和不动杆菌外的其他细菌无抗菌活性，但是舒巴坦对由 β-内酰胺类抗生素耐药菌株产生的多数重要的 β-内酰胺酶具有不可逆性的抑制作用。舒巴坦可防止耐药菌对青霉素类和头孢菌素类抗生素的破坏，舒巴坦与青霉素类和头孢菌素类抗生素具有明显的协同作用。

税 则 号 列　3004. 1019

中 文 名　注射用哌拉西林钠他唑巴坦钠

英 文 名　Piperacillin Sodium and Tazobactam Sodium for Injection

类　　别　抗感染药（抗生素）

主要成分　本品为复方制剂，主要成分为哌拉西林钠和他唑巴坦钠

有效成分 CAS 号　哌拉西林钠 59703-84-3；他唑巴坦钠 89785-84-2

化学分子结构式

商品属性　本品为注射剂，白色粉末或类白色疏松块状物或粉末。无臭，味苦。极具引湿性。

适 用 症　适用于对哌拉西林耐药，但对哌拉西林他唑巴坦敏感的产 β-内酰胺酶的细菌引起的中、重度感染。

　　　　　1. 由耐哌拉西林、产 β-内酰胺酶的大肠埃希菌和拟杆菌属（脆弱拟杆菌、卵形拟杆菌、多形拟杆菌或普通拟杆菌）所致的阑尾炎（伴发穿孔或脓肿）和腹膜炎。2. 由耐哌拉西林、产 β-内酰胺酶的金黄色葡萄球菌所致的非复杂性和复杂性皮肤及软组织感染，包括蜂窝织炎、皮肤脓肿、缺血性或糖尿病性足部感染。3. 由耐哌拉西林、产 β-内酰胺酶的大肠埃希菌所致的产后子宫内膜炎或盆腔炎性疾病。4. 由耐哌拉西林、产 β-内酰胺酶的流感嗜血杆菌所致的社区获得性肺炎（仅限中度）。5. 由耐哌拉西林、产 β-内酰胺酶的金黄色葡萄球菌所致的中、重度医院获得性肺炎（医院内肺炎）。治疗敏感细菌所致的全身和（或）局部细菌感染。

药理作用　本品为哌拉西林钠和他唑巴坦钠组成的复方制剂，哌拉西林为半合成青霉素类抗生素，他唑巴坦为 β-内酰胺酶抑制药。

税则号列　3004.1019

中 文 名　注射用普鲁卡因青霉素

英 文 名　Fortified Procaine Penicillin for Injection

类　　别　抗感染药（抗生素）

主要成分　本品为复方制剂，主要成分为普鲁卡因青霉素和青霉素钠

有效成分 CAS 号　普鲁卡因青霉素 54-35-3；青霉素钠 69-57-8

化学分子结构式

商品属性　本品为注射剂，白色粉末。

适 用 症　适用于青霉素高度敏感病原体所致的轻、中度感染，如 A 组链球菌所致的扁桃体炎、猩红热、丹毒、肺炎链球菌肺炎，青霉素敏感金葡菌所致的疖、痈以及奋森咽峡炎等。本品尚可用于治疗钩端螺旋体病、回归热和早期梅毒。

药理作用　青霉素通过抑制细菌细胞壁合成发挥杀菌作用。

税则号列　3004.1019

中　文　名　注射用青霉素钾
英　文　名　Benzylpenicillin Potassium for Injection
类　　　别　抗感染药（抗生素）
主 要 成 分　青霉素钾
有效成分 CAS 号　　113-98-4

化学分子结构式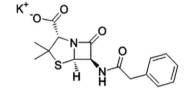

商 品 属 性　本品为注射剂，白色结晶性粉末。
适　用　症　适用于敏感细菌所致各种感染，如脓肿、菌血症、肺炎和心内膜炎等。
药 理 作 用　青霉素对溶血性链球菌等链球菌属、肺炎链球菌和不产青霉素酶的葡萄球菌具有良好抗
　　　　　　　菌作用。对肠球菌有中等度抗菌作用。淋病奈瑟菌、脑膜炎奈瑟菌、白喉棒状杆菌、炭
　　　　　　　疽芽孢杆菌、牛型放线菌、念珠状链杆菌、李斯特菌、钩端螺旋体和梅毒螺旋体对本品
　　　　　　　敏感。本品对流感嗜血杆菌和百日咳鲍特氏菌亦具一定抗菌活性，其他革兰氏阴性需氧
　　　　　　　或兼性厌氧菌对本品敏感性差。本品对梭状芽孢杆菌属、消化链球菌厌氧菌以及产黑色
　　　　　　　素拟杆菌等具良好抗菌作用，对脆弱拟杆菌的抗菌作用差。青霉素通过抑制细菌细胞壁
　　　　　　　合成发挥杀菌作用。
税 则 号 列　3004.1019

中　文　名　注射用青霉素钠
英　文　名　Benzylpenicillin Sodium for Injection
类　　　别　抗感染药（抗生素）
主 要 成 分　青霉素钠
有效成分 CAS 号　　69-57-8

化学分子结构式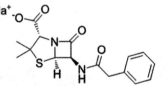

商 品 属 性　本品为注射剂，白色结晶性粉末。
适　用　症　适用于敏感细菌所致的各种感染，如脓肿、菌血症、肺炎和心内膜炎等。其中青霉素为
　　　　　　　以下感染的首选药物：
　　　　　　　1. 溶血性链球菌感染，如咽炎、扁桃体炎、猩红热、丹毒、蜂窝织炎和产褥热等。2. 肺
　　　　　　　炎链球菌感染，如肺炎、中耳炎、脑膜炎和菌血症等。3. 不产青霉素酶葡萄球菌感染。
　　　　　　　4. 炭疽。5. 破伤风、气性坏疽等梭状芽孢杆菌感染。6. 梅毒（包括先天性梅毒）。
　　　　　　　7. 钩端螺旋体病。8. 回归热。9. 白喉。10. 青霉素与氨基糖苷类药物联合治疗草绿色链
　　　　　　　球菌心内膜炎。
药 理 作 用　青霉素通过抑制细菌细胞壁合成发挥杀菌作用。
税 则 号 列　3004.1019

中 文 名	注射用苯唑西林钠
英 文 名	Oxacillin Sodium for Injection
类 别	抗感染药（抗生素）
主 要 成 分	苯唑西林钠

有效成分 CAS 号 1173-88-2

化学分子结构式

商 品 属 性	本品为注射剂，白色粉末或结晶性粉末。
适 用 症	仅适用于治疗产青霉素酶葡萄球菌感染，包括败血症、心内膜炎、肺炎和皮肤、软组织感染等。也可用于化脓性链球菌或肺炎球菌与耐青霉素葡萄球菌所致的混合感染。
药 理 作 用	本品是耐酸和耐青霉素酶青霉素，苯唑西林对产青霉素酶葡萄球菌具有良好抗菌活性，对各种链球菌及不产青霉素酶的葡萄球菌抗菌活性则逊于青霉素 G。苯唑西林通过抑制细菌细胞壁合成发挥杀菌作用。
税 则 号 列	3004.1090

中 文 名	注射用硫酸链霉素
英 文 名	Streptomycin Sulphate for Injection
类 别	抗感染药（抗生素）
主 要 成 分	硫酸链霉素

有效成分 CAS 号 3810-74-0

化学分子结构式

商 品 属 性	本品为注射剂，白色或类白色粉末。
适 用 症	主要与其他抗结核药联合用于结核分枝杆菌所致各种结核病的初治病例，或其他敏感分枝杆菌感染。可单用于治疗土拉菌病，或与其他抗菌药物联合用于鼠疫、腹股沟肉芽肿、布鲁菌病、鼠咬热等的治疗。亦可与青霉素或氨苄西林联合治疗草绿色链球菌或肠球菌所致的心内膜炎。
药 理 作 用	硫酸链霉素为一种氨基糖苷类抗生素。链霉素主要与细菌核糖体 30S 亚单位结合，抑制细菌蛋白质的合成。
税 则 号 列	3004.1090

中　文　名　注射用头孢噻肟钠
英　文　名　Cefotaxime Sodium for Injection
类　　　别　抗感染药（抗生素）
主要成分　头孢噻肟钠
有效成分 CAS 号　64485-93-4

化学分子结构式

商品属性　本品为注射剂，白色，类白色或微黄白色结晶性粉末。
适　用　症　适用于敏感细菌所致的肺炎及其他下呼吸道感染、尿路感染、脑膜炎、败血症、腹腔感染、盆腔感染、皮肤软组织感染、生殖道感染、骨和关节感染等。头孢噻肟可以作为小儿脑膜炎的选用药物。
药理作用　头孢噻肟为第三代头孢菌素，抗菌谱广，通过抑制细菌细胞壁合成发挥杀菌作用。
税则号列　3004.2011

中　文　名　注射用头孢他啶
英　文　名　Ceftazidime for Injection
类　　　别　抗感染药（抗生素）
主要成分　头孢他啶
有效成分 CAS 号　72558-82-8

化学分子结构式

商品属性　本品为注射剂，白色或类白色结晶性粉末。
适　用　症　适用于敏感革兰氏阴性杆菌所致败血症、下呼吸系感染、腹腔胆系感染、复杂性尿路感染和严重皮肤软组织感染等。由多种耐药革兰氏阴性杆菌引起的免疫缺陷者感染、医院内感染以及革兰氏阴性杆菌或绿脓杆菌所致中枢神经系统感染尤为适用。
药理作用　本品为第三代头孢菌素类抗生素。对大肠埃希菌、肺炎杆菌等肠杆菌科细菌和流感嗜血杆菌、铜绿假单胞菌等有高度抗菌活性。对硝酸盐阴性杆菌、产碱杆菌等亦有良好抗菌作用。对于细菌产生的大多数 β-内酰胺酶高度稳定，故其对上述革兰氏阴性杆菌中多重耐药菌株仍具抗菌活性。肺炎球菌、溶血性链球菌等革兰氏阳性球菌对本品高度敏感，但本品对葡萄球菌仅具中度活性，肠球菌和耐甲氧西林葡萄球菌往往对本品耐药。本品对消化球菌和消化链球菌等厌氧菌具一定的抗菌活性，但对脆弱拟杆菌抗菌作用差。其作用机制为与细菌细胞膜上的青霉素结合蛋白（PBPs）结合，使转肽酶酰化，抑制细菌中隔和细胞壁的合成，影响细胞壁粘肽成分的交叉连结，使细胞分裂和生长受到抑制，细菌形态变长，最后溶解和死亡。
税则号列　3004.2012

中 文 名　头孢西丁钠注射液
英 文 名　Cefoxitin Sodium for Injection
类　　别　抗感染药（抗生素）
主要成分　头孢西丁钠
有效成分 CAS 号　33564-30-6

化学分子结构式

商 品 属 性　本品为注射剂，白色至类白色粉末。
适 用 症　适用于敏感菌所致的下列感染。

1. 呼吸道感染。2. 泌尿生殖系统感染。3. 腹内感染（包括腹膜炎、胆道炎）。4. 骨、关节、皮肤和软组织等部位感染。5. 败血症。

药 理 作 用　头孢西丁通过与一个或多个青霉素结合蛋白（PBPs）结合，抑制细菌分裂活跃的细胞的细胞壁生物合成，从而起抗菌作用。各菌种有其独特的青霉素结合蛋白，头孢西丁与各菌种青霉素结合蛋白的亲和力影响着该药物的抗菌谱。头孢西丁是一种头孢霉素衍生物，与头孢菌素不同之处在于其 β-内酰胺环 7 号位上含有一个甲氧基。这种结构上的差异使头孢西丁在耐受革兰氏阴性菌所产生的 β-内酰胺酶的降解作用方面与现有的头孢菌素衍生物不同。

税 则 号 列　3004. 2013

中 文 名　注射用头孢西丁钠
英 文 名　Cefoxitin Sodium for Injection
类　　别　抗感染药（抗生素）
主要成分　头孢西丁钠
有效成分 CAS 号　33564-30-6

化学分子结构式

商 品 属 性　本品为注射剂，白色至类白色的粉末，吸湿性强。
适 用 症　适用于对本品敏感的细菌引起的下列感染。

1. 上下呼吸道感染。2. 泌尿道感染包括无并发症的淋病。3. 腹膜炎以及其他腹腔内、盆腔内感染。4. 败血症（包括伤寒）。5. 妇科感染。6. 骨、关节软组织感染。7. 心内膜炎。8. 由于本品对厌氧菌有效及对 β-内酰胺酶稳定，故特别适用需氧及厌氧混合感染，以及由产 β-内酰胺酶而对本品敏感细菌引起的感染。

药 理 作 用　注射用头孢西丁钠通过抑制细菌细胞壁合成杀灭细菌，且本品结构上的特点使其对细菌产生的 β-内酰胺酶具有很高的抵抗性。

税 则 号 列　3004. 2013

中 文 名　注射用头孢替唑钠

英 文 名　Cefepime Hydrochloride for Injection

类　　　别　抗感染药（抗生素）

主 要 成 分　头孢替唑钠

有效成分 CAS 号　41136-22-5

化学分子结构式

商 品 属 性　本品为注射剂，白色至淡黄色粉末或结晶性粉末。

适 用 症　适用于败血症、肺炎、支气管炎、支气管扩张症（感染时）、慢性呼吸系统疾病的继发性感染、肺脓肿、腹膜炎、肾盂肾炎、膀胱炎、尿道炎。

药 理 作 用　本品为具有抗菌活性的头孢菌素类衍生物，作用机制为抑制细菌细胞壁的合成而发挥其抗菌活性。对革兰氏阳性菌，尤其是球菌，包括产青霉素酶和不产青霉素酶的金黄色葡萄球菌、化脓性链球菌、肺炎球菌、B 组溶血性链球菌、草绿色链球菌、表皮葡萄球菌，以及白喉杆菌、炭疽杆菌比较敏感。对某些革兰氏阴性菌呈中度敏感，如大肠杆菌、克雷伯菌属、沙门菌属、志贺菌属、奇异变形杆菌等。

税 则 号 列　3004.2014

中 文 名　头孢克洛分散片

英 文 名　Cefaclor Dispersible Tablets

类　　　别　抗感染药（抗生素）

主 要 成 分　头孢克洛

有效成分 CAS 号　53994-73-3

化学分子结构式

商 品 属 性　本品为类白色或淡黄色片。

适 用 症　主要适用于敏感菌所致的呼吸系统、泌尿系统、耳鼻喉科、皮肤、软组织感染等。

药 理 作 用　本品为广谱半合成头孢菌素类抗生素。对产青霉素酶金黄色葡萄球菌、A 组溶血性链球菌、草绿色链球菌和表皮葡萄球菌的活性与头孢羟氨苄相同；对不产酶金黄色葡萄球菌和肺炎球菌的抗菌作用较头孢羟氨苄强 2~4 倍；对革兰氏阴性杆菌包括对大肠埃希菌和肺炎克雷伯菌等的活性较头孢氨苄强，与头孢羟氨苄相仿；对奇异变形杆菌、沙门菌属和志贺菌属的活性较头孢羟氨苄强。2.9mg/L~8mg/L 的本品可抑制所有流感嗜血杆菌，包括对氨苄西林耐药的菌株。

税 则 号 列　3004.2015

中　文　名　头孢呋辛钠注射液
英　文　名　Cefuroxime Sodium for Injection
类　　　别　抗感染药（抗生素）
主 要 成 分　头孢呋辛钠
有效成分 CAS 号　56238-63-2

化学分子结构式

商 品 属 性　本品为类白色或微黄色粉末或结晶性粉末。
适　用　症　适用于敏感菌所致的以下病症。

1. 呼吸道感染：急、慢性支气管炎，感染性支气管扩张症，细菌性肺炎，肺脓肿和术后胸腔感染。2. 耳、鼻、喉科感染：鼻窦炎、扁桃腺炎、咽炎。3. 泌尿道感染：急、慢性肾盂肾炎、膀胱炎及无症状的菌尿症。4. 皮肤和软组织感染：蜂窝织炎、丹毒、腹膜炎及创伤感染。5. 骨和关节感染：骨髓炎及脓毒性关节炎。6. 产科和妇科感染：盆腔炎。7. 淋病：尤其适用于不宜用青霉素治疗者。8. 其他感染：包括败血症及脑膜炎；腹部骨盆及矫形外科手术，心脏、肺部、食管及血管手术，全关节置换手术中预防感染。

药 理 作 用　本品为第二代头孢菌素类抗生素。对革兰氏阳性球菌的抗菌活性与第一代头孢菌素相似或略差，但对葡萄球菌和革兰氏阴性杆菌产生的β-内酰胺酶相当稳定。耐甲氧西林葡萄球菌、肠球菌属和李斯特菌属耐药，其他阳性球菌（包括厌氧球菌）均对本品敏感。

税 则 号 列　3004. 2016

- -

中　文　名　头孢呋辛酯胶囊
英　文　名　Cefuroxime Axetil Capsules
类　　　别　抗感染药（抗生素）
主 要 成 分　头孢呋辛酯
有效成分 CAS 号　64544-07-6

化学分子结构式

商 品 属 性　本品为胶囊剂。
适　用　症　适用于敏感细菌引起的下列感染：上呼吸道感染、下呼吸道感染、泌尿道感染、皮肤和软组织感染、耳、鼻部感染、急性无并发症的淋病（尿道炎和子宫颈炎）。

药 理 作 用　头孢呋辛酯是头孢呋辛的前体药物，头孢呋辛的作用机制是抑制细菌细胞壁的合成，使细菌不能生长繁殖。头孢呋辛具有广谱抗菌作用，对化脓性链球菌、肺炎球菌、葡萄球菌甲氧西林敏感菌、卡他莫拉菌、淋球菌、流感嗜血杆菌有强大抗菌作用，对大肠杆菌、肺炎克雷伯菌、变形杆菌属等肠杆菌科细菌亦有良好作用，但绿脓杆菌及其他假单胞菌属、不动杆菌属及肠球菌耐药。

税 则 号 列　3004. 2016

中 文 名　头孢呋辛酯颗粒
英 文 名　Cefuroxime Axetil Granules
类　　别　抗感染药（抗生素）
主 要 成 分　头孢呋辛酯
有效成分 CAS 号　64544-07-6

化学分子结构式

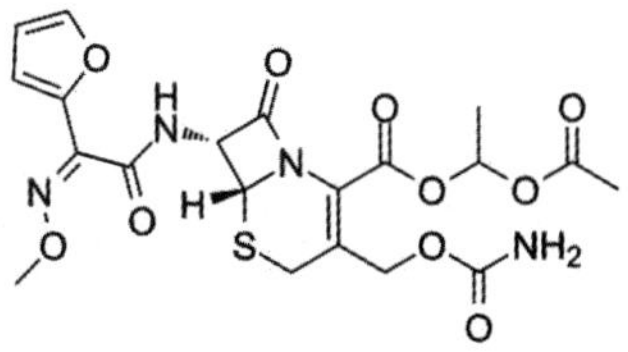

商 品 属 性　本品为白色或类白色颗粒。
适 用 症　适用于敏感细菌引起的下列感染。

1. 上呼吸道感染：包括化脓性链球菌引起的咽炎、扁桃体炎；肺炎链球菌、嗜血流感杆菌（包括产 β-内酰胺酶的菌株）、卡他莫拉菌（包括产 β-内酰胺酶的菌株）或化脓性链球菌引起的急性细菌性中耳炎；肺炎链球菌或嗜血流感杆菌（仅为非产 β-内酰胺酶的菌株）引起的急性细菌性上颌窦炎等。2. 下呼吸道感染：包括肺炎链球菌、嗜血流感杆菌（β-内酰胺酶阴性株）或副嗜血流感杆菌（β-内酰胺酶阴性株）引起的慢性支气管炎急性细菌性感染和急性支气管炎的继发细菌感染等。3. 泌尿道感染：包括大肠杆菌或肺炎克雷伯菌引起的单纯性泌尿道感染；由产青霉素酶或不产青霉素酶的淋病奈瑟氏球菌株引起的单纯性淋病（如尿道炎和子宫颈炎），以及不产青霉素酶的淋病奈瑟氏球菌株引起的女性单纯性淋病性直肠炎等。4. 皮肤和软组织感染：包括金黄色葡萄球菌（包括产 β-内酰胺酶的菌株）或化脓性链球菌引起的单纯性皮肤和软组织感染，以及由金黄色葡萄球菌（包括产 β-内酰胺酶的菌株）或化脓性链球菌引起的脓疱病等。5. 其他：由博氏疏螺旋体引起的早期 Lyme 病等。

药 理 作 用　本品为口服广谱的第二代头孢菌素，头孢呋辛酯为头孢呋辛的酯化衍生物，口服后经肠道吸收后被水解脱酯，形成有活性的头孢呋辛而起抗菌作用。其作用机理是通过结合细菌蛋白，从而抑制细菌细胞壁的合成。头孢呋辛对于病原菌具有较广的抗菌活性，并对许多 β-内酰胺酶稳定，尤其是对肠杆菌科中常见的质粒介导酶稳定。

税 则 号 列　3004.2016

中 文 名　头孢呋辛酯片
英 文 名　Cefuroxime Axetil Tablets
类　　别　抗感染药（抗生素）
主 要 成 分　头孢呋辛酯
有效成分 CAS 号　64544-07-6

化学分子结构式

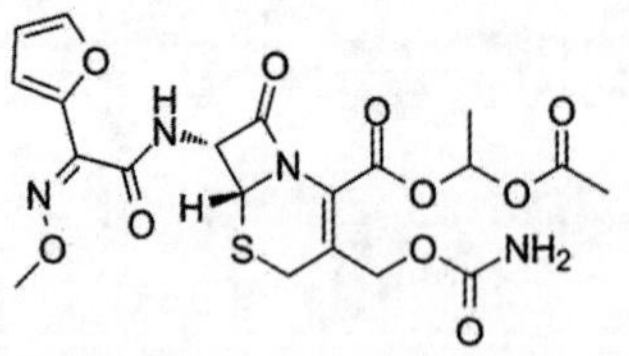

商 品 属 性　本品为薄膜衣片，除去包衣后显类白色。
适 用 症　适用于敏感细菌造成的感染的治疗。

　　　　　　1. 下呼吸道感染：如急性支气管炎、慢性支气管炎急性发作、肺炎。2. 上呼吸道感染：包括耳、鼻、咽喉感染，如中耳炎、鼻窦炎、扁桃体炎及咽炎。3. 皮肤及软组织感染：如疖病、脓皮病和脓疱病。4. 淋病：急性无并发症的淋球菌性尿道炎、子宫颈炎。

药 理 作 用　本品为头孢呋辛的前体药，作用机制为抑制细菌细胞壁合成，使细菌不能繁殖。本品具有广谱抗菌作用，对化脓性链球菌、肺炎球菌、葡萄球菌、甲氧西林敏感株、卡他莫拉菌、淋球菌、流感嗜血杆菌等有较强抗菌作用，对大肠杆菌、肺炎克雷伯菌、变形杆菌属等肠杆菌科细菌亦有良好作用，但绿脓杆菌及其他假单胞菌属，不动杆菌属及肠球菌属等均对本品耐药。

税 则 号 列　3004. 2016

中 文 名 注射用头孢呋辛钠

英 文 名 Cefuroxime Sodium for Injection

类 别 抗感染药（抗生素）

主 要 成 分 头孢呋辛钠

有效成分 CAS 号 56238-63-2

化学分子结构式

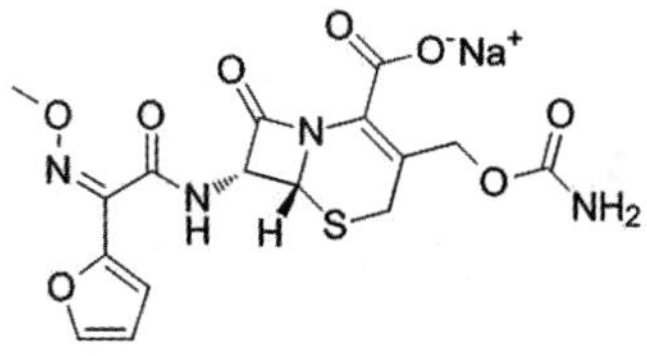

商 品 属 性 本品为注射剂，白色至微黄色粉末或结晶性粉末。

适 用 症 本品用于敏感菌所致的以下病症。

1. 呼吸道感染：急、慢性支气管炎，感染性支气管扩张症，细菌性肺炎，肺脓肿和术后胸腔感染。2. 耳、鼻、喉科感染：鼻窦炎、扁桃腺炎、咽炎。3. 泌尿道感染：急、慢性肾盂肾炎、膀胱炎及无症状的菌尿症。4. 皮肤和软组织感染：蜂窝织炎、丹毒、腹膜炎及创伤感染。5. 骨和关节感染：骨髓炎及脓毒性关节炎。6. 产科和妇科感染：盆腔炎。7. 淋病：尤其适用于不宜用青霉素治疗者。8. 其他感染：包括败血症及脑膜炎；腹部骨盆及矫形外科手术，心脏、肺部、食管及血管手术，全关节置换手术中预防感染。

药 理 作 用 本品为第二代头孢菌素类抗生素，对革兰氏阳性球菌的抗菌活性与第一代头孢菌素相似或略差，但对葡萄球菌和革兰氏阴性杆菌产生的 β-内酰胺酶相当稳定。耐甲氧西林葡萄球菌、肠球菌属和李斯特菌属耐药，其他阳性球菌（包括厌氧球菌）对本品均敏感。对金黄色葡萄球菌的抗菌活性较头孢唑林差，1mg/L~2mg/L 可分别抑制对青霉素敏感和耐药的全部金黄色葡萄球菌。对流感嗜血杆菌有较强抗菌活性，大肠埃希菌、奇异变形杆菌等对本品敏感；吲哚阳性变形杆菌、枸橼酸菌属和不动杆菌属对本品的敏感性差，沙雷菌属大多耐药，铜绿假单胞菌、弯曲杆菌属和脆弱拟杆菌对本品耐药。其作用机制为与细菌细胞膜上的青霉素结合蛋白（PBPs）结合，使转肽酶酰化，抑制细菌中隔和细胞壁的合成，影响细胞壁粘肽成分的交叉连结，使细胞分裂和生长受到抑制，细菌形态变长，最后溶解和死亡。

税 则 号 列 3004.2016

中　文　名　注射用头孢曲松钠
英　文　名　Ceftriaxone Sodium for Injection
类　　　别　抗感染药（抗生素）
主 要 成 分　头孢曲松钠
有效成分 CAS 号　74578-69-1

化学分子结构式

商 品 属 性　本品为注射剂，白色或类白色结晶性粉末。无臭。
适 用 症　用于敏感致病菌所致的下呼吸道、尿路、胆道感染，以及腹腔感染、盆腔感染、皮肤软组织、骨和关节感染、败血症、脑膜炎等及手术期感染预防。本品单剂可治疗单纯性淋病。
药 理 作 用　本品为第三代头孢菌素类抗生素。通过抑制细菌细胞壁的合成发挥杀菌作用。
税 则 号 列　3004. 2017

中　文　名　注射用头孢哌酮钠舒巴坦钠
英　文　名　Cefoperazone Sodium and Sulbactam Sodium for Injection
类　　　别　抗感染药（抗生素）
主 要 成 分　本品为复方制剂，主要成分为头孢哌酮钠和舒巴坦钠
有效成分 CAS 号　头孢哌酮钠 62893-20-3；舒巴坦钠 69388-84-7

化学分子结构式

商 品 属 性　本品为注射剂，白色或类白色的粉末。
适 用 症　适用于敏感菌所致的呼吸道感染、泌尿道感染、腹膜炎、胆囊炎、胆管炎和其他腹腔内感染，败血症、脑膜炎、皮肤软组织感染、骨骼及关节感染、盆腔炎、子宫内膜炎、淋病及其他生殖系统感染。
药 理 作 用　本品对大肠埃希菌、克雷伯菌属、变形杆菌属、伤寒沙门菌、志贺菌属、枸橼酸杆菌属等肠杆菌科细菌和铜绿假单胞菌有良好抗菌作用。流感嗜血杆菌、淋病奈瑟菌和脑膜炎奈瑟菌对本品高度敏感。本品对各组链球菌、肺炎球菌亦有良好作用，对葡萄球菌（甲氧西林敏感株）仅具中度作用。头孢哌酮对多数革兰氏阳性厌氧菌和某些革兰氏阴性厌氧菌有良好作用。头孢哌酮主要抑制细菌细胞壁的合成。舒巴坦本身抑菌作用较弱，是一种竞争性、不可逆的 &beta；内酰胺酶抑制药，与头孢哌酮联合应用后，可增加头孢哌酮抵抗多种 &beta；内酰胺酶降解的能力，对头孢哌酮产生明显的增效作用。
税 则 号 列　3004. 2018

中 文 名　头孢氨苄干混悬剂
英 文 名　Cefalexin for Oral Suspension
类　　别　抗感染药（抗生素）
主 要 成 分　头孢氨苄
有效成分 CAS 号　15686-71-2

化学分子结构式

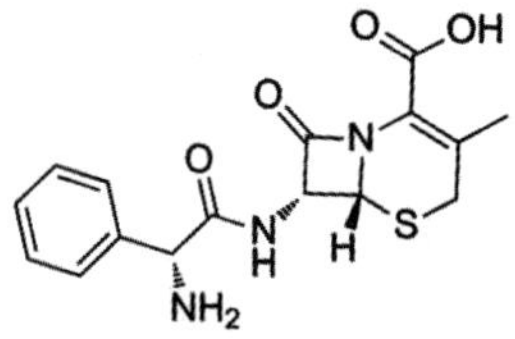

商 品 属 性　本品为加矫味剂的粉末。气芳香，味甜。
适 用 症　适用于敏感菌所致的急性扁桃体炎、咽峡炎、中耳炎、鼻窦炎、支气管炎、肺炎等呼吸道感染，尿路感染及皮肤软组织感染等。
药 理 作 用　头孢氨苄属第一代头孢菌素，通过抑制细菌细胞壁的合成发挥杀菌作用。
税 则 号 列　3004. 2019

中 文 名　头孢氨苄胶囊
英 文 名　Cefalexin Capsules
类　　别　抗感染药（抗生素）
主 要 成 分　头孢氨苄
有效成分 CAS 号　15686-71-2

化学分子结构式

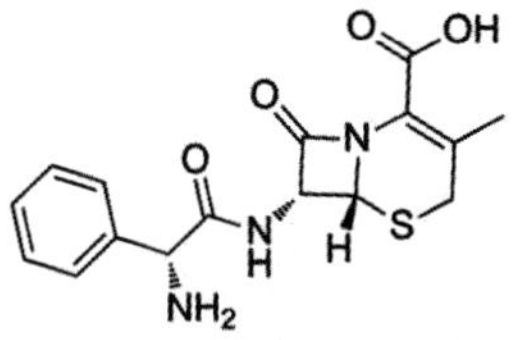

商 品 属 性　本品内容物为白色至淡黄色粉末。
适 用 症　适用于敏感菌所致的急性扁桃体炎、咽峡炎、中耳炎、鼻窦炎、支气管炎、肺炎等呼吸道感染，尿路感染及皮肤软组织感染等。
药 理 作 用　头孢氨苄属第一代头孢菌素，通过抑制细菌细胞壁的合成发挥杀菌作用。
税 则 号 列　3004. 2019

中　文　名　头孢克肟干混悬剂
英　文　名　Cefixime for Oral Suspension
类　　　别　抗感染药（抗生素）
主　要　成　分　头孢克肟
有效成分 CAS 号　79350-37-1

化学分子结构式

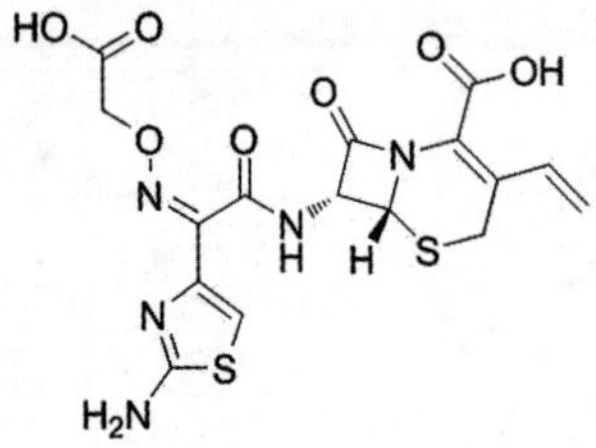

商　品　属　性　本品为白色至淡黄色粉末。
适　用　症　本品属于广谱抗菌素。对链球菌属、肺炎球菌、淋球菌、伯雷汉氏菌属、大肠杆菌、沙雷氏杆菌属、克雷白氏有菌属、变形杆菌属、流感杆菌等引起的感染症有效。主要用于治疗支气管炎、支气管扩张合并感染、慢性呼吸道疾患继发感染、肺炎、肾盂肾炎、膀胱炎、淋菌性尿道炎、胆囊炎、胆管炎、猩红热、中耳炎、副鼻窦炎等病症。
药　理　作　用　头孢克肟为第三代口服头孢菌素，通过抑制细菌细胞壁合成起杀菌作用，对多数内酰胺酶稳定，许多产青霉素酶和头孢菌素酶菌株仍对本品敏感。
税　则　号　列　3004.2019

中　文　名　头孢克肟胶囊
英　文　名　Cefixime Capsules
类　　　别　抗感染药（抗生素）
主　要　成　分　头孢克肟
有效成分 CAS 号　79350-37-1

化学分子结构式

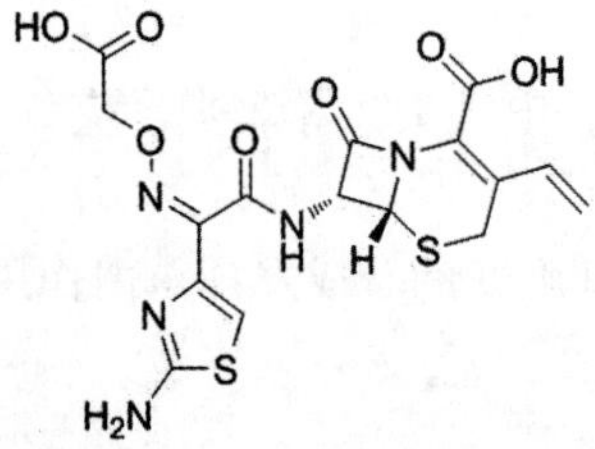

商　品　属　性　本品内容为白色至淡黄色粉末。
适　用　症　本品属于广谱抗菌素。对链球菌属、肺炎球菌、淋球菌、伯雷汉氏菌属、大肠杆菌、克雷伯氏杆菌属、沙雷氏菌属、变形杆菌属、流感杆菌所引起的感染症有效。主要用于治疗支气管炎、支气管扩张合并感染、慢性呼吸道疾患继发感染、肺炎、肾盂肾炎、膀胱炎、淋菌性尿道炎、胆囊炎、胆管炎、猩红热、中耳炎、副鼻窦炎等病症。
药　理　作　用　头孢克肟为第三代口服头孢菌素，通过抑制细菌细胞壁合成起杀菌作用，对多数内酰胺酶稳定，许多产青霉素酶和头孢菌素酶菌株仍对本品敏感。
税　则　号　列　3004.2019

中 文 名　头孢克肟颗粒
英 文 名　Cefixime Granules
类　　别　抗感染药（抗生素）
主要成分　头孢克肟
有效成分 CAS 号　79350-37-1

化学分子结构式

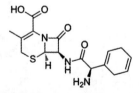

商品属性　口服颗粒剂。
适 用 症　本品属于广谱抗菌素。对链球菌属、肺炎球菌、淋球菌、伯雷汉氏菌属、大肠杆菌、克雷伯氏杆菌属、沙雷氏菌属、变形杆菌属、流感杆菌所引起的感染症有效。主要用于治疗支气管炎、支气管扩张合并感染、慢性呼吸道疾患继发感染、肺炎、肾盂肾炎、膀胱炎、淋菌性尿道炎、胆囊炎、胆管炎、猩红热、中耳炎、副鼻窦炎等病症。
药理作用　头孢克肟为第三代口服头孢菌素，通过抑制细菌细胞壁合成起杀菌作用，对多数内酰胺酶稳定，许多产青霉素酶和头孢菌素酶菌株仍对本品敏感。
税则号列　3004.2019

中 文 名　头孢拉定干混悬剂
英 文 名　Cefradine for Suspension
类　　别　抗感染药（抗生素）
主要成分　头孢拉定
有效成分 CAS 号　38821-53-3

化学分子结构式

商品属性　本品为加矫味剂的粉末。气芳香，味甜。
适 用 症　适用于敏感菌所致的急性咽炎、扁桃体炎、中耳炎、支气管炎和肺炎等呼吸道感染，泌尿生殖道感染及皮肤软组织感染等。
药理作用　本品为第一代头孢菌素，通过抑制细菌细胞壁的合成发挥杀菌作用。
税则号列　3004.2019

中 文 名　头孢羟氨苄干混悬剂
英 文 名　Cefadroxil for Suspension
类　　别　抗感染药（抗生素）
主要成分　头孢羟氨苄
有效成分 CAS 号　66592-87-8

化学分子结构式

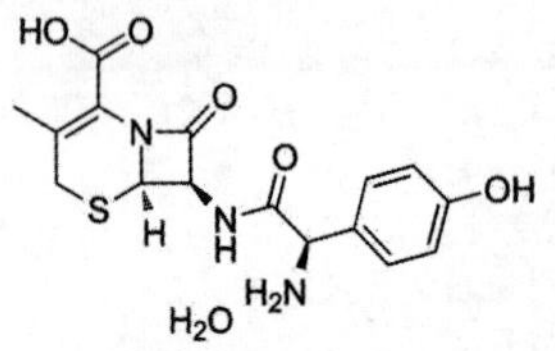

商 品 属 性　本品为白色或类白色结晶性粉末。
适 用 症　主要适用于敏感细菌所致的尿路感染，如尿道炎、膀胱炎、前列腺炎、肾盂肾炎、淋病；呼吸道感染，如肺炎、鼻窦炎、支气管炎、咽喉炎、扁桃体炎；皮肤软组织感染，如蜂窝织炎、疖；中耳炎等。
药 理 作 用　作用机制为与细菌细胞膜上的青霉素结合蛋白（PBPs）结合，使转肽酶酰化，抑制细菌中隔和细胞壁的合成，影响细胞壁粘肽成分的交叉连结，使细胞分裂和生长受到抑制，细菌形态变长，最后溶解和死亡。
税 则 号 列　3004.2019

中 文 名　注射用头孢唑啉钠
英 文 名　Cefazolin Sodium for Injection
类　　别　抗感染药（抗生素）
主要成分　头孢唑林钠
有效成分 CAS 号　27164-46-1

化学分子结构式

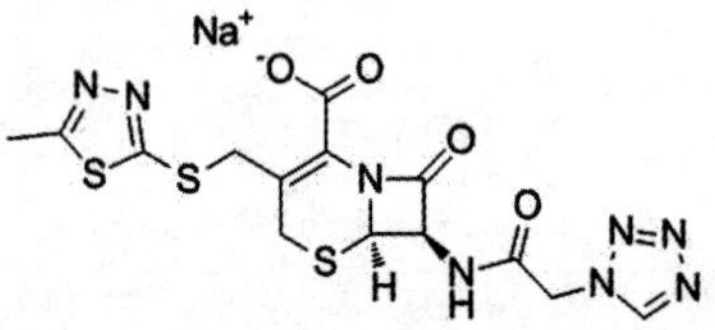

商 品 属 性　本品为注射剂，白色或类白色的粉末或结晶性粉末。无臭。
适 用 症　适用于治疗敏感细菌所致的中耳炎、支气管炎、肺炎等呼吸道感染，尿路感染，皮肤软组织感染，骨和关节感染，败血症，感染性心内膜炎，肝胆系统感染及眼、耳、鼻、喉科等感染。本品也可作为外科手术前的预防用药。
药 理 作 用　头孢唑啉为第一代头孢菌素，抗菌谱广。作用机制为与细菌细胞膜上的青霉素结合蛋白（PBPs）结合，使转肽酶酰化，细菌生长受抑制，以至溶解死亡。
税 则 号 列　3004.2019

中 文 名　注射用头孢唑肟钠
英 文 名　Ceftizoxime Sodium for Injection
类　　别　抗感染药（抗生素）
主 要 成 分　头孢唑肟钠
有效成分 CAS 号　68401-82-1

化学分子结构式

商 品 属 性　本品为白色至淡黄色结晶、结晶性或颗粒状粉末。
适 用 症　适用于敏感菌所致的下呼吸道感染、尿路感染、腹腔感染、盆腔感染、败血症、皮肤软组织感染、骨和关节感染、肺炎链球菌或流感嗜血杆菌所致的脑膜炎和单纯性淋病。
药 理 作 用　本品作用机制为通过抑制细菌细胞壁粘肽的生物合成而达到杀菌作用。本品属第三代头孢菌素，具广谱抗菌作用，对多种革兰氏阳性菌和革兰氏阴性菌产生的广谱 β-内酰胺酶（包括青霉素酶和头孢菌素酶）稳定。本品对大肠埃希菌、肺炎克雷伯菌、奇异变形杆菌等肠杆菌科细菌有强大抗菌作用，铜绿假单胞菌等假单胞菌属和不动杆菌属对本品敏感性差。头孢唑肟对流感嗜血杆菌和淋病奈瑟球菌有良好抗菌作用。本品对金黄色葡萄球菌和表皮葡萄球菌的作用较第一、第二代头孢菌素差，耐甲氧西林金黄色葡萄球菌和肠球菌属对本品耐药，各种链球菌对本品均高度敏感。消化球菌、消化链球菌和部分拟杆菌属等厌氧菌对本品多呈敏感，艰难梭菌对本品耐药。
税 则 号 列　3004.2019

中 文 名　阿奇霉素胶囊
英 文 名　Azithromycin Capsules
类　　别　抗感染药（抗生素）
主 要 成 分　阿奇霉素
有效成分 CAS 号　83905-01-5

化学分子结构式

商 品 属 性　本品为胶囊剂，内容为白色粉末。
适 用 症　适用于敏感细菌所引起的下列感染：中耳炎、鼻窦炎、咽炎、扁桃体炎等上呼吸道感染；支气管、肺炎等下呼吸道感染；皮肤和软组织感染；沙眼衣原体所致单纯性生殖器感染；非多重耐药淋球菌所致的单纯性生殖器感染（需排除梅毒螺旋体的合并感染）。
药 理 作 用　阿奇霉素系通过阻碍细菌转肽过程，从而抑制细菌蛋白质的合成。
税 则 号 列　3004.2090

中 文 名　阿奇霉素片
英 文 名　Azithromycin Tablets
类　　别　抗感染药（抗生素）
主要成分　阿奇霉素
有效成分 CAS 号　83905-01-5

化学分子结构式

商 品 属 性　本品为白色片或薄膜衣片，除去包衣后显白色或类白色。
适 用 症　化脓性链球菌引起的急性咽炎、急性扁桃体炎。敏感细菌引起的鼻窦炎、中耳炎、急性支气管炎、慢性支气管炎急性发作。肺炎链球菌、流感嗜血杆菌以及肺炎支原体所致的肺炎。沙眼衣原体及非多种耐药淋病奈瑟菌所致的尿道炎和宫颈炎。敏感细菌引起的皮肤软组织感染。
药 理 作 用　阿奇霉素为 15 元环大环内酯类抗生素。主要作用机制为与细菌核糖体的 50S 亚单位结合，抑制依赖于 RNA 的蛋白合成。
税 则 号 列　3004.2090

中 文 名　多西环素胶囊
英 文 名　Doxycycline Capsules
类　　别　抗感染药（抗生素）
主要成分　盐酸多西环素
有效成分 CAS 号　10592-13-9

化学分子结构式

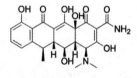

商 品 属 性　本品容物为淡黄色至黄色粉末或颗粒。
适 用 症　本品作为选用药物之一可用于下列疾病：立克次体病，如流行性斑疹伤寒、地方性斑疹伤寒、洛矶山热、恙虫病和 Q 热，支原体属感染，衣原体属感染，包括鹦鹉热、性病、淋巴肉芽肿、非特异性尿道炎、输卵管炎、宫颈炎及沙眼，回归热，布鲁菌病，霍乱，兔热病，鼠疫，软下疳。治疗布鲁菌病和鼠疫时需与氨基糖苷类联合应用。由于目前常见致病菌对四环素类耐药现象严重，仅在病原菌对本品敏感时，方有应用指征。葡萄球菌属大多对本品耐药。3. 本品可用于对青霉素类过敏患者的破伤风、气性坏疽、雅司、梅毒、淋病和钩端螺旋体病以及放线菌属、李斯特菌感染。可用于中、重度痤疮患者作为辅助治疗。
药 理 作 用　四环素类抗生类。本品为广谱抑菌剂，高浓度时具有杀菌作用。
税 则 号 列　3004.2090

中 文 名	复方硫酸新霉素滴眼液

中 文 名　复方硫酸新霉素滴眼液

英 文 名　Compound Neomycin Sulfate Eye Drops

类　　别　抗感染药（抗生素）

主 要 成 分　本品为复方制剂，有效成分为硫酸新霉素、地塞米松磷酸钠、玻璃酸钠。

有效成分 CAS 号　硫酸新霉素 1405-10-3；地塞米松磷酸钠 2392-39-4；玻璃酸钠 9067-32-7

化学分子结构式

$3H_2SO_4$

商 品 属 性　本品为无色或淡黄色的澄明液体。

适 用 症　主要适用于急、慢性结膜炎，角膜炎，巩膜炎，葡萄膜炎，急性巩膜炎，白内障，青光眼，角膜移植术后及眼部机械或化学烧伤处理。本品也可用于外耳炎症处理。

药 理 作 用　硫酸新霉素为氨基糖甙类广谱抗生素，对革兰氏阴性菌和阳性菌、抗酸杆菌和放线杆菌属都有效，对葡萄球菌的作用比链球菌强，有些变形杆菌和假单孢菌属对本品也敏感。脓液、渗出液、胃肠分泌液、细菌生长产物和酶均不影响本品的抗菌作用。地塞米松磷酸钠为人工合成的糖皮质激素，具有较强的抗炎及抗过敏作用。玻璃酸钠天然高分子粘多糖，作为眼用制剂的载体，具有保湿、增稠、增强药物利用度、减少药物刺激等作用。眼用抗生素用于治疗。预防可能的眼部表面细菌感染。眼用激素用于眼睑、球结膜、角膜、眼球前膜及确诊的传染性结膜炎等炎症性疾病，可减轻水肿和炎症。本品具有光谱抗菌、抗炎、抗过敏、抗病度等作用。

税 则 号 列　3004.2090

中 文 名　复方新霉素软膏

英 文 名　Compound Neomycin Ointment

类　　别　抗感染药（抗生素）

主 要 成 分　新霉素、杆菌肽

有效成分 CAS 号　新霉素 1404-04-2；杆菌肽 1405-87-4

化学分子结构式

商 品 属 性　本品为淡黄色或黄色的油膏。

适 用 症　适用于治疗脓疱疮等化脓性皮肤病及小面积烧伤、溃疡面的感染。

药 理 作 用　本品所含的新霉素和杆菌肽为抗生素，对多数革兰氏阴性菌、阳性菌有较强的抗菌作用，在完整皮肤吸收很少。

税 则 号 列　3004.2090

中 文 名　红霉素胶囊
英 文 名　Erythromycin Capsules
类　　别　抗感染药（抗生素）
主 要 成 分　红霉素
有效成分 CAS 号　114-07-8

化学分子结构式

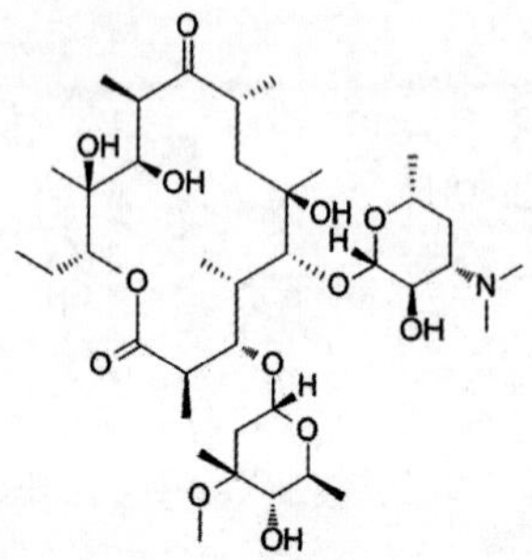

商 品 属 性　本品内容物为白色或类白色肠溶微丸或颗粒。
适 用 症　1. 本品可作为青霉素过敏患者治疗下列感染的替代用药：溶血性链球菌、肺炎链球菌等所致的急性扁桃体炎、急性咽炎、鼻窦炎，溶血性链球菌所致的猩红热、蜂窝织炎，白喉及白喉带菌者，气性坏疽、炭疽、破伤风，放线菌病，梅毒，李斯特菌病等。2. 军团菌病。3. 肺炎支原体肺炎。4. 肺炎衣原体肺炎。5. 其他衣原体属、支原体属所致泌尿生殖系感染。6. 沙眼衣原体结膜炎。7. 淋球菌感染。8. 厌氧菌所致口腔感染。9. 空肠弯曲菌肠炎。10. 百日咳。11. 风湿热复发，感染性心内膜炎（风湿性心脏病、先天性心脏病、心脏瓣膜置换术后），口腔、上呼吸道医疗操作时的预防用药（青霉素的替代用药）。
药 理 作 用　红霉素属大环内酯类抗生素，可透过细菌细胞膜，在接近"P"位处与细菌核糖体的 50S 亚基成可逆性结合，阻断了转移核糖核酸（t-RNA）结合至"P"位上，同时也阻断了多肽链自"A"位至"P"位的位移，从而抑制细菌蛋白质合成。
税 则 号 列　3004.2090

中　文　名　红霉素片
英　文　名　Erythromycin Tablets
类　　　别　抗感染药（抗生素）
主要成分　红霉素
有效成分 CAS 号　114-07-8

化学分子结构式

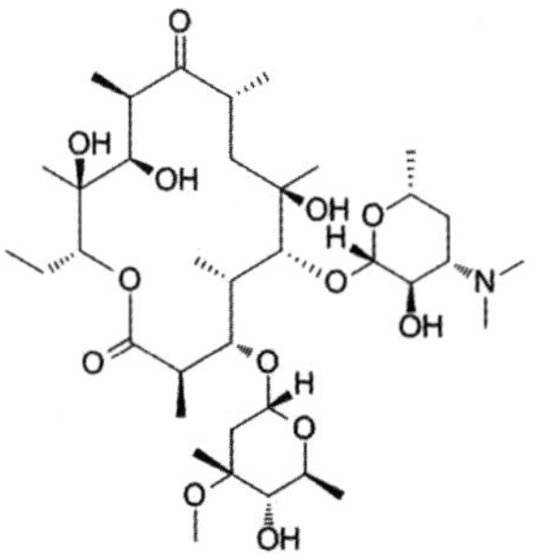

商品属性　本品为肠溶衣片或肠溶薄膜衣片，除去包衣后，显白色或类白色。
适应症　1. 本品作为青霉素过敏患者治疗下列感染的替代用药：溶血性链球菌、肺炎链球菌等所致的急性扁桃体炎、急性咽炎、鼻窦炎；溶血性链球菌所致的猩红热、蜂窝织炎；白喉及白喉带菌者；气性坏疽、炭疽、破伤风；放线菌病；梅毒；李斯特菌病等。2. 军团菌病。3. 肺炎支原体肺炎。4. 肺炎衣原体肺炎。5. 其他衣原体属、支原体属所致泌尿生殖系感染。6. 沙眼衣原体结膜炎。7. 淋球菌感染。8. 厌氧菌所致口腔感染。9. 空肠弯曲菌肠炎。10. 百日咳。11. 风湿热复发、感染性心内膜炎（风湿性心脏病、先天性心脏病、心脏瓣膜置换术后）、口腔、上呼吸道医疗操作时的预防用药（青霉素的替代用药）。
药理作用　红霉素属大环内酯类抗生素，可透过细菌细胞膜，在接近"P"位处与细菌核糖体的 50S 亚基成可逆性结合，阻断了转移核糖核酸（t-RNA）结合至"P"位上，同时也阻断了多肽链自"A"位至"P"位的位移，从而抑制细菌蛋白质合成。
税则号列　3004.2090

中　文　名　红霉素眼膏
英　文　名　Erythromycin Eye Ointment
类　　　别　抗感染药（抗生素）
主要成分　红霉素
有效成分 CAS 号　114-07-8

化学分子结构式

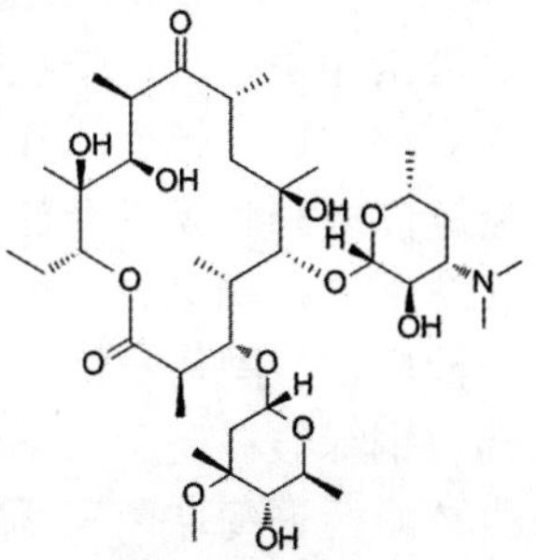

商品属性　本品为白色至黄色的软膏。
适应症　适用于沙眼、结膜炎、睑缘炎及眼外部感染。
药理作用　红霉素属大环内酯类抗生素，作用机制是抑制细菌蛋白质合成，对葡萄球菌属、各组链球菌和革兰氏阳性杆菌均具抗菌活性。
税则号列　3004.2090

中 文 名　琥乙红霉素干混悬剂
英 文 名　Erythromycin Ethylsuccinate Dry Suspension
类　　别　抗感染药（抗生素）
主 要 成 分　琥乙红霉素
有效成分 CAS 号　1264-62-6

化学分子结构式

商 品 属 性　本品为黄色颗粒。
适 用 症　适用于急性扁桃体炎、急性咽炎、鼻窦炎、肺炎、支原体感染、百日咳等。
药 理 作 用　本品可透过细菌细胞膜，在接近"P"位与细菌核糖体的 50S 亚基形成可逆性结合，阻断转移核糖核酸（t-RNA）结合至"P"位上，同时也阻断多肽链自"A"位至"P"位的位移，从而抑制细菌蛋白质合成。
税 则 号 列　3004.2090

中 文 名　甲砜霉素肠溶片
英 文 名　Thiamphenicol Enteric-coated Tablets
类　　别　抗感染药（抗生素）
主 要 成 分　甲砜霉素
有效成分 CAS 号　15318-45-3

化学分子结构式

商 品 属 性　本品为肠溶片，除去包衣后显白色。
适 用 症　用于敏感菌如流感嗜血杆菌、大肠埃希菌、沙门菌属等所致的呼吸道、尿路、肠道等感染。
药 理 作 用　本品是氯霉素的同类物，抗菌谱和抗菌作用与氯霉素相仿，具广谱抗微生物作用，包括需氧革兰氏阴性菌及革兰氏阳性菌、厌氧菌、立克次体属、螺旋体和衣原体属。甲砜霉素对下列细菌具杀菌作用：流感嗜血杆菌、肺炎链球菌和脑膜炎奈瑟菌。对以下细菌仅具抑菌作用：金黄色葡萄球菌、化脓性链球菌、草绿色链球菌、B 组溶血性链球菌、大肠埃希菌、肺炎克雷伯菌、奇异变形杆菌、伤寒沙门菌、副伤寒沙门菌、志贺菌属、脆弱拟杆菌等厌氧菌。下列细菌通常对氯霉素耐药：铜绿假单胞菌、不动杆菌属、肠杆菌属、粘质沙雷菌、吲哚阳性变形杆菌属、甲氧西林耐药葡萄球菌和肠球菌属。本品属抑菌剂，可逆性地与细菌核糖体的 50S 亚基结合，使肽链增长受阻，抑制了肽链的形成，从而阻止蛋白质的合成，与氯霉素间呈完全交叉耐药。由于甲砜霉素在肝内不与葡萄糖醛酸结合，因此体内抗菌活性较高。
税 则 号 列　3004.2090

中 文 名　克拉霉素干混悬剂
英 文 名　Clarithromycin Granule for Suspension
类　　别　抗感染药（抗生素）
主 要 成 分　克拉霉素
有效成分 CAS 号　81103-11-9

化学分子结构式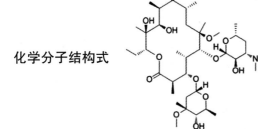

商 品 属 性　本品为白色或类白色颗粒。气芳香，味甜。
适 用 症　1. 上呼吸道感染：鼻咽部（扁桃体炎、咽炎）和副鼻窦的感染。2. 下呼吸道感染：支气管炎、急性大叶性肺炎和原发性非典型病原体所致性肺炎。3. 皮肤和软组织感染：脓疱病、丹毒、毛囊炎、疖和感染伤口。4. 急性中耳炎（AOM）。
药 理 作 用　克拉霉素是 6-O-甲基红霉素 A，是一种半合成的大环内酯类抗生素，它通过与对其敏感的细菌核糖体 50S 亚基结合抑制其蛋白合成而产生抗菌作用。研究表明，该药物对标准细菌菌株和临床分离株均具有良好的体外抗菌活性。对多种需氧型和厌氧型革兰氏阳性菌或革兰氏阴性菌均具有强效抗菌活性。克拉霉素的最小抑菌浓度（MICs）通常比红霉素高 1 个 log2 稀释倍数。
税 则 号 列　3004.2090

中 文 名　克拉霉素缓释片
英 文 名　Clarithromycin Sustained Release Tablets
类　　别　抗感染药（抗生素）
主 要 成 分　克拉霉素
有效成分 CAS 号　81103-11-9

化学分子结构式

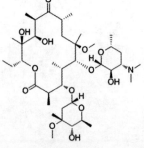

商 品 属 性　本品为片剂。
适 用 症　克拉霉素缓释片用于治疗对其敏感的致病菌引起的感染。包括：
　　　　　　1. 下呼吸道感染：急性和慢性支气管炎和肺炎，由流感嗜血杆菌、副流感嗜血杆菌、卡他莫拉菌、肺炎链球菌、嗜肺军团杆菌、百日咳杆菌、金黄色葡萄球菌、肺炎支原体或肺炎衣原体等导致。2. 上呼吸道感染：鼻窦炎和咽炎，由化脓性链球菌、流感嗜血杆菌、卡他莫拉菌、肺炎链球菌、草绿色链球菌、淋球菌、金黄色葡萄球菌、厌氧菌等导致。3. 皮肤和软组织的轻至中度感染：毛囊炎、蜂窝组织炎和丹毒；由金黄色葡萄球菌，化脓性链球菌、痤疮丙酸杆菌、草绿色链球菌等导致。
药 理 作 用　克拉霉素是 6-O 甲基红霉素 A，是一种半合成的大环内酯类抗生素，它通过与对其敏感的细菌核糖体 50S 亚基结合抑制其蛋白合成而产生抗菌作用。
税 则 号 列　3004. 2090

中 文 名　克拉霉素胶囊
英 文 名　Clarithromycin Capsules
类　　别　抗感染药（抗生素）
主 要 成 分　克拉霉素
有效成分 CAS 号　81103-11-9

化学分子结构式

商 品 属 性　本品内容物为白色或类白色颗粒或结晶性粉末。
适 用 症　适用于克拉霉素敏感菌所引起的下列感染。
　　　　　　1. 鼻咽感染：扁桃体炎、咽炎、鼻窦炎。2. 下呼吸道感染：急性支气管炎、慢性支气管炎急性发作和肺炎。3. 皮肤软组织感染：脓疱病、丹毒、毛囊炎、疖和伤口感染。4. 急性中耳炎、肺炎支原体肺炎、沙眼衣原体引起的尿道炎及宫颈炎等。5. 军团菌感染，或与其他药物联合用于鸟分枝杆菌感染、幽门螺杆菌感染的治疗。
药 理 作 用　本品的作用机制是通过阻碍细胞核蛋白 50S 亚基的联结，抑制蛋白合成，产生抑菌作用。
税 则 号 列　3004. 2090

中　文　名　克拉霉素片
英　文　名　Clarithromycin Tablets
类　　　别　抗感染药（抗生素）
主 要 成 分　克拉霉素
有效成分 CAS 号　81103-11-9

化学分子结构式

商 品 属 性　本品为白色或类白色片或糖衣片或薄膜衣片，除去包衣后显白色或类白色。
适 用 症　适用于克拉霉素敏感菌所引起的下列感染。
　　　　　　1. 鼻咽感染：扁桃体炎、咽炎、鼻窦炎。2. 下呼吸道感染：急性支气管炎、慢性支气管炎急性发作和肺炎。3. 皮肤软组织感染：脓疱病、丹毒、毛囊炎、疖和伤口感染。4. 急性中耳炎、肺炎支原体肺炎、沙眼衣原体引起的尿道炎及宫颈炎等。5. 军团菌感染，或与其他药物联合用于鸟分枝杆菌感染、幽门螺杆菌感染的治疗。
药 理 作 用　本品的作用机制是通过阻碍细胞核蛋白 50S 亚基的联结，抑制蛋白合成，产生抑菌作用。
税 则 号 列　3004. 2090

中　文　名　克林霉素磷酸酯注射液
英　文　名　Clindamycin Phosphate Injection
类　　　别　抗感染药（抗生素）
主 要 成 分　克林霉素磷酸酯
有效成分 CAS 号　24729-96-2

化学分子结构式

商 品 属 性　本品为无色或几乎无色的澄明液体。
适 用 症　1. 革兰氏阳性菌引起的下列各种感染性疾病：扁桃体炎、化脓性中耳炎、鼻窦炎等；急性支气管炎、慢性支气管炎急性发作、肺脓肿和支气管扩张合并感染等；皮肤和软组织感染：疖、痈、脓肿、蜂窝组织炎、创伤、烧伤和手术后感染等；泌尿系统感染：急性尿道炎、急性肾盂肾炎、前列腺炎等；其他：骨髓炎、败血症、腹膜炎和口腔感染等。
　　　　　　2. 厌氧菌引起的各种感染性疾病：脓胸、肺脓肿、厌氧菌性肺炎；皮肤和软组织感染、败血症；腹内感染，腹膜炎、腹腔内脓肿；女性盆腔及生殖器感染，子宫内膜炎、非淋球菌性输卵管及卵巢脓肿、盆腔蜂窝组织炎及妇科手术后感染等。
药 理 作 用　克林霉素磷酸酯为化学合成的克林霉素衍生物，它在体外无抗菌活性，进入机体迅速水解为克林霉素发挥抗菌活性。
税 则 号 列　3004. 2090

中 文 名	利福昔明胶囊
英 文 名	Rifaximin Capsules
类 别	抗感染药（抗生素）
主 要 成 分	利福昔明
有效成分 CAS 号	80621-81-4

化学分子结构式

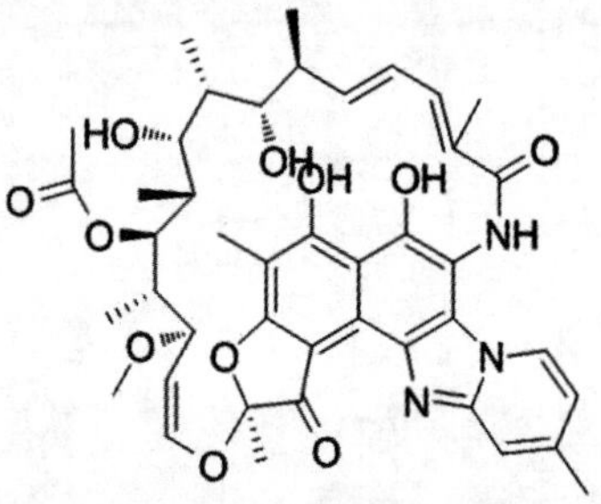

商 品 属 性　胶囊剂。本品内容物为橙红色至暗红色颗粒或粉末。

适 用 症　本品适用于对利福昔明敏感的病原菌引起的肠道感染，包括急性和慢性肠道感染、腹泻综合征、夏季腹泻、旅行者腹泻和小肠结肠炎等。

药 理 作 用　利福昔明是广谱肠道抗生素，是利福霉素 SV 的半合成衍生物，利福昔明和其他利福嘉素类抗生素一样，通过与细菌 DNA-依赖 RNA 聚合酶的亚单位不可逆地结合而抑制细菌RNA 的合成，最终抑制细菌蛋白质的合成。由于其与酶的结合是不可逆的，所以其活性为对敏感菌的杀菌活性。对利福昔明抗菌活性的研究显示，本品与利福霉素具有同样广泛的抗菌谱，对多数革兰氏阳性菌和革兰氏阴性菌，包括需氢菌和厌氧莲的感染具有杀菌作用。由于利福昔明口服时不被胃肠道吸收，所以它是通过杀灭肠道的病原体，在局部发挥抗菌作用。

税 则 号 列　3004.2090

中　文　名　利福昔明片
英　文　名　Rifaximin Tablets
类　　　别　抗感染药（抗生素）
主 要 成 分　利福昔明
有效成分 CAS 号　80621-81-4

化学分子结构式

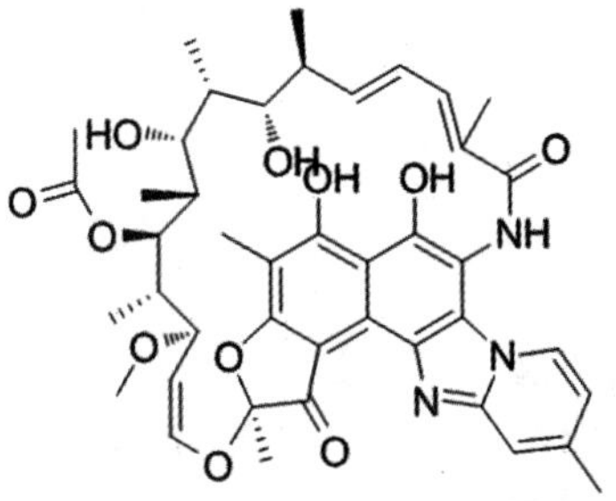

商 品 属 性　本品为薄膜衣片，除去包衣后显橘红色或砖红色。
适　用　症　本品适用于对利福昔明敏感的病原菌引起的肠道感染（包括急性和慢性肠道感染、腹泻综合征、夏季腹泻、旅行者腹泻和小肠结肠炎等）。预防胃肠道手术时期术前术后的感染并发症。用于高氨血症（肝性脑病）的辅助治疗。
药 理 作 用　利福昔明是广谱肠道抗生素。它是利福霉素 SV 的半合成衍生物。利福昔明和其他利福霉素类抗生素一样，通过与细菌 DNA-依赖 RNA 聚合酶的 β-亚单位不可逆地结合，抑制细菌 RNA 的合成，最终抑制细菌蛋白质的合成。由于其与酶的结合是不可逆的，所以其活性为对敏感菌的杀菌活性，对利福昔明抗菌活性的研究资料显示，本品与利福霉素具有同样广泛的抗菌谱，对多数革兰氏阳性菌和革兰氏阴性菌，包括需氧菌和厌氧菌的感染具有杀菌作用。由于利福昔明口服时不被胃肠道吸收，所以它是通过杀灭肠道的病原体，在局部发挥抗菌作用。
税 则 号 列　3004.2090

中 文 名　磷霉素钙片
英 文 名　Fosfomycin Calcium Tablets
类　　别　抗感染药（抗生素）
主要成分　磷霉素钙
有效成分 CAS 号　26016-98-8

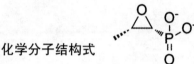

化学分子结构式

商品属性　本品为白色或类白色片。
适 用 症　适用于对磷霉素敏感的致病菌所致的下列感染。
　　　　　1. 肠道感染：细菌性肠炎、菌痢。2. 泌尿系统感染：膀胱炎、肾盂肾炎、尿道炎。
　　　　　3. 皮肤科及软组织感染：疖病、炭疽、汗腺炎、淋巴结炎、毛囊炎。4. 呼吸道感染：鼻
　　　　　咽炎、扁桃体炎、气管炎、早期慢性支气管炎。5. 眼科：麦粒肿、泪囊炎。6. 妇科：阴
　　　　　道炎、子宫颈炎。
药理作用　本品为广谱抗生素，通过抑制细菌细胞壁的早期合成，使细菌的细胞壁合成受到阻抑而
　　　　　导致其死亡。本品的抗菌谱较广，对大多数革兰氏阳性菌和革兰氏阴性菌均有一定的抗
　　　　　菌作用，对本品敏感的致病菌有金黄色葡萄球菌、大肠杆菌、痢疾杆菌、沙雷菌属、志
　　　　　贺菌属、铜绿假单胞菌、肺炎杆菌和产气杆菌等。
税则号列　3004.2090

中 文 名　硫酸阿米卡星注射液
英 文 名　Amikacin Sulfate Injection
类　　别　抗感染药（抗生素）
主要成分　硫酸阿米卡星
有效成分 CAS 号　39831-55-5

化学分子结构式

商品属性　本品为无色至微黄色的澄明液体。
适 用 症　适用于铜绿假单胞菌及部分其他假单胞、大肠埃希菌、变形杆菌属、克雷伯菌属、肠
　　　　　杆菌属、沙雷菌属、不动杆菌属等敏感革兰氏阴性杆菌与葡萄球菌属（甲氧西林敏感
　　　　　株）所致严重感染，如菌血症或败血症、细菌性心内膜炎、下呼吸道感染、骨关节感染、
　　　　　胆道感染、腹腔感染、复杂性尿路感染、皮肤软组织感染等。由于本品对多数氨基糖苷
　　　　　类钝化酶稳定，故尤其适用于治疗革兰氏阴性杆菌对卡那霉素、庆大霉素或妥布霉素耐
　　　　　药菌株所致的严重感染。
药理作用　本品作用机制为作用于细菌核糖体的 30S 亚单位，抑制细菌合成蛋白质。
税则号列　3004.2090

中 文 名　硫酸卡那霉素注射液
英 文 名　Kanamycin Sulfate Injection
类 　 别　抗感染药（抗生素）
主 要 成 分　硫酸卡那霉素
有效成分 CAS 号　25389-94-0

化学分子结构式

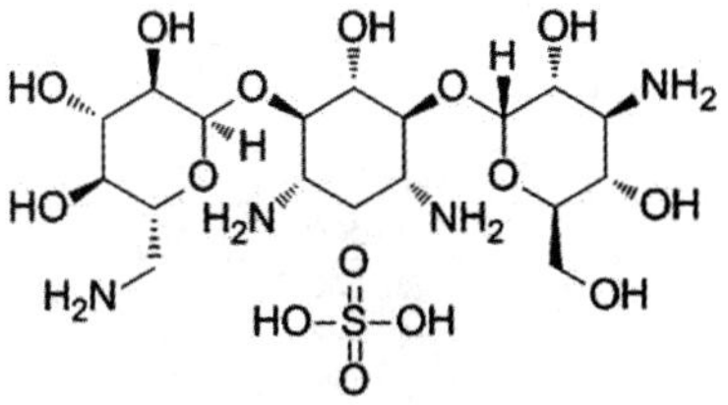

商 品 属 性　本品为无色或微黄色澄明液体。
适 用 症　适用于治疗敏感肠杆菌科细菌如大肠埃希菌、克雷伯菌属、变形杆菌属、产气肠杆菌、志贺菌属等引起的严重感染，如肺炎、败血症、腹腔感染等，后两者常需与其他抗菌药物联合应用。
药 理 作 用　本品主要与细菌核糖体 30S 亚单位结合，抑制细菌蛋白质合成。
税 则 号 列　3004. 2090

中 文 名　硫酸奈替米星注射液
英 文 名　Netilmicin Sulfate Injection
类 　 别　抗感染药（抗生素）
主 要 成 分　硫酸奈替米星
有效成分 CAS 号　56391-57-2

化学分子结构式

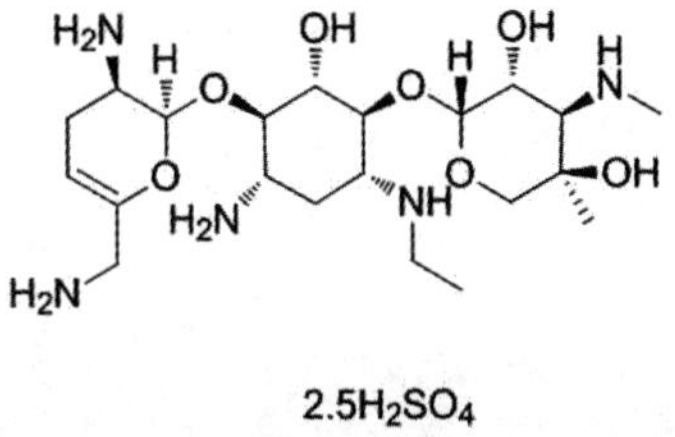

2.5H$_2$SO$_4$

商 品 属 性　本品为无色或几乎无色的澄明液体。
适 用 症　1. 适用于治疗敏感革兰氏阴性杆菌所致的严重感染，如铜绿假单胞菌、变形杆菌属（吲哚阳性和阴性）、大肠埃希菌、克雷伯菌属、肠杆菌属、沙雷菌属及枸橼酸杆菌属等所致的新生儿脓毒症、败血症、中枢神经系统感染（包括脑膜炎）、尿路生殖系统感染、呼吸道感染、胃肠道感染、腹膜炎、胆道感染、皮肤或骨骼感染、中耳炎、鼻窦炎、软组织感染、李斯特菌病等。2. 本品亦可与其他抗菌药物联合用于治疗葡萄球菌感染，但对耐甲氧西林葡萄球菌感染常无效。
药 理 作 用　本品的作用机制是与细菌核糖体 30S 亚单位结合，抑制细菌蛋白质的合成。
税 则 号 列　3004. 2090

中 文 名　硫酸庆大霉素滴眼滴耳液
英 文 名　Gentamycin Sulphate Eye Ear Drops
类　　别　抗感染药（抗生素）
主 要 成 分　硫酸庆大霉素
有效成分 CAS 号　1405-41-0

化学分子结构式

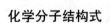
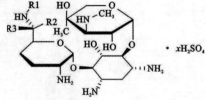

庆大霉素	分子式	R1	R2	R3
C_1	$C_{21}H_{43}N_5O_7$	CH_3	CH_3	H
C_{1a}	$C_{19}H_{39}N_5O_7$	H	H	H
C_2	$C_{20}H_{41}N_5O_7$	H	CH_3	H
C_{2a}	$C_{20}H_{41}N_5O_7$	H	H	CH_3

商 品 属 性　本品为无色澄明液体。
适 用 症　适用于结膜炎、眼睑炎、睑板腺炎及耳科疾病。
药 理 作 用　本品为氨基糖苷类广谱抗生素，其作用机制主要是抑制细菌合成蛋白质，对眼部常见革
　　　　　　兰氏阴性菌有抗菌作用。
税 则 号 列　3004.2090

中 文 名　硫酸庆大霉素注射液
英 文 名　Gentamycin Sulfate Injection
类　　别　抗感染药（抗生素）
主 要 成 分　硫酸庆大霉素
有效成分 CAS 号　1405-41-0

化学分子结构式

商 品 属 性　本品为无色或几乎无色的澄明液体。
适 用 症　1. 适用于治疗敏感革兰氏阴性杆菌，如大肠埃希菌、克雷伯菌属、肠杆菌属、变形杆菌
　　　　　　属、沙雷菌属、铜绿假单胞菌以及葡萄球菌甲氧西林敏感株所致的严重感染，如败血症、
　　　　　　下呼吸道感染、肠道感染、盆腔感染、腹腔感染、皮肤软组织感染、复杂性尿路感染等。
　　　　　　治疗腹腔感染及盆腔感染时应与抗厌氧菌药物合用，临床上多采用庆大霉素与其他抗菌
　　　　　　药联合应用。与青霉素（或氨苄西林）合用可治疗肠球菌属感染。2. 用于敏感细菌所致
　　　　　　中枢神经系统感染，如脑膜炎、脑室炎时，可同时用本品鞘内注射作为辅助治疗。
药 理 作 用　本品的作用机制是与细菌核糖体 30S 亚单位结合，抑制细菌蛋白质的合成。
税 则 号 列　3004.2090

中 文 名　注射用硫酸头孢匹罗
英 文 名　Cefpirome Sulfate for Injection
类　　别　抗感染药（抗生素）
主 要 成 分　硫酸头孢匹罗
有效成分 CAS 号　98753-19-6

化学分子结构式

商 品 属 性　本品为白色至微黄色结晶性粉末。
适 用 症　本品对革兰氏阳性菌和革兰氏阴性菌有广谱抗菌活性，特别对大肠杆菌、克雷伯氏菌属、流感嗜血杆菌、变形杆菌属及脆弱拟杆菌有很强的抗菌作用。
药 理 作 用　本品对革兰氏阳性菌和革兰氏阴性菌有广谱抗菌活性，特别对大肠杆菌、克雷伯氏菌属、流感嗜血杆菌、变形杆菌属及脆弱拟杆菌有很强的抗菌作用。其作用机理是对 β-内酰胺类抗生素通常作用点的青霉素结合蛋白显示很强的亲和性，可抑制细胞壁合成，并与肽聚糖结合，抑制肽聚糖与脂蛋白结合以促进溶菌，在短时间内显示很强杀菌力。
税 则 号 列　3004.2090

中　文　名　硫酸妥布霉素注射液
英　文　名　Tobramycin Sulfate Injection
类　　　别　抗感染药（抗生素）
主　要　成　分　硫酸妥布霉素
有效成分 CAS 号　49842-07-1

化学分子结构式

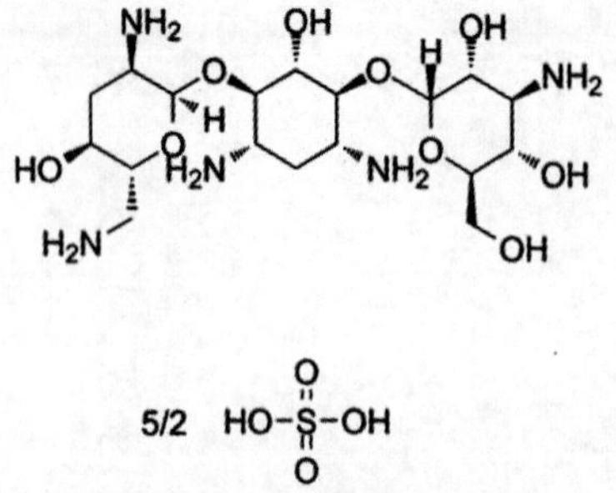

5/2　$HO-\overset{O}{\underset{O}{S}}-OH$

商　品　属　性　本品为无色至微黄色澄明溶液。

适　用　症　适用于铜绿假单胞菌、变形杆菌属、大肠埃希菌、克雷伯氏菌属、肠杆菌属、沙雷菌属所致的新生儿脓毒症、败血症、中枢神经系统感染（包括脑膜炎）、泌尿生殖系统感染、肺部感染、胆道感染、腹腔感染及腹膜炎、骨骼感染、烧伤、皮肤软组织感染、急性与慢性中耳炎、鼻窦炎等，或与其他抗菌药物联合用于葡萄球菌感染（耐甲氧西林菌株无效）。本品用于铜绿假单胞菌脑膜炎或脑室炎时可鞘内注射给药；用于支气管及肺部感染时可同时气溶吸入本品作为辅助治疗。本品对多数 D 组链球菌感染无效。

药　理　作　用　本品属氨基糖苷类抗生素。抗菌谱与庆大霉素近似，对大肠埃希菌、产气杆菌、克雷白杆菌、奇异变形杆菌、某些吲哚阳性变形杆菌、铜绿假单胞菌、某些奈瑟菌、某些无色素沙雷杆菌和志贺菌等革兰氏阴性菌有抗菌作用；本品对铜绿假单胞菌的抗菌作用较庆大霉素强 3~5 倍，对庆大霉素中度敏感的铜绿假单胞菌对本品高度敏感。革兰氏阳性菌中，金黄色葡萄球菌（包括产 β-内酰胺酶株）对本品敏感；链球菌（包括化脓性链球菌、肺炎球菌、粪链球菌等）均对本品耐药。厌氧菌（拟杆菌属）、结核杆菌、立克次体、病毒和真菌亦对本品耐药。本品的作用机制是与细菌核糖体 30S 亚单位结合，抑制细菌蛋白质的合成。

税　则　号　列　3004.2090

中 文 名　硫酸西索米星注射液
英 文 名　Sisomicin Sulfate Injection
类　　别　抗感染药（抗生素）
主 要 成 分　硫酸西索米星
有效成分 CAS 号　53179-09-2

化学分子结构式

2.5H$_2$SO$_4$

商 品 属 性　本品为无色或几乎无色的澄明液体。
适 用 症　适用于革兰氏阴性菌（包括铜绿假单胞菌）、葡萄球菌和其他敏感菌所致的下列感染：
　　　　　　呼吸系统感染、泌尿生殖系统感染、胆道感染、皮肤和软组织感染、感染性腹泻及败血
　　　　　　症等。本品用于上述严重感染时，宜与青霉素或头孢菌素等联合应用。
药 理 作 用　本品属氨基糖苷类抗生素。抗菌谱与庆大霉素相似。对金黄色葡萄球菌和大肠埃希菌、
　　　　　　克雷白杆菌、变形杆菌、肠杆菌属、铜绿假单胞菌、痢疾杆菌等革兰氏阴性菌有效。对
　　　　　　铜绿假单胞菌的抗菌作用较庆大霉素强，与妥布霉素相近。对沙雷杆菌的作用低于庆大
　　　　　　霉素，但高于妥布霉素。本品的作用机制是与细菌核糖体 30S 亚单位结合，抑制细菌蛋
　　　　　　白质的合成。
税 则 号 列　3004.2090

中 文 名　硫酸异帕米星注射液
英 文 名　Isepamicin Sulfate Injection
类　　别　抗感染药（抗生素）
主 要 成 分　硫酸异帕米星
有效成分 CAS 号　67814-76-0

化学分子结构式

商 品 属 性　本品为无色澄明溶液。
适 用 症　适用于敏感菌所致的外伤或烧伤创口感染、肺炎、支气管炎、肾盂肾炎、膀胱炎、腹膜
　　　　　　炎及败血症等。
药 理 作 用　本品属氨基糖苷类抗生素。本品的作用机制是与细菌核糖体 30S 亚单位结合，抑制细菌
　　　　　　蛋白质的合成。
税 则 号 列　3004.2090

中 文 名　罗红霉素分散片
英 文 名　Roxithromycin Dispersible Tablets
类　　别　抗感染药（抗生素）
主要成分　罗红霉素
有效成分 CAS 号　80214-83-1

化学分子结构式

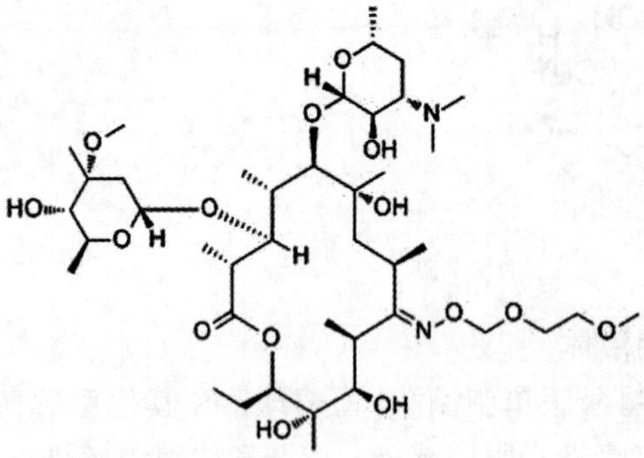

商 品 属 性　本品为白色或类白色片。

适 用 症　适用于敏感菌株引起的下列感染：上呼吸道感染、下呼吸道感染、耳鼻喉感染、生殖器感染（淋球菌感染除外）、皮肤软组织感染。也可用于支原体肺炎、沙眼衣原体感染及军团病等。

药 理 作 用　本品为半合成的 14 元环大环内酯类抗生素。抗菌谱与抗菌作用基本上与红霉素相仿，对革兰氏阳性菌的作用较红霉素略差，对嗜肺军团菌的作用较红霉素强。对肺炎衣原体、肺炎支原体、溶脲脲原体的抗微生物作用与红霉素相仿或略强。本品可透过细菌细胞膜，在接近"P"位与细菌核糖体的 50S 亚基成可逆性结合，阻断转移核糖核酸（t-RNA）结合至"P"位上，同时也阻断多肽链自"A"位至"P"位的转移，从而抑制细菌蛋白质合成。

税 则 号 列　3004.2090

中 文 名　罗红霉素片
英 文 名　Roxithromycin Tablets
类　　别　抗感染药（抗生素）
主 要 成 分　罗红霉素
有效成分 CAS 号　80214-83-1

化学分子结构式

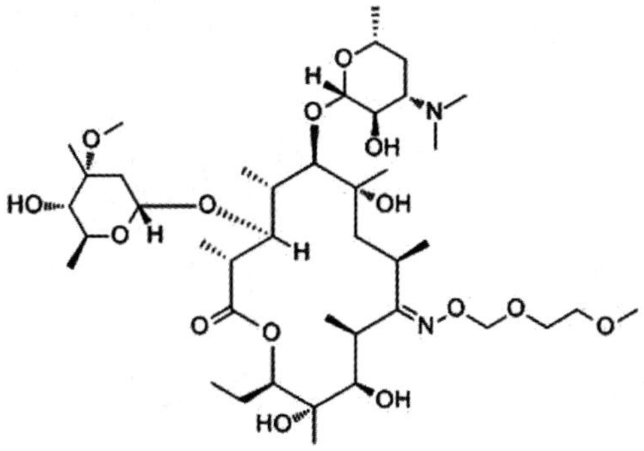

商 品 属 性　本品为片剂。
适 用 症　主要作用于革兰氏阳性菌、厌氧菌、衣原体和支原体等。用于敏感菌株所引起的感染，尤其上、下呼吸道感染、耳鼻喉感染、生殖器（淋球菌感染除外）及皮肤感染，主要适应证为敏感菌所致的五官、呼吸道、生殖系及皮肤感染。
药 理 作 用　本品为半合成的 14 元环大环内酯类抗生素。抗菌谱与抗菌作用基本上与红霉素相仿，对革兰氏阳性菌的作用较红霉素略差，对嗜肺军团菌的作用较红霉素强。对肺炎衣原体、肺炎支原体、溶脲脲原体的抗微生物作用与红霉素相仿或略强。本品可透过细菌细胞膜，在接近"P"位与细菌核糖体的 50S 亚基成可逆性结合，阻断转移核糖核酸（t-RNA）结合至"P"位上，同时也阻断多肽链自"A"位至"P"位的转移，从而抑制细菌蛋白质合成。
税 则 号 列　3004.2090

中 文 名　螺旋霉素片
英 文 名　Spiramycin Tablets
类　　别　抗感染药（抗生素）
主要成分　螺旋霉素
有效成分 CAS 号　8025-81-8

化学分子结构式

商品属性　本品为薄膜衣片，除去薄膜衣后显淡黄色。
适 用 症　适用于敏感菌引起的轻、中度感染性疾病：呼吸系统感染，如咽炎、鼻炎、鼻窦炎、扁
　　　　　桃体炎、中耳炎、支气管炎、肺炎等，泌尿系统感染，如衣原体感染、前列腺炎等；骨
　　　　　科感染性疾病，如骨髓炎等。寄生虫感染：如弓形体病、隐孢子虫病。皮肤软组织感染
　　　　　等。
药理作用　螺旋毒素为大环内酯类抗生素，对革兰氏阳性菌、部分革兰氏阴性菌、立克次体、大型
　　　　　病毒等均有良好抗菌作用。特别是对青霉素、链霉素、新霉素、氯霉素、四环素等的耐
　　　　　药菌都有强抗菌活性。体外螺旋霉素对金葡菌的最小抑菌浓度（MIC）为 $0.39\mu g/mL$，
　　　　　对肺炎球菌、溶血性链球菌、草绿色链球菌的 MIC 为 $0.1\mu g/mL \sim 0.2\ \mu g/mL$，对白喉杆
　　　　　菌的最小抑菌浓度为 $0.04\mu g/mL$。对支原体、衣原体亦有一定的抗菌作用。
税则号列　3004.2090

- -

中 文 名　氯霉素滴眼液
英 文 名　Chloramphenicol Eye Drops
类　　别　抗感染药（抗生素）
主要成分　氯霉素
有效成分 CAS 号　56-75-7

化学分子结构式

商品属性　本品为无色或几乎无色的澄明液体。
适 用 症　适用于治疗由大肠杆菌、流感嗜血杆菌、克雷伯菌属、金黄色葡萄球菌、溶血性链球菌
　　　　　和其他敏感菌所致眼部感染，如沙眼、结膜炎、角膜炎、眼睑缘炎等。
药理作用　本品属抑菌剂。氯霉素为脂溶性，通过弥散进入细菌细胞内，并可逆性地结合在细菌核
　　　　　糖体的 50S 亚基上，使肽链增长受阻（可能由于抑制了转肽酶的作用），因此抑制肽链的
　　　　　形成，从而阻止蛋白质的合成。
税则号列　3004.2090

中　文　名　氯霉素胶囊

英　文　名　Chloramphenicol Capsules

类　　　别　抗感染药（抗生素）

主　要　成　分　氯霉素

有效成分 CAS 号　56-75-7

化学分子结构式

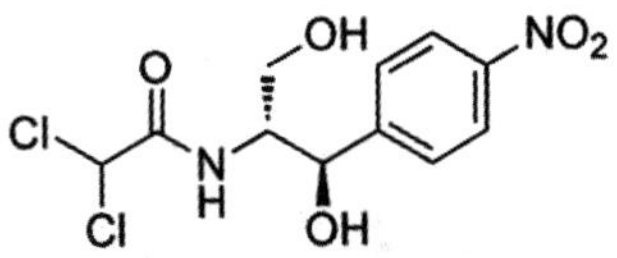

商 品 属 性　本品内容物为白色至微带黄绿色粉末或颗粒。

适　用　症　1. 伤寒和其他沙门菌属感染：为敏感菌株所致伤寒、副伤寒的选用药物。2. 耐氨苄西林的 B 型流感嗜血杆菌脑膜炎或对青霉素过敏患者的肺炎链球菌、脑膜炎奈瑟菌脑膜炎、敏感的革兰氏阴性杆菌脑膜炎，本品可作为选用药物之一。3. 脑脓肿，尤其耳源性，常为需氧菌和厌氧菌混合感染。4. 严重厌氧菌感染，如脆弱拟杆菌所致感染，尤其适用于病变累及中枢神经系统者，可与氨基糖苷类抗生素联合应用治疗腹腔感染和盆腔感染，以控制同时存在的需氧和厌氧菌感染。5. 无其他低毒性抗菌药可替代时，治疗敏感细菌所致的各种严重感染，如由流感嗜血杆菌、沙门菌属及其他革兰氏阴性杆菌所致败血症及肺部感染等，常与氨基糖苷类合用。6. 立克次体感染，可用于 Q 热、落矶山斑点热、地方性斑疹伤寒等的治疗。

药 理 作 用　本品属抑菌剂。氯霉素为脂溶性，通过弥散进入细菌细胞内，并可逆性地结合在细菌核糖体的 50S 亚基上，使肽链增长受阻（可能由于抑制了转肽酶的作用），因此抑制肽链的形成，从而阻止蛋白质的合成。

税 则 号 列　3004.2090

中 文 名 氯霉素片
英 文 名 Chloramphenicol Tablets
类 别 抗感染药（抗生素）
主 要 成 分 氯霉素
有效成分 CAS 号 56-75-7

化学分子结构式

商 品 属 性 本品为糖衣片或薄膜衣片，除去包衣后，显白色至微带黄绿色。
适 用 症 1. 伤寒和其他沙门菌属感染：为敏感菌株所致伤寒、副伤寒的选用药物。2. 耐氨苄西林
的 B 型流感嗜血杆菌脑膜炎或对青霉素过敏患者的肺炎链球菌、脑膜炎奈瑟菌脑膜炎、
敏感的革兰氏阴性杆菌脑膜炎，本品可作为选用药物之一。3. 脑脓肿，尤其耳源性，常
为需氧菌和厌氧菌混合感染。4. 严重厌氧菌感染，如脆弱拟杆菌所致感染，尤其适用于
病变累及中枢神经系统者，可与氨基糖苷类抗生素联合应用治疗腹腔感染和盆腔感染，
以控制同时存在的需氧和厌氧菌感染。5. 无其他低毒性抗菌药可替代时，治疗敏感细菌
所致的各种严重感染，如由流感嗜血杆菌、沙门菌属及其他革兰氏阴性杆菌所致败血症
及肺部感染等，常与氨基糖苷类合用。6. 立克次体感染，可用于 Q 热、落矶山斑点热、
地方性斑疹伤寒等的治疗。
药 理 作 用 本品属抑菌剂。氯霉素为脂溶性，通过弥散进入细菌细胞内，并可逆性地结合在细菌核
糖体的 50S 亚基上，使肽链增长受阻（可能由于抑制了转肽酶的作用），因此抑制肽链的
形成，从而阻止蛋白质的合成。
税 则 号 列 3004.2090

中 文 名 氯霉素眼膏
英 文 名 Chloramphenicol Eye Ointment
类 别 抗感染药（抗生素）
主 要 成 分 氯霉素
有效成分 CAS 号 56-75-7

化学分子结构式

商 品 属 性 本品为淡黄色或黄色的油膏。
适 用 症 适用于治疗由大肠杆菌、流感嗜血杆菌、克雷伯菌属、金黄色葡萄球菌、溶血性链球菌
和其他敏感菌所致的结膜炎、角膜炎、眼睑缘炎、沙眼等。
药 理 作 用 本品属抑菌剂。氯霉素为脂溶性，通过弥散进入细菌细胞内，并可逆性地结合在细菌核
糖体的 50S 亚基上，使肽链增长受阻（可能由于抑制了转肽酶的作用），因此抑制肽链的
形成，从而阻止蛋白质的合成。
税 则 号 列 3004.2090

中　文　名　莫匹罗星软膏
英　文　名　Mupirocin Ointment
类　　　别　抗感染药（抗生素）
主 要 成 分　莫匹罗星
有效成分 CAS 号　12650-69-0

化学分子结构式

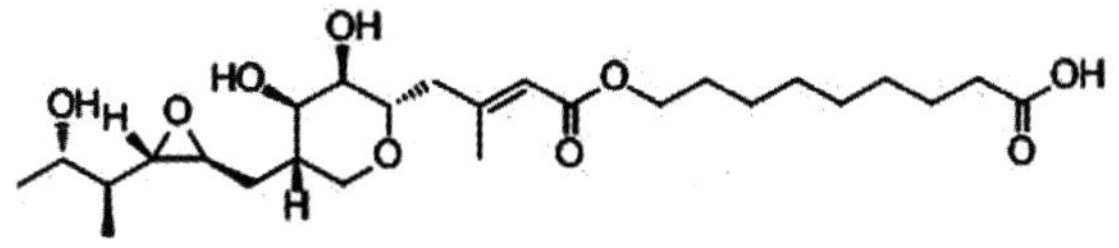

商 品 属 性　本品为类白色亲水性软膏。
适 用 症　本品为局部外用抗生素，适用于革兰氏阳性球菌引起的皮肤感染，例如：脓疱病、疖肿、
　　　　　　毛囊炎等原发性皮肤感染及湿疹合并感染、不超过 10 厘米×10 厘米面积的浅表性创伤合
　　　　　　并感染等继发性皮肤感染。
药 理 作 用　本品对与皮肤感染有关的各种革兰氏阳性球菌有很强的抗菌活性，对耐药金黄色葡萄球
　　　　　　菌也有效。对某些革兰氏阴性菌有一定的抗菌作用。与其他抗生素无交叉耐药性。
税 则 号 列　3004.2090

中　文　名　庆大霉素眼膏
英　文　名　Gemtamicin Eye Ointment
类　　　别　抗感染药（抗生素）
主 要 成 分　庆大霉素
有效成分 CAS 号　1403-66-3

化学分子结构式

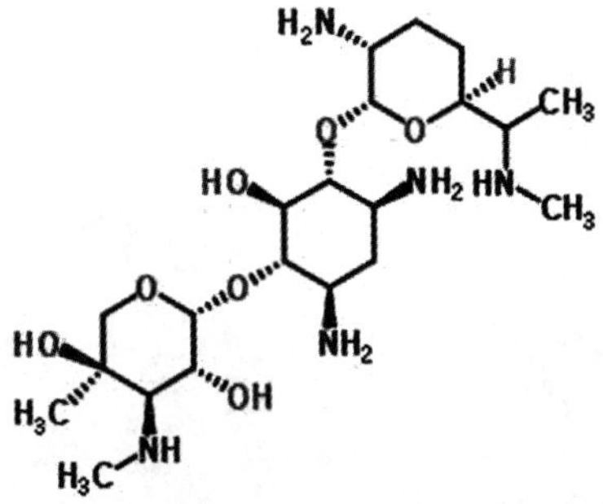

商 品 属 性　本品为白色眼用油膏。
适 用 症　适用于结膜炎、眼睑炎、睑板腺炎等眼科疾病。
药 理 作 用　药品为氨基糖苷类广谱抗生素，其作用机制主要是抑制细菌合成蛋白质，对眼部常见革
　　　　　　兰氏阴性菌有抗菌作用。
税 则 号 列　3004.2090

中 文 名　四环素片
英 文 名　Tetracycline Tablets
类　　别　抗感染药（抗生素）
主 要 成 分　四环素
有效成分 CAS 号　60-54-8

化学分子结构式

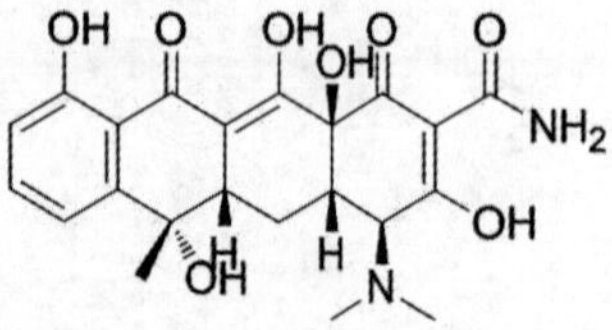

商 品 属 性　本品为黄色片或糖衣片。
适 用 症　1. 本品作为首选或选用药物应用于下列疾病：立克次体病，包括流行性斑疹伤寒、地方性斑疹伤寒、洛矶山热、恙虫病和 Q 热；支原体属感染；衣原体属感染，包括鹦鹉热、性病、淋巴肉芽肿、非特异性尿道炎、输卵管炎、宫颈炎及沙眼；回归热；布鲁菌病；霍乱；兔热病；鼠疫；软下疳。2. 本品可用于对青霉素类过敏的破伤风、气性坏疽、雅司、梅毒、淋病和钩端螺旋体病以及放线菌属、单核细胞增多性李斯特菌感染的患者。
药 理 作 用　本品作用机制在于药物能特异性地与细菌核糖体 30S 亚基的"A"位置结合，阻止氨基酰-tRNA 在该位上的联结，从而抑制肽连的增长和影响细菌蛋白质的合成。
税 则 号 列　3004. 2090

中 文 名　四环素软膏
英 文 名　Tetracycline Ointment
类　　别　抗感染药（抗生素）
主 要 成 分　四环素
有效成分 CAS 号　60-54-8

化学分子结构式

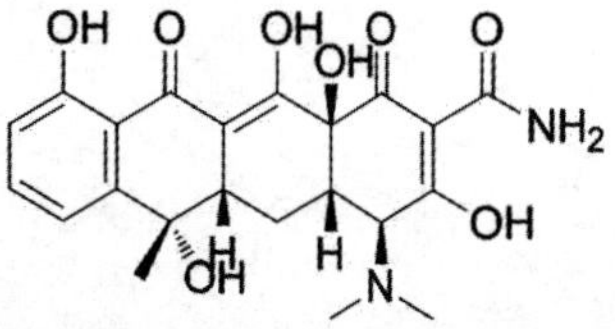

商 品 属 性　本品为淡黄色或黄色油膏。
适 用 症　适用于敏感革兰氏阳性菌、革兰氏阴性菌所致的皮肤表面感染。
药 理 作 用　本品作用机制为药物能特异性地与细菌核糖体 30S 亚基的"A"位置结合，抑制肽链的增长和影响细菌蛋白质的合成。
税 则 号 列　3004. 2090

中 文 名　四环素眼膏
英 文 名　Tetracycline Eye Ointment
类　　别　抗感染药（抗生素）
主 要 成 分　四环素
有效成分 CAS 号　60-54-8

化学分子结构式

商 品 属 性　本品为淡黄色或黄色软膏。
适 用 症　适用于敏感病原菌所致结膜炎、眼睑炎、角膜炎、沙眼等。
药 理 作 用　本品作用机制为药物能特异性地与细菌核糖体 30S 亚基的"A"位置结合，抑制肽链的
　　　　　　增长和影响细菌蛋白质的合成。
税 则 号 列　3004.2090

中 文 名　头孢布烯胶囊
英 文 名　Ceftibuten Capsules
类　　别　抗感染药（抗生素）
主 要 成 分　头孢布坦
有效成分 CAS 号　97519-39-6

化学分子结构式

商 品 属 性　本品为胶囊剂。
适 用 症　适用于敏感菌引起的呼吸系统感染如咽炎、扁桃体炎、支气管炎、成人急性鼻窦炎、儿
　　　　　　童中耳炎；尿路感染以及无并发症淋病等。
药 理 作 用　本品为半合成第三代头孢霉素、耐酸、可以口服，具广谱抗菌活性，对肠杆菌属细菌有
　　　　　　较强抗菌活性，特点是对 β-内酰胺酶稳定。体外和体内试验表明其对以下菌种有效。
　　　　　　G+菌:化脓性链球菌，肺炎链球菌（不包括抗青霉素菌株）。G−菌：流感嗜血杆菌（β-
　　　　　　内酰胺酶阳性和阴性菌株）、副流感嗜血杆菌（β-内酰胺酶阳性和阴性菌株）、卡他莫拉
　　　　　　氏菌（其中大部分为 β-内酰胺酶阳性）、大肠杆菌、克雷伯氏杆菌类（包括肺炎杆菌和
　　　　　　催产杆菌）、吲哚阳性变形杆菌（普通变形杆菌）以及其他变形杆菌族（即普罗威登氏
　　　　　　菌、奇异变形杆菌）、肠杆菌属（包括腹泻肠杆菌和产气杆菌）、沙门氏菌属、志贺氏菌
　　　　　　属。
税 则 号 列　3004.2090

中　文　名　盐酸多西环素片
英　文　名　Doxycycline Hyclate Tablets
类　　　别　抗感染药（抗生素）
主 要 成 分　盐酸多西环素
有效成分 CAS 号　10592-13-9

化学分子结构式

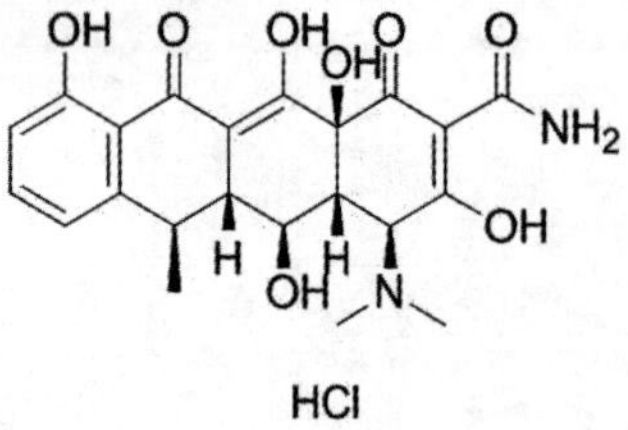

HCl

商 品 属 性　本品为淡黄色片或薄膜衣片，除去包衣后显淡黄色。
适　用　症　1. 本品作为选用药物之一可用于下列疾病：立克次体病，如流行性斑疹伤寒、地方性斑疹伤寒、洛矶山热、恙虫病和 Q 热；支原体属感染；衣原体属感染，包括鹦鹉热、性病、淋巴肉芽肿、非特异性尿道炎、输卵管炎、宫颈炎及沙眼；回归热；布鲁菌病；霍乱；兔热病；鼠疫；软下疳。治疗布鲁菌病和鼠疫时需与氨基糖苷类联合应用。2. 由于目前常见致病菌对四环素类耐药现象严重，仅在病原菌对本品敏感时，方有应用指征。葡萄球菌属大多对本品耐药。3. 本品可用于对青霉素类过敏患者的破伤风、气性坏疽、雅司、梅毒、淋病和钩端螺旋体病以及放线菌属、李斯特菌感染。4. 可用于中、重度痤疮的辅助治疗。
药 理 作 用　本品作用机制为药物能特异性与细菌核糖体 30S 亚基的 A 位置结合，抑制肽链的增长和影响细菌蛋白质的合成。
税 则 号 列　3004. 2090

中　文　名　盐酸金霉素眼膏
英　文　名　Chlortetracycline Hydrochloride Eye Ointment
类　　　别　抗感染药（抗生素）
主 要 成 分　盐酸金霉素
有效成分 CAS 号　64-72-2

化学分子结构式

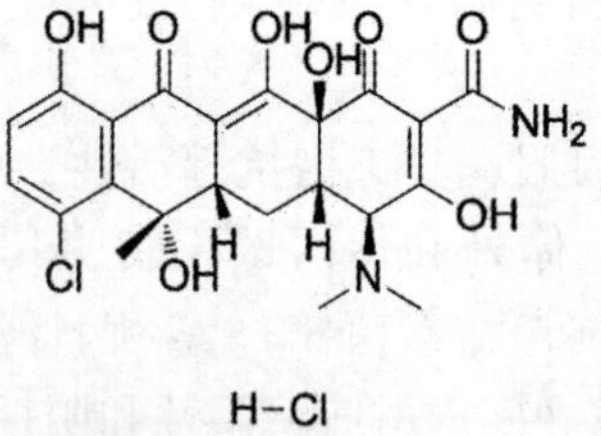

H-Cl

商 品 属 性　本品为黄色眼膏。
适　用　症　适用于细菌性结膜炎、麦粒肿及细菌性眼睑炎。也用于治疗沙眼。
药 理 作 用　本品为四环素类广谱抗生素，其作用机制主要是抑制细菌蛋白质合成，对眼部常见革兰氏阳性细菌及沙眼衣原体有抑制作用。
税 则 号 列　3004. 2090

中 文 名　盐酸克林霉素胶囊

英 文 名　Clindamycin Hydrochloride Capsules

类　　　别　抗感染药（抗生素）

主 要 成 分　盐酸克林霉素

有效成分 CAS 号　21462-39-5

化学分子结构式

商 品 属 性　本品为胶囊剂。

适 用 症　适用于由链球菌属、葡萄球菌属及厌氧菌等敏感菌株所致的下述感染：中耳炎、鼻窦炎、化脓性扁桃体炎、肺炎；皮肤软组织感染；在治疗骨和关节感染、腹腔感染、盆腔感染、脓胸、肺脓肿、骨髓炎、败血症等疾病时，可根据情况单用或与其他抗菌药联合应用。

药 理 作 用　本品的抗菌谱与林可霉素相同，抗菌活性较林可霉素强 4~8 倍。本品对需氧革兰氏阳性球菌有较高抗菌活性，如葡萄球菌属（包括耐青霉素及甲氧西林敏感株）、溶血性链球菌、草绿链球菌、肺炎链球菌等。对厌氧菌亦有良好的抗菌作用，拟杆菌属、梭形杆菌属、放线菌属、消化球菌、消化链球菌等大多均对本品敏感。本品作用于敏感菌核糖体的 50S 亚基，阻止肽链的延长，从而抑制细菌细胞的蛋白质合成，一般系抑菌剂，但在高浓度时，对某些细菌也具有杀菌作用。

税 则 号 列　3004.2090

中 文 名　盐酸林可霉素注射液

英 文 名　Lincomycin Hydrochloride Injection

类　　　别　抗感染药（抗生素）

主 要 成 分　盐酸林可霉素

有效成分 CAS 号　859-18-7

化学分子结构式

商 品 属 性　本品为无色或几乎无色的澄明液体。

适 用 症　适用于敏感葡萄球菌属、链球菌属、肺炎链球菌及厌氧菌所致的呼吸道感染、皮肤软组织感染、女性生殖道感染和盆腔感染及腹腔感染等，后两种病种可根据情况单用本品或与其他抗菌药联合应用。

药 理 作 用　本品作用于敏感菌核糖体的 50S 亚基，阻止肽链的延长，从而抑制细菌细胞的蛋白质合成。

税 则 号 列　3004.2090

中 文 名	盐酸美他环素胶囊	
英 文 名	Metacycline Hydrochloride Capsules	
类 别	抗感染药（抗生素）	
主 要 成 分	盐酸美他环素	
有效成分 CAS 号	3963-95-9	

化学分子结构式

HCl

商 品 属 性 本品为胶囊剂。

适 用 症 1. 本品作为首选或选用药物可用于下列疾病：立克次体病，包括流行性斑疹伤寒、地方性斑疹伤寒、洛矶山热、恙虫病和 Q 热；支原体属感染；衣原体属感染，包括鹦鹉热、性病性淋巴肉芽肿、非淋菌性尿道炎、输卵管炎、宫颈炎及沙眼；回归热；布鲁菌病；霍乱；兔热病；鼠疫；软下疳。治疗布鲁菌病和鼠疫时需与氨基糖苷类联合应用。2. 由于目前常见致病菌对四环素类耐药现象严重，仅在病原菌对此类药物敏感时，方有指征选用该类药物。本品不宜用于溶血性链球菌感染及葡萄球菌感染。3. 本品可用于对青霉素类过敏患者的破伤风、气性坏疽、雅司、梅毒、淋菌性尿道炎、宫颈炎和钩端螺旋体病以及放线菌属和李斯特菌感染。4. 可用于中、重度痤疮的辅助治疗。

药 理 作 用 本品属于四环素类抗生素。某些四环素或土霉素耐药的菌株对本品仍可敏感。许多立克次体属、支原体属、衣原体属、某些非典型分枝杆菌属、螺旋体对本品敏感，但肠球菌属对其耐药。其他如放线菌属、炭疽杆菌、单核细胞增多性李斯特菌、梭状芽孢杆菌、奴卡菌属、弧菌、布鲁菌属、弯曲杆菌、耶尔森菌等对本品敏感。本品对淋病奈瑟菌具一定抗菌活性，但耐青霉素的淋球菌也对美他环素耐药。多年来由于四环素类的广泛应用，临床常见病原菌对美他环素耐药现象严重，包括葡萄球菌等革兰氏阳性菌及多数肠杆菌科细菌耐药。本品与四环素类不同品种之间存在交叉耐药。本品作用机制为药物能与细菌核糖体 30S 亚基的 "A" 位置结合，抑制肽链的增长，影响细菌蛋白质的合成。

税 则 号 列 3004.2090

中 文 名　盐酸米诺环素胶囊
英 文 名　Minocycline Hydrochloride Capsules
类　　别　抗感染药（抗生素）
主 要 成 分　盐酸米诺环素
有效成分 CAS 号　13614-98-7

化学分子结构式

HCl

商 品 属 性　本品内容物为黄色至黄褐色微丸。
适 用 症　适用于因葡萄球菌、链球菌、肺炎球菌、淋病奈瑟菌、痢疾杆菌、大肠埃希菌、克雷伯
氏菌、变形杆菌、绿脓杆菌、梅毒螺旋体及衣原体等对本品敏感的病原体引起的下列感
染：尿道炎、男性非淋菌性尿道炎（NGU）、前列腺炎、淋病、膀胱炎、附睾丸炎、宫内
感染、肾盂肾炎、肾盂炎、肾盂膀胱炎等，浅表性化脓性感染，深部化脓性疾病，急慢
性支气管炎、喘息型支气管炎、支气管扩张、支气管肺炎、细菌性肺炎、异型肺炎、肺
部化脓症，梅毒，中耳炎、副鼻窦炎、颌下腺炎，痢疾、肠炎、感染性食物中毒、胆管
炎、胆囊炎、腹膜炎，败血症、菌血症。
药 理 作 用　本品为半合成四环素类广谱抗生素，具有高效和长效性，在四环素类抗生素中，本品的
抗菌作用最强。抗菌谱与四环素相近，对格兰阳性菌包括耐四环素的金黄色葡萄球菌、
链球菌等和革兰氏阴性菌中的淋病奈瑟菌均有很强的作用，对革兰氏阴性杆菌的作用一
般较弱；本品对沙眼衣原体和溶脲支原体亦有较好的抑制作用。本品的作用机制是与核
糖体 30S 亚基的"A"位置结合，阻止肽链的延长，从而抑制细菌或其他病原微生物的
蛋白质合成。本品系抑菌药，但在高浓度时，也具有杀菌作用。
税 则 号 列　3004.2090

中 文 名　盐酸四环素胶囊
英 文 名　Tetracycline Hydrochloride Capsules
类　　别　抗感染药（抗生素）
主 要 成 分　盐酸四环素
有效成分 CAS 号　64-75-5

化学分子结构式

HCl

商 品 属 性　本品为胶囊剂，内容物为黄色粉末。无臭，味苦。
适 用 症　1. 本品作为首选或选用药物应用于下列疾病：立克次体病，包括流行性斑疹伤寒、地方
性斑疹伤寒、洛矶山热、恙虫病和 Q 热；支原体属感染；衣原体属感染，包括鹦鹉热、
性病、淋巴肉芽肿、非特异性尿道炎、输卵管炎、宫颈炎及沙眼；回归热；布鲁菌病；
霍乱；兔热病；鼠疫；软下疳。2. 本品可用于对青霉素类过敏的破伤风、气性坏疽、雅
司、梅毒、淋病和钩端螺旋体病以及放线菌属、单核细胞增多性李斯特菌感染的患者。
药 理 作 用　本品作用机制在于药物能特异性地与细菌核糖体 30S 亚基的"A"位置结合，阻止氨基
酰-tRNA 在该位上的联结，从而抑制肽连的增长和影响细菌蛋白质的合成。
税 则 号 列　3004.2090

中 文 名	盐酸土霉素片
英 文 名	Oxytetracycline Hydrochlorid Tablets
类 别	抗感染药（抗生素）
主 要 成 分	盐酸土霉素
有效成分 CAS 号	2058-46-0

化学分子结构式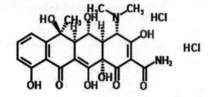

商 品 属 性　本品为黄色片或糖衣片，除去包衣后显黄色。

适 用 症　1. 本品可作为下列疾病的选用药物：立克次体病，包括流行性斑疹伤寒、地方性斑疹伤寒、洛矶山热、恙虫病和 Q 热；支原体属感染；衣原体属感染，包括鹦鹉热、性病、淋巴肉芽肿、非特异性尿道炎、输卵管炎、宫颈炎及沙眼；回归热；布鲁菌病；霍乱；兔热病；鼠疫；软下疳。治疗布鲁菌病和鼠疫时需与氨基糖苷类联合应用。2. 由于目前常见致病菌对本品耐药现象严重，仅在病原菌对本品敏感时，可作为选用药物：对本品敏感的大肠埃希菌、产气肠杆菌、洛菲不动杆菌、志贺菌属、流感嗜血杆菌（仅限于呼吸道感染）和克雷伯菌属（限于呼吸道和泌尿道感染）等革兰氏阴性杆菌感染。本品不宜用于任何类型的葡萄球菌或溶血性链球菌感染。3. 本品可用于对青霉素类过敏的破伤风、气性坏疽、雅司、梅毒、淋病和钩端螺旋体病以及放线菌属、李斯特菌感染。4. 可用于急性肠道阿米巴病和中、重度痤疮的辅助治疗。

药 理 作 用　本品为四环素类抗生素，为广谱抑菌剂，许多立克次体属、支原体属、衣原体属、螺旋体、阿米巴原虫和某些疟原虫也对本品敏感。肠球菌属对其耐药。其他如放线菌属、炭疽杆菌、单核细胞增多性李斯特菌、梭状芽孢杆菌、奴卡菌属、弧菌、布鲁菌属、弯曲杆菌、耶尔森菌等对本品敏感。本品对淋球菌和脑膜炎球菌具一定抗菌活性，但耐青霉素的淋球菌对土霉素也耐药。多年来由于四环素类的广泛应用，临床常见病原菌对土霉素耐药现象严重，包括葡萄球菌等革兰氏阳性菌及多数革兰氏阴性杆菌。四环素类抗生素的不同品种之间存在交叉耐药。本品作用机制为药物能特异性地与细菌核糖体 30S 亚基的 "A" 位置结合，抑制肽链的增长和影响细菌蛋白质的合成。

税 则 号 列　3004. 2090

中 文 名　注射用阿奇霉素
英 文 名　Azithromycin for Injection
类　　别　抗感染药（抗生素）
主 要 成 分　阿奇霉素
有效成分 CAS 号　83905-01-5

化学分子结构式

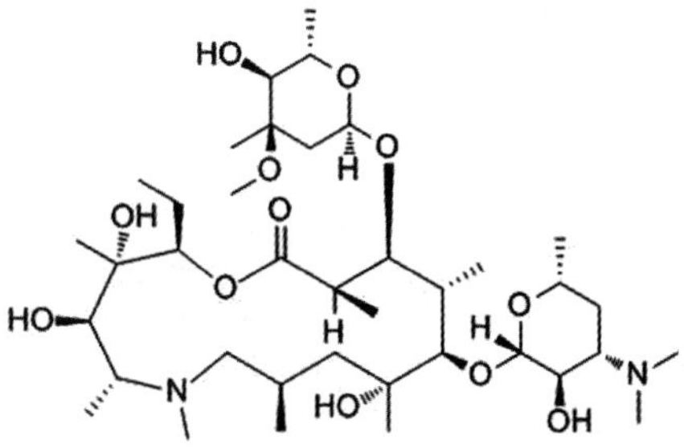

商 品 属 性　本品为注射剂，白色或类白色疏松块状物。
适 用 症　适用于敏感致病菌株所引起的下列感染。
　　　　　1. 由肺炎衣原体、流感嗜血杆菌、嗜肺军团菌、卡他摩拉菌、肺炎支原体、金黄色葡萄球菌或肺炎链球菌引起的需要首先采取静脉滴注治疗的社区获得性肺炎。2. 由沙眼衣原体、淋病奈瑟菌、人型支原体引起的需要首先采取静脉滴注治疗的盆腔炎。
药 理 作 用　本品主要与细菌核糖体的 50S 亚单位结合，抑制依赖于 RNA 的蛋白合成。
税 则 号 列　3004. 2090

中 文 名　注射用比阿培南
英 文 名　Biapenem For Injection
类　　别　抗感染药（抗生素）
主 要 成 分　比阿培南
有效成分 CAS 号　120410-24-4

化学分子结构式

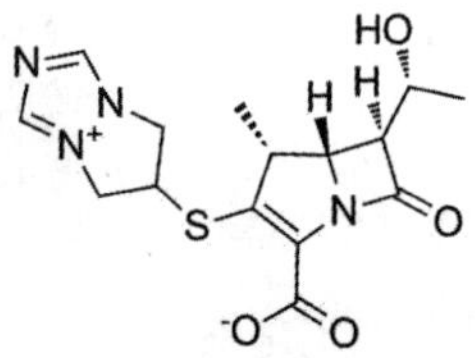

商 品 属 性　本品为注射剂，白色或类白色结晶性粉末。
适 用 症　对本品敏感的菌株有：葡萄球菌属、链球菌属、肺炎球菌、肠球菌属（屎肠球菌除外）、莫拉氏菌属、大肠菌、柠檬酸菌属、克雷伯氏菌属、肠杆菌属、沙雷氏菌属、变形杆菌属、流感嗜血杆菌、铜绿假单胞菌、放线菌属、消化链球菌属、拟杆菌属、普氏菌属、梭形杆菌属等。本品适用于治疗由敏感细菌所引起的败血症、肺炎、肺脓肿、慢性呼吸道疾病引起的二次感染、难治性膀胱炎、肾盂肾炎、腹膜炎、妇科附件炎等。
药 理 作 用　比阿培南为碳青霉烯类抗生素，通过抑制细菌细胞壁的合成而发挥抗菌作用，对革兰氏阳性、革兰氏阴性的需氧和厌氧菌有广谱抗菌活性。比阿培南对人肾脱氢肽酶 I（DHP-I）稳定，可单独给药而不需与 DHP-I 抑制剂合用。
税 则 号 列　3004. 2090

中　文　名　注射用达托霉素
英　文　名　Daptomycin for Injection
类　　　别　抗感染药（抗生素）
主　要　成　分　达托霉素
有效成分 CAS 号　103060-53-3

化学分子结构式

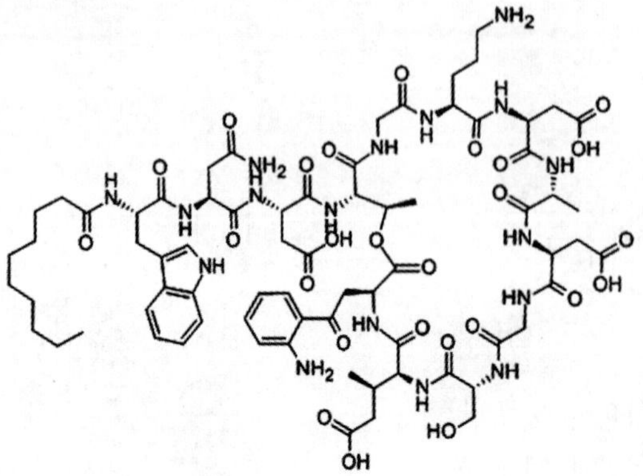

商　品　属　性　本品为注射剂，浅黄色至淡褐色冻干块状物或粉末。

适　用　症　适用于治疗下列感染。

　　1. 复杂性皮肤及软组织感染（CSSSI），治疗由对本品敏感的金黄色葡萄球菌（包括甲氧西林耐药菌株）、化脓链球菌无乳链球菌、停乳链球菌似马亚种及粪肠球菌（仅用于万古霉素敏感的菌株）导致的复杂性肤及软组织感染。2. 金黄色葡萄球菌（包括甲氧西林敏感和甲氧西林耐药）血流感染（菌血症），以及伴发的右侧感染性心内膜炎。

药　理　作　用　达托霉素属于环脂肽类抗生素，在临床上用于治疗因需氧革兰氏阳性菌导致的感染，达托霉素的体外抗菌谱覆盖大多数与临床有关的革兰氏阳性病原菌。

税　则　号　列　3004.2090

中 文 名	注射用厄他培南
英 文 名	Ertapenem for Injection
类 别	抗感染药（抗生素）
主 要 成 分	厄他培南钠
有效成分 CAS 号	153773-82-1

化学分子结构式

商 品 属 性 本品为注射剂，白色至类白色的冻干块状物。

适 用 症 本品适用于治疗患者由下述细菌的敏感菌株引起的下列中度至重度感染。

1. 继发性腹腔感染：由大肠埃希菌、梭状芽孢杆菌、迟缓真杆菌、消化链球菌属、脆弱拟杆菌、吉氏拟杆菌、卵形拟杆菌、多形拟杆菌或单形拟杆菌引起者。2. 复杂性皮肤及附属器感染：由金黄色葡萄球菌（仅指对甲氧西林敏感菌株）化脓性链球菌、大肠埃希菌、消化链球菌属引起者。3. 社区获得性肺炎：由肺炎链球菌（仅指对青霉素敏感的菌株，包括合并菌血症的病例）、流感嗜血杆菌（仅指 β-内酰胺酶阴性菌株）或卡他莫拉球菌引起者。4. 复杂性尿道感染，包括肾盂肾炎：由大肠埃希菌或肺炎克雷白氏杆菌引起者。5. 急性盆腔感染，包括产后子宫内膜炎、流产感染和妇产科术后感染：由无乳链球菌、大肠埃希菌、脆弱拟杆菌、不解糖卟啉单胞菌、消化链球菌属或双路普雷沃氏菌属引起者。6. 菌血症：为分离和鉴定致病菌并测定其对厄他培南的敏感性，应正确采取供细菌学检查的标本。在取得这些检查的结果之前，即可开始使用本品进行经验性治疗；一旦得到检查结果，应对抗菌素治疗方案进行相应调整。为减少细菌耐药性的形成，并保证本品和其他抗菌药物的疗效，本品只可被用于治疗或预防已经明确或高度怀疑由敏感细菌引起的感染。当获得细菌培养和药物敏感性检测结果后，应据此选择和调整抗菌素治疗方案。在未得到上述检测结果之前，可根据当地的细菌流行病学资料和药物敏感性特点，选择经验性治疗方案。7. 预防：本品用于成人患者择期结直肠术后手术部位感染的预防。

药 理 作 用 体外实验表明，厄他培南对需氧革兰氏阳性细菌和革兰氏阴性细菌以及厌氧菌都有效。厄他培南的杀菌活性是由于能抑制细菌细胞壁的合成，此作用是通过厄他培南与青霉素结合蛋白（PBPs）结合而介导。在大肠埃希菌中，厄他培南对 PBPs1a、1b、2、3、4 及 5 均有强的亲和力，其中尤以 PBPs2 和 PBPs3 为主。厄他培南对一系列 β-内酰胺酶引起的水解均有较好的稳定性，包括青霉素酶、头孢菌素酶以及超广谱 β-内酰胺酶，但可被金属 β-内酰胺酶水解。

税 则 号 列 3004.2090

中 文 名　注射用夫西地酸钠
英 文 名　Sodium Fusidatefor Injection
类　　别　抗感染药（抗生素）
主 要 成 分　夫西地酸钠
有效成分 CAS 号　751-94-0

化学分子结构式

商 品 属 性　本品为注射剂，白色疏松块状物或粉末，溶剂为无色的澄明液体。
适 用 症　夫西地酸主治由各种敏感细菌，尤其是葡萄球菌引起的各种感染，如骨髓炎、败血症、心内膜炎，反复感染的囊性纤维化、肺炎、皮肤及软组织感染，外伤及创伤性感染等。
药 理 作 用　本品通过抑制细菌的蛋白质合成而产生杀菌作用。本品对一系列革兰氏阳性细菌有强大的抗菌作用。葡萄球菌，包括对青霉素、甲氧西林和其他抗菌素耐药的菌株，均对本品高度敏感。夫西地酸与临床使用的其他抗菌药物之间无交叉耐药性。
税 则 号 列　3004. 2090

中 文 名　注射用磷霉素钠
英 文 名　Fosfomycin Sodium for Injection
类　　别　抗感染药（抗生素）
主 要 成 分　磷霉素钠
有效成分 CAS 号　26016-99-9

化学分子结构式

商 品 属 性　本品为注射剂，白色结晶性粉末。
适 用 症　适用于敏感菌所致的呼吸道感染、皮肤软组织感染、肠道感染、泌尿系统感染、败血症、腹膜炎、脑膜炎、骨髓炎、子宫附件炎、子宫内感染、盆腔炎等。可与其他抗生素联合应用治疗由敏感菌所致重症感染。也可与万古霉素合用，以治疗耐甲氧西林金葡菌（MRSA）感染。
药 理 作 用　磷霉素对革兰氏阳性菌、阴性菌均有杀菌作用。对多种抗生素耐药的葡萄球菌显示优异的抗菌作用。对绿脓杆菌、大肠埃希菌、沙雷菌属、志贺菌属、耶尔森菌、铜绿假单胞菌、肺炎克雷伯菌、产气肠杆菌、弧菌属和气单胞菌属等革兰氏阴性菌也具有较强的抗菌活性。磷霉素可抑制细菌细胞壁的早期合成，其分子结构与磷酸烯醇丙酮酸相似，因此可与细菌竞争同一转移酶，使细菌细胞壁合成受到抑制，导致细菌死亡。
税 则 号 列　3004. 2090

中　文　名　注射用硫酸多黏菌素 B
英　文　名　Polymyxini B Sulphas for Injection
类　　　别　抗感染药（抗生素）
主　要　成　分　硫酸多黏菌素 B
有效成分 CAS 号　1405-20-5

化学分子结构式

商　品　属　性　本品为注射剂，白色或类白色粉末或疏松块状物。
适　用　症　临床用于抗革兰氏阴性杆菌主要为绿脓杆菌引起的感染。包括泌尿系统感染、脑膜炎、肺部感染、败血症以及皮肤、软组织、眼、耳、关节感染等。对其他阴性菌如产气杆菌、大肠杆菌、肺炎杆菌、流感杆菌引起的感染也有较好的治疗效果。细菌对本品和多粘菌素 E 之间没有完全交叉耐药。
药　理　作　用　硫酸多黏菌素 B 几乎对除奇异变形杆菌外所有革兰氏阴性菌有杀菌作用。多黏菌素通过改变细菌细胞膜通透性导致细菌死亡。革兰氏阳性菌、真菌、革兰氏阴性球菌对多黏菌素 B 耐药。多黏菌素 B 体外药敏测试需采用合适的方法。以下的体外药敏试验标准仅用于解释当质控参数都满足时多黏菌素 B 对铜绿假单胞菌抗菌活性测试结果。
税　则　号　列　3004.2090

中　文　名　注射用美罗培南
英　文　名　Meropenem for Injection
类　　　别　抗感染药（抗生素）
主　要　成　分　美罗培南
有效成分 CAS 号　96036-03-2

化学分子结构式

商　品　属　性　本品为注射剂，白色至微黄色粉末。
适　用　症　临床上主要适用于敏感菌引起的下列感染。
　　1. 呼吸系统感染，如慢性支气管炎、肺炎、肺脓疡、脓胸等。2. 腹内感染，如胆囊炎、胆管炎、肝脓肿、腹膜炎等。3. 泌尿、生殖系统感染，如肾盂肾炎、复杂性膀胱炎、子宫附件炎、子宫内感染、盆腔炎、子宫结缔组织炎等。4. 骨、关节及皮肤、软组织感染，如蜂窝组织炎、肛门周围脓肿、骨髓炎、关节炎、外伤创口感染、烧伤创面感染、手术切口感染、颌骨及颌骨周围蜂窝组织炎等。5. 眼及耳鼻喉感染。6. 其他严重感染，如脑膜炎、败血症等。
药　理　作　用　美罗培南通过其共价键与参与细胞壁合成的青霉素结合蛋白（PBPs）结合，从而抑制细菌细胞壁的合成，起抗菌作用。
税　则　号　列　3004.2090

中　文　名　注射用替加环素

英　文　名　Tegacyclin for injection

类　　　别　抗感染药（抗生素）

主　要　成　分　替加环素

有效成分 CAS 号　220620-09-7

化学分子结构式

商 品 属 性　本品为注射剂，橙色疏松块状物或粉末。

适　用　症　适用于 18 岁以上患者在下列情况下由特定细菌的敏感菌株所致的感染。

1. 复杂性腹腔内感染：由弗劳地枸橼酸杆菌、阴沟肠杆菌、大肠埃希菌、产酸克雷伯菌、肺炎克雷伯菌、粪肠球菌（仅限于万古霉素敏感菌株）、金黄色葡萄球菌（甲氧西林敏感菌株和甲氧西林耐药菌株）、咽峡炎链球菌族（包括咽峡炎链球菌、中间链球菌和星座链球菌）、脆弱拟杆菌、多形拟杆菌、单形拟杆菌、普通拟杆菌、产气荚膜梭菌和微小消化链球菌所致者。2. 复杂皮肤及软组织感染：由大肠埃希菌、肠球菌（万古霉素敏感株）、金黄色葡萄球菌（甲氧西林敏感和耐药株）、无乳链球菌、咽峡炎链球菌属（包括咽峡炎链球菌、中间链球菌和星座链球菌）、化脓性链球菌、阴沟肠杆菌、肺炎杆菌和脆弱拟杆菌所致者。3. 社区获得性肺炎：由肺炎链球菌（青霉素敏感株）、流感嗜血杆菌（β-内酰胺酶阴性株）和嗜肺性军团病杆菌等所致，包括并发菌血症。

药 理 作 用　替加环素为甘氨酰环素类抗菌药，其通过与核糖体 30S 亚单位结合、阻止氨酰化 tRNA 分子进入核糖体 "A" 位，抑制细菌蛋白质合成。这阻止了肽链因合并氨基酸残基而延长。替加环素含有一个甘氨酰氨基，取代于米诺环素的 9 位。此取代形式未见于任何天然或半合成四环素类化合物，从而赋予替加环素独特的微生物学特性。替加环素不受四环素类两大耐药机制（核糖体保护和外排机制）的影响。相应地，体外和体内试验证实替加环素具有广谱抗菌活性。尚未发现替加环素与其他抗生素存在交叉耐药。替加环素不受 β-内酰胺酶（包括超广谱 β-内酰胺酶）、靶位修饰，大环内酯类外排泵或酶靶位改变（如旋转酶/拓扑异构酶）等耐药机制的影响。体外研究未证实替加环素与其他常用抗菌药物存在拮抗作用。总体上说，替加环素为抑菌剂。

税 则 号 列　3004.2090

中 文 名　注射用亚胺培南西司他丁钠
英 文 名　Imipenem and Cilastatin Sodium for Injection
类　　 别　抗感染药（抗生素）
主 要 成 分　亚胺培南、西司他丁钠
有效成分 CAS 号　亚胺培南 64221-86-9；西司他丁钠 81129-83-1

化学分子结构式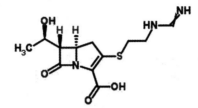

商 品 属 性　本品为注射剂，白色或类白色粉末。
适 用 症　适用于敏感菌所致的各种感染，特别适用于多种细菌联合感染和需氧菌及厌氧菌的混合感染，如腹膜炎、肝胆感染、腹腔内脓肿、阑尾炎、妇科感染、下呼吸道感染、皮肤和软组织感染、尿路感染、骨和关节感染以及败血症等。
药 理 作 用　本品是一种广谱的β-内酰胺类抗生素。以静脉滴注剂型供应。本品含有两种成分：亚胺培南，为一种最新型的β-内酰胺抗生素——亚胺硫霉素；西司他丁钠，为一种特异性酶抑制剂，它能阻断亚胺培南在肾脏内的代谢，从而提高泌尿道中亚胺培南原形药物的浓度。在本品中亚胺培南与西司他丁钠的重量比为 1∶1。
税 则 号 列　3004. 2090

中 文 名　注射用盐酸大观霉素
英 文 名　Spectinomycin Hydrochloride for Injection
类　　 别　抗感染药（抗生素）
主 要 成 分　盐酸大观霉素
有效成分 CAS 号　21736-83-4

化学分子结构式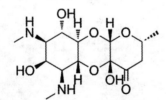

商 品 属 性　本品为注射剂，白色或类白色结晶性粉末。
适 用 症　主要用于奈瑟氏淋球菌引起的尿路感染、前列腺炎、宫颈阴道炎、直肠炎等疾病。
药 理 作 用　本品的作用机制是与细菌核糖体 30S 亚单位结合，抑制细菌蛋白质的合成。
税 则 号 列　3004. 2090

中 文 名　注射用盐酸头孢吡肟
英 文 名　Cefepime Hydrochloride for Injection
类 　 别　抗感染药（抗生素）
主 要 成 分　盐酸头孢吡肟
有效成分 CAS 号　107648-80-6

化学分子结构式

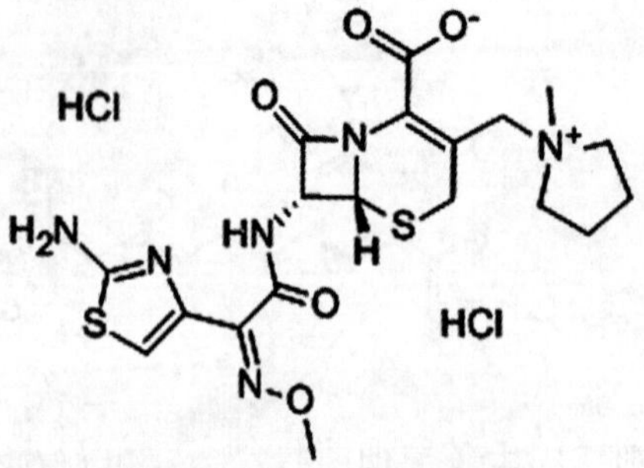

商 品 属 性　本品为注射剂，白色至微黄色粉末。

适 　 症　本品为β-内酰胺类抗生素，头孢菌素类药。用于治疗成人和 2 月龄至 16 岁儿童敏感细菌
　　　　　　引起的中、重度感染，包括下呼吸道感染（肺炎和支气管炎），单纯性下尿路感染和复
　　　　　　杂性尿路感染（包括肾盂肾炎），非复杂性皮肤和皮肤软组织感染，复杂性腹腔内感染
　　　　　　（包括腹膜炎和胆道感染），妇产科感染，败血症，以及中性粒细胞减少伴发热患者的经
　　　　　　验治疗。也可用于儿童细菌性脑脊髓膜炎。

药 理 作 用　头孢吡肟为广谱第四代头孢菌素，通过抑制细菌细胞壁的生物合成而达到杀菌作用。体
　　　　　　外试验表明，本品对革兰氏阳性菌和阴性菌均有作用。本品对细菌染色体编码的β-内酰
　　　　　　胺酶的亲和力低，可高度耐受多数β-内酰胺酶的水解，并可迅速渗入革兰氏阴性菌的细
　　　　　　胞内。在菌体细胞内，其靶分子为青霉素结合蛋白（PBP）。

税 则 号 列　3004.2090

中　文　名　注射用盐酸万古霉素
英　文　名　Vancomycin for Injection.
类　　　别　抗感染药（抗生素）
主 要 成 分　盐酸万古霉素
有效成分 CAS 号　1404-93-9

化学分子结构式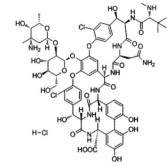

商 品 属 性　本品为注射剂，类白色或微粉红色粉末或疏松块状物。
适　用　症　主要用于治疗对甲氧西林耐药的葡萄球菌引起的感染，对青霉素过敏的患者及不能使用
　　　　　　其他抗生素包括青霉素、头孢菌素类，或使用后治疗无效的葡萄球菌、肠球菌和棒状杆
　　　　　　菌、类白喉杆菌属等感染患者，如心内膜炎、骨髓炎、败血症或软组织感染等。也可用
　　　　　　于防治血液透析患者发生的葡萄球菌属所致的动、静脉血分流感染。
药 理 作 用　本品为一种糖肽类抗生素，其作用机制是以高亲和力结合到敏感细菌细胞壁前体肽聚末
　　　　　　端的丙氨酰丙氨酸，阻断构成细菌细胞壁的高分子肽聚糖合成，导致细胞壁缺损而杀灭
　　　　　　细菌。此外，它也可能改变细菌细胞膜渗透性，并选择性地抑制 RNA 的合成。
税 则 号 列　3004.2090

2.2　抗感染药（磺胺类）

中　文　名　磺胺多辛
英　文　名　Sulfadoxine Tablets
类　　　别　抗感染药（磺胺类）
主 要 成 分　磺胺多辛
有效成分 CAS 号　2447-57-6

化学分子结构式

商 品 属 性　本品为白色片剂。
适　用　症　本品用于溶血性链球菌、肺炎球菌及志贺菌属等细菌感染，现已少用。与乙胺嘧啶联合
　　　　　　可用于防治耐氯喹的恶性疟原虫所致的疟疾，也可用于疟疾的预防。
药 理 作 用　磺胺多辛属长效磺胺类药物，具广谱抗菌作用，磺胺类药物为广谱抑菌剂，可与对氨基
　　　　　　苯甲酸（PABA）竞争性作用于细菌体内的二氢叶酸合成酶，阻止细菌所需叶酸的，抑
　　　　　　制细菌的生长繁殖。本品的抗菌作用较弱，因其具有抗疟原虫的作用，与乙胺嘧啶联合，
　　　　　　对氯喹耐药的疟原虫有效。
税 则 号 列　3004.9010

中 文 名　复方磺胺对甲氧嘧啶片
英 文 名　Copound Sulfuamethoxydiazine Tablets
类　　别　抗感染药（磺胺类）
主要成分　本品为复方制剂，有效成分为磺胺对甲氧嘧啶 0.4g，甲氧苄啶 80mg
有效成分 CAS 号　651-06-9

化学分子结构式

商品属性　本品为白色或微黄色片。
适 用 症　适用于敏感菌所致的：尿路感染，包括尿道炎、淋病、梅毒；肠道感染，包括胃肠炎、痢疾等。
药理作用　本品为长效磺胺类药物。对非产酶金黄色葡萄球菌、化脓性链球菌、肺炎链球菌、大肠埃希菌、克雷伯菌属、沙门菌属、志贺菌属等肠杆菌科细菌、淋病奈瑟菌、脑膜炎奈瑟菌、流感嗜血杆菌具有抗菌作用。磺胺类药物为广谱抑菌剂，其作用机制为在结构上类似对氨基苯甲酸（PABA），可与 PABA 竞争性作用于细菌体内的二氢叶酸合成酶，从而阻止 PABA 作为原料合成细菌所需的叶酸，减少具有代谢活性的四氢叶酸的量，而后者则是细菌合成嘌呤、胸腺嘧啶核苷酸和脱氧核糖核酸（DNA）的必需物质，因此抑制了细菌的生长繁殖。
税 则 号 列　3004.9010

中 文 名　复方磺胺甲噁唑片
英 文 名　Compound Sulfamethoxazole Tablets
类　　别　抗感染药（磺胺类）
主要成分　本品为复方制剂，有效成分为磺胺甲噁唑和甲氧苄啶
有效成分 CAS 号　磺胺甲噁唑 723-46-6；甲氧苄啶 738-70-5

化学分子结构式

商品属性　本品为白色片。
适 用 症　主要适用于为敏感菌株所致的下列感染：
1. 大肠埃希杆菌、克雷伯菌属、肠杆菌属、奇异变形杆菌、普通变形杆菌和摩根菌属敏感菌株所致的尿路感染。2. 肺炎链球菌或流感嗜血杆菌所致 2 岁以上小儿急性中耳炎。
3. 肺炎链球菌或流感嗜血杆菌所致的成人慢性支气管炎急性发作。4. 由福氏或宋氏志贺菌敏感菌株所致的肠道感染、志贺菌感染。5. 治疗卡氏肺孢子虫肺炎，本品系首选。
6. 卡氏肺孢子虫肺炎的预防。7. 由产肠毒素大肠埃希杆菌（ETEC）所致旅游者腹泻。
药理作用　本品为磺胺类抗菌药，是磺胺甲噁唑（SMZ）与甲氧苄啶（TMP）的复方制剂。本品作用机制为：SMZ 作用于二氢叶酸合成酶，干扰合成叶酸的第一步，TMP 作用于叶酸合成代谢的第二步，选择性抑制二氢叶酸还原酶的作用，二者合用可使细菌的叶酸代谢受到双重阻断。
税 则 号 列　3004.9010

中 文 名　复方磺胺嘧啶片

英 文 名　Compound Sulfadiazine Tablets

类　　别　抗感染药（磺胺类）

主 要 成 分　本品为复方制剂，有效成分为磺胺嘧啶和甲氧苄啶

有效成分 CAS 号　磺胺嘧啶 68-35-9；甲氧苄啶 738-70-5

化学分子结构式

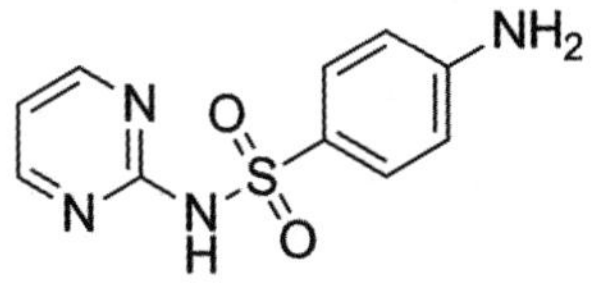

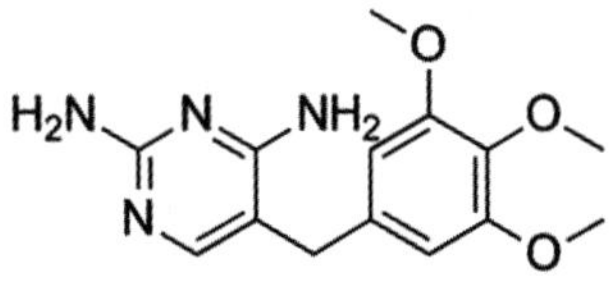

商 品 属 性　本品为白色片。

适 用 症　适用于敏感菌株所致的下列感染。

1. 大肠埃希杆菌、克雷伯菌属、肠杆菌属、奇异变形杆菌、普通变形杆菌和莫根菌属敏感菌株所致的尿路感染。2. 肺炎链球菌或流感嗜血杆菌所致的急性中耳炎。3. 肺炎链球菌或流感嗜血杆菌所致的成人慢性支气管炎急性发作。

药 理 作 用　本品为磺胺嘧啶（SD）与甲氧苄啶（TMP）的复方制剂，两者合用具有协同抗菌作用，对非产酶金黄色葡萄球菌、化脓性链球菌、肺炎链球菌、大肠埃希菌、克雷伯菌属、沙门菌属、变形杆菌属、摩根菌属、志贺菌属等肠杆菌科细菌、淋病奈瑟菌、脑膜炎奈瑟菌、流感嗜血杆菌均具有良好抗菌活性。此外，在体外对沙眼衣原体、星形奴卡菌、疟原虫和弓形虫也有抗微生物活性。近年来细菌对本品的耐药性普遍存在，尤其如志贺菌属等肠道菌科的细菌，故目前临床上很少使用。本品作用机制为磺胺药作用于二氢叶酸合成酶，干扰合成叶酸的第一步，而甲氧苄啶作用于叶酸合成代谢的第二步，选择性抑制二氢叶酸还原酶的作用，因此二者合用可使细菌的叶酸代谢受到双重阻断，具有协同抗菌作用，较单药的耐药菌株减少。

税 则 号 列　3004.9010

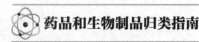

中 文 名　复方新诺明干混悬剂
英 文 名　Compound Sulfamethoxazole for Oral Suspension
类　　别　抗感染药（磺胺类）
主要成分　本品为复方制剂，有效成分为磺胺甲噁唑和甲氧苄啶
有效成分 CAS 号　磺胺甲噁唑 723-46-6；甲氧苄啶 738-70-5

化学分子结构式

商 品 属 性　本品为白色粉末。
适 用 症　主要适用于为敏感菌株所致的下列感染。

1. 大肠埃希杆菌、克雷伯菌属、肠杆菌属、奇异变形杆菌、普通变形杆菌和摩根菌属敏感菌株所致的尿路感染。2. 肺炎链球菌或流感嗜血杆菌所致 2 岁以上小儿急性中耳炎。3. 肺炎链球菌或流感嗜血杆菌所致的成人慢性支气管炎急性发作。4. 由福氏或宋氏志贺菌敏感菌株所致的肠道感染、志贺菌感染。5. 治疗卡氏肺孢子虫肺炎，本品系首选。6. 卡氏肺孢子虫肺炎的预防。7. 由产肠毒素大肠埃希杆菌（ETEC）所致旅游者腹泻。

药 理 作 用　本品为磺胺类抗菌药，是磺胺甲噁唑（SMZ）与甲氧苄啶（TMP）的复方制剂。本品作用机制为：SMZ 作用于二氢叶酸合成酶，干扰合成叶酸的第一步，TMP 作用于叶酸合成代谢的第二步，选择性抑制二氢叶酸还原酶的作用，二者合用可使细菌的叶酸代谢受到双重阻断。

税 则 号 列　3004. 9010

中 文 名　磺胺醋酰钠滴眼液
英 文 名　Sulfacetamide Sodium Ese Drops
类　　别　抗感染药（磺胺类）
主要成分　磺胺醋酰钠
有效成分 CAS 号　127-56-0

化学分子结构式

商 品 属 性　本品为无色或淡黄色澄明液体。
适 用 症　适用于眼结膜炎、睑缘炎和沙眼。
药 理 作 用　本品为广谱抑菌剂。其作用机制是与细菌体内的对氨基苯甲酸（PABA）竞争，抑制二氢叶酸合成酶，从而阻碍细菌的生长、繁殖。
税 则 号 列　3004. 9010

中 文 名　磺胺二甲嘧啶片
英 文 名　Sulfadimidine Tablets
类　　别　抗感染药（磺胺类）
主 要 成 分　磺胺二甲嘧啶
有效成分 CAS 号　57-68-1

化学分子结构式

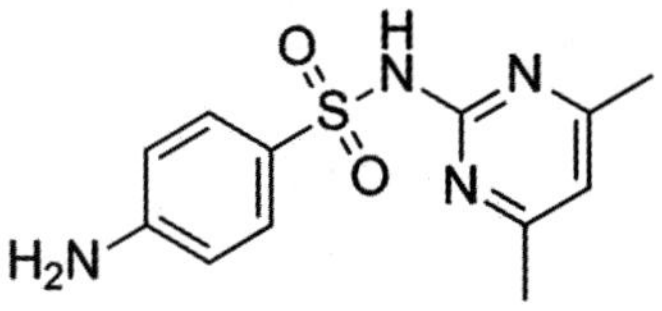

商 品 属 性　本品为白色或微黄色片。
适 用 症　主要适用于敏感菌引起的轻症感染，如急性单纯性下尿路感染，急性中耳炎和皮肤软组织感染。
药 理 作 用　磺胺类药物为广谱抑菌剂，在结构上类似对氨基苯甲酸（PABA），可与 PABA 竞争性作用于细菌体内的二氢叶酸合成酶，从而阻止 PABA 作为原料合成细菌所需的叶酸，减少具有代谢活性的四氢叶酸的量，而后者则是细菌合成嘌呤、胸腺嘧啶核苷和脱氧核糖核酸（DNA）的必需物质，因此抑制了细菌的生长繁殖。
税 则 号 列　3004.9010

中 文 名　磺胺脒片
英 文 名　Sulfaguanidine Tablets
类　　别　抗感染药（磺胺类）
主 要 成 分　磺胺脒
有效成分 CAS 号　57-67-0

化学分子结构式

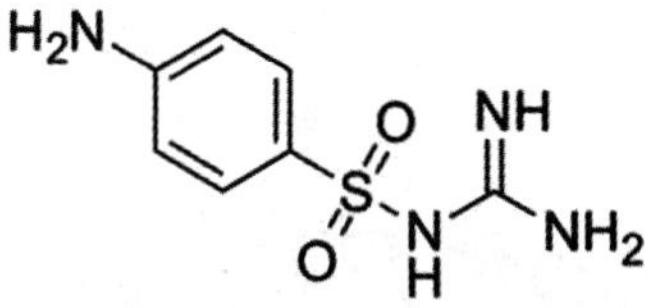

商 品 属 性　本品为白色片。
适 用 症　适用于治疗细菌性痢疾和肠炎，或用于预防肠道手术后感染。
药 理 作 用　本品为最早用于肠道感染的磺胺类抗菌药。
税 则 号 列　3004.9010

2.3 抗感染药（其他合成抗菌药）

中 文 名　盐酸小檗碱片
英 文 名　Berberine Hydrochloride Tablets
类　　别　抗感染药（其他合成抗菌药）
主 要 成 分　盐酸小檗碱
有效成分 CAS 号　633-65-8

化学分子结构式

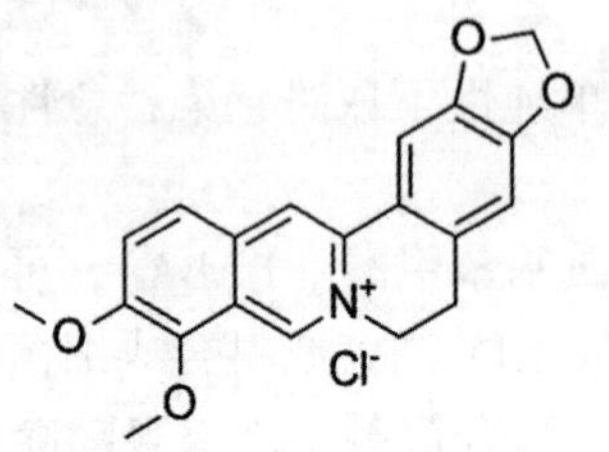

商 品 属 性　本品为黄色片。
适 用 症　适用于肠道感染，如肠胃炎。
药 理 作 用　本品抗菌谱广，体外对多种革兰氏阳性及阴性菌均具抑菌作用，其中对溶血性链球菌、
　　　　　　金葡菌、霍乱弧菌。脑膜炎球菌、志贺痢疾杆菌、伤寒杆菌、白喉杆菌等有较强的抑制
　　　　　　作用，低浓度时抑菌，高浓度时杀菌。对流感病毒、阿米巴原虫、钩端螺旋体、某些皮
　　　　　　肤真菌也有一定抑制作用。
税 则 号 列　3004.4900

中 文 名　呋喃妥因肠溶片
英 文 名　Nitrofurantoin Enteric-coated Tablets
类　　别　抗感染药（其他合成抗菌药）
主 要 成 分　呋喃妥因
有效成分 CAS 号　67-20-9

化学分子结构式

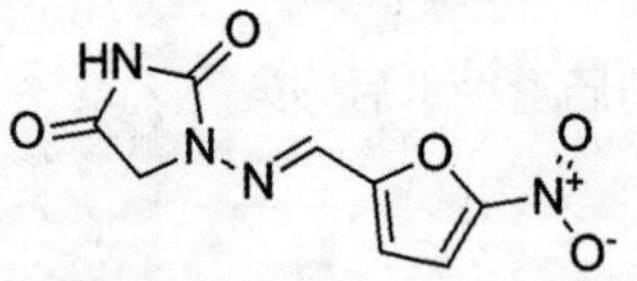

商 品 属 性　本品为肠溶薄膜衣片，除去包衣后显黄色。
适 用 症　适用于对其敏感的大肠埃希菌、肠球菌属、葡萄球菌属以及克雷伯菌属、肠杆菌属等细
　　　　　　菌所致的急性单纯性下尿路感染，也可用于尿路感染的预防。
药 理 作 用　本品为抗菌药，大肠埃希菌对本品多呈敏感，产气肠杆菌、阴沟肠杆菌、变形杆菌属、
　　　　　　克雷伯菌属等肠杆菌科细菌的部分菌株对本品敏感，铜绿假单胞菌通常对本品耐药。本
　　　　　　品对肠球菌属等革兰氏阳性菌具有抗菌作用。本品的抗菌活性不受脓液及组织分解产物
　　　　　　的影响，在酸性尿液中的活性较强，抗菌作用机制为干扰细菌体内氧化还原酶系统，从
　　　　　　而阻断其代谢过程。
税 则 号 列　3004.9090

中 文 名　呋喃唑酮片
英 文 名　Furazolidone Tablets
类 　 别　抗感染药（其他合成抗菌药）
主 要 成 分　呋喃唑酮
有效成分 CAS 号　67-45-8

化学分子结构式

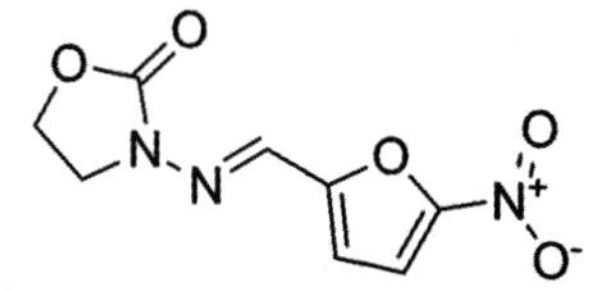

商 品 属 性　本品为黄色片或糖衣片，除去包衣后显黄色。
适 用 症　主要适用于敏感菌所致的细菌性痢疾、肠炎、霍乱，也可以用于伤寒、副伤寒、贾第鞭毛虫病、滴虫病等。与制酸剂等药物合用，治疗幽门螺杆菌所致的胃窦炎。
药 理 作 用　作用机制为干扰细菌氧化还原酶从而阻断细菌的正常代谢。
税 则 号 列　3004.9090

中 文 名　盐酸环丙沙星胶囊
英 文 名　Ciprofloxacine Capsules
类 　 别　抗感染药（其他合成抗菌药）
主 要 成 分　盐酸环丙沙星
有效成分 CAS 号　93107-08-5

化学分子结构式

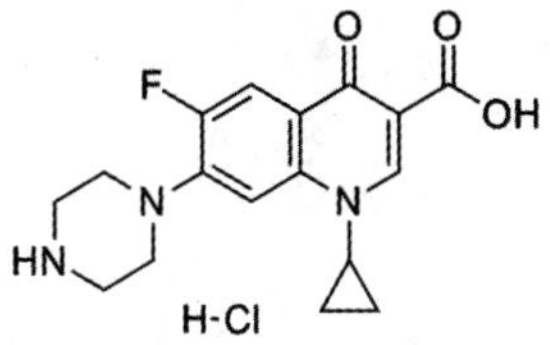

商 品 属 性　本品为胶囊，内容物为白色或类白色粉末。
适 用 症　适用于敏感菌引起的下列感染。
　　　　　　1. 泌尿生殖系统感染，包括单纯性、复杂性尿路感染，细菌性前列腺炎，淋病奈瑟菌尿道炎或宫颈炎（包括产酶株所致者）。2. 呼吸道感染，包括敏感革兰氏阴性杆菌所致支气管感染急性发作及肺部感染。3. 胃肠道感染，由志贺菌属、沙门菌属、产肠毒素大肠埃希菌、亲水气单胞菌、副溶血弧菌等所致。4. 伤寒。5. 骨和关节感染。6. 皮肤软组织感染。7. 败血症等全身感染。
药 理 作 用　环丙沙星为杀菌剂，通过作用于细菌 DNA 螺旋酶的 A 亚单位，抑制 DNA 的合成和复制而导致细菌死亡。
税 则 号 列　3004.9090

中 文 名　盐酸环丙沙星片
英 文 名　Ciprofloxacin Tablets
类　　别　抗感染药（其他合成抗菌药）
主 要 成 分　盐酸环丙沙星
有效成分 CAS 号　93107-08-5

化学分子结构式

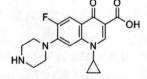

商 品 属 性　本品为白色或类白色片或薄膜包衣片，除去包衣后显白色或类白色。

适 用 症　适用于敏感菌引起的下列感染。

1. 泌尿生殖系统感染，包括单纯性、复杂性尿路感染，细菌性前列腺炎，淋病奈瑟菌尿道炎或宫颈炎（包括产酶株所致者）。2. 呼吸道感染，包括敏感革兰氏阴性杆菌所致支气管感染急性发作及肺部感染。3. 胃肠道感染，由志贺菌属、沙门菌属、产肠毒素大肠埃希菌、亲水气单胞菌、副溶血弧菌等所致。4. 伤寒。5. 骨和关节感染。6. 皮肤软组织感染。7. 败血症等全身感染。

药 理 作 用　环丙沙星为杀菌剂，通过作用于细菌 DNA 螺旋酶的 A 亚单位，抑制 DNA 的合成和复制而导致细菌死亡。

税 则 号 列　3004.9090

- -

中 文 名　环丙沙星注射液
英 文 名　Ciprofloxacin Infusion
类　　别　抗感染药（其他合成抗菌药）
主 要 成 分　环丙沙星
有效成分 CAS 号　85721-33-1

化学分子结构式

商 品 属 性　本品为无色或几乎无色的澄明液体。

适 用 症　适用于敏感菌引起的下列感染。

1. 泌尿生殖系统感染，包括单纯性、复杂性尿路感染，细菌性前列腺炎，淋病奈瑟菌尿道炎或宫颈炎（包括产酶株所致者）。2. 呼吸道感染，包括敏感革兰氏阴性杆菌所致支气管感染急性发作及肺部感染。3. 胃肠道感染，由志贺菌属、沙门菌属、产肠毒素大肠埃希菌、亲水气单胞菌、副溶血弧菌等所致。4. 伤寒。5. 骨和关节感染。6. 皮肤软组织感染。7. 败血症等全身感染。

药 理 作 用　环丙沙星为杀菌剂，通过作用于细菌 DNA 螺旋酶的 A 亚单位，抑制 DNA 的合成和复制而导致细菌死亡。

税 则 号 列　3004.9090

中　文　名　甲苯磺酸托氟沙星胶囊
英　文　名　Tosufloxacin Tosilate Capsules
类　　　别　抗感染药（其他合成抗菌药）
主　要　成　分　甲苯磺酸托氟沙星
有效成分 CAS 号　115964-29-9

化学分子结构式

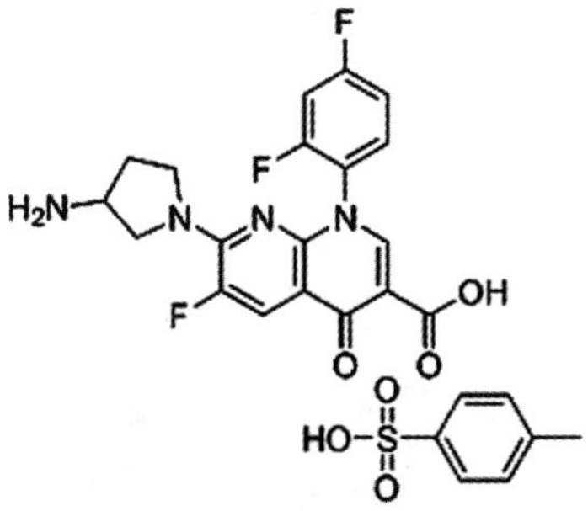

商　品　属　性　本品为硬胶囊，内容物为类白色或淡黄色结晶性粉末。
适　用　症　适用于敏感菌所引起的呼吸系统感染、泌尿生殖系统感染、胆道感染、肠道感染、皮肤软组织感染、眼耳鼻口腔感染等。
药　理　作　用　本品为喹诺酮类广谱抗菌药。其作用机理是通过抑制细菌 DNA 旋转酶，阻碍细菌的 DNA复制，达到抑菌和杀菌的作用。
税　则　号　列　3004.9090

中　文　名　甲磺酸培氟沙星片
英　文　名　Pefloxacin Mesylate Tablets
类　　　别　抗感染药（其他合成抗菌药）
主　要　成　分　甲磺酸培氟沙星
有效成分 CAS 号　70458-95-6

化学分子结构式

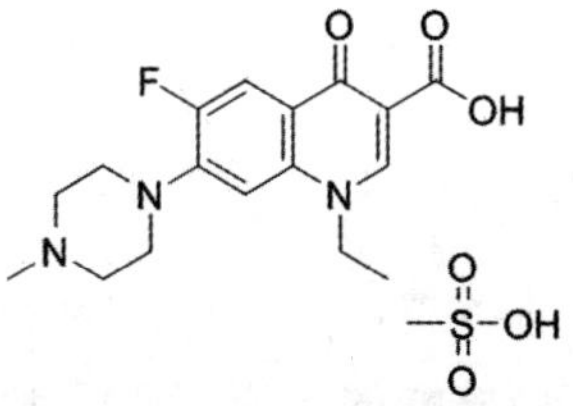

商　品　属　性　本品为薄膜衣片，除去薄膜衣后显类白色或微黄色。
适　用　症　适用于由培氟沙星敏感菌所致的各种感染：尿路感染，呼吸道感染，耳、鼻、喉感染，妇科、生殖系统感染，腹部和肝、胆系统感染，骨和关节感染，皮肤感染，败血症和心内膜炎，脑膜炎。
药　理　作　用　本品具广谱抗菌作用，对下列细菌具良好抗菌作用：肠杆菌科的大部分细菌，包括大肠埃希菌、克雷伯菌属、变形杆菌属、志贺菌属、伤寒及沙门菌属等以及流感嗜血杆菌、奈瑟菌属等。对铜绿假单胞菌和金黄色葡萄球菌也有一定的抗菌作用。对肺炎球菌、各组链球菌和肠球菌仅具轻度作用。此外对麻风杆菌也有抗菌活性。
税　则　号　列　3004.9090

中 文 名　甲硝唑片
英 文 名　Metronidazole Tablets
类　　　别　抗感染药（其他合成抗菌药）
主 要 成 分　甲硝唑
有效成分 CAS 号　443-48-1

化学分子结构式

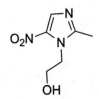

商 品 属 性　本品为白色或类白色片。
适 用 症　主要适用于阴道滴虫病、肠道及组织内阿米巴病和抗厌氧菌感染。
药 理 作 用　为硝基咪唑衍生物，可杀灭滴虫和阿米巴虫。在人体中还原时生成的氨基代谢物也具有抗厌氧菌作用，抑制细菌脱氧核糖核酸的合成，从而干扰细菌的生长、繁殖，最终致细菌死亡。
税 则 号 列　3004.9090

中 文 名　甲硝唑注射液
英 文 名　Metronidazole Injection
类　　　别　抗感染药（其他合成抗菌药）
主 要 成 分　甲硝唑
有效成分 CAS 号　443-48-1

化学分子结构式

商 品 属 性　本品为无色或几乎无色的澄明液体。
适 用 症　主要适用于厌氧菌感染的治疗。
药 理 作 用　甲硝唑对缺氧情况下生长的细胞和厌氧微生物有杀灭作用，它在人体中还原时生成的代谢物也具有抗厌氧菌作用，抑制细菌的脱氧核糖核酸的合成，从而干扰细菌的生长、繁殖，最终致细菌死亡。
税 则 号 列　3004.9090

中 文 名 诺氟沙星胶囊
英 文 名 Norfloxacin Capsules
类 别 抗感染药（其他合成抗菌药）
主 要 成 分 诺氟沙星
有效成分 CAS 号 70458-96-7

化学分子结构式

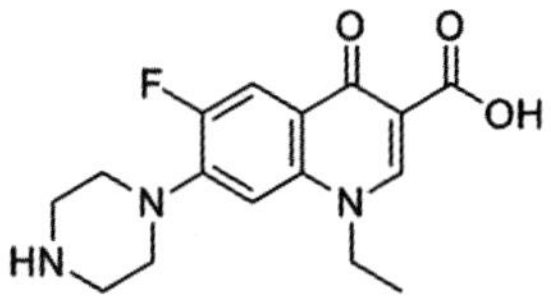

商 品 属 性 本品为胶囊剂，内容物为白色至淡黄色粉末。
适 用 症 适用于敏感菌所致的尿路感染、淋病、前列腺炎、肠道感染和伤寒及其他沙门菌感染。
药 理 作 用 诺氟沙星为杀菌剂，通过作用于细菌 DNA 螺旋酶的 A 亚单位，抑制 DNA 的合成和复制，致细菌死亡。
税 则 号 列 3004.9090

中 文 名 诺氟沙星片
英 文 名 Norfloxacin Tablets
类 别 抗感染药（其他合成抗菌药）
主 要 成 分 诺氟沙星
有效成分 CAS 号 70458-96-7

化学分子结构式

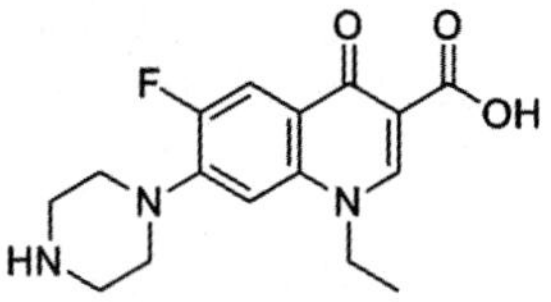

商 品 属 性 本品为糖衣片，除去糖衣后显淡黄色。对光、热、湿较稳定。
适 用 症 适用于敏感细菌所引起的急慢性肾盂肾炎、膀胱炎、前列腺炎、细菌性痢疾、胆囊炎、伤寒、产前后感染、盆腔炎、中耳炎、鼻窦炎、急性扁桃腺炎及皮肤软组织感染等，也可作腹腔手术的预防用药。
药 理 作 用 诺氟沙星为杀菌剂，通过作用于细菌 DNA 螺旋酶的 A 亚单位，抑制 DNA 的合成和复制，致细菌死亡。
税 则 号 列 3004.9090

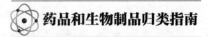

中 文 名　替硝唑氯化钠注射液
英 文 名　Tinidazole and Sodium Chloride Injection
类　　别　抗感染药（其他合成抗菌药）
主 要 成 分　本品为复方制剂，有效成分为替硝唑、氯化钠
有效成分 CAS 号　替硝唑 19387-91-8；氯化钠 7647-14-5

化学分子结构式　　　　　　　　　　；略

商 品 属 性　本品为无色或几乎无色的澄明液体。
适 用 症　适用于各种厌氧菌感染，如败血症、骨髓炎、腹腔感染、盆腔感染、肺支气管感染。
药 理 作 用　本品的作用机制尚未完全阐明，厌氧菌的硝基还原酶在敏感菌株的能量代谢中起重要作用。本品的硝基被还原成一种细胞毒，从而作用于细菌的 DNA 代谢过程，促使细菌死亡。本品抗阿米巴原虫的机制为抑制其氧化还原反应，使原虫的氮链发生断裂，从而杀死原虫。
税 则 号 列　3004.9090

中 文 名　盐酸加替沙星胶囊
英 文 名　Gatifloxacin Hydrochloride Capsules
类　　别　抗感染药（其他合成抗菌药）
主 要 成 分　盐酸加替沙星
有效成分 CAS 号　160738-57-8

化学分子结构式

商 品 属 性　本品为胶囊剂，内容物为类白色或淡黄色粉末。
适 用 症　适用于由敏感病原体所致的慢性支气管炎急性发作，急性鼻窦炎、社区获得性肺炎、单纯性尿路感染（膀胱炎）和复杂性尿路感染、急性肾盂肾炎、男性淋球菌性尿路炎症或直肠感染和女性淋球菌性宫颈感染。
药 理 作 用　加替沙星为 8-甲氧基氟喹诺酮类外消旋体化合物，体外具有广谱的抗革兰氏阴性和阳性微生物的活性，其 R-和 S-对映体抗菌活性相同。本品的抗菌作用是通过抑制细菌的 DNA 旋转酶和拓扑异构酶Ⅳ，从而抑制细菌 DNA 的复制、转录和修复过程。
税 则 号 列　3004.9090

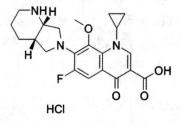

中　文　名　盐酸洛美沙星胶囊
英　文　名　Lomefloxacin Hydrochloride Capsules
类　　　别　抗感染药（其他合成抗菌药）
主 要 成 分　盐酸洛美沙星
有效成分 CAS 号　98079-52-8

化学分子结构式

商 品 属 性　本品为胶囊剂。
适　用　症　适用于敏感细菌引起的下列感染。

　　1. 呼吸道感染：慢性支气管炎急性发作、支气管扩张伴感染、急性支气管炎及肺炎等。
　　2. 泌尿生殖系统感染：急性膀胱炎、急性肾盂肾炎、复杂性尿路感染，慢性尿路感染急性发作、急慢性前列腺炎及淋病奈瑟菌尿道炎或宫颈炎（包括产酶株所致者）等。3. 胃肠道细菌感染：由志贺菌属、沙门菌属、产肠毒素大肠杆菌、亲水气单胞菌、副溶血弧菌等所致。4. 腹腔、胆道、伤寒等感染。5. 骨和关节感染。6. 皮肤软组织感染。7. 败血症等全身感染。8. 其他感染，如副鼻窦炎、中耳炎、眼睑炎等。
药 理 作 用　本品为喹诺酮类抗菌药。对肠杆菌科细菌如大肠埃希菌、志贺菌属、克雷伯菌属、变形杆菌属、肠杆菌属等具有高度的抗菌活性；流感嗜血杆菌、淋病奈瑟菌等对本品亦呈现高度敏感；对不动杆菌、铜绿假单胞菌等假单胞菌属、葡萄球菌属和肺炎球菌、溶血性链球菌等亦有一定的抗菌作用。
税 则 号 列　3004.9090

中　文　名　盐酸莫西沙星片
英　文　名　Moxifloxacin Hydrochloride Tables
类　　　别　抗感染药（其他合成抗菌药）
主 要 成 分　盐酸莫西沙星
有效成分 CAS 号　186826-86-8

化学分子结构式

商 品 属 性　本品为暗红色薄膜衣片。
适　用　症　适用于治疗患有上呼吸道和下呼吸道感染的成人（≥18 岁），包括急性窦炎、慢性支气管炎急性发作、社区获得性肺炎，以及皮肤和软组织感染。
药 理 作 用　莫西沙星在体外显示出对革兰氏阳性菌、革兰氏阴性菌、厌氧菌、抗酸菌和非典型微生物如支原体、衣原体和军团菌有广谱抗菌活性。抗菌机制为干扰Ⅱ、Ⅳ拓扑异构酶。拓扑异构酶是控制 DNA 拓扑和 DNA 复制、修复和转录中的关键酶。莫西沙星在体内活性高。
税 则 号 列　3004.9090

中 文 名　氧氟沙星片

英 文 名　Ofloxacin Tablets

类　　别　抗感染药（其他合成抗菌药）

主要成分　氧氟沙星

有效成分 CAS 号　82419-36-1

化学分子结构式

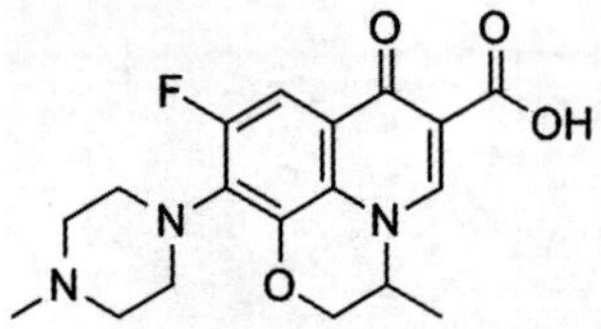

商品属性　本品为类白色至微黄色片或薄膜衣片，除去包衣后显类白色至微黄色。

适 用 症　适用于尿路感染、呼吸道感染、肺炎、肠胃炎、伤寒、皮肤及软组织感染、败血症、肾病内科等疾病。

药理作用　氧氟沙星为杀菌剂，通过作用于细菌 DNA 螺旋酶的 A 亚单位，抑制 DNA 的合成和复制，致细菌死亡。

税则号列　3004.9090

中 文 名　左氧氟沙星片

英 文 名　Levofloxacin Tablets

类　　别　抗感染药（其他合成抗菌药）

主要成分　左氧氟沙星

有效成分 CAS 号　100986-85-4

化学分子结构式

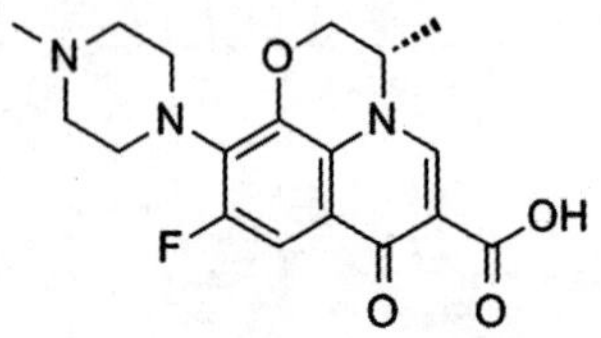

商品属性　本品为白色薄膜衣片，除去薄膜衣后显白色至淡黄色。

适 用 症　适用于敏感菌引起的下列感染。

　　　　　1. 泌尿生殖系统感染，包括单纯性、复杂性尿路感染，细菌性前列腺炎，淋病奈瑟菌尿道炎或宫颈炎（包括产酶株所致者）。2. 呼吸道感染，包括敏感革兰氏阴性杆菌所致支气管感染急性发作及肺部感染。3. 胃肠道感染，由志贺菌属、沙门菌属、产肠毒素大肠杆菌、亲水气单胞菌、副溶血弧菌等所致。4. 伤寒。5. 骨和关节感染。6. 皮肤软组织感染。7. 败血症等全身感染。

药理作用　作用机制是通过抑制细菌 DNA 旋转酶的活性，阻止细菌 DNA 的合成和复制，致细菌死亡。

税则号列　3004.9090

2.4　抗感染药（抗结核药）

中　文　名　复方利福平片
英　文　名　Compound Rifampicin Tablets
类　　　别　抗感染药（抗结核药）
主 要 成 分　本品为复方制剂，有效成分为利福平、异烟肼
有效成分 CAS 号　利福平 13292-46-1；异烟肼 54-85-3

化学分子结构式

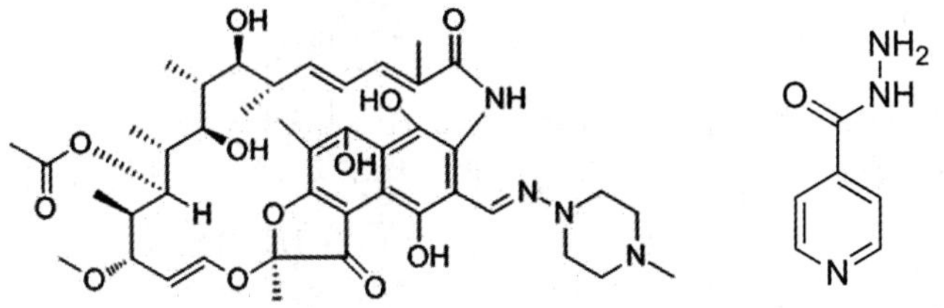

商 品 属 性　本品为薄膜包衣片，除去包衣后为橙红色或暗红色。
适　用　症　适用于成人各类结核病。
药 理 作 用　利福平对结核分枝杆菌和部分非结核分枝杆菌（包括麻风分枝杆菌等）在宿主细胞内外
　　　　　　　均有明显的杀菌作用。异烟肼对各型结核分枝杆菌都有高度选择性杀菌作用，对生长繁
　　　　　　　殖期结核分枝杆菌作用强，对静止期作用较弱且慢。两者合用可以加强抗菌活性，并减
　　　　　　　少耐药菌株的产生。
税 则 号 列　3004.2090

中　文　名　利福布汀胶囊
英　文　名　Rifabutin Capsules
类　　　别　抗感染药（抗结核药）
主 要 成 分　利福布汀
有效成分 CAS 号　72559-06-9

化学分子结构式

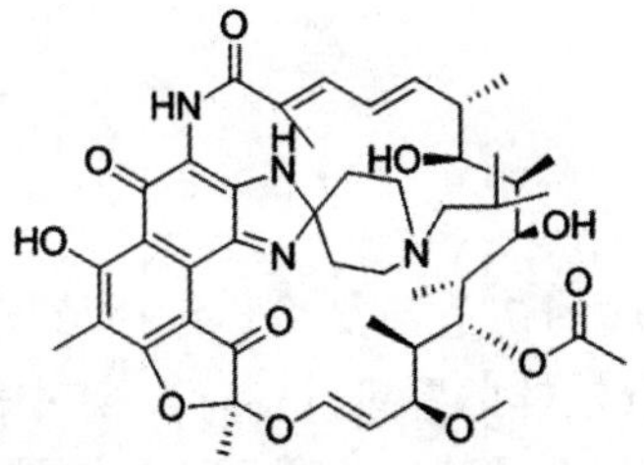

商 品 属 性　本品为胶囊剂，内容物为紫红色粉末。
适　用　症　适用于艾滋病人鸟分枝杆菌感染综合征、肺炎、慢性抗药性肺结核。
药 理 作 用　本品是一种半合成利福霉素类药物，与利福平有相似的结构和活性，除具有抗革兰氏阴
　　　　　　　性和阳性菌的作用外，还有抗结核杆菌和鸟分枝杆菌（M. avium）的活性。最近的研究
　　　　　　　表明，在 HIV 感染的淋巴细胞中，使用本品 0.1μg/mL，对 92% 的逆转录酶有抑制作用。
税 则 号 列　3004.2090

中 文 名　利福平胶囊
英 文 名　Rifampicin Capsules
类　　别　抗感染药（抗结核药）
主 要 成 分　利福平
有效成分 CAS 号　13292-46-1

化学分子结构式

商 品 属 性　本品为胶囊剂，内容物为鲜红色或暗红色的结晶性粉末。

适 用 症　1. 本品与其他抗结核药联合，用于各种结核病的初治与复治，包括结核性脑膜炎的治疗。2. 本品与其他药物联合，用于麻风、非结核分枝杆菌感染的治疗。3. 本品与万古霉素（静脉）可联合用于甲氧西林耐药葡萄球菌所致的严重感染。利福平与红霉素联合方案可用于军团菌属严重感染。4. 用于无症状脑膜炎奈瑟菌带菌者，以消除鼻咽部脑膜炎奈瑟菌。

药 理 作 用　利福平与依赖 DNA 的 RNA 多聚酶的 β 亚单位牢固结合，抑制细菌 RNA 的合成，防止该酶与 DNA 连接，从而阻断 RNA 转录过程，使 DNA 和蛋白的合成停止。

税 则 号 列　3004.2090

中 文 名　利福平片
英 文 名　Rifampicin Tablets
类　　别　抗感染药（抗结核药）
主 要 成 分　利福平
有效成分 CAS 号　13292-46-1

化学分子结构式

商 品 属 性　本品为糖衣片，除去包衣后显橙红色或暗红色。

适 用 症　1. 本品与其他抗结核药联合用于各种结核病的初治与复治，包括结核性脑膜炎的治疗。2. 本品与其他药物联合用于麻风、非结核分枝杆菌感染的治疗。3. 本品与万古霉素（静脉）可联合用于甲氧西林耐药葡萄球菌所致的严重感染。利福平与红霉素联合方案可用于军团菌属严重感染。4. 用于无症状脑膜炎奈瑟菌带菌者，以消除鼻咽部脑膜炎奈瑟菌。

药 理 作 用　利福平与依赖 DNA 的 RNA 多聚酶的 β 亚单位牢固结合，抑制细菌 RNA 的合成，防止该酶与 DNA 连接，从而阻断 RNA 转录过程，使 DNA 和蛋白的合成停止。

税 则 号 列　3004.2090

中 文 名　注射用硫酸卷曲霉素
英 文 名　Capreomycin Sulfate for Injection
类　　别　抗感染药（抗结核药）
主 要 成 分　硫酸卷曲霉素
有效成分 CAS 号　1405-37-4

化学分子结构式

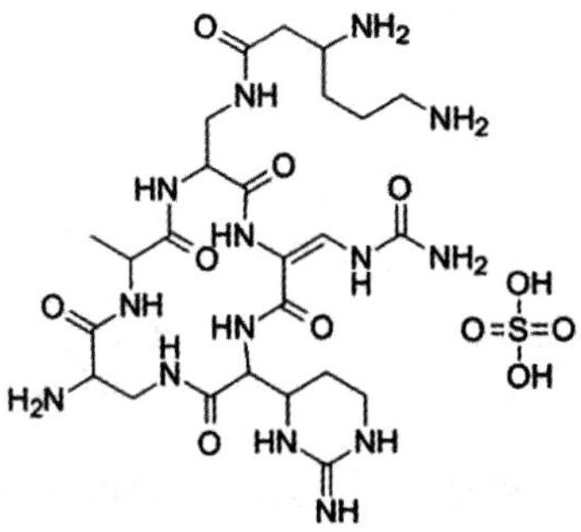

商 品 属 性　本品为注射剂，白色或类白色粉末。
适 用 症　适用于肺结核病的二线治疗药物，经一线抗结核药（如链霉素、异烟肼、利福平和乙胺丁醇）治疗失败者，或对上述药物中的一种或数种产生毒性作用或细菌耐药时，本品可作为联合用药之一。
药 理 作 用　本品为多肽复合物，对结核分枝杆菌有抑制作用，其机制尚不明确，可能与抑制细菌蛋白合成有关。单独应用时细菌易产生耐药性。本品与卡那霉素、紫霉素存在不完全交叉耐药。
税 则 号 列　3004.2090

中 文 名　吡嗪酰胺片
英 文 名　Pyrazinamide Tablets
类　　别　抗感染药（抗结核药）
主 要 成 分　吡嗪甲酰胺
有效成分 CAS 号　98-96-4

化学分子结构式

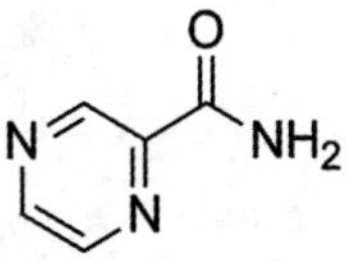

商 品 属 性　本品为白色或类白色片。
适 用 症　本品仅对分枝杆菌有效，与其他抗结核药（如链霉素、异烟肼、利福平及乙胺丁醇）联合用于治疗结核病。
药 理 作 用　本品作用机制可能与吡嗪酸有关，吡嗪酰胺渗透入吞噬细胞后并进入结核杆菌菌体内，菌体内的酰胺酶使其脱去酰胺基，转化为吡嗪酸而发挥抗菌作用；另因吡嗪酰胺在化学结构上与烟酰胺相似，通过取代烟酰胺而干扰脱氢酶，阻止脱氢作用，妨碍结核杆菌对氧的利用，影响细菌的正常代谢，造成死亡。
税 则 号 列　3004.9090

中　文　名　丙硫异烟胺片
英　文　名　Prothionamide Tablets
类　　　别　抗感染药（抗结核药）
主　要　成　分　丙硫异烟胺
有效成分 CAS 号　14222-60-7

化学分子结构式

商　品　属　性　本品为肠溶衣片，除去包衣后显黄色。
适　用　症　本品仅对分枝杆菌有效，本品与其他抗结核药联合用于结核病经一线药物（如链霉素、异烟肼、利福平和乙胺丁醇）治疗无效者。
药　理　作　用　本品为异烟酸的衍生物，其作用机制不明，可能对肽类合成具有抑制作用。本品对结核分枝杆菌的作用取决于感染部位的药物浓度，低浓度时仅具有抑菌作用，高浓度具有杀菌作用，抑制结核杆菌分枝菌酸的合成。
税　则　号　列　3004.9090

中　文　名　环丝氨酸片
英　文　名　Cycloserine Tablets
类　　　别　抗感染药（抗结核药）
主　要　成　分　D-环丝氨酸
有效成分 CAS 号　68-41-7

化学分子结构式

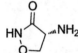

商　品　属　性　本品为白色片。
适　用　症　适用于耐药结核杆菌感染。
药　理　作　用　本品抗菌作用机制是抑制细菌细胞壁粘肽的合成，从而使细胞壁缺损。
税　则　号　列　3004.9090

中 文 名　盐酸乙胺丁醇片

英 文 名　Ethambutol Hydrochloride Tablets

类　　别　抗感染药（抗结核药）

主 要 成 分　盐酸乙胺丁醇

有效成分 CAS 号　1070-11-7

化学分子结构式

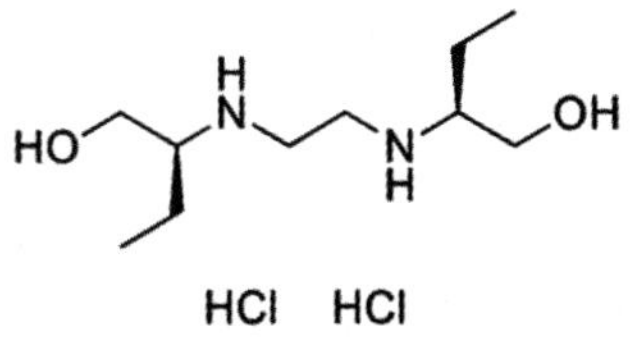

商 品 属 性　本品为白色片。

适 用 症　适用于与其他抗结核药联合治疗结核杆菌所致的肺结核，亦可用于结核性脑膜炎及非典型分枝杆菌感染的治疗。

药 理 作 用　本品可渗入分枝杆菌体内干扰 RNA 的合成，抑制细菌的繁殖，本品只对生长繁殖期的分枝杆菌有效。

税 则 号 列　3004.9090

2.5　抗感染药（抗真菌药）

中 文 名　灰黄霉素片

英 文 名　Griseofulvin Tablets

类　　别　抗感染药（抗真菌药）

主 要 成 分　灰黄霉素

有效成分 CAS 号　126-07-8

化学分子结构式

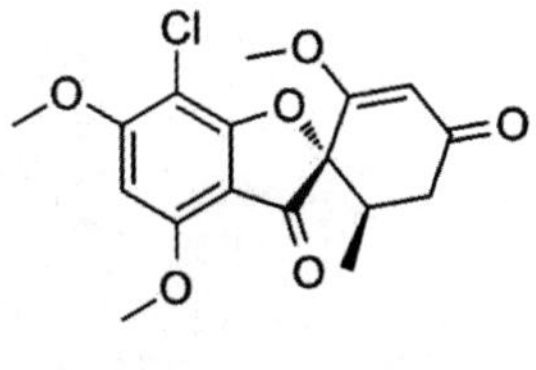

商 品 属 性　本品为白色或类白色片。

适 用 症　适用于各种癣病的治疗，包括头癣、须癣、体癣、股癣、足癣和甲癣。上述癣病由深红色发癣菌、断发癣菌、须发癣菌、指间发癣菌等以及奥杜安小孢子菌、犬小孢子菌、石膏样小孢子菌和絮状表皮癣菌等所致。

药 理 作 用　本品主要对毛发癣菌、小孢子菌、表皮癣菌等浅部真菌有良好抗菌作用。对念珠菌属、隐球菌属、组织胞浆菌属、孢子丝菌属、芽生菌属、球孢子菌属等无抗菌作用。该药系通过干扰真菌核酸的合成，抑制其生长。

税 则 号 列　3004.2090

中 文 名 那他霉素滴眼液
英 文 名 Natamycin Eye Drops
类 别 抗感染药（抗真菌药）
主 要 成 分 那他霉素
有效成分 CAS 号 7681-93-8

化学分子结构式

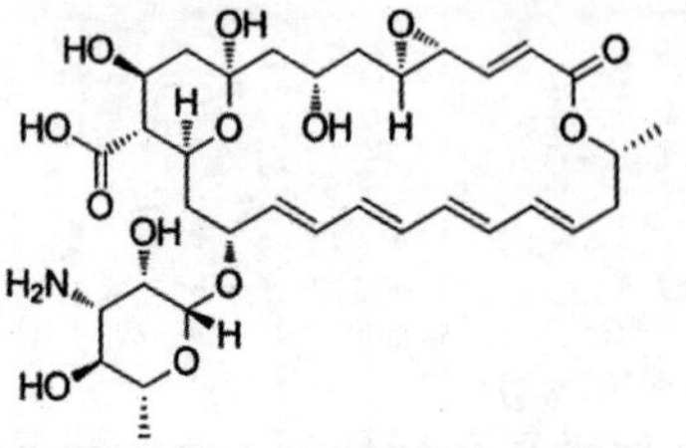

商 品 属 性 本品为白色至黄色的混悬液体。

适 用 症 5%的那他霉素适用于对本品敏感的微生物引起的真菌性睑炎、结膜炎和角膜炎，包括腐皮镰刀菌性角膜炎。如同其他类型的化脓性角膜炎那样，应根据临床诊断、涂片和角膜刮片培养等实验室检查，以及对药物的反应来确定真菌性角膜炎开始及持续治疗的时间。如有可能，应当在体外确定那他霉素抗有关真菌的活性。单独使用那他霉素治疗真菌性眼内炎的有效性尚未确定。

药 理 作 用 那他霉素是一种从纳塔尔链霉菌中提取的四烯多烯类抗生素。在体外具有抗多种酵母菌和丝状真菌，包括念珠菌、曲霉菌、头孢子菌、镰刀霉菌和青霉菌的作用。其作用机制是通过药物分子与真菌细胞膜中的固醇部分分子结合，形成多烯固醇复合物，改变细胞膜的渗透性，使真菌细胞内的基本细胞成分衰竭。虽然这种抗真菌作用与药物剂量相关，但那他霉素仍是作用明显的杀真菌剂。那他霉素在体外对革兰氏阳性菌和革兰氏阴性菌没有作用。局部应用那他霉素可以在角膜基质层内达到有效浓度，但在眼内液中却不能达到。

税 则 号 列 3004.2090

中 文 名　制霉菌素片
英 文 名　Nystatin Tablets
类　　别　抗感染药（抗真菌药）
主 要 成 分　制霉菌素
有效成分 CAS 号　1400-61-9

化学分子结构式

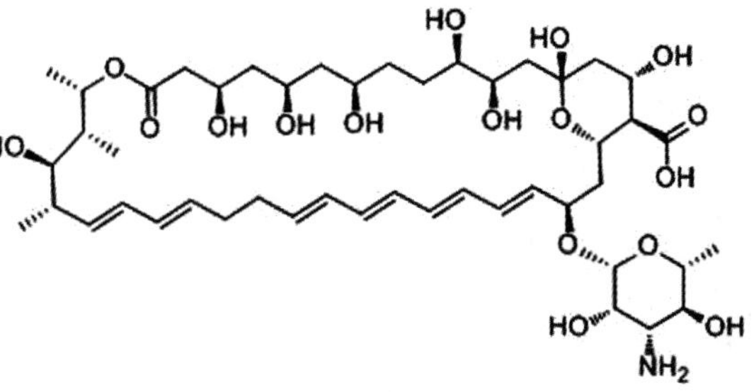

商 品 属 性　本品为糖衣片，除去包衣后显黄色或棕黄色。
适 用 症　口服，用于治疗消化道念珠菌病。
药 理 作 用　本品为多烯类抗真菌药，具广谱抗真菌作用。对念珠菌属的抗菌活性高，新型隐球菌、曲菌、毛霉菌、小孢子菌、荚膜组织浆胞菌、皮炎芽生菌及皮肤癣菌通常亦对本品敏感。本品可与真菌细胞膜上的甾醇相结合，改变细胞膜通透性，以致重要细胞内容物漏失而发挥抗真菌作用。
税 则 号 列　3004.2090

中 文 名　注射用醋酸卡泊芬净
英 文 名　Caspofungin Acetate for lnjection
类　　别　抗感染药（抗真菌药）
主 要 成 分　醋酸卡泊芬净
有效成分 CAS 号　179463-17-3

化学分子结构式

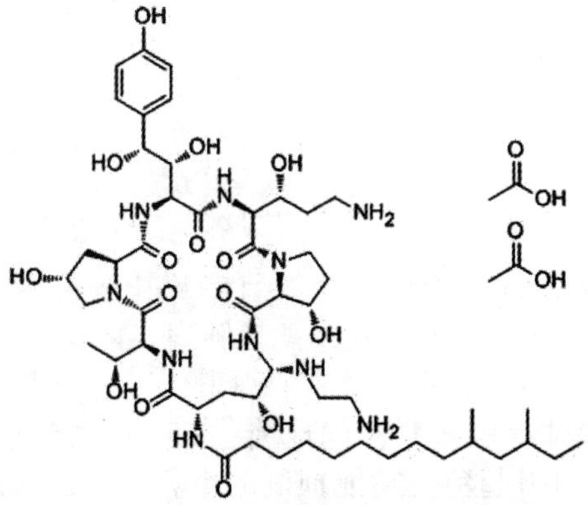

商 品 属 性　本品为注射剂，白色或类白色冻干块状物。
适 用 症　本品适用于感染下列病菌的成人患者和儿童患者（三个月及三个月以上）：
1. 经验性治疗中性粒细胞减少、伴发热病人的可疑真菌感染。2. 治疗对其他治疗无效或不能耐受的侵袭性曲霉菌病。
药 理 作 用　醋酸卡泊芬净是一种由 Glarea Lozoyensis 发酵产物合成而来的半合成脂肽（棘白菌素，echinocandin）化合物。醋酸卡泊芬净能抑制许多丝状真菌和酵母菌细胞壁的一种基本成分 β（1,3）-D-葡聚糖的合成。
税 则 号 列　3004.2090

117

中 文 名　注射用米卡芬净钠
英 文 名　Micafungin Sodium for Injection
类　　别　抗感染药（抗真菌药）
主要成分　米卡芬净钠
有效成分 CAS 号　208538-73-2

化学分子结构式

商品属性　本品为注射剂，白色至类白色粉末。
适用症　由曲霉菌和念珠菌引起的下列感染：真菌血症、呼吸道真菌病、胃肠道真菌病。
药理作用　米卡芬净是一种半合成脂肽类化合物，能竞争性抑制真菌细胞壁的必需成分 1,3-b-D 葡聚糖的合成。米卡芬净对深部真菌感染的主要致病真菌曲霉菌属和念珠菌属有广谱抗真菌活性。
税则号列　3004.2090

中 文 名　氟康唑胶囊
英 文 名　Fluconazole Capsules
类　　别　抗感染药（抗真菌药）
主要成分　氟康唑
有效成分 CAS 号　86386-73-4

化学分子结构式

商品属性　本品的内容物为白色或类白色粉末。
适用症　适用于以下真菌病。

1. 全身性念珠菌病：包括念珠菌血症、播散性念珠菌病及其他形式的侵入性念珠菌感染，如腹膜、心内膜、肺及泌尿道感染。也可用于恶性肿瘤、重症监护患者、接受放疗、化疗或免疫抑制剂治疗或受到其他易致念珠菌感染的因素作用的患者。2. 隐球菌病：包括隐球菌脑膜炎及其他部位（如肺、皮肤）的隐球菌感染。可用于免疫功能正常患者、艾滋病患者及器官移植或其他原因引起免疫功能抑制的患者。艾滋病患者可服用本品用来维持治疗，以预防隐球菌病的复发。3. 黏膜念珠菌病：包括口咽部、食道、非侵入性支气管等黏膜念珠菌病，肺部念珠菌感染，念珠菌尿症，皮肤黏膜和慢性萎缩性口腔念珠菌病。可用于免疫功能正常或免疫功能受损患者。4. 急性或复发性阴道念珠菌病。5. 对接受化疗或放疗，容易发生真菌感染的白血病患者及其他恶性肿瘤患者，可用本品进行预防治疗。6. 皮肤真菌病：包括体癣、手癣、足癣、花斑癣、头癣、指趾甲癣等皮肤真菌感染。7. 皮肤着色真菌病。

药理作用　氟康唑属三唑类广谱抗真菌药，通过高度选择性地抑制真菌细胞色素 P-450 甾醇 C-14-α-脱甲基作用，使真菌内的 14-α-甲基甾醇堆积，从而抑制真菌的繁殖和生长。
税则号列　3004.9090

中 文 名　氟康唑片
英 文 名　Fluconazole Tablets
类　　别　抗感染药（抗真菌药）
主 要 成 分　氟康唑
有效成分 CAS 号　86386-73-4

化学分子结构式

商 品 属 性　本品为白色或类白色片或薄膜衣片。
适 用 症　适用于下列疾病。
　　　　　1. 急性或复发性外阴阴道念珠菌病。2. 黏膜念珠菌病，包括口咽部、食道、支气管感染、念珠菌尿症及皮肤黏膜念珠菌病。3. 全身性念珠菌病，包括念珠菌败血症、播散性念珠菌病及其他非浅表性的念珠菌感染，如腹膜、心内膜、肺及泌尿道感染。4. 隐球菌属，包括隐球菌脑膜炎及其他部位（如肺及皮肤等）的隐球菌感染。5. 手足癣、体股癣、花斑癣、甲癣等浅部真菌病。6. 因接受化疗和放疗或免疫抑制治疗的患者可用于预防治疗。
药 理 作 用　本品的作用机制主要为高度选择性地干扰真菌的细胞色素 P-450 的活性，从而抑制真菌细胞膜上麦角固醇的生物合成。
税 则 号 列　3004.9090

中 文 名　复方硝酸咪康唑软膏
英 文 名　Compound Miconazole Nitrate Ointment
类　　别　抗感染药（抗真菌药）
主 要 成 分　本品为复方制剂，有效成分为硝酸咪康唑、薄荷脑、合成樟脑、水杨酸甲酯、冰片、麝香草酚、丙酸倍氯米松
有效成分 CAS 号　硝酸咪康唑 22832-87-7；薄荷脑 89-78-1；合成樟脑 76-22-2；水杨酸甲酯 119-36-8；冰片 507-70-0；麝香草酚 89-83-8；丙酸倍氯米松 5534-09-8

化学分子结构式

商 品 属 性　本品为乳剂型基质的白色软膏。有薄荷特臭。
适 用 症　适用于体股癣、手足癣等，亦用于丘疹性荨麻疹、湿疹、皮肤瘙痒症等。
药 理 作 用　本品所含硝酸咪康唑能抑制真菌细胞膜的合成，以及影响其代谢过程，对皮肤癣菌，念珠菌等有抗菌作用，对某些革兰氏阳性球菌也有一定疗效；丙酸倍氯米松是一种强效局部用糖皮质激素，能减轻和防止组织对炎症的反应，从而减轻炎症的表现；冰片有止痛消肿作用；薄荷脑局部应用时，有促进血循环及消炎、止痒等作用，可用于消炎、止痒、止痛、减轻水肿等；水杨酸甲酯具有消炎、止痒、消肿及止痛作用。
税 则 号 列　3004.9090

中　文　名　复方硝酸益康唑软膏

英　文　名　Compound Econazole Nitrate Cream

类　　　别　抗感染药（抗真菌药）

主 要 成 分　本品为复方制剂，有效成分为硝酸益康唑、曲安奈德

有效成分 CAS 号　硝酸益康唑 24169-02-6；曲安奈德 76-25-5

化学分子结构式

HNO₃

商 品 属 性　本品为乳剂型基质的白色软膏。

适 用 症　1. 湿疹：由真菌及/或细菌感染所致的炎性皮肤病，由皮肤癣菌、酵母菌和霉样菌所致的炎症性皮肤真菌病。2. 身体皱褶处的真菌感染及继发性细菌或/及混合感染。3. 适用于潮湿，渗出，急性、亚急性皮肤病。4. 也可用于以下疾病：甲沟炎、念珠菌性口角炎、尿布性皮炎、浅表性脓皮病等。

药 理 作 用　硝酸益康唑为广谱抗真菌药，对絮状表皮癣菌、头癣孢子菌、石膏样小孢子菌、石膏样癣菌、红色癣菌、断发癣菌等皮肤癣菌以及白色念珠菌等具有抗菌作用；曲安奈德是肾上腺素皮质激素类药，具有抗炎和抗过敏作用。

税 则 号 列　3004.9090

中　文　名　克霉唑片

英　文　名　Clotrimazole Tablets

类　　　别　抗感染药（抗真菌药）

主 要 成 分　克霉唑

有效成分 CAS 号　23593-75-1

化学分子结构式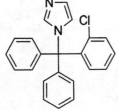

商 品 属 性　本品为白色片。

适 用 症　适用于预防和治疗免疫抑制病人口腔和食管念珠菌感染。

药 理 作 用　本品通过干扰细胞色素 P-450 的活性，从而抑制真菌细胞膜主要固醇类-麦角固醇的生物合成，损伤真菌细胞膜并改变其通透性，以致重要的细胞内物质外漏。本品可抑制真菌的甘油三酯和磷脂的生物合成，抑制氧化酶和过氧化酶的活性，引起细胞内过氧化氢积聚，导致细胞亚微结构变性和细胞坏死。

税 则 号 列　3004.9090

中 文 名　克霉唑乳膏
英 文 名　Clotrimazole Cream
类　　别　抗感染药（抗真菌药）
主要成分　克霉唑
有效成分 CAS 号　23593-75-1

化学分子结构式

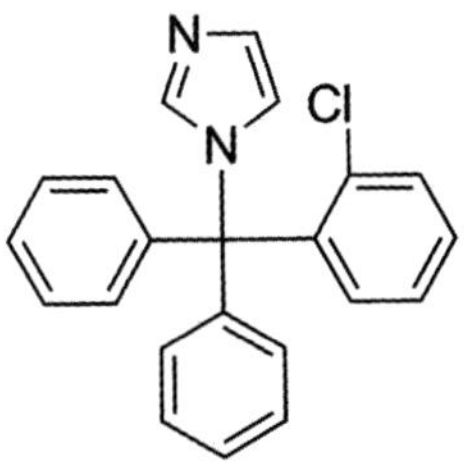

商 品 属 性　本品为白色乳膏。
适 用 症　适用于念珠菌性外阴阴道病，尤其适用于不便使用克霉唑阴道片的阴道干燥者或更年期
　　　　　　妇女。
药 理 作 用　本品作用机制是抑制真菌细胞膜的合成，影响其代谢过程，对浅部、深部多种真菌有抗
　　　　　　菌作用。
税 则 号 列　3004.9090

中 文 名　酮康唑片
英 文 名　Ketoconazole Tablets
类　　别　抗感染药（抗真菌药）
主要成分　酮康唑
有效成分 CAS 号　65277-42-1

化学分子结构式

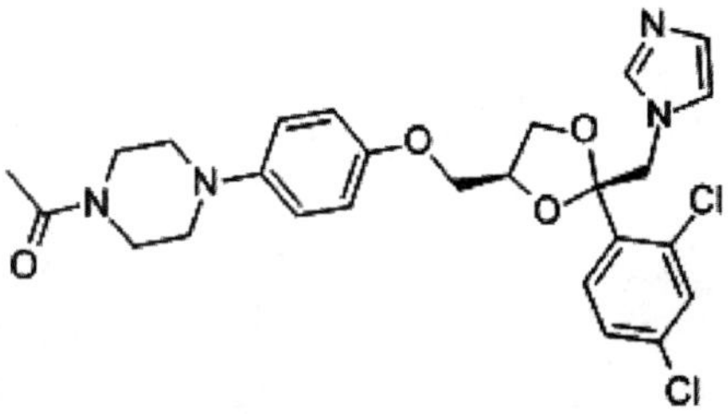

商 品 属 性　本品为白色至微红色片。
适 用 症　1. 系统真菌感染，如系统性念珠菌病、副球孢子菌病、组织胞浆菌病、球孢子菌病和芽
　　　　　　生菌病。2. 由皮肤癣菌和（或）酵母菌引起的皮肤、毛发和指（趾）甲的感染（皮肤
　　　　　　癣病、甲癣、念珠菌性甲周炎、花斑癣、干性糠疹、马拉色菌毛囊炎、慢性皮肤黏膜念
　　　　　　珠菌病等）。当局部治疗无效或由于感染部位、面积及深度等因素不宜外用治疗时，可用
　　　　　　本品治疗。3. 胃肠道酵母菌感染。4. 局部治疗无效的慢性、复发性阴道念珠菌病。
　　　　　　5. 尚可用于预防治疗因免疫机能降低（遗传性及由疾病或药物引起的）而易发生机会性
　　　　　　真菌感染的患者。
药 理 作 用　酮康唑为合成的咪唑二噁烷衍生物，通过抑制真菌麦角甾醇生物合成并改变细胞膜其他
　　　　　　脂类化合物的组成发挥抗菌作用。
税 则 号 列　3004.9090

中 文 名　酮康唑乳膏
英 文 名　Ketoconazole Cream
类　　别　抗感染药（抗真菌药）
主 要 成 分　酮康唑
有效成分 CAS 号　65277-42-1

化学分子结构式

商 品 属 性　本品为乳剂型基质的乳白色或微红色软膏。
适 用 症　适用于手癣、足癣、体癣、股癣及花斑癣及皮肤念珠菌病。
药 理 作 用　酮康唑为抗真菌药，对皮肤癣菌如毛发癣菌属、表皮癣菌属、小孢子菌属及酵母菌如念珠菌等具有抑制作用。局部外用几乎不经皮肤吸收。
税 则 号 列　3004.9090

中 文 名　硝酸咪康唑乳膏
英 文 名　Miconazole Nitrate Cream
类　　别　抗感染药（抗真菌药）
主 要 成 分　硝酸咪康唑
有效成分 CAS 号　22832-87-7

化学分子结构式

HNO₃

商 品 属 性　本品为白色或类白色乳膏。
适 用 症　1. 由皮真菌、酵母菌及其他真菌引起的皮肤、指（趾）甲感染。2. 由酵母菌（如念珠菌等）和革兰氏阳性细菌引起的阴道感染和继发感染。
药 理 作 用　该药品系广谱抗真菌药，其作用机制是抑制真菌细胞膜的合成，影响其代谢过程，对皮肤癣菌、念珠菌等有抗菌作用，对某些革兰氏阳性球菌也有一定疗效。
税 则 号 列　3004.9090

中 文 名　硝酸咪康唑栓
英 文 名　Miconazole Nitrate Suppositories
类　　 别　抗感染药（抗真菌药）
主 要 成 分　硝酸咪康唑
有效成分 CAS 号　22832-87-7

化学分子结构式

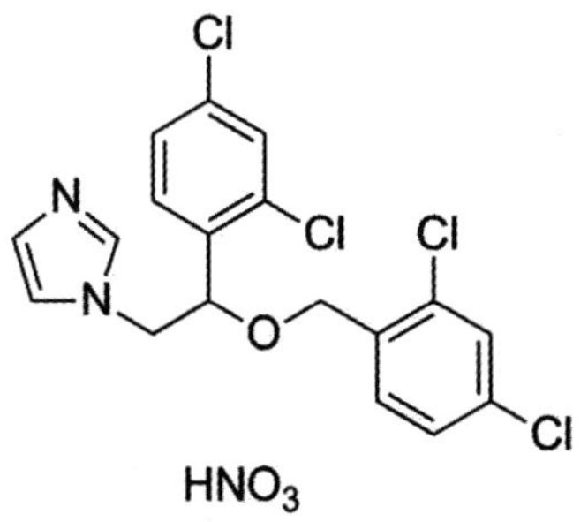

HNO₃

商 品 属 性　本品为栓剂。
适 用 症　适用于局部治疗念珠菌性外阴阴道病和革兰氏阳性细菌引起的双重感染。
药 理 作 用　本品为广谱抗真菌药，对多种真菌，尤其是念珠菌有抗菌作用，对某些革兰氏阳性细菌
　　　　　　也有抗菌力。其作用机制是抑制真菌细胞膜的合成，影响其代谢过程。
税 则 号 列　3004.9090

中 文 名　硝酸舍他康唑乳膏
英 文 名　Sertaconazole Nitrate Cream
类　　 别　抗感染药（抗真菌药）
主 要 成 分　硝酸舍他康唑
有效成分 CAS 号　99592-39-9

化学分子结构式

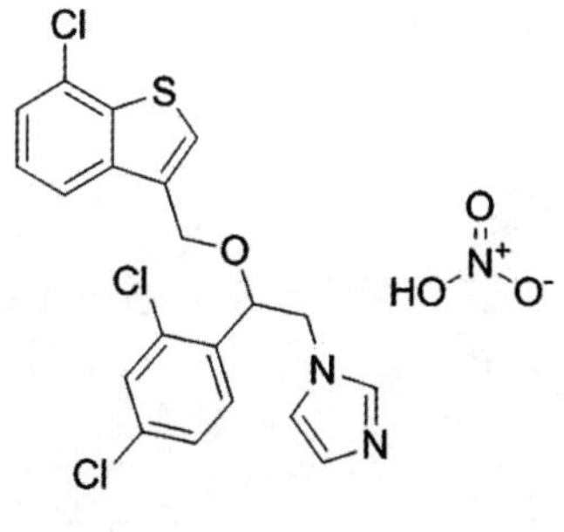

商 品 属 性　本品为白色乳膏。
适 用 症　适用于局部治疗表皮的真菌感染，如足癣、股癣、体癣、须癣、手癣和花斑癣。
药 理 作 用　硝酸舍他康唑为新型的局部抗真菌药，具有广谱杀菌活性，可作用于病原性霉菌病（白
　　　　　　色念珠菌、热带念珠菌、C. spp、豆状突糠疹癣菌）、皮癣菌病（毛癣菌、表皮癣菌和小
　　　　　　孢子菌）及其他原因引起的皮肤和黏膜真菌感染，以及继发性革兰氏阳性菌（包括葡萄
　　　　　　球菌和链霉菌）引起的皮肤和黏膜感染。
税 则 号 列　3004.9090

中　文　名　盐酸阿莫罗芬搽剂
英　文　名　Amorolfine Hydrochloride Liniment
类　　　别　抗感染药（抗真菌药）
主　要　成　分　盐酸阿莫罗芬
有效成分 CAS 号　78613-38-4

化学分子结构式
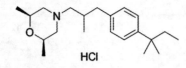

商　品　属　性　本品为搽剂。
适　用　症　适用于治疗敏感真菌引起的指（趾）甲感染。
药　理　作　用　本品是局部外用抗真菌药。其活性成分为吗啉衍生物——阿莫罗芬。阿莫罗芬的抑菌作用主要是通过改变构成真菌细胞膜的脂类的生物合成来实现的。使麦角固醇含量减少，非典型脂类的累积导致真菌细胞膜和细胞器的形态改变，从而实现抑菌作用。
税　则　号　列　3004.9090

中　文　名　盐酸阿莫罗芬乳膏
英　文　名　Amorolfine Hydrochloride Cream
类　　　别　抗感染药（抗真菌药）
主　要　成　分　盐酸阿莫罗芬
有效成分 CAS 号　78613-38-4

化学分子结构式
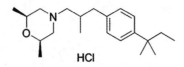

商　品　属　性　本品为乳膏剂。
适　用　症　适用于由皮肤真菌引起的皮肤真菌病：足癣（脚癣、运动员脚）、股癣、体癣，皮肤念珠菌病。
药　理　作　用　盐酸阿莫罗芬是吗啉的衍生物，是一种新型广谱抗真菌药物，通过干扰真菌细胞膜中麦角甾醇的生物合成，从而实现抑菌及杀菌的作用。
税　则　号　列　3004.9090

中　文　名　盐酸特比萘芬乳膏
英　文　名　Terbinafine Hydrochloride Cream
类　　　别　抗感染药（抗真菌药）
主　要成分　盐酸特比萘芬
有效成分 CAS 号　78628-80-5

化学分子结构式

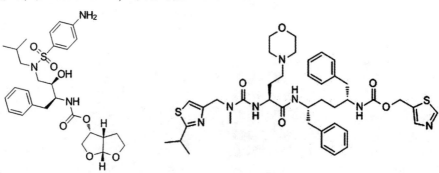

商品属性　本品为白色乳膏。
适　用　症　适用于治疗手癣、足癣、体癣、股癣、花斑癣及皮肤念珠菌病等。
药理作用　本品为广谱抗真菌药，能高度选择性地抑制真菌麦角鲨烯环氧化酶，阻断真菌细胞膜形成过程中的麦角鲨烯环氧化反应而干扰真菌固醇的早期生物合成，从而发挥抑制和杀灭真菌的作用。
税则号列　3004.9090

2.6　抗感染药（抗病毒药）

中　文　名　达芦那韦考比司他片
英　文　名　Darunavir and Cobicistat Tablets
类　　　别　抗感染药（抗病毒药）
主　要成分　本品为复方制剂，有效成分为达芦那韦、考比司他
有效成分 CAS 号　达芦那韦 206361-99-1；考比司他 1004316-88-4

化学分子结构式

商品属性　本品为粉色的薄膜衣片，除去包衣后显白色或类白色。
适　用　症　适用于已经使用过抗逆转录病毒药物的 HIV（人类免疫缺陷病毒）感染的成人患者的治疗。
药理作用　本品为抗 HIV-1 药物达芦那和 CYP3A 抑制剂考比司他组成的复方制剂。达芦那韦为 HIV-1 的蛋白酶抑制剂，可选择性地抑制感染病毒的细胞内 HIV-1 编码的 Gag-pol 多聚蛋白的裂解，从而阻断成熟传染性病毒颗粒的形成；考比司他为 CYP3A 亚族细胞色素 P450 酶的选择性机理性抑制剂，对 CYP3A 介导的代谢具有抑制作用，可增加 CYP3A 底物的系统暴露量。
税则号列　3004.9010

中 文 名　达芦那韦片

英 文 名　Darunavir Tablets

类　　别　抗感染药（抗病毒药）

主要成分　达芦那韦

有效成分 CAS 号　206361-99-1

化学分子结构式

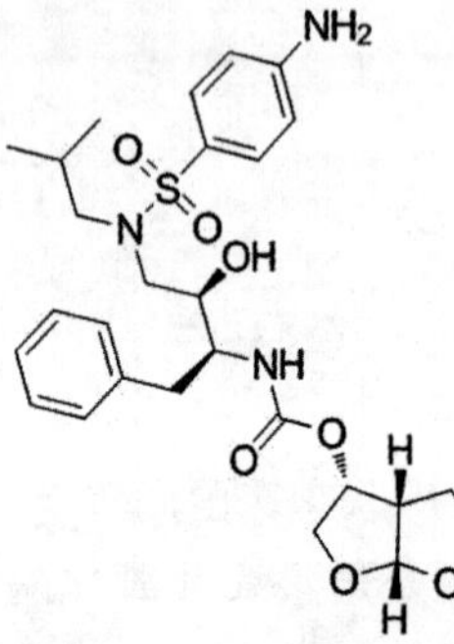

商品属性　本品为片剂。

适 用 症　达芦那韦联合 100mg 利托那韦合用（达芦那韦/利托那韦），和其他抗逆转录病毒药物合并使用，适用于已使用过抗逆转录病毒药物的 HIV（人类免疫缺陷病毒）感染的成人患者的治疗，例如对一种以上蛋白酶抑制剂耐药的 HIV-1 感染者。

药理作用　达芦那韦是一种 HIV-1 蛋白酶抑制剂，选择性抑制病毒感染细胞中 HIV 编码的 Gag-Pol 多蛋白的裂解，从而阻止成熟的感染性病毒颗粒的形成。达芦那韦与 HIV-1 蛋白酶紧密结合，KD 值为 $4.5×10^{-12}$ M。达芦那韦对于蛋白酶抑制剂耐药相关的突变（RAM）具有一定的疗效，但达芦那韦对目前检测到的 13 种人体细胞蛋白酶没有抑制作用。

税则号列　3004.9010

中 文 名　格卡瑞韦哌仑他韦片

英 文 名　Glecaprevir and Pibrentasvir Tablets

类 　 别　抗感染药（抗病毒药）

主 要 成 分　本品为复方制剂，有效成分为格卡瑞韦、哌仑他韦

有效成分 CAS 号　格卡瑞韦 1365970-03-1；哌仑他韦 1353900-92-1

化学分子结构式

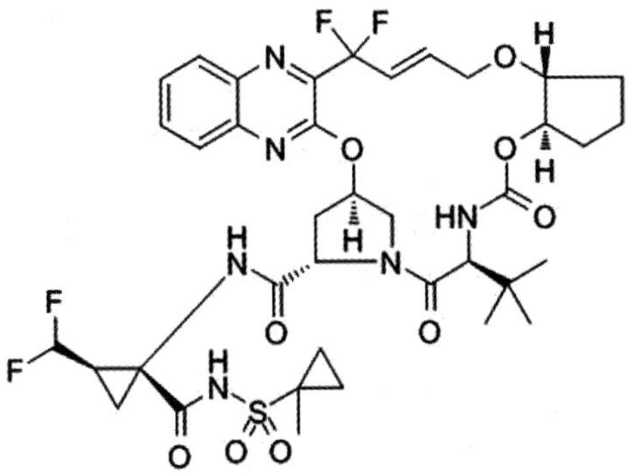

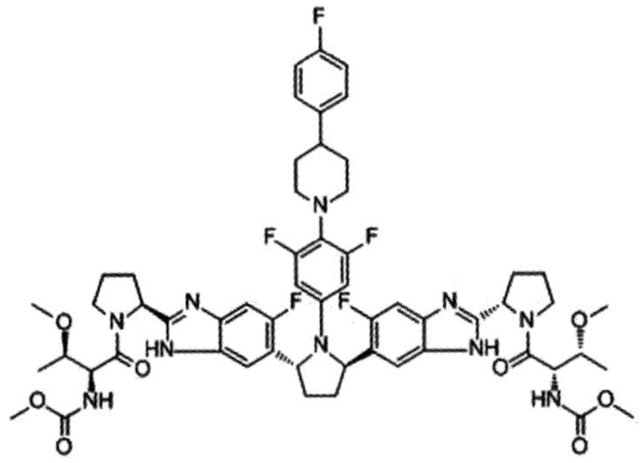

商 品 属 性　片剂：每片含格卡瑞韦 100mg 和哌仑他韦 40mg。

适 用 症　适用于治疗基因 1、2、3、4、5 或 6 型慢性丙型肝炎病毒（HCV）感染的无肝硬化或代偿期肝硬化成人和 12 岁至 18 岁青少年患者。

药 理 作 用　格卡瑞韦是 HCV NS3/4A 蛋白酶抑制剂，NS3/4A 蛋白酶是水解切割 HCV 编码多聚蛋白的必需物质（裂解为成熟形式的 NS3、NS4A、NS4B、NS5A 以及 NS5B 蛋白），对于病毒复制和组装至关重要。在一项生化试验中，格卡瑞韦对来自 HCV 基因 1a、1b、2a、2b、3a、4a、5a 和 6a 型临床分离株的重组 NS3/4A 酶的蛋白水解活性的抑制作用的 IC50 值范围为 3.5nM~11.3nM。哌仑他韦是 HCV NS5A 蛋白抑制剂，NS5A 蛋白酶对 HCV 病毒 RNA 复制和组装至关重要。联合用药的抗病毒活性：在 HCV 基因 1 型复制子细胞培养试验中未见拮抗作用。

税 则 号 列　3004.9010

中 文 名　索磷维伏片
英 文 名　Sofosbuvir，Velpatasvir and Voxilaprevir Tablets
类　　别　抗感染药（抗病毒药）
主 要 成 分　本品为复方制剂，有效成分为索磷布韦、维帕他韦和伏西瑞韦
有效成分 CAS 号　索磷布韦 1190307-88-0；维帕他韦 1377049-84-7；伏西瑞韦 1535212-07-7

化学分子结构式

商 品 属 性　本品为片剂。
适　用　症　适用于治疗既往接受过含直接抗病毒药物（DAA）方案、无肝硬化或伴代偿性肝硬化的成人慢性丙型肝炎病毒（HCV）感染。
药 理 作 用　本品为索磷布韦、维帕他韦和伏西瑞韦组成的复方制剂。索磷布韦是丙肝非结构蛋白 5B 依赖性 RNA 聚合酶抑制剂，是一种核酸苷药物前体。代谢产物 GS-461203（尿苷类似物三磷酸盐）被 NS5B 聚合酶嵌入 HCV RNA 而终止复制，GS-461203 既不是人类 DNA 和 RNA 聚合酶抑制剂，也不是线粒体 RNA 聚合酶抑制剂。维帕他韦是丙肝非结构蛋白 5A 依赖性 RNA 聚合酶抑制剂，体外耐药性选择和交叉耐药性研究提示，维帕他韦的作用机制为靶标 NS5A。伏西瑞韦是丙肝非结构蛋白 3/4A 蛋白酶的一种泛基因型抑制剂。伏西瑞韦作为 NS3/4A 蛋白酶的非共价、可逆抑制剂发挥作用。
税 则 号 列　3004.9010

中 文 名　阿巴卡韦拉米夫定片
英 文 名　Abacavir and Lamivudine Tablets
类　　别　抗感染药（抗病毒药）
主要成分　本品为复方制剂，有效成分为硫酸阿巴卡韦和拉米夫定。
有效成分 CAS 号　硫酸阿巴卡韦 188062-50-2；拉米夫定 134678-17-4

化学分子结构式

0.5 H₂SO₄

商 品 属 性　本品为片剂。
适 用 症　本品可与其他抗逆转录病毒药联合用药，适用于治疗 HIV-1 感染。
药 理 作 用　阿巴卡韦是一种碳环合成的核苷类似物，可通过细胞酶转化为活性代谢产物 carbovirt-riphosphate（CBV-TP），一种脱氧鸟苷-5'-三磷酸盐（dGTP）类似物。CBV-TP 可通过与天然底物 dGTP 竞争、与病毒 DNA 结合，抑制 HIV-1 逆转录酶（RT）。结合的核苷类似物无 3'-OH 基团，避免了 DNA 链延长中必需的 5'-3' 磷酸二酯键形成，由此，中断病毒 DNA 生长。CBV-TP 为细胞 DNA 聚合酶 α、β、γ 的弱抑制剂。拉米夫定是一种合成的核苷类似物，在细胞内，拉米夫定发生磷酸化而变成其 5'-三磷酸盐活性代谢产物，即三磷酸拉米夫定（3TC-TP）。3TCTP 的主要作用方式是在 DNA 链末端加入核苷类似物后，抑制 RT 活性。CBV-TP 和 3TC-TP 均为细胞 DNA 聚合酶 α、β、γ 的弱抑制剂。
税 则 号 列　3004.9090

中 文 名　阿德福韦酯胶囊
英 文 名　Adefovir Dipivoxil Capsules
类　　别　抗感染药（抗病毒药）
主要成分　阿德福韦酯
有效成分 CAS 号　142340-99-6

化学分子结构式

商 品 属 性　本品为硬胶囊，内容物为白色或类白色粉末。
适 用 症　适用于治疗乙型肝炎病毒活动复制和血清氨基酸转移酶升高的肝功能代偿的成年慢性乙型肝炎患者。
药 理 作 用　阿德福韦酯是一种口服抗病毒药。阿德福韦酯在体内代谢成阿德福韦，阿德福韦是一种单磷酸腺苷的无环核苷类似物，在细胞激酶的作用下被磷酸化为有活性的代谢产物即阿德福韦二磷酸盐。阿德福韦二磷酸盐通过下列两种方式来抑制 HBVDNA 多聚酶（逆转录酶）：一是与自然底物脱氧腺苷三磷酸竞争，二是整合到病毒 DNA 后引起 DNA 链延长终止。
税 则 号 列　3004.9090

中　文　名　阿昔洛韦片
英　文　名　Aciclovir Tablets
类　　　别　抗感染药（抗病毒药）
主　要　成　分　阿昔洛韦
有效成分 CAS 号　59277-89-3

化学分子结构式

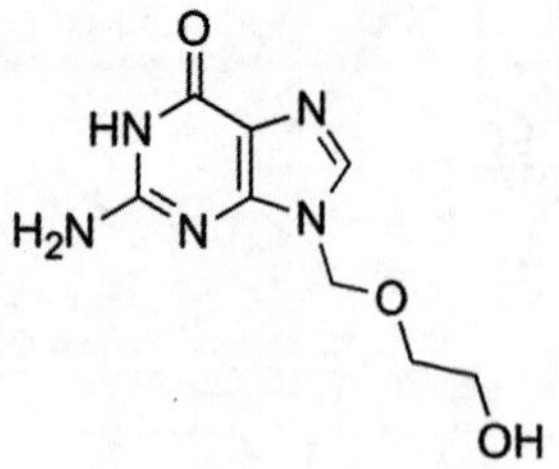

商 品 属 性　本品为白色至类白色片。
适　用　症　适用于单纯疱疹或带状疱疹感染。
药 理 作 用　本品为嘌呤核苷类抗病毒药。其作用机制是干扰病毒 DNA 多聚酶而抑制病毒的复制，对单纯疱疹病毒、水痘带状疱疹病毒、巨细胞病毒等具有抑制作用。
税 则 号 列　3004.9090

中　文　名　阿昔洛韦乳膏
英　文　名　Aciclovir Cream
类　　　别　抗感染药（抗病毒药）
主　要　成　分　阿昔洛韦
有效成分 CAS 号　59277-89-3

化学分子结构式

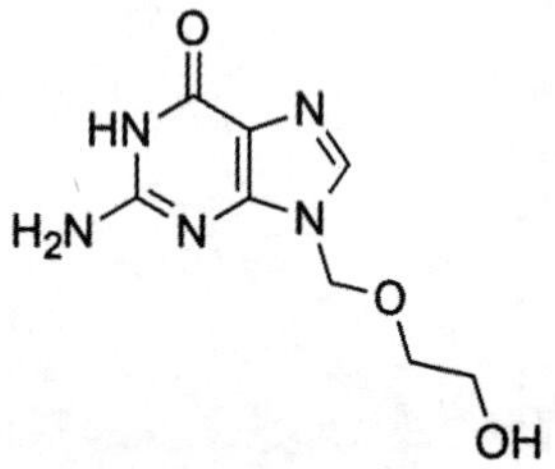

商 品 属 性　本品为白色乳膏。
适　用　症　适用于单纯疱疹或带状疱疹感染。
药 理 作 用　本品为嘌呤核苷类抗病毒药。其作用机制是干扰病毒 DNA 多聚酶而抑制病毒的复制，对单纯疱疹病毒、水痘带状疱疹病毒、巨细胞病毒等具有抑制作用。
税 则 号 列　3004.9090

中 文 名 艾考恩丙替片

英 文 名 Elvitegravir，Cobicistat，Emtricitabine and Tenofovir Alafenamide Fumarate Tablets

类 别 抗感染药（抗病毒药）

主 要 成 分 本品为复方制剂，主要成分为艾维雷韦、考比司他、恩曲他滨和丙酚替诺福韦

有效成分 CAS 号 艾维雷韦 697761-98-1；考比司他 1004316-88-4；恩曲他滨 143491-57-0；丙酚替诺
福韦 379270-38-9

化学分子结构式

商 品 属 性 本品为片剂。

适 用 症 适用于治疗人类免疫缺陷病毒-1（HIV-1）感染的且无任何与整合酶抑制剂类药物、恩曲他滨
或替诺福韦耐药性相关的已知突变的成人和青少年（年龄 12 岁及以上且体重至少为 35kg）。

药 理 作 用 本品为抗反转录病毒药物艾维雷韦、考比司他、恩曲他滨和丙酚替诺福韦组成的复方制
剂。艾维雷韦是一种 HIV-1 整合酶链转移抑制剂（INSTI）。整合酶是病毒复制所需要的
一种 HIV-1 编码酶。抑制整合酶能够阻止 HIV-1 脱氧核糖核酸（DNA）整合到宿主基因
DNA，防止 HIV-1 前病毒形成和病毒感染增殖。考比司他是 CYP3A 亚族细胞色素 P450
（CYP）酶的一种选择性机制性抑制剂。考比司他抑制 CYP3A 介导的代谢会增加 CYP3A
底物的系统暴露量，如艾维雷韦，该底物由于 CYP3A 依赖性代谢，故生物利用度受限且
半衰期短。恩曲他滨是一种核苷反转录酶抑制剂（NRTI），也是 2'-脱氧胞苷的核苷类似
物。恩曲他滨通过细胞酶进行磷酸化，形成三磷酸恩曲他滨。三磷酸恩曲他滨借助 HIV
反转录酶（RT）整合嵌入病毒 DNA（导致 DNA 链终止），从而抑制 HIV 复制。恩曲他
滨对 HIV-1、HIV-2 和 HBV 均有活性。丙酚替诺福韦是一种核苷酸反转录酶抑制剂（Nt-
RTI），也是替诺福韦的膦酰胺酯药物前体（2'-脱氧腺苷单磷酸类似物）。丙酚替诺福韦
可渗透进细胞，由于借助组织蛋白酶 A 进行水解从而增加了血浆稳定性和细胞内活性，
因此在提高外周血单核细胞（PBMC）（包括淋巴细胞和其他 HIV 靶细胞）和巨噬细胞中
的替诺福韦浓度方面，丙酚替诺福韦的有效性高于替诺福韦二吡呋酯。细胞内替诺福韦
随后经过磷酸化，形成了药理学活性代谢产物二磷酸替诺福韦。二磷酸替诺福韦借助
HIV RT 整合嵌入病毒 DNA（导致 DNA 链终止），从而抑制 HIV 复制。替诺福韦对
HIV-1、HIV-2 和 HBV 有活性。

税 则 号 列 3004.9090

中 文 名　比克恩丙诺片

英 文 名　Bictegravir sodium，emtricitabine and tenofovir alafenamide fumarate tablets

类　　别　抗感染药（抗病毒药）

主 要 成 分　本品为复方制剂，主要成分为比克替拉韦钠、恩曲他滨、富马酸丙酚替诺福韦

有效成分 CAS 号　比克替拉韦钠 1807988-02-8；恩曲他滨 143491-57-0；富马酸丙酚替诺福韦 379270-38-9

化学分子结构式

商 品 属 性　本品为片剂。

适 用 症　适用于作为完整方案治疗人类免疫缺陷病毒 1 型（HIV-1）感染（成人）。

药 理 作 用　比克恩丙诺片（B/F/TAF）是抗反转录病毒药比克替拉韦（BIC）、恩曲他滨（FTC）和
丙酚替诺福韦（TAF）组成的固定剂量复方制剂。比克替拉韦是一种整合酶链转移抑制
剂（INSTI），可抑制 HIV-1 整合酶（一种 HIV-1 病毒编码的酶，为病毒复制所需）的链
转移活性。抑制整合酶可阻止线性 DNA 整合到宿主基因组 DNA 中，阻断 HIV-1 前病毒
形成和病毒增殖。恩曲他滨是一种合成的胞苷核苷类似物，由细胞酶磷酸化形成恩曲他
滨 5'-三磷酸盐，恩曲他滨 5'-三磷酸盐通过与天然底物 5'-三磷酸脱氧竞争整合到新生病
毒 DNA 中终止 DNA 链合成，从而抑制 HIV-1 反转录酶活性。恩曲他滨丁-三磷酸盐是哺
乳动物 DNA 聚合酶 α、β、ε 和线粒体 DNA 聚合酶 Y 的一种弱抑制剂。丙酚替诺福韦是
替诺福韦（2'-脱氧腺苷单磷酸类似物）的亚磷酰胺前体药物，血浆中暴露的丙酚替诺福
韦可渗入细胞中，然后丙酚替诺福韦在细胞内经组织蛋白酶 A 水解转化为替诺福韦，随
后替诺福韦经细胞激酶磷酸化为活性代谢产物二磷酸替诺福韦。二磷酸替诺福韦通过
HIV 反转录酶嵌入到病毒 DNA 中，导致 DNA 链终止。二磷酸替诺福韦是哺乳动物 DNA
聚合酶（包括线粒体 DNA 聚合酶 Y）的一种弱抑制剂，但在细胞培养中未见对线粒体的
毒性证据。

税 则 号 列　3004.9090

中 文 名 多替阿巴拉米片
英 文 名 Dolutegravir Sodium, Abacavir Sulfate and Lamivudine Tablets
类　　别 抗感染药（抗病毒药）
主要成分 本品为复方制剂，其组分为多替拉韦钠、硫酸阿巴卡韦和拉米夫定
有效成分 CAS 号　多替拉韦钠 1051375-19-9；硫酸阿巴卡韦 188062-50-2；拉米夫定 134678-17-4

化学分子结构式

0.5 H₂SO₄

商品属性 本品为片剂。
适 用 症 适用于治疗感染人类免疫缺陷病毒（HIV）的成人和 12 岁以上青少年（体重至少为
40kg）。感染 HIV 患者，无论人种如何，开始使用含阿巴卡韦的产品治疗前，应当筛查
是否携带 HLA-B＊5701 等位基因。如果已知患者携带 RLA-B＊5701 等位基因，不应当服
用含有阿巴卡韦成分的产品。
药理作用 多替拉韦能通过与整合酶活性位点结合并阻断逆转录脱氧核糖核酸（DNA）整合的链转移
步骤（HIV 复制周期中的关键步骤），抑制 HIV 整合酶。阿巴卡韦是碳环合成性核苷类似
物，阿巴卡韦在胞内酶的作用下转化成活性代谢物卡巴韦三磷酸（CBV-TP），这是一种脱
氧鸟苷-5'-三磷酸（dGTP）类似物。CBV-TP 通过与天然底物 dGTP 竞争和插入到病毒 DNA
中来抑制 HIV-1 逆转录酶（RT）的活性。拉米夫定是合成的核苷类似物，拉米夫定在细胞
内发生磷酸化，生成活性 5-三磷酸代谢物，即拉米夫定三磷酸（3TC-TP）。3T-CTP 的主要
作用模式是通过插入核苷酸类似物终止 DNA 链的合成，从而抑制 RT 活性。
税则号列 3004.9090

中 文 名 多替拉韦钠片
英 文 名 Dolutegravir Sodium Tablets
类　　别 抗感染药（抗病毒药）
主要成分 多替拉韦钠
有效成分 CAS 号　1051375-19-9

化学分子结构式

商品属性 本品为片剂。
适 用 症 本品用于联合其他抗逆转录病毒药物，治疗人类免疫缺陷病毒（HIV）感染的成人和年
满 12 岁的儿童患者。
药理作用 作用机制：多替拉韦通过与整合酶活性位点结合并阻碍 HIV 复制周期中关键的逆转录病
毒脱氧核糖核酸（DNA）整合链转移步骤而抑制 HIV 整合酶。使用纯化 HIV-1 整合酶和
预处理底物 DNA 的体外链转移生物化学分析得到的 IC50 为 2.7nM 和 12.6nM。在体外，
多替拉韦从野生型整合酶-DNA 复合体活性位点的解离速度较慢（$t_{1/2}$71 小时）。药效学作
用：在一项随机、剂量范围探索研究中，接受多替拉韦单药治疗的 HIV-1 感染受试者中，
抗病毒活性迅速，具有剂量依赖性。多替拉韦 2mg、10mg 和 50mg 每日一次给药后，
HIV-1 从基线到第 11 天的下降幅度分别为 1.5、2.0 和 2.5log10。在 50mg 剂量组中，末
次药后，这种抗病毒应答可维持 3 至 4 天。
税则号列 3004.9090

中 文 名　恩曲他滨丙酚替诺福韦片（Ⅱ）

英 文 名　Emtricitabine and Tenofovir Alafenamide Fumarate Tablets（Ⅱ）

类　　别　抗感染药（抗病毒药）

主 要 成 分　本品为复方制剂，主要成分为恩曲他滨和富马酸丙酚替诺福韦

有效成分 CAS 号　恩曲他滨 143491-57-0；富马酸丙酚替诺福韦 379270-38-9

化学分子结构式

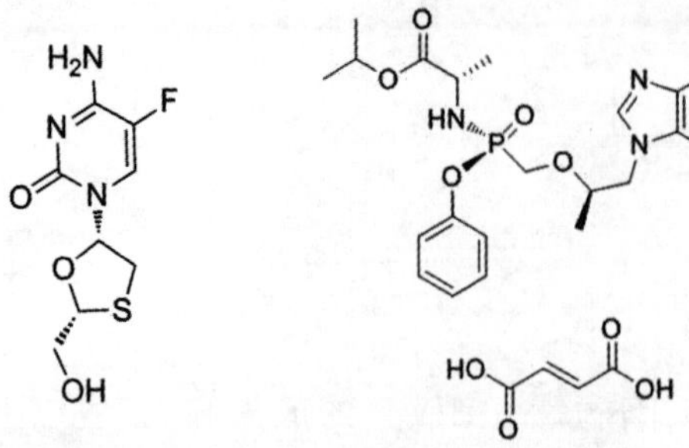

商 品 属 性　本品为复方片剂。

适 用 症　适用于与其他抗反转录病毒药物联用，治疗成年和青少年（年龄 12 岁及以上且体重至少为 35kg）的人类免疫缺陷病毒 1 型（HIV-1）感染。

药 理 作 用　恩曲他滨是一种合成的胞嘧啶核苷类似物，经细胞酶磷酸化后生成 5'-三磷酸恩曲他滨。5'-三磷酸恩曲他滨通过与天然底物 5'-三磷酸脱氧胞苷竞争并且整合到新合成的病毒 DNA 中使链终止，从而抑制 HIV-1 逆转录酶（RT）的活性。5'-三磷酸恩曲他滨对哺乳动物 DNA 聚合酶 α、β、ε 和线粒体 DNA 聚合酶 γ 的抑制活性弱。丙酚替诺福韦是替诺福韦的膦酰胺酯药物前体（2'-脱氧腺苷单磷酸类似物），进入细胞内通过组织蛋白酶 A 水解为替诺福韦。替诺福韦经磷酸化形成活性代谢产物二磷酸替诺福韦（TFV-DP）。TFV-DP 通过 HIV RT 整合嵌入病毒 DNA 中，导致 DNA 链终止，从而抑制 HIV 复制。丙酚替诺福韦对哺乳动物 DNA 聚合酶 α、β、δ、ε 和线粒体 DNA 聚合酶 γ 的抑制作用非常弱。

税 则 号 列　3004.9090

中 文 名　恩曲他滨丙酚替诺福韦片（I）

英 文 名　Emtricitabine and Tenofovir Alafenamide Fumarate Tablets（I）

类　　别　抗感染药（抗病毒药）

主 要 成 分　本品为复方制剂，主要成分为恩曲他滨和富马酸丙酚替诺福韦

有效成分 CAS 号　恩曲他滨 143491-57-0；富马酸丙酚替诺福韦 379270-38-9

化学分子结构式

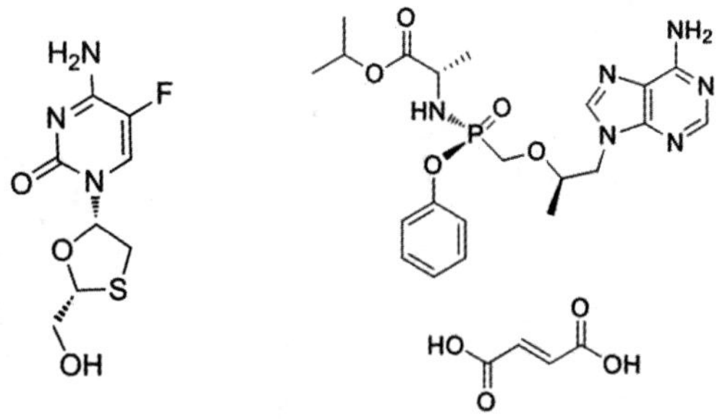

商 品 属 性　本品为复方片剂。

适 用 症　适用于与其他抗反转录病毒药物联用，治疗成年和青少年（年龄 12 岁及以上且体重至少为 35kg）的人类免疫缺陷病毒 1 型（HIV-1）感染。

药 理 作 用　恩曲他滨是一种合成的胞嘧啶核苷类似物，经细胞酶磷酸化后生成 5'-三磷酸恩曲他滨。5'-三磷酸恩曲他滨通过与天然底物 5'-三磷酸脱氧胞苷竞争并且整合到新合成的病毒 DNA 中使链终止，从而抑制 HIV-1 逆转录酶（RT）的活性。5'-三磷酸恩曲他滨对哺乳动物 DNA 聚合酶 α、β、ε 和线粒体 DNA 聚合酶 γ 的抑制活性弱。丙酚替诺福韦是替诺福韦的膦酰胺酯药物前体（2'-脱氧腺苷单磷酸类似物），进入细胞内通过组织蛋白酶 A 水解为替诺福韦。替诺福韦经磷酸化形成活性代谢产物二磷酸替诺福韦（TFV-DP）。TFV-DP 通过 HIV RT 整合嵌入病毒 DNA 中，导致 DNA 链终止，从而抑制 HIV 复制。丙酚替诺福韦对哺乳动物 DNA 聚合酶 α、β、δ、ε 和线粒体 DNA 聚合酶 γ 的抑制作用非常弱。

税 则 号 列　3004.9090

中 文 名　恩曲他滨-利匹韦林-富马酸替诺福韦酯片

英 文 名　Emtricitabine, Rilpivirine and Tenofovir Disoproxil Fumarate Tablets

类　　别　抗感染药（抗病毒药）

主 要 成 分　本品为复方制剂，主要成分为恩曲他滨、利匹韦林、富马酸替诺福韦酯

有效成分 CAS 号　恩曲他滨 143491-57-0；利匹韦林 500287-72-9；富马酸替诺福韦酯 202138-50-9

化学分子结构式

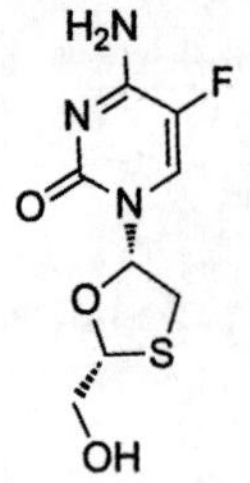

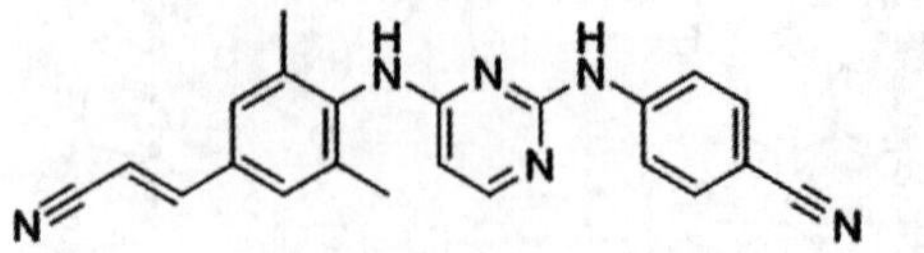

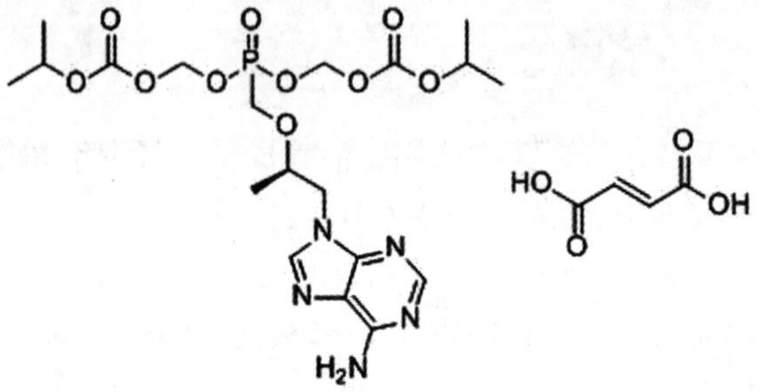

商 品 属 性　本品为片剂。

适 用 症　适用于单用或与其他抗逆转录病毒药物联合，治疗未经治疗的成人 HIV-1 感染，且 HIV-1RNA 小于等于 100000copies/mL。患者 HIV-1RNA 被稳定抑制在小于 50copies/mL，用本品可替代原治疗方案。

药 理 作 用　利匹韦林是非核苷类 HIV-1 逆转录酶抑制剂，富马酸替诺福韦酯在体内水解为活性成分替诺福韦二磷酸盐，后者可通过直接竞争性地与天然脱氧腺苷 5'-三磷酸底物相结合而抑制病毒聚合酶，及通过插入 DNA 中终止链而抑制 HIV-1 复制，恩曲他滨口服后被磷酸化为具有细胞活性的 5'-三磷酸盐，5'-三磷酸盐通过进入病毒 DNA 主链，与主链结合，导致链终止，从而抑制 HIV-1 逆转录酶。

税 则 号 列　3004.9090

中 文 名　恩曲他滨替诺福韦片
英 文 名　Emtricitabine and Tenofovir Disoproxil Fumarate Tablets
类　　别　抗感染药（抗病毒药）
主 要 成 分　本品为复方制剂，主要成分为恩曲他滨和富马酸替诺福韦二吡呋酯
有效成分 CAS 号　恩曲他滨 143491-57-0；富马酸替诺福韦二吡呋酯 202138-50-9

化学分子结构式

商 品 属 性　本品为片剂。
适 用 症　适用于与其他抗逆转录病毒药物联用，治疗成人和 12 岁（含）以上儿童的 HIV-1 感染。
当开始使用本品治疗 HIV-1 感染时，应考虑下列因素：建议本品不要作为三联核苷治疗
方案的一个组分使用；本品不应与恩曲他滨、替诺福韦二吡呋酯、拉米夫定或含有三者
的固定剂量复方合并使用；接受过治疗的患者，本品的使用应按照实验室检查结果和患
者治疗史进行。
药 理 作 用　本品为抗病毒药恩曲他滨与富马酸替诺福韦二吡呋酯组成复方制剂。恩曲他滨是一种合
成的胞嘧啶核苷类似物，经细胞酶磷酸化后生成 5'-三磷酸恩曲他滨。5'-三磷酸恩曲他滨
通过与天然底物 5'-三磷酸脱氧胞苷竞争并且整合到新合成的病毒 DNA 中使链终止，从
而抑制 HIV-1 逆转录酶（RT）的活性。5'-三磷酸恩曲他滨对哺乳动物 DNA 聚合酶 α、
β、ε 和线粒体 DNA 聚合酶 γ 的抑制活性弱。富马酸替诺福韦二吡呋酯是一磷酸腺苷的
非环状核苷磷酸化二酯类似物。富马酸替诺福韦二吡呋酯先进行二酯酶水解转化成替诺
福韦，然后通过细胞酶的磷酸化形成二磷酸替诺福韦。二磷酸替诺福韦通过与天然底物
5'-三磷酸脱氧腺苷竞争，然后与 DNA 整合后终止 DNA 链，从而抑制 HIV-1 逆转录酶的
活性。二磷酸替诺福韦对哺乳动物 DNA 聚合酶 α、β 和线粒体 DNA 聚合酶 γ 的抑制活性
弱。
税 则 号 列　3004.9090

中 文 名　恩替卡韦片
英 文 名　Entecavir Tablets
类　　别　抗感染药（抗病毒药）
主 要 成 分　恩替卡韦
有效成分 CAS 号　142217-69-4

化学分子结构式

商 品 属 性　本品为薄膜衣片，除去包衣后显白色。
适 用 症　适用于病毒复制活跃，血清丙氨酸氨基转移酶（ALT）持续升高或肝脏组织学显示有活动性病变的慢性成人乙型肝炎的治疗。也适用于治疗 2 岁至 18 岁慢性乙肝病毒（HBV）感染代偿性肝病的核苷初治儿童患者，有病毒复制活跃和血清 ALT 水平持续升高的证据或中度至重度炎症和/或纤维化的组织学证据。
药 理 作 用　本品为鸟嘌呤核苷类似物，对 HBV 多聚酶具有抑制作用。它能够通过磷酸化成为具有活性的三磷酸盐，三磷酸盐在细胞内的半衰期为 15 小时。通过与 HBV 多聚酶的天然底物三磷酸脱氧鸟嘌呤核苷竞争，恩替卡韦三磷酸盐能抑制病毒多聚酶（逆转录酶）的所有活性：HBV 多聚酶的启动；前基因组 mRNA 逆转录负链的形成；HBV DNA 正链的合成。
税 则 号 列　3004.9090

中 文 名　泛昔洛韦片
英 文 名　Famciclovir Tablets
类　　别　抗感染药（抗病毒药）
主 要 成 分　泛昔洛韦
有效成分 CAS 号　104227-87-4

化学分子结构式

商 品 属 性　本品为白色薄膜衣片，除去薄膜衣片后显白色。
适 用 症　适用于治疗带状疱疹或原发性生殖器疱疹。
药 理 作 用　本品在体内迅速转化为有抗病毒活性的化合物喷昔洛韦，后者对 I 型单纯疱疹病毒（HSV-1），II 型单纯疱疹病毒（HSV-2）以及水痘带状疱疹病毒（VZV）有抑制作用。在细胞培养研究中，喷昔洛韦对下述病毒的抑制作用强弱次序排列为 HSV-1、HSV-2、VZV。作用机制为在感染上述病毒的细胞中，病毒胸苷激酶将喷昔洛韦磷酸化成单磷酸喷昔洛韦，后者再由细胞激酶将其转化为三磷酸喷昔洛韦。体外试验研究显示，三磷酸喷昔洛韦通过与三磷酸鸟苷竞争，抑制 HSV-2 多聚酶的活性，从而选择性抑制疱疹病毒 DNA 的合成和复制。
税 则 号 列　3004.9090

中 文 名　富马酸丙酚替诺福韦片
英 文 名　Tenofovir Alafenamide Fumarate Tablets
类 　 别　抗感染药（抗病毒药）
主 要 成 分　富马酸丙酚替诺福韦
有效成分 CAS 号　379270-38-9

化学分子结构式

商 品 属 性　本品为黄色、圆形的薄膜衣片。除去包衣后，显白色或类白色。
适 用 症　适用于治疗成人和青少年（年龄 12 岁及以上，体重至少为 35kg）慢性乙型肝炎。
药 理 作 用　丙酚替诺福韦是替诺福韦的一种亚磷酰胺药物前体（2'-脱氧腺苷一磷酸类似物）。丙酚替诺福韦通过被动扩散以及肝脏摄取性转运体 OATP1B1 和 OATP1B3 进入原代肝细胞。在原代肝细胞内丙酚替诺福韦主要通过羧酸酯酶 1 进行水解以形成替诺福韦。细胞内替诺福韦随后经过磷酸化，形成药理学活性代谢产物二磷酸替诺福韦。二磷酸替诺福韦借助 HBV 逆转录酶整合嵌入病毒 DNA（这会导致 DNA 链终止），从而抑制 HBV 复制。替诺福韦对乙型肝炎病毒和人类免疫缺陷病毒（HIV-1 和 HIV-2）有特异性活性。基于包括线粒体 DNA 分析在内的多项试验，二磷酸替诺福韦是哺乳动物 DNA 聚合酶（包括线粒体 DNA 聚合酶 γ）的一种弱抑制剂，且在体外无线粒体毒性迹象。
税 则 号 列　3004.9090

中 文 名　富马酸替诺福韦二吡呋酯片

英 文 名　Tenofovir Disoproxil Fumarate Tablets

类　　别　抗感染药（抗病毒药）

主 要 成 分　富马酸替诺福韦二吡呋酯

有效成分 CAS 号　202138-50-9

化学分子结构式

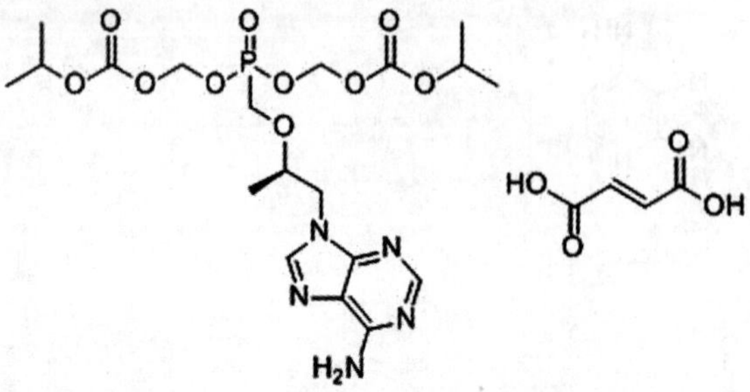

商 品 属 性　本品为片剂。

适 用 症　本品适用于其他抗逆转录病毒药物合用，治疗 HIV-1 感染。也用于治疗患有慢性乙肝的成人和 12 岁以上的儿童。

药 理 作 用　富马酸替诺福韦酯是一种一磷酸腺苷的开环核苷膦化二酯结构类似物。富马酸替诺福韦二吡呋酯首先需要经二酯的水解转化为替诺福韦，然后通过细胞酶的磷酸化形成二磷酸替诺福韦，也叫链末端终止剂。二磷酸替诺福韦通过与天然底物 5'-三磷酸脱氧腺苷竞争，并且在与 DNA 整合后终止 DNA 链，从而抑制 HIV-1 反转录酶和 HBV 反转录酶的活性。二磷酸替诺福韦对哺乳动物 DNA 聚合酶 a、b 和线粒体 DNA 聚合酶 g 是弱抑制剂。

税 则 号 列　3004. 9090

中　文　名　更昔洛韦分散片
英　文　名　Ganciclovir Dispersible Tablets
类　　　别　抗感染药（抗病毒药）
主 要 成 分　更昔洛韦
有效成分 CAS 号　82410-32-0

化学分子结构式

商 品 属 性　本品为白色或类白色片。
适　用　症　适用于免疫损伤引起巨细胞病毒感染的患者。用于免疫功能损伤（包括艾滋病患者）发生的巨细胞病毒性视网膜炎的维持治疗；预防可能发生于器官移植受者的巨细胞病毒感染；预防晚期 HIV 感染患者的巨细胞病毒感染。
药 理 作 用　更昔洛韦首先被巨细胞病毒（CMV）编码（UL97 基因）的蛋白激酶同系物磷酸化成单磷酸盐，再通过细胞激酶进一步磷酸化成二磷酸盐和三磷酸盐。在 CMV 感染的细胞内，三磷酸盐的量比非感染细胞中的量高 100 倍，提示本品在感染的细胞中可优先磷酸化。更昔洛韦一旦形成三磷酸盐，能在 CMV 感染的细胞内持续数天。更昔洛韦的三磷酸盐能通过以下方式抑制病毒的 DNA 合成：竞争性地抑制病毒 DNA 聚合；掺入病毒及宿主细胞的 DNA 内，从而导致病毒 DNA 延长的终止。更昔洛韦对病毒 DNA 聚合酶作用较对宿主聚合酶强。
税 则 号 列　3004.9090

中　文　名　拉米夫定胶囊
英　文　名　Lamivudine Capsules
类　　　别　抗感染药（抗病毒药）
主 要 成 分　拉米夫定
有效成分 CAS 号　134678-17-4

化学分子结构式

商 品 属 性　本品为胶囊剂。
适　用　症　适用于伴有丙氨酸氨基转氨酶升高和病毒活动复制的、肝功能代偿的成年慢性乙型肝炎病人的治疗。
药 理 作 用　拉米夫定是一种人工合成的核苷类似物。它可在细胞内磷酸化而产生具有活性的 5'-三磷酸盐代谢物—拉米夫定三磷酸盐（3TC-TP）。三磷酸盐通过 HBV 逆转录掺入到病毒 DNA 链中，从而阻断病毒 DNA 的合成。3TC-TP 还可抑制人类免疫缺陷病毒 1 型（HIV-1）逆转录酶（RT）的 RNA 和 DNA 依赖型 DNA 聚合酶的活性。3TC-TP 对哺乳动物 α、β 和 γ-DNA 聚合酶的抑制作用微弱。
税 则 号 列　3004.9090

中 文 名　拉米夫定片
英 文 名　Lamivudine Tablets
类　　别　抗感染药（抗病毒药）
主要成分　拉米夫定
有效成分 CAS 号　134678-17-4

化学分子结构式

商 品 属 性　本品为片剂。
适 用 症　适用于伴有丙氨酸氨基转氨酶升高和病毒活动复制的、肝功能代偿的成年慢性乙型肝炎病人的治疗。
药 理 作 用　拉米夫定是一种人工合成的核苷类似物。它可在细胞内磷酸化而产生具有活性的 5'-三磷酸盐代谢物—拉米夫定三磷酸盐（3TC-TP）。三磷酸盐通过 HBV 逆转录掺入到病毒 DNA 链中，从而阻断病毒 DNA 的合成。3TC-TP 还可抑制人类免疫缺陷病毒 1 型（HIV-1）逆转录酶（RT）的 RNA 和 DNA 依赖型 DNA 聚合酶的活性。3TC-TP 对哺乳动物 α、β 和 γ-DNA 聚合酶的抑制作用微弱。
税 则 号 列　3004.9090

中 文 名　拉替拉韦钾片
英 文 名　Raltegravir Potassium Tablets
类　　别　抗感染药（抗病毒药）
主要成分　拉替拉韦钾
有效成分 CAS 号　871038-72-1

化学分子结构式

商 品 属 性　本品为片剂。
适 用 症　1. 本品适用于与其他抗反转录病毒药物联合使用，用于治疗人免疫缺陷病毒（HIV-1）。2. 本品适应证的确立是基于对三个临床对照研究 48 周时的血浆 HIV-1RNA 水平进行的分析。这些研究中的两个是在接受过三种抗反转录病毒抑制剂治疗（非核苷类反转录酶抑制剂、核苷类反转录酶抑制剂、蛋白酶抑制剂）并有疾病临床进展的成年患者中进行的。另一个是在既往未治疗的患者中进行的。3. 本品与其他活性药物联合使用时产生治疗应答的可能性更大。4. 在儿童患者中尚无本品的安全性和有效性数据。
药 理 作 用　拉替拉韦可抑制 HIV 整合酶的催化活性，这是一种病毒复制所必需的 HIV-编码酶，抑制整合酶可防止感染早期 HIV 基因组共价插入或整合到宿主细胞基因组上。整合失败的 HIV 基因组无法引导生成新的感染性病毒颗粒，因此抑制整合可预防病毒感染的传播。拉替拉韦对包括 DNA 聚合酶 α、β 和 γ 在内的人体磷酸转移酶无明显抑制作用。
税 则 号 列　3004.9090

中 文 名　来迪派韦索磷布韦片
英 文 名　Ledipasvir and Sofosbuvir Tablets
类　　别　抗感染药（抗病毒药）
主 要 成 分　本品为复方制剂，主要成分为来迪派韦和索磷布韦。
有效成分 CAS 号　来迪派韦 1256388-51-8；索磷布韦 1190307-88-0

化学分子结构式

商 品 属 性　本品为片剂。
适 用 症　适用于治疗成人和 12 岁至 18 岁青少年的慢性丙型肝炎病毒（HCV）感染。
药 理 作 用　来迪派韦是 HCV NS5A 蛋白（为 HCV 病毒体 RNA 复制和组装必需）抑制剂。目前尚无法通过生物化学方法证实来迪派韦对 NS5A 的抑制作用，因为 NS5A 不具有酶功能。体外耐药性选择和交叉耐药性研究表明，来迪派韦的作用机制是以 NS5A 为靶标。索磷布韦是 HCV NS5B RNA 依赖性 RNA 聚合酶（为病毒复制所必需）抑制剂。索磷布韦是一种核苷酸前体药物，在细胞内代谢为具有药理活性的尿苷类似物三磷酸盐（GS-461203），可被 NS5B 聚合酶嵌入 HCV RNA 中而终止复制。一项生化分析结果显示，GS-461203 对基因型 1b、2a、3a 和 4a HCV 的重组 NS5B 的聚合酶活性具有抑制作用，50% 抑制浓度（IC50）为 0.7～2.6 μM。GS-461203 既不是人类 DNA 和 RNA 聚合酶抑制剂，也不是线粒体 RNA 聚合酶抑制剂。
税 则 号 列　3004.9090

中 文 名　利巴韦林颗粒
英 文 名　Ribavirin Granules
类　　别　抗感染药（抗病毒药）
主 要 成 分　利巴韦林
有效成分 CAS 号　36791-04-5

化学分子结构式

商 品 属 性　本品为白色或类白色颗粒。
适 用 症　适用于呼吸道合胞病毒引起的病毒性肺炎与支气管炎，皮肤疱疹病毒感染。
药 理 作 用　利巴韦林为合成的核苷类抗病毒药。体外细胞培养试验表明，利巴韦林对呼吸道合胞病毒（RSV）具有选择性的抑制作用。利巴韦林的作用机理尚不清楚，但是其体外抗病毒活性可被鸟嘌呤核苷和黄嘌呤核苷逆转的结果提示，利巴韦林可能作为这些细胞的代谢类似物而起作用。
税 则 号 列　3004.9090

中 文 名	利匹韦林片
英 文 名	Rilpivirine Tablets
类 别	抗感染药（抗病毒药）
主 要 成 分	利匹韦林
有效成分 CAS 号	500287-72-9

化学分子结构式

商 品 属 性 本品为片剂。

适 用 症 本品与其他抗逆转录病毒药物联合使用，适用于治疗开始时 1 型人类免疫缺陷病毒核糖核酸（HIV-1RNA）低于或等于 100000 拷贝/mL 的 HIV-1 感染的初治患者。

药 理 作 用 利匹韦林是一种特异性作用于 1 型人类免疫缺陷病毒（HIV-1）的二芳基嘧啶非核苷类反转录酶抑制剂（NNRTI），并通过非竞争性抑制 HIV-1 反转录酶（RT），从而抑制HIV-1 的复制。利匹韦林不抑制人类细胞 DNA 聚合酶 α，β 和 γ。

税 则 号 列 3004.9090

中 文 名	利托那韦片
英 文 名	Ritonavir Tablets
类 别	抗感染药（抗病毒药）
主 要 成 分	利托那韦
有效成分 CAS 号	155213-67-5

化学分子结构式

商 品 属 性 本品为片剂。

适 用 症 本品单独或与抗逆转录病毒的核苷类药物合用治疗晚期或非进行性的艾滋病病人。

药 理 作 用 利托那韦属于抗病毒药。本品是一种人免疫缺陷病毒（HIV）蛋白酶抑制剂。作用机理为 HIV 蛋白酶是在传染性 HIV 中发现的使病毒聚合蛋白前体裂解成单个功能蛋白的一种酶。茚地那韦可与该蛋白酶的活性部位结合并使抑制其活性。这种抑制作用阻断了病毒聚合蛋白裂解，导致不成熟的非传染性病毒颗粒形成。

税 则 号 列 3004.9090

中 文 名 硫酸阿巴卡韦片
英 文 名 Abacavir Sulfate
类 别 抗感染药（抗病毒药）
主 要 成 分 硫酸阿巴卡韦
有效成分 CAS 号 188062-50-2

化学分子结构式

0.5 H_2SO_4

商 品 属 性 本品为片剂。
适 用 症 本品与其他抗逆转录病毒病毒合用，治疗 HIV 感染。
药 理 作 用 本品为核苷类逆转录酶抑制剂，本品对 HIV-1 和 HIV-2 有选择性抑制作用。体外研究已
证实，本品对 HIV 作用的机制是抑制 HIV 的逆转录酶，而这一过程导致链的终止并打断
病毒复制的周期。本品在体外显示与奈韦拉平和齐多夫定合用时有协同作用，与去羟肌
苷、扎西他滨、拉米夫定和司他夫定合用时有相加作用。
税 则 号 列 3004.9090

中 文 名 硫酸阿扎那韦胶囊
英 文 名 Atazanavir Sulfate Capsules
类 别 抗感染药（抗病毒药）
主 要 成 分 硫酸阿扎那韦
有效成分 CAS 号 229975-97-7

化学分子结构式

商 品 属 性 本品为胶囊剂。
适 用 症 本品与其他抗逆转录病毒病毒药物合用，治疗 HIV-1 感染。
药 理 作 用 本品在感染 HV-1 的细胞内，能选择性地通过阻断裂解病毒 Gag 和 Gap-Pol 基因编码的多
聚蛋白质（一种病毒的前体蛋白），因此能阻止成熟病毒的形成。细胞实验显示，EC50
为 2.6nmol/L～5.3nmol/L，EC90 为 9mmol/L～15mmol/L，其浓度要达到抗 HIV-1 活性的
6500～23000 倍才出现细胞毒性。体外试验显示，本品的作用比现有的 HIV-1 蛋白酶抑制
剂强 2～20 倍。在 HIV-1 感染的外周血细胞内，本品与几种蛋白酶抑制剂（如茚地那韦
等）或几种核苷类逆转录酶抑制剂（如齐多夫定等）具有微弱的协同作用。
税 则 号 列 3004.9090

中 文 名	硫酸茚地那韦胶囊
英 文 名	Indinavir Sulfate Capsules
类　　别	抗感染药（抗病毒药）
主 要 成 分	硫酸茚地那韦
有效成分 CAS 号	157810-81-6

化学分子结构式

商 品 属 性	本品为硬胶囊剂，内容物为白色或类白色粉末。
适 用 症	本品与和其他抗逆转录病毒药物联合使用，用于治疗成人及儿童 HIV-1 感染。
药 理 作 用	HIV 蛋白酶是在传染性 HIV 中发现的使病毒聚合蛋白前体裂解成单个功能蛋白的一种酶。茚地那韦可与该蛋白酶的活性部位结合并抑制其活性。这种抑制作用阻断了病毒聚合蛋白裂解，导致不成熟的非传染性病毒颗粒形成。
税 则 号 列	3004.9090

中 文 名	洛匹那韦利托那韦片
英 文 名	Aluvia（Lopinavir and Ritonavir Tablets）
类　　别	抗感染药（抗病毒药）
主 要 成 分	本品为复方制剂，主要成分为洛匹那韦、利托那韦
有效成分 CAS 号	洛匹那韦 192725-17-0；利托那韦 155213-67-5

化学分子结构式

商 品 属 性	本品为片剂。
适 用 症	本品与其他抗反转录病毒药物联合用药，治疗成人和 2 岁以上儿童的 HIV-1 感染。有关洛匹那韦利托那韦的用药经验主要来自未接受过抗反转录病毒药物治疗的患者。已接受过蛋白酶抑制剂治疗的患者数据非常有限。在洛匹那韦利托那韦治疗失败的情况下对患者进行补救治疗的数据也非常有限。已接受过蛋白酶抑制剂治疗的 HIV-1 感染者是否选择本品治疗主要取决于两个因素——患者个体的病毒耐药检测结果及其治疗史。
药 理 作 用	本品为洛匹那韦与利托那韦组成的复方制剂。洛匹那韦是一种 HIV 蛋白酶抑制剂，可以阻断 Gag-Pol 聚蛋白的分裂，导致产生未成熟的、无感染力的病毒颗粒。利托那韦是一种针对 HIV-1 和 HIV-2 天冬氨酰蛋白酶的活性拟肽类抑制剂，通过抑制 HIV 蛋白酶使该酶无法处理 Gag-Pol 多聚蛋白的前体，导致生成非成熟形态的 HIV 颗粒，从而无法启动新的感染周期。利托那韦可抑制 CYP3A 介导的洛匹那韦代谢，从而产生更高的洛匹那韦浓度。
税 则 号 列	3004.9090

中 文 名　马拉韦罗片
英 文 名　Maraviroc Tablets
类　　别　抗感染药（抗病毒药）
主 要 成 分　马拉韦罗
有效成分 CAS 号　376348-65-1

化学分子结构式

商 品 属 性　本品为片剂。
适 用 症　本品与其他抗反转录病毒药物联合使用，治疗曾接受过治疗的成人 R5 型 HIV-1 感染者。
药 理 作 用　本品选择性与人类细胞膜上的趋化因子 CCrR5 结合，阻止具有 HIV-1 糖蛋白 120 和 CCrR5 趋向性的 HV1 进入细胞。本品抑制实验室 CCrR5 趋向性 HIV-1 细胞株和从急性感染患者外周血中分离出的 HV-1 隔离群的复制，细胞培养中，本品对 HIV1-M 组隔离群及 O 组隔离群的平均 EC50 为 0.1mmol/L～4.5mmol/L。与其他抗逆转录病毒病毒合用时无拮抗作用，本品对 CXCR4 趋向性及双趋向性病毒无活性，未对抗 HIV-2 活性进行研究。
税 则 号 列　3004.9090

中 文 名　奈韦拉平片
英 文 名　Nevirapine Tablets
类　　别　抗感染药（抗病毒药）
主 要 成 分　奈韦拉平
有效成分 CAS 号　129618-40-2

化学分子结构式

商 品 属 性　本品为白色或类白色异形片。
适 用 症　适用于治疗 HIV-1 感染，单用易产生耐药性，应与其他抗 HIV-1 药物联合用药。
药 理 作 用　奈韦拉平是 HIV-1 的非核苷类逆转录酶抑制剂（Non-nucleoside Reverse Transcriptase Inhibitor，NNRTI）奈韦拉平与 HIV-1 的逆转录酶直接连接并且通过使此酶的催化端破裂来阻断 RNA 依赖和 DNA 依赖的 DNA 聚合酶活性。奈韦拉平对三磷酸核苷或模板不起竞争作用，对 HIV-2 逆转录酶和有核生物的 DNA 聚合酶（如人类 DNA 聚合酶 α、β、γ 或 δ）无抑制作用。
税 则 号 列　3004.9090

中 文 名　齐多夫定胶囊
英 文 名　Zidovudine Capsules
类　　别　抗感染药（抗病毒药）
主 要 成 分　齐多夫定
有效成分 CAS 号　　30516-87-1

化学分子结构式

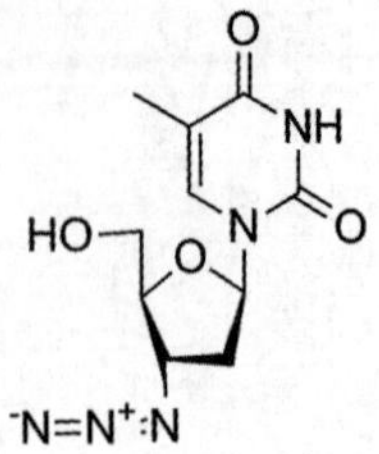

商 品 属 性　本品为胶囊剂。
适 用 症　适用于与其他抗逆转录病毒药物联合使用，治疗人类免疫缺陷病毒（HIV）感染的成年人和儿童。由于齐多夫定显示可降低 HIV 的母婴传播率，齐多夫定亦可用于 HIV 阳性怀孕妇女及其新生儿。
药 理 作 用　齐多夫定为天然胸腺嘧啶核苷的合成类似物，其 3'-羟基（-OH）被叠氮基（-N3）取代。在细胞内，齐多夫定在酶的作用下转化为其活性代谢物齐多夫定 5'-三磷酸酯（AztTP）。AztTP 通过竞争性利用天然底物脱氧胸苷 5'-三磷酸酯（dTTP）和嵌入病毒 DNA 来抑制 HIV 逆转录酶。嵌入的核苷类似物中 3'-羟基的缺失，可阻断使 DNA 链延长所必需的 3'-5' 磷酸二酯键的形成，从而使病毒 DNA 合成终止。活性代谢物 AztTP 还是细胞 DNA 聚合酶-α 和线粒体聚合酶-γ 的弱抑制剂，据报道可嵌入到体外培养细胞的 DNA 中。体外 HIV 对齐多夫定的敏感性与临床治疗反应之间的关系尚在进一步研究中，由于体外敏感试验尚未标准化，故实验结果受方法学因素的影响差异较大。据报道，从长期接受齐多夫定治疗患者体内分离出来的 HIV 在体外实验中对齐多夫定的敏感度有所降低。目前的研究结果表明，相对于晚期 HIV 感染，早期 HIV 感染患者体外实验中 HIV 对齐多夫定敏感度下降的概率高，幅度大。
税 则 号 列　3004.9090

中 文 名　齐多夫定片
英 文 名　Zidovudine Tablets
类　　别　抗感染药（抗病毒药）
主 要 成 分　齐多夫定
有效成分 CAS 号　30516-87-1

化学分子结构式

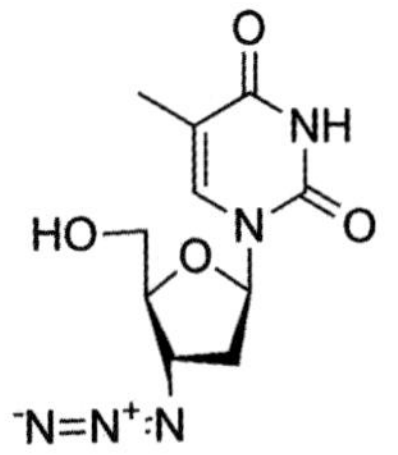

商 品 属 性　本品为片剂。

适 用 症　本品与其他抗逆转录病毒药物联合使用，用于治疗人类免疫缺陷病毒（HIV）感染的成年人和儿童。由于齐多夫定显示可降低 HIV 的母婴传播率，齐多夫定亦可用于 HIV 阳性怀孕妇女及其新生儿。

药 理 作 用　齐多夫定为天然胸腺嘧啶核苷的合成类似物，其 3'-羟基（-OH）被叠氮基（-N3）取代。在细胞内，齐多夫定在酶的作用下转化为其活性代谢物齐多夫定 5'-三磷酸酯（AztTP）。AztTP 通过竞争性利用天然底物脱氧胸苷 5'-三磷酸酯（dTTP）和嵌入病毒 DNA 来抑制 HIV 逆转录酶。嵌入的核苷类似物中 3'-羟基的缺失，可阻断使 DNA 链延长所必须的 3'-5' 磷酸二酯键的形成，从而使病毒 DNA 合成终止。活性代谢物 AztTP 还是细胞 DNA 聚合酶-α 和线粒体聚合酶-γ 的弱抑制剂，据报道可嵌入到体外培养细胞的 DNA 中。体外 HIV 对齐多夫定的敏感性与临床治疗反应之间的关系尚在进一步研究中，由于体外敏感试验尚未标准化，故实验结果受方法学因素的影响差异较大。据报道，从长期接受齐多夫定治疗患者体内分离出来的 HIV 在体外实验中对齐多夫定的敏感度有所降低。目前的研究结果表明，相对于晚期 HIV 感染，早期 HIV 感染患者体外实验中 HIV 对齐多夫定敏感度下降的概率高，幅度大。

税 则 号 列　3004.9090

中 文 名	索磷布韦维帕他韦片
英 文 名	Sofosbuvir and Velpatasvir Tablets
类 别	抗感染药（抗病毒药）
主 要 成 分	本品为复方制剂，主要成分为索磷布韦和维帕他韦
有效成分 CAS 号	索磷布韦 1190307-88-0；维帕他韦 1377049-84-7

化学分子结构式

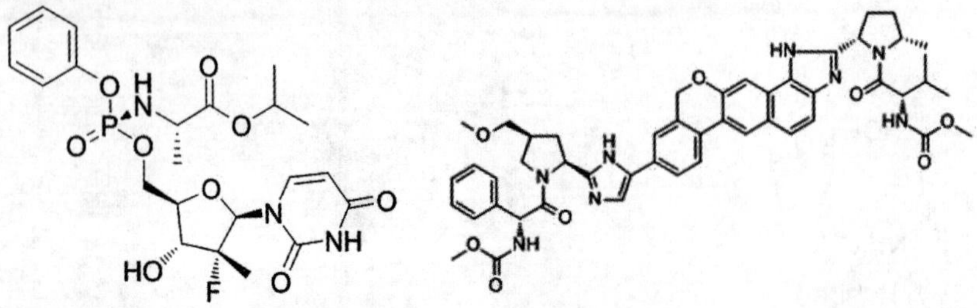

商 品 属 性 本品为片剂。

适 用 症 适用于治疗成人慢性丙型肝炎病毒（HCV）感染。

药 理 作 用 本品为索磷布韦与维帕他韦组成的复方制剂。索磷布韦是丙肝非结构蛋白 5B 依赖性 RNA 聚合酶抑制剂，是一种核苷酸药物前体，代谢产物 GS-461203（尿苷类似物三磷酸盐）可被 NS5B 聚合酶嵌入 HCVRNA 而终止复制。GS-461203 既不是人类 DNA 和 RNA 聚合酶抑制剂，也不是线粒体 RNA 聚合酶的抑制剂。

税 则 号 列 3004.9090

中 文 名 盐酸缬更昔洛韦片
英 文 名 Valganciclovir Hydrochloride Tablets
类 别 抗感染药（抗病毒药）
主 要 成 分 盐酸缬更昔洛韦
有效成分 CAS 号 175865-59-5

化学分子结构式

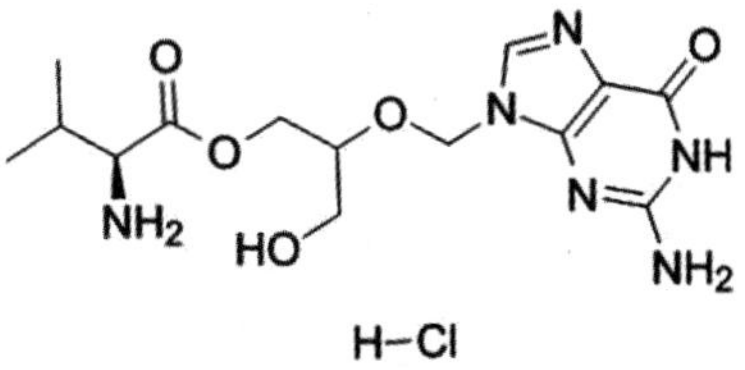

H–Cl

商 品 属 性 本品为片剂。
适 用 症 适用于治疗获得性免疫缺陷综合征（AIDS）患者的巨细胞病毒（CMV）视网膜炎，预防高危实体器官移植患者的 CMV 感染。
药 理 作 用 缬更昔洛韦是更昔洛韦的左旋缬氨酰酯（前体药物），口服后被小肠和肝内的酯酶迅速转化成更昔洛韦。更昔洛韦是一个合成的 2'-脱氧鸟苷的类似物，它在体外和体内都可以抑制疱疹病毒的复制。敏感的人类病毒包括人类巨细胞病毒（HCMV），单纯疱疹病毒-1 和单纯疱疹病毒-2（HSV-1，HSV-2），人疱疹病毒-6，7，8（HHV-6，7，8），EB 病毒，水痘-带状疱疹病毒（VZV）和乙型肝炎病毒。在被巨细胞病毒（CMV）感染的细胞中，更昔洛韦首先被病毒的蛋白激酶 UL97 磷酸化成单磷酸更昔洛韦。再被细胞内的蛋白激酶进一步磷酸化成三磷酸更昔洛韦，然后在细胞内被缓慢代谢。在移除细胞外的更昔洛韦后，观察到在 HSV 或 HCMV 感染的细胞中的更昔洛韦的半衰期分别是 18 小时（6~24 小时）。由于磷酸化过程很大程度地依赖病毒的蛋白激酶，所以更昔洛韦的磷酸化优先发生在被病毒感染的细胞中。更昔洛韦抑制病毒的活性主要通过抑制病毒 DNA 的合成：竞争性抑制病毒 DNA 聚合酶，使脱氧三磷酸鸟苷不能结合到 DNA 上；三磷酸更昔洛韦结合到病毒 DNA 上使病毒 DNA 链的延长终止或受限制。在体外更昔洛韦对 CMV 抗病毒作用的 IC50 范围为 0.08mcM（0.02 ug/mL）~14mcM（3.5ug/mL）。
税 则 号 列 3004.9090

中 文 名	依曲韦林片
英 文 名	Etravirine Tablets
类 别	抗感染药（抗病毒药）
主 要 成 分	依曲韦林
有效成分 CAS 号	269055-15-4

化学分子结构式

商 品 属 性 本品为片剂。

适 用 症 本品与其他抗逆转录病毒药物联合使用，适用于治疗有抗逆转录病毒治疗经历的 I 型人免疫缺陷病毒（HIV-1）感染成人患者。要求患者存在有病毒复制的证据，并有证据表明对某种 NNRTI 和其他抗逆转录病毒的药物有耐药性。该适应证是根据两项随机、双盲、安慰剂对照 III 期临床试验的第 48 周结果分析得出的。两项试验均由既往已接受治疗并且对 NNRTI 耐药（筛选期出现和/或病历中记录）以及对蛋白酶抑制剂（PI）耐药的患者参加，在背景治疗（BR）基础上增加本品。使用本品时应考虑以下方面：患者的治疗史以及耐药试验可指导本品治疗。在接受 NNRTI 疗法后病毒学失败的患者中，不建议仅联合使用本品加核苷类或核苷酸类逆转录酶抑制剂。不推荐本品用于儿童、青少年及初次接受抗病毒治疗的成人患者。

药 理 作 用 依曲韦林是一类 I 型人免疫缺陷病毒（HIV-1）的非核苷类逆转录酶抑制剂。依曲韦林能够直接结合逆转录酶（RT），并导致酶催化位点断裂，从而阻断 RNA 依赖性和 DNA 依赖性 DNA 聚合酶活性。依曲韦林至少能通过两种不同的空间构象模式与逆转录酶发生结合。在特定的一种结合模式中，依曲韦林具有的扭转挠性可适应逆转录酶不同的构象型，而依曲韦林的致密性可确保它在与逆转录酶结合后再进行显著的复位和再定向（翻译和旋转）。依曲韦林不会抑制人类 DNA 聚合酶 α、β 和 γ 的活性。体外抗病毒活性对急性感染实验室病毒株或临床分离的野生型 HIV-1 的 T 细胞系、人外周血单核细胞以及人单核细胞/巨噬细胞进行研究发现，依曲韦林具有很好的抗病毒活性，其中位 EC50 值波动在 0.9nM ~ 5.5nM 之间（相当于 0.4ng/mL ~ 2.4ng/mL）。

税 则 号 列 3004.9090

中 文 名　注射用更昔洛韦
英 文 名　Ganciclovir for Injection
类　　别　抗感染药（抗病毒药）
主 要 成 分　更昔洛韦
有效成分 CAS 号　82410-32-0

化学分子结构式

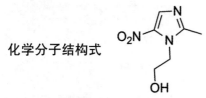

商 品 属 性　本品为注射剂，白色疏松块状物或粉末。有引湿性。
适 用 症　适用于免疫缺陷患者（包括艾滋病患者）并发巨细胞病毒视网膜炎的诱导期和维持期治疗。亦可用于接受器官移植的患者，预防巨细胞病毒感染；用于巨细胞病毒血清试验阳性的艾滋病患者，预防发生巨细胞病毒疾病。
药 理 作 用　本品为核苷类抗病毒药。本品进入细胞后迅速被磷酸化为单磷酸化合物，然后经细胞激酶的作用成为三磷酸化合物，在已感染巨细胞病毒的细胞内其磷酸化较正常细胞更快。更昔洛韦可竞争性抑制 DNA 多聚酶，并掺入病毒及宿主细胞的 DNA 中，从而抑制 DNA 合成。本品对病毒 DNA 多聚酶的抑制作用较宿主细胞多聚酶为强。动物实验中本品有致畸、致癌、免疫抑制作用和生殖系统毒性。
税 则 号 列　3004.9090

2.7　抗感染药（抗滴虫病药）

中 文 名　甲硝唑栓
英 文 名　Metronidazole Suppositories
类　　别　抗感染药（抗滴虫病药）
主 要 成 分　甲硝唑
有效成分 CAS 号　443-48-1

化学分子结构式

商 品 属 性　本品为乳白色至淡黄色鱼雷形栓剂。
适 用 症　适用于治疗阴道毛滴虫病。
药 理 作 用　本品为硝基咪唑衍生物，可抑制阿米巴原虫氧化还原反应，使原虫氮链发生断裂。本品有强大的杀灭滴虫的作用，其机理未明。甲硝唑对缺氧情况下生长的细胞和厌氧微生物有杀灭作用，它在人体中还原时生成的代谢物，也具有抗厌氧菌作用，抑制细菌的脱氧核糖核酸的合成，从而抑制干扰细菌的生长、繁殖，最终致细菌死亡。
税 则 号 列　3004.9090

2.8 抗感染药（抗疟药）

中 文 名　二盐酸奎宁注射液
英 文 名　Quinine Dihydrochloride Injection
类　　别　抗感染药（抗疟药）
主 要 成 分　二盐酸奎宁
有效成分 CAS 号　60-93-5

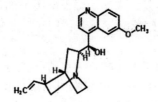

化学分子结构式

商 品 属 性　本品为无色或微黄色的澄明液体。
适 用 症　适用于治疗脑型疟疾和其他严重的恶性疟。
药 理 作 用　奎宁是喹啉类衍生物，能与疟原虫的 DNA 结合，形成复合物，抑制 DNA 的复制和 RNA 的转录，从而抑制原虫的蛋白合成，作用较氯喹为弱。另外，奎宁能降低疟原虫氧耗量，抑制疟原虫内的磷酸化酶而干扰其糖代谢。奎宁也引起疟色素凝集，但发展缓慢，很少形成大团块，并常伴随着细胞死亡。
税 则 号 列　3004.4900

中 文 名　奎宁片
英 文 名　Quinine Tablets
类　　别　抗感染药（抗疟药）
主 要 成 分　硫酸奎宁
有效成分 CAS 号　6119-70-6

化学分子结构式

商 品 属 性　本品为糖衣片，除去包衣后显白色。
适 用 症　适用于治疗耐氯喹和耐多种药物虫株所致的恶性疟，也可用于治疗间日疟。
药 理 作 用　奎宁是喹啉类衍生物，能与疟原虫的 DNA 结合，形成复合物抑制 DNA 的复制和 RNA 的转录，从而抑制原虫的蛋白合成，作用较氯喹为弱；另外，奎宁能降低疟原虫氧耗量，抵制疟原虫内的磷酸化酶而干扰其糖代谢。
税 则 号 列　3004.4900

中 文 名　复方蒿甲醚片
英 文 名　Compound Artemether Tablets
类　　别　抗感染药（抗疟药）
主 要 成 分　本品为复方制剂，主要成分为本芴醇、蒿甲醚
有效成分 CAS 号　本芴醇 82186-77-4；蒿甲醚 71963-77-4

化学分子结构式

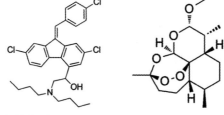

商 品 属 性　本品为黄色片。
适 用 症　适用于各型疟疾的治疗。
药 理 作 用　本品中的蒿甲醚为青蒿素的衍生物，对疟原虫红内期有强大且快速的杀灭作用，能迅速
　　　　　　控制临床发作及症状。青蒿素的作用机制尚不十分清楚，主要是干扰疟原虫的表膜—线
　　　　　　粒体功能。青蒿素通过影响疟原虫红内期的超微结构，使其膜系结构发生变化。本芴醇
　　　　　　通过与血红素作用而产生抗疟活性。它与甲氟喹和卤泛群有结构上的相似性，表明有强
　　　　　　的交叉耐药性。
税 则 号 列　3004.6010

中 文 名　蒿甲醚注射液
英 文 名　Artemether Injection
类　　别　抗感染药（抗疟药）
主 要 成 分　蒿甲醚
有效成分 CAS 号　71963-77-4

化学分子结构式

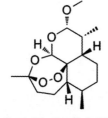

商 品 属 性　本品为无色至淡黄色澄明油状液体。
适 用 症　适用于各类疟疾的治疗，包括抗氯喹恶性疟的治疗，如恶性疟和间日疟。
药 理 作 用　本品为青蒿素的衍生物，对疟原虫红内期有强大且快速的杀灭作用，能迅速控制临床发
　　　　　　作及症状。青蒿素的作用机制尚不十分清楚，主要是干扰疟原虫的表膜—线粒体功能。
　　　　　　青蒿素通过影响疟原虫红内期的超微结构，使其膜系结构发生变化。
税 则 号 列　3004.6010

中 文 名　青蒿琥酯片
英 文 名　Artesunate Tablets
类　　别　抗感染药（抗疟药）
主要成分　青蒿琥酯
有效成分 CAS 号　88495-63-0

化学分子结构式
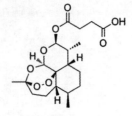

商品属性　本品为白色片。
适 用 症　适用于脑型疟疾及各种危重疟疾的抢救。
药理作用　本品为青蒿素的衍生物，对疟原虫红内期有强大且快速的杀灭作用，能迅速控制临床发作及症状。青蒿素的作用机制尚不十分清楚，主要是干扰疟原虫的表膜—线粒体功能。青蒿素通过影响疟原虫红内期的超微结构，使其膜系结构发生变化。
税则号列　3004.6010

中 文 名　双氢青蒿素片
英 文 名　Dihydroartemisinin Tablets
类　　别　抗感染药（抗疟药）
主要成分　双氢青蒿素
有效成分 CAS 号　81496-81-3

化学分子结构式
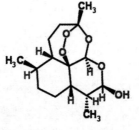

商品属性　本品为白色片。
适 用 症　适用于各种类型疟疾的症状控制，尤其是对抗氯喹恶性及凶险型疟疾有较好疗效。
药理作用　本品为青蒿素的衍生物对疟原虫红内期有强大且快速的杀灭作用，能迅速控制临床发作及症状。青蒿素的作用机制尚不十分清楚，主要是干扰疟原虫的表膜—线粒体功能。青蒿素通过影响疟原虫红内期的超微结构，使其膜系结构发生变化。对食物泡膜具有作用，从而阻断疟原虫的营养摄取，当疟原虫损失大量胞浆和营养物质，而又得不到补充，因而很快死亡。其作用方式是通过其内过氧化物（双氧）桥，经血红蛋白分解后产生的游离铁所介导，产生不稳定的有机自由基及/或其他亲电子的中介物，然后与疟原虫的蛋白质形成共价加合物，使疟原虫死亡。
税则号列　3004.6010

中 文 名　注射用青蒿琥酯
英 文 名　Artesunate for Injection
类　　别　抗感染药（抗疟药）
主 要 成 分　青蒿琥酯
有效成分 CAS 号　88495-63-0

化学分子结构式

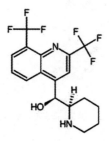

商 品 属 性　本品为注射剂，无色针状结晶。味苦。
适 用 症　适用于脑型疟及各种危重疟疾的抢救。
药 理 作 用　本品为青蒿素的衍生物。对疟原虫红内期有强大且快速的杀灭作用，能迅速控制临床发
作及症状。青蒿素的作用机制尚不十分清楚，主要是干扰疟原虫的表膜—线粒体功能。
青蒿素通过影响疟原虫红内期的超微结构，使其膜系结构发生变化。由于对食物泡膜的
作用，阻断了疟原虫的营养摄取，当疟原虫损失大量胞浆和营养物质，而又得不到补充，
因而很快死亡。其作用方式是通过其内过氧化物（双氧）桥，经血红蛋白分解后产生的
游离铁所介导，产生不稳定的有机自由基及/或其他亲电子的中介物，然后与疟原虫的蛋
白质形成共价加合物，而使疟原虫死亡。
税 则 号 列　3004. 6010

中 文 名　甲氟喹片
英 文 名　Mefloquine Tablets
类　　别　抗感染药（抗疟药）
主 要 成 分　甲氟喹
有效成分 CAS 号　53230-10-7

化学分子结构式

商 品 属 性　本品为白色片。
适 用 症　主要适用于耐氯喹或多药耐药的恶性疟。
药 理 作 用　甲氟喹的抗疟机制尚未完全明了，许多方面与氯喹相似，能升高疟原虫食泡 pH 值，与
游离血红素形成复合物，抑制血红素聚合反应，导致血红素堆积，损伤膜的结构。
税 则 号 列　3004. 6090

中 文 名　磷酸氯喹片
英 文 名　Chloroquine Phosphate Tablets
类　　别　抗感染药（抗疟药）
主 要 成 分　磷酸氯喹
有效成分 CAS 号　50-63-5

化学分子结构式

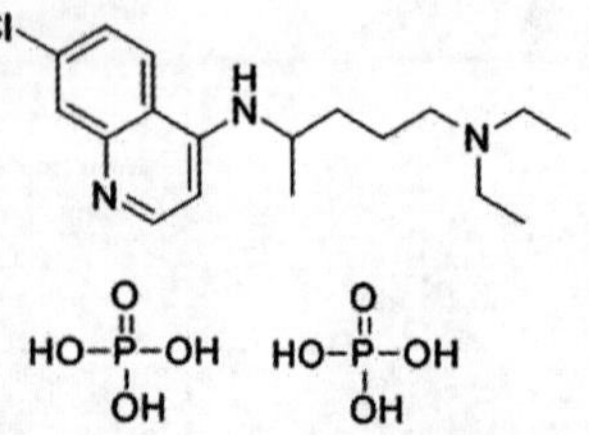

商 品 属 性　本品为白色片或白色糖衣片。
适 用 症　适用于治疗对氯喹敏感的恶性疟、间日疟及三日疟；用于疟疾症状的抑制性预防；用于
　　　　　治疗肠外阿米巴病、结缔组织病、光敏感性疾病（如日晒红斑）等。
药 理 作 用　经氯喹作用，疟原虫的核碎裂，细胞质出现空泡，疟色素聚成团块。本品与核蛋白有较
　　　　　强的结合力，通过其喹啉环上带负电的 7-氯基与 DNA 鸟嘌呤上的 2-氨基接近，使氯喹插
　　　　　入到 DNA 的双螺旋两股之间。与 DNA 形成复合物，从而阻止 DNA 的复制与 RNA 的转
　　　　　录。氯喹还能抑制磷酸掺入疟原虫的 DNA 与 RNA，由于核酸的合成减少，而干扰疟原虫
　　　　　的繁殖。
税 则 号 列　3004.6090

中 文 名　磷酸氯喹注射液
英 文 名　Chloroquine Thosphate Injection
类　　别　抗感染药（抗疟药）
主 要 成 分　磷酸氯喹
有效成分 CAS 号　50-63-5

化学分子结构式

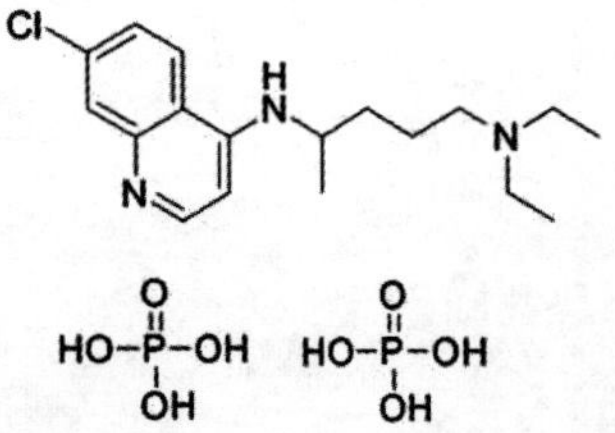

商 品 属 性　本品为无色或几乎无色的澄明液体。
适 用 症　适用于治疗不能口服的对氯喹敏感的恶性疟及间日疟、三日疟和卵形疟患者，也可用于
　　　　　治疗肠外阿米巴病如阿米巴肝脓肿等患者，在病情好转后改用口服药。
药 理 作 用　氯喹的作用机制尚未十分清楚。曾认为氯喹能插入疟原虫 DNA 的双螺旋结构，与 DNA
　　　　　形成复合物，从而阻止 DNA 的复制与 RNA 的转录。氯喹还能抑制磷酸掺入疟原虫的
　　　　　DNA 与 RNA，减少核酸合成，从而干扰疟原虫的繁殖。
税 则 号 列　3004.6090

中　文　名　盐酸阿莫地喹片
英　文　名　Amodiaquine Hydrochloride Tablets
类　　　别　抗感染药（抗疟药）
主　要　成　分　盐酸阿莫地喹
有效成分 CAS 号　69-44-3

化学分子结构式

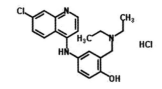

商 品 属 性　本品为薄膜衣片，除去包衣后显黄色。
适 用 症　适用于治疗各种疟疾，尤其是治疗对其他抗疟药（如氯喹）产生耐药的恶性疟原虫引起的疟疾，也用于疟疾的急性发作，具有良好的耐受性。
药 理 作 用　本品属 4-氨基喹啉衍生物，药理作用和抗疟效果与氯喹相似，作用于红细胞内期疟原虫，能迅速控制临床症状。
税 则 号 列　3004.6090

中　文　名　乙胺嘧啶片
英　文　名　Pyrimethamine Tablets
类　　　别　抗感染药（抗疟药）
主　要　成　分　乙胺嘧啶
有效成分 CAS 号　58-14-0

化学分子结构式

商 品 属 性　本品为白色片。
适 用 症　主要用于疟疾的预防，也可用于治疗弓形虫病。
药 理 作 用　乙胺嘧啶对某些恶性疟及间日疟原虫的红外期有抑制作用，对红内期的抑制作用仅限于未成熟的裂殖体阶段，能抑制滋养体的分裂。疟原虫红内期不能利用环境中出现的叶酸，而必须自行合成，乙胺嘧啶是二氢叶酸还原酶的抑制剂，使二氢叶酸不能还原为四氢叶酸，进而影响嘌呤及嘧啶核苷酸的生物合成，使核酸合成减少，抑制细胞核的分裂和疟原虫的繁殖。
税 则 号 列　3004.6090

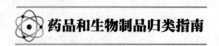

2.9　抗感染药（驱肠虫药）

中　文　名　尼美舒利胶囊
英　文　名　Nimesulide Capsules
类　　　别　解热镇痛抗炎药
主要成分　尼美舒利
有效成分 CAS 号　51803-78-2

化学分子结构式

商品属性　本品为胶囊剂，内容物为淡黄色粉末。
适　用　症　适用于类风湿性关节炎和骨关节炎。
药理作用　本品属于口服非甾体抗炎药，具有抗炎、镇痛、解热的作用。其作用机制尚未完全清楚，主要与抑制前列腺素的合成、白细胞的介质释放和多形核白细胞的氧化反应有关。
税则号列　3004.9010

中　文　名　阿苯达唑片
英　文　名　Albendazole Tablets
类　　　别　抗感染药（驱肠虫药）
主要成分　阿苯达唑
有效成分 CAS 号　54965-21-8

化学分子结构式

商品属性　本品为类白色片、糖衣片或薄膜衣片，除去包衣后显白色或类白色。
适　用　症　本品为广谱驱虫药，除用于治疗钩虫、蛔虫、鞭虫、蛲虫、施毛虫等线虫病外，还可用于治疗囊虫和包虫病。
药理作用　本品可阻断虫体对多种营养和葡萄糖的摄取，导致虫体糖原耗竭，致使寄生虫无法生存和繁殖。
税则号列　3004.9090

中 文 名　吡喹酮片
英 文 名　Praziquantel Tablets
类　　别　抗感染药（驱肠虫药）
主 要 成 分　吡喹酮
有效成分 CAS 号　55268-74-1

化学分子结构式

商 品 属 性　本品为白色片。
适 用 症　属于广谱抗吸虫和绦虫药物，用于治疗各种血吸虫病、华支睾吸虫病、肺吸虫病、姜片虫病以及绦虫病和囊虫病。
药 理 作 用　本品对血吸虫、绦虫、囊虫、华支睾吸虫、肺吸虫、姜片虫均有效。对虫体可起两种主要药理作用：
1. 虫体肌肉发生强直性收缩而产生痉挛性麻痹。2. 虫体皮层损害与宿主免疫功能参与。吡喹酮对虫体皮层有迅速而明显的损伤作用，引起合胞体外皮肿胀，出现空泡，形成大疱，突出体表，最终表皮糜烂溃破，分泌体几乎全部消失，环肌与纵肌亦迅速先后溶解。吡喹酮还可抑制虫体核酸与蛋白质的合成。
税 则 号 列　3004.9090

中 文 名　复方阿苯达唑片
英 文 名　Compound Albendazole Tablets
类　　别　抗感染药（驱肠虫药）
主 要 成 分　本品为复方制剂，有效成分为阿苯达唑、双羟萘酸噻嘧啶
有效成分 CAS 号　阿苯达唑 54965-21-8；双羟萘酸噻嘧啶 22204-24-6

化学分子结构式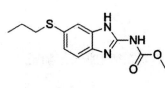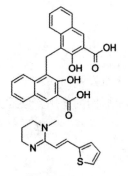

商 品 属 性　本品为淡黄色片。
适 用 症　属于广谱驱虫药，适用于治疗钩虫、蛲虫、蛔虫及鞭虫感染。
药 理 作 用　本品可阻断虫体对多种营养和葡萄糖的摄取，导致虫体糖原耗竭，致使寄生虫无法生存和繁殖。
税 则 号 列　3004.9090

中 文 名　甲苯达唑片
英 文 名　Mebendazole Tablets
类　　别　抗感染药（驱肠虫药）
主 要 成 分　甲苯达唑（甲苯咪唑）
有效成分 CAS 号　31431-39-7

化学分子结构式

商 品 属 性　本品为白色或类白色片或着色片。
适 用 症　适用于治疗蛲虫、蛔虫、鞭虫、十二指肠钩虫、粪类圆线虫和绦虫单独感染及混合感染。
药 理 作 用　本品是苯并咪唑的衍生物，对虫体的 β-微管蛋白有很强的亲和力，在很低浓度下就能与之结合，从而抑制微管的聚合，引起虫体表皮或肠细胞的消失，降低消化作用和减少营养物质如葡萄糖的吸收，导致虫体的死亡。也可抑制线粒体内延胡索酸还原酶，减少葡萄糖的转运，并使氧化磷酸化解耦联，从而影响 ATP 的产生。本品对成虫及虫卵均有作用。
税 则 号 列　3004.9090

中 文 名　磷酸哌嗪宝塔糖
英 文 名　Trochisci Piperazine Phosphatis
类　　别　抗感染药（驱肠虫药）
主 要 成 分　磷酸哌嗪
有效成分 CAS 号　14538-56-8

化学分子结构式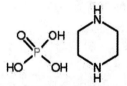

商 品 属 性　本品为彩色塔形糖锭。
适 用 症　适用于治疗小儿蛔虫及蛲虫病。
药 理 作 用　本品具有麻痹蛔虫肌肉的作用，使蛔虫不能附着在宿主肠壁，随肠蠕动而排出。
税 则 号 列　3004.9090

中　文　名　氯硝柳胺片
英　文　名　Niclosamide Tablets
类　　　别　抗感染药（驱肠虫药）
主　要　成　分　氯硝柳胺
有效成分 CAS 号　50-65-7

化学分子结构式

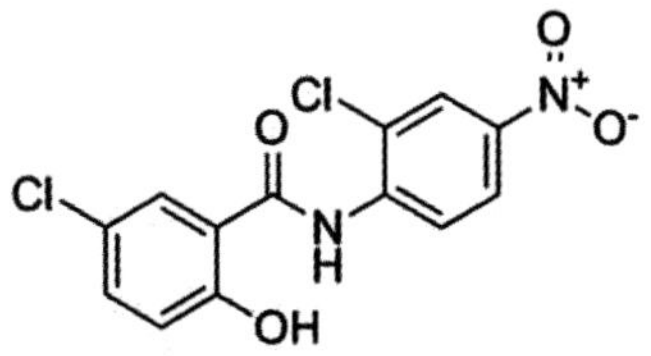

商　品　属　性　本品为淡黄色片。
适　用　症　适用于人体和动物绦虫感染，属于治疗牛带绦虫、短小膜壳绦虫、阔节裂头绦虫等感染的良好药物。
药　理　作　用　本品能抑制绦虫细胞内线粒体的氧化磷酸化过程，高浓度时可抑制虫体呼吸并阻断对葡萄糖的摄取，从而使之发生变质。药物能破坏头节及体节前段，排出时部分被消化而不易辨认。
税　则　号　列　3004.9090

中　文　名　盐酸左旋咪唑颗粒
英　文　名　Levamisole Hydrochloride Granules
类　　　别　抗感染药（驱肠虫药）
主　要　成　分　盐酸左旋咪唑
有效成分 CAS 号　16595-80-5

化学分子结构式

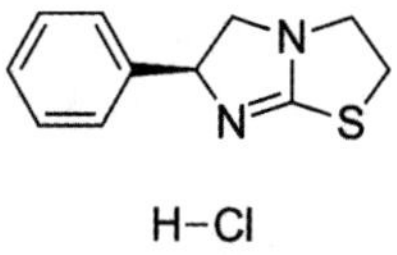

H-Cl

商　品　属　性　本品为彩色可溶颗粒，味香甜。
适　用　症　适用于治疗蛔虫、钩虫、蛲虫和粪类圆线虫病。由于本品单剂量有效率较高，故适于集体治疗。
药　理　作　用　本品为四咪唑的左旋体，可选择性地抑制虫体肌肉中的琥珀酸脱氢酶，使延胡索酸不能还原为琥珀酸，从而影响虫体肌肉的无氧代谢，减少能量产生。当虫体与之接触时，能使神经肌肉去极化，肌肉发生持续收缩而致麻痹；药物的拟胆碱作用有利于虫体的排出。另外，药物对虫体的微管结构可能有抑制作用。
税　则　号　列　3004.9090

中 文 名　盐酸左旋咪唑片
英 文 名　Levamisole Hydrochloride Tablets
类　　 别　抗感染药（驱肠虫药）
主 要 成 分　盐酸左旋咪唑
有效成分 CAS 号　16595-80-5

化学分子结构式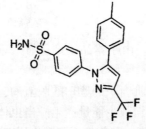

H-Cl

商 品 属 性　本品为白色片或糖衣片，除去包衣后显白色。
适 用 症　适用于治疗蛔虫、钩虫、蛲虫和粪类圆线虫病。由于本品单剂量有效率较高，故适于集
　　　　　　体治疗。
药 理 作 用　本品为四咪唑的左旋体，可选择性地抑制虫体肌肉中的琥珀酸脱氢酶，使延胡索酸不能
　　　　　　还原为琥珀酸，从而影响虫体肌肉的无氧代谢，减少能量产生。当虫体与之接触时，能
　　　　　　使神经肌肉去极化，肌肉发生持续收缩而致麻痹；药物的拟胆碱作用有利于虫体的排出。
　　　　　　另外，药物对虫体的微管结构可能有抑制作用。
税 则 号 列　3004. 9090

2. 10　解热镇痛抗炎药

中 文 名　塞来昔布胶囊
英 文 名　Celecoxib Capsules
类　　 别　解热镇痛抗炎药
主 要 成 分　塞来昔布
有效成分 CAS 号　169590-42-5

化学分子结构式

商 品 属 性　本品为胶囊剂，内容物为白色粉末。
适 用 症　1. 缓解骨关节炎（OA）的症状和体征。2. 缓解成人类风湿关节炎（RA）的症状和体
　　　　　　征。3. 治疗成人急性疼痛（AP）。4. 缓解强直性脊柱炎的症状和体征。
药 理 作 用　塞来昔布是非甾体抗炎药，通过抑制环氧化酶-2（COX-2）来抑制前列腺素生成。
税 则 号 列　3004. 9010

中 文 名 阿司匹林肠溶片
英 文 名 Aspirin Coated Tablets
类 别 解热镇痛抗炎药
主 要 成 分 阿司匹林
有效成分 CAS 号 50-78-2

化学分子结构式

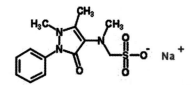

商 品 属 性 本品为白色肠溶包衣片，除去包衣后显白色。
适 用 症 适用于普通感冒或流行性感冒引起的发热，也适用于缓解轻至中度疼痛如头痛、关节痛、偏头痛、牙痛、肌肉痛、神经痛、痛经。此外还可抗炎、抗风湿、抗血栓等。
药 理 作 用 本品能抑制前列腺素合成，具有解热镇痛、抑制血小板聚集作用。
税 则 号 列 3004.9090

中 文 名 安乃近滴液
英 文 名 Metamizole Sodium Drops
类 别 解热镇痛抗炎药
主 要 成 分 安乃近
有效成分 CAS 号 68-89-3

化学分子结构式

商 品 属 性 本品为微黄色的澄明液体。
适 用 症 适用于退热，亦适用于急性风湿性关节炎、头痛、痛经及肌肉痛等。
药 理 作 用 本品抑制下丘脑前部神经元前列腺素的合成和释放，起退热和镇痛作用。
税 则 号 列 3004.9090

中 文 名　安乃近片
英 文 名　Metamizole Sodium Tablets
类　　别　解热镇痛抗炎药
主 要 成 分　安乃近
有效成分 CAS 号　68-89-3

化学分子结构式

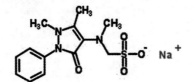

商 品 属 性　本品为白色或几乎白色片。
适 用 症　适用于退热，亦适用于急性关节炎、头痛、风湿性痛、牙痛及肌肉痛等。
药 理 作 用　本品抑制下丘脑前部神经元前列腺素的合成和释放，起退热和镇痛作用。
税 则 号 列　3004.9090

中 文 名　安乃近注射液
英 文 名　Metamizole Sodium Injection
类　　别　解热镇痛抗炎药
主 要 成 分　安乃近
有效成分 CAS 号　68-89-3

化学分子结构式

商 品 属 性　本品为无色或微黄色的澄明液体。
适 用 症　适用于退热，亦适用于急性风湿性关节炎、头痛、痛经及肌肉痛等。
药 理 作 用　本品抑制下丘脑前部神经元前列腺素的合成和释放，起退热和镇痛作用。
税 则 号 列　3004.9090

中 文 名　保泰松片
英 文 名　Phenylbutazone Tablets
类　　别　解热镇痛抗炎药
主 要 成 分　保泰松
有效成分 CAS 号　50-33-9

化学分子结构式

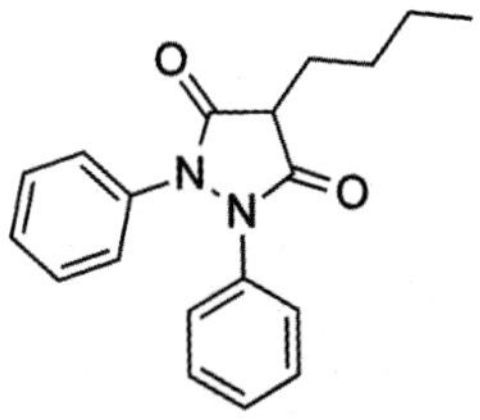

商 品 属 性　本品为糖衣片，除去糖衣后显白色。
适 用 症　主要用于治疗风湿性关节炎、类风湿性关节炎、强直性脊柱炎。大剂量使用本药可减少肾小管对尿酸盐的再吸收，促进尿酸盐排泄，故可用于治疗急性痛风。
药 理 作 用　本品为非甾体抗炎药，有较强的抗炎作用，对治疗炎性疼痛效果较好，有促进尿酸排泄的作用，解热作用较弱。
税 则 号 列　3004. 9090

中 文 名　吡罗昔康胶囊
英 文 名　Piroxicam Capsules
类　　别　解热镇痛抗炎药
主 要 成 分　吡罗昔康
有效成分 CAS 号　36322-90-4

化学分子结构式

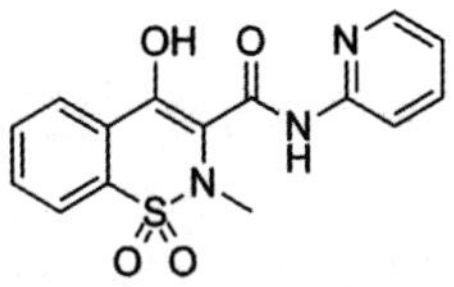

商 品 属 性　本品为胶囊剂。
适 用 症　适用于缓解各种关节炎及软组织病变的疼痛和肿胀的对症治疗。
药 理 作 用　本品通过抑制环氧合酶使组织局部前列腺素的合成减少，抑制白细胞的趋化性和溶酶体酶的释放，从而起到药理作用。
税 则 号 列　3004. 9090

中　文　名	吡罗昔康片
英　文　名	Piroxicam Tablets
类　　　别	解热镇痛抗炎药
主 要 成 分	吡罗昔康
有效成分 CAS 号	36322-90-4

化学分子结构式

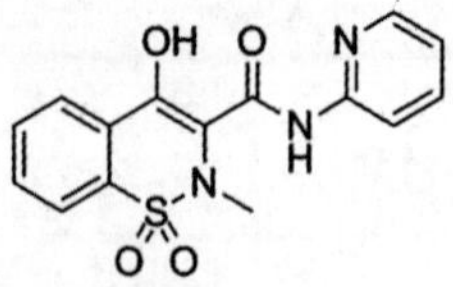

商 品 属 性　本品为片剂。

适 用 症　适用于缓解各种关节炎及软组织病变的疼痛和肿胀的对症治疗。

药 理 作 用　本品为非甾体抗炎药，通过抑制环氧合酶使组织局部前列腺素的合成减少，抑制白细胞的趋化性和溶酶体酶的释放，从而起到药理作用。

税 则 号 列　3004.9090

中　文　名	吡罗昔康贴片
英　文　名	Piroxicam Patch
类　　　别	解热镇痛抗炎药
主 要 成 分	吡罗昔康
有效成分 CAS 号	36322-90-4

化学分子结构式

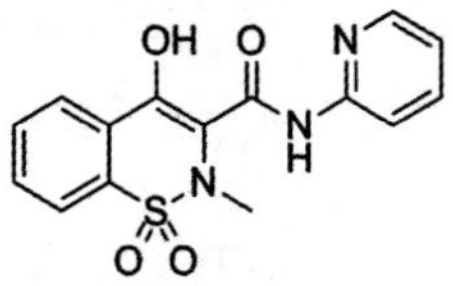

商 品 属 性　本品为棕色椭圆形的聚亚氨酯贴片。本品一面为透明的长方形聚酯膜，一面为褐色的、椭圆形的、有黏性的聚亚氨酯膜。

适 用 症　适用于缓解骨关节炎、腱鞘炎、肌痛、骨关节痛、外伤后及骨折愈合后引起的疼痛。

药 理 作 用　本品为非甾体抗炎药，具有抗炎、镇痛及解热作用。本品通过抑制环氧合酶使组织局部前列腺素的合成减少及抑制白细胞的趋化性和溶酶体酶的释放，从而发挥较强的抗炎、镇痛作用。

税 则 号 列　3004.9090

中　文　名　吡罗昔康注射液
英　文　名　Piroxicam Injection
类　　　别　解热镇痛抗炎药
主　要　成　分　吡罗昔康
有效成分 CAS 号　36322-90-4

化学分子结构式

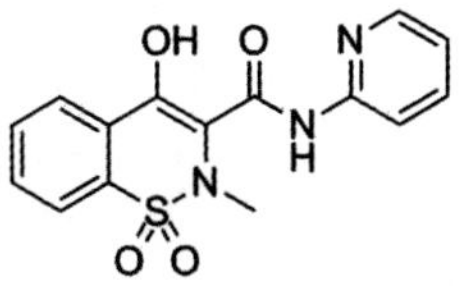

商　品　属　性　本品为淡黄绿色的澄明液体。
适　用　症　适用于缓解各种关节炎及软组织病变的疼痛和肿胀的对症治疗。
药　理　作　用　本品为非甾体抗炎药，具有镇痛、抗炎及解热作用。本品通过抑制环氧合酶使组织局部前列腺素的合成减少，抑制白细胞的趋化性和溶酶体酶的释放，从而起到药理作用。
税　则　号　列　3004.9090

中　文　名　布洛芬干混悬剂
英　文　名　Ibuprofen for Oral Suspension
类　　　别　解热镇痛抗炎药
主　要　成　分　布洛芬
有效成分 CAS 号　15687-27-1

化学分子结构式

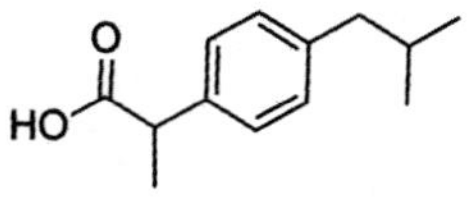

商　品　属　性　本品为白色或类白色粉末与橙红色颗粒的混悬物。味甜，有香气。
适　用　症　本品适用于缓解轻至中度疼痛，如头痛、关节痛、偏头痛、牙痛、肌肉痛、神经痛、痛经，也用于普通感冒或流行性感冒引起的发热。
药　理　作　用　本品具有镇痛、抗炎、解热的作用。其作用机制通过对环氧酶的抑制而减少前列腺素的合成，由此减轻因前列腺素引起的组织充血、肿胀，降低周围神经痛觉的敏感性，并通过下丘脑体温调节中心起解热作用。
税　则　号　列　3004.9090

中 文 名　布洛芬缓释胶囊
英 文 名　Ibuprofen Slow Release Capsules
类　　别　解热镇痛抗炎药
主 要 成 分　布洛芬
有效成分 CAS 号　15687-27-1

化学分子结构式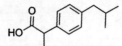

商 品 属 性　本品为胶囊剂，内容物为白色球形小丸。
适 用 症　本品适用于缓解轻至中度疼痛，如头痛、关节痛、偏头痛、牙痛、肌肉痛、神经痛、痛经。也用于普通感冒或流行性感冒引起的发热。
药 理 作 用　本品具有镇痛、抗炎、解热的作用。其作用机制通过对环氧酶的抑制而减少前列腺素的合成，由此减轻因前列腺素引起的组织充血、肿胀，降低周围神经痛觉的敏感性，并通过下丘脑体温调节中心起解热作用。
税 则 号 列　3004.9090

中 文 名　布洛芬口服混悬液
英 文 名　Ibuprofen Oral Suspension
类　　别　解热镇痛抗炎药
主 要 成 分　布洛芬
有效成分 CAS 号　15687-27-1

化学分子结构式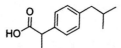

商 品 属 性　本品为红色混悬液。具有水果香气、甜味。
适 用 症　本品为非甾体抗炎药，有解热、镇痛及抗炎作用，适用于：
1. 由感冒、急性上呼吸道感染、急性咽喉炎等引起的发热。2. 减轻或消除以下疼痛或炎症：（1）扭伤、劳损、肩周炎、滑囊炎、肌腱及腱鞘炎。（2）痛经、牙痛、术后疼痛及腰部疼痛。（3）类风湿性关节炎、骨关节炎、其他非类风湿性关节炎及急性痛风。
药 理 作 用　本品具有镇痛、抗炎、解热的作用。其作用机制通过对环氧酶的抑制而减少前列腺素的合成，由此减轻因前列腺素引起的组织充血、肿胀，降低周围神经痛觉的敏感性，并通过下丘脑体温调节中心起解热作用。
税 则 号 列　3004.9090

中 文 名　布洛芬片
英 文 名　Ibuprofen Tablets
类　　别　解热镇痛抗炎药
主 要 成 分　布洛芬
有效成分 CAS 号　15687-27-1

化学分子结构式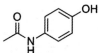

商 品 属 性　本品为糖衣片，除去包衣后显白色。
适 用 症　适用于缓解轻至中度疼痛，如头痛、关节痛、偏头痛、牙痛、肌肉痛、神经痛、痛经。
　　　　　也用于普通感冒或流行性感冒引起的发热。
药 理 作 用　本品具有镇痛、抗炎、解热的作用。其作用机制通过对环氧酶的抑制而减少前列腺素的
　　　　　合成，由此减轻因前列腺素引起的组织充血、肿胀，降低周围神经痛觉的敏感性，并通
　　　　　过下丘脑体温调节中心起解热作用。
税 则 号 列　3004.9090

中 文 名　对乙酰氨基酚干混悬剂
英 文 名　Paracetamol for Oral Suspension
类　　别　解热镇痛抗炎药
主 要 成 分　对乙酰氨基酚
有效成分 CAS 号　103-90-2

化学分子结构式

商 品 属 性　本品为白色或类白色颗粒。
适 用 症　适用于普通感冒或流行性感冒引起的发热、头痛，也用于缓解轻、中度疼痛，如偏头痛、
　　　　　关节痛、肌肉痛、神经痛、牙痛。
药 理 作 用　本品能抑制前列腺素的合成，具有解热镇痛的作用。
税 则 号 列　3004.9090

中　文　名　对乙酰氨基酚栓
英　文　名　Paracetamol Suppository
类　　　别　解热镇痛抗炎药
主　要　成　分　对乙酰氨基酚
有效成分 CAS 号　103-90-2

化学分子结构式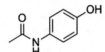

商　品　属　性　本品为乳白色至微黄色栓。
适　用　症　适用于儿童普通感冒或流行性感冒引起的发热，也用于缓解轻至中度疼痛，如头痛、关节痛、偏头痛、牙痛、肌肉痛、神经痛。
药　理　作　用　本品能抑制前列腺素的合成，具有解热镇痛的作用。
税　则　号　列　3004.9090

中　文　名　对乙酰氨基酚糖浆
英　文　名　Paracetamol Syrup
类　　　别　解热镇痛抗炎药
主　要　成　分　对乙酰氨基酚
有效成分 CAS 号　103-90-2

化学分子结构式

商　品　属　性　本品为红色黏稠液体。有芳香味。
适　用　症　适用于普通感冒或流行性感冒引起的发热、头痛，也用于缓解轻中度疼痛，如偏头痛、关节痛、肌肉痛、神经痛、牙痛。
药　理　作　用　本品能抑制前列腺素的合成，具有解热镇痛的作用。
税　则　号　列　3004.9090

中　文　名　对乙酰氨基酚注射液
英　文　名　Paracetamol Injection
类　　　别　解热镇痛抗炎药
主　要　成　分　对乙酰氨基酚
有效成分 CAS 号　103-90-2

化学分子结构式

商　品　属　性　本品为无色或几乎无色略带黏稠的澄明液体。
适　用　症　适用于发热，也可用于缓解轻、中度疼痛，如头痛、肌肉痛、关节痛、神经痛、痛经、癌性痛和手术后痛等。
药　理　作　用　本品能抑制前列腺素的合成，具有解热镇痛的作用。
税　则　号　列　3004.9090

中 文 名　　复方辣椒贴片
英 文 名　　Compound Capsicum Patches
类　　 别　　解热镇痛抗炎药
主 要 成 分　　本品为复方制剂，主要成分为水杨酸乙二醇、醋酸生育酚、DL-樟脑、L-薄荷醇、辣椒提取液
有效成分 CAS 号　　水杨酸乙二醇 87-28-5；醋酸生育酚 58-95-7；DL-樟脑 21368-68-3；L-薄荷醇 2216-51-5；辣椒提取液无 CAS 号

化学分子结构式

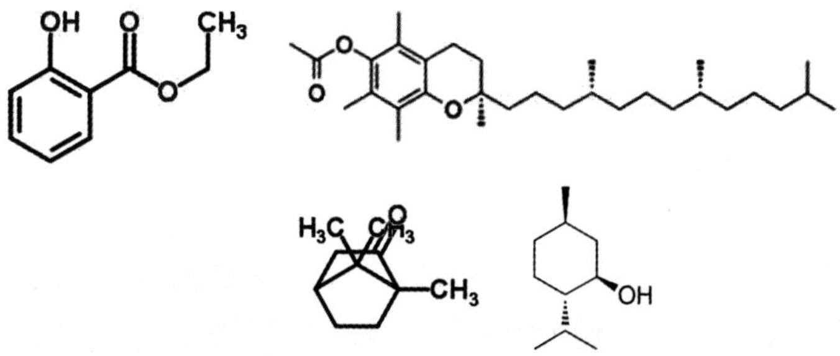

商 品 属 性　　本品为淡黄色至淡褐色的巴布膏剂，具有特殊芳香气味。
适 用 症　　适用于关节肌肉疼痛、肩酸腰痛、骨折痛、冻疮及跌打扭伤引起的各种痛症。特别适用于各种伤引起的疼痛及慢性疼痛等。
药 理 作 用　　通过抑制实验及多种动物实验证实，水杨酸能够消炎，辣椒素和醋酸生育酚能促进血液循环，DL-樟脑和 L-薄荷醇能缓解局部疼痛。
税 则 号 列　　3004.9090

中 文 名　　复方山金车花贴片
英 文 名　　Compound Arnica Patches
类　　 别　　解热镇痛抗炎药
主 要 成 分　　本品为复方制剂，主要成分为水杨酸乙二醇、醋酸生育酚、DL-樟脑、L-薄荷醇、薄荷油、山金车花酊剂
有效成分 CAS 号　　水杨酸乙二醇 87-28-5；醋酸生育酚 58-95-7；DL-樟脑 21368-68-3；L-薄荷醇 2216-51-5；薄荷油 68917-18-0

化学分子结构式

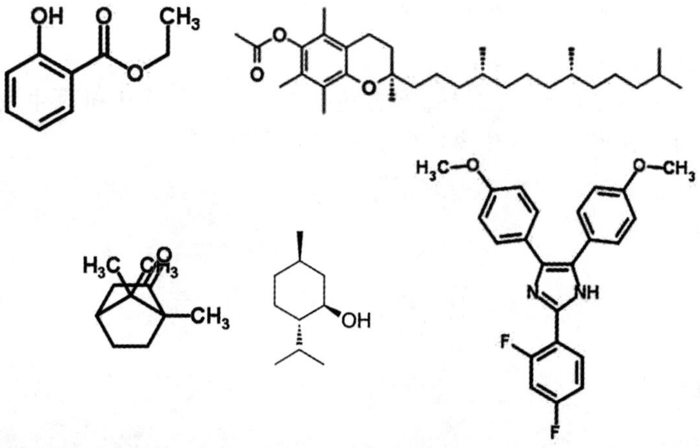

商 品 属 性　　本品为贴片剂。
适 用 症　　适用于跌打扭伤、骨折痛、肩周炎、腰背肌肉痛、冻疮以及各种关节炎引起的痛症。特别适用于炎症初期的红、肿、热、痛等症状。
药 理 作 用　　通过浮肿抑制实验及多种动物实验证实，水杨酸能够消炎，醋酸生育酚能促进血液循环，DL-樟脑和 L-薄荷醇能缓解局部疼痛。
税 则 号 列　　3004.9090

中 文 名　甲芬那酸胶囊
英 文 名　Mefenamic Acid Capsules
类　　别　解热镇痛抗炎药
主 要 成 分　甲芬那酸
有效成分 CAS 号　61-68-7

化学分子结构式

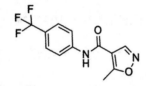

商 品 属 性　本品为胶囊剂。
适 用 症　适用于轻度及中度疼痛，如牙科、产科或矫形科手术后的疼痛，以及软组织损伤性疼痛
　　　　　　及骨骼、关节疼痛。此外，还用于痛经、血管性头痛及癌性疼痛等。
药 理 作 用　本品为非甾体类抗炎镇痛药，具有镇痛、解热和抗炎的作用，其抗炎作用较强。
税 则 号 列　3004.9090

中 文 名　来氟米特片
英 文 名　Leflunomide Tablets
类　　别　解热镇痛抗炎药
主 要 成 分　来氟米特
有效成分 CAS 号　75706-12-6

化学分子结构式

商 品 属 性　本品为薄膜衣片，除去包衣后显白色。
适 用 症　适用于成人类风湿性关节炎。
药 理 作 用　来氟米特为具有抗增殖活性的异噁唑类免疫抑制剂，其作用机理主要是抑制二氢乳清酸
　　　　　　脱氢酶的活性，从而影响活化淋巴细胞的嘧啶合成。
税 则 号 列　3004.9090

中　文　名　硫酸氨基葡萄糖胶囊
英　文　名　Glucosamine Sulfate Capsules
类　　　别　解热镇痛抗炎药
主 要 成 分　硫酸氨基葡萄糖
有效成分 CAS 号　91674-26-9

化学分子结构式

商 品 属 性　本品为胶囊剂，内容物为类白色或黄色结晶性粉末。
适 　用 　症　适用于全身各个部位的骨关节炎，如膝关节、髋关节以及脊柱、腕、手、肩关节和踝关
　　　　　　节等。
药 理 作 用　氨基葡萄糖是存在于机体内尤其是关节软骨中的氨基单糖，是人体关节软骨基质中合成
　　　　　　蛋白聚糖所必需的重要成分，它选择性地作用于骨性关节，阻断骨性关节炎的病理过程，
　　　　　　刺激软骨细胞产生有正常多聚体结构的糖蛋白，亦可抑制损伤软骨的酶如胶原酶和磷脂
　　　　　　酶 A2 的活性，并可抑制损伤细胞的超氧化物自由基的产生，防止皮质激素及某些非甾体
　　　　　　抗炎药物对软骨细胞的损害及减少损伤细胞的内毒素因子的释放。通过上述途径，本品
　　　　　　有直接抗炎作用，可缓解骨关节炎的疼痛症状，改善关节功能，并可阻止骨关节炎病程
　　　　　　的发展。
税 则 号 列　3004.9090

中　文　名　硫酸氨基葡萄糖片
英　文　名　Glucosamine Sulfate Tablets
类　　　别　解热镇痛抗炎药
主 要 成 分　硫酸氨基葡萄糖
有效成分 CAS 号　91674-26-9

化学分子结构式

商 品 属 性　本品为类白色或浅黄色片。
适 　用 　症　适用于全身各关节部位的骨性关节炎，如膝关节、髋关节、脊椎、肩、手、腕关节和踝
　　　　　　关节等。
药 理 作 用　氨基葡萄糖是存在于机体内尤其是关节软骨中的氨基单糖，是人体关节软骨基质中合成
　　　　　　蛋白聚糖所必需的重要成分，它选择性地作用于骨性关节，阻断骨性关节炎的病理过程，
　　　　　　刺激软骨细胞产生有正常多聚体结构的糖蛋白，亦可抑制损伤软骨的酶如胶原酶和磷脂
　　　　　　酶 A2 的活性，并可抑制损伤细胞的超氧化物自由基的产生，防止皮质激素及某些非甾体
　　　　　　抗炎药物对软骨细胞的损害及减少损伤细胞的内毒素因子的释放。通过上述途径，本品
　　　　　　有直接抗炎作用，可缓解骨关节炎的疼痛症状，改善关节功能，并可阻止骨关节炎病程
　　　　　　的发展。
税 则 号 列　3004.9090

中 文 名 美洛昔康片
英 文 名 Meloxicam Tablets
类 别 解热镇痛抗炎药
主 要 成 分 美洛昔康
有效成分 CAS 号 71125-38-7

化学分子结构式

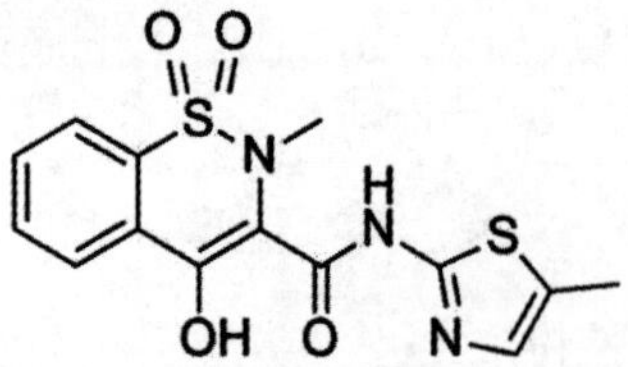

商 品 属 性 本品为淡黄色或黄色片或薄膜衣片，除去包衣后显淡黄色或黄色。
适 用 症 适用于类风湿性关节炎和疼痛性骨关节炎（关节病、退行性骨关节病）的症状治疗。
药 理 作 用 本品是一种烯醇酸类非甾体抗炎药，具有抗炎、止痛和解热的特性，上述作用的共同机制是能够抑制炎性介质前列腺素的生物合成。
税 则 号 列 3004.9090

中 文 名 美洛昔康注射液
英 文 名 Meloxicam Injection
类 别 解热镇痛抗炎药
主 要 成 分 美洛昔康
有效成分 CAS 号 71125-38-7

化学分子结构式

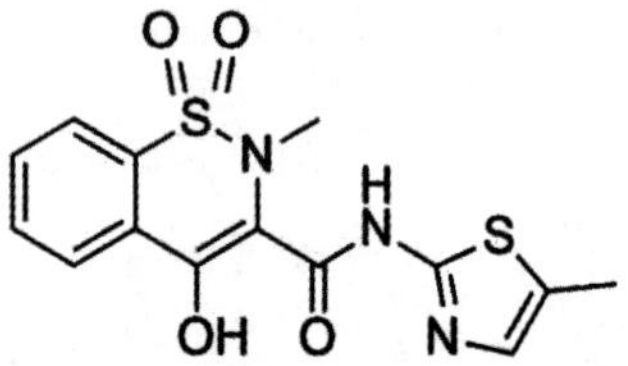

商 品 属 性 本品为黄色微带绿色的澄明液体。
适 用 症 适用于类风湿性关节炎和疼痛性骨关节炎（关节病、退行性骨关节病）的症状治疗，也用于以下疾病的初始与短期症状性治疗：类风湿性关节炎、疼痛性骨关节炎（关节病、退行性关节病）、强直性脊柱炎。
药 理 作 用 本品是一种烯醇酸类非甾体抗炎药，具有抗炎、止痛和解热的特性，上述作用的共同机制是能够抑制炎性介质前列腺素的生物合成。
税 则 号 列 3004.9090

中　文　名　舒林酸片
英　文　名　Sulindac Tablets
类　　　别　解热镇痛抗炎药
主 要 成 分　舒林酸
有效成分 CAS 号　38194-50-2

化学分子结构式

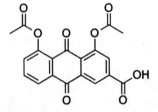

商 品 属 性　本品为橙黄色片。
适 用 症　适用于类风湿关节炎、退行性关节病。
药 理 作 用　本品为一种活性极小的前体药，口服吸收后在体内代谢成为硫化物后才具有明显抗炎、镇痛作用，硫化物为选择性的环氧化酶抑制剂，可减少前列腺素的合成，其作用较舒林酸本身强 500 倍，但对肾脏中生理性前列腺素的合成影响不大。由于其以非活性形式通过胃肠道，因此对胃肠道刺激性小，对肾血流量和肾功能影响亦较少。本品还能抑制 5-羟色胺的释放，以及抑制胶原诱发的血小板聚集作用，延长出血时间。
税 则 号 列　3004.9090

中　文　名　双醋瑞因胶囊
英　文　名　Diacerein Capsules
类　　　别　解热镇痛抗炎药
主 要 成 分　双醋瑞因
有效成分 CAS 号　13739-02-1

化学分子结构式

商 品 属 性　本品为硬胶囊，内容物为黄色颗粒。
适 用 症　适用于治疗退行性关节疾病（骨关节炎及相关疾病）。
药 理 作 用　本品为骨关节炎 IL-1 的重要抑制剂。经细胞实验及动物实验证实：
　　　　　　　1. 本品可诱导软骨生成，具有止痛、抗炎及退热的作用 。2. 不抑制前列腺素的合成 。
　　　　　　　3. 对骨关节炎有延缓疾病进程的作用。
税 则 号 列　3004.9090

中 文 名　双氯芬酸钾片
英 文 名　Diclofenac Potassium Tablets
类　　别　解热镇痛抗炎药
主 要 成 分　双氯芬酸钾
有效成分 CAS 号　15307-81-0

化学分子结构式

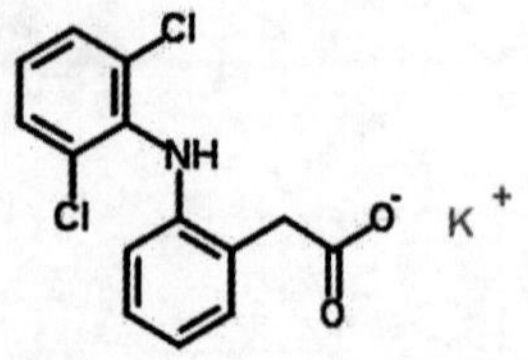

商 品 属 性　本品为薄膜衣片，除去薄膜衣后显白色或类白色。
适 用 症　适用于快速缓解轻至中度疼痛，如扭伤、牙痛、痛经、偏头痛。
药 理 作 用　本品为非甾体抗炎药，主要通过抑制前列腺素的合成而产生镇痛、抗炎、解热的作用。
税 则 号 列　3004.9090

中 文 名　双氯芬酸钠肠溶片
英 文 名　Diclofenac Sodium Enteric-Coated Tablets
类　　别　解热镇痛抗炎药
主 要 成 分　双氯芬酸钠
有效成分 CAS 号　15307-79-6

化学分子结构式

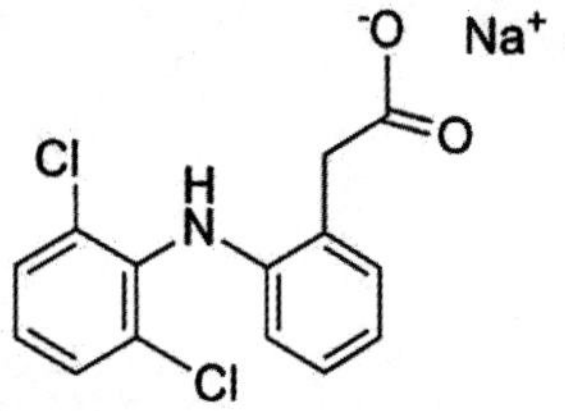

商 品 属 性　本品为薄膜衣片，除去薄膜衣后显白色。
适 用 症　适用于类风湿性关节炎、神经炎、红斑狼疮及癌症、术后疼痛，以及各种原因引起的发热。
药 理 作 用　本品通过抑制前列腺素的合成而产生镇痛、抗炎、解热的作用。
税 则 号 列　3004.9090

中 文 名　双氯芬酸钠缓释片
英 文 名　Diclofenac Sodium Sustained-Release Tablets
类　　别　解热镇痛抗炎药
主 要 成 分　双氯芬酸钠
有效成分 CAS 号　15307-79-6

化学分子结构式

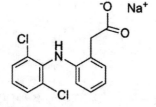

商 品 属 性　口服片剂。
适 用 症　1. 用于缓解类风湿关节炎、骨关节炎、脊柱关节病、痛风性关节炎、风湿性关节炎等各种慢性关节炎的急性发作期或持续性的关节肿痛症状。2. 用于各种软组织风湿性疼痛，如肩痛、腱鞘炎、滑囊炎肌痛及运动后损伤性疼痛等。3. 用于急性的轻、中度疼痛。如手术、创伤、劳损后等的疼痛，原发性痛经、牙痛、头痛等。
药 理 作 用　1. 双氯芬酸钠是一种衍生于苯乙酸类的非甾体类抗炎镇痛药，其作用机理为抑制环氧化酶活性，从而阻断花生四烯酸向前列腺素的转化。同时，它也能促进花生四烯酸与甘油三酯结合，降低细胞内游离的花生四烯酸浓度，从而间接抑制白三烯的合成。2. 双氯芬酸钠是非甾体抗炎药中作用较强的一种，它对合成前列腺素的抑制作用强于阿司匹林和吲哚美辛等。
税 则 号 列　3004.9090

中 文 名　双氯芬酸钠胶囊
英 文 名　Diclofenac Sodium Capsules
类　　别　解热镇痛抗炎药
主 要 成 分　双氯芬酸钠
有效成分 CAS 号　15307-79-6

化学分子结构式

商 品 属 性　本品为胶囊剂，内容物为白色或类白色球形小微丸。
适 用 症　适用于类风湿性关节炎、神经炎、红斑狼疮及癌症、术后疼痛及各种原因引起的发热。
药 理 作 用　本品通过抑制前列腺素的合成而产生镇痛、抗炎、解热的作用。
税 则 号 列　3004.9090

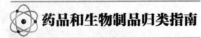

中 文 名　双氯芬酸钠片
英 文 名　Diclofenac Sodium Tablets
类 　 别　解热镇痛抗炎药
主 要 成 分　双氯芬酸钠
有效成分 CAS 号　15307-79-6

化学分子结构式

商 品 属 性　本品为白色片。
适 用 症　适用于风湿性关节炎、急慢性强直性脊椎炎、骨关节炎；肩周炎、滑囊炎、肌腱炎及腱
　　　　　　鞘炎；腰背痛、扭伤、劳损及其他软组织损伤；急性痛风；痛经或子宫附件炎、牙痛和
　　　　　　术后疼痛；创伤后的疼痛与炎症，如肌肉拉伤；严重的耳鼻喉感染性疼痛和炎症（如扁
　　　　　　桃体炎、耳炎、鼻窦炎等），应同时使用抗感染药物。
药 理 作 用　双氯芬酸是一种衍生于苯乙酸类的非甾体类消炎镇痛药，其作用机制为抑制环氧化酶活
　　　　　　性，从而阻断花生四烯酸向前列腺素的转化。同时，它也能促进花生四烯酸与甘油三酯
　　　　　　（三酰甘油）结合，降低细胞内游离的花生四烯酸浓度，从而间接抑制白三烯的合成。
税 则 号 列　3004. 9090

中 文 名　双氯芬酸钠栓
英 文 名　Diclofenac Sodium Suppositories
类 　 别　解热镇痛抗炎药
主 要 成 分　双氯芬酸钠
有效成分 CAS 号　15307-79-6

化学分子结构式

商 品 属 性　本品为类白色至淡黄色的栓剂。
适 用 症　适用于类风湿性关节炎、神经炎、红斑狼疮及癌症、术后疼痛及各种原因引起的发热。
药 理 作 用　本品通过抑制前列腺素的合成而产生镇痛、抗炎、解热的作用。
税 则 号 列　3004. 9090

中 文 名　双氯芬酸钠注射液
英 文 名　Diclofenac Sodium Injection
类　　别　解热镇痛抗炎药
主 要 成 分　双氯芬酸钠
有效成分 CAS 号　15307-79-6

化学分子结构式

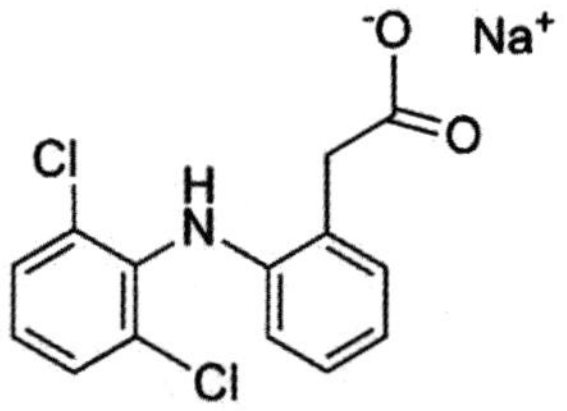

商 品 属 性　本品为无色或几乎无色的澄明液体。
适 用 症　适用于类风湿性关节炎、神经炎、红斑狼疮及癌症、术后疼痛及各种原因引起的发热。
药 理 作 用　本品通过抑制前列腺素的合成而产生镇痛、抗炎、解热的作用。
税 则 号 列　3004.9090

中 文 名　酮洛芬肠溶胶囊
英 文 名　Ketoprofen Enteric-coated Capsules
类　　别　解热镇痛抗炎药
主 要 成 分　酮洛芬
有效成分 CAS 号　22071-15-4

化学分子结构式

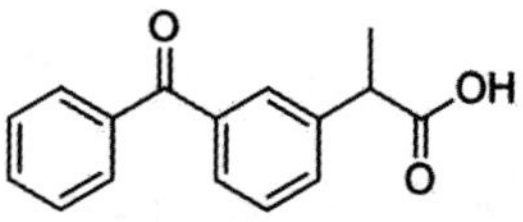

商 品 属 性　本品为肠溶胶囊剂，内容物为白色粉末。
适 用 症　适用于各种关节炎：类风湿关节炎、骨性关节炎、强直性脊柱炎、痛风性关节炎等的关节痛、肿以及各种疼痛，如痛经、牙痛、手术后痛、癌性疼痛等。
药 理 作 用　本品为芳香基丙酸衍生物，为非甾体类抗炎镇痛药。本品除抑制环氧合酶外尚有一定抑制脂氧酶及减少缓激肽的作用，从而减轻炎症损伤部位的疼痛感觉。因缓激肽与前列腺素一起可引起疼痛。缓激肽还可引起子宫收缩，故本品适用于痛经，主要是通过抑制缓激肽去抑制子宫收缩和镇痛而起到疗效。本品尚有一定的中枢性镇痛作用。
税 则 号 列　3004.9090

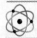

中 文 名　酮洛芬缓释片
英 文 名　Ketoprofen Sustained Release Tablets
类　　别　解热镇痛抗炎药
主 要 成 分　酮洛芬
有效成分 CAS 号　22071-15-4

化学分子结构式

商 品 属 性　本品为白色片。
适 用 症　本品适用于风湿性或类风湿性关节炎、骨关节炎、强直性脊椎炎、痛风、痛经等。
药 理 作 用　本品为非甾体类消炎镇痛药。
税 则 号 列　3004.9090

中 文 名　酮洛芬胶囊
英 文 名　Ketoprofen Capsules
类　　别　解热镇痛抗炎药
主 要 成 分　酮洛芬
有效成分 CAS 号　22071-15-4

化学分子结构式

商 品 属 性　本品为胶囊剂，内容物为白色粉末。
适 用 症　本品适用于缓解轻至中度疼痛，如关节痛、神经痛、肌肉痛、偏头痛、头痛、痛经、牙痛。
药 理 作 用　本品能抑制前列腺素的合成，具有镇痛和抗炎作用。
税 则 号 列　3004.9090

中 文 名　酮洛芬凝胶
英 文 名　Ketoprofen Gel
类　　别　解热镇痛抗炎药
主 要 成 分　酮洛芬
有效成分 CAS 号　22071-15-4

化学分子结构式　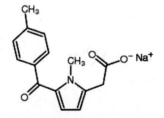

商 品 属 性　本品为无色几乎透明的凝胶，有芳香味。
适 用 症　适用于各种骨骼肌损伤的急慢性软组织（肌肉、韧带、筋膜）扭伤、挫伤，以及肌肉劳
　　　　　　损所引起的疼痛，也可以用于骨关节炎的对症治疗。
药 理 作 用　本品为前列腺素合成抑制剂，具有抗炎、镇痛作用。局部应用，其有效成分可穿透皮肤
　　　　　　到达炎症区域，缓解急慢性炎症反应。对因外伤引起的炎症，本品可使炎性肿痛减轻、
　　　　　　疼痛缓解。
税 则 号 列　3004.9090

中 文 名　托美丁钠胶囊
英 文 名　Tolmetin Sodium Capsules
类　　别　解热镇痛抗炎药
主 要 成 分　托美丁钠
有效成分 CAS 号　35711-34-3

化学分子结构式

商 品 属 性　本品为硬胶囊，内含淡黄色粉末。
适 用 症　适用于类风湿及风湿性关节炎。
药 理 作 用　托美丁钠通过抑制环氧化酶，阻断花生四烯酸合成前列腺素，从而发挥镇痛、消炎和解
　　　　　　热的作用。
税 则 号 列　3004.9090

中 文 名　依托考昔片
英 文 名　Etoricoxib Tablets
类　　别　解热镇痛抗炎药
主 要 成 分　依托考昔
有效成分 CAS 号　202409-33-4

化学分子结构式

商 品 属 性　本品为片剂。
适 用 症　适用于治疗关节炎。
药 理 作 用　依托考昔是一种非甾体抗炎药，在动物模型中它具有抗炎、镇痛和解热作用。在临床剂量
　　　　　　范围之内或更高剂量下，本品是具有口服活性的、选择性的环氧化酶-2 抑制剂。目前已确
　　　　　　认了环氧化酶的两种亚型：环氧化酶-1（COX-1）和环氧化酶-2（COX-2）。COX-1 参与前
　　　　　　列腺素介导的正常生理功能，如胃黏膜细胞保护和血小板凝集等。非选择性非甾体抗炎药
　　　　　　抑制了 COX-1 的产生，因此可引起胃黏膜损伤和血小板凝集作用减弱。COX-2 主要参与前
　　　　　　列腺素的产生，而前列腺素可引起疼痛、炎症和发热等。依托考昔是选择性的环氧化酶−2
　　　　　　抑制剂，可减轻这些症状和体征，降低胃肠道副作用且不影响血小板的功能。
税 则 号 列　3004.9090

中 文 名　吲哚美辛巴布膏
英 文 名　Indometacin Cataplasm
类　　别　解热镇痛抗炎药
主 要 成 分　吲哚美辛
有效成分 CAS 号　53-86-1

化学分子结构式

商 品 属 性　本品为在布上涂上膏体后，并在膏体面上覆盖透明塑料衬膜的巴布膏剂。
适 用 症　适用于缓解局部软组织疼痛，如：
　　　　　　1. 运动创伤（如扭伤、拉伤、肌腱损伤等）引起的局部软组织疼痛。2. 慢性软组织劳损
　　　　　　（如颈部、肩背、腰腿等）所致的局部酸痛。3. 骨关节疾病（如颈椎病、类风湿性关节
　　　　　　炎、风湿性关节炎、肩周炎等）的局部对症止痛治疗。
药 理 作 用　本品为非甾体类消炎镇痛药，具有抗炎、解热及镇痛作用，其作用机制为通过抑制环氧
　　　　　　化酶活性而减少前列腺素的合成，制止炎症组织痛觉神经冲动的形成，解除内源性前列
　　　　　　腺素的致炎作用。局部应用，其有效成分可穿透皮肤到达炎症区域，缓解急慢性炎症反
　　　　　　应，对因外伤或风湿病引起的炎症，本品可使炎性肿胀减轻、疼痛缓解。
税 则 号 列　3004.9090

中 文 名　吲哚美辛搽剂

英 文 名　Indometacin Gel

类　　别　解热镇痛抗炎药

主 要 成 分　本品为复方制剂，主要成分为吲哚美辛、L-薄荷醇

有效成分 CAS 号　吲哚美辛 53-86-1；L-薄荷醇 2216-51-5

化学分子结构式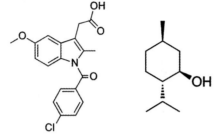

商 品 属 性　本品为搽剂。

适　用　症　适用于肌肉痛、肩部僵硬酸痛、腰痛、关节痛、腱鞘炎（手和腕部疼痛）、肘部疼痛（网球肘等）及跌打损伤、扭伤引起的疼痛。

药 理 作 用　本品为前列腺素合成抑制剂，具有抗炎、镇痛作用。局部应用，其有效成分可穿透皮肤到达炎症区域，使炎性肿胀减轻、疼痛缓解。

税 则 号 列　3004.9090

中 文 名　吲哚美辛胶囊

英 文 名　Indomethacin Capsules

类　　别　解热镇痛抗炎药

主 要 成 分　吲哚美辛

有效成分 CAS 号　53-86-1

化学分子结构式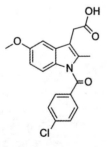

商 品 属 性　本品为白色片。

适　用　症　适用于关节炎，可缓解疼痛和肿胀；也适用于软组织损伤和炎症、解热；还用于治疗偏头痛、痛经、手术后痛、创伤后痛等。

药 理 作 用　本品具有抗炎、解热及镇痛作用，其作用机理为通过对环氧合酶的抑制去减少前列腺素的合成。制止炎症组织痛觉神经冲动的形成，抑制炎性反应，包括抑制白细胞的趋化性及溶酶体酶的释放等。至于解热作用，由于其作用于下视丘体温调节中枢，引起外周血管扩张及出汗，使散热增加。

税 则 号 列　3004.9090

中 文 名　吲哚美辛凝胶
英 文 名　Indometacin Liniment
类　　　别　解热镇痛抗炎药
主 要 成 分　本品为复方制剂，主要成分为吲哚美辛、L-薄荷醇
有效成分 CAS 号　吲哚美辛 53-86-1；L-薄荷醇 2216-51-5

化学分子结构式

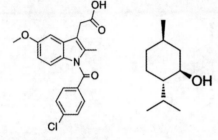

商 品 属 性　本品为黄色凝胶状软膏。
适 用 症　适用于肌肉痛、肩部僵硬酸痛、腰痛、关节痛、腱鞘炎（手和腕部疼痛）、肘部疼痛（网球肘等）及跌打损伤、扭伤引起的疼痛。
药 理 作 用　本品为前列腺素合成抑制剂，具有抗炎、镇痛作用。局部应用，其有效成分可穿透皮肤到达炎症区域，使炎性肿胀减轻、疼痛缓解。
税 则 号 列　3004.9090

- -

中 文 名　吲哚美辛片
英 文 名　Indomethacin Tablets
类　　　别　解热镇痛抗炎药
主 要 成 分　吲哚美辛
有效成分 CAS 号　53-86-1

化学分子结构式

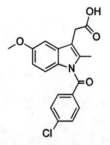

商 品 属 性　本品为白色片。
适 用 症　适用于关节炎，可缓解疼痛和肿胀；适用于软组织损伤和炎症；解热；用于治疗偏头痛、痛经、手术后痛、创伤后痛等。
药 理 作 用　具有抗炎、解热及镇痛作用，其作用机理为通过对环氧合酶的抑制去减少前列腺素的合成。制止炎症组织痛觉神经冲动的形成，抑制炎性反应，包括抑制白细胞的趋化性及溶酶体酶的释放等。作用于下视丘体温调节中枢，引起外周血管扩张及出汗，起到解热的作用。
税 则 号 列　3004.9090

中 文 名　吲哚美辛贴片
英 文 名　Indometacin Patches
类　　别　解热镇痛抗炎药
主 要 成 分　吲哚美辛
有效成分 CAS 号　53-86-1

化学分子结构式

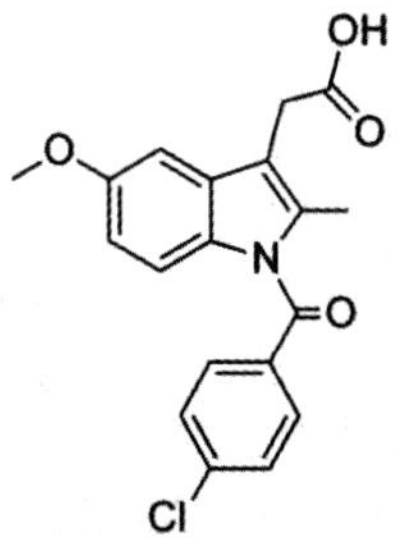

商 品 属 性　本品为贴剂。
适 用 症　适用于肌肉痛、肩部僵硬酸痛、腰痛、关节痛、腱鞘炎（手和腕部疼痛）、肘部疼痛（网球肘等）及跌打损伤、扭伤引起的疼痛。
药 理 作 用　局部应用，其有效成分可穿透皮肤到达炎症区域，使炎性肿胀减轻、疼痛缓解。
税 则 号 列　3004.9090

中 文 名　注射用赖氨匹林
英 文 名　Lysine Acetylsalicylate for Injection
类　　别　解热镇痛抗炎药
主 要 成 分　赖氨匹林
有效成分 CAS 号　62952-06-1

化学分子结构式

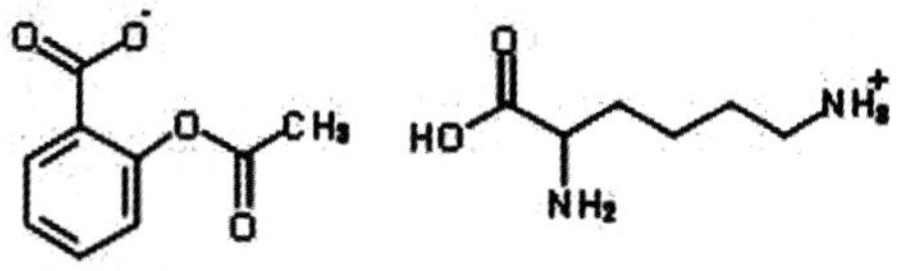

商 品 属 性　本品为注射剂，白色结晶或结晶性粉末。
适 用 症　适用于发热及轻中度的疼痛。
药 理 作 用　本品为阿司匹林和赖氨酸复盐，能抑制环氧合酶，减少前列腺素的合成，具有解热、镇痛、抗炎的作用。
税 则 号 列　3004.9090

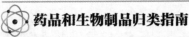

药品和生物制品归类指南

中 文 名　注射用盐酸丙帕他莫
英 文 名　Propacetamol Hydrochloride for Injection
类　　别　解热镇痛抗炎药
主 要 成 分　盐酸丙帕他莫
有效成分 CAS 号　66532-86-3

化学分子结构式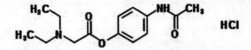

商 品 属 性　本品为注射剂，白色或类白色结晶性粉末。
适 用 症　在临床急需静脉给药治疗疼痛或高度发热时，其他给药方式不适合的情况下，用于中度
　　　　　疼痛的短期治疗，尤其是外科手术后疼痛。也可用于发热的短期治疗。
药 理 作 用　本品是对乙酰氨基酚的前体药物，具有解热镇痛作用。静注或肌注后，可迅速被血浆酯
　　　　　酶水解，释出对乙酰氨基酚而起作用，通过对乙酰氨基酚抑制中枢 COX 活性，减少 PGE
　　　　　类的合成，发挥其解热镇痛作用，导致外周血管扩张、出汗而达到解热的作用，其解热
　　　　　作用强度与阿司匹林相似；通过抑制前列腺素 PGE1、缓激肽和组胺等的合成和释放，提
　　　　　高痛阈而起到镇痛作用，属于外周性镇痛药，作用较阿司匹林弱，仅对轻中度疼痛有效。
　　　　　本品无明显抗炎作用。1g 本品在血液中分解为 0.5g 对乙酰氨基酚。
税 则 号 列　3004.9090

2.11　抗组胺药物

中 文 名　地氯雷他定片
英 文 名　Desloratadine Tablets
类　　别　抗组胺药物
主 要 成 分　地氯雷他定
有效成分 CAS 号　100643-71-8

化学分子结构式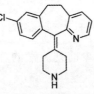

商 品 属 性　本品为淡蓝色薄膜衣片，除去包衣后显白色。
适 用 症　适用于快速缓解过敏性鼻炎的相关症状。
药 理 作 用　地氯雷他定是一种非镇静性的长效组胺拮抗剂，具有强效、选择性的拮抗外周组胺 H1
　　　　　受体的作用。已证实地氯雷他定具有抗的过敏、抗组胺及抗炎作用。因为地氯雷他定口
　　　　　服后不进入中枢神经系统，故可选择性阻断外周组胺 H1 受体。
税 则 号 列　3004.9090

中 文 名	富马酸酮替芬片
英 文 名	Ketotifen Fumarate Tablets
类 别	抗组胺药物
主 要 成 分	富马酸酮替芬
有效成分 CAS 号	34580-14-8

化学分子结构式

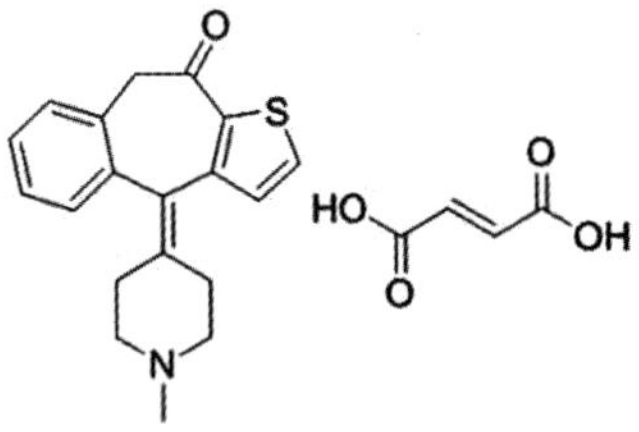

商 品 属 性 本品为白色或类白色片。

适 用 症 适用于过敏性鼻炎、过敏性支气管哮喘。

药 理 作 用 本品兼有组胺 H1 受体拮抗作用和抑制过敏反应介质释放作用，不仅抗过敏作用较强，而且药效持续时间较长，故对预防各种支气管哮喘发作及外源性哮喘的疗效比对内源性哮喘更佳。

税 则 号 列 3004.9090

中 文 名	氯雷他定片
英 文 名	Loratadine Tablets
类 别	抗组胺药物
主 要 成 分	氯雷他定
有效成分 CAS 号	79794-75-5

化学分子结构式

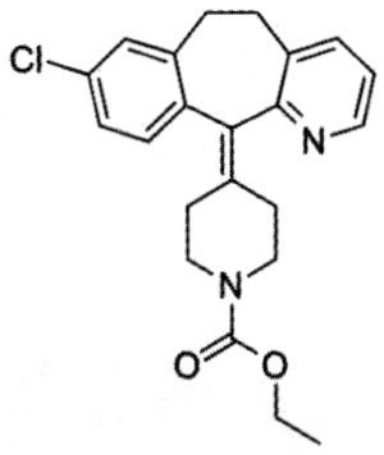

商 品 属 性 本品为白色片。

适 用 症 适用于缓解过敏性鼻炎有关的症状，如喷嚏、流涕、鼻痒、鼻塞以及眼部痒及烧灼感，亦适用于缓解慢性荨麻疹、瘙痒性皮肤病及其他过敏性皮肤病的症状及体征。

药 理 作 用 本品属于长效三环类抗组胺药，竞争性地抑制组胺 H1 受体，抑制组胺所引起的过敏症状。

税 则 号 列 3004.9090

中　文　名　马来酸氯苯那敏片
英　文　名　Chlorphenamine Meleate Tablets
类　　　别　抗组胺药物
主 要 成 分　马来酸氯苯那敏
有效成分 CAS 号　113-92-8

化学分子结构式

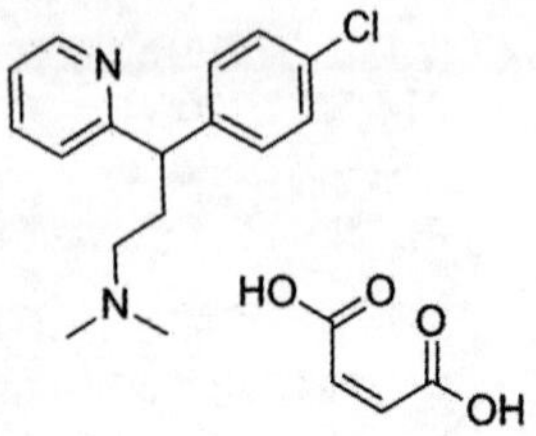

商 品 属 性　本品为白色片。
适 用 症　适用于皮肤过敏症：荨麻疹、湿疹、皮炎、药疹、皮肤瘙痒症、神经性皮炎、虫咬症、日光性皮炎，也可适用于过敏性鼻炎、血管舒缩性鼻炎、药物及食物过敏。
药 理 作 用　作为组织胺 H1 受体拮抗剂，本品能对抗过敏反应（组胺）所致的毛细血管扩张，降低毛细血管的通透性，缓解支气管平滑肌收缩所致的喘息。本品抗组胺作用较持久，也具有明显的中枢抑制作用，能增加麻醉药、镇痛药、催眠药和局麻药的作用。
税 则 号 列　3004.9090

中　文　名　马来酸氯苯那敏注射液
英　文　名　Chlorphenamine Maleate Injection
类　　　别　抗组胺药物
主 要 成 分　马来酸氯苯那敏
有效成分 CAS 号　113-92-8

化学分子结构式

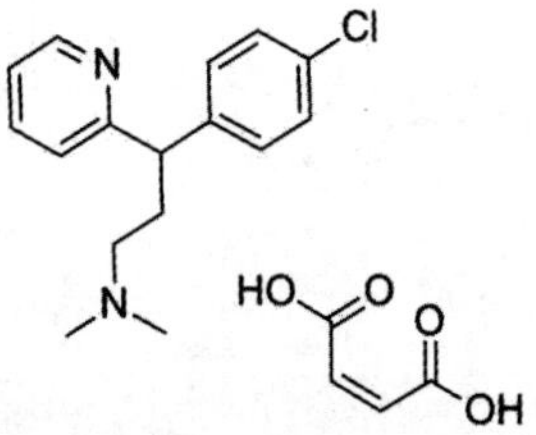

商 品 属 性　本品为无色的澄明液体。
适 用 症　可治疗过敏性鼻炎：对过敏性鼻炎和上呼吸道感染引起的鼻充血有效；可适用于感冒、鼻窦炎及皮肤黏膜的过敏，对荨麻疹、枯草热、血管运动性鼻炎均有效，并能缓解虫咬所导致的皮肤瘙痒和水肿；也可用于控制药疹和接触性皮炎，但同时必须停用或避免接触致敏药物。
药 理 作 用　1. 抗组胺作用：通过拮抗 H1 受体而对抗组胺的过敏效应；本品不影响组胺的代谢，也不阻止体内组胺的释放。2. 抗 M 胆碱受体作用。3. 中枢抑制作用。
税 则 号 列　3004.9090

中 文 名　　盐酸苯海拉明片

英 文 名　　Diphenhydramine Hydrochloride Tablets

类　　　别　　抗组胺药物

主 要 成 分　　盐酸苯海拉明

有效成分 CAS 号　　147-24-0

化学分子结构式

HCl

商 品 属 性　　本品为糖衣片，除去糖衣后显白色。

适 用 症　　适用于皮肤过敏症，如荨麻疹、湿疹、皮炎、药疹、瘙痒、神经性皮炎、虫咬症、日光性皮炎、过敏性鼻炎及食物过敏。

药 理 作 用　　本品为乙醇胺的衍生物，可与组织中释放出来的组胺竞争效应细胞上的 H1 受体，从而制止过敏反应的发作，解除组胺的致痉和充血等作用。

税 则 号 列　　3004.9090

中 文 名　　盐酸非索非那定片

英 文 名　　Fexofenadine Hydrochloride Tablets

类　　　别　　抗组胺药物

主 要 成 分　　盐酸非索非那定

有效成分 CAS 号　　153439-40-8

化学分子结构式

H—Cl

商 品 属 性　　本品为薄膜衣片，除去包衣后显白色或类白色。

适 用 症　　1. 季节性过敏性鼻炎。适用于缓解成人和 6 岁及以上年龄儿童的季节性过敏性鼻炎相关的症状，如打喷嚏，流鼻涕，鼻、腭、喉部发痒，眼睛发痒、潮湿、发红。2. 慢性特发性荨麻疹。适用于治疗成人和 6 岁及以上年龄儿童的慢性特发性荨麻疹的皮肤症状，能够显著减轻瘙痒和风团的数量。

药 理 作 用　　盐酸非索非那定是具有选择性外周 H1 受体拮抗作用的抗组胺药物。盐酸非索非那定在大鼠中抑制组胺从腹膜肥大细胞释放。在实验动物中，没有观察到抗胆碱、α1-肾上腺素或 β-肾上腺素受体阻断作用，也未观察到镇静或其他中枢神经系统作用。本品不能通过血脑屏障。

税 则 号 列　　3004.9090

中　文　名　盐酸曲普利啶胶囊
英　文　名　Triprolidine Hydrochloride Capsules
类　　　别　抗组胺药物
主 要 成 分　盐酸曲普利啶
有效成分 CAS 号　6138-79-0

化学分子结构式

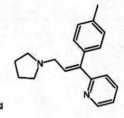

商 品 属 性　内容物为白色粉末。
适 用 症　适用于治疗各种过敏性疾患，包括过敏性鼻炎、荨麻疹、过敏性结膜炎、皮肤瘙痒症等。
药 理 作 用　本品为哌啶类抗组胺药，在体内与组胺竞争效应细胞上的 H1 受体，使组胺类物质完全丧失同 H1 受体结合的机会，从而抑制过敏反应的发生，具有抗组胺、抗胆碱及镇静的作用。
税 则 号 列　3004.9090

中　文　名　盐酸赛庚啶片
英　文　名　Cyproheptadine Hydrochloride Tablets
类　　　别　抗组胺药物
主 要 成 分　盐酸赛庚啶
有效成分 CAS 号　41354-29-4

化学分子结构式

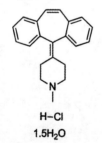

商 品 属 性　本品为白色片。
适 用 症　适用于治疗过敏性疾病，如荨麻疹、丘疹性荨麻疹、湿疹、皮肤瘙痒。
药 理 作 用　本品可与组织中释放出来的组胺竞争效应细胞上的 H1 受体，从而阻止过敏反应的发作，解除组胺的致痉和充血等作用。
税 则 号 列　3004.9090

中 文 名　盐酸西替利嗪滴剂
英 文 名　Cetirizine Dihydrochloride Oral Drops
类　　别　抗组胺药物
主 要 成 分　盐酸西替利嗪
有效成分 CAS 号　83881-52-1

化学分子结构式

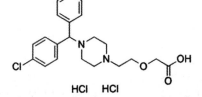

商 品 属 性　本品为滴剂，为无色至微黄色的澄清液体。
适 用 症　本品适用于治疗季节性鼻炎、常年性过敏性鼻炎以及非鼻部症状结膜炎、过敏引起的瘙
　　　　　痒和荨麻疹症状。
药 理 作 用　本品为口服选择性组胺 H1 受体拮抗剂。无明显抗胆碱和抗 5-羟色胺的作用，中枢抑制
　　　　　作用较小。
税 则 号 列　3004.9090

中 文 名　盐酸西替利嗪胶囊
英 文 名　Cetirizine Dihydrochloride Capsules
类　　别　抗组胺药物
主 要 成 分　盐酸西替利嗪
有效成分 CAS 号　83881-52-1

化学分子结构式

商 品 属 性　本品为硬胶囊，内容物为白色或类白色颗粒或粉末。
适 用 症　本品适用于季节性或常年性过敏性鼻炎及荨麻疹。
药 理 作 用　本品为选择性组胺 H1 受体拮抗剂，本品无明显抗胆碱或抗 5-羟色胺作用，中枢抑制作
　　　　　用较小。
税 则 号 列　3004.9090

中 文 名　盐酸西替利嗪片
英 文 名　Cetirizine Hydrochloride Tablets
类 　 别　抗组胺药物
主 要 成 分　盐酸西替利嗪
有效成分 CAS 号　83881-52-1

化学分子结构式

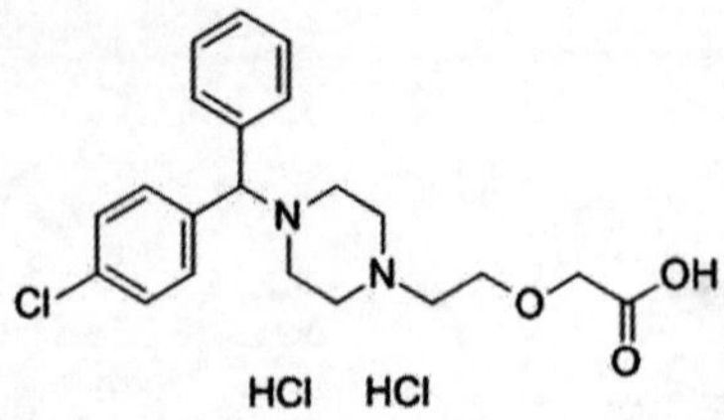

商 品 属 性　本品为白色或类白色片。
适 用 症　本品适用于季节性或常年性过敏性鼻炎、由过敏原引起的荨麻疹及皮肤瘙痒。
药 理 作 用　本品为选择性组胺 H1 受体拮抗剂。
税 则 号 列　3004.9090

中 文 名　盐酸西替利嗪糖浆
英 文 名　Cetirizine Hydrochloride Syrup
类 　 别　抗组胺药物
主 要 成 分　盐酸西替利嗪
有效成分 CAS 号　83881-52-1

化学分子结构式

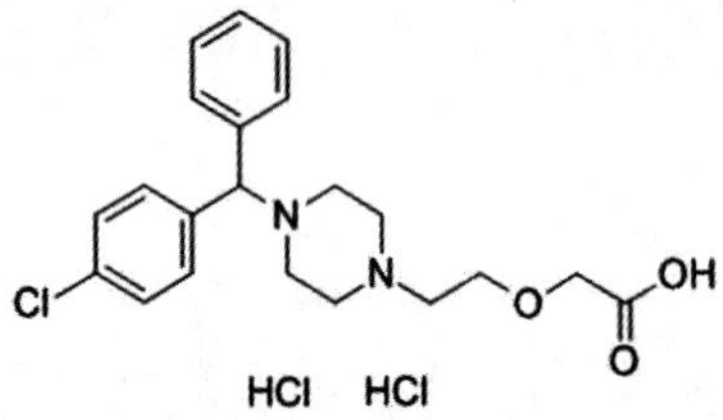

商 品 属 性　本品为无色至微黄色澄清黏稠状液体，有芳香气味。
适 用 症　本品适用于治疗季节性或常年性过敏性鼻炎，以及由过敏原引起的荨麻疹及皮肤瘙痒。
药 理 作 用　本品为口服选择性组胺 H1 受体拮抗剂。无明显抗胆碱和抗 5-羟色胺的作用，中枢抑制
　　　　　　作用较小。
税 则 号 列　3004.9090

中 文 名　盐酸异丙嗪片
英 文 名　Promethazine Hydrochloride Tablets
类　　　别　抗组胺药物
主 要 成 分　盐酸异丙嗪
有效成分 CAS 号　58-33-3

化学分子结构式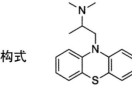

商 品 属 性　本品为糖衣片，除去包衣后显白色至微黄色。
适 用 症　1. 皮肤黏膜过敏：适用于长期的、季节性的过敏性鼻炎、血管舒缩性鼻炎、过敏性结膜
　　　　　　炎，以及荨麻疹、食物过敏、皮肤划痕症。2. 晕动症：晕车、晕船、晕飞机。3. 恶心、
　　　　　　呕吐。
药 理 作 用　作为组织胺 H1 受体拮抗剂，本品能针对抗过敏反应所致的毛细血管扩张，降低毛细血
　　　　　　管的通透性，缓解支气管平滑肌收缩所致的喘息。本品抗组胺作用较持久，也具有明显
　　　　　　的中枢抑制作用，能增加麻醉药、镇痛药、催眠药和局麻药的作用。
税 则 号 列　3004.9090

中 文 名　盐酸异丙嗪糖浆
英 文 名　Promethazine Hydrochloride Syrup
类　　　别　抗组胺药物
主 要 成 分　盐酸异丙嗪
有效成分 CAS 号　58-33-3

化学分子结构式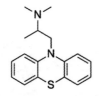

商 品 属 性　本品为亮黄色澄清液体。
适 用 症　适用于各种过敏症（如哮喘、荨麻疹等）、孕期呕吐、乘船等引起的眩晕。
药 理 作 用　本品为吩噻嗪类抗组胺药，能阻断平滑肌、毛细血管壁等组织的 H1 受体，亦具有明显
　　　　　　的中枢抑制作用，能加强麻醉药、催眠药及抑制的作用，并能降低体温和镇吐。
税 则 号 列　3004.9090

中 文 名　盐酸异丙嗪注射液
英 文 名　Promethazine Hydrochloride Injection
类　　别　抗组胺药物
主要成分　盐酸异丙嗪
有效成分 CAS 号　58-33-3

化学分子结构式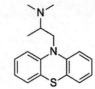

商 品 属 性　本品为无色的澄明液体。
适 用 症　1. 适用于皮肤黏膜的过敏：适用于长期的、季节性的过敏性鼻炎，血管运动性鼻炎，过
　　　　　　敏性结膜炎，荨麻疹，血管神经性水肿，对血液或血浆制品的过敏反应，皮肤划痕症。
　　　　　　2. 适用于晕动症：防治晕车、晕船、晕飞机。3. 适用于麻醉和手术前后的辅助治疗，包
　　　　　　括镇静、催眠、镇痛、止吐。4. 适用于防治放射病性或药源性恶心、呕吐。
药 理 作 用　异丙嗪是吩噻嗪类抗组胺药，也可适用于镇吐、抗晕动以及镇静催眠。
　　　　　　1. 抗组胺作用：与组织释放的组胺竞争 H1 受体，能拮抗组胺对胃肠道、气管、支气管
　　　　　　或细支气管平滑肌的收缩或挛缩作用，解除组胺对支气管平滑肌的致痉和充血作用。
　　　　　　2. 止吐作用：可能与抑制了延髓的催吐化学感受区有关。3. 抗晕动症：可能通过中枢性
　　　　　　抗胆碱性能，作用于前庭和呕吐中枢及中脑髓质感受器，主要是阻断前庭核区胆碱能突
　　　　　　触迷路冲动的兴奋。4. 镇静催眠作用：可能由于间接降低了脑干网状上行激活系统的应
　　　　　　激性。
税 则 号 列　3004.9090

中 文 名　盐酸左西替利嗪分散片
英 文 名　Levocetirizine Dihydrochloride Dispersible Tablets
类　　别　抗组胺药物
主要成分　盐酸左西替利嗪
有效成分 CAS 号　130018-87-0

化学分子结构式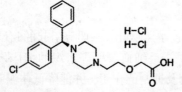

商 品 属 性　本品为片剂。
适 用 症　本品用于治疗下述疾病的过敏相关症状，如季节性过敏性鼻炎、常年性过敏性鼻炎、慢
　　　　　　性特发性荨麻疹。
药 理 作 用　本品为口服选择性组胺 H1 受体拮抗剂，无明显抗胆碱和抗 5-羟色胺的作用，中枢抑制
　　　　　　作用较小。
税 则 号 列　3004.9090

中 文 名　盐酸左西替利嗪胶囊
英 文 名　Levocetirizine Dihydrochloride Capsules
类　　别　抗组胺药物
主 要 成 分　盐酸左西替利嗪
有效成分 CAS 号　130018-87-0

化学分子结构式

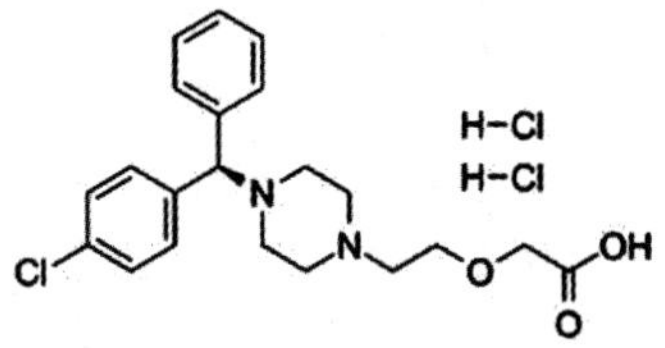

商 品 属 性　本品为胶囊剂。
适 用 症　本品适用于治疗下述疾病的过敏相关症状，如季节性过敏性鼻炎、常年性过敏性鼻炎、慢性特发性荨麻疹。
药 理 作 用　本品为口服选择性组胺 H1 受体拮抗剂，无明显抗胆碱和抗 5-羟色胺的作用，中枢抑制作用较小。
税 则 号 列　3004.9090

中 文 名　盐酸左西替利嗪片
英 文 名　Levocetirizine Dihydrochloride Tablets
类　　别　抗组胺药物
主 要 成 分　盐酸左西替利嗪
有效成分 CAS 号　130018-87-0

化学分子结构式

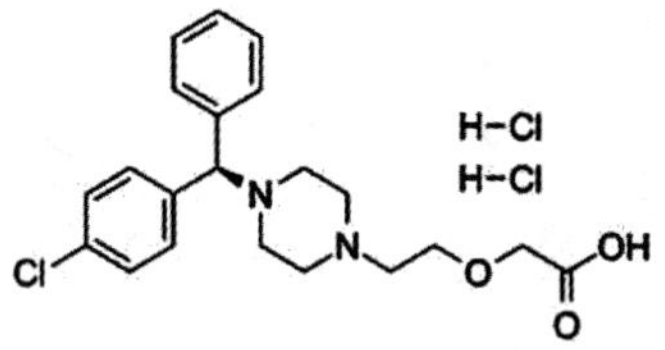

商 品 属 性　本品为片剂。
适 用 症　本品用于治疗下述疾病的过敏相关症状，如：过敏性鼻炎（包括季节性持续过敏性鼻炎和常年性持续性过敏性鼻炎）及慢性特发性荨麻疹。
药 理 作 用　本品为口服选择性组胺 H1 受体拮抗剂。无明显抗胆碱和抗 5-羟色胺的作用，中枢抑制作用较少。
税 则 号 列　3004.9090

中 文 名　依巴斯汀片
英 文 名　Ebastine Tablets
类　　别　抗组胺药物
主 要 成 分　依巴斯汀
有效成分 CAS 号　90729-43-4

化学分子结构式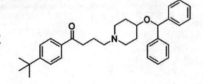

商 品 属 性　本品为片剂。
适 用 症　适用于伴有或不伴有过敏性结膜炎的过敏性鼻炎（季节性和常年性）、慢性特发性荨麻
　　　　　疹的对症治疗。
药 理 作 用　依巴斯汀具有迅速而长效的抗组胺作用，并且对组胺 H1 受体具有超强亲和力。口服给
　　　　　药，依巴斯汀及其代谢产物均不能穿过脑血屏障。这解释了为什么依巴斯汀对于中枢神
　　　　　经系统仅有轻微的镇静作用。试验数据表明，依巴斯汀是一种长效、高选择的组胺 H1
　　　　　受体阻断剂，且无抗胆碱作用。
税 则 号 列　3004.9090

2.12 呼吸系统用药（平喘药）

中 文 名　布地奈德鼻喷雾剂
英 文 名　Budesonide Nasal Spray
类　　别　呼吸系统用药（平喘药）
主 要 成 分　布地奈德
有效成分 CAS 号　51333-22-3

化学分子结构式

商 品 属 性　本品在具有定量阀门系统的密封容器中的药液为白色或类白色混悬液。
适 用 症　适用于治疗季节性和常年性过敏性鼻炎、常年性非过敏性鼻炎，预防鼻息内切除后鼻息
　　　　　肉的再生，对症治疗鼻息肉。
药 理 作 用　糖皮质激素的抗炎作用，如抑制炎性介质的释放和抑制细胞因子介导的免疫反应，可能
　　　　　起着重要作用。
税 则 号 列　3004.3200

中 文 名　硫酸沙丁胺醇吸入粉雾剂
英 文 名　Salbutamol Sulfate Inhalation Powder
类　　 别　呼吸系统用药（平喘药）
主 要 成 分　硫酸沙丁胺醇
有效成分 CAS 号　51022-70-9

化学分子结构式

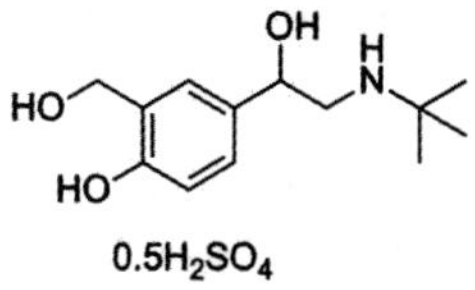

$0.5H_2SO_4$

商 品 属 性　本品为多剂量贮库型吸入粉雾剂，内容物为白色或类白色均匀粉末，无臭味。
适 用 症　主要适用于缓解哮喘或慢性阻塞性肺病（可逆性气道阻塞疾病）患者的支气管痉挛及预
　　　　　防运动诱发的急性哮喘，或其他过敏原诱发的支气管痉挛。
药 理 作 用　沙丁胺醇是一种选择性 β2-肾上腺素受体激动剂。通过对 β2-肾上腺素受体的作用刺激细
　　　　　胞内的腺苷酸环化酶，提高环磷腺苷（CAMP）水平，使支气管中滑肌松弛，并抑制速
　　　　　发性超敏反应细胞（特别是肥大细胞）的介质释放。
税 则 号 列　3004.3900

中 文 名　沙丁胺醇气雾剂
英 文 名　Salbutamol Inhaler
类　　 别　呼吸系统用药（平喘药）
主 要 成 分　沙丁胺醇
有效成分 CAS 号　18559-94-9

化学分子结构式

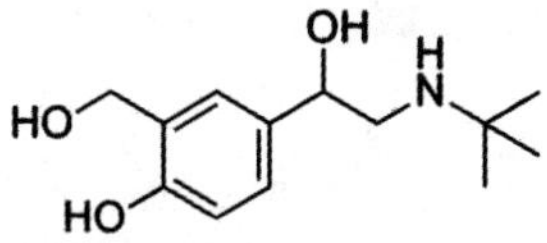

商 品 属 性　内容物为白色或微黄色混悬液。
适 用 症　适用于治疗及预防支气管哮喘，治疗伴有可逆性气道阻塞。可适用于慢性支气管炎的维
　　　　　持治疗，缓解急性支气管炎痉挛和预防运动诱发哮喘。
药 理 作 用　本品为选择性 β2-肾上腺素受体激动剂，能选择性激动支气管平滑肌的 β2-肾上腺素受
　　　　　体，有较强的支气管扩张作用。
税 则 号 列　3004.3900

中 文 名　氨茶碱片
英 文 名　Aminophylline Tablets
类　　别　呼吸系统用药（平喘药）
主 要 成 分　茶碱与乙二胺复盐（氨茶碱）
有效成分 CAS 号　317-34-0

化学分子结构式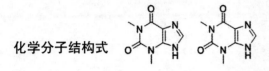

商 品 属 性　本品为白色至微黄色片。
适 用 症　适用于支气管哮喘、喘息型支气管炎、阻塞性肺气肿等缓解喘息症状，也可适用于心源性肺水肿引起的哮喘。
药 理 作 用　本品为茶碱与乙二胺复盐，其药理作用主要来自茶碱，乙二胺使其水溶性增强。本品对呼吸道平滑肌有直接松弛作用。其作用机理比较复杂，过去认为，本品通过抑制磷酸二酯酶，使细胞内介导环-3',5'磷酸腺苷（cAMP）含量提高所致。近年来的实验认为，茶碱的支气管扩张作用部分是由于内源性肾上腺素与去甲肾上腺素释放的结果；此外，茶碱是嘌呤受体阻滞剂，能对抗腺嘌呤等对呼吸道的收缩作用。茶碱能增强膈肌收缩力，尤其在膈肌收缩无力时作用更显著，因此有益于改善呼吸功能。
税 则 号 列　3004.4900

中 文 名　氨茶碱栓
英 文 名　Aminophylline Suppositories
类　　别　呼吸系统用药（平喘药）
主 要 成 分　茶碱与乙二胺复盐（氨茶碱）
有效成分 CAS 号　317-34-0

化学分子结构式

商 品 属 性　本品为微黄色的栓。
适 用 症　适用于支气管哮喘、喘息型支气管炎、阻塞性肺气肿等缓解喘息症状，也可用于心源性肺水肿引起的哮喘。
药 理 作 用　本品为茶碱与乙二胺复盐，其药理作用主要来自茶碱，乙二胺使其水溶性增强。本品对呼吸道平滑肌有直接松弛作用。其作用机理比较复杂，过去认为，本品通过抑制磷酸二酯酶，使细胞内 cAMP 含量提高所致。近年来的实验认为，茶碱的支气管扩张作用部分是由于内源性肾上腺素与去甲肾上腺素释放的结果；此外，茶碱是嘌呤受体阻滞剂，能对抗腺嘌呤等对呼吸道的收缩作用。茶碱能增强膈肌收缩力，尤其在膈肌收缩无力时作用更显著，因此有益于改善呼吸功能。
税 则 号 列　3004.4900

中 文 名 氨茶碱注射液
英 文 名 Aminophylline Injection
类 别 呼吸系统用药（平喘药）
主 要 成 分 茶碱与乙二胺复盐（氨茶碱）
有效成分 CAS 号 317-34-0

化学分子结构式

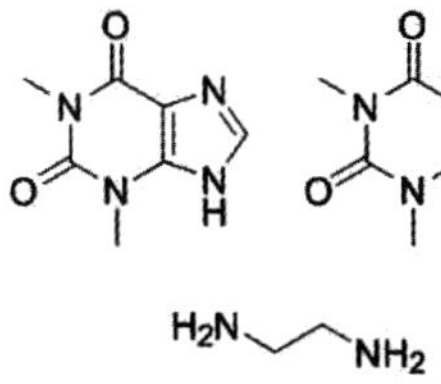

商 品 属 性 本品为无色至微黄色的澄明液体。
适 用 症 适用于支气管哮喘、喘息型支气管炎、阻塞性肺气肿等缓解喘息症状，也可用于心源性肺水肿引起的哮喘。
药 理 作 用 本品为茶碱与乙二胺复盐，其药理作用主要来自茶碱，乙二胺使其水溶性增强。本品对呼吸道平滑肌有直接松弛作用。其作用机理比较复杂，过去认为，本品通过抑制磷酸二酯酶，使细胞内 cAMP 含量提高所致。近年来的实验认为，茶碱的支气管扩张作用部分是由于内源性肾上腺素与去甲肾上腺素释放的结果；此外，茶碱是嘌呤受体阻滞剂，能对抗腺嘌呤等对呼吸道的收缩作用。茶碱能增强膈肌收缩力，尤其在膈肌收缩无力时作用更显著，因此有益于改善呼吸功能。
税 则 号 列 3004.4900

中 文 名 枸橼酸咖啡因注射液
英 文 名 Caffeine Citrate Injection
类 别 呼吸系统用药（平喘药）
主 要 成 分 枸橼酸咖啡因
有效成分 CAS 号 69-22-7

化学分子结构式

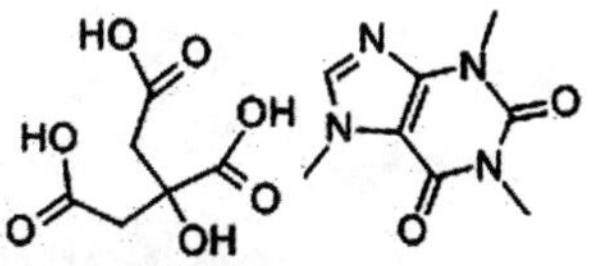

商 品 属 性 本品为无色澄明液体。
适 用 症 适用于治疗早产新生儿原发性呼吸暂停。
药 理 作 用 咖啡因结构上类似于甲基黄嘌呤类药物茶碱和可可碱。受体结合测定试验证实，其大部分作用归因于拮抗腺苷受体（包括 A1 和 A2A 两种亚型），并在接近于获得该适应证疗效的浓度时观察到这些作用。
税 则 号 列 3004.4900

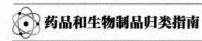

中　文　名　噻托溴铵奥达特罗吸入喷雾剂

英　文　名　Tiotropium Bromide and Olodaterol Hydrochloride Inhalation Spray

类　　　别　呼吸系统用药（平喘药）

主　要　成　分　本品为复方制剂，有效成分为噻托溴铵和盐酸奥达特罗

有效成分 CAS 号　噻托溴铵 136310-93-5；盐酸奥达特罗 869477-96-3

化学分子结构式

商　品　属　性　喷雾剂。

适　用　症　本品适用于慢性阻塞性肺疾病（COPD，简称"慢阻肺"，包括慢性支气管炎和肺气肿）患者的长期维持治疗。

药　理　作　用　本品为噻托溴铵与奥达特罗组成的复方制剂。噻托溴铵竞争性且可逆性抑制 M3 受体，抑制副交感神经末端所释放的乙酰胆碱的胆碱能作用，可引起平滑肌松弛。奥达特罗是长效 β2-肾上腺素受体激动剂（LABA），对人 β2-肾上腺素受体具有高亲和力和高选择性，局部吸入后可结合并活化 β2-肾上腺素受体，激活细胞内腺苷酸环化酶，cAMP 水平升高，从而松弛气道平滑肌。

税　则　号　列　3004.4900

- -

中　文　名　噻托溴铵粉吸入剂

英　文　名　Tiotropium Bromide Powder for Inhalation

类　　　别　呼吸系统用药（平喘药）

主　要　成　分　噻托溴铵

有效成分 CAS 号　136310-93-5

化学分子结构式

商　品　属　性　本品为硬胶囊，内容物为白色粉末。

适　用　症　适用于慢性阻塞性肺疾病。

药　理　作　用　噻托溴铵是一种长效抗胆碱能药物。通过和支气管平滑肌上的毒蕈碱受体结合，可抑制副交感神经末端所释放的乙酰胆碱的胆碱能作用。其对毒蕈碱受体亚型 M1～M5 有相似的亲和力。在呼吸道中，噻托溴铵竞争性且可逆性抑制 M3 受体，可引起平滑肌松弛。噻托溴铵吸入给药时是局部（支气管）选择性的，由此可达到治疗效果且不至于产生全身性抗胆碱能作用。

税　则　号　列　3004.4900

中 文 名　吸入用复方异丙托溴铵溶液

英 文 名　Compound, Ipratropium Bromide Solution for Inhalation

类　　别　呼吸系统用药（平喘药）

主 要 成 分　本品为复方制剂，有效成分为异丙托溴铵和硫酸沙丁胺醇

有效成分 CAS 号　异丙托溴铵 22254-24-6；硫酸沙丁胺醇 51022-70-9

化学分子结构式

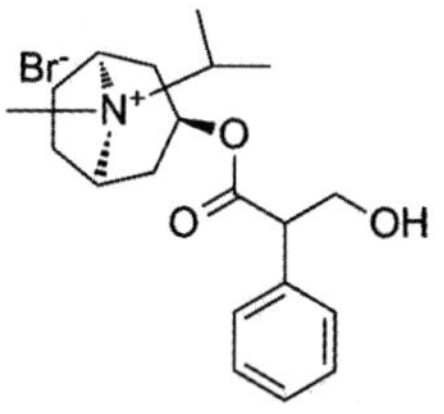

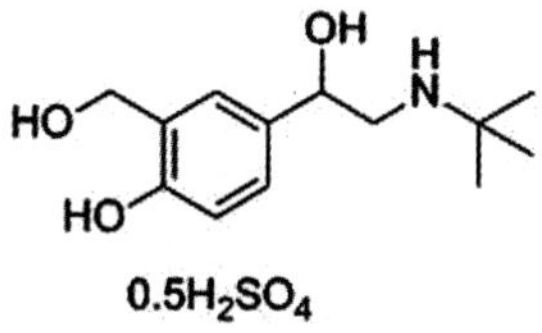

商 品 属 性　本品为无色或几乎无色的澄清液体。

适 用 症　本品适用于需要多种支气管扩张剂联合应用的患者，用于治疗气道阻塞性疾病有关的可逆性支气管痉挛。

药 理 作 用　异丙托溴铵通过拮抗迷走神经释放的递质乙酰胆碱而抑制迷走神经的反射，吸入异丙托溴铵后，作用只限于肺部，因此扩张支气管，不作用于全身。沙丁胺醇为 β2-肾上腺素受体激动剂，其作用为舒张呼吸道平滑肌。它作用于从主气管至终端肺泡的所有平滑肌，并有拮抗支气管收缩作用。

税 则 号 列　3004.4900

中 文 名　硫酸沙丁胺醇注射液

英 文 名　Salbutamol Sulfate Injection

类　　别　呼吸系统用药（平喘药）

主 要 成 分　硫酸沙丁胺醇

有效成分 CAS 号　51022-70-9

化学分子结构式

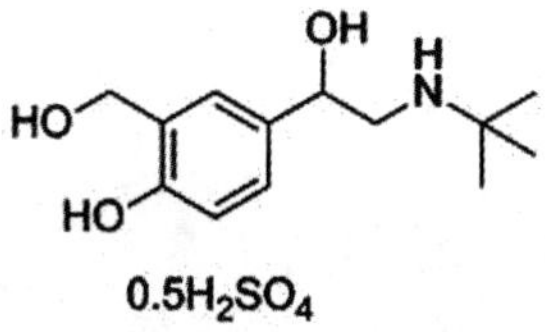

商 品 属 性　本品为无色澄明液体。

适 用 症　本品适用于治疗支气管哮喘或喘息型支气管炎等伴有支气管痉挛的呼吸道疾病。

药 理 作 用　本品为选择性 β2-肾上腺素受体激动剂，能选择性激动支气管平滑肌的 β2-受体，有较强的支气管扩张作用。

税 则 号 列　3004.9090

中 文 名　盐酸班布特罗片
英 文 名　Bambuterol Hydrochloride Tablets
类　　别　呼吸系统用药（平喘药）
主 要 成 分　盐酸班布特罗
有效成分 CAS 号　81732-46-9

化学分子结构式

商 品 属 性　本品为白色或类白色片。
适 用 症　本品适用于支气管哮喘、慢性喘息性支气管炎、阻塞性肺气肿和其他伴有支气管痉挛的肺部疾病。
药 理 作 用　本品在体内转化为特布他林。特布他林是一种肾上腺素能受体激动剂，选择性激动 β2-受体，舒张支气管平滑肌，改善通气功能，对运动诱发的哮喘和过敏性哮喘均有良好的预防和抑制发作的作用。特布他林能抑制内源性致痉物质的释放及内源性介质引起的支气管黏膜水肿，降低血清总 lgE，抑制变态反应。特布他林还能提高支气管黏膜纤毛廓清力，也可舒张子宫平滑肌。
税 则 号 列　3004.9090

中 文 名　猪肺磷脂注射液
英 文 名　Poractant Alfa Injection
类　　别　呼吸系统用药（平喘药）
主 要 成 分　猪肺磷脂
有效成分 CAS 号　无
化学分子结构式　无
商 品 属 性　本品为注射剂，白色或乳白色混悬液。
适 用 症　本品适用于治疗和预防早产婴儿的呼吸窘迫综合征（RDS）。
药 理 作 用　本品的表面活性有助于其在肺内均匀分布，沿肺泡的气液交界面展开，本品表面活性物质缺乏的生理和治疗作用已经在不同的动物模型上得到了证实。
税 则 号 列　3004.9090

2.13 呼吸系统用药（祛痰药）

中 文 名　羧甲司坦片
英 文 名　Carbocysteine Tablets
类　　别　呼吸系统用药（祛痰药）
主 要 成 分　羧甲司坦
有效成分 CAS 号　638-23-3

化学分子结构式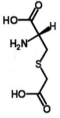

商 品 属 性　本品为白色片。
适 用 症　本品为祛痰药。用于治疗慢性支气管炎、支气管哮喘等疾病引起的痰液黏稠、咳痰困难患者。
药 理 作 用　本品为黏液调节剂，主要作用于支气管腺体的分泌，使低黏度的唾液黏蛋白分泌增加，高黏度的岩藻黏蛋白产生减少，因而使痰液的黏稠性降低而易于咳出。口服起效快，服用 4 小时可见明显疗效。
税 则 号 列　3004.9090

中 文 名　羧甲司坦糖浆
英 文 名　Carbocisteine Syrup
类　　别　呼吸系统用药（祛痰药）
主 要 成 分　羧甲司坦
有效成分 CAS 号　638-23-3

化学分子结构式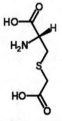

商 品 属 性　本品为棕黄色至浅棕色黏稠液体。味甜，气香。
适 用 症　本品适用于治疗慢性支气管炎、支气管哮喘等疾病引起的痰液黏稠、咳痰困难患者。
药 理 作 用　本品为黏液调节剂，主要作用于支气管腺体的分泌，使低黏度的唾液黏蛋白分泌增加，高黏度的岩藻黏蛋白产生减少，因而使痰液的黏稠性降低而易于咳出。
税 则 号 列　3004.9090

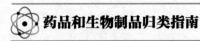

中 文 名　盐酸溴己新干混悬剂

英 文 名　Bromhexine Hydrochloride for Oral Suspension

类　　别　呼吸系统用药（祛痰药）

主 要 成 分　盐酸溴己新

有效成分 CAS 号　611-75-6

化学分子结构式

商 品 属 性　本品为淡橙黄色流动性颗粒。

适 用 症　主要适用于慢性支气管炎、哮喘等引起的黏痰不易咳出的患者。

药 理 作 用　直接作用于支气管腺体，能使黏液分泌细胞的溶酶体释出，从而使黏液中的粘多糖解聚，降低黏液的黏稠度；还能引起呼吸道分泌黏性低的小分子黏蛋白，使痰液变稀，易于咳出。

税 则 号 列　3004.9090

2.14 呼吸系统用药（哮喘）

中 文 名 倍氯米松福莫特罗吸入气雾剂

英 文 名 Beclometasone Dipropionate and Formoterol Inhalation Aerosol

类 别 呼吸系统用药（哮喘）

主要成分 复方制剂，主要成分为丙酸倍氯米松和富马酸福莫特罗

有效成分 CAS 号 丙酸倍氯米松 5534-09-8；富马酸福莫特罗 43229-80-7

化学分子结构式

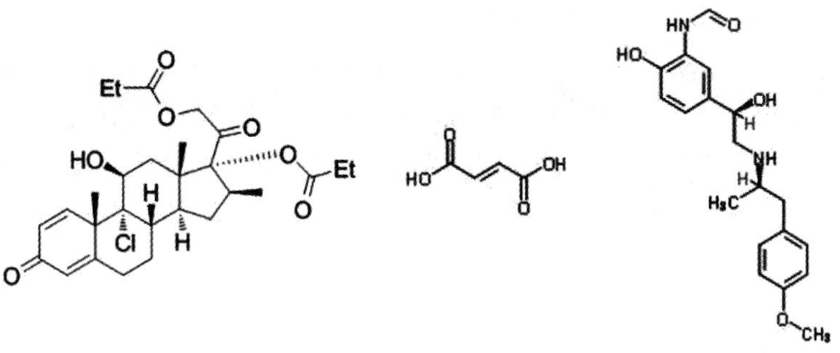

商品属性 喷雾剂。

适 用 症 适用于哮喘规律治疗，吸入用倍氯米松福莫特罗气雾剂联合用药形式（吸入性糖皮质激素+长效 β2-受体激动剂）适用于以下情况：使用吸入性糖皮质激素和"按需"使用短效 β2-受体激动剂未获良好控制的患者；使用吸入性糖皮质激素和长效 β2-受体激动剂已获得控制的患者。

药理作用 吸入用倍氯米松福莫特罗气雾剂为丙酸倍氯米松和富马酸福莫特罗组成的复方制剂。丙酸倍氯米松：为人工合成的强效肾上腺皮质激素类药物，是倍氯米松的二丙酸酯，具有抗炎、抗过敏等作用，能抑制支气管渗出物，消除支气管黏膜肿胀，解除支气管痉挛。富马酸福莫特罗：为长效选择性的 β2-受体激动剂，具有舒张支气管平滑肌、缓解支气管平滑肌痉挛及抗变态反应作用。体外研究已经表明，福莫特罗与 β2-受体的激动活性比 β1-受体高 200 倍。尽管在支气管平滑肌中 β2-受体是主要的肾上腺素能受体，且在心脏中，β1-受体也是主要的受体，但是，在人体心脏中，β2-受体约占全部 β-肾上腺素能受体的 10%～50%。尚不明确这些受体的准确功能，即使是高选择性的 β2-激动剂也可能对心脏产生影响。

税 则 号 列 3004.3200

中 文 名　丙酸倍氯米松喷鼻剂
英 文 名　Beclometasone Dipropionate Aqueous Nasal Spray
类　　别　呼吸系统用药（哮喘）
主 要 成 分　丙酸倍氯米松
有效成分 CAS 号　5534-09-8

化学分子结构式

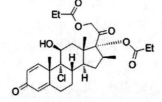

商 品 属 性　本品在耐压容器中的溶液应为白色不透明混悬液，不含任何肉眼可见异物。
适 用 症　本品用于预防和治疗常年性及季节性的过敏性鼻炎，也可用于治疗血管舒缩性鼻炎。
药 理 作 用　丙酸倍氯米松为人工合成的强效肾上腺皮质激素类药物，是倍氯米松的二丙酸酯，具有抗炎、抗过敏、止痒等作用，能抑制支气管渗出物，消除支气管黏膜肿胀，解除支气管痉挛。
税 则 号 列　3004. 3200

中 文 名　丙酸倍氯米松气雾剂
英 文 名　Beclometasone Dipropionate Inhaler
类　　别　呼吸系统用药（哮喘）
主 要 成 分　丙酸倍氯米松
有效成分 CAS 号　5534-09-8

化学分子结构式

商 品 属 性　本品在耐压容器中的药液为白色混悬液，揿压阀门，药液即呈雾粒喷出。
适 用 症　本品用于缓解哮喘症状和过敏性鼻炎的治疗。
药 理 作 用　丙酸倍氯米松为人工合成的强效外用肾上腺皮质激素类药物。丙酸倍氯米松气雾剂外用具有如下作用：
　　　　　　1. 抗炎、抗过敏、止痒及减少渗出，能抑制支气管渗出物，消除支气黏膜肿胀，解除支气管痉挛。2. 减轻和防止组织对炎症的反应，能消除局部非感染性炎症引起的发热、发红及肿胀，从而减轻炎症的表现。3. 免疫抑制：防止或抑制细胞中介的免疫反应、延迟性过敏反应，并减轻原发免疫反应的扩展。
税 则 号 列　3004. 3200

中 文 名　布地奈德吸入粉雾剂
英 文 名　Budesonide Inhalation Powder
类　　　别　呼吸系统用药（哮喘）
主 要 成 分　布地奈德
有效成分 CAS 号　51333-22-3

化学分子结构式

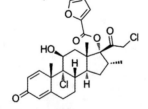

商 品 属 性　本品为粉雾剂，白色或类白色均匀粉末。
适 用 症　适用于需使用糖皮质激素维持治疗以控制基础炎症的轻度、中度和重度持续性哮喘患者。
药 理 作 用　布地奈德是一种局部应用的合成的非卤化皮质激素。动物诱发试验显示：布地奈德具有较强的抗过敏和抗炎作用，能缓解速发性即迟发性过敏反应引起的支气管阻塞。对气道高反应性患者，布地奈德能降低气道对组胺和乙酰胆碱的反应。
税 则 号 列　3004.3200

中 文 名　糠酸莫米松鼻喷雾剂
英 文 名　Mometasone Furoate Nasal Spray
类　　　别　呼吸系统用药（哮喘）
主 要 成 分　糠酸莫米松
有效成分 CAS 号　83919-23-7

化学分子结构式

商 品 属 性　本品为气雾剂。
适 用 症　本品用于治疗成人、青少年和 3～11 岁儿童季节性或常年性鼻炎，对于曾有中至重度季节性过敏性鼻炎症状的 12 岁以上的患者，主张在花粉季节开始前 2～4 周用本品作预防性治疗。
药 理 作 用　糠酸莫米松是一种局部用糖皮质激素，发挥局部抗炎作用的剂量并不引起全身作用。
税 则 号 列　3004.3200

中　文　名　吸入用丙酸倍氯米松混悬液
英　文　名　Beclometasone Dipropionate Suspension for Inhalation
类　　别　呼吸系统用药（哮喘）
主 要 成 分　丙酸倍氯米松
有效成分 CAS 号　5534-09-8

化学分子结构式

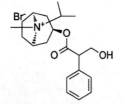

商 品 属 性　本品为白色或类白色混悬液。
适　用　症　本品为肾上腺皮质类激素类药，适用于治疗哮喘及改善支气管阻塞症状。
药 理 作 用　吸入用丙酸倍氯米松混悬液为人工合成的强效肾上腺皮质激素类药物，是倍氯米松的二丙酸酯，具有抗炎、抗过敏、止痒等作用。能抑制支气管渗出物，消除支气管黏膜肿胀，解除支气管痉挛。
税 则 号 列　3004. 3200

中　文　名　吸入用异丙托溴铵溶液
英　文　名　Ipratropium Bromide Solution for Inhalation
类　　别　呼吸系统用药（哮喘）
主 要 成 分　异丙托溴铵
有效成分 CAS 号　22254-24-6

化学分子结构式

商 品 属 性　本品为无色或几乎无色的澄清液体。
适　用　症　治疗急性或慢性哮喘引起的可逆性气道阻塞。
药 理 作 用　异丙托溴铵可以抑制迷走神经诱发的支气管收缩反射。异丙托溴铵通过减少肥大细胞中环磷酸鸟苷（有肥大细胞稳定作用）而抑制介导支气管痉挛的介质的释放。吸入本品导致的支气管扩张作用是局部药物对支气管平滑肌的抗胆碱能作用而引起的，非全身性作用。
税 则 号 列　3004. 4900

中 文 名　孟鲁司特钠咀嚼片

英 文 名　Montelukast Sodium Chewable Tablets

类　　别　呼吸系统用药（哮喘）

主 要 成 分　孟鲁司特钠

有效成分 CAS 号　151767-02-1

化学分子结构式

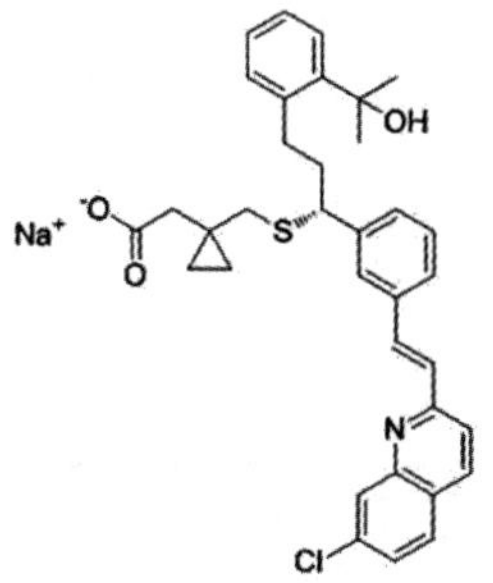

商 品 属 性　本品为片剂。

适 用 症　1. 本品适用于 2~14 岁儿童哮喘的预防和长期治疗，包括预防白天和夜间的哮喘症状，治疗对阿司匹林敏感的哮喘患者以及预防运动诱发的支气管收缩。2. 本品适用于减轻过敏性鼻炎引起的症状（2~14 岁儿童的季节性过敏性鼻炎和常年性过敏性鼻炎）。

药 理 作 用　1. 半胱氨酰白三烯（LTC_4、LTD_4、LTE_4）是强效的炎症介质，由包括肥大细胞和嗜酸性粒细胞在内的多种细胞释放。这些重要的哮喘前介质与半胱氨酰白三烯（CysLT）受体结合。I 型半胱氨酰白三烯（$CysLT_1$）受体分布于人体的气道（包括气道平滑肌细胞和气道巨噬细胞）和其他的前炎症细胞（包括嗜酸性粒细胞和某些骨髓干细胞）。CysLTs 与哮喘和过敏性鼻炎的病理、生理过程相关。2. 本品是一种能显著改善哮喘炎症指标的强效口服制剂。生物化学和药理学的生物测定显示，孟鲁司特对 $CysLT_1$ 受体有高度的亲和性和选择性（与其他有药理学重要意义的气道受体如类前列腺素、胆碱能和 β-肾上腺能受体相比）。孟鲁司特能有效地抑制 LTC_4、LTD_4 和 LTE_4 与 $CysLT_1$ 受体结合所产生的生理效应而无任何受体激动活性。

税 则 号 列　3004.9090

中 文 名　孟鲁司特钠颗粒
英 文 名　Montelukast Sodium Oral Granules
类　　别　呼吸系统用药（哮喘）
主 要 成 分　孟鲁司特钠
有效成分 CAS 号　151767-02-1

化学分子结构式

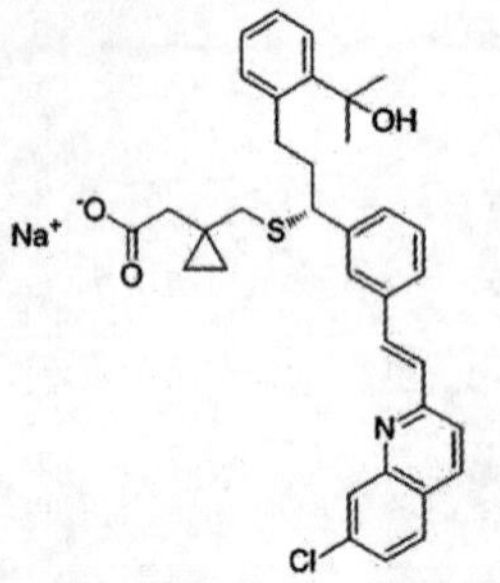

商 品 属 性　本品为颗粒剂。

适 用 症　本品适用于 1 岁以上儿童哮喘的预防和长期治疗，包括预防白天和夜间的哮喘症状，治疗对阿司匹林敏感的哮喘患者以及预防运动诱发的支气管收缩，减轻过敏性鼻炎引起的症状（2~5 岁儿童的季节性过敏性鼻炎和常年性过敏性鼻炎）。

药 理 作 用　1. 半胱氨酰白三烯（LTC_4、LTD_4、LTE_4）是强效的炎症介质，由包括肥大细胞和嗜酸性粒细胞在内的多种细胞释放。这些重要的哮喘前介质与半胱氨酰白三烯（CysLT）受体结合。I 型半胱氨酰白三烯（$CysLT_1$）受体分布于人体的气道（包括气道平滑肌细胞和气道巨噬细胞）和其他的前炎症细胞（包括嗜酸性粒细胞和某些骨髓干细胞）。CysLTs 与哮喘和过敏性鼻炎的病理、生理过程相关。2. 本品是一种能显著改善哮喘炎症指标的强效口服制剂。生物化学和药理学的生物测定显示，孟鲁司特对 $CysLT_1$ 受体有高度的亲和性和选择性（与其他有药理学重要意义的气道受体如类前列腺素、胆碱能和 β-肾上腺能受体相比）。孟鲁司特能有效地抑制 LTC_4、LTD_4 和 LTE_4 与 $CysLT_1$ 受体结合所产生的生理效应而无任何受体激动活性。

税 则 号 列　3004.9090

中 文 名　　孟鲁司特钠片
英 文 名　　Montelukast Sodium Tablets
类　　　别　　呼吸系统用药（哮喘）
主 要 成 分　　孟鲁司特钠
有效成分 CAS 号　　151767-02-1

化学分子结构式

商 品 属 性　本品为薄膜衣片，除去膜衣后显白色或类白色。
适 用 症　1. 本品适用于 15 岁及 15 岁以上成人哮喘的预防和长期治疗，包括预防白天和夜间的哮喘症状，治疗对阿司匹林敏感的哮喘患者以及预防运动诱发的支气管收缩。2. 减轻季节性过敏性鼻炎引起的症状（15 岁及 15 岁以上成人的季节性过敏性鼻炎和常年性过敏性鼻炎）。
药 理 作 用　1. 半胱氨酰白三烯（LTC_4、LTD_4、LTE_4）是强效的炎症介质，由包括肥大细胞和嗜酸性粒细胞在内的多种细胞释放。这些重要的哮喘前介质与半胱氨酰白三烯（CysLT）受体结合。I 型半胱氨酰白三烯（$CysLT_1$）受体分布于人体的气道（包括气道平滑肌细胞和气道巨噬细胞）和其他的前炎症细胞（包括嗜酸性粒细胞和某些骨髓干细胞）。CysLTs 与哮喘和过敏性鼻炎的病理、生理过程相关。2. 本品是一种能显著改善哮喘炎症指标的强效口服制剂。生物化学和药理学的生物测定显示，孟鲁司特对 $CysLT_1$ 受体有高度的亲和性和选择性（与其他有药理学重要意义的气道受体如类前列腺素、胆碱能和 β-肾上腺能受体相比）。孟鲁司特能有效地抑制 LTC_4、LTD_4 和 LTE_4 与 $CysLT_1$ 受体结合所产生的生理效应而无任何受体激动活性。
税 则 号 列　3004.9090

中 文 名　色甘酸钠气雾剂
英 文 名　Sodium Cyomoglicate Aerosol
类　　别　呼吸系统用药（哮喘）
主 要 成 分　色甘酸钠
有效成分 CAS 号　15826-37-6

化学分子结构式

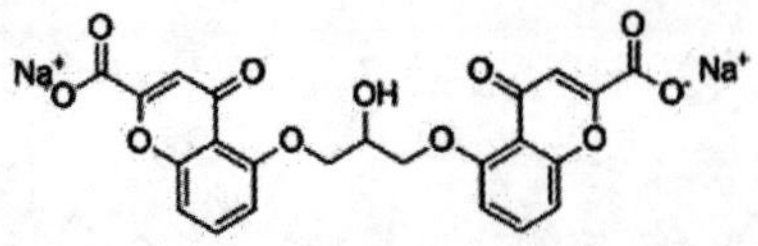

商 品 属 性　本品在耐压容器中的药液为白色至微黄色的混悬液，揿压阀门，药液即呈雾粒喷出。
适 用 症　适用于预防和治疗支气管哮喘、过敏性哮喘及过敏性鼻炎。
药 理 作 用　其作用机制是能稳定肥大细胞的细胞膜，阻止肥大细胞脱颗粒，从而抑制组胺、5-羟色胺、慢反应物质等过敏反应介质的释放，进而阻抑过敏反应介质对组织的不良作用。其抑制过敏反应介质释放的作用，可能是通过抑制细胞内环磷腺苷磷酸二酯酶，致使细胞内环磷腺苷（cAMP）的浓度增加，阻止钙离子转运入肥大细胞内，从而稳定肥大细胞膜，阻止过敏反应介质释放。
税 则 号 列　3004.9090

2.15　呼吸系统用药（镇咳药）

中 文 名　枸橼酸喷托维林片
英 文 名　Pentoxyverine Citrate Tables
类　　别　呼吸系统用药（镇咳药）
主 要 成 分　枸橼酸喷托维林
有效成分 CAS 号　23142-01-0

化学分子结构式

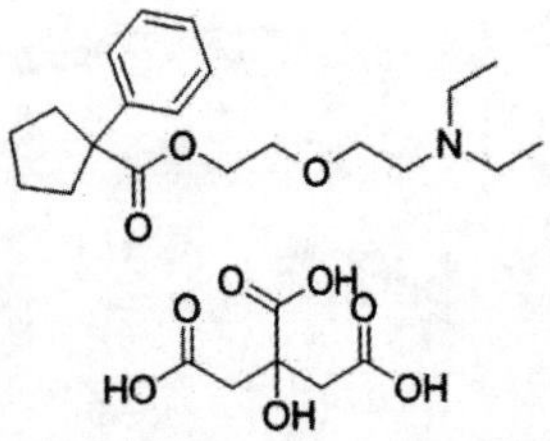

商 品 属 性　本品为白色或类白色结晶性或颗粒性粉末。无臭，味苦。易溶于水，可溶于乙醇，略溶于氯仿，几乎不溶于乙醚。
适 用 症　本品为镇咳药，用于各种原因引起的干咳。
药 理 作 用　本品具有中枢和外周性镇咳作用。其镇咳作用强度约为可待因的 1/3，除对延髓的呼吸中枢有直接抑制作用外，还有轻度的阿托品作用，可使痉挛的支气管平滑肌松弛，减低气道阻力。
税 则 号 列　3004.9090

中 文 名　氢溴酸右美沙芬糖浆
英 文 名　Dextromethorphan Hydrobromide Syrups
类　　别　呼吸系统用药（镇咳药）
主 要 成 分　氢溴酸右美沙芬
有效成分 CAS 号　6700-34-1

化学分子结构式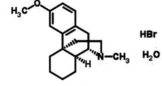

商 品 属 性　本品为澄清的黏稠液体。
适 用 症　适用于干咳，包括上呼吸道感染（如感冒和咽炎）、支气管炎等引起的咳嗽。
药 理 作 用　本品为中枢性镇咳药，可抑制延脑咳嗽中枢而产生镇咳作用，其镇咳作用与可待因相等或稍强。一般治疗剂量不抑制呼吸，长期服用无成瘾性和耐受性。
税 则 号 列　3004.9090

中 文 名　左羟丙哌嗪片
英 文 名　Levodropropizine Tablets
类　　别　呼吸系统用药（镇咳药）
主 要 成 分　左羟丙哌嗪
有效成分 CAS 号　99291-25-5

化学分子结构式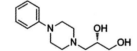

商 品 属 性　本品为白色或类白色片或薄膜衣片，除去包衣后显白色或类白色。
适 用 症　适用于急性上呼吸道感染和急性支气管炎引起的干咳和持续性咳嗽。
药 理 作 用　本品为外周性镇咳药，通过对气管、支气管 C-纤维外周选择性抑制作用而发挥镇咳作用。它的作用部位在外周结后与感觉性神经肽相关的位点。它镇咳作用强，维持时间长。由于与 β 肾上腺素受体、M 胆碱受体和阿片受体均无作用，因此它的中枢抑制的不良反应较少，是一种高效安全的镇咳药物。
税 则 号 列　3004.9090

2.16 消化系统用药（促胃肠动力药）

中 文 名　多潘立酮片
英 文 名　Demperidone Tablets
类 　 别　消化系统用药（促胃肠动力药）
主 要 成 分　多潘立酮
有效成分 CAS 号　57808-66-9

化学分子结构式

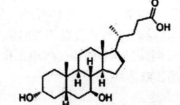

商 品 属 性　本品为白色片。
适 用 症　适用于消化不良、腹胀、嗳气、恶心、呕吐、腹部胀痛。
药 理 作 用　本品直接作用于胃肠壁，可增加胃肠道的蠕动和张力，促进胃排空，增加胃窦和十二指肠运动，协调幽门的收缩，同时也能增强食道的蠕动和食道下端括约肌的张力，抑制恶心、呕吐。
税 则 号 列　3004.9090

中 文 名　复方消化酶胶囊
英 文 名　Compound Digestive Enzyme Capsules
类 　 别　消化系统用药（促胃肠动力药）
主 要 成 分　本品为复方制剂，有效成分为胃蛋白酶、木瓜酶、淀粉酶、熊去氧胆酸、纤维素酶、胰蛋白酶、胰淀粉酶、胰脂肪酶
有效成分 CAS 号　胃蛋白酶　9001-75-6；木瓜蛋白酶　9001-73-4；淀粉酶　9000-92-4；熊去氧胆酸 128-13-2；纤维素酶　9012-54-8；胰酶　8049-47-6；胰脂肪酶　53608-75-6

化学分子结构式　无；无；无；　　　　　　　　　；无；无；无

商 品 属 性　本品为无色透明硬胶囊，内含橙色、白色薄膜衣与绿色肠溶衣的三种柱形片。
适 用 症　适用于食欲缺乏、消化不良，包括腹部不适、嗳气、早饱、餐后腹胀、恶心、排气过多、脂肪便，也可用于胆囊炎、胆结石、胆囊切除患者的消化不良。
药 理 作 用　本品中胃蛋白酶能使蛋白质分解成䏣胨和多肽；木瓜酶可水解动植物蛋白，提高蛋白质利用率；淀粉酶能直接使淀粉分解为易于吸收的糊精与麦芽糖；熊去氧胆酸能增加胆汁酸分泌，提高胰酶活性，促进食物中脂肪乳化；纤维素酶能降解植物细胞壁，促进营养物质的消化吸收，并能激活胃蛋白酶；胰酶及脂肪酶能将脂肪降解为甘油和脂肪酸，将蛋白质分解为蛋白胨，将淀粉分解为糊精和糖，从而促进食物消化、驱除肠内气体、消除腹部胀满。
税 则 号 列　3004.9090

中 文 名　复方消化酶片

英 文 名　Compound Digestive Enzyme Tablets

类　　别　消化系统用药（促胃肠动力药）

主 要 成 分　本品为复方制剂，主要成分为生物淀粉酶、脂肪酶、蛋白酶、纤维素酶、肠溶胰酶颗粒、熊去氧胆酸、二甲硅油

有效成分 CAS 号　淀粉酶 9000-92-4；脂肪酶 9001-62-1；蛋白酶 9001-92-7；纤维素酶 9012-54-8；肠溶胰酶；熊去氧胆酸 128-13-2；二甲硅油 9006-65-9

化学分子结构式　无；无；无；无；无；

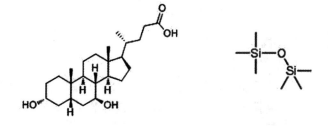

商 品 属 性　本品为绿色椭圆形薄膜衣片，除去包衣后为带有浅褐色斑点的类白色片。

适 用 症　适用于食欲缺乏、消化不良，包括腹部不适、嗳气、早饱、餐后腹胀、恶心、排气过多、脂肪便，也可用于胆囊炎、胆结石、胆囊切除患者的消化不良。

药 理 作 用　本品中胃蛋白酶能使蛋白质分解成及胨和多肽；脂肪酶使脂肪分解为甘油和脂肪酸，淀粉酶能直接使淀粉分解为易于吸收的糊精与麦芽糖；熊去氧胆酸能增加胆汁酸分泌，提高胰酶活性，促进食物中脂肪乳化；纤维素酶能降解植物细胞壁，促进营养物质的消化吸收，并能激活胃蛋白酶；胰酶及胰脂酶能将脂肪降解为甘油和脂肪酸，将蛋白质分解为蛋白胨，将淀粉分解为糊精和糖，从而促进食物消化、驱除肠内气体、消除腹部胀满。

税 则 号 列　3004.9090

中 文 名　甲氧氯普胺片

英 文 名　Metoclopramide Tablets

类　　别　消化系统用药（促胃肠动力药）

主 要 成 分　甲氧氯普胺

有效成分 CAS 号　364-62-5

化学分子结构式

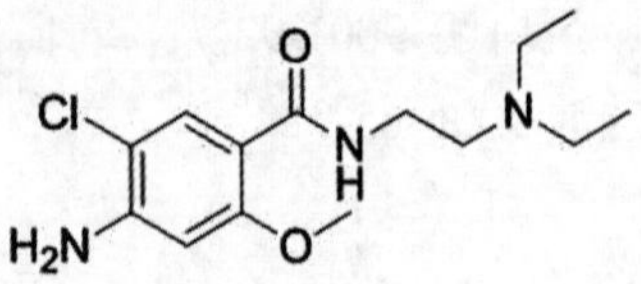

商 品 属 性　本品为白色片。

适 用 症　适用于化疗、放疗、手术、颅脑损伤、脑外伤后遗症、海空作业以及药物引起的呕吐；用于急性胃肠炎、胆道胰腺、尿毒症等各种疾患之恶心、呕吐症状的对症治疗；用于诊断性十二指肠插管前用，有助于顺利插管；用于胃肠钡剂 X 线检查，可减轻恶心、呕吐反应，促进钡剂通过。

药 理 作 用　本品为多巴胺 D2 受体拮抗剂，同时还具有 5-羟色胺 4（5-HT4）受体激动效应，对 5-HT3受体有轻度抑制作用。可作用于延髓催吐化学感受区（CTZ）中多巴胺受体而提高 CTZ 的阈值，具有强大的中枢性镇吐作用。本品亦能阻断下丘脑多巴胺受体，抑制催乳素抑制因子，促进泌乳素的分泌，故有一定的催乳作用。对中枢其他部位的抑制作用较微，有较弱的安定作用，较少引起催眠作用。对于胃肠道的作用主要在上消化道，促进胃及上部肠段的运动；提高静息状态胃肠道括约肌的张力，增加下食管括约肌的张力和收缩的幅度，使食管下端压力增加，阻滞胃食道反流，加强胃和食管蠕动，并增强对食管内容物的廓清能力，促进胃的排空，促进幽门、十二指肠及上部空肠的松弛，形成胃窦、胃体与上部小肠间的功能协调。这些作用也可增强本品的镇吐效应。

税 则 号 列　3004.9090

中　文　名　马来酸替加色罗片
英　文　名　Tegaserod Maleate Tablets
类　　　别　消化系统用药（促胃肠动力药）
主 要 成 分　马来酸替加色罗
有效成分 CAS 号　189188-57-6

化学分子结构式

商 品 属 性　本品为类白色圆形片。
适 用 症　适用于女性便秘型肠易激综合征患者缓解症状的短期治疗。
药 理 作 用　来酸替加色罗是吲哚类选择性 5-HT4 受体部分激动剂，通过激动胃肠道 5-HT4 受体刺激胃肠蠕动反射和肠道分泌，并抑制内脏的敏感性。马来酸替加色罗与人体 5-HT4 受体有高亲和力，但与 5-HT3 受体或多巴胺受体没有明显亲和力。马来酸替加色罗作为神经元 5-HT4 受体的部分激动剂，激发神经递质如降血钙素基因相关肽从感觉神经元的进一步释放。体内实验显示马来酸替加色罗可以增强胃肠道基础运动，纠正整个胃肠道的异常动力，减轻结肠、直肠膨胀时内脏的敏感性。
税 则 号 列　3004.9090

中　文　名　匹维溴铵片
英　文　名　Pinaverium Bromide Tablets
类　　　别　消化系统用药（促胃肠动力药）
主 要 成 分　匹维溴铵
有效成分 CAS 号　53251-94-8

化学分子结构式

商 品 属 性　本品为片剂。
适 用 症　对症治疗与肠道功能紊乱有关的疼痛、排便异常和胃肠不适，对症治疗与胆道功能紊乱有关的疼痛，为钡灌肠做准备。
药 理 作 用　匹维溴铵是作用于胃肠道的解痉剂。匹维溴铵是一种钙拮抗剂，通过抑制钙离子流入肠道平滑肌细胞发挥作用。动物试验中可见匹维溴铵直接或间接地减低敏感影响的刺激作用。匹维溴铵未见明显的抗胆碱能作用，对心血管系统也未见明显影响。
税 则 号 列　3004.9090

中 文 名　盐酸甲氧氯普胺注射液
英 文 名　Metoclopramide Dihydrochloride Injection
类　　别　消化系统用药（促胃肠动力药）
主要成分　盐酸甲氧氯普胺
有效成分 CAS 号　54143-57-6

化学分子结构式

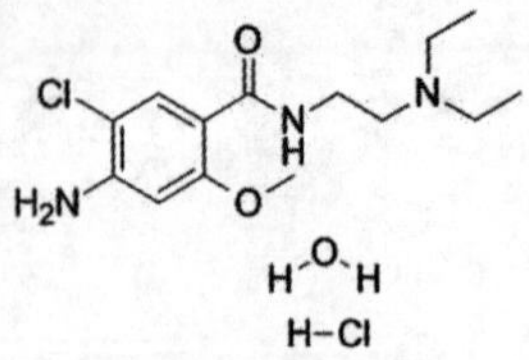

商品属性　本品为无色的澄明液体。

适 用 症　适用于化疗、放疗、手术、颅脑损伤、脑外伤后遗症、海空作业以及药物引起的呕吐；
　　　　　适用于急性胃肠炎、胆道胰腺、尿毒症等各种疾患之恶心、呕吐症状的对症治疗；适用
　　　　　于诊断性十二指肠插管前用，有助于顺利插管；用于胃肠钡剂 X 线检查，可减轻恶心、
　　　　　呕吐反应，促进钡剂通过。

药理作用　本品为多巴胺 D2 受体拮抗剂，同时还具有 5-HT4 受体激动效应，对 5-HT3 受体有轻度
　　　　　抑制作用。可作用于延髓催吐化学感受区（CTZ）中多巴胺受体而提高 CTZ 的阈值，具
　　　　　有强大的中枢性镇吐作用。本品亦能阻断下丘脑多巴胺受体，抑制催乳素抑制因子，促
　　　　　进泌乳素的分泌，故有一定的催乳作用。对中枢其他部位的抑制作用较微，有较弱的安
　　　　　定作用，较少引起催眠作用。对于胃肠道的作用主要在上消化道，促进胃及上部肠段的
　　　　　运动；提高静息状态胃肠道括约肌的张力，增加下食管括约肌的张力和收缩的幅度，使
　　　　　食管下端压力增加，阻滞胃食道反流，加强胃和食管蠕动，并增强对食管内容物的廓清
　　　　　能力，促进胃的排空，促进幽门、十二指肠及上部空肠的松弛，形成胃窦、胃体与上部
　　　　　小肠间的功能协调。这些作用也可增强本品的镇吐效应。

税则号列　3004.9090

2.17 消化系统用药（肝胆辅助用药）

中 文 名 谷胱甘肽片
英 文 名 Reduced Glutathione Tablets
类　　别 消化系统用药（肝胆辅助用药）
主 要 成 分 谷胱甘肽
有效成分 CAS 号 70-18-8

化学分子结构式

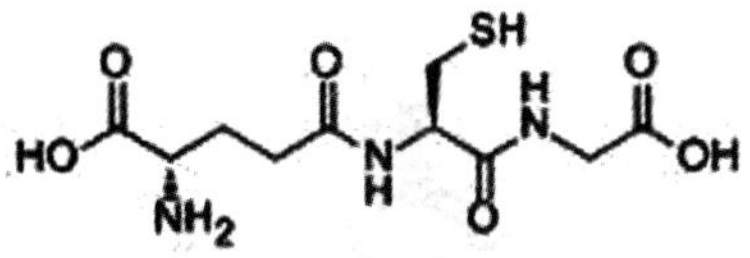

商 品 属 性 本品为糖衣片或薄膜衣片，除去包衣后显白色。
适 用 症 本品为肝病辅助用药，适用于慢性乙肝的保肝治疗。
药 理 作 用 谷胱甘肽是含有巯基（SH）的三肽类化合物，在人体内具有活化氧化还原系统，激活
　　　　　　SH 酶、解毒作用等重要生理活性。谷胱甘肽参与体内三羧酸循环和糖代谢，促进体内产
　　　　　　生高能量，起到辅酶作用。谷胱甘肽既是甘油醛磷酸脱氢酶的辅基，又是乙二醛酶及磷
　　　　　　酸丙糖脱氢酶的辅酶。谷胱甘肽能激活体内的 SH 酶等，促进碳水化合物、脂肪及蛋白
　　　　　　质的代谢，以调节细胞膜的代谢过程。谷胱甘肽参与多种外源性、内源性有毒物质结合
　　　　　　生成减毒物质。
税 则 号 列 3004.9090

中 文 名 肌醇片
英 文 名 Inosital Tablets
类　　别 消化系统用药（肝胆辅助用药）
主 要 成 分 肌醇
有效成分 CAS 号 87-89-8

化学分子结构式

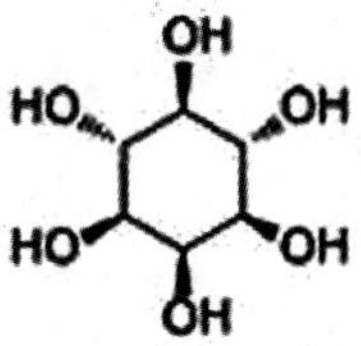

商 品 属 性 本品为白色片。
适 用 症 适用于促进肝及其他组织中的脂肪代谢，也用于脂肪肝、高血压症的辅助治疗。
药 理 作 用 本品有降脂作用，能促进肝中脂肪的代谢。
税 则 号 列 3004.9090

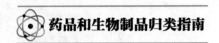

2.18　消化系统用药（功能性胃肠药）

中 文 名　西甲硅油乳剂
英 文 名　Simethicone Emulsion
类　　别　消化系统用药（功能性胃肠药）
主 要 成 分　西甲硅油
有效成分 CAS 号　8050-81-5

化学分子结构式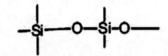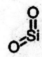

商 品 属 性　本品为乳白色均匀的乳剂，略带香蕉味。

适 用 症　适用于治疗由胃肠道中聚集了过多气体而引起的不适症状或者可作为腹部影像学检查的辅助用药（例如 X-线、超声胃镜）以及作为双重对比显示的造影剂悬液的添加剂。

药 理 作 用　本品所含药理学活性成分西甲硅油为一种稳定的表面活性剂，即聚二甲基硅氧烷。它可改变消化道中存在于食糜和黏液内的气泡的表面张力，并使之分解。释放出的气体就可以被肠壁吸收，并通过肠蠕动而排出。西甲硅油的作用是纯粹的物理性作用，没有涉及化学反应，而且其为药理学和生理学惰性物质。西甲硅油并不从肠道被吸收，因此其不可能产生全身毒性。大鼠的亚急性毒性实验表明西甲硅油没有毒性作用。

税 则 号 列　3004.9090

2.19 消化系统用药（抗溃疡药）

中 文 名	注射用生长抑素
英 文 名	Somatostatin for Injection
类 别	消化系统用药（抗溃疡药）
主 要 成 分	生长抑素醋酸盐
有效成分 CAS 号	38916-34-6

化学分子结构式

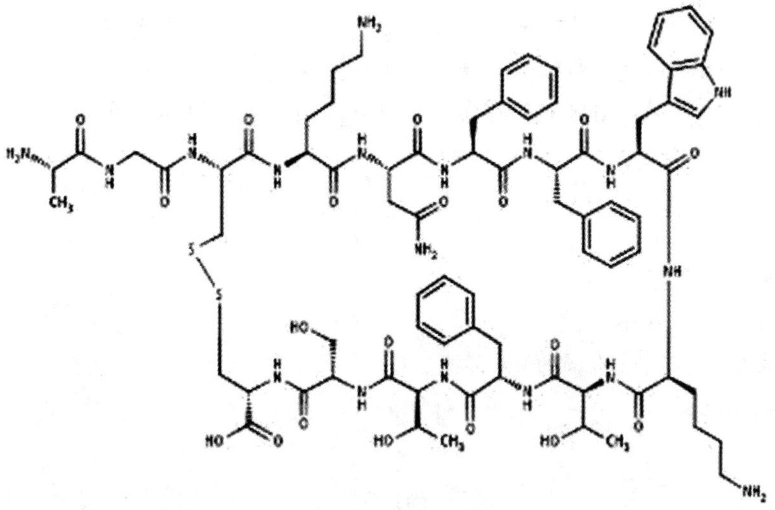

商 品 属 性 本品为注射剂，白色或类白色的疏松块状物或粉末。

适 用 症 适用于严重急性食道静脉曲张出血。适用于严重急性胃或十二指肠溃疡出血，或并发性急性糜烂性胃炎或出血性胃炎。适用于胰腺外科手术并发症的预防和治疗。适用于胰、胆和肠瘘的辅助治疗。适用于糖尿病酮症酸中毒的辅助治疗。

药 理 作 用 生长抑素是人工合成的环状十四氨基酸肽，其与天然生长抑素在化学结构和作用机理上完全相同。生理性生长抑素主要存在于丘脑下部和胃肠道。静脉注射本品可抑制生长激素、甲状腺刺激激素、胰岛素和胰高血糖素的分泌，并抑制胃酸的分泌。它还影响胃肠道的吸收、动力、内脏血流和营养功能。

税 则 号 列 3004.3900

中　文　名　法莫替丁片
英　文　名　Famotidine Tablets
类　　　别　消化系统用药（抗溃疡药）
主要成分　法莫替丁
有效成分 CAS 号　76824-35-6

化学分子结构式

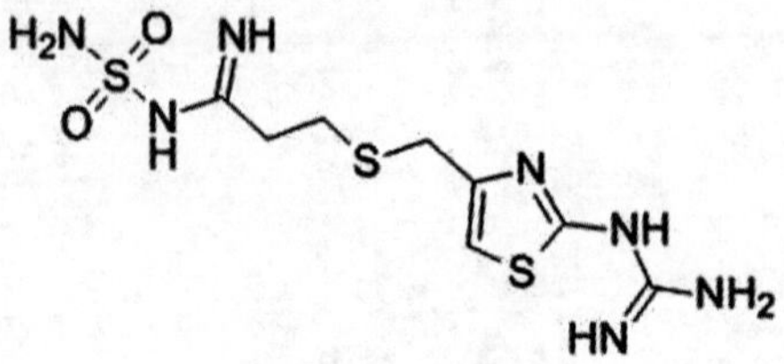

商品属性　本品为白色片、糖衣片或薄膜衣片，除去包衣后，显白色或类白色。
适　用　症　适用于缓解胃酸过多所致的胃痛、胃灼热感（烧心）、反酸。
药理作用　本品对胃酸分泌有明显的抑制作用，也可抑制胃蛋白酶的分泌。
税则号列　3004.9010

中　文　名　柳氮磺吡啶肠溶片
英　文　名　Sulfasalazine Tablets
类　　　别　消化系统用药（抗溃疡药）
主要成分　柳氮磺胺吡啶
有效成分 CAS 号　599-79-1

化学分子结构式

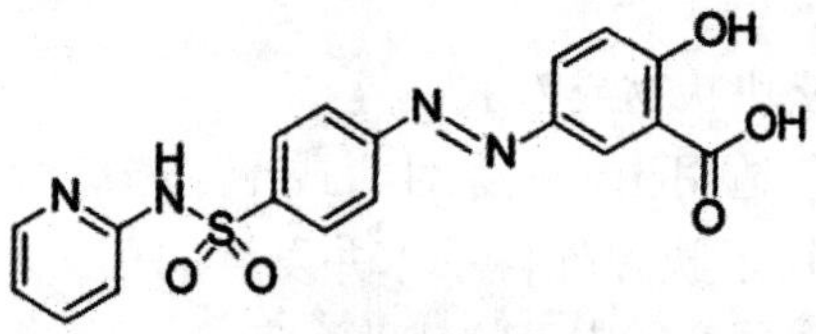

商品属性　本品为肠溶糖衣片或薄膜衣片，除去包衣后，显黄色至棕黄色。
适　用　症　适用于治疗轻至中度的溃疡性结肠炎；在重度溃疡性结肠炎中可作为辅助治疗。亦可用于溃疡性结肠炎缓解期的维持治疗。适用于治疗活动期的克隆病，特别是那些累及结肠的患者。适对水杨酸类或其他非甾体抗炎药疗效不显著的成人类风湿性关节炎和对水杨酸类或其他非甾体炎抗炎药疗效不显著的幼年类风湿性关节炎（多关节型）。
药理作用　柳氮磺吡啶及其代进产物 5-氨基水杨酸和磺胺嘧啶的作用方式尚不明确，可能与其在动物和体外试验中表现出的抗炎和免疫调节作用有关。动物放射自显影研究表明，柳氮磺吡啶（SSZ）能与结缔组织亲和，并在浆液、肝脏和肠壁中处于相对较高水平。对溃疡性结肠炎患者分别直肠给予柳氮磺吡啶及其主要代谢物 5-氨基水杨酸和磺胺嘧啶的临床研究表明，产生主要治疗作用的可能是 5-氨基水杨酸。柳氮磺吡啶主要通过柳氮磺吡啶原药还是其主要代谢产物产生抗风湿性作用尚不明确。
税则号列　3004.9010

中 文 名　奥美拉唑胶囊
英 文 名　Omeprazole Capsules
类　　别　消化系统用药（抗溃疡药）
主 要 成 分　奥美拉唑
有效成分 CAS 号　73590-58-6

化学分子结构式

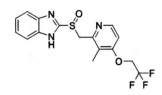

商 品 属 性　本品内容物为白色或类白色肠溶小丸或颗粒。
适 用 症　适用于消化性溃疡（胃、十二指肠溃疡）、反流性食管炎和胃泌素瘤，也可用于应激性溃疡、高酸性胃炎、急性胃黏膜出血。
药 理 作 用　本品为质子泵抑制剂、脂溶性弱碱性药物，易浓集于酸性环境中，因此口服后可特异地分布于胃黏膜壁细胞的分泌小管中，并在此高酸环境下转化为亚磺酰胺的活性形式，然后通过二硫键与壁细胞分泌膜中的 H^+/K^+-ATP 酶（又称质子泵）的巯基呈不可逆性的结合，生成亚磺酰胺与质子泵的复合物，从而抑制该酶活性，阻断胃酸分泌的最后步骤，因此本品对各种原因引起的胃酸分泌具有强而持久的抑制作用。
税 则 号 列　3004.9090

中 文 名　兰索拉唑胶囊
英 文 名　Lansoprazole Capsules
类　　别　消化系统用药（抗溃疡药）
主 要 成 分　兰索拉唑
有效成分 CAS 号　103577-45-3

化学分子结构式

商 品 属 性　本品为胶囊，内容物为白色或类白色的肠溶球状颗粒。
适 用 症　适用于胃溃疡、十二指肠溃疡、反流性食管炎、卓-艾综合征（胃泌素瘤）、应激性溃疡。
药 理 作 用　本药转移到胃黏膜壁细胞的酸分泌细管后，在酸性条件下，转变为活性体结构，此种活性物与质子泵的 SH 基结合，从而抑制该酶的活性，抑制胃酸分泌。
税 则 号 列　3004.9090

中 文 名　硫糖铝片
英 文 名　Sucralfate Tablets
类　　别　消化系统用药（抗溃疡药）
主 要 成 分　硫糖铝
有效成分 CAS 号　54182-58-0

化学分子结构式

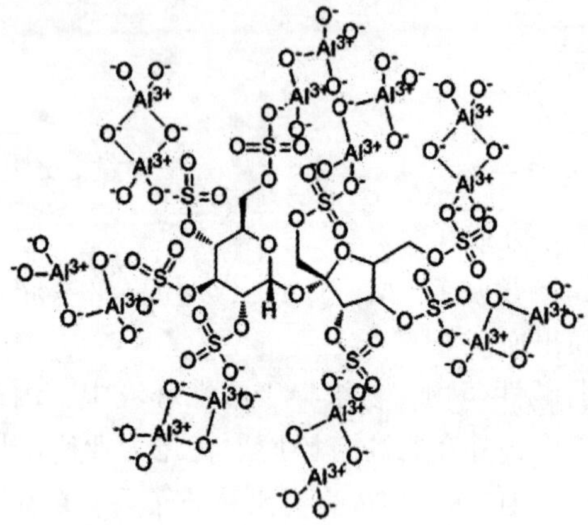

商 品 属 性　本品为白色片。
适 用 症　适用于治疗胃、十二指肠溃疡及胃炎。
药 理 作 用　本品是胃黏膜保护剂，在酸性环境下，可解离出硫酸蔗糖复合离子，复合离子聚合成不溶性的带负电荷的胶体，能与溃疡或炎症处带正电荷的蛋白质渗出物相结合，形成一层保护膜，促进溃疡的愈合。硫糖铝还具有吸附胃蛋白酶、中和胃酸、胆汁酸的作用，并能促进内源性前列腺素 E 的合成以及吸附表皮生长因子，使之在溃疡或炎症处浓集，有利于黏膜再生。
税 则 号 列　3004.9090

中 文 名　美沙拉嗪肠溶片
英 文 名　Mesalazine Enteric-coated Tablets
类　　别　消化系统用药（抗溃疡药）
主 要 成 分　美沙拉嗪（5-氨基水杨酸）
有效成分 CAS 号　89-57-6

化学分子结构式

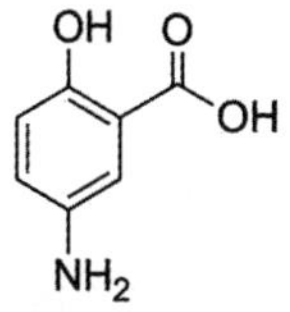

商 品 属 性　本品为肠溶衣片，除去包衣后显淡棕色。
适 用 症　适用于溃疡性结肠炎的治疗，包括急性发作期的治疗和防止复发的维持治疗；适用于克罗恩病急性发作期的治疗。
药 理 作 用　美沙拉秦为柳氮磺胺吡啶的主要活性成分，用于治疗溃疡性结肠炎。在结肠中细菌的作用下，柳氮磺胺吡啶被转化为等分子数的磺胺吡啶和美沙拉秦。美沙拉秦（和柳氮磺胺吡啶）的作用机理尚不清楚，可能主要通过局部而不是全身作用来产生药效。在患有慢性炎症性肠道疾病的患者，可通过环氧合酶途径（产生前列腺素类物质）和脂肪氧合酶途径（产生白三烯和羟基二十碳四烯酸），使局部黏膜中花生四烯酸代谢产物的生成增加，而美沙拉秦可能通过抑制结肠中环氧合酶和前列腺素的生成而减轻其局部炎症。
税 则 号 列　3004.9090

中 文 名　美沙拉嗪灌肠液
英 文 名　Mesalazine Enemas
类　　别　消化系统用药（抗溃疡药）
主 要 成 分　美沙拉嗪（5-氨基水杨酸）
有效成分 CAS 号　89-57-6

化学分子结构式

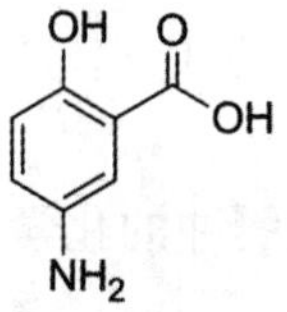

商 品 属 性　本品为乳白色至淡棕色的均匀混悬状液体。
适 用 症　适用于直肠乙状结肠型溃疡性结肠炎急性发作期的治疗。
药 理 作 用　美沙拉秦的抗炎作用机制尚不完全清楚，体外研究显示美沙拉秦对肠黏膜前列腺素的含量有一定影响，具有清除活性氧自由基的功能，对脂氧合酶可能起到一定的抑制作用。直肠给予本品后，美沙拉秦主要局部作用于肠黏膜下层组织。
税 则 号 列　3004.9090

中 文 名　美沙拉嗪栓

英 文 名　Mesalazine Suppositories

类　　别　消化系统用药（抗溃疡药）

主 要 成 分　美沙拉嗪（5-氨基水杨酸）

有效成分 CAS 号　89-57-6

化学分子结构式

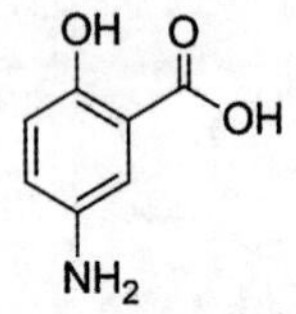

商 品 属 性　本品为脂肪性基质制成的白色或淡黄色鱼雷形栓。

适 用 症　适用于治疗直肠型溃疡性结肠炎。

药 理 作 用　美沙拉秦的抗炎作用机制尚不完全清楚，体外研究显示美沙拉秦对肠黏膜前列腺素的含量有一定影响，具有清除活性氧自由基的功能，对脂氧合酶可能起到一定的抑制作用。直肠给予本品后，美沙拉秦主要局部作用于肠黏膜下层组织。

税 则 号 列　3004.9090

中 文 名　氢氧化铝片

英 文 名　Aluminium Hydroxide Tablets

类　　别　消化系统用药（抗溃疡药）

主 要 成 分　氢氧化铝

有效成分 CAS 号　21645-51-2

化学分子结构式

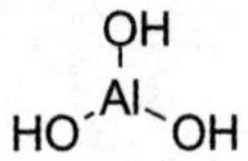

商 品 属 性　本品为白色片。

适 用 症　适用于胃和十二指肠溃疡病，及反流性食管炎的治疗。与钙剂和维生素 D 合用时可治疗新生儿低钙血症（手足搐搦症）。尿毒症患者服用大剂量氢氧化铝可减少磷酸盐的吸收，减轻酸血症。

药 理 作 用　对胃酸的分泌无直接影响，对胃内已存在的胃酸起中和或缓冲的化学反应，可导致胃内 pH 值升高，从而使胃酸过多的症状得以缓解。

税 则 号 列　3004.9090

中　文　名　三硅酸镁片
英　文　名　Magnesium Trisilicate Tablets
类　　　别　消化系统用药（抗溃疡药）
主　要　成　分　硅酸镁水合物
有效成分 CAS 号　14987-04-3

化学分子结构式　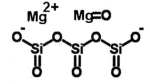

商　品　属　性　本品为白色片。
适　用　症　适用于缓解胃酸过多引起的胃痛、胃灼热感（烧心）、反酸。治疗胃溃疡。
药　理　作　用　中和胃酸，使胃酸过多的症状得以缓解。
税　则　号　列　3004.9090

中　文　名　西咪替丁片
英　文　名　Cimetidine Tablets
类　　　别　消化系统用药（抗溃疡药）
主　要　成　分　西咪替丁
有效成分 CAS 号　51481-61-9

化学分子结构式

商　品　属　性　本品为白色片或加有着色剂的淡蓝色或浅绿色片，或为薄膜衣片。
适　用　症　适用于治疗十二指肠溃疡、胃溃疡、反流性食管炎、应激性溃疡及卓-艾综合征。
药　理　作　用　主要作用于壁细胞上 H2 受体，起竞争性抑制组胺作用，抑制基础胃酸分泌，也抑制由
　　　　　　　食物、组胺、五肽胃泌素、咖啡因与胰岛素等所刺激的胃酸分泌。
税　则　号　列　3004.9090

中 文 名　西咪替丁注射液
英 文 名　Cimetidine Injection
类　　别　消化系统用药（抗溃疡药）
主 要 成 分　西咪替丁
有效成分 CAS 号　51481-61-9

化学分子结构式

商 品 属 性　本品为无色的澄明液。
适 用 症　适用于消化道溃疡。
药 理 作 用　主要作用于壁细胞上 H2 受体，起竞争性抑制组胺作用，抑制基础胃酸分泌，也抑制由
　　　　　　食物、组胺、五肽胃泌素、咖啡因与胰岛素等所刺激的胃酸分泌。
税 则 号 列　3004.9090

中 文 名　盐酸雷尼替丁片
英 文 名　Ranitidine Hydrochloride Tablets
类　　别　消化系统用药（抗溃疡药）
主 要 成 分　盐酸雷尼替丁
有效成分 CAS 号　71130-06-8

化学分子结构式

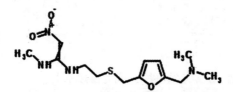

商 品 属 性　本品为糖衣片或薄膜衣片，除去包衣后显类白色或微黄色。
适 用 症　适用于缓解胃酸过多所致的胃痛、胃灼热感（烧心）、反酸。
药 理 作 用　本品为 H2 受体抑制剂，具有抑制胃酸分泌的作用。
税 则 号 列　3004.9090

中 文 名　盐酸雷尼替丁注射液
英 文 名　Ranitidine Hydrochloride Injection
类　　别　消化系统用药（抗溃疡药）
主 要 成 分　盐酸雷尼替丁
有效成分 CAS 号　71130-06-8

化学分子结构式

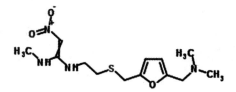

商 品 属 性　本品为微黄色至淡黄色的澄明液体。
适 用 症　本品为抑酸药。主要用于消化性溃疡出血、弥漫性胃黏膜病变出血、吻合口溃疡出血、胃手术后预防再出血等；应激状态时并发的急性胃黏膜损害和阿司匹林引起的急性胃黏膜损伤；亦常用于预防重症疾病（如脑出血、严重创伤等）应激状态下应激性溃疡大出血的发生；全身麻醉或大手术后以及衰弱昏迷患者防止胃酸反流合并吸入性肺炎。
药 理 作 用　本品为 H2 受体拮抗剂，以呋喃环取代了西咪替丁的咪唑环，对 H2 受体具有更高的选择性，能显著抑制正常人和溃疡病人的基础和夜间胃酸分泌，以及五肽胃泌素、组胺和进餐引起的胃酸分泌，其抑制胃酸分泌的效价按摩尔计为西咪替丁的 5～12 倍。
税 则 号 列　3004.9090

中 文 名　注射用奥美拉唑钠
英 文 名　Omeprazole Sodium for Injection
类　　别　消化系统用药（抗溃疡药）
主 要 成 分　奥美拉唑钠
有效成分 CAS 号　95510-70-6

化学分子结构式

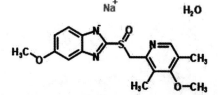

商 品 属 性　本品为注射剂，白色疏松块状物或粉末。
适 用 症　主要适用于消化性溃疡出血、吻合口溃疡出血、应激状态时并发的急性胃黏膜损害，和非甾体抗炎药引起的急性胃黏膜损伤；亦常用于预防重症疾病（如脑出血、严重创伤等）胃手术后预防再出血等；全身麻醉或大手术后以及衰弱昏迷患者防止胃酸反流合并吸入性肺炎。
药 理 作 用　本品为胃壁细胞质子泵抑制剂，能特异性地抑制壁细胞顶端膜构成的分泌性微管和胞浆内的管状泡上的 H^+/K^+-ATP 酶，从而有效地抑制胃酸的分泌。由于 H^+/K^+-ATP 酶是壁细胞泌酸的最后一个过程，故本品抑酸能力强大。它不仅能非竞争性抑制促胃液素、组胺、胆碱及食物、刺激迷走神经等引起的胃酸分泌，而且能抑制不受胆碱或 H2 受体阻断剂影响的部分基础胃酸分泌，对 H2 受体拮抗剂不能抑制的由二丁基环腺苷酸（DCAMP）刺激引起的胃酸分泌也有强而持久的抑制作用。
税 则 号 列　3004.9090

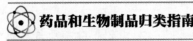

中　文　名　注射用法莫替丁
英　文　名　Famotidine for Injection
类　　　别　消化系统用药（抗溃疡药）
主 要 成 分　法莫替丁
有效成分 CAS 号　76824-35-6

化学分子结构式

商 品 属 性　本品为注射剂，白色冻干块状固体。
适 用 症　主要适用于消化性溃疡出血、应激状态时并发的急性胃黏膜损害和非甾体抗炎药引起的消化道出血。
药 理 作 用　本品是胍基噻唑类的 H2 受体拮抗剂，具有对 H2 受体亲和力高的特点，对胃酸分泌有明显的抑制作用，对基础分泌及因给予各种刺激而引起的胃酸及胃蛋白酶增加有抑制作用。
税 则 号 列　3004.9090

2.20　消化系统用药（利胆药）

中　文　名　丁二磺酸腺苷蛋氨酸肠溶片
英　文　名　Ademetionine 1,4-Butanedisulfonate Enteric Coated Tablets
类　　　别　消化系统用药（利胆药）
主 要 成 分　丁二磺酸腺苷蛋氨酸
有效成分 CAS 号　101020-79-5

化学分子结构式

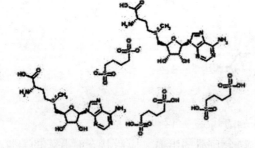

商 品 属 性　本品为肠溶薄膜衣片，除去包衣后显白色或类白色。
适 用 症　适用于肝硬化前和肝硬化所致肝内胆汁淤积、妊娠期肝内胆汁淤积。
药 理 作 用　腺苷蛋氨酸是人体组织和体液中普遍存在的一种生理活性分子。它作为甲基供体（转甲基作用）和生理性巯基化合物（如半胱氨酸、牛磺酸、谷胱甘肽和辅酶 A 等）的前体（转硫基作用）参与体内重要的生化反应。在肝内，通过使质膜磷脂甲基化而调节肝脏细胞膜的流动性，而且通过转硫基反应可以促进解毒过程中硫化产物的合成。只要肝内腺苷蛋氨酸的生物利用度在正常范围内，这些反应就有助于防止肝内胆汁淤积。
税 则 号 列　3004.9090

中　文　名　鹅去氧胆酸胶囊
英　文　名　Ursodeoxycholic Acid Capsule
类　　　别　消化系统用药（利胆药）
主要成分　鹅去氧胆酸
有效成分 CAS 号　474-25-9

化学分子结构式

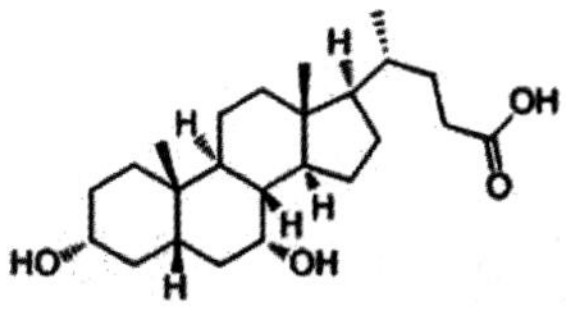

商品属性　本品为胶囊剂，内容物为白色或淡黄色结晶性粉末。有异臭。
适用症　适用于胆固醇性胆结石症，对胆色素性结石和混合性结石也有一定疗效。
药理作用　鹅去氧胆酸（CDCA）主要作用是降低胆汁内胆固醇的饱和度，绝大多数患者服用 CDCA 后（当 CDCA 占胆汁中胆盐的 70%时），脂类恢复微胶粒状态，胆固醇就处于不饱和状态，从而使结石中的胆固醇溶解、脱落。大剂量的 CDCA（每日 10mg/kg~15mg/kg）可以抑制胆固醇的合成，并增加胆石症患者胆汁的分泌，但其中的胆盐和磷脂分泌量维持不变。
税则号列　3004.9090

中　文　名　羟甲香豆素片
英　文　名　Hymecromone Tablets
类　　　别　消化系统用药（利胆药）
主要成分　羟甲香豆素
有效成分 CAS 号　90-33-5

化学分子结构式

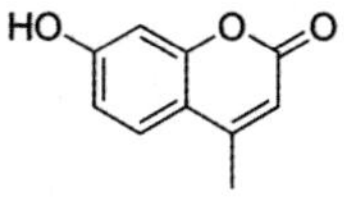

商品属性　本品为白色或类白色片。
适用症　适用于胆囊炎、胆石症、胆道感染、胆囊术后综合征。
药理作用　羟甲香豆素为香豆素衍生物，能松弛奥狄括约肌，具有较强的解痉、镇痛作用，同时也能温和、持续地促进胆汁分泌，加强胆囊收缩和抑菌作用，具有明显的利胆作用，有利于结石排出，对胆总管结石有一定排石效果。部分原有丙氨酸氨基转移酶升高的患者，服药后随炎症的消除而恢复正常。本品毒性低，小鼠急性毒性 LD50 为 5375mg/kg。
税则号列　3004.9090

中　文　名　熊去氧胆酸胶囊
英　文　名　Ursodeoxycholic Acid Capsule
类　　　别　消化系统用药（利胆药）
主　要　成　分　熊去氧胆酸
有效成分 CAS 号　128-13-2

化学分子结构式

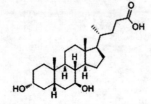

商 品 属 性　本品为硬胶囊，内容物为白色的颗粒或粉末。
适　用　症　适用于胆囊胆固醇结石，必须是 X 射线能穿透的结石，同时胆囊收缩功能须正常；胆汁淤积性肝病，如原发性胆汁性肝硬化；胆汁反流性胃炎。
药 理 作 用　口服熊去氧胆酸后，通过抑制胆固醇在肠道内的重吸收和降低胆固醇向胆汁中的分泌，从而降低胆汁中胆固醇的饱和度。可能由于胆固醇的分散和液体晶体的形成，胆固醇结石逐渐溶解。
税 则 号 列　3004.9090

中　文　名　熊去氧胆酸片
英　文　名　Ursodeoxycholic Acid Tablets
类　　　别　消化系统用药（利胆药）
主　要　成　分　熊去氧胆酸
有效成分 CAS 号　128-13-2

化学分子结构式

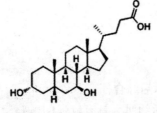

商 品 属 性　本品为片剂。
适　用　症　适用于治疗胆固醇型胆结石形成及胆汁缺乏性脂肪泻，也可用于预防药物性结石形成及治疗脂肪痢（回肠切除术后）。
药 理 作 用　口服熊去氧胆酸后，通过抑制胆固醇在肠道内的重吸收和降低胆固醇向胆汁中的分泌，从而降低胆汁中胆固醇的饱和度。可能由于胆固醇的分散和液体晶体的形成，胆固醇结石逐渐溶解。
税 则 号 列　3004.9090

2.21 消化系统用药（胃肠解痉药）

中 文 名 丁溴东莨菪碱胶囊

英 文 名 Scopolamine Butylbromide Capsules

类 别 消化系统用药（胃肠解痉药）

主 要 成 分 东莨菪碱的丁基化季铵盐（溴化物）

有效成分 CAS 号 149-64-4

化学分子结构式

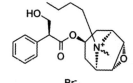

商 品 属 性 本品内容物为白色或几乎白色结晶性粉末。无臭或几乎无臭。

适 用 症 适用于胃、十二指肠、结肠内窥镜检查的术前准备，内镜逆行胰胆管造影，及胃、十二指肠、结肠的气钡低张造影或腹部 CT 扫描的术前准备，可减少或抑制胃肠道蠕动；也用于各种病因引起的胃肠道痉挛、胆绞痛、肾绞痛或胃肠道蠕动亢进等。

药 理 作 用 本品为 M 胆碱受体阻滞药，对平滑肌解痉作用较阿托品为强，能选择性地缓解胃肠道、胆道及泌尿道平滑肌痉挛和抑制其蠕动，亦可解除血管平滑肌痉挛及改善微循环。

税 则 号 列 3004.4900

中 文 名 丁溴东莨菪碱注射液

英 文 名 Scopolamine Butylbromide Injection

类 别 消化系统用药（胃肠解痉药）

主 要 成 分 东莨菪碱的丁基化季铵盐（溴化物）

有效成分 CAS 号 149-64-4

化学分子结构式

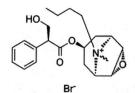

商 品 属 性 本品为无色的澄明液体。

适 用 症 适用于胃、十二指肠、结肠内窥镜检查的术前准备，内镜逆行胰胆管造影，及胃、十二指肠、结肠的气钡低张造影或腹部 CT 扫描的术前准备，可减少或抑制胃肠道蠕动；也用于各种病因引起的胃肠道痉挛、胆绞痛、肾绞痛或胃肠道蠕动亢进。

药 理 作 用 本品为 M 胆碱受体阻滞药，对平滑肌解痉作用较阿托品为强，能选择性地缓解胃肠道、胆道及泌尿道平滑肌痉挛和抑制其蠕动，亦可解除血管平滑肌痉挛及改善微循环。

税 则 号 列 3004.4900

中 文 名	马来酸曲美布汀片
英 文 名	Trimebutine Maleate Tablets
类 别	消化系统用药（胃肠解痉药）
主 要 成 分	马来酸曲美布汀

有效成分 CAS 号 34140-59-5

化学分子结构式

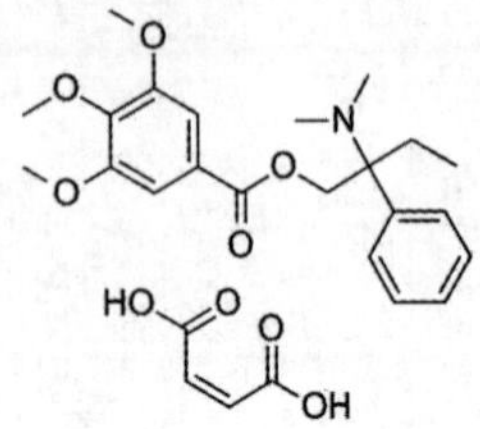

商 品 属 性	本品为薄膜衣片，除去包衣后显白色或类白色。
适 用 症	适用于治疗由于胃肠道功能紊乱引起的食欲不振、恶心、呕吐、嗳气、腹胀、腹痛、腹泻、便秘等症状的改善。亦可用于肠道易激惹综合征。
药 理 作 用	主要有以下作用：胃运动调节作用，对消化系统推进性运动诱发作用，对胃排空功能的改善，肠运动调节作用，食管下端括约压（LESP）的调节作用，对消化道平滑肌的直接作用。
税 则 号 列	3004.9090

中 文 名	盐酸美贝维林片
英 文 名	Mebeverine Hydrochloride Tablets
类 别	消化系统用药（胃肠解痉药）
主 要 成 分	盐酸美贝维林

有效成分 CAS 号 2753-45-9

化学分子结构式

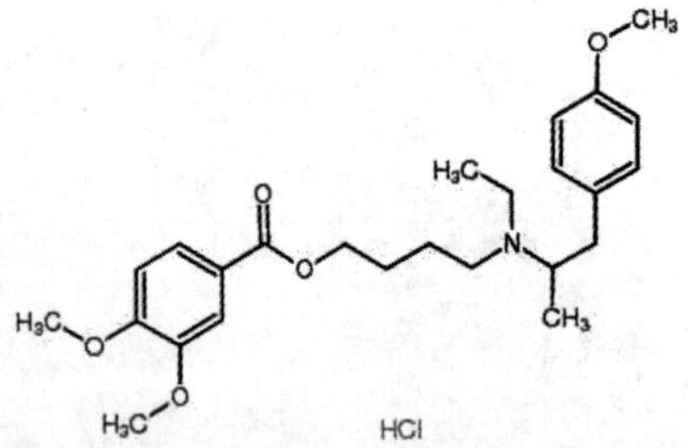

商 品 属 性	本品为片剂。
适 用 症	适用于成人对症治疗由肠易激综合征引起的腹痛痉挛、肠功能紊乱和肠部不适，对症治疗由于器质性疾病继发引起的肠痉挛。
药 理 作 用	本品是一亲肌性解痉药，直接作用于胃肠道平滑肌接触痉挛症状，同时不影响正常肠运动。该作用不通过自主神经系统，因此无抗胆碱能作用。
税 则 号 列	3004.9090

2. 22　消化系统用药（抑制胃酸分泌药）

中　文　名　铝镁混悬液（Ⅱ）

英　文　名　Aluminium and Magnesium Suspension

类　　　别　消化系统用药（抑制胃酸分泌药）

主　要　成　分　本品为复方制剂，主要成分为氢氧化铝和氢氧化镁

有效成分 CAS 号　氢氧化铝 21645-51-2；氢氧化镁 1309-42-8

化学分子结构式　

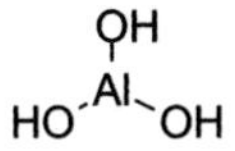

商　品　属　性　本品为白色黏稠混悬液体。

适　用　症　适用于缓解胃酸过多引起的胃痛、胃灼热感（烧心）、反酸，也可用于慢性胃炎。

药　理　作　用　氢氧化铝与氢氧化镁均为抗酸药，能中和过多的胃酸，并可纠正两者单独使用所致的便秘和腹泻。

税　则　号　列　3004. 9090

中　文　名　西咪替丁胶囊

英　文　名　Cimetidine Capsules

类　　　别　消化系统用药（抑制胃酸分泌药）

主　要　成　分　西咪替丁

有效成分 CAS 号　51481-61-9

化学分子结构式　

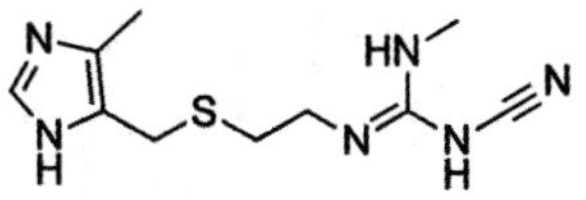

商　品　属　性　本品为胶囊剂。

适　用　症　适用于缓解胃酸过多所致的胃痛、胃灼热（烧心）、返酸。

药　理　作　用　本品能明显抑制昼夜基础胃酸分泌，也能抑制由食物、组胺、五肽胃泌素、咖啡因与胰岛素等所诱发的胃酸分泌。

税　则　号　列　3004. 9090

2.23 消化系统用药（止泻药）

中 文 名　蒙脱石散

英 文 名　Diosmectite Powder

类　　别　消化系统用药（止泻药）

主 要 成 分　蒙脱石

有效成分 CAS 号　1318-93-0

化学分子结构式　无

商 品 属 性　本品为口服固体制剂。

适 用 症　适用于治疗成人及儿童急性腹泻，且需要口服补液；适用于治疗慢性腹泻；适用于治疗食道及胃十二指肠和腹痛所引起的相关疼痛。

药 理 作 用　口服本品后，药物可均匀地覆盖在整个肠腔表面，可吸附多种病原体，将其固定在肠腔表面，而后随肠蠕动排出体外，从而避免肠细胞被病原体损伤。

税 则 号 列　3004.9090

中 文 名　消旋卡多曲胶囊

英 文 名　Racecadotril Capsules

类　　别　消化系统用药（止泻药）

主 要 成 分　消旋卡多曲

有效成分 CAS 号　81110-73-8

化学分子结构式　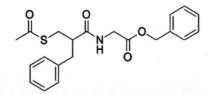

商 品 属 性　本品为胶囊剂。

适 用 症　适用于成人急性腹泻的对症治疗。

药 理 作 用　消旋卡多曲是一种脑啡肽酶抑制剂。脑啡肽酶可降解脑啡肽。本品可选择性、可逆性的抑制脑啡肽酶，从而保护内源性脑啡肽免受降解。延长消化道内源性脑啡肽的生理活性，减少水和电解质的过度分泌。口服消旋卡多曲作用于外周脑啡肽酶，不影响中枢神经系统的脑啡肽酶活性，且对胃肠道蠕动和肠道基础分泌无明显影响。

税 则 号 列　3004.9090

中　文　名　消旋卡多曲散
英　文　名　Racecadoril Powder
类　　　别　消化系统用药（止泻药）
主 要 成 分　消旋卡多曲
有效成分 CAS 号　81110-73-8

化学分子结构式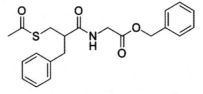

商 品 属 性　本品为袋装，散剂。
适　用　症　适用于成人急性腹泻的对症治疗，还可治疗 1 月以上婴儿和儿童的急性腹泻，必要时与口服补液或静脉补液联合使用。
药 理 作 用　消旋卡多曲是一种脑啡肽酶抑制剂。口服后水解为活性物质（硫泛），后者可选择性、可逆性地抑制脑啡肽酶，从而保护内源性脑啡肽免受降解，延长消化道内源性脑啡肽的生理活性，减少水和电解质的过度分泌。本药作用于外周脑啡肽酶，不影响中枢神经系统的脑啡肽酶活性，不增加肠道通过时间，且对胃肠道蠕动和肠道基础分泌无明显影响。
税 则 号 列　3004.9090

中　文　名　消旋卡多曲散片
英　文　名　Racecadotril Tablets
类　　　别　消化系统用药（止泻药）
主 要 成 分　消旋卡多曲
有效成分 CAS 号　81110-73-8

化学分子结构式

商 品 属 性　本品为片剂。
适　用　症　本品适用于儿童急性腹泻。
药 理 作 用　消旋卡多曲是一个脑啡肽酶抑制剂，脑啡肽酶可降解脑啡肽，本品可选择性、可逆性地抑制脑啡肽酶，从而保护内源性脑啡肽免受降解，延长消化道内源性脑啡肽的生理活性，减少水和电解质的过度分泌。口服消旋卡多曲作用于外周脑啡肽酶，不影响中枢神经系统的脑啡肽酶活性，且对肠道蠕动和肠道基础分泌无明显影响。
税 则 号 列　3004.9090

中 文 名　盐酸洛哌丁胺胶囊

英 文 名　Loperamide Hydrochloride Capsules

类　　别　消化系统用药（止泻药）

主 要 成 分　盐酸洛哌丁胺

有效成分 CAS 号　34552-83-5

化学分子结构式　无

商 品 属 性　本品内容物为白色粉末。

适 用 症　适用于各种原因引起的非感染性急、慢性腹泻的对症治疗。

药 理 作 用　本品作用于肠壁的阿片受体，阻止乙酰胆碱和前列腺素的释放，从而抑制肠蠕动，延长肠内容物的滞留时间。可增加肛门括约肌的张力，因此可抑制大便失禁和便急。

税 则 号 列　3004.9090

中 文 名　米曲菌胰酶片

英 文 名　Oryz-aspergillus Enzyme and Pancreatin Tablets

类　　别　消化系统用药（止泻药）

主 要 成 分　本品为复方制剂，主要成分为米曲菌霉提取物和胰酶

有效成分 CAS 号　米曲菌霉提取物 Na，胰酶 8049-47-6

化学分子结构式　无

商 品 属 性　每片本品含米曲菌霉提取物 24mg，胰酶 220mg。片剂。

适 用 症　适用于消化酶减少引起的消化不良。

药 理 作 用　本品为米曲菌霉提取物和胰酶的复方制剂，可以补充人体所需的消化酶。本品中米曲菌纤维素酶在胃中先期分解难于消化的植物细胞壁和骨架；淀粉酶将食物中的碳水化合物分解，并使得蛋白质在小肠内可以继续进行消化。

税 则 号 列　3004.9090

中 文 名　胰酶肠溶胶囊

英 文 名　Pancreatin Enteric-coated Capsules

类　　别　消化系统用药（止泻药）

主 要 成 分　胰酶

有效成分 CAS 号　8049-47-6

化学分子结构式　无

商 品 属 性　本品为胶囊剂。

适 用 症　适用于消化不良。

药 理 作 用　本品是胰蛋白酶、胰淀粉酶、胰脂肪酶的混合物。在中性或弱碱性条件下活性较强，胰蛋白酶能使蛋白质转化为蛋白胨，胰淀粉酶能使淀粉转化为糖，胰脂肪酶则能使脂肪分解为甘油及脂肪酸，从而促进消化、增进食欲。

税 则 号 列　3004.9090

2.24 心血管用药（β-受体阻滞剂）

中 文 名 卡维地洛片

英 文 名 Carvedilol Tablets

类 别 心血管用药（β-受体阻滞剂）

主 要 成 分 卡维地洛

有效成分 CAS 号 72956-09-3

化学分子结构式

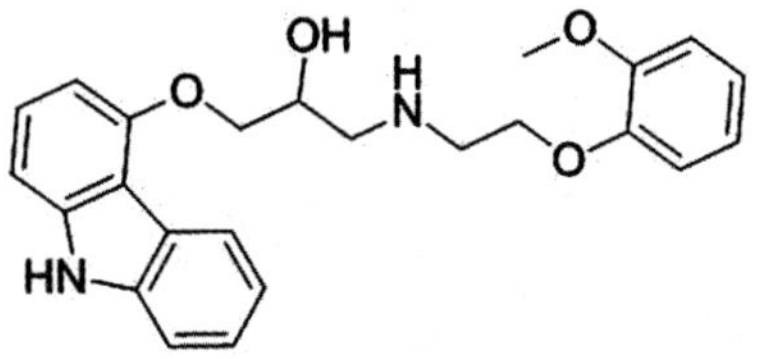

商 品 属 性 本品为白色或类白色片或薄膜衣片，除去包衣后显白色或类白色。

适 用 症 适用于原发性高血压，可单独使用或与其他抗高血压药特别是噻嗪类利尿剂联合使用；治疗有症状的充血性心力衰竭，适用于治疗有症状的充血性心力衰竭可降低死亡率以及心血管事件的住院率，改善病人的一般情况并减慢疾病进展；可作为标准治疗的附加治疗，也可用于不耐受 ACEI 或没有使用洋地黄、肼苯哒嗪、硝酸盐类药物治疗的病人。

药 理 作 用 卡维地洛是一种有多种作用的神经体液拮抗剂包括非选择性的 β 阻滞、α 阻滞和抗氧化特性。血管扩张作用主要是有选择性的 α1 肾上腺能受体阻滞剂作用产生。卡维地洛通过血管扩张作用减少外周阻力和通过 β 阻滞抑制肾素-血管紧张素-醛固酮系统。血浆肾素活性降低并很少发生液体潴留。卡维地洛没有心得安的内在拟交感活性，它具有膜稳定特性。卡维地洛是一种两个立体异构体的外消旋混合物。卡维地洛是一种强的抗氧化物和强的反应性的氧自由基清除剂。卡维地洛和它的代谢物的抗氧化特性已被体内和体外动物试验及体外多种人体细胞试验所证实。

税 则 号 列 3004.9090

2.25　心血管用药（钙通道阻滞剂）

中　文　名　氨氯地平阿托伐他汀钙片

英　文　名　Amlodipine Besylate and Atorvastatin Calcium Tablets

类　　　别　心血管用药（钙通道阻滞剂）

主 要 成 分　本品为复方制剂，有效成分为苯磺酸氨氯地平和阿托伐他汀钙

有效成分 CAS 号　苯磺酸氨氯地平 111470-99-6；阿托伐他汀钙 134523-03-8

化学分子结构式

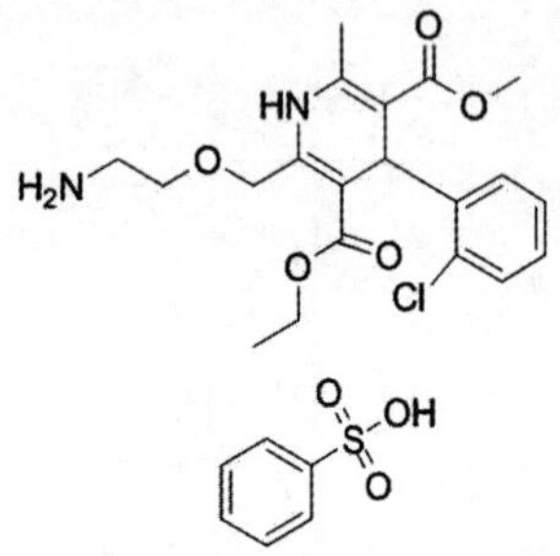

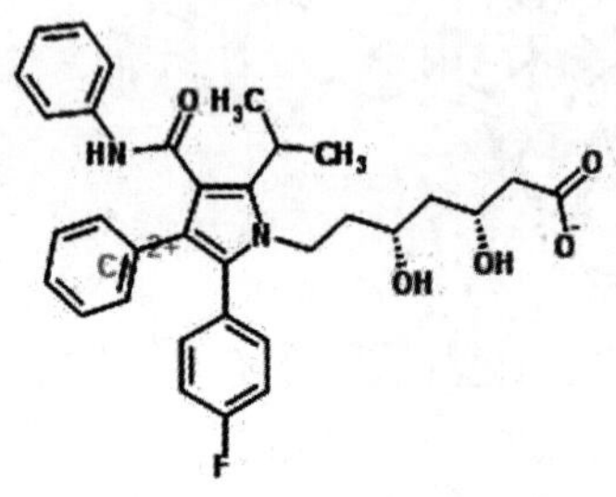

商 品 属 性　本品为白色薄膜衣片。

适　用　症　适用于需氨氯地平和阿托伐他汀联合治疗的患者。前者用于高血压和冠心病，后者用于高胆固醇血症和冠心病。

药 理 作 用　本品为氨氯地平和阿托伐他汀的复方剂型。氨氯地平（抗高血压和抗心绞痛药物）是二氢吡啶类钙（离子）拮抗剂（钙离子拮抗剂或慢通道阻滞剂）。阿托伐他汀（降胆固醇药物）是一种 3-羟基-3-甲基戊二酰辅酶 A（HMG-CoA）还原酶抑制剂。本品中的氨氯地平成分可抑制钙离子跨膜内向进入血管平滑肌和心肌，而其中的阿托伐他汀成分是 HMG-CoA 还原酶（他汀）的选择性、竞争性抑制剂。HMG-CoA 的作用是将羟甲基戊二酸单酰辅酶 A 转化成甲羟戊酸，即包括胆固醇在内的固醇前体。

税 则 号 列　3004.9090

2.26 心血管用药（抗高血压药）

中 文 名 复方利血平片

英 文 名 Compound Reserpine Tablets

类 别 心血管用药（抗高血压药）

主 要 成 分 本品为复方制剂，有效成分为利血平、氢氯噻嗪、维生素 B6、混旋泛酸钙、三硅酸镁、氯化钾、维生素 B1、硫酸双肼屈嗪、盐酸异丙嗪

有效成分 CAS 号 利血平 50-55-5；氢氯噻嗪 58-93-5；维生素 B6 8059-24-3；混旋泛酸钙 6381-63-1；三硅酸镁 14987-04-3；氯化钾 7447-40-7；维生素 B1 59-43-8；硫酸双肼屈嗪 7327-87-9；盐酸异丙嗪 58-33-3

化学分子结构式

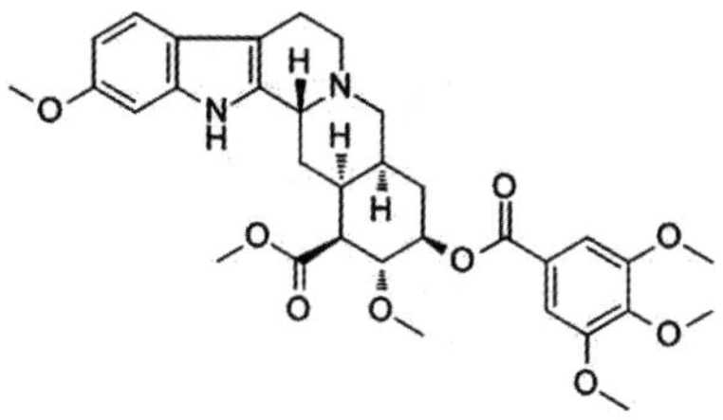

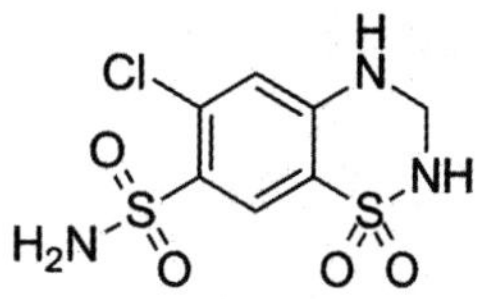

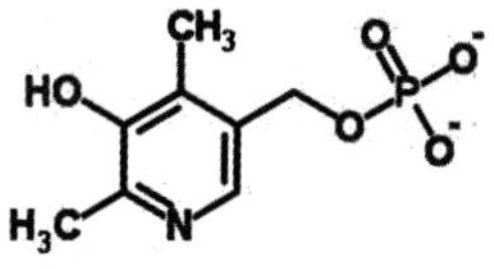

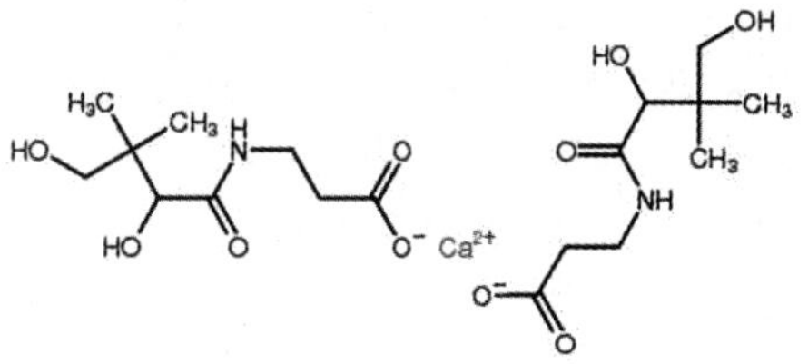

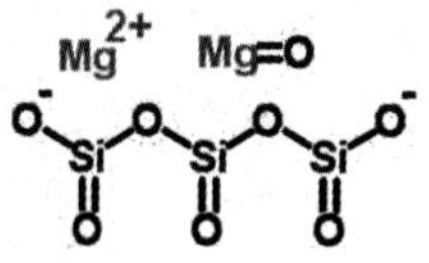

无；

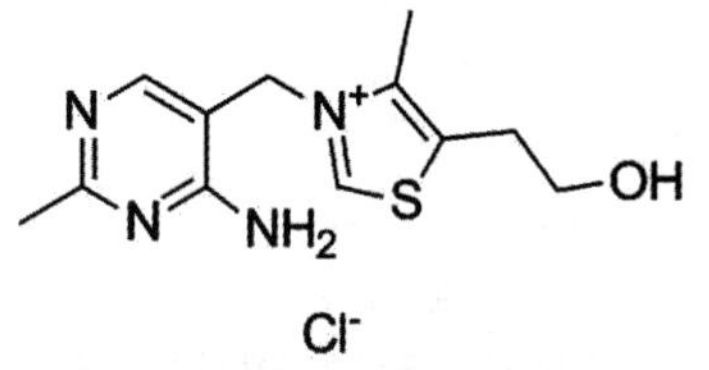

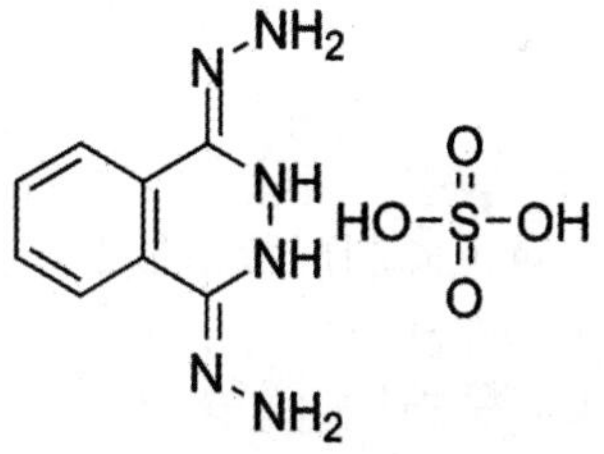

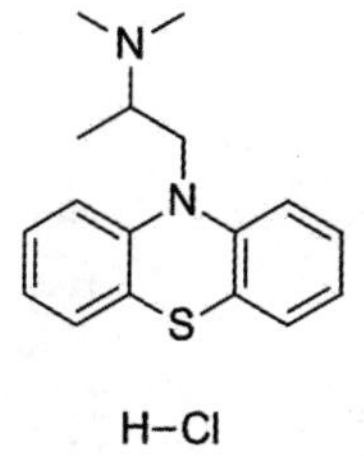

商 品 属 性 本品为糖衣片，除去包衣后，显微黄色。

适 用 症 适用于早期和中期高血压病。

药 理 作 用 利血平为肾上腺素能神经抑制药，可阻止肾上腺素能神经末梢内介质的贮存，将囊泡中具有升压作用的介质耗竭。硫酸双肼屈嗪为血管扩张药，可松弛小动脉平滑肌，降低外周阻力。氢氯噻嗪则为利尿降压药。三药联合应用有显著的协同作用，促进血压下降，提高疗效，从而降低各药的剂量和不良反应。同时，氢氯噻嗪能增加利血平和硫酸双肼屈臻的降压作用，还能降低它们的水钠潴留的副作用。

税 则 号 列 3004.4900

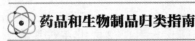

中　文　名　雷米普利氢氯噻嗪片
英　文　名　Ranipril Hidrochlorotiazide Tablets
类　　　别　心血管用药（抗高血压药）
主要成分　本品为复方制剂，有效成分为雷米普利和氢氯噻嗪
有效成分 CAS 号　雷米普利 87333-19-5；氢氯噻嗪 58-93-5

化学分子结构式

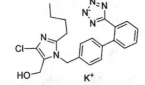

商品属性　本品为片剂。
适　用　症　适用于原发性高血压。
药理作用　本品为血管紧张素转化酶抑制剂、利尿剂类型的抗高血压药。
税则号列　3004. 9010

- -

中　文　名　氯沙坦钾氢氯噻嗪片
英　文　名　Losartan Potassium and Hydrochlorothiazide Tablets
类　　　别　心血管用药（抗高血压药）
主要成分　氯沙坦钾、氢氯噻嗪
有效成分 CAS 号　氯沙坦钾 124750-99-8；氢氯噻嗪 58-93-5

化学分子结构式

商品属性　本品为黄色椭圆形薄膜包衣片，除去包衣后显白色。
适　用　症　适用于治疗高血压，也适用于联合用药治疗的患者。
药理作用　本品为血管紧张素Ⅱ受体（AT1 受体）拮抗剂和利尿剂的复方制剂，对降低血压有相加作用。
税则号列　3004. 9010

中 文 名　缬沙坦氢氯噻嗪片
英 文 名　Valsartan and Hydrochlorothiazide Tablets
类　　别　心血管用药（抗高血压药）
主 要 成 分　本品为复方制剂，有效成分为缬沙坦、氢氯噻嗪
有效成分 CAS 号　缬沙坦 137862-53-4；氢氯噻嗪 58-93-5

化学分子结构式

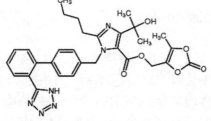

商 品 属 性　本品为复方制剂。为薄膜包衣片，除去包衣后显白色或类白色。
适 用 症　本品用于治疗单一药物不能充分控制血压的轻、中度原发性高血压。不适用于高血压的初始治疗。
药 理 作 用　缬沙坦：血管紧张素Ⅰ在血管紧张素转化酶（ACE）作用下形成血管紧张素Ⅱ（AngⅡ）。AngⅡ是肾素-血管紧张素-醛固酮系统（RAAS）的重要活性成分，与各种组织细胞膜上的特异受体结合发挥广泛的生理作用，包括直接或间接参与血压调节。AngⅡ是一种强的缩血管物质，可发挥直接的升压效应，还可促进钠的重吸收，刺激醛固酮分泌。缬沙坦是一种口服有效的特异性的 AngⅡ受体拮抗剂，它选择性地作用于 AT1 受体亚型，与 AT1 受体的亲和力比 AT2 受体的亲和力强 20000 倍。AT1 受体亚型介导 AngⅡ的生理反应，AT2 受体亚型与心血管作用无关，缬沙坦对 AT1 受体没有部分激动剂的活性。氢氯噻嗪：噻嗪类利尿剂的主要作用部位是在远曲小管近端。研究表明，在肾皮质存在着高亲和力的受体，其为噻嗪类利尿剂的主要结合部位和作用部位，抑制远曲小管近端的氯化钠转运。噻嗪类的作用方式为抑制钠和氯离子的共转运。竞争氯离子作用部位能影响电解质的重吸收，这将直接增加钠和氯的排泄，并间接减少血浆容积，继而增加血浆肾素活性，醛固酮分泌和钾排泄，使血清钾降低。因为肾素-醛固酮系统是 AngⅡ依赖性的，联合使用 AngⅡ受体拮抗剂可减少与噻嗪类相关的钾丢失。
税 则 号 列　3004.9010

中 文 名　奥美沙坦酯片
英 文 名　Olmesartan Medoxomil Tablets
类　　别　心血管用药（抗高血压药）
主 要 成 分　奥美沙坦酯
有效成分 CAS 号　144689-78-1

化学分子结构式

商 品 属 性　本品为白色薄膜衣片，除去包衣后显白色。
适 用 症　适用于高血压的治疗。
药 理 作 用　在血管紧张素转化酶（ACE，激酶Ⅱ）的催化下，血管紧张素Ⅰ（AngⅠ）转化形成AngⅡ。AngⅡ是肾素-血管紧张素系统的主要升压因子，其作用包括收缩血管、促进醛固酮的合成和释放、刺激心脏以及促进肾脏对钠的重吸收。奥美沙坦酯是一种前体药物，经胃肠道吸收水解为奥美沙坦。奥美沙坦为选择性 AngⅡ1 型受体（AT1）拮抗剂，通过选择性阻断 AngⅡ与血管平滑肌 AT1 受体的结合而阻断 AngⅡ的收缩血管作用，因此它的作用独立于 AngⅡ合成途径之外。奥美沙坦与 AT1 的亲和力比与 AT2 的亲和力大 12500 多倍。利用 ACE 抑制剂阻断肾素-血管紧张素系统（RAS）是许多治疗高血压药物的一个机制，但 ACE 抑制剂也同时抑制了缓激肽的降解，而奥美沙坦酯并不抑制 ACE，因此它不影响缓激肽，这种区别是否有临床相关性尚不清楚。对 AngⅡ受体的阻断，抑制了 AngⅡ对肾素分泌的负反馈调节机制。但是，由此产生的血浆肾素活性增高和循环 AngⅡ浓度上升并不影响奥美沙坦的降压作用。
税 则 号 列　3004.9090

中　文　名　地巴唑片
英　文　名　Bendazol Tablets
类　　　别　心血管用药（抗高血压药）
主　要　成　分　地巴唑
有效成分 CAS 号　621-72-7

化学分子结构式　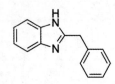

商　品　属　性　本品为白色片。
适　用　症　适用于轻度高血压、脑血管痉挛、胃肠平滑肌痉挛，脊髓灰质炎后遗症，外周颜面神经麻痹。也适用于妊娠后高血压综合征。
药　理　作　用　本品对血管平滑肌有直接松弛作用，使外周阻力降低而使血压下降。对胃肠平滑肌有解痉作用。
税　则　号　列　3004.9090

中　文　名　厄贝沙坦片
英　文　名　Irbesartan Tablets
类　　　别　心血管用药（抗高血压药）
主　要　成　分　厄贝沙坦
有效成分 CAS 号　138402-11-6

化学分子结构式　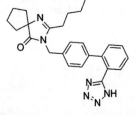

商　品　属　性　本品为薄膜衣片，除去包衣后显白色或类白色。
适　用　症　适用于治疗原发性高血压。
药　理　作　用　本品为一种有效的、口服活性的选择性 Ang Ⅱ 受体抑制剂，能抑制 Ang Ⅰ 转化为 Ang Ⅱ，能特异性地拮抗血管紧张素转换酶 1 受体（AT1），对 AT1 的拮抗作用大于 AT28500 倍，通过选择性地阻断 Ang Ⅱ 与 AT1 受体的结合，抑制血管收缩和醛固酮的释放，产生降压作用。本品不抑制血管紧张素转换酶（ACE）、肾素、其他激素受体，也不抑制与血压调节和钠平衡有关的离子通道。
税　则　号　列　3004.9090

中 文 名 福辛普利钠片
英 文 名 Sodium Fosinopril Tablets
类　　别 心血管用药（抗高血压药）
主 要 成 分 福辛普利钠
有效成分 CAS 号 88889-14-9

化学分子结构式

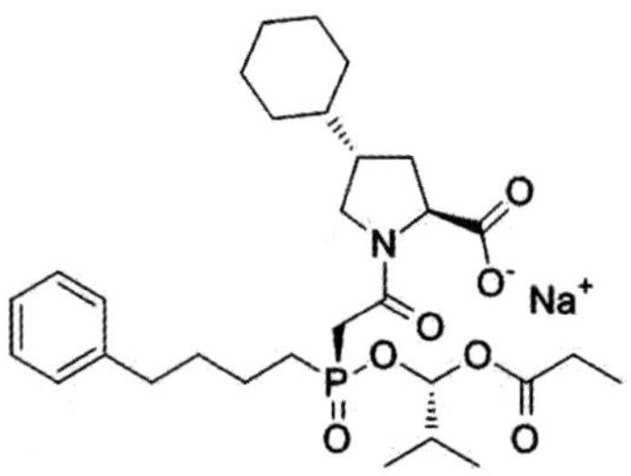

商 品 属 性 本品为白色或类白色片。
适 用 症 适用于治疗高血压或心力衰竭，可单独应用或与其他药物（如利尿药）合用。
药 理 作 用 本品为抗高血压药，系血管紧张素转换酶抑制药。在体内转变成具有药理活性的福辛普利拉，后者能抑制血管紧张素转换酶，降低 Ang Ⅱ 和醛固酮的浓度，使外周血管扩张，血管阻力降低，而产生降压效应。
税 则 号 列 3004.9090

中 文 名 甲基多巴片
英 文 名 Methyldopa Tablets
类　　别 心血管用药（抗高血压药）
主 要 成 分 甲基多巴
有效成分 CAS 号 555-30-6

化学分子结构式

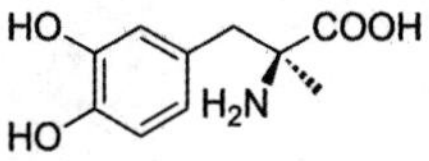

商 品 属 性 本品为糖衣片，除去包衣后显白色。
适 用 症 适用于高血压。
药 理 作 用 甲基多巴为芳香氨酸脱羧酶抑制剂。仅 α-甲基多巴的左旋异构体对人有抗高血压活性，消旋体（DL-α-甲基多巴）需要 2 倍剂量方可达到相同的降压作用。其抗高血压作用可能是通过其活性代谢产物 α-甲基去甲肾上腺素刺激中枢的抑制性 α-肾上腺素受体和假性神经递质，减少血浆肾素活性，从而降低动脉血压。甲基多巴可以降低组织中 5-羟色胺、多巴胺、去甲基肾上腺素、甲基肾上腺素浓度。
税 则 号 列 3004.9090

中 文 名　坎地沙坦酯片
英 文 名　Candesartan Cilexetil Tablets
类　　别　心血管用药（抗高血压药）
主 要 成 分　坎地沙坦酯
有效成分 CAS 号　145040-37-5

化学分子结构式

商 品 属 性　本品为白色或类白色片。
适 用 症　适用于治疗原发性高血压。
药 理 作 用　坎地沙坦酯在体内迅速被水解成代谢物坎地沙坦。坎地沙坦为 AngⅡ受体（AT1）拮抗
　　　　　　剂，通过与血管平滑肌 AT1 受体结合而拮抗 AngⅡ的血管收缩作用，从而降低末梢血管
　　　　　　阻力。另有认为：坎地沙坦可通过抑制肾上腺分泌醛固酮而发挥一定的降压作用。在高
　　　　　　血压患者进行的试验显示：患者多次服用本品可致血浆肾素活性、AngⅠ浓度及 AngⅡ浓
　　　　　　度升高；本品 2~8mg 每日 1 次连续用药，可使收缩压、舒张压下降，左室心肌重量、末
　　　　　　梢血管阻力减少，而对心排出量、射血分数、肾血管阻力、肾血流量、肾小球滤过率无
　　　　　　明显影响；有脑血管障碍的原发性高血压患者，对脑血流量无影响。
税 则 号 列　3004.9090

中 文 名　赖诺普利胶囊
英 文 名　Lisinopril Capsule
类　　别　心血管用药（抗高血压药）
主 要 成 分　赖诺普利
有效成分 CAS 号　83915-83-7

化学分子结构式

H_2O　H_2O

商 品 属 性　本品为胶囊剂，内容物为白色或类白色颗粒或粉末。
适 用 症　适用于治疗原发性高血压及肾血管性高血压，可单独使用或与其他类的抗高血压药如利
　　　　　　尿药联合使用。充血性心力衰竭患者，在用洋地黄或利尿剂效果不好时，可加用本品。
药 理 作 用　赖诺普利系一种合成的肽衍生物为一个口服的长效血普紧张素转换酶抑制剂。使血管紧
　　　　　　张素和醛固酮的浓度降低，导致外周血管扩张，血管吼力降低，从而降低血压。
税 则 号 列　3004.9090

中 文 名　雷米普利片
英 文 名　Ramipril Tablets
类　　别　心血管用药（抗高血压药）
主 要 成 分　雷米普利
有效成分 CAS 号　87333-19-5

化学分子结构式

商 品 属 性　本品为白色或类白色片或粉色片。
适 用 症　适用于原发性高血压；急性心肌梗死（2 天～9 天）后出现的轻到中度心力衰（NYHA
　　　　　　Ⅱ／Ⅲ）；非糖尿病肾病患者（肌酐清除率 1g／天），尤其是伴有动脉高血压的患者；在心
　　　　　　血管危险增加的患者，如明显冠心病病史、糖尿病同时有至少一个额外危险因素、外周
　　　　　　动脉闭塞性疾病或者脑卒中，降低心肌梗死、脑卒中或者心血管死亡的可能性。
药 理 作 用　雷米普利为一种前体药物，经胃肠道吸收后在肝脏水解成有活性的血管紧张素转化酶
　　　　　　（ACE）抑制剂——雷米普利拉而发挥作用。服用雷米普利可导致血浆肾素活性的升高，
　　　　　　Ang Ⅱ 及醛固酮血浆浓度的下降。因为 Ang Ⅱ 的减少，ACE 抑制剂可导致外周血管扩张和
　　　　　　血管阻力下降，从而产生有益的血流动力学效应。血管紧张素转化酶同激肽酶 Ⅱ 一样也
　　　　　　能降解缓激肽。雷米普利拉引起的 ACE 抑制，对激肽释放酶-激肽-前列腺素系统能产生
　　　　　　某些效应。这一机制可能参与了雷米普利的降压和代谢作用。
税 则 号 列　3004.9090

中 文 名　氯沙坦钾片
英 文 名　Losartan Potassium Tablets
类　　别　心血管用药（抗高血压药）
主 要 成 分　氯沙坦钾
有效成分 CAS 号　124750-99-8

化学分子结构式

商 品 属 性　本品为薄膜衣片，除去包衣后显白色或类白色。
适 用 症　适用于治疗原发性高血压。
药 理 作 用　本品为 Ang Ⅱ 受体（AT1 型）拮抗剂。可以阻断内源性及外源性的 Ang Ⅱ 所产生的各种
　　　　　　药理作用，包括促使血管收缩、醛固酮释放等。
税 则 号 列　3004.9090

中 文 名 培哚普利氨氯地平片（Ⅲ）
英 文 名 Perindopril Arginine and Amlodipine Besylate Tablets（Ⅲ）
类 别 心血管用药（抗高血压药）
主 要 成 分 本品为复方制剂，主要成分为精氨酸培哚普利和苯磺酸氨氯地平
有效成分 CAS 号 精氨酸培哚普利 82834-16-0；苯磺酸氨氯地平 111470-99-6

化学分子结构式

商 品 属 性 本品为片剂。
适 用 症 适用于单药治疗不能充分控制高血压的成人患者；或者作为替代疗法适用于在相同剂量
水平的培哚普利和氨氯地平联合治疗下病情得以控制的原发性高血压。
药 理 作 用 培哚普利氨氯地平是培哚普利和氨氯地平组成的复方制剂，其药理作用来自单药和二者
联合的协同。培哚普利是一种血管紧张素转换酶抑制剂。血管紧张素转换酶能使 Ang Ⅰ
转化成有收缩血管作用的 Ang Ⅱ。此外，该酶能刺激肾皮质分泌醛固酮，还能使具有舒
张血管功能的缓激肽降解为无活性的七肽。培哚普利通过它的活性代谢物培哚普利拉发
挥作用。氨氯地平是二氢吡啶类钙离子内流抑制剂（慢通道阻滞剂或钙离子拮抗剂），
可抑制钙离子向心肌和血管平滑肌细胞的跨膜内流。氨氯地平抗高血压作用的机制为直
接松弛血管平滑肌。
税 则 号 列 3004.9090

中 文 名 替米沙坦氨氯地平片
英 文 名 Telmisartan and Amlodipine Tablets
类 别 心血管用药（抗高血压药）
主 要 成 分 本品为复方制剂，有效成分为替米沙坦和苯磺酸氨氯地平
有效成分 CAS 号 替米沙坦 144701-48-4；苯磺酸氨氯地平 111470-99-6

化学分子结构式

商 品 属 性 本品为片剂。
适 用 症 适用于治疗原发性高血压。
药 理 作 用 本品为替米沙坦和氨氯地平的复方制剂，替米沙坦是一种特异性血管紧张素Ⅱ受体
（AT1 型）拮抗剂。替米沙坦在 AT1 受体位点无任何激动剂效应，替米沙坦选择性与
AT1 受体结合，该结合作用持久。氨氯地平可抑制血管平滑肌钙离子内流，外周阻力减
少，血压下降。
税 则 号 列 3004.9090

中　文　名　替米沙坦片
英　文　名　Telmisartan Tablets
类　　　别　心血管用药（抗高血压药）
主　要　成　分　替米沙坦
有效成分 CAS 号　144701-48-4

化学分子结构式

商　品　属　性　本品为白色或类白色片。
适　用　症　适用于高血压的治疗。
药　理　作　用　替米沙坦是一种特异性血管紧张素 II 受体（AT1 型）拮抗剂。替米沙坦在 AT1 受体位点无任何激动剂效应，替米沙坦选择性与 AT1 受体结合，该结合作用持久。
税　则　号　列　3004. 9090

中　文　名　缬沙坦分散片
英　文　名　Valsartan Dispersible Tablets
类　　　别　心血管用药（抗高血压药）
主　要　成　分　缬沙坦
有效成分 CAS 号　137862-53-4

化学分子结构式

商　品　属　性　本品为白色片。
适　用　症　本品用于治疗轻、中度原发性高血压。
药　理　作　用　1. 肾素-血管紧张素-醛固酮系统（RAAS）的激活剂是 Ang II，是由 Ang I 在血管紧张素转化酶（ACE）作用下形成的。Ang II 与各种组织细胞膜上的特异受体结合。它有多种生理效应，包括直接或间接参与血压调节。Ang II 是一种强力缩血管物质，具有直接的升压效应，同时还可促进钠的重吸收，刺激醛固酮分泌。2. 缬沙坦是一种口服有效的特异性 AT2 受体拮抗剂，它选择性作用于 AT1 受体亚型，产生所有已知的效应。AT2 受体亚型与心血管效应无关。缬沙坦对 AT1 受体没有任何部分激动剂的活性。缬沙坦与 AT1 受体的亲和力比 AT2 受体强 20000 倍。3. ACE 将 Ang I 转化成 Ang II，并降解缓激肽。Ang II 受体拮抗剂-缬沙坦对 ACE 没有抑制作用，不引起缓激肽或 P 物质的潴留，所以不会引起咳嗽。比较缬沙坦与 ACE 抑制剂的临床试验证实缬沙坦组干咳的发生率（2.6%）显著低于 ACE 抑制剂组（7.9%）（$p<0.05$）。在一项对曾接受 ACE 抑制剂治疗后发生干咳症状的患者进行的临床试验发现，缬沙坦组、利尿剂组、ACEI 组分别有 19.5%、19.0%、68.5% 的患者出现咳嗽（$p<0.05$）。缬沙坦对其他已知的在心血管调节中起重要作用的激素受体或离子通道无影响。
税　则　号　列　3004. 9090

中 文 名　依普沙坦片
英 文 名　Eprosartan Tablets
类　　别　心血管用药（抗高血压药）
主 要 成 分　依普沙坦
有效成分 CAS 号　133040-01-4

化学分子结构式

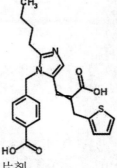

商 品 属 性　本品为片剂。
适 用 症　适用于治疗原发性高血压。
药 理 作 用　根据安慰剂对照的临床研究中患者血清钾浓度显著升高的现象以及其他能够影响肾素-血管紧张素-醛固酮系统的药品的用药经验，伴随使用保钾利尿剂、钾补充剂、含钾的盐替代品或其他能够升高血清钾水平的药物（如肝素）能够使血清钾水平升高。其他抗高血压药物能够增强本品的降压效果。
税 则 号 列　3004.9090

2.27　心血管用药（抗心绞痛）

中 文 名　单硝酸异山梨酯片
英 文 名　Isosorbide Mononitrate Tablets
类　　别　心血管用药（抗心绞痛）
主 要 成 分　单硝酸异山梨酯
有效成分 CAS 号　16051-77-7

化学分子结构式

商 品 属 性　本品为白色或类白色片片。
适 用 症　适用于冠心病的长期治疗、预防血管痉挛型和混合型心绞痛，也适用于心肌梗塞后的治疗及慢性心衰的长期治疗。
药 理 作 用　单硝酸异山梨酯（ISMN）为二硝酸异山梨酯的主要生物活性代谢物，与其他有机硝酸酯一样，主要药理作用是松弛血管平滑肌。ISMN 释放氧化氮（NO），NO 与内皮舒张因子相同，激活鸟苷酸环化酶，使平滑肌细胞内的环鸟苷酸（cGMP）增多，从而松弛血管平滑肌，使外周动脉和静脉扩张，对静脉的扩张作用更强。静脉扩张使血液潴留在外周，回心血量减少，左室舒张末压和肺毛细血管楔嵌压（前负荷）减低；动脉扩张使外周血管阻力、收缩期动脉压和平均动脉压（后负荷）减低；冠状动脉扩张，使冠脉灌注量增加。总的效应是使心肌耗氧量减少，供氧量增多，心绞痛得以缓解。
税 则 号 列　3004.9090

中 文 名　尼可地尔片
英 文 名　Nicorandil Tablets
类　　别　心血管用药（抗心绞痛）
主 要 成 分　尼可地尔
有效成分 CAS 号　65141-46-0

化学分子结构式

商 品 属 性　本品为白色或类白色片。
适 用 症　适用于冠心病，心绞痛的治疗。
药 理 作 用　本品属硝酸酯类化合物，具有阻止细胞内钙离子游离，增加细胞膜对钾离子的通透性，扩张冠状血管，持续性增加冠状动脉血流量，抑制冠状动脉痉挛的作用。在扩张冠状血管时，并不影响血压、心率、心肌收缩力以及心肌耗氧量。本品还具有抑制血小板聚集防止血栓形成的作用。
税 则 号 列　3004.9090

中 文 名　硝苯地平片
英 文 名　Nifedipine Tablets
类　　别　心血管用药（抗心绞痛）
主 要 成 分　硝苯地平
有效成分 CAS 号　21829-25-4

化学分子结构式

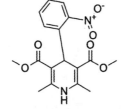

商 品 属 性　本品为糖衣片或薄膜衣片，除去包衣后显黄色。
适 用 症　适用于变异型心绞痛、不稳定型心绞痛、慢性稳定型心绞痛，高血压。
药 理 作 用　硝苯地平通过阻碍心肌及血管平滑肌钙离子的膜转运，抑制钙离子向细胞内的流入，引起心肌的收缩性降低和血管扩张。
税 则 号 列　3004.9090

2.28　心血管用药（抗心律失常药）

中　文　名　腺苷

英　文　名　Adenosine

类　　　别　心血管用药（抗心律失常药）

主 要 成 分　腺苷

有效成分 CAS 号　58-61-7

化学分子结构式

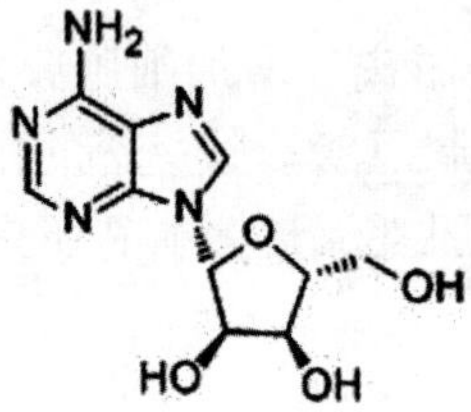

商 品 属 性　腺苷注射液为无色澄明液体。

适　用　症　适用于治疗阵发性室上性心动过速。腺苷不能转复心房扑动、心房颤动或室性心动过速
为窦性心律，但房室传导的减慢有助于诊断心房活动。

药 理 作 用　腺苷是一种强血管扩张剂，通过激活嘌呤受体松弛平滑肌和调节交感神经传递减少血管
张力而产生药理作用。腺苷明显增加正常冠状动脉血流，而对狭窄动脉血流增加很小或
没有增加，造成心肌供血重新分布，与核素显像或超声心动图等方法相结合，可用于冠
心病诊断，具有较高的敏感性和特异性。

税 则 号 列　3004.9090

中 文 名	盐酸胺碘酮胶囊
英 文 名	Amiodarone Hydrochlorid Capsules
类 别	心血管用药（抗心律失常药）
主 要 成 分	盐酸胺碘酮

有效成分 CAS 号 19774-82-4

化学分子结构式

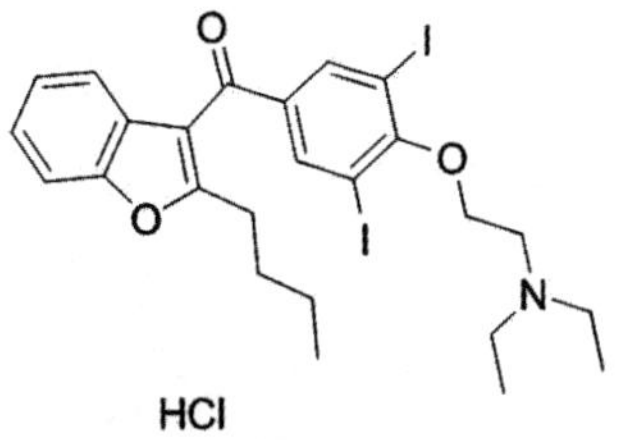

HCl

商 品 属 性 本品为胶囊剂，内容物为类白色粉末。

适 用 症 适用于危及生命的阵发室性心动过速及室颤的预防，也可用于其他药物无效的阵发性室上性心动过速、阵发心房扑动、心房颤动，包括合并预激综合征者及持续心房颤动、心房扑动电转复后的维持治疗。可用于持续房颤、房扑时室率的控制。除有明确指征外，一般不宜用于治疗房性、室性早搏。

药 理 作 用 本品属Ⅲ类抗心律失常药。主要电生理效应是延长各部心肌组织的动作电位及有效不应期，有利于消除折返激动；同时具有轻度非竞争性的 α 及 β 肾上腺素受体阻滞和轻度 Ⅰ 及Ⅳ类抗心律失常药性质；减低窦房结自律性。对静息膜电位及动作电位高度无影响；对房室旁路前向传导的抑制大于逆向。由于复极过度延长，口服后心电图有 QT 间期延长及 T 波改变，可以减慢心率15%～20%，使 PR 和 Q-T 间期延长 10%左右。对冠状动脉及周围血管有直接扩张作用。可影响甲状腺素代谢。本品特点为半衰期长，故服药次数少，治疗指数大，抗心律失常谱广。

税 则 号 列 3004.9090

中 文 名　盐酸维拉帕米注射液
英 文 名　Verapamil Hydrochloride Injection
类　　别　心血管用药（抗心律失常药）
主 要 成 分　盐酸维拉帕米
有效成分 CAS 号　152-11-4

化学分子结构式

商 品 属 性　本品为无色的澄明液体。
适 用 症　适用于快速阵发性室上性心动过速的转复，心房扑动或心房颤动心室率的暂时控制。
药 理 作 用　盐酸维拉帕米为钙离子拮抗剂。通过调节心肌传导细胞、心肌收缩细胞以及动脉血管平滑肌细胞细胞膜上的钙离子内流，发挥其药理学作用，但不改变血清钙浓度。盐酸维拉帕米扩张心脏正常部位和缺血部位的冠状动脉主干和小动脉，拮抗自发的或麦角新碱诱发的冠状动脉痉挛，增加了冠状动脉痉挛病人心肌氧的递送，解除和预防冠状动脉痉挛；维拉帕米减少总外周阻力，降低心肌耗氧量。可用于治疗变异型心绞痛和不稳定型心绞痛。维拉帕米减少钙离子内流，延长房室结的有效不应期，减慢传导，可降低慢性心房颤动和心房扑动病人的心室率；减少阵发性室上性心动过速发作的频率。维拉帕米通过降低体循环的血管阻力产生降低血压作用，一般不引起体位性低血压或反射性心动过速。维拉帕米减轻后负荷，抑制心肌收缩，可改善左室舒张功能。动物试验提示维拉帕米的局部麻醉作用，是普鲁卡因等摩尔的 1.6 倍。
税 则 号 列　3004. 9090

2.29 心血管用药（拟肾上腺素能药）

中　文　名　盐酸去氧肾上腺素
英　文　名　Phenylephrine Hydrochloride
类　　　别　心血管用药（拟肾上腺素能药）
主 要 成 分　盐酸去氧肾上腺素
有效成分 CAS 号　61-76-7

化学分子结构式

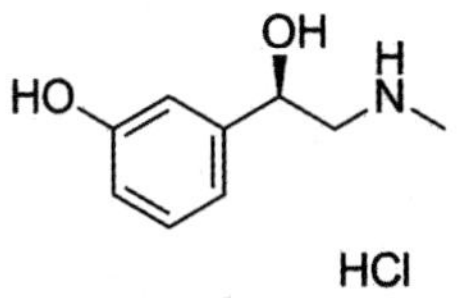

商 品 属 性　盐酸去氧肾上腺素注射液为无色的澄明液体。
适　用　症　适用于治疗休克及麻醉时维持血压，也用于控制阵发性室上性心动过速的发作。
药 理 作 用　本品主要具有 α 肾上腺素能活性，在常用量下，对中枢不产生兴奋作用。与去甲肾上腺素相比，其加压作用较弱，但持续时间较长。注射后，使周围血管收缩，升高动脉压；反射性地引起心动过缓；还可降低皮肤和肾的血流量。局部或口服常用于减轻鼻充血，还加入组方中治疗感冒和咳嗽。本品还可局部用于扩瞳。
税 则 号 列　3004.9090

2.30 心血管用药（强心药）

中　文　名　地高辛片
英　文　名　Digoxin Tablets
类　　　别　心血管用药（强心药）
主 要 成 分　地高辛
有效成分 CAS 号　20830-75-5

化学分子结构式

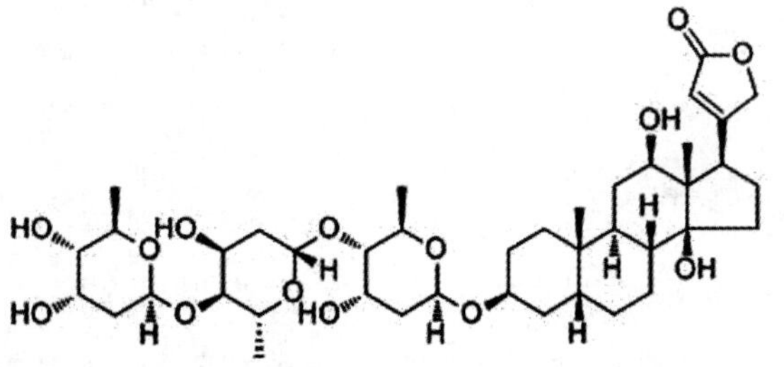

商 品 属 性　本品为白色片。
适　用　症　适用于高血压、瓣膜性心脏病、先天性心脏病等急性和慢性心功能不全，尤其适用于伴有快速心室率的心房颤动的心功能不全；对于肺源性心脏病、心肌严重缺血、活动性心肌炎及心外因素如严重贫血、甲状腺功能低下及维生素 B1 缺乏症的心功能不全疗效差。还用于控制伴有快速心室率的心房颤动、心房扑动患者的心室率及室上性心动过速。
药 理 作 用　正性肌力作用，增加心肌收缩力；负性频率作用，减慢心率；心脏电生理作用，缩短心房有效不应期。
税 则 号 列　3004.9090

中 文 名　地高辛注射液
英 文 名　Digoxin Injection
类　　别　心血管用药（强心药）
主 要 成 分　地高辛
有效成分 CAS 号　20830-75-5

化学分子结构式

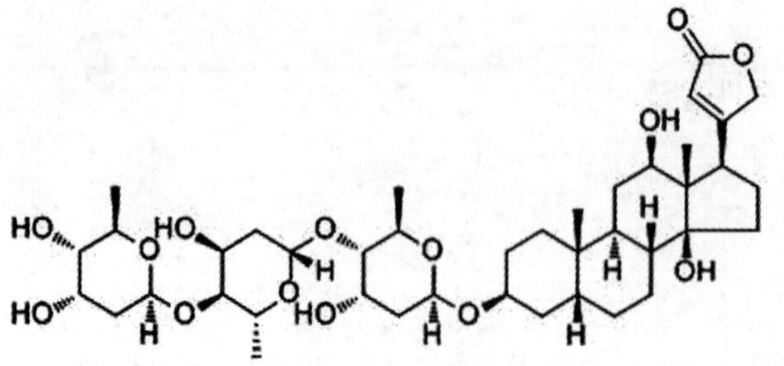

商 品 属 性　本品为无色或几乎无色澄明液体。
适 用 症　适用于急性和慢性心功能不全，也用于控制伴有快速心室率的心房颤动、心房扑动患者的心室率及室上性心动过速。
药 理 作 用　正性肌力作用，增加心肌收缩力；负性频率作用，减慢心率；心脏电生理作用，缩短心房有效不应期。
税 则 号 列　3004.9090

2.31　心血管用药（肾上腺受体阻滞剂）

中 文 名　富马酸比索洛尔片
英 文 名　Bisoprolol Fumarate Tablets
类　　别　心血管用药（肾上腺受体阻滞剂）
主 要 成 分　富马酸比索洛尔
有效成分 CAS 号　104344-23-2

化学分子结构式

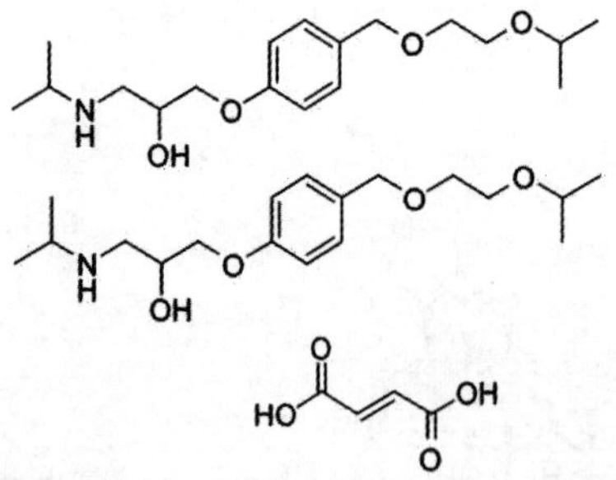

商 品 属 性　本品为白色片。
适 用 症　适用于高血压、冠心病（心绞痛）。伴有心室收缩功能减退（射血分数≤35%，根据超声心动图确定）的中度至重度慢性稳定性心力衰竭。在使用本品前，需要遵医嘱接受 ACE 抑制剂、利尿剂和选择性使用强心苷类药物治疗。
药 理 作 用　本品是一种高选择性的 β1-肾上腺受体拮抗剂，无内在拟交感活性和膜稳定活性。对支气管和血管平滑肌的 β1-受体有高亲和力，对支气管和血管平滑肌和调节代谢的 β2-受体仅有很低的亲和力。因此，通常不会影响呼吸道阻力和 β2-受体调节的代谢效应，在超出治疗剂量时仍具有 β1-受体选择性作用。
税 则 号 列　3004.9090

2.32 心血管用药（升压药）

中　文　名　盐酸米多君

英　文　名　Midodrine Hydrochloride

类　　　别　心血管用药（升压药）

主 要 成 分　盐酸米多君

有效成分 CAS 号　3092-17-9

化学分子结构式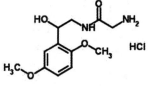

商 品 属 性　本品为片剂。

适　用　症　适用于下肢静脉充血时血循环体位性功能失调而造成的低血压症，外科术后、产后失血以及气候变化、晨间起床后的疲乏所致的低血压症等；女性压力性尿失禁。

药 理 作 用　盐酸米多君是一种前体药，经酶促水解，代谢为药理学上有活性的物质脱甘氨酸米多君。脱甘氨酸米多君选择性地刺激外周 α1-肾上腺素能受体。此药对心肌 β-肾上腺素能受体无作用。其作用基本相当于其他拟 α-交感神经药的作用。在此药的作用下，收缩压和舒张压均升高，并出现反射性心动过缓。血压的升高主要是因小静脉以及在较小的程度上小动脉的收缩（外周阻力增高）所致。脱甘氨酸米多君可使心输出量和肾血流量的轻度减少。本品还可使膀胱内括约肌张力增高，延迟排尿。

税 则 号 列　3004.9090

2.33 心血管用药（调节血脂药）

中 文 名 瑞舒伐他汀钙片

英 文 名 Rosuvastatin Calcium Tablets

类 别 心血管用药（调节血脂药）

主 要 成 分 瑞舒伐他汀钙

有效成分 CAS 号 147098-20-2

化学分子结构式

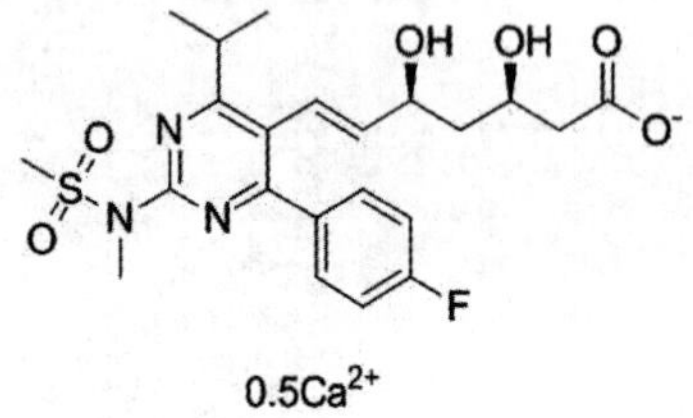

$0.5Ca^{2+}$

商 品 属 性 本品为薄膜衣片，除去薄膜衣后显白色或类白色。

适 用 症 适用于经饮食控制和其他非药物治疗，也适用于纯合子家族性高胆固醇血症的患者。

药 理 作 用 瑞舒伐他汀是一种选择性、竞争性的 HMG-CoA 还原酶抑制剂。HMG-CoA 还原酶是 3-羟-3-甲戊二酰辅酶 A 转变成甲羟戊酸过程中的限速酶，甲羟戊酸是胆固醇的前体。动物试验与细胞培养试验结果显示，瑞舒伐他汀被肝脏摄取率高，并具有选择性，肝脏是降低胆固醇的作用靶器官。体内、体外试验结果显示，瑞舒伐他汀能增加细胞表面的肝 LDL 受体数量，由此增强对 LDL 的摄取和分解代谢，并抑制肝脏 VLDL 合成，从而减少 VLDL 和 LDL 颗粒的总数量。

税 则 号 列 3004.9010

中 文 名	阿托伐他汀钙胶囊
英 文 名	Atorvastatin Calcium Tablets
类 别	心血管用药（调节血脂药）
主 要 成 分	阿托伐他汀钙

有效成分 CAS 号　134523-03-8

化学分子结构式

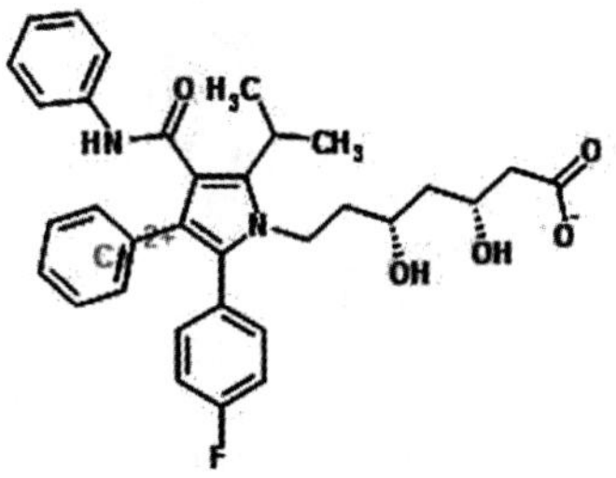

商 品 属 性　本品为硬胶囊，内容物为白色颗粒或粉末。

适 用 症　适用于原发性高胆固醇血症患者，包括家族性高胆固醇血症（杂合子型）或混合性高脂血症患者，如果饮食治疗和其他非药物治疗疗效不满意，应用本品可治疗其总胆固醇升高、低密度脂蛋白胆固醇升高、载脂蛋白 B 升高和甘油三酯升高。在纯合子家族性高胆固醇血症患者，阿托伐他汀钙可与其他降脂疗法合用或单独使用（当无其他治疗手段时），以降低总胆固醇和低密度脂蛋白胆固醇。

药 理 作 用　阿托伐他汀是 HMG-CoA 还原酶的选择性、竞争性抑制剂；HMG-CoA 的作用是将羟甲基戊二酸单酰辅酶 A 转化成甲羟戊酸，即包括胆固醇在内的固醇前体。临床研究、病理研究和流行病学研究显示，总胆固醇（TC），低密度脂蛋白胆固醇（LDL-C）和载脂蛋白 B（apoB）血浆水平升高促进人动脉粥样硬化形成，是心血管疾病发生的危险因素，而高密度脂蛋白胆固醇水平升高则与心血管疾病风险的降低相关。

税 则 号 列　3004.9090

中 文 名　阿托伐他汀钙片
英 文 名　Atorvastatin Calcium Tablets
类　　别　心血管用药（调节血脂药）
主 要 成 分　阿托伐他汀钙
有效成分 CAS 号　134523-03-8

化学分子结构式
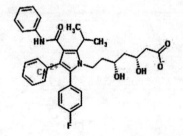

商 品 属 性　本品为白色薄膜衣片，除去薄膜衣片后显白色。

适 用 症　适用于原发性高胆固醇血症患者，包括家族性高胆固醇血症（杂合子型）或混合性高脂血症（相当于 Fredrickson 分类法的 Ⅱa 和 Ⅱb 型）患者，如果饮食治疗和其他非药物治疗疗效不满意，应用本品可治疗其总胆固醇（TC）升高、低密度脂蛋白胆固醇（LDL-C）升高、载脂蛋白 B（ApoB）升高和甘油三酯（TG）升高。在纯合子家族性高胆固醇血症患者，阿托伐他汀钙可与其他降脂疗法（如低密度脂蛋白血浆透析法）合用或单独使用（当无其他治疗手段时），以降低总胆固醇（TC）和低密度脂蛋白胆固醇（LDL-C）。适用于冠心病或冠心病等危症（如糖尿病，症状性动脉粥样硬化性疾病等）合并高胆固醇血症或混合型血脂异常的患者，降低非致死性心肌梗死的风险、降低致死性和非致死性卒中的风险、降低血管重建术的风险、降低因充血性心力衰竭而住院的风险、降低心绞痛的风险。

药 理 作 用　阿托伐他汀是 HMG-CoA 还原酶的选择性、竞争性抑制剂；HMG-CoA 的作用是将羟甲基戊二酸单酰辅酶 A 转化成甲羟戊酸，即包括胆固醇在内的固醇前体。临床研究、病理研究和流行病学研究显示，总胆固醇（TC）、低密度脂蛋白胆固醇（LDL-C）和载脂蛋白 B（apoB）血浆水平升高促进人动脉粥样硬化形成，是心血管疾病发生的危险因素，而高密度脂蛋白胆固醇水平升高则与心血管疾病风险的降低相关。

税 则 号 列　3004.9090

中 文 名　苯扎贝特片
英 文 名　Bezafibrate Tablets
类　　别　心血管用药（调节血脂药）
主 要 成 分　苯扎贝特
有效成分 CAS 号　41859-67-0

化学分子结构式

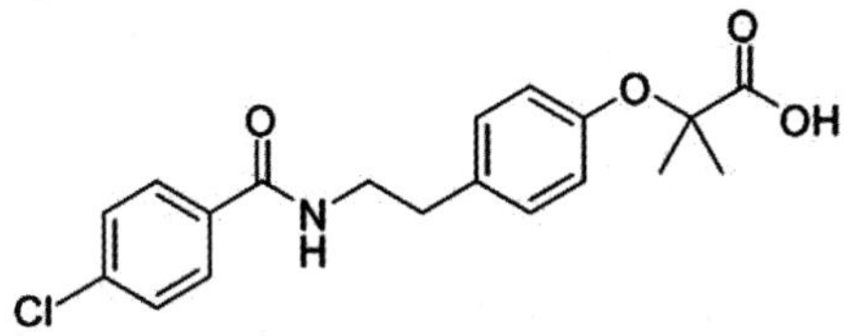

商 品 属 性　本品为内色或类白色片或薄膜衣片，除去包衣后显白色或类白色。
适 用 症　适用于治疗高甘油三酯血症、高胆固醇血症、混合型高脂血症。
药 理 作 用　本品为氯贝丁酸衍生物类血脂调节药。其降血脂作用有两种机制，一是本品增高脂蛋白脂酶和肝脂酶活性，促进极低密度脂蛋白的分解代谢，使血甘油三酯的水平降低。其次是本品使极低密度脂蛋白的分泌减少。本品降低血低密度脂蛋白和胆固醇，可能通过加强对受体结合的低密度脂蛋白的清除。本品降低血甘油三酯的作用比降低血胆固醇强，也使高密度脂蛋白升高。此外本品尚可降低血纤维蛋白原。
税 则 号 列　3004.9090

中 文 名　多烯酸乙酯软胶囊
英 文 名　Ethyl Polyenoate Soft Capsules
类　　别　心血管用药（调节血脂药）
主 要 成 分　本品为复方制剂，有效成分为二十碳五烯酸乙酯、二十二碳六烯酸乙酯
有效成分 CAS 号　二十碳五烯酸乙酯 84494-70-2；二十二碳六烯酸乙酯 81926-94-5

化学分子结构式

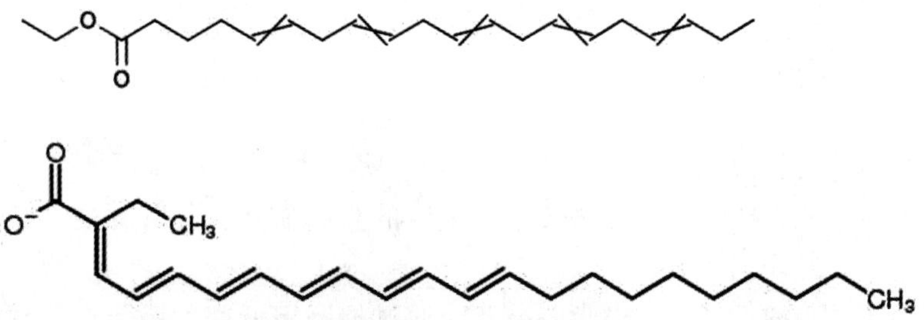

商 品 属 性　本品为微黄色至黄色的澄清油状液体。略有鱼腥味。
适 用 症　适用于高脂血症。
药 理 作 用　本品主要成分为二十碳五烯酸乙酯和二十二碳六烯酸乙酯，二者含不饱和键较多，有较强的调整血脂作用，另尚有扩张血管及抗血栓形成作用。作用机制为促进中性或酸性胆固醇自类排出，抑制肝内脂质及脂蛋白合成，降低血浆中胆固醇、甘油三酯、LDL、VLDL，增加 HDL。
税 则 号 列　3004.9090

中　文　名　非诺贝特胶囊
英　文　名　Fenofibrate capsules
类　　　别　心血管用药（调节血脂药）
主　要　成　分　非诺贝特
有效成分 CAS 号　49562-28-9

化学分子结构式

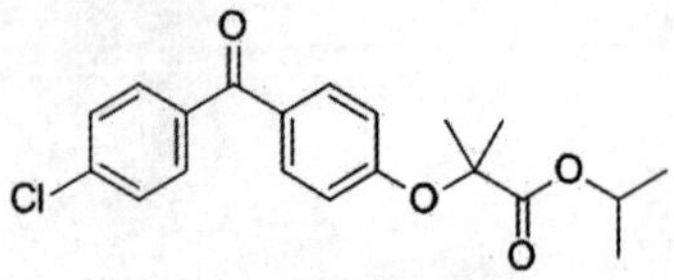

商　品　属　性　本品为硬胶囊，内容物为白色粉末。
适　用　症　供成人使用，适用于治疗成人饮食控制疗法效果不理想的高胆固醇血症（Ⅱa 型）、内源
　　　　　　　性高甘油三酯血症、单纯型（Ⅳ型）和混合型（Ⅱb 和Ⅲ型）。特别是饮食控制后血中胆
　　　　　　　固醇仍持续升高，或是有其他并发的危险因素时。在服药过程中应继续控制饮食。目前，
　　　　　　　尚无长期临床对照研究证明非诺贝特在动脉粥样硬化并发症一级和二级预防方面的有效
　　　　　　　性。尚未证明非诺贝特能够降低Ⅱ型糖尿病患者的冠心病发病率和死亡率。
药　理　作　用　非诺贝特可降低血清胆固醇 20%～25%，降低甘油三酯 40%～50%。
税　则　号　列　3004.9090

中　文　名　非诺贝特片
英　文　名　Fcnofibratc Tablets
类　　　别　心血管用药（调节血脂药）
主　要　成　分　非诺贝特
有效成分 CAS 号　49562-28-9

化学分子结构式

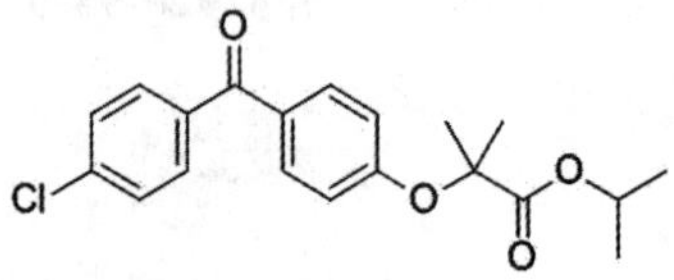

商　品　属　性　本品为白色或类白色片。
适　用　症　适用于治疗成人饮食控制疗法效果不理想的高脂血症，其降甘油三酯及混合型高脂血症
　　　　　　　作用较胆固醇作用明显。
药　理　作　用　本品为氯贝丁酸衍生物类血脂调节药，通过抑制极低密度脂蛋白和甘油三酯的生成并同
　　　　　　　时使其分解代谢增多，降低血低密度脂蛋白、胆固醇和甘油三酯；还使载脂蛋白 A1 和
　　　　　　　A11 生成增加，从而增高高密度脂蛋白。本品尚有降低正常人及高尿酸血症患者的血尿
　　　　　　　酸作用。动物实验表明，非诺贝特具有致畸性和致癌性。
税　则　号　列　3004.9090

中 文 名　非诺贝特片（Ⅲ）
英 文 名　Fenofibrate Tablets（Ⅲ）
类　　别　心血管用药（调节血脂药）
主 要 成 分　非诺贝特
有效成分 CAS 号　49562-28-9

化学分子结构式

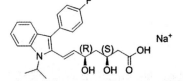

商 品 属 性　本品为白色或类白色片。
适 用 症　供成人使用，适用于治疗成人饮食控制疗法效果不理想的高胆固醇血症（Ⅱa 型），内源
　　　　　性高甘油三酯血症，单纯型（Ⅳ型）和混合型（Ⅱb 和Ⅲ型）。特别是饮食控制后血中胆
　　　　　固醇仍持续升高，或是有其他并发的危险因素时。在服药过程中应继续控制饮食。目前，
　　　　　尚无长期临床对照研究证明非诺贝特在动脉粥样硬化并发症一级和二级预防方面的有效
　　　　　性。
药 理 作 用　非诺贝特可降低血清胆固醇 20%~25%，降低甘油三酯 40%~50%。
税 则 号 列　3004.9090

中 文 名　氟伐他汀钠胶囊
英 文 名　Fluvastatin Sodium Capsules
类　　别　心血管用药（调节血脂药）
主 要 成 分　氟伐他汀钠
有效成分 CAS 号　93957-55-2

化学分子结构式

商 品 属 性　本品为胶囊剂，内容物为类白色至微黄色颗粒状粉末。
适 用 症　适用于饮食未能完全控制的原发性高胆固醇血症和原发性混合型血脂异常。
药 理 作 用　本品是一个全合成的降胆固醇药物，为 HMG-CoA 还原酶抑制剂，可将 HMG-CoA 转化为
　　　　　3-甲基-3,5-二羟戊酸。本品的作用部位在肝脏，具有抑制内源性胆固醇的合成，降低肝
　　　　　细胞内胆固醇的含量，刺激低密度脂蛋白（LDL）受体的合成，提高 LDL 微粒的摄取，
　　　　　降低血浆总胆固醇浓度的作用。
税 则 号 列　3004.9090

中　文　名　环丙贝特片
英　文　名　Ciprofibrate Tablets
类　　　别　心血管用药（调节血脂药）
主 要 成 分　环丙贝特
有效成分 CAS 号　52214-84-3

化学分子结构式

商 品 属 性　本品为淡奶油色固体。
适 用 症　适用于治疗成人内源性高胆固醇及高甘油三酯血症，可单用或与其他药物合用。对于饮食疗法疗效不佳、血中胆固醇水平高或有出现并发症危险的患者，效果更为明显。
药 理 作 用　本品为降血脂药。降血脂作用较非诺贝特强，使用非诺贝特 1/4～1/2 剂量可见血胆固醇和甘油三酯下降，使致动脉粥样化的低密度部分 VLDL 和 LCL 下降，此种下降是由于肝内胆固醇生物合成受抑制；同时，可使具有保护作用的胆固醇 HDL 上升，这两种作用有助于明显改变血胆固醇的分布，大大降低动脉粥样化时过高的（VLDL+LDL）/HDL。
税 则 号 列　3004.9090

中　文　名　吉非罗齐胶囊
英　文　名　Gemfibrozil Capsules
类　　　别　心血管用药（调节血脂药）
主 要 成 分　吉非罗齐
有效成分 CAS 号　25812-30-0

化学分子结构式

商 品 属 性　本品为胶囊剂，内容物为白色粉末。
适 用 症　本品适用于严重Ⅳ或Ⅴ型高脂蛋白血症、冠心病危险性大而饮食控制、减轻体重等治疗无效者；也适用于Ⅱb型高脂蛋白血症、冠心病危险性大而饮食控制、减轻体重、其他血脂调节药物治疗无效者。鉴于本品对人类有潜在致癌的危险性，使用时应严格限制在指定的适应证范围内，且疗效不明显时应及时停药。
药 理 作 用　本品为氯贝丁酸类血脂调节药，其作用机制尚未完全明了，可能涉及周围脂肪分解，减少肝脏摄取游离脂肪酸而减少肝内甘油三酯形成，抑制极低密度脂蛋白载脂蛋白的合成而减少极低密度脂蛋白的生成。本品降低血甘油三酯而增高血高密度脂蛋白浓度，虽可轻度降低血低密度脂蛋白胆固醇血浓度，但对Ⅳ型高脂蛋白血症可能使低密度脂蛋白有所增高。5 年安慰剂对照研究显示本品能减少冠心病猝死或心肌梗死的发生。以 10 倍人类用剂量长期给大鼠，可见肝恶性肿瘤与良性睾丸肿瘤发生率增加。
税 则 号 列　3004.9090

中 文 名　洛伐他汀片
英 文 名　Lovastatin Tablets
类　　别　心血管用药（调节血脂药）
主 要 成 分　洛伐他汀
有效成分 CAS 号　75330-75-5

化学分子结构式

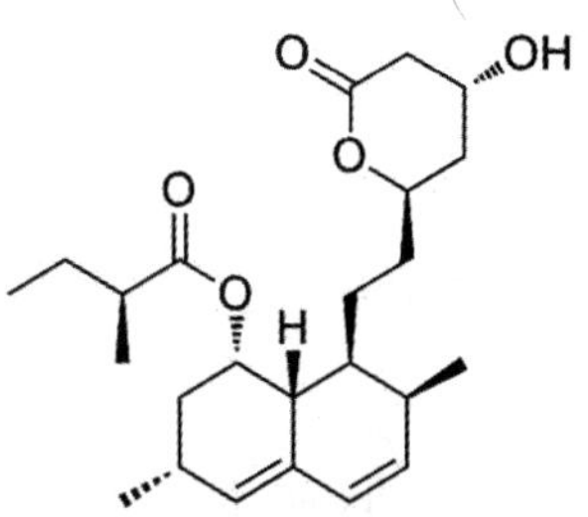

商 品 属 性　本品为白色或类白色片。
适 用 症　适用于治疗高胆固醇血症和混合型高脂血症。
药 理 作 用　本品在体内竞争性地抑制胆固醇合成过程中的限速 HMG-CoA 还原酶，使胆固醇的合成减少，也使低密度脂蛋白受体合成增加，主要作用部位在肝脏，从而使血胆固醇和低密度脂蛋白胆固醇水平降低，对动脉粥样硬化和冠心病的起到防治作用。本品还可降低血清甘油三酯水平，增高血高密度脂蛋白水平。
税 则 号 列　3004.9090

中 文 名　匹伐他汀钙片
英 文 名　Pitavastatin Calcium Tablets
类　　别　心血管用药（调节血脂药）
主 要 成 分　匹伐他汀钙
有效成分 CAS 号　147526-32-7

化学分子结构式

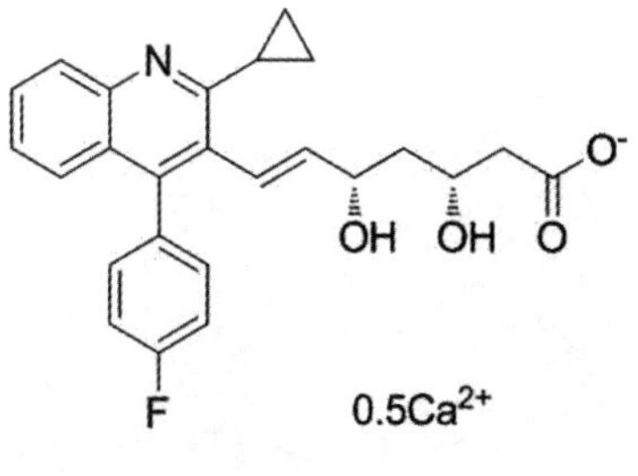

商 品 属 性　本品为白色薄膜衣片，除去薄膜衣后显白色或类白色。
适 用 症　适用于高胆固醇血症、家族性高胆固醇血症。
药 理 作 用　匹伐他汀钙是通过拮抗性抑制合成胆固醇途径所必需的限速酶——HMG-CoA 还原酶，从而阻止肝脏内胆固醇的合成。其结果促进了肝脏内的 LDL 受体表达，使从血中到肝脏的 LDL 摄取增加，因此血浆总胆固醇下降。另外，由于肝脏内持续的胆固醇合成障碍，也导致了向血液中分泌的 VLDL 减少，从而血浆中的甘油三酯下降。
税 则 号 列　3004.9090

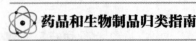

中 文 名　普伐他汀钠片
英 文 名　Pravastatin Sodium Tablets
类　　　别　心血管用药（调节血脂药）
主 要 成 分　普伐他汀钠
有效成分 CAS 号　81131-70-6

化学分子结构式

商 品 属 性　本品为白色或类白色椭圆形片。
适 用 症　适用于饮食限制仍不能控制的原发性高胆固醇血症（Ⅱa 和Ⅱb 型）。
药 理 作 用　本品为 HMG-CoA 还原酶的竞争性抑制剂，HMG-CoA 还原酶是胆固醇生物合成初期阶段
　　　　　　的限速酶，本品可逆性地抑制 HMG-CoA 还原酶，从而抑制胆固醇的生物合成。本品从两
　　　　　　方面发挥其降脂作用：一是通过可逆性抑制 HMG-CoA 还原酶的活性使细胞内胆固醇的量
　　　　　　有一定程度的降低，导致细胞表面低密度脂蛋白（LDL）受体数的增加，从而加强了由
　　　　　　受体介导的 LDL-C 的分解代谢及血液中 LDL-C 的清除；二是通过抑制 LDL-C 的前体——
　　　　　　极低密度脂蛋白（VLDL-C）在肝脏中的合成从而抑制 LDL-C 的生成。
税 则 号 列　3004.9090

中 文 名　辛伐他汀滴丸
英 文 名　Simvastatin Pills
类　　　别　心血管用药（调节血脂药）
主 要 成 分　辛伐他汀
有效成分 CAS 号　79902-63-9

化学分子结构式

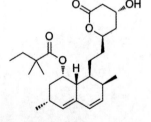

商 品 属 性　本品为类白色丸剂。
适 用 症　本品为降血脂药。
药 理 作 用　辛伐他汀是一种前药，给药后水解为活性形式 β-羟基酸，即辛伐他汀酸。辛伐他汀是特
　　　　　　异性的 HMG-CoA 还原酶抑制剂，该酶作为胆固醇生物合成的限速酶，催化 HMG-CoA 转
　　　　　　化为甲羟戊酸。辛伐他汀能降低血浆极低密度脂蛋白（VLDL）和甘油三酯（TG）浓度，
　　　　　　升高血浆高密度脂蛋白胆固醇（HDL-C）的浓度。
税 则 号 列　3004.9090

中 文 名　辛伐他汀胶囊
英 文 名　Simvastatin Capsules
类　　别　心血管用药（调节血脂药）
主 要 成 分　辛伐他汀
有效成分 CAS 号　79902-63-9

化学分子结构式

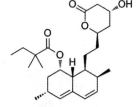

商 品 属 性　本品为胶囊剂。
适 用 症　适用于治疗高胆固醇血症和混合型高脂血症；冠心病和脑中风的防治。
药 理 作 用　辛伐他汀是一种前药，给药后水解为活性形式 β-羟基酸，即辛伐他汀酸。辛伐他汀是特
　　　　　　异性的 HMG-CoA 还原酶抑制剂，该酶作为胆固醇生物合成的限速酶，催化 HMG-CoA 转
　　　　　　化为甲羟戊酸。辛伐他汀能降低血浆极低密度脂蛋白（VLDL）和甘油三酯（TG）浓度，
　　　　　　升高血浆高密度脂蛋白胆固醇（HDL-C）的浓度。
税 则 号 列　3004.9090

中 文 名　辛伐他汀片
英 文 名　Simvastatin Tablets
类　　别　心血管用药（调节血脂药）
主 要 成 分　辛伐他汀
有效成分 CAS 号　79902-63-9

化学分子结构式

商 品 属 性　本品为薄膜衣片，除去薄膜衣后显白色或类白色。
适 用 症　适用于治疗高胆固醇血症和冠心病。
药 理 作 用　本品本身无活性，口服吸收后的水解产物在体内竞争性地抑制胆固醇合成过程中的限速酶
　　　　　　HMG-CoA 还原酶，使胆固醇的合成减少，也使低密度脂蛋白受体合成增加，主要作用部
　　　　　　位在肝脏，从而使血胆固醇和低密度脂蛋白胆固醇水平降低，中度降低血清甘油三酯水
　　　　　　平和增高血高密度脂蛋白水平。对动脉粥样硬化和冠心病的防治起到作用。
税 则 号 列　3004.9090

中 文 名　依折麦布片
英 文 名　Ezetimibe Tablets
类　　别　心血管用药（调节血脂药）
主 要 成 分　依折麦布
有效成分 CAS 号　163222-33-1

化学分子结构式

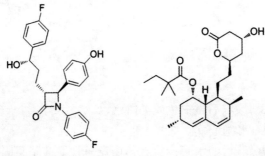

商 品 属 性　本品为片剂。
适 用 症　适用于治疗原发性高胆固醇血症、纯合子家族性高胆固醇血症和纯合子谷甾醇血症。
药 理 作 用　本品是一种口服、强效的降脂药物，其作用机制与其他降脂药物不同。本品附着于小肠绒毛刷状缘，抑制胆固醇的吸收，从而降低小肠中的胆固醇向肝脏中的转运，使得肝脏胆固醇贮量降低，从而有效清除血液中胆固醇。

税 则 号 列　3004.9090

中 文 名　依折麦布辛伐他汀片
英 文 名　Ezetimibe and Simvastatin Tablets
类　　别　心血管用药（调节血脂药）
主 要 成 分　本品为复方制剂，主要成分为依折麦布和辛伐他汀
有效成分 CAS 号　依折麦布 163222-33-1；辛伐他汀 79902-63-9

化学分子结构式

商 品 属 性　本品为片剂。
适 用 症　适用于原发性高胆固醇血症治疗。
药 理 作 用　血浆胆固醇来自小肠的吸收和内源性胆固醇合成。依折麦布辛伐他汀片为含有依折麦布和辛伐他汀二种作用机制互补的降脂药，通过抑制胆固醇的吸收和合成，从而降低血浆总胆固醇（T-C）、低密度脂蛋白胆固醇（LDL-C）、载脂蛋白 B（Apo B）、甘油三酯（TG）和非高密度脂蛋白胆固醇（non-HDL-C）的水平，并能提高高密度脂蛋白胆固醇（HDL-C）水平。

税 则 号 列　3004.9090

2.34 心血管用药（血管紧张素转化酶抑制剂）

中 文 名　马来酸依那普利胶囊
英 文 名　Enalapril Maleate Capsules
类　　别　心血管用药（血管紧张素转化酶抑制剂）
主 要 成 分　马来酸依那普利
有效成分 CAS 号　76095-16-4

化学分子结构式

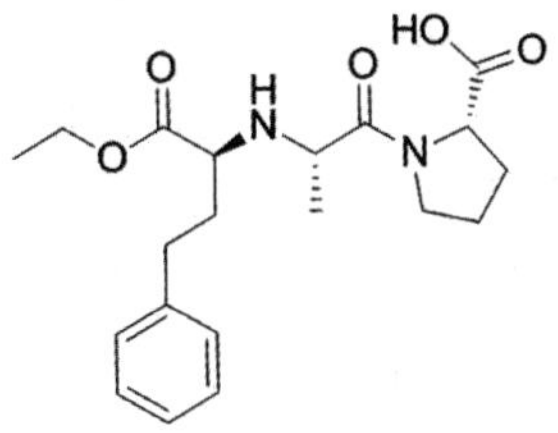

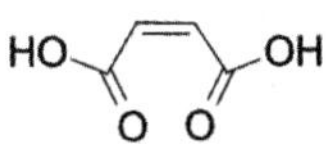

商 品 属 性　本品为硬胶囊，内容物为白色或类白色粉末和颗粒。
适 用 症　适用于治疗原发性高血压。
药 理 作 用　本品为血管紧张素转换酶抑制剂。口服后在体内水解成依那普利拉（Enalaprilat），可以强烈抑制血管紧张素转换酶，降低 Ang Ⅱ 含量，造成全身血管舒张，引起血压下降。
税 则 号 列　3004.9090

中 文 名　马来酸依那普利片
英 文 名　Enalapril Maleate Tablets
类　　别　心血管用药（血管紧张素转化酶抑制剂）
主 要 成 分　马来酸依那普利
有效成分 CAS 号　76095-16-4

化学分子结构式

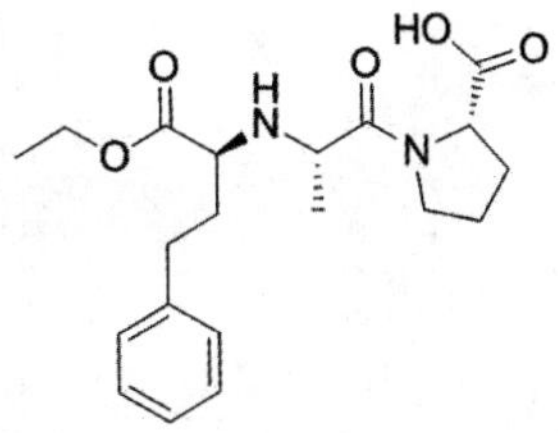

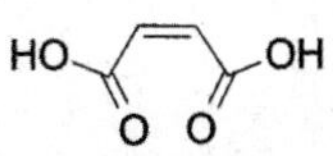

商 品 属 性　本品为白色或类白色片。
适 用 症　适用于高血压及充血性心力衰竭。
药 理 作 用　本品为血管紧张素转换酶抑制剂。口服后在体内水解成依那普利拉（Enalaprilat），后者强烈抑制血管紧张素转换酶，降低 Ang Ⅱ 含量，造成全身血管舒张，引起血压下降。
税 则 号 列　3004.9090

2.35 心血管用药（血管扩张药）

中 文 名 卡托普利片
英 文 名 Captopril Tablets
类　　别 心血管用药（血管扩张药）
主 要 成 分 卡托普利
有效成分 CAS 号 62571-86-2

化学分子结构式

商 品 属 性 本品为白色或类白色糖衣片，除去糖衣后显白色或类白色。
适 用 症 适用于高血压和心力衰竭。
药 理 作 用 本品为竞争性血管紧张素转换酶抑制剂，使 Ang Ⅰ 不能转化为 Ang Ⅱ，从而降低外周血管阻力，并通过抑制醛固酮分泌，减少水钠潴留。本品还可通过干扰缓激肽的降解扩张外周血管。对心力衰竭患者，本品也可降低肺毛细血管楔压及肺血管阻力，增加心输出量及运动耐受时间。
税 则 号 列 3004.9090

2.36 血液及造血系统用药（促凝血药）

中 文 名 氨基己酸片
英 文 名 Aminocaproic Acid Tablets
类　　别 血液及造血系统用药（促凝血药）
主 要 成 分 6-氨基己酸
有效成分 CAS 号 60-32-2

化学分子结构式

商 品 属 性 本品为白色片。
适 用 症 适用于预防及治疗血纤维蛋白溶解亢进引起的各种出血。
1. 前列腺、尿道、肺、肝、胰、脑、子宫、肾上腺、甲状腺等富有纤溶酶原激活物脏器的外伤或手术出血，组织纤溶酶原激活物（t-PA）、链激酶或尿激酶过量引起的出血。2. 可作为血友病患者拔牙或口腔手术后出血或月经过多的辅助治疗。3. 可用于上消化道出血、咯血、原发性血小板减少性紫癜和白血病等各种出血的对症治疗，对一般慢性渗血效果显著。
药 理 作 用 本品是抗纤维蛋白溶解药。纤溶酶原通过其分子结构中的赖氨酸结合部位特异性地与纤维蛋白结合，然后在激活物作用下变为纤溶酶，该酶能裂解纤维蛋白中精氨酸和赖氨酸肽键，形成纤维蛋白降解产物，使血凝块溶解。本品的化学结构与赖氨酸相似，与纤溶酶原和纤溶酶上的赖氨酸结合点结合，由此阻抑纤溶酶原与纤维蛋白结合，防止其激活，从而抑制纤维蛋白溶解；高浓度则直接抑制纤溶酶活力，达到止血效果。
税 则 号 列 3004.9090

中　文　名　氨甲环酸胶囊
英　文　名　Tranexamic Acid Capsules
类　　　别　血液及造血系统用药（促凝血药）
主要成分　对氨甲基环己烷甲酸
有效成分 CAS 号　701-54-2

化学分子结构式

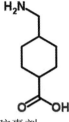

商 品 属 性　本品为胶囊剂。
适　用　症　1. 本品主要用于纤维蛋白溶解亢进所致的各种出血。2. 适用于前列腺、尿道、肺、脑、子宫、肾上腺、甲状腺等富有纤溶酶原激活物的脏器外伤或手术出血。3. 用作组织型纤溶酶原激活物（t-PA）、链激酶及尿激酶过量致出血的拮抗剂。4. 适用于人工流产、胎盘的过早分离等引起的纤溶性出血。5. 适用于中枢神经系统的轻症出血（如蛛网膜下腔出血和颅内动脉瘤出血）。6. 适用于治疗遗传性血管神经性水肿，可减少其发作频率，降低其严重程度。7. 适用于防止或减轻凝血因子Ⅷ或凝血因子Ⅸ缺乏的血友病患者口腔手术后的出血。8. 适用于治疗溶栓过量所致的严重出血。
药 理 作 用　本品为抗纤维蛋白溶酶，其化学结构与赖氨酸相似，能竞争性阻抑纤溶酶原在纤维蛋白上吸附，从而防止其激活，保护纤维蛋白不被纤溶酶所降解和溶解，最终达到止血效果。
税 则 号 列　3004.9090

中　文　名　氨甲环酸片
英　文　名　Tranexamic Acid Tablets
类　　　别　血液及造血系统用药（促凝血药）
主要成分　对氨甲基环己烷甲酸
有效成分 CAS 号　701-54-2

化学分子结构式

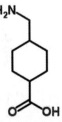

商 品 属 性　本品为白色薄膜衣片，出去薄膜衣后显白色。
适　用　症　1. 本品主要用于纤维蛋白溶解亢进所致的各种出血。2. 适用于前列腺、尿道、肺、脑、子宫、肾上腺、甲状腺等富有纤溶酶原激活物的脏器外伤或手术出血。3. 用作组织型纤溶酶原激活物（t-PA）、链激酶及尿激酶过量致出血的拮抗剂。4. 适用于人工流产、胎盘的过早分离等引起的纤溶性出血。5. 适用于中枢神经系统的轻症出血（如蛛网膜下腔出血和颅内动脉瘤出血）。6. 适用于治疗遗传性血管神经性水肿，可减少其发作频率，降低其严重程度。7. 适用于防止或减轻凝血因子Ⅷ或凝血因子Ⅸ缺乏的血友病患者口腔手术后的出血。8. 适用于治疗溶栓过量所致的严重出血。
药 理 作 用　纤溶现象与机体在生理或病理状态下的纤维蛋白分解、血管通透性增加等有关，亦与纤溶引起的机体反应、各种出血症状及变态反应等的发生发展和治愈相关联。氨甲环酸可抑制这种纤溶酶的作用，而显示止血、抗变态反应、消炎效果。
税 则 号 列　3004.9090

中　文　名　酚磺乙胺片

英　文　名　Etamsylate Tablets

类　　　别　血液及造血系统用药（促凝血药）

主　要　成　分　酚磺乙胺

有效成分 CAS 号　2624-44-4

化学分子结构式

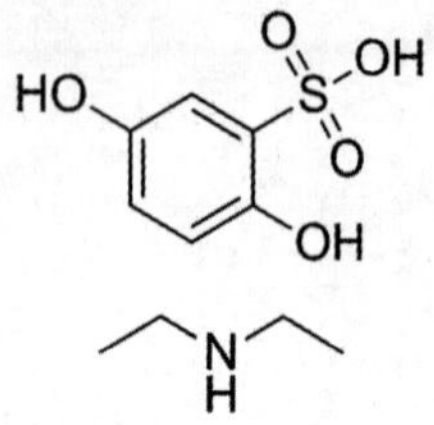

商　品　属　性　本品为白色片。

适　用　症　适用于预防和治疗手术出血过多及血管因素所致的出血。

药　理　作　用　本品为止血药，动物实验证实本品能降低毛细血管通透性，使血管收缩，出血时间缩短。本品又能增强血小板聚集性和黏附性，促进血小板释放凝血活性物质，缩短凝血时间，但确切疗效有待进一步肯定。也有学者认为本品有促使血小板由骨髓向外周血释放的作用。

税　则　号　列　3004.9090

中　文　名　亚硫酸氢钠甲萘醌注射液

英　文　名　Menadione Sodium Bisulfite Injection

类　　　别　血液及造血系统用药（促凝血药）

主　要　成　分　亚硫酸氢钠甲萘醌

有效成分 CAS 号　130-37-0

化学分子结构式

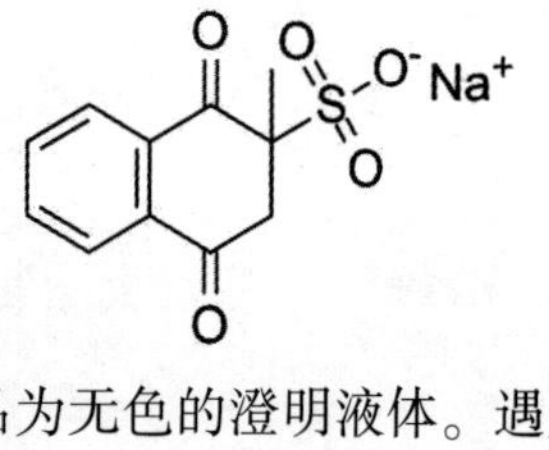

商　品　属　性　本品为无色的澄明液体。遇光易分解。

适　用　症　适用于维生素 K 缺乏所引起的出血性疾病，如新生儿出血、肠道吸收不良所致维生素 K 缺乏及低凝血酶原血症等。

药　理　作　用　维生素 K 是肝脏合成因子Ⅱ、Ⅶ、Ⅸ、Ⅹ所必需的物质。维生素 K 缺乏可引起这些凝血因子合成障碍或异常，临床可见出血倾向和凝血酶原时间延长。

税　则　号　列　3004.9090

2.37 血液及造血系统用药（高钾血症）

中 文 名　环硅酸锆钠散

英 文 名　Sodium Zirconium Cyclosilicate Powder

类　　别　血液及造血系统用药（高钾血症）

主要成分　锆硅酸钠水合物

有效成分 CAS 号　无

化学分子结构式　无

商品属性　本品为白色至灰色粉末。

适 用 症　适用于治疗成人高钾血症。

药理作用　环硅酸锆钠是一种不吸收的硅酸锆，优先捕获钾，置换出氢和钠。体外试验中，即便存在钙和镁等其他阳离子，环硅酸锆钠仍对钾离子有较高亲和力。环硅酸锆钠在胃肠道内通过结合钾增加粪便中钾的排泄。钾结合后可降低胃肠道内游离钾的浓度，从而降低血清钾的水平。

税则号列　3004.9090

2.38 血液及造血系统用药（抗凝血药）

中 文 名　达比加群酯胶囊

英 文 名　Dabigatran Etexilate Capsules

类　　别　血液及造血系统用药（抗凝血药）

主要成分　达比加群酯

有效成分 CAS 号　211915-06-9

化学分子结构式

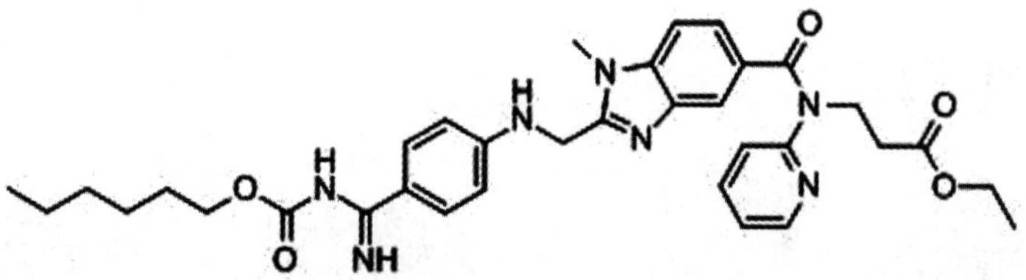

商品属性　本品为胶囊剂，内容物为黄色颗粒。

适 用 症　适用于预防存在以下一个或多个危险因素的成人非瓣膜性房颤患者的卒中和全身性栓塞（SEE）。

1. 先前曾有卒中、短暂性脑缺血发作或全身性栓塞。2. 左心室射血分数小于 40%。3. 伴有症状的心力衰竭，纽约心脏病协会（NYHA）心功能分级 ≥ 2 级。4. 年龄大于等于 75 岁。5. 年龄大于等于 65 岁，且伴有以下任一疾病，糖尿病、冠心病或高血压。

药理作用　口服给药后，达比加群酯迅速且完全转化为达比加群，后者是本品在血浆中的活性成分。前体药物达比加群酯通过酯酶催化水解形成有效成分达比加群。

税则号列　3004.9090

中 文 名　多磺酸粘多糖乳膏

英 文 名　Mucopolysaccharide Polysulfate Cream

类　　别　血液及造血系统用药（抗凝血药）

主要成分　多磺酸粘多糖

有效成分 CAS 号　无

化学分子结构式　无

商 品 属 性　本品为白色乳膏。

适 用 症　适用于下列适应证的局部治疗：形成和没有形成血肿的钝器挫伤；无法通过按压治疗的浅表性静脉炎。

药 理 作 用　多磺酸粘多糖通过作用于血液凝固和纤维蛋白溶解系统而具有抗血栓形成作用。另外，它通过抑制各种参与分解代谢的酶以及影响前列腺素和补体系统而具有抗炎作用。多磺酸粘多糖还能通过促进间叶细胞的合成以及恢复细胞间物质保持水分的能力从而促进结缔组织的再生。因此，本品能防止浅表血栓的形成，促进它们的吸收，阻止局部炎症的发展和加速血肿的吸收。多磺酸粘多糖促进正常结缔组织的再生。

税 则 号 列　3004.9090

中 文 名　肝素钠注射液

英 文 名　Heparin Sodium Injection

类　　别　血液及造血系统用药（抗凝血药）

主要成分　肝素钠

有效成分 CAS 号　9041-08-1

化学分子结构式

商 品 属 性　本品为无色至淡黄色的澄明液体。

适 用 症　适用于防治血栓形成或栓塞性疾病（如心肌梗塞、血栓性静脉炎、肺栓塞等），各种原因引起的弥漫性血管内凝血（DIC）；也用于血液透析、体外循环、导管术、微血管手术等操作中及某些血液标本或器械的抗凝处理。

药 理 作 用　由于本品具有带强负电荷的理化特性，能干扰血凝过程的许多环节，在体内外都有抗凝血作用。其作用机制比较复杂，主要通过与抗凝血酶Ⅲ（AT-Ⅲ）结合，而增强后者对活化的Ⅱ、Ⅸ、Ⅹ、Ⅺ和Ⅻ凝血因子的抑制作用。其后果涉及阻止血小板凝集和破坏，妨碍凝血激活酶的形成；阻止凝血酶原变为凝血酶；抑制凝血酶，从而妨碍纤维蛋白原变成纤维蛋白。

税 则 号 列　3004.9090

中 文 名　磺达肝癸钠注射液
英 文 名　Fondaparinux Sodium Injection
类　　别　血液及造血系统用药（抗凝血药）
主 要 成 分　磺达肝癸钠
有效成分 CAS 号　114870-03-0

化学分子结构式

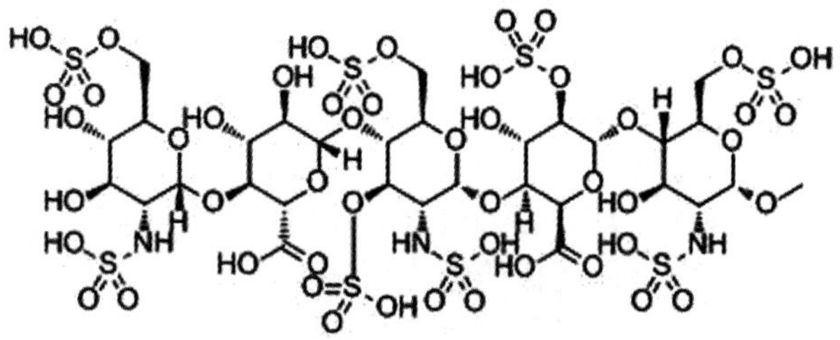

10Na

商 品 属 性　本品为预充式玻璃注射器，内含无色的澄明液体。

适 用 症　适用于进行下肢重大骨科手术如髋关节骨折、重大膝关节手术或者髋关节置换术等患者，预防静脉血栓栓塞事件的发生。用于无指征进行紧急（小于 120 分钟）侵入性治疗（PCI）的不稳定性心绞痛或非 ST 段抬高心肌梗死（UA∕NSTEMI）患者的治疗。用于使用溶栓或初始不接受其他形式再灌注治疗的 ST 段抬高心肌梗死患者的治疗。

药 理 作 用　磺达肝癸钠是一种人工合成的、活化因子 X 选择性抑制剂。其抗血栓活性是抗凝血酶Ⅲ（ATⅢ）介导的对因子 Xa 选择性抑制的结果。通过选择性结合于 ATⅢ，磺达肝癸钠增强了（大约 300 倍）ATⅢ对因子 Xa 原来的中和活性。而对因子 Xa 的中和作用打断了凝血级联反应，并抑制了凝血酶的形成和血栓的增大。磺达肝癸钠不能灭活凝血酶（活化因子Ⅱ），并对血小板没有作用。

税 则 号 列　3004.9090

中 文 名　硫酸氢氯吡格雷片
英 文 名　Clopidogrel Bisulfate Tablets
类 　 别　血液及造血系统用药（抗凝血药）
主 要 成 分　硫酸氢氯吡格雷
有效成分 CAS 号　135046-48-9

化学分子结构式

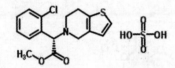

商 品 属 性　本品为白色或类白色圆形薄膜衣片，除去包衣后显白色或类白色。
适 用 症　适用于以下患者的预防动脉粥样硬化血栓形成事件：
　　　　　　1. 近期心肌梗死患者（从几天到 35 天），近期缺血性卒中患者（从 7 天到 6 个月）或确
　　　　　　诊外周动脉性疾病的患者。2. 急性冠脉综合征的患者，包括非 ST 段抬高性急性冠脉综
　　　　　　合征（包括不稳定性心绞痛或非 Q 波心肌梗死），包括经皮冠状动脉介入术后置入支架
　　　　　　的患者，与阿司匹林合用；用于 ST 段抬高性急性冠脉综合征患者，与阿司匹林联合，在
　　　　　　溶栓治疗中使用。
药 理 作 用　氯吡格雷是前体药物，其代谢产物之一是血小板聚集抑制剂。氯吡格雷必须通过 CYP450
　　　　　　酶代谢，生成能抑制血小板聚集的活性代谢产物。氯吡格雷的活性代谢产物选择性地抑制
　　　　　　二磷酸腺苷（ADP）与其血小板 P2Y12 受体的结合及继发的 ADP 介导的糖蛋白 GP Ⅱb/
　　　　　　Ⅲa 复合物的活化，因此可抑制血小板聚集。由于结合不可逆，暴露于氯吡格雷的血小
　　　　　　板的剩余寿命（大约为 7 天~10 天）受到影响，而血小板正常功能的恢复速率同血小板
　　　　　　的更新一致。通过阻断释放的 ADP 诱导的血小板活化聚集途径也可抑制除 ADP 以外的
　　　　　　其他激动剂诱导的血小板抑制。
税 则 号 列　3004.9090

中 文 名　那屈肝素钙注射液
英 文 名　Nadroparin Calcium
类 　 别　血液及造血系统用药（抗凝血药）
主 要 成 分　那屈肝素钙
有效成分 CAS 号　37270-89-6
化学分子结构式　无
商 品 属 性　本品为澄清或略显乳浊的无色或淡黄色澄明液体。
适 用 症　在外科手术中，适用于静脉血栓形成中度或高度危险的情况，预防静脉血栓栓塞性疾病，
　　　　　　治疗已形成的深静脉血栓。联合阿司匹林用于不稳定性心绞痛和非 Q 波性心肌梗塞急性
　　　　　　期的治疗。在血液透析中，预防体外循环中的血凝块形成。
药 理 作 用　那屈肝素钙为低分子量肝素制剂，可使抗凝血因子 Ⅹa 与 Ⅱa 活力的比值大于 4，从而发
　　　　　　挥很强的抗血栓形成功能和一定的溶血栓作用。推荐剂量下总的凝血指标无明显变化，
　　　　　　血小板聚集时间及与纤维蛋白原的结合也无变化。尽管低分子量肝素（LMWH）适用于
　　　　　　所有分子量小于 8000Da 的肝素片段，但每一片段的效应仍取决于分子量。体外将那屈肝
　　　　　　素钙（分子量为 4000Da~6000Da）和未分离肝素进行对比的研究显示，根据各自的分子量，
　　　　　　与未分离肝素的作用相比较，那屈肝素钙对凝血酶的抑制作用约降低 5 倍。体内研究也显
　　　　　　示皮下应用肝素，激活的部分凝血活酶时间（APTT）显著长于皮下应用那屈肝素钙。
税 则 号 列　3004.9090

中 文 名　曲克芦丁

英 文 名　TROXERUTIN

类　　别　血液及造血系统用药（抗凝血药）

主 要 成 分　曲克芦丁

有效成分 CAS 号　7085-55-4

化学分子结构式

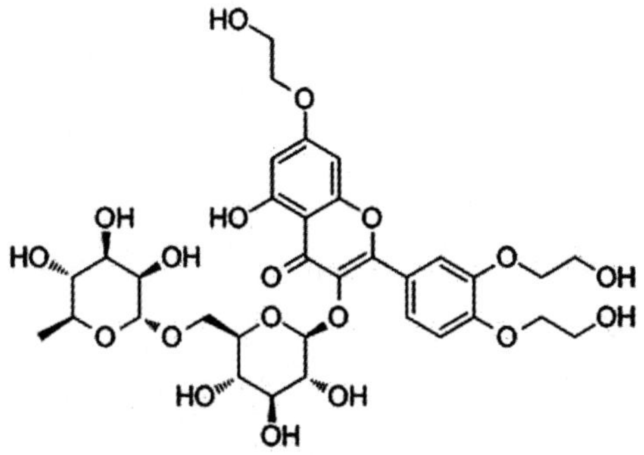

商 品 属 性　本品为片剂。

适 用 症　用作抗凝血药，有防止血栓形成的作用，适用于脑血栓形成和脑栓塞所致的偏瘫、失语及心肌梗、动脉硬化等。

药 理 作 用　本品系芦丁经羟乙基化制成的半合成黄酮化合物，具有抑制红细胞和血小板凝聚作用，防止血栓形成，同时能增加血中氧的含量，改善微循环，促进新血管生成以增进侧支循环。它对内皮细胞有保护作用，能对抗 5-羟色胺和缓激肽引起的血管损伤，增加毛细血管的抵抗力，降低毛细血管的通透性，有防止因血管通透性升高而引起水肿的作用，并有抗放射性损伤、抗炎症、抗过敏、抗溃疡等作用。

税 则 号 列　3004.9090

中 文 名　舒洛地特软胶囊
英 文 名　Sulodexide Soft Capsules
类　　别　血液及造血系统用药（抗凝血药）
主 要 成 分　舒洛地特
有效成分 CAS 号　57821-29-1

化学分子结构式

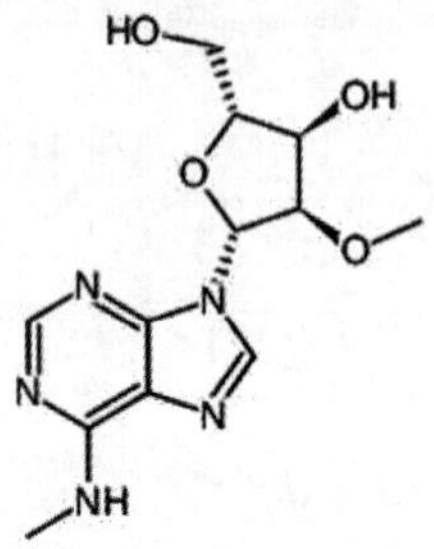

商 品 属 性　本品为砖红色软胶囊，内含白色至灰色微细颗粒的混悬物。
适 用 症　适用于有血栓形成危险的血管疾病。
药 理 作 用　舒洛地特是一种对动脉和静脉均有较强抗血栓形成作用的葡糖胺聚糖。舒洛地特的抗血
　　　　　　栓效果主要是与剂量依赖性地抑制一些凝血因子，特别是抑制活化的第 X 因子有关。因
　　　　　　为其对凝血酶的干扰很小，因此基本上避免了一般的抗凝作用所导致的后果。舒洛地特
　　　　　　的抗血栓作用还通过抗血小板聚集，激活循环的和血管壁的纤溶系统而发挥。舒洛地特
　　　　　　还可以通过降低纤维蛋白原的水平使有血栓形成危险的血管病变患者的血粘度参数恢复
　　　　　　正常。舒洛地特的药理作用还包括激活脂蛋白脂肪酶，从而使患者的脂质水平恢复正常。
税 则 号 列　3004.9090

中 文 名　盐酸普拉格雷
英 文 名　Prasugrel Hydrochloride
类　　别　血液及造血系统用药（抗凝血药）
主 要 成 分　盐酸普拉格雷
有效成分 CAS 号　389574-19-0

化学分子结构式

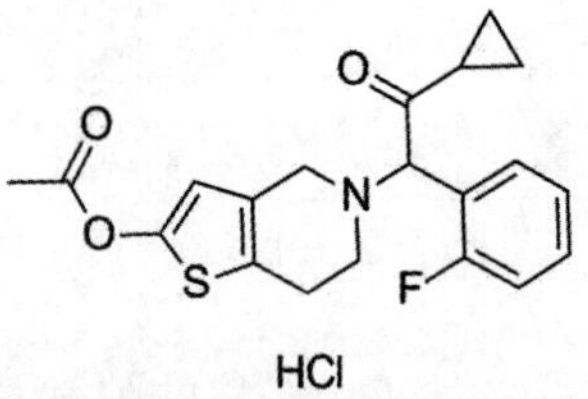

HCl

商 品 属 性　本品常用剂型为片剂。
适 用 症　适用于防治心肌梗死，缺血性脑血栓，闭塞性脉管炎和动脉粥样硬化及血栓栓塞引起的
　　　　　　并发症；有发生近期卒中、心肌梗死或确诊外周动脉疾病的患者，治疗后可减少动脉粥
　　　　　　样硬化事件（如心肌梗死、卒中和血管性死亡）的发生。
药 理 作 用　尚不明确。
税 则 号 列　3004.9090

中　文　名　盐酸沙格雷酯片
英　文　名　Sarpogrelate Hydrochloride Tablets
类　　　别　血液及造血系统用药（抗凝血药）
主要成分　盐酸沙格雷酯
有效成分 CAS 号　135159-51-2

化学分子结构式

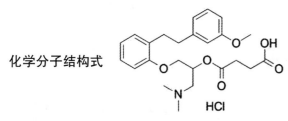

商品属性　本品为白色薄膜衣片，除去薄膜衣后显白色。
适　用　症　适用于改善慢性动脉闭塞症所引起的溃疡、疼痛以及冷感等缺血性诸症状。
药理作用　盐酸沙格雷酯对于血小板以及血管平滑肌的 5-HT2 受体具有特异性拮抗作用。因而显示抗血小板以及抑制血管收缩的作用。盐酸沙格雷酯对血小板以及血管平滑肌的 5-HI2 受体具有特异性拮抗作用。试验结果显示，盐酸沙格雷酯可抑制体内给予 5-羟色胺和胶原蛋白所导致的血小板的凝聚、体外胶原蛋白所导致的血小板凝聚以及 ADP 或肾上腺素所导致的继发性凝聚，可抑制血管内皮损伤导致的小鼠动脉血栓模型、聚乙烯管置换大鼠动脉血栓模型的血栓形成。体外试验显示盐酸沙格雷酯可抑制 5-羟色胺导致的大鼠血管平滑肌收缩。此外，盐酸沙格雷酯可使慢性动脉闭塞症患者的透皮性组织氧分压以及皮肤表面温度升高，可改善在大鼠侧支血行循环障碍模型的循环障碍。
税则号列　3004.9090

2.39　血液及造血系统用药（抗贫血药）

中　文　名　硫酸亚铁叶酸片
英　文　名　Compound Ferrous Sulfate and Folic Acid Tablets
类　　　别　血液及造血系统用药（抗贫血药）
主要成分　本品为复方制剂，有效成分为硫酸亚铁和叶酸
有效成分 CAS 号　硫酸亚铁 7720-78-7；叶酸 59-30-3

化学分子结构式

商品属性　本品为糖衣片，除去糖衣后显黄褐色。
适　用　症　适用于治疗缺铁性贫血。
药理作用　本品为铁元素补充剂。作为造血原料，铁可促进血红蛋白合成及红细胞成熟。
税则号列　3004.5000

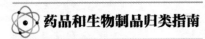

中 文 名　亚叶酸钙注射液
英 文 名　Calcium Folinate Injection
类　　别　血液及造血系统用药（抗贫血药）
主 要 成 分　亚叶酸钙
有效成分 CAS 号　1492-18-8

化学分子结构式

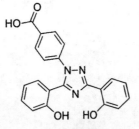

商 品 属 性　本品为淡黄色至黄色的澄明液体。
适 用 症　本品临床常用于预防甲氨蝶呤过量或大剂量治疗后所引起的严重毒性作用。当口服叶酸疗效不佳时，也用于口炎性腹泻、营养不良、妊娠期或婴儿期引起的巨幼细胞性贫血，但对维生素 B12 缺乏性贫血并不适用。
药 理 作 用　亚叶酸为四氢叶酸的甲酰衍生物。亚叶酸作为协同因素参与很多代谢反应，包括嘌呤合成、嘧啶合成及氨基酸转化。亚叶酸钙在细胞毒治疗中用作叶酸拮抗剂（如甲氨蝶呤）的解毒剂，叶酸拮抗剂通过与二氢叶酸还原酶结合阻断叶酸转化成四氢叶酸。
税 则 号 列　3004.5000

中 文 名　地拉罗司分散片
英 文 名　Deferasirox Dispersible Tablets
类　　别　血液及造血系统用药（抗贫血药）
主 要 成 分　地拉罗司
有效成分 CAS 号　201530-41-8

化学分子结构式

商 品 属 性　本品为类白色圆形扁平片。
适 用 症　适用于治疗年龄大于 6 岁的 β-地中海贫血患者因频繁输血（每月浓缩红细胞的给予量大于等于 7mL/kg）所致慢性铁过载；对于 6 岁以下儿童以及其他输血依赖性疾病所致的铁过载，本品中国患者的安全有效性数据有限，建议遵医嘱使用。
药 理 作 用　地拉罗司是口服的活性螯合剂，与铁（Fe^{3+}）具有高度选择性。它是具有三个突起的配基，以 2：1 的比率与铁高亲和性结合。尽管地拉罗司与锌和铜的亲合力非常低，但是给药后血清中这些痕量金属的浓度仍有不同程度的下降。尚不明确这些金属浓度的降低的临床意义。
税 则 号 列　3004.9090

中 文 名	硫酸亚铁片
英 文 名	Ferrous Sulfate Tablets
类 别	血液及造血系统用药（抗贫血药）
主 要 成 分	硫酸亚铁
有效成分 CAS 号	7720-78-7

化学分子结构式

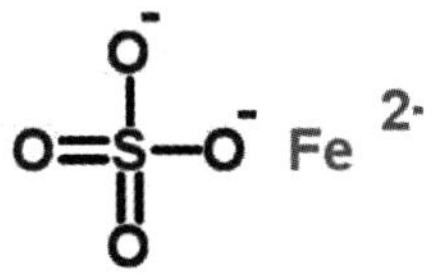

商 品 属 性　本品为糖衣片，除去糖衣后显淡蓝绿色。

适 用 症　适用于各种原因（如慢性失血、营养不良、妊娠、儿童发育期等）引起的缺铁性贫血。

药 理 作 用　铁是红细胞中血红蛋白的组成元素。缺铁时，红细胞合成血红蛋白量减少，致使红细胞体积变小，携氧能力下降，形成缺铁性贫血。口服本品可补充铁元素，纠正缺铁性贫血。

税 则 号 列　3004.9090

中 文 名	葡萄糖酸亚铁糖浆
英 文 名	Ferrous Gluconate Syrup
类 别	血液及造血系统用药（抗贫血药）
主 要 成 分	葡萄糖酸亚铁
有效成分 CAS 号	22830-45-1

化学分子结构式

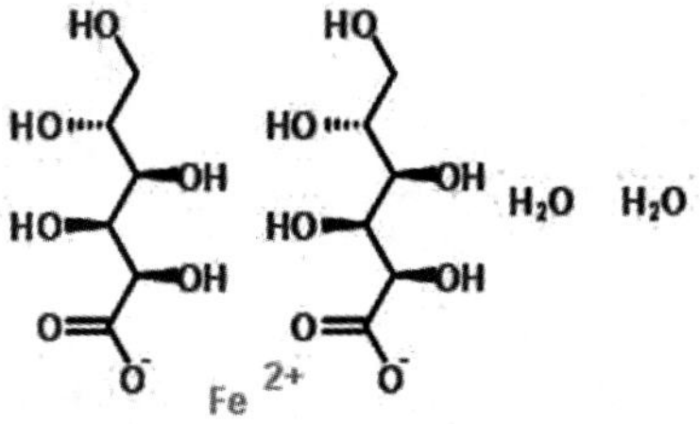

商 品 属 性　本品为淡黄棕色澄清的浓厚液体。带调味剂的芳香。

适 用 症　适用于缺铁性贫血。

药 理 作 用　铁是红细胞中血红蛋白的组成元素，缺铁时，红细胞合成血红蛋白量减少，致使红细胞体积变小，携氧能力下降，形成缺铁性贫血。口服本品可补充铁元素，纠正缺铁性贫血。

税 则 号 列　3004.9090

中 文 名　右旋糖酐铁颗粒
英 文 名　Iron Dextran Granules
类 　 别　血液及造血系统用药（抗贫血药）
主 要 成 分　右旋糖酐铁
有效成分 CAS 号　9004-66-4

化学分子结构式

Fe

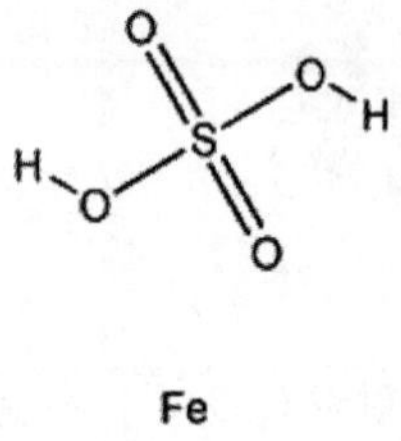

商 品 属 性　本品为棕褐色颗粒。味香甜。
适 用 症　适用于慢性失血、营养不良、妊娠、儿童发育期等引起的缺铁性贫血。
药 理 作 用　本品是右旋糖酐和铁的络合物，为可溶性铁。铁是红细胞中血红蛋白的组成元素。缺铁
　　　　　　时，红细胞合成血红蛋白量减少，致使红细胞体积变小，携氧能力下降，形成缺铁性贫
　　　　　　血。口服本品可补充铁元素，纠正缺铁性贫血。
税 则 号 列　3004.9090

中 文 名　右旋糖酐铁片
英 文 名　Iron Dextran Tablets
类 　 别　血液及造血系统用药（抗贫血药）
主 要 成 分　右旋糖酐铁
有效成分 CAS 号　9004-66-4

化学分子结构式

Fe

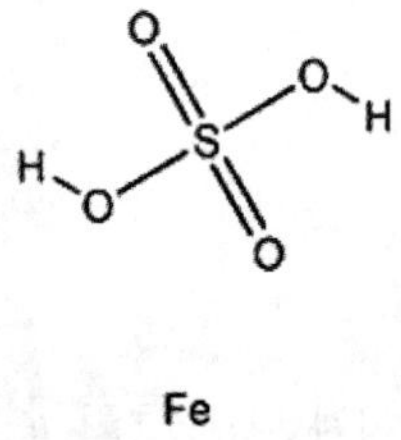

商 品 属 性　本品为片剂。
适 用 症　适用于慢性失血、营养不良、妊娠、儿童发育期等引起的缺铁性贫血。
药 理 作 用　本品是右旋糖酐和铁的络合物，为可溶性铁。铁是红细胞中血红蛋白的组成元素。缺铁
　　　　　　时，红细胞合成血红蛋白量减少，致使红细胞体积变小，抗氧能力下降，形成缺铁性贫
　　　　　　血。口服本品可补充铁元素，纠正缺铁性贫血。
税 则 号 列　3004.9090

中 文 名　右旋糖酐铁注射液
英 文 名　Iron Dextran Injection
类　　别　血液及造血系统用药（抗贫血药）
主要成分　右旋糖酐铁
有效成分 CAS 号　9004-66-4

化学分子结构式

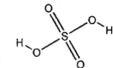

Fe

商品属性　本品为深褐色的胶体溶液。
适用症　适用于不能口服铁剂或口服铁剂治疗不满意的缺铁病人。
药理作用　本品为抗贫血药。铁为血红蛋白及肌红蛋白的主要组成成分；血红蛋白为红细胞中主要
　　　　　携氧者；肌红蛋白系肌肉细胞贮存氧的部位，以助肌肉运动时供氧需要。与三羧酸循环
　　　　　有关的大多数酶均含铁，或仅在铁存在时才能发挥作用。所以对缺铁患者积极补充铁剂
　　　　　后，除血红蛋白合成加速外，与组织缺铁和含铁酶活性降低的有关症状如生长迟缓、行
　　　　　动异常、体力不足、黏膜组织变化以及皮肤指甲病变也均能逐渐得以纠正。
税则号列　3004.9090

中 文 名　蔗糖铁注射液
英 文 名　Iron Sucrose Injection
类　　别　血液及造血系统用药（抗贫血药）
主要成分　蔗糖铁
有效成分 CAS 号　8047-67-4

化学分子结构式

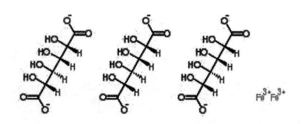

商品属性　本品为棕褐色胶体溶液。
适用症　适用于正在补充促红细胞生成素的长期血液透析的病人缺铁性贫血治疗。
药理作用　蔗糖铁注射液为多核氢氧化铁（Ⅲ）-蔗糖复合物溶液。多核氢氧化铁（Ⅲ）核心表面
　　　　　被大量非共价结合的蔗糖分子所包围，从而形成一个平均分子量为 43kDa 的复合物。这
　　　　　种大分子结构可以避免被从肾脏中消除。这种复合物结构稳定，在生理条件下不会释放
　　　　　出铁离子。多核核心的铁被环绕的结构与生理状态下的铁蛋白结构相似。使用本品会引
　　　　　起人体生理的改变，包括对铁的摄入。
税则号列　3004.9090

2.40 血液及造血系统用药（抗血小板药）

中 文 名　芦丁片
英 文 名　Rutin Tablets
类　　别　血液及造血系统用药（抗血小板药）
主 要 成 分　芦丁
有效成分 CAS 号　153-18-4

化学分子结构式

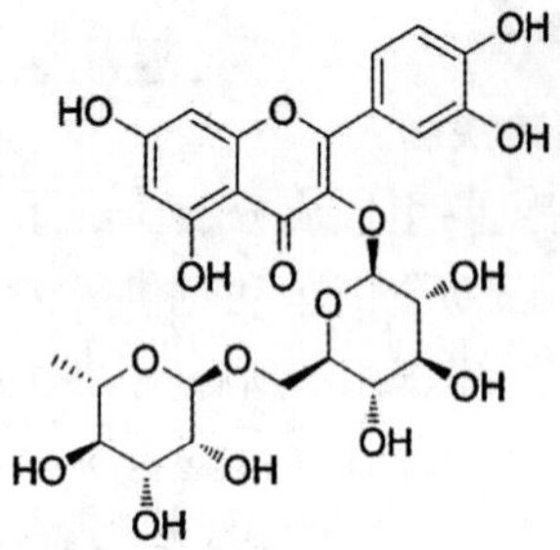

商 品 属 性　本品为黄色片或黄绿色片。
适 用 症　适用于脆性增加的毛细血管出血症，也用于高血压脑病、脑出血、视网膜出血、出血性紫癜、急性出血性肾炎、再发性鼻出血、创伤性肺出血、产后出血等的辅助治疗。
药 理 作 用　本品为维生素 P 属的一种，是一种脱氢黄素酮的糖苷，在食物中常与维生素 C 共存。维生素 P 是一种氢的传递体，可能参与体内氧化还原酶的作用，能影响甲状腺的活动，并使肾上腺素免于氧化，在体内，能增强维生素 C 的作用和促进维生素 C 在体内蓄积，体内缺乏时毛细血管脆性增加，其主要药理作用是维持血管弹性，增强毛细血管抵抗力，降低其脆性与通透性，并促进其细胞增生和防止血细胞凝集。也有抗炎和抗过敏作用。
税 则 号 列　3004.9090

中 文 名　西洛他唑胶囊
英 文 名　Cilostazol Capsules
类 　 别　血液及造血系统用药（抗血小板药）
主 要 成 分　西洛他唑
有效成分 CAS 号　73963-72-1

化学分子结构式

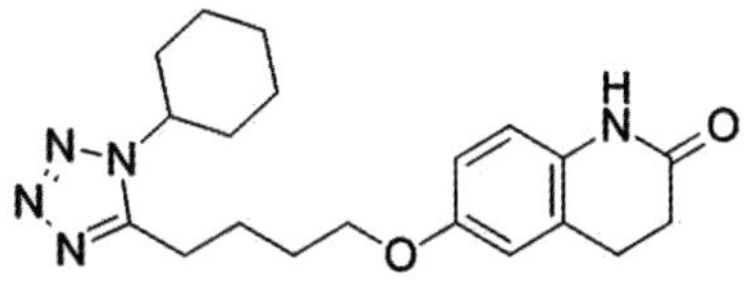

商 品 属 性　本品为胶囊剂，内容物为白色粉末和颗粒。
适 用 症　适用于改善慢性动脉硬化性闭塞症引起的慢性溃疡、疼痛、发冷及间歇性跛行等症状。
药 理 作 用　本品改善间歇性跛行症状的作用机制尚不完全清楚。本品的代谢产物是环磷腺苷酸（cAMP）磷酸二酯酶Ⅲ抑制剂（PDEⅢ抑制剂），可以通过抑制磷酸二酯酶活性而减少 cAMP 的降解，从而升高血小板和血管内 cAMP 水平，发挥抑制血小板聚集和舒张血管的作用。本品能够可逆性地抑制凝血酶、ADP、胶原、花生四烯酸、肾上腺素等引起的血小板聚集。国外临床研究显示，病人口服本品 100mg/次，一天两次，连续 12 周后，甘油三酯水平下降约 15%，高密度脂蛋白水平升高约 10%。
税 则 号 列　3004.9090

中 文 名　注射用奥扎格雷钠
英 文 名　Ozagrel Sodium for Injection
类 　 别　血液及造血系统用药（抗血小板药）
主 要 成 分　奥扎格雷钠
有效成分 CAS 号　130952-46-4

化学分子结构式

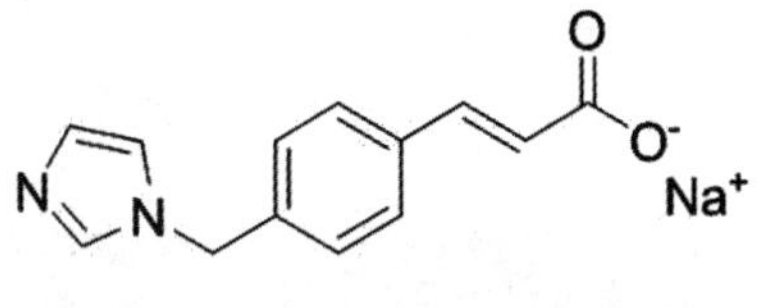

商 品 属 性　本品为注射剂，白色或类白色疏松块状物。
适 用 症　适用于治疗急性血栓性脑梗死和脑梗死所伴随的运动障碍。
药 理 作 用　本品为高效、选择性血栓素合成酶抑制剂，通过抑制血栓 A2（TXA2）的产生及促进前列环素（PGI2）的生成而改善两者间的平衡失调，具有抗血小板聚集和扩张血管作用。能抑制大脑血管痉挛，增加大脑血流量，改善大脑内微循环障碍和能量代谢异常，从而改善蛛网膜下腔出血术后患者的大脑局部缺血症状和脑血栓（急性期）患者的运动失调。
税 则 号 列　3004.9090

2.41　血液及造血系统用药（脑血管扩张药）

中　文　名　己酮可可碱缓释片

英　文　名　Pentoxifylline Sustained-release Tablets

类　　　别　血液及造血系统用药（脑血管扩张药）

主　要　成　分　己酮可可碱

有效成分 CAS 号　　6493-05-6

化学分子结构式

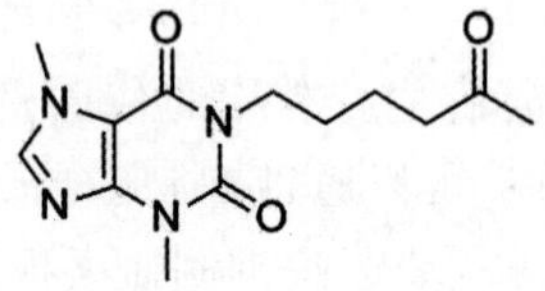

商　品　属　性　本品为薄膜衣片，除去薄膜衣后，显白色或类白色。

适　用　症　适用于缺血性中风后脑循环的改善，同时可用于周围血管病如伴有间歇性的跛行的慢性闭塞性脉管炎等的治疗。

药　理　作　用　本品为非特异性外周血管扩张剂，可舒张离体犬基底动脉。静脉注射可增加犬大脑血容量，降低大脑血管阻力，促进大脑氧和葡萄糖代谢。本品可增强大鼠红细胞变形能力，降低血粘度，增加毛细血管流量。口服可抑制激光诱导的大鼠肠系膜动脉血栓形成。

税　则　号　列　3004.4900

2.42 血液及造血系统用药（脑血液循环改善药）

中 文 名 尼莫地平片

英 文 名 Nimodipine Tablets

类 别 血液及造血系统用药（脑血液循环改善药）

主 要 成 分 尼莫地平

有效成分 CAS 号 66085-59-4

化学分子结构式

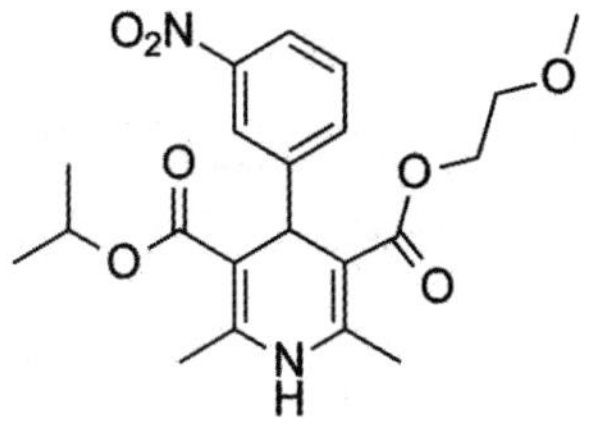

商 品 属 性 本品为薄膜衣片或糖衣片，除去包衣后显类白色至淡黄色。

适 用 症 适用于各种原因的蛛网膜下腔出血后的脑血管痉挛和急性脑血管病恢复期的血液循环改善。

药 理 作 用 尼莫地平是一种 Ca^{2+} 通道阻滞剂，正常情况下，平滑肌的收缩依赖于 Ca^{2+} 进入细胞内，引起跨膜电流的去极化。尼莫地平通过有效地阻止 Ca^{2+} 进入细胞内，抑制平滑肌收缩，达到解除血管痉挛之目的。动物实验证明，尼莫地平对脑动脉的作用远较全身其他部位动脉的作用强许多，并且由于它具有很高的嗜脂性特点，易透过血脑屏障。当用于蛛网膜下腔出血的治疗时，脑脊液中的浓度可达 12.5mg/mL。由此推论，临床上可用于预防蛛网膜下腔出血后的血管痉挛，然而在人体应用该药的作用机制仍不清楚。此外尚具有保护和促进记忆、促进智力恢复的作用。所以可选择性地作用于脑血管平滑肌，扩张脑血管，增加脑血流量，显著减少血管痉挛引起的缺血性脑损伤。

税 则 号 列 3004.9090

2.43 血液及造血系统用药（血管扩张药）

中　文　名　盐酸罂粟碱注射液

英　文　名　Papaverine Hydrochloride Injection

类　　　别　血液及造血系统用药（血管扩张药）

主 要 成 分　盐酸罂粟碱

有效成分 CAS 号　61-25-6

化学分子结构式　无

商 品 属 性　本品为无色至淡黄色的澄明液体。

适　用　症　适用于治疗脑、心及外周血管痉挛所致的缺血，肾、胆或胃肠道等内脏痉挛。

药 理 作 用　罂粟碱对血管、心脏或其他平滑肌有直接的非特异性松弛作用，其作用可能是抑制环核苷酸磷酸二酯酶引起。

税 则 号 列　3004.4900

2.44 血液及造血系统用药（血浆及代血浆）

中　文　名　聚明胶肽注射液

英　文　名　Polygeline Injection

类　　　别　血液及造血系统用药（血浆及代血浆）

主 要 成 分　明胶多肽

有效成分 CAS 号　66455-30-9

化学分子结构式　无

商 品 属 性　本品为淡黄色澄明液体。稍带黏性，有时显轻微的乳光。

适　用　症　适用于外伤引起的失血性休克者，严重烧伤、败血症、胰腺炎等引起的失体液性休克者，也可用于预防较大手术前可能出现的低血压以及用于体外循环、血液透析时的容量补充。

药 理 作 用　本品为明胶多肽溶液，平均分子量（Mw）应为 27500~39500，其渗透压与血浆相等，可保持血管内液与组织间液的平衡，不引起组织脱水及肺水肿，具有维持血容量和提升血压作用。输注本品可导致血液稀释，降低血液黏度，从而改善微循环。

税 则 号 列　3004.9090

2.45　内分泌系统用药（避孕药）

中 文 名　复方孕二烯酮片

英 文 名　Compound Gestodene Tables

类　　　别　内分泌系统用药（避孕药）

主 要 成 分　本品为复方制剂，有效成分为炔雌醇和孕二烯酮

有效成分 CAS 号　炔雌醇 57-63-6；孕二烯酮 60282-87-3

化学分子结构式　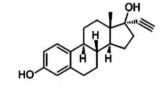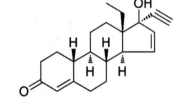

商 品 属 性　本品为白色片。无臭，无味。

适 用 症　适用于女性口服避孕。

药 理 作 用　本品所含炔雌醇能抑制促性腺激素分泌，从而抑制卵巢排卵。孕二烯酮为孕激素，在较大剂量时能显著抑制促性腺激素和性激素分泌，从而具有抗早孕、抗着床以及使宫颈黏液变稠的作用。两药并用可发挥协同作用，提高避孕效果。

税 则 号 列　3006.6010

中 文 名　去氧孕烯炔雌醇片

英 文 名　Desogestrel and Ethinylestradiol Tablets

类　　　别　内分泌系统用药（避孕药）

主 要 成 分　去氧孕烯（孕激素）和炔雌醇（雌激素）

有效成分 CAS 号　去氧孕烯（孕激素）54024-22-5；炔雌醇（雌激素）57-63-6

化学分子结构式　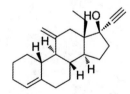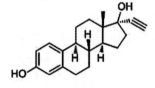

商 品 属 性　本品为片剂。

适 用 症　适用于避孕。

药 理 作 用　本品是炔雌醇和去氧孕烯复方制剂。其主要避孕作用是通过抑制排卵，以及改变宫颈黏液，阻止精子穿入。

税 则 号 列　3006.6010

2.46　内分泌系统用药（肝炎用药）

中　文　名　复方甘草酸苷片
英　文　名　Compound Glycyrrhizin Tablets
类　　　别　内分泌系统用药（肝炎用药）
主 要 成 分　本品为复方制剂，有效成分为甘草酸苷、甘氨酸和蛋氨酸
有效成分 CAS 号　甘草酸苷 53956-04-0；甘氨酸 56-40-6；蛋氨酸 59-51-8

化学分子结构式

商 品 属 性　本品为白色糖衣片。
适 用 症　适用于慢性肝病，改善肝功能异常，也可用于治疗湿疹、皮肤炎、斑秃。
药 理 作 用　抗炎症作用，包括抗过敏作用和对花生四烯酸代谢酶的阻碍作用。免疫调节作用，甘草酸苷在体外试验具有以下免疫调节作用：对 T 细胞活化的调节作用；对 γ 干扰素的诱导作用；活化 NK 细胞作用；促进胸腺外 T 淋巴细胞分化作用。对实验性肝细胞损伤的抑制作用，在体外试验初代培养的大白鼠肝细胞系，甘草酸苷有抑制由四氯化碳所致的肝细胞损伤作用。肝细胞增殖促进作用，甘草酸苷和甘草次酸对大白鼠初代培养肝细胞体外实验显示有对肝细胞增殖的促进作用。抑制病毒增殖和对病毒的灭活作用。
税 则 号 列　3004.9090

中 文 名　复方甘草酸苷注射液
英 文 名　Compound Glycyrrhizin Injection
类　　别　内分泌系统用药（肝炎用药）
主 要 成 分　本品为复方制剂，有效成分为甘草酸苷、甘氨酸和盐酸半胱氨酸
有效成分 CAS 号　甘草酸苷 53956-04-0；甘氨酸 56-40-6；盐酸半胱氨酸 7048-04-6

化学分子结构式

商 品 属 性　本品为无色澄明液体。
适 用 症　适用于治疗慢性肝病。湿疹、皮肤炎、荨麻疹改善肝功能异常。
药 理 作 用　抗炎症作用，包括抗过敏作用和对花生四烯酸代谢酶的阻碍作用；免疫调节作用，甘草酸苷在体外试验具有以下免疫调节作用：对 T 细胞活化的调节作用；对 γ 干扰素的诱导作用；活化 NK 细胞作用；促进胸腺外 T 淋巴细胞分化作用。对实验性肝细胞损伤的抑制作用，在体外试验初代培养的大白鼠肝细胞系，甘草酸苷有抑制由四氯化碳所致的肝细胞损伤作用。肝细胞增殖促进作用，甘草酸苷和甘草次酸对大白鼠初代培养肝细胞体外实验显示有对肝细胞增殖的促进作用。抑制病毒增殖和对病毒的灭活作用。
税 则 号 列　3004.9090

中 文 名　门冬氨酸鸟氨酸注射液
英 文 名　Ornithine Aspartate Injection
类　　　别　内分泌系统用药（肝炎用药）
主 要 成 分　门冬氨酸鸟氨酸
有效成分 CAS 号　3230-94-2

化学分子结构式

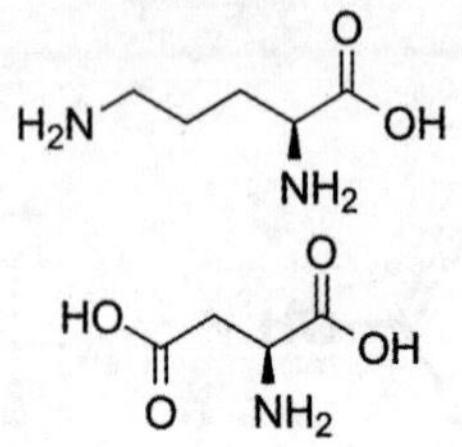

商 品 属 性　本品为淡黄色澄明液体。

适 用 症　适用于治疗因急、慢性肝病（如各型肝炎、肝硬化、脂肪肝、肝炎后综合征）引发的血
　　　　　　氨升高及治疗肝性脑病，如伴发或继发于肝脏解毒功能受损（如肝硬化）的潜在性或发
　　　　　　作期肝性脑病，尤其适用于治疗肝昏迷早期或肝昏迷期的意识模糊状态。

药 理 作 用　在体内，门冬氨酸鸟氨酸通过产生两种氨基酸——鸟氨酸和门冬氨酸，作用于两个主要
　　　　　　的氨解毒途径——尿素合成和谷酰胺合成。尿素合成发生在门脉周围的肝细胞内，鸟氨
　　　　　　酸同时作为两种酶——鸟氨酸氨基甲酰转移酶和氨基甲酰-磷酸盐合成酶的催化剂和底
　　　　　　物，参与氨合成尿素的过程。谷酰胺的合成发生在肝静脉周围的肝细胞内，尤其是在病
　　　　　　理的状态下，门冬氨酸盐和其他二羧化物（如鸟氨酸的代谢产物），被肝静脉周围的肝
　　　　　　细胞摄入，合成谷酰胺，并以谷酰胺的形式结合氨。在生理和病理状态下，谷酰胺都作
　　　　　　为一种能结合氨的氨基酸，它不仅能让氨以无毒的形式排出，同时也能激活重要的尿素
　　　　　　循环（即细胞间的谷酰胺交换）。在生理状态下，门冬氨酸鸟氨酸的作用不仅限于尿素
　　　　　　合成，动物实验发现谷酰胺的合成增加有降低血氨水平的作用，一些临床试验还发现其
　　　　　　有改善支链氨基酸和芳香氨基酸比例的作用。

税 则 号 列　3004.9090

2.47 内分泌系统用药（骨质疏松症）

中 文 名	鲑鱼降钙素注射液
英 文 名	Salmon Calcitonin Injection
类 别	内分泌系统用药（骨质疏松症）
主 要 成 分	鲑鱼降钙素（32 个氨基酸单链组成）
有效成分 CAS 号	47931-85-1

化学分子结构式

商 品 属 性 本品为无色澄明液体。

适 用 症 适用于预防突然固定引起的急性骨丢失，如近期出现过骨质疏松性骨折的患者。为了防止骨质进行性丢失，使用本品的同时应根据个体需要给予适量的钙和维生素 D。适用于其他药物治疗无效或不适于接受其他药物治疗的 Paget 氏骨病（变形性骨炎）患者的治疗。适用于由以下原因引起的高钙血症和高钙血症危象患者的治疗，继发于乳腺癌、肺癌、肾癌、骨髓瘤或其他恶性肿瘤疾病的肿瘤性骨溶解；甲状旁腺功能亢进，制动或维生素 D 中毒。适用于神经营养障碍-Sudeck 氏病，由不同病因和诱因所致，诸如创伤后痛性骨质疏松症、反射性神经营养不良、肩臂综合征、外周神经受伤所致的灼痛、药物引起的神经营养不良。

药 理 作 用 所有的降钙素结构类似，为一条由 32 个氨基酸组成的单链，其 N-末端呈环状排列的 7 个氨基酸的排列顺序因物种不同而不同。由于鲑降钙素与受体结合部位有很高的亲和力，所以比哺乳类降钙素的效果更好、作用时间更长。鲑降钙素通过其特异性受体，抑制破骨细胞活性。在骨吸收率增加的情况下，如骨质疏松症时，它能明显降低骨转换至正常水平。已证明鲑降钙素对动物模型和人类有止痛作用，可能是直接作用于中枢系统的结果。本品单剂量给药就可在人体内产生明显的临床生物学效应。用药后尿中钙、磷和钠（通过减少肾小管再吸收）的排泄增加，尿羟脯氨酸排泄显著下降。长期非肠道应用本品可致骨转换标志物如：胶原吡啶交联和骨碱性磷酸同工酶等明显降低。降钙素抑制胃和胰腺的分泌。由于这些特性，本品对急性胰腺炎的治疗有益。

税 则 号 列 3004.3900

中 文 名　依降钙素注射液
英 文 名　Elcatonin Injection
类　　别　内分泌系统用药（骨质疏松症）
主 要 成 分　依降钙素
有效成分 CAS 号　60731-46-6

化学分子结构式

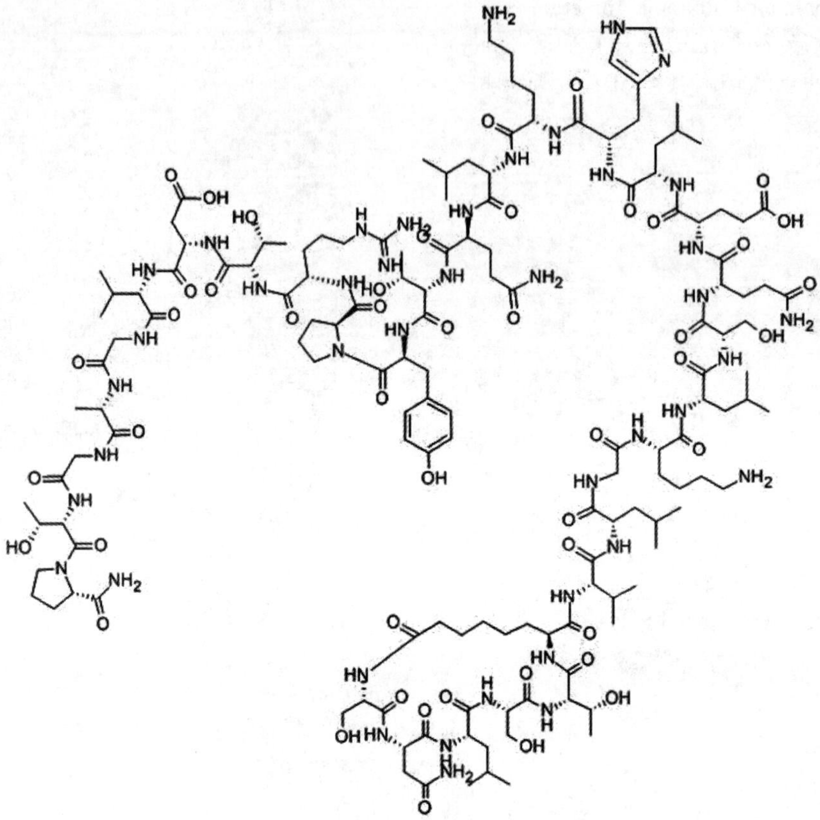

商 品 属 性　本品为注射剂。
适 用 症　适用于骨质疏松症引起的疼痛。
药 理 作 用　本品为人工合成的鳗鱼降钙素多肽衍生物，可以抑制骨细胞活性，减少骨的吸收，防止
　　　　　　骨钙丢失。本品可促进骨骼从血中摄取钙，导致血钙降低。
税 则 号 列　3004.3900

中 文 名 　阿仑膦酸钠维 D_3 片

英 文 名 　Alendronate Sodium and Vitamin D_3 Tablets

类　　别 　内分泌系统用药（骨质疏松症）

主 要 成 分 　本品为复方制剂，有效成分为阿仑膦酸钠和维生素 D3

有效成分 CAS 号 　阿仑膦酸钠 121268-17-5；维生素 D3 67-97-0

化学分子结构式

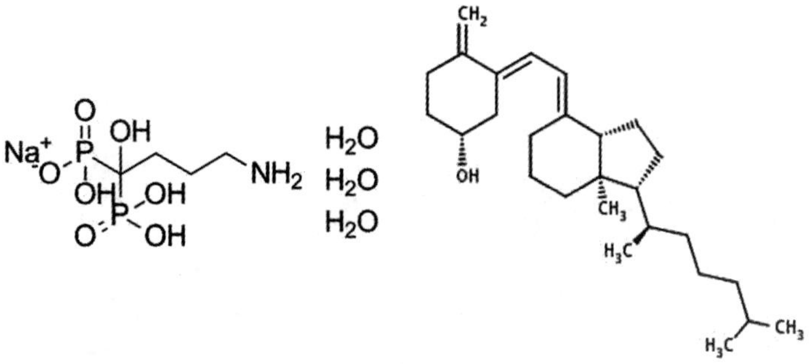

商 品 属 性 　本品含阿仑膦酸钠（以阿仑膦酸计）70mg 和维生素 D3 2800IU。

适 用 症 　适用于治疗骨质疏松症。

药 理 作 用 　阿仑膦酸钠是骨代谢调节剂，为氨基二磷酸盐，与骨内羟磷灰石有强亲和力。能进入骨基质羟磷灰石晶体中，当破骨细胞溶解晶体，药物被释放，能抑制破骨细胞活性，并通过成骨细胞间接起抑制骨吸收作用。其特点是抗骨吸收活性强，无骨矿化抑制作用。皮肤和饮食中的维生素 D3（吸收入乳糜微粒）在肝脏转换为 25-羟基维生素 D3，在甲状旁腺素和低磷血症的刺激下，进一步在肾脏转化为具有钙调节活性的 1,25-二羟基维生素 D3（骨化三醇）。1,25-二羟基维生素 D3 的基本作用是增加肠道对钙磷的重吸收，以及调节血清钙、肾脏钙和磷排泄、骨形成和骨吸收。正常骨形成需要维生素 D3，当缺乏阳光照射或营养不良时会引起维生素 D 不足，维生素 D 不足与负钙平衡、骨量丢失、骨折危险性增高相关。严重时，维生素 D 缺乏会引起继发性甲状旁腺功能亢进症、低磷血症、近端肌肉乏力、骨软化，进一步增加骨质疏松症患者跌倒和骨折的风险。

税 则 号 列 　3004.5000

中 文 名　阿仑膦酸钠维 D_3 片（Ⅱ）

英 文 名　Alendronate Sodium and Vitamin D_3 Tablets

类　　别　内分泌系统用药（骨质疏松症）

主要成分　本品为复方制剂，有效成分为阿仑膦酸钠、维生素 D3

有效成分 CAS 号　阿仑膦酸钠 121268-17-5；维生素 D3 67-97-0 67-97-0

化学分子结构式

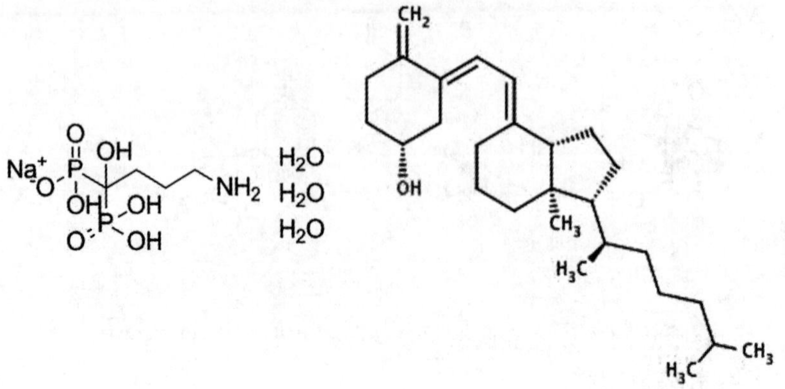

商 品 属 性　每片含阿仑膦酸钠 70mg（以阿仑膦酸计）和维生素 D3 5600IU（相当于 $140\mu g$）。

适 用 症　适用于治疗骨质疏松症。

药 理 作 用　阿仑膦酸钠是骨代谢调节剂，为氨基二磷酸盐，与骨内羟磷灰石有强亲和力。能进入骨基质羟磷灰石晶体中，当破骨细胞溶解晶体，药物被释放，能抑制破骨细胞活性，并通过成骨细胞间接起抑制骨吸收作用。其特点是抗骨吸收活性强，无骨矿化抑制作用。皮肤和饮食中的维生素 D3（吸收入乳糜微粒）在肝脏转换为 25-羟基维生素 D3，在甲状旁腺素和低磷血症的刺激下，进一步在肾脏转化为具有钙调节活性的 1,25-二羟基维生素 D3（骨化三醇）。1,25-二羟基维生素 D3 的基本作用是增加肠道对钙磷的重吸收，以及调节血清钙、肾脏钙和磷排泄、骨形成和骨吸收。正常骨形成需要维生素 D3，当缺乏阳光照射或营养不良时会引起维生素 D 不足，维生素 D 不足与负钙平衡、骨量丢失、骨折危险性增高相关。严重时，维生素 D 缺乏会引起继发性甲状旁腺功能亢进症、低磷血症、近端肌肉乏力、骨软化，进一步增加骨质疏松症患者跌倒和骨折的风险。

税 则 号 列　3004.5000

中 文 名　阿仑膦酸钠片
英 文 名　Alendronate Sodium Tablets
类　　　别　内分泌系统用药（骨质疏松症）
主 要 成 分　阿仑膦酸钠
有效成分 CAS 号　121268-17-5

化学分子结构式

商 品 属 性　本品为白色或类白色片。
适 用 症　适用于治疗骨质疏松症。
药 理 作 用　本品是骨代谢调节剂，为氨基二膦酸盐，与骨内羟磷灰石有强亲和力。能进入骨基质羟
　　　　　　磷灰石晶体中，当破骨细胞溶解晶体，药物被释放，能抑制破骨细胞活性，并通过成骨
　　　　　　细胞间接起抑制骨吸收作用。其特点是抗骨吸收活性强、无骨矿化抑制作用。
税 则 号 列　3004.9090

2.48　内分泌系统用药（激素调节类）

中 文 名　倍他米松片
英 文 名　Betamethasone Tablets
类　　　别　内分泌系统用药（激素调节类）
主 要 成 分　倍他米松
有效成分 CAS 号　378-44-9

化学分子结构式

商 品 属 性　本品为白色片。
适 用 症　主要适用于过敏性与自身免疫性炎症性疾病。现多用于活动性风湿病、类风湿性关节炎、
　　　　　　红斑狼疮、严重支气管哮喘、严重皮炎、急性白血病等，也用于某些感染的综合治疗。
药 理 作 用　本品为糖皮质激素类药物。具有抗炎、抗过敏和抑制免疫等多种药理作用，临床应用非
　　　　　　常广泛。抗炎作用：糖皮质激素减轻和防止组织对炎症的反应，从而减轻炎症的表现。
　　　　　　免疫抑制作用：防止或抑制细胞中介的免疫反应，延迟性的过敏反应，减少 T 淋巴细胞、
　　　　　　单核细胞嗜酸性细胞的数目，降低免疫球蛋白与细胞表面受体的结合能力，并抑制白介
　　　　　　素的合成与释放，从而降低 T 细胞向淋巴母细胞转化，并减轻原发免疫反应的扩展。抗
　　　　　　毒、抗休克作用：糖皮质激素能对抗细菌内毒素对机体的刺激反应，减轻细胞损伤，发
　　　　　　挥保护机体的作用。
税 则 号 列　3004.3200

中 文 名　醋酸泼尼松龙片
英 文 名　Prednisolone Acetate Tablets
类　　别　内分泌系统用药（激素调节类）
主 要 成 分　醋酸泼尼松龙
有效成分 CAS 号　52-21-1

化学分子结构式

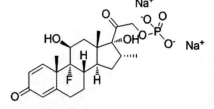

商 品 属 性　本品为白色片。
适 用 症　适用于治疗过敏性与自身免疫性炎症疾病，胶原性疾病，如风湿病、类风湿性关节炎、红斑狼疮、严重支气管哮喘、肾病综合征、血小板减少性紫癜、粒细胞减少症、急性淋巴性白血病、各种肾上腺皮质功能不足症、剥脱性皮炎、无疱疮神经性皮炎、类湿疹等。
药 理 作 用　本品为具有抗炎、抗过敏和抑制免疫等多种药理作用。抗炎作用：糖皮质激素减轻和防止组织对炎症的反应，从而减轻炎症的表现。免疫抑制作用：防止或抑制细胞中介的免疫反应、延迟性的过敏反应，并减轻原发免疫反应的扩展。抗毒、抗休克作用：糖皮质激素能对抗细菌内毒素对机体的刺激反应，减轻细胞损伤，发挥保护机体的作用。
税 则 号 列　3004.3200

中 文 名　地塞米松磷酸钠注射液
英 文 名　Dexamethasone Sodium Phosphate Injection
类　　别　内分泌系统用药（激素调节类）
主 要 成 分　地塞米松磷酸钠
有效成分 CAS 号　2392-39-4

化学分子结构式

商 品 属 性　本品为无色的澄明液体。
适 用 症　主要适用于过敏性与自身免疫性炎症性疾病。多用于结缔组织病、活动性风湿病、类风湿性关节炎、红斑狼疮、严重支气管哮喘、严重皮炎、溃疡性结肠炎、急性白血病等，也用于某些严重感染及中毒、恶性淋巴瘤的综合治疗。
药 理 作 用　本品为肾上腺皮质激素类药。具有抗炎、抗过敏、抗风湿、免疫抑制的作用，其作用机理如下。抗炎作用：本品能够减轻和防止组织对炎症的反应，从而减轻炎症的表现。能够抑制炎症细胞，包括巨噬细胞和白细胞在炎症部位的集聚，并抑制吞噬作用、溶酶体酶的释放以及炎症化学中介物的合成和释放。免疫抑制作用：包括防止或抑制细胞介导的免疫反应、延迟性的过敏反应，减少 T 淋巴细胞、单核细胞、嗜酸性细胞的数目，降低免疫球蛋白与细胞表面受体的结合能力，并抑制白介素的合成与释放，从而降低 T 淋巴细胞向淋巴母细胞转化，并减轻情原发免疫反应的扩展。本品还降低免疫复核物通过基底膜，并能减少补体成分及免疫球蛋白的浓度。
税 则 号 列　3004.3200

中 文 名　地塞米松片
英 文 名　Dexamethasone Tablets
类　　 别　内分泌系统用药（激素调节类）
主 要 成 分　地塞米松
有效成分 CAS 号　50-02-2

化学分子结构式

商 品 属 性　本品为白色片。味微甜带苦。
适 用 症　主要适用于过敏性与自身免疫性炎症性疾病，如结缔组织病、严重的支气管哮喘、皮炎等过敏性疾病、溃疡性结肠炎、急性白血病、恶性淋巴瘤等。
药 理 作 用　肾上腺皮质激素类药，其抗炎、抗过敏、抗休克作用比泼尼松更显著，而对水钠潴留和促进排钾作用很轻，对垂体-肾上腺抑制作用较强。抗炎作用：本产品可减轻和防止组织对炎症的反应，从而减轻炎症的表现。激素抑制炎症细胞，包括巨噬细胞和白细胞在炎症部位的集聚，并抑制吞噬作用、溶酶体酶的释放以及炎症化学中介物的合成和释放。可以减轻和防止组织对炎症的反应，从而减轻炎症的表现。免疫抑制作用：包括防止或抑制细胞介导的免疫反应，延迟性的过敏反应，减少 T 淋巴细胞、单核细胞、嗜酸性细胞的数目，降低免疫球蛋白与细胞表面受体的结合能力，并抑制白介素的合成与释放，从而降低 T 淋巴细胞向淋巴母细胞转化，并减轻原发免疫反应的扩展。可减少免疫复合物通过基底膜，并能减少补体成分、降低免疫球蛋白的浓度。
税 则 号 列　3004.3200

中 文 名　复方倍他米松注射液
英 文 名　Compound Betamethasone Injection
类　　 别　内分泌系统用药（激素调节类）
主 要 成 分　本品为复方制剂，有效成分为二丙酸倍他米松和倍他米松磷酸钠
有效成分 CAS 号　二丙酸倍他米松 5593-20-4；倍他米松磷酸钠 151-73-5

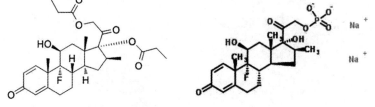

化学分子结构式

商 品 属 性　本品为无色至淡黄色的略黏稠液体，含白色或类白色易悬浮颗粒。
适 用 症　适用于治疗对糖皮质激素敏感的急性和慢性疾病。
药 理 作 用　本品是一种可溶性倍他米松酯和微溶性倍他米松酯的复方制剂，可在治疗对糖皮质激素奏效的疾病中发挥强力的抗炎、抗风湿和抗过敏作用。可溶性倍他米松磷酸钠在注射后很快被吸收，迅速起效。微溶性的二丙酸倍他米松注射后，成为一个供缓慢吸收的贮库，持续产生作用，从而长时间控制症状。二丙酸倍他米松的晶粒微小，可通过细小针头（细至 26 号针头）进行皮内和皮损内注射给药。
税 则 号 列　3004.3200

中 文 名　甲泼尼龙片
英 文 名　Methylprednisolone Tablets
类　　别　内分泌系统用药（激素调节类）
主 要 成 分　甲泼尼龙
有效成分 CAS 号　83-43-2

化学分子结构式

商 品 属 性　本品为片剂。
适 用 症　主要适用于甲状腺炎、银屑病、脂溢性皮炎、多形红斑、皮炎、风湿性心脏病、风湿性
　　　　　多肌痛、皮肌炎、系统性红斑狼疮、骨关节炎、痛风、腱鞘炎、滑囊炎、强直性脊柱炎、
　　　　　类风湿性关节炎、过敏性鼻炎、支气管哮喘、接触性皮炎、先天性肾上腺皮质增生症、
　　　　　结核性脑膜炎、溃疡性结肠炎、肾病综合征、淋巴瘤、急性白血病、白血病、溶血性贫
　　　　　血、特发性血小板减少性紫癜、肺结核、角膜炎、过敏性结膜炎、视网膜炎、角膜溃疡、
　　　　　异位性皮炎、银屑病、关节炎。
药 理 作 用　甲泼尼龙属于合成的糖皮质激素。糖皮质激素扩散透过细胞膜，并与胞浆内特异的受体
　　　　　结合。此结合物随后进入细胞核内与 DNA 结合，启动 mRNA 的转录，继而合成各种酶蛋
　　　　　白，据认为全身给药的糖皮质激素最终通过这些酶发挥多种作用。糖皮质激素不仅对炎
　　　　　症和免疫过程有重要影响，影响碳水化合物、蛋白质和脂肪代谢，而且对心血管系统、
　　　　　骨髓和肌肉系统及中枢神经系统也有作用。
税 则 号 列　3004.3200

中 文 名　强的松龙片
英 文 名　Prednisolone Tablets
类　　别　内分泌系统用药（激素调节类）
主 要 成 分　强的松龙
有效成分 CAS 号　83-43-2

化学分子结构式

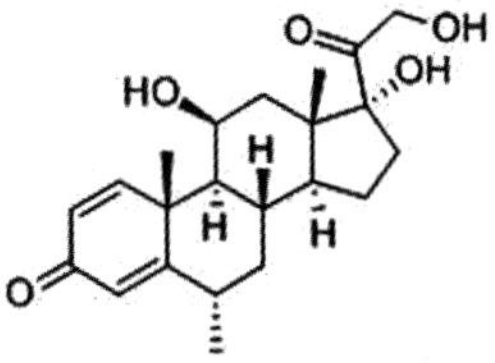

商 品 属 性　本品为白色片。
适 用 症　适用于过敏性与自身免疫性炎症疾病，胶原性疾病，如风湿病、类风湿性关节炎、红斑狼疮、严重支气管哮喘、肾病综合征、血小板减少性紫癜、粒细胞减少症、急性淋巴性白血病、各种肾上腺皮质功能不足症、剥脱性皮炎、无疱疮神经性皮炎、类湿疹等。
药 理 作 用　本品为肾上腺皮质激素类药物。超生理量的糖皮质激素具有抗炎、抗过敏和抑制免疫等多种药理作用。抗炎作用：糖皮质激素减轻和防止组织对炎症的反应，从而减轻炎症的表现。免疫抑制作用：防止或抑制细胞中介的免疫反应，延迟性的过敏反应，减少 T 淋巴细胞、单核细胞嗜酸性细胞的数目，降低免疫球蛋白与细胞表面受体的结合能力，并抑制白介素的合成与释放，从而降低 T 细胞向淋巴母细胞转化，并减轻原发免疫反应的扩展。抗毒、抗休克作用：糖皮质激素能对抗细菌内毒素对机体的刺激反应，减轻细胞损伤，发挥保护机体的作用。
税 则 号 列　3004.3200

中　文　名　氢化可的松注射液
英　文　名　Hydrocortisone Injection
类　　　别　内分泌系统用药（激素调节类）
主要成分　氢化可的松
有效成分 CAS 号　50-23-7

化学分子结构式

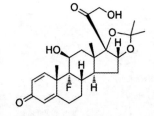

商品属性　本品为微细颗粒的混悬液，静置后微细颗粒下沉，振摇后成均匀的乳白色混悬液。
适　用　症　适用于肾上腺皮质功能减退症及垂体功能减退症，也用于过敏性和炎症性疾病，抢救危重中毒性感染。
药理作用　本品为肾上腺皮质激素药，具有抗炎、免疫抑制、抗毒素和抗休克的作用。抗炎作用：对除病毒外的各种病因引起的炎症均有作用，糖皮质激素减轻和防止组织对炎症的反应，从而减轻炎症的症状，亦可抑制炎症后期组织的修复，减少后遗症。免疫抑制作用：防止或抑制细胞中介的免疫反应、延迟性的过敏反应，并减轻原发免疫反应的扩展。抗毒、抗休克作用：糖皮质激素能提高机体的耐受能力，减轻细胞损伤，发挥保护机体的作用。还有扩张血管、增强心肌收缩力、改善微循环的作用。
税则号列　3004.3200

中　文　名　曲安奈德注射液
英　文　名　Triamcinolone Acetonide Injection
类　　　别　内分泌系统用药（激素调节类）
主要成分　曲安奈德
有效成分 CAS 号　76-25-5

化学分子结构式

商品属性　本品为微细颗粒的混悬液，静置后微细颗粒下沉，振摇后成均匀的乳白色混悬液。
适　用　症　适用于风湿性、类风湿性关节炎；支气管哮喘、过敏性鼻炎、荨麻疹；急性扭伤、肩周炎、腱鞘炎、滑囊炎、慢性腰腿痛；各种皮肤病（如神经性皮炎、湿疹、牛皮癣、疤痕疙瘩、肥厚性疤痕等）。
药理作用　本品为合成的皮质类固醇，具有抗炎和免疫抑制作用。
税则号列　3004.3200

中 文 名　曲安西龙片
英 文 名　Triamcinolone Tablets
类　　别　内分泌系统用药（激素调节类）
主要成分　曲安西龙
有效成分 CAS 号　124-94-7

化学分子结构式

商 品 属 性　本品为白色片。

适 用 症　应用其较强的免疫抑制作用，适用于治疗各种变态反应性炎症、各种自身免疫性疾病。由于它的主要药理作用和醋酸泼尼松（强的松）相同，因此其适应证和强的松的基本相同，主要包括系统性红斑狼疮等结缔组织病、肾病综合征等免疫性肾脏疾病、特发性血小板减少性紫癜等免疫性病、醋酸泼尼松所适用的其他疾病。

药 理 作 用　本品为糖皮质激素类药物。对免疫器官的影响：糖皮质激素可使胸腺、淋巴结和脾脏重量减轻，体积缩小，使外周血液和骨髓中淋巴细胞迅速减少。影响淋巴细胞的分布：小鼠应用氢化可的松后，T 细胞向骨髓转移。在临床亦可见到用药后淋巴细胞重分布现象，炎症渗出物中单核-巨噬细胞明显减少，主要由于糖皮质激素抑制了它们的转移，并非由于细胞溶解。对细胞免疫的作用：糖皮质激素抑制 T 淋巴细胞对有丝分裂原 ConA、PHA 及抗原引起的增殖反应，还可抑制同种混合淋巴细胞反应。糖皮质激素抑制 Tc 细胞活化，抑制其细胞毒作用。对体液免疫的作用：皮质激素对敏感动物的抗体生成有明显的抑制作而对人类的抗体水平影响不一致，对 IgG 及 IgA 的抑制强于 IgM。有报道哮喘患者在结束皮质激素治疗后，血清 IgE 水平有提高。对巨噬细胞的作用：巨噬细胞对糖皮质激素最为敏感，抑制巨噬细胞趋化作用的浓度仅为抑制中性粒细胞的 1/30，并使巨噬细胞的杀菌作用能力减弱。单核细胞产生的细胞因子如白细胞介素 1（IL-1）及纤维蛋白溶酶原（Plasminogen）激活因子的产生均可被皮质激素所抑制。抗炎作用：糖皮质激素的强大抗炎作用可能是多种因素的综合结果；包括抑制花生四烯酸代谢产生前列腺素及抑制白三烯的合成；增加血管张力和降低毛细血管通透性；抑制吞噬细胞在炎症部位的积聚，并抑制其加工处理抗原和产生 IL-1 的功能；干扰补体激活，减少炎症介质的产生；稳定溶酶体膜，防止溶酶体酶的释放；抑制成纤维细胞增殖与分泌，延迟肉芽组织形成及伤口愈合时间。

税 则 号 列　3004.3200

中 文 名　注射用甲泼尼龙琥珀酸钠
英 文 名　Methylprednisolone Sodium Succinate for Injection
类　　别　内分泌系统用药（激素调节类）
主 要 成 分　甲泼尼龙琥珀酸钠
有效成分 CAS 号　2375-03-3

化学分子结构式

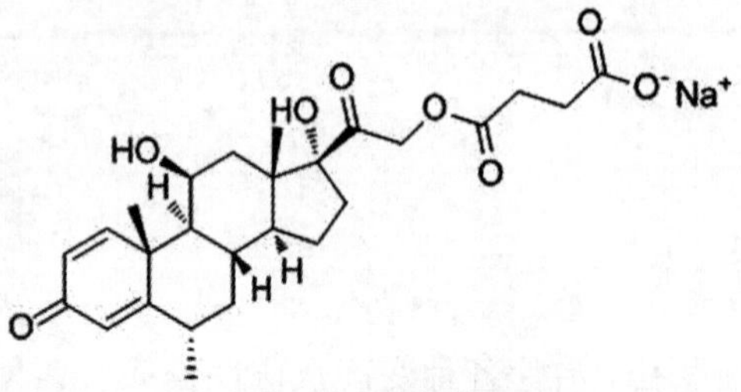

商 品 属 性　本品为注射剂，白色至类白色的疏松块状物。

适 用 症　适用于抗炎治疗，用于风湿性疾病、胶原疾病（免疫复合物疾病）、皮肤病、过敏状态、眼部疾病、胃肠道疾病、呼吸道疾病等；免疫抑制治疗，用于器官移植、血液疾病、肿瘤等；治疗休克；内分泌失调等。

药 理 作 用　本品为可供静脉及肌内注射用的甲泼尼龙，是一种合成的糖皮质激素。这种高浓度的水溶液特别适用于需用作用强、起效快的激素治疗的疾病状态。甲泼尼龙具有很强的抗炎、免疫抑制及抗过敏活性。糖皮质激素扩散透过细胞膜，并与胞浆内特异的受体相结合。此结合物随后进入细胞核内与 DNA 结合，启动信使核糖核酸（mRNA）的转录，继而合成各种酶蛋白，据认为，糖皮质激素最终通过这些酶发挥其多种全身作用。糖皮质激素不仅对炎症和免疫过程有重要作用，影响碳水化合物、蛋白质和脂肪代谢，而且对心血管系统、骨骼肌肉系统及中枢神经系统也有作用。

税 则 号 列　3004.3200

中 文 名　注射用氢化可的松琥珀酸钠
英 文 名　Hydrocortisone Sodium Succinate for Injection
类　　别　内分泌系统用药（激素调节类）
主 要 成 分　氢化可的松琥珀酸钠
有效成分 CAS 号　125-04-2

化学分子结构式
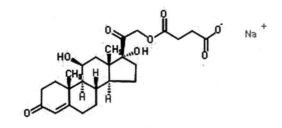

商 品 属 性　本品为注射剂，白色或几乎白色的疏松块状物。
适 用 症　适用于抢救危重病人，如中毒性感染、过敏性休克、严重的肾上腺皮质功能减退症、结缔组织病、严重的支气管哮喘等过敏性疾病，并可用于预防和治疗移植物急性排斥反应。
药 理 作 用　本品为肾上腺皮质激素类药。氢化可的松琥珀酸钠是氢化可的松的盐类化合物。具有抗炎、抗过敏和抑制免疫等多种药理作用。抗炎作用：糖皮质激素减轻和防止组织对炎症的反应，从而减轻炎症的表现。免疫抑制作用：防止或抑制细胞中介的免疫反应，延迟性的过敏反应，并减轻原发免疫反应的扩展。抗毒、抗休克作用：糖皮质激素能对抗细菌内毒素对机体的刺激反应，减轻细胞损伤，发挥保护机体的作用。
税 则 号 列　3004.3200

中 文 名　雌二醇凝胶
英 文 名　Estradiol Gel
类　　别　内分泌系统用药（激素调节类）
主 要 成 分　雌二醇
有效成分 CAS 号　50-28-2

化学分子结构式
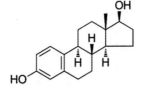

商 品 属 性　本品为乳白色凝胶。
适 用 症　适用于绝经期综合征如潮热、出汗、失眠、急躁等症状。（自然绝经、手术或药物绝经）；各种原因所致卵巢功能失调，雌激素水平低落；对雌激素水平下降的妇女有预防尿钙丢失、保护骨量、减少骨质疏松发生和降低骨折率的作用。
药 理 作 用　雌二醇是育龄妇女卵巢分泌的受体水平活性较高的雌激素。绝经后，卵巢功能衰竭，雌二醇的生成几乎停止，从而引起血管运动障碍，体温调节不稳定，临床表现为潮热、出汗、睡眠障碍、泌尿生殖系统萎缩及骨质疏松等症状。雌二醇吸收入血后，使血中雌二醇浓度升高到卵泡早期水平，作用于靶器官，从而使上述症状明显减轻或消失。
税 则 号 列　3004.3900

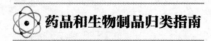

中　文　名　雌二醇片/雌二醇地屈孕酮片复合包装

英　文　名　Complex Packing Estradiol Tablets/Estradiol and Dydrogesterone Tablets

类　　　别　内分泌系统用药（激素调节类）

主 要 成 分　雌二醇片有效成分为雌二醇；雌二醇地屈孕酮片有效成分为雌二醇和地屈孕酮

有效成分 CAS 号　雌二醇 50-28-2；地屈孕酮 152-62-5

化学分子结构式

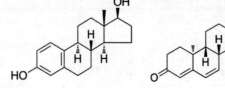

商 品 属 性　本品为片剂。

适 用 症　适用于治疗自然或术后绝经所致的围绝经期综合征。

药 理 作 用　雌二醇：本品活性组分雌二醇片具有与人体内源性雌二醇相同的化学和生物特性。因此被归入人体雌激素。雌二醇是一种重要的雌激素，也是最具活性的卵巢激素。内源性雌激素参与作用子宫和附件的某些功能，包括引起子宫内膜增生以及宫颈和阴道的周期性变化。已知雌激素对骨和脂肪代谢起重要作用。雌激素还影响自主神经系统的活动，也可通过间接作用调整精神活动。地屈孕酮：因雌激素促进子宫内膜的生长，如果不添加使用孕激素，将会增加子宫内膜增生过长和癌症的风险。尽管孕激素可大大降低这一风险，但在非子宫切除女性中添加使用孕激素并不能完全防止雌激素诱导的风险。

税 则 号 列　3004. 3900

中　文　名　地诺前列酮栓

英　文　名　Dinoprostone Suppositories

类　　　别　内分泌系统用药（激素调节类）

主　要　成　分　地诺前列酮（前列腺素 E2）

有效成分 CAS 号　363-24-6

化学分子结构式

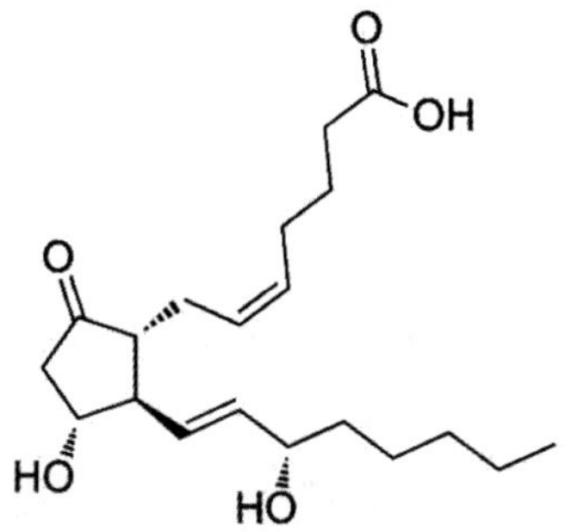

商　品　属　性　本品为淡黄色、半透明的长椭圆形片状栓剂，置于一个可帮助栓体从人体内拉出的绳状聚酯网袋一端。

适　　用　　症　适用于妊娠足月（从妊娠第 38 周开始）时促宫颈成熟，其宫颈成熟度评分小于等于 6 分，单胎头先露，有引产指征且无母婴禁忌证。

药　理　作　用　地诺前列酮（PGE2）是在机体大多数组织中以低浓度存在的天然形成的化合物，有局部激素的功能。跟大多数局部激素一样，PGE2 在其合成的组织中很快就被代谢（半衰期大约为 2.5 分钟~5 分钟），其灭活的限速步骤由前列腺素脱氢酶（PGDH）调控，任何逃逸局部灭活的 PGE2 在第一次通过肺循环时被迅速清除，清除率达 95%。PGE2 在宫颈成熟时的一系列复杂的生物化学和结构变化过程中发挥重要作用。宫颈成熟包括明显的宫颈肌纤维松弛，须从僵硬变为柔软结构，形态上变为扩张，才允许胎儿从产道娩出，该过程可激活使胶原断裂的胶原酶。对宫颈局部给予地诺前列酮促使宫颈成熟，诱发后续反应完成分娩。

税　则　号　列　3004.3900

中　文　名　地屈孕酮片
英　文　名　Dydrogesterone Tablets?
类　　　别　内分泌系统用药（激素调节类）
主　要　成　分　地屈孕酮
有效成分 CAS 号　　152-62-5

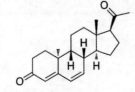

化学分子结构式

商　品　属　性　本品为白色薄膜衣片，除去包衣后显白色。
适　用　症　适用于治疗内源性孕酮不足引起的疾病。
药　理　作　用　本品是一种口服孕激素，可使子宫内膜进入完全的分泌相，从而可防止由雌激素引起的
　　　　　　　　子宫内膜增生和癌变风险；可用于内源性孕激素不足的各种疾病；无雌激素、雄激素及
　　　　　　　　肾上腺皮质激素作用；不产热，且对脂代谢无影响。
税　则　号　列　3004. 3900

中　文　名　黄体酮软胶囊
英　文　名　Progesterone Soft Capsules
类　　　别　内分泌系统用药（激素调节类）
主　要　成　分　黄体酮
有效成分 CAS 号　　57-83-0

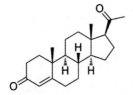

化学分子结构式

商　品　属　性　本品为浅黄色圆形或浅黄色椭圆形不透明软胶囊，内容物为均匀的白色糊状混悬液。
适　用　症　适用于治疗由黄体酮缺乏引起的机能障碍：排卵机能障碍引起的月经失调、痛经及经前
　　　　　　　　期综合征、出血（由纤维瘤等所致）、绝经前紊乱、绝经（用于补充雌激素治疗）。本品
　　　　　　　　也助于妊娠。在使用黄体酮进行治疗的所有适应证时，因黄体酮能引起诸如嗜睡、头晕
　　　　　　　　目眩等不良反应时，可以用阴道给药代替口服给药。
药　理　作　用　本品的特性与天然黄体酮的特性有可比性，尤其是妊娠、抗雌激素、弱抗雄激素、抗醛
　　　　　　　　甾酮。
税　则　号　列　3004. 3900

中 文 名　黄体酮阴道缓释凝胶

英 文 名　Crinone

类　　别　内分泌系统用药（激素调节类）

主 要 成 分　黄体酮

有效成分 CAS 号　57-83-0

化学分子结构式

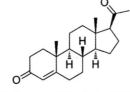

商 品 属 性　本品为白色或类白色乳状黏稠体。

适 用 症　适用于辅助生育技术中黄体酮的补充治疗。

药 理 作 用　黄体酮是由卵巢、胎盘和肾上腺分泌的一种天然类固醇激素。当具有足够的雌激素时，黄体酮可使子宫内膜由增殖期改变为分泌期。黄体酮是蜕膜组织发育中的主要物质，有关黄体酮对腺上皮细胞和间质分化的作用已经进行了广泛的研究。黄体酮是增加子宫内膜对孕卵着床接受性必不可少的成分，在受精卵着床后，黄体酮还起到维持妊娠的作用。口服雌二醇和肌肉注射黄体酮可以使功能性无生殖腺妇女在 50 岁~60 岁产生正常或几乎正常的子宫内膜应答反应。

税 则 号 列　3004.3900

中 文 名　黄体酮注射液

英 文 名　Progesterone Injection

类　　别　内分泌系统用药（激素调节类）

主 要 成 分　黄体酮

有效成分 CAS 号　57-83-0

化学分子结构式

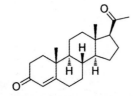

商 品 属 性　本品为无色或淡黄色的澄明油状液体。

适 用 症　主要用于月经失调，如闭经和功能性子宫出血、黄体功能不足、先兆流产和习惯性流产（因黄体不足引起者）、经前期紧张综合征的治疗。

药 理 作 用　本品为孕激素类药，具有孕激素的一般作用。在月经周期后期能使子宫内膜分泌期改变，为孕卵着床提供有利条件；在受精卵植入后，胎盘形成，可减少妊娠子宫的兴奋性，使胎儿能安全生长；在与雌激素共同作用时，可促使乳房发育，为产乳做准备。本品可通过对下丘脑的负反馈，抑制垂体前叶促黄体生成激素的释放，使卵泡不能发育成熟，抑制卵巢的排卵过程。

税 则 号 列　3004.3900

中 文 名　己酸羟孕酮注射液
英 文 名　Hydroxyprogesterone Caproate Injection
类　　别　内分泌系统用药（激素调节类）
主 要 成 分　己酸羟孕酮
有效成分 CAS 号　　630-56-8

化学分子结构式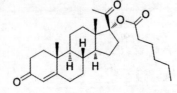

商 品 属 性　本品为淡黄色或黄色的灭菌油状液体。
适 用 症　适用于治疗习惯性流产、月经不调、子宫内膜异位症、功能性子宫出血等。
药 理 作 用　本品为孕激素类药物。其作用与黄体酮相似，但药理作用比后者强 7 倍。能使子宫内膜
　　　　　　转变为分泌期内膜，促进乳腺小叶及腺体的发育，降低妊娠子宫的兴奋性，抑制其活动。
　　　　　　有利于受精卵的着床和胚胎发育。本品可便于子宫内膜完整脱落，防止其生长和增生，
　　　　　　减少子宫内膜细胞雌激素受体，加速雌激素代谢和排泄；抑制内膜腺上皮细胞核分裂活
　　　　　　动，可防止子宫内膜增生。
税 则 号 列　3004. 3900

中 文 名 卡前列素氨丁三醇注射液
英 文 名 Carboprost Tromethamine Injection
类　　别 内分泌系统用药（激素调节类）
主 要 成 分 卡前列素氨丁三醇
有效成分 CAS 号 58551-69-2

化学分子结构式

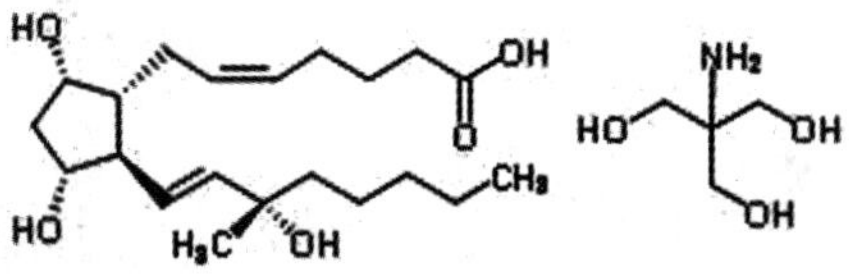

商 品 属 性 本品为无色澄明液体。是含有天然前列腺素 F2α 的 (15S)-15 甲基衍生物氨丁三醇盐的无菌水溶液，用于肌肉注射。

适 用 症 适用于妊娠期为 13 周~20 周的流产，此妊娠期从正常末次月经的第 1 天算起，亦适用于下述与中期流产有关的情况：其他方法不能将胎儿排出；采用宫内方法时，由于胎膜早破导致药物流失，子宫收缩乏力；需要进行子宫内药物重复滴注的流产；尚无生存活力的胎儿出现意外的或自发性胎膜早破，但无力将胎儿排出。本药适用于常规处理方法无效的子宫收缩弛缓引起的产后出血现象。常规处理方法应包括静注催产素、子宫按摩以及肌肉注射非禁忌使用的麦角类制剂。研究显示，在这些病例中，本药的使用可满意地控制出血。但此效果是否与先前使用催宫素的后继作用有关尚不明确。在大多数病例中，以此种方式给药可终止致命性的出血，且可避免进行紧急手术。

药 理 作 用 肌肉注射卡前列素氨丁三醇可刺激妊娠子宫肌层收缩，类似足月妊娠末的分娩收缩。大多数情况下，这些收缩均可使妊娠产物排出。目前尚无法确定这些收缩是否由于卡前列素直接作用于子宫肌层而引起。产后妇女使用后，子宫肌肉收缩可在胎盘部位发挥止血作用。卡前列素氨丁三醇亦可刺激人胃肠道的平滑肌，当用于终止妊娠或产后时，可引起呕吐和或腹泻。动物和人体使用后可使体温升高。动物和人体使用大剂量的卡前列素氨丁三醇后能引起血压升高，这可能与其引起血管平滑肌收缩有关。某些患者使用卡前列素氨丁三醇后可引起短暂的气管收缩。

税 则 号 列 3004.3900

中　文　名　米非司酮片
英　文　名　Mifepristone Tablets
类　　　别　内分泌系统用药（激素调节类）
主　要　成　分　米非司酮
有效成分 CAS 号　84371-65-3

化学分子结构式

商　品　属　性　本品为微黄色片。无臭无味。
适　用　症　本品与前列腺素药物序贯合并使用，可用于终止停经 49 天内的妊娠。
药　理　作　用　米非司酮为受体水平抗孕激素药，具有终止早孕、抗着床、诱导月经及促进宫颈成熟等作用，与孕酮竞争受体而达到拮抗孕酮的作用，与糖皮质激素受体亦有一定结合力。米非司酮能明显增高妊娠子宫对前列腺素的敏感性。小剂量米非司酮序贯合并前列腺素类药物，可得到满意的终止早孕效果。
税　则　号　列　3004.3900

中　文　名　炔雌醇片
英　文　名　Ethinylestradiol Tablets
类　　　别　内分泌系统用药（激素调节类）
主　要　成　分　炔雌醇
有效成分 CAS 号　57-63-6

化学分子结构式

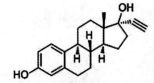

商　品　属　性　本品为糖衣片剂。
适　用　症　适用于补充雌激素不足，治疗女性性腺功能不良、闭经、更年期综合征等；用于晚期乳腺癌（绝经期后妇女）、晚期前列腺癌的治疗；与孕激素类药合用，能抑制排卵，可作避孕药。
药　理　作　用　本品为雌激素类药，炔雌醇对下丘脑和垂体有正、负反馈作用。小剂量可刺激促性腺素分泌；大剂量则抑制其分泌，从而抑制卵巢的排卵，达到抗生育作用。
税　则　号　列　3004.3900

中　文　名　替勃龙片
英　文　名　Tibolone Tablets
类　　　别　内分泌系统用药（激素调节类）
主 要 成 分　替勃龙
有效成分 CAS 号　5630-53-5

化学分子结构式

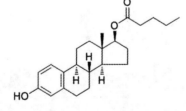

商 品 属 性　本品为片剂。
适 用 症　适用于治疗妇女自然绝经和手术绝经引起的低雌激素症状。
药 理 作 用　本品能够稳定妇女在更年期卵巢功能衰退后的下丘脑-垂体系统，这一中枢作用是本品所
　　　　　　具有的多种激素特性的综合结果，即本品兼有雌激素活性，孕激素活性和弱雄激素的活
　　　　　　性。本品口服后迅速代谢成三种化合物导致其药理作用的发生。3α-OH 及 3β-OH 代谢物
　　　　　　主要具有雌激素活性，△4-异构体和母体化合物主要具有孕激素和雄激素活性。本品具
　　　　　　有明显的组织特异性作用，在骨、大脑的体温中枢（潮热）和阴道表现为温和雌激素和
　　　　　　孕激素作用；在乳房组织表现为明显的孕激素和抗雌激素作用；在子宫内膜表现为温和
　　　　　　雄激素和孕激素作用。
税 则 号 列　3004.3900

中　文　名　戊酸雌二醇片
英　文　名　Estradiol Valerate Tablets
类　　　别　内分泌系统用药（激素调节类）
主 要 成 分　戊酸雌二醇
有效成分 CAS 号　979-32-8

化学分子结构式

商 品 属 性　本品为淡黄色糖衣片，除去包衣后显白色。
适 用 症　与孕激素联合使用，建立人工月经周期中用于补充主要与自然或人工绝经相关的雌激素
　　　　　　缺乏：血管舒缩性疾病（潮热），生殖泌尿道营养性疾病（外阴阴道萎缩、性交困难、
　　　　　　尿失禁）以及精神性疾病（睡眠障碍，衰弱）；改善宫颈黏液。
药 理 作 用　本品为天然雌二醇的戊酸盐，具有雌激素的药理作用，能促进和调节女性生殖器官和副
　　　　　　性征的正常发育，参与卵巢轴功能的调节。
税 则 号 列　3004.3900

中 文 名　注射用高纯度尿促性素
英 文 名　Highly Purified Menotrophin for Injection
类　　别　内分泌系统用药（激素调节类）
主 要 成 分　高纯度人绝经促性腺激素
有效成分 CAS 号　61489-71-2

化学分子结构式

商 品 属 性　本品为白色或类白色冻干块状物或粉末。
适 用 症　适用于低促性腺激素性或正常促性腺激素性的卵巢功能不足所导致的女性不孕症，刺激卵泡生长。适用于控制性超促排卵可以再辅助生育技术，如体外受精和胞浆内单精子注射中有道多卵泡发育。
药 理 作 用　本品是促性腺激素类药，HMG 可直接影响卵巢。HMG 具有促配子和促类固醇生长的作用。在卵巢中，HMG 中的 FSH 成分导致生长中的卵泡数目增多，并刺激其发育。FSH 也可刺激鞘细胞，使其产生雄激素。在 LH 成分的影响下，粒细胞把这些雄激素转化为雌二醇。
税 则 号 列　3004.3900

2.49　内分泌系统用药（甲状腺功能用药）

中 文 名　左甲状腺素钠片
英 文 名　Levothyroxine Sodium Tablets
类　　别　内分泌系统用药（甲状腺功能用药）
主 要 成 分　左甲状腺素钠
有效成分 CAS 号　55-03-8

化学分子结构式

商 品 属 性　本品为片剂。
适 用 症　适用于各种原因的甲状腺功能低减的替代治疗；预防甲状腺功能正常的甲状腺肿手术后甲状腺肿复发；治疗甲状腺功能正常的良性甲状腺肿；抗甲状腺药物治疗甲亢，当甲状腺功能正常时可和抗甲状腺药物合用；甲状腺癌手术后，抑制肿瘤生长和补充体内缺乏的甲状腺激素；甲状腺功能抑制试验。
药 理 作 用　左甲状腺素钠片活性成分为左甲状腺素（T4），它与人体甲状腺分泌的激素作用一致，部分在肝脏和肾脏内转化为三碘甲状腺氨酸（T3），进入细胞内发挥作用，其特有的作用是参与机体的生长、发育和代谢。
税 则 号 列　3004.3900

中 文 名　骨化三醇注射液
英 文 名　Calcitriol Injection
类　　别　内分泌系统用药（甲状腺功能用药）
主 要 成 分　骨化三醇
有效成分 CAS 号　32222-06-3

化学分子结构式

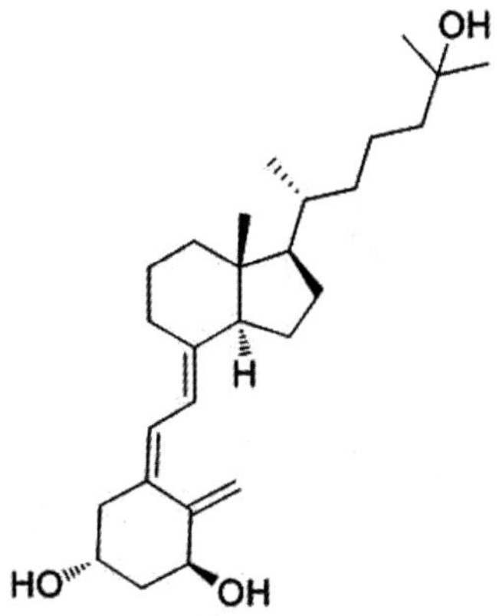

商 品 属 性　本品为无色的澄明液体。
适 用 症　适用于治疗慢性肾透析患者的低钙血症和/或继发性甲状旁腺功能亢进。
药 理 作 用　骨化三醇是维生素 D3（胆骨化醇）的活性形式。人体主要依靠紫外线照射皮肤将 7-脱氢胆固醇转化为维生素 D3。维生素 D3 在其靶组织进行完全活化之前必须在肝脏和肾脏活化。首次转化需由肝脏的维生素 D3-25-羟化酶催化，生成 25-(OH)D$_3$（骨化二醇）。后者在肾组织的线粒体中进行水解，通过肾的 25-羟化维生素 D3-I-α-羟化酶激活，生成维生素 D3 的活化形式 1,25-(OH)$_2$D$_3$（骨化三醇）。骨化三醇的作用部位是小肠、骨、肾和甲状旁腺。在维生素 D3 的衍生物中，以骨化三醇刺激小肠转运钙的作用力最强。在骨组织，骨化三醇与甲状旁腺激素结合后可刺激钙吸收；在肾脏，骨化三醇可直接抑制肾小管中钙的重吸收。体内外研究显示骨化三醇可直接抑制甲状旁腺激素的分泌和合成。
税 则 号 列　3004.5000

中　文　名　帕立骨化醇注射液
英　文　名　Paricalcitol Injection
类　　　别　内分泌系统用药（甲状腺功能用药）
主　要　成　分　帕立骨化醇
有效成分 CAS 号　131918-61-1

化学分子结构式

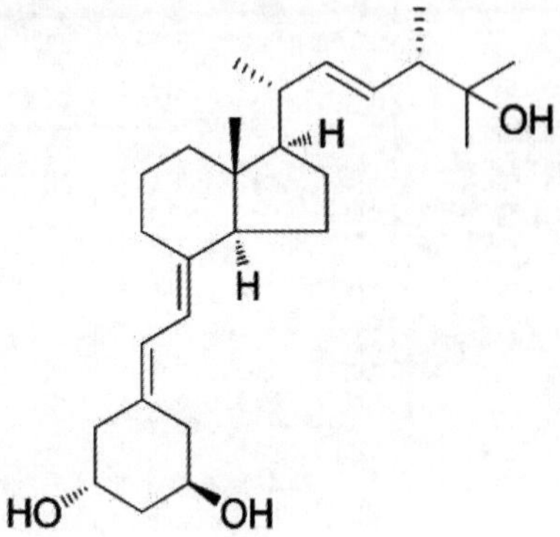

商　品　属　性　本品为无色的澄明溶液。
适　用　症　适用于治疗接受血液透析的慢性肾功能衰竭患者的继发性甲状旁腺功能亢进。
药　理　作　用　帕立骨化醇是一种人工合成的具有生物活性的维生素 D 类似物，对骨化三醇侧链（D2）和 A 环（19-nor）进行了修饰。临床前研究及体外试验研究显示，帕立骨化醇需通过与维生素 D 受体（VDR）结合，引发维生素 D 反应通路的选择性活化产生生物学作用。维生素 D 与帕立骨化醇可以通过抑制甲状旁腺激素（PTH）的合成与分泌，降低 PTH 水平。
税　则　号　列　3004.5000

中　文　名　甲巯咪唑片
英　文　名　Thiamazole Tablets
类　　　别　内分泌系统用药（甲状腺功能用药）
主　要　成　分　甲巯咪唑
有效成分 CAS 号　60-56-0

化学分子结构式

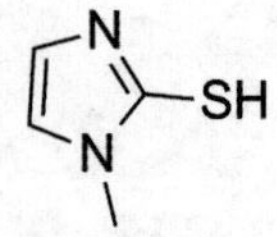

商　品　属　性　本品为片剂。
适　用　症　适用于各种类型的甲状腺功能亢进症。
药　理　作　用　本品作用机制为抑制甲状腺内过氧化物酶，阻碍摄入到甲状腺内碘化物的氧化及酪氨酸的耦联，阻碍甲状腺素（T4）和三碘甲状腺原氨酸（T3）的合成。
税　则　号　列　3004.9090

2.50　内分泌系统用药（降糖药）

中 文 名　艾塞那肽注射液
英 文 名　Exenatide Injection
类　　别　内分泌系统用药（降糖药）
主 要 成 分　艾塞那肽
有效成分 CAS 号　141758-74-9
化学分子结构式　无
商 品 属 性　本品为无色澄明液体。
适 用 症　适用于改善Ⅱ型糖尿病患者的血糖控制，适用于单用二甲双胍、磺酰脲类以及二甲双胍合用磺酰脲类血糖仍控制不佳的患者。
药 理 作 用　艾塞那肽是合成肽类，具有肠促胰岛素分泌激素类似物效应. 最初在钝尾毒蜥中发现。本品促进胰腺 β 细胞葡萄糖依赖性地分泌胰岛素，抑制胰高血糖素过量分泌，并且能够延缓胃排空。与胰岛素、磺酰脲类（包括苯丙氨酸衍生物和氯茴苯酸类）、双胍类、噻唑烷二酮类和 α-葡萄糖苷酶抑制剂相比，艾塞那肽具有不同的化学结构和药理作用。
税 则 号 列　3004.3900

中 文 名　注射用艾塞那肽微球
英 文 名　Exenatide Microspheres for Injection
类　　别　内分泌系统用药（降糖药）
主 要 成 分　艾塞那肽
有效成分 CAS 号　141758-74-9
化学分子结构式　无
商 品 属 性　本品为白色至类白色粉末。
适 用 症　适用于改善Ⅱ型糖尿病患者的血糖控制，适用于单用二甲双胍、磺脲类以及二甲双胍合用磺脲类血糖仍控制不佳的患者。
药 理 作 用　艾塞那肽是一种胰高血糖素样肽-1（GLP-1）受体激动剂。GLP-1 是内源性肠促胰岛素激素。艾塞那肽与 GLP-1 受体特异性的互作用，通过和/或其他细胞内信号传导通路的作用垢加葡萄糖依赖性的胰岛素合成和体内胰腺 β 细胞的胰岛素分泌，抑制胰高血糖素的过量分泌，并延缓胃排空。
税 则 号 列　3004.3900

中 文 名　格列本脲片
英 文 名　Glibenclamide Tablets
类　　别　内分泌系统用药（降糖药）
主 要 成 分　格列本脲
有效成分 CAS 号　10238-21-8

化学分子结构式

商 品 属 性　本品为白色片。
适 用 症　本品为降血糖药，适用于单用饮食控制疗效不满意的轻、中度 Ⅱ 型糖尿病，病人胰岛 β
　　　　　　细胞有一定的分泌胰岛素功能，并且无严重的并发症。
药 理 作 用　刺激胰腺胰岛 β 细胞分泌胰岛素，先决条件是胰岛 β 细胞还有一定的合成和分泌胰岛素
　　　　　　的功能；通过增加门静脉胰岛素水平或对肝脏直接作用，抑制肝糖原分解和糖原异生作
　　　　　　用，使肝生成和输出葡萄糖减少；也可能增加胰外组织对胰岛素的敏感性和糖的利用
　　　　　　（可能主要通过受体后作用）。因此，总的作用是降低空腹血糖和餐后血糖。
税 则 号 列　3004.9010

中 文 名　格列吡嗪控释片
英 文 名　Glipizide Controlled Release Tablets
类　　别　内分泌系统用药（降糖药）
主 要 成 分　格列吡嗪
有效成分 CAS 号　29094-61-9

化学分子结构式

商 品 属 性　本品为白色薄膜衣片，除去包衣后显红棕和浅红色双层片芯。
适 用 症　适用于在充分进行饮食控制的基础上，治疗 Ⅱ 型糖尿病患者的高血糖及其相关症状。
药 理 作 用　本品为磺酰脲类口服降糖药物。格列吡嗪通过刺激胰腺分泌胰岛素达到其快速降血糖作
　　　　　　用，本品的作用依赖胰岛 β 细胞的功能。胰腺外效应在磺脲类口服降糖药物的作用机制
　　　　　　中也起部分作用，增加胰岛素敏感性和减少肝脏葡萄糖生成的胰外作用在格列吡嗪的作
　　　　　　用机制中较为重要。但是长期使用格列吡嗪降血糖的作用机制尚不十分清楚。重要的是，
　　　　　　格列吡嗪可刺激膳食反应性胰岛素的分泌。本品可增强糖尿病患者的食物促胰岛素分泌
　　　　　　作用。
税 则 号 列　3004.9010

中 文 名　格列美脲胶囊
英 文 名　Glimepiride Capsules
类　　别　内分泌系统用药（降糖药）
主 要 成 分　格列美脲
有效成分 CAS 号　93479-97-1

化学分子结构式

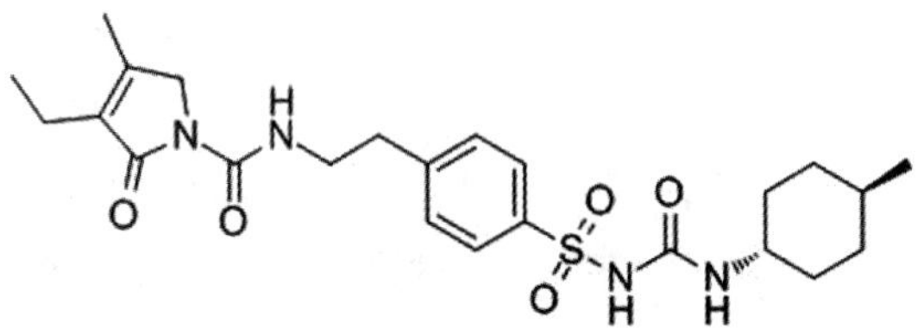

商 品 属 性　本品为胶囊剂，内容物为白色粉末。
适 用 症　适用于单用饮食控制疗效不满意的轻、中度Ⅱ型糖尿病，病人胰岛 β 细胞有一定的分泌胰岛素功能，并且无严重的并发症。
药 理 作 用　本品为第二代磺酰脲类口服降血糖药，其降血糖作用的主要机理是刺激胰岛 β 细胞分泌胰岛素，部分提高周围组织对胰岛素的敏感性。本品与胰岛素受体结合及离解的速度较格列本脲为快，较少引起较重低血糖。
税 则 号 列　3004.9010

中 文 名　格列齐特片
英 文 名　Gliclazide Tablets
类　　别　内分泌系统用药（降糖药）
主 要 成 分　格列齐特
有效成分 CAS 号　21187-98-4

化学分子结构式

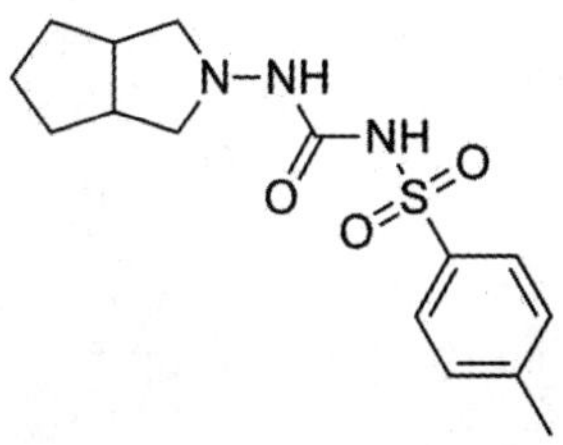

商 品 属 性　本品为白色片。
适 用 症　适用于治疗非胰岛素依赖型糖尿病。
药 理 作 用　本品是第二代磺脲类降血糖药，其机理是选择性地作用于胰岛 β 细胞，促进胰岛素分泌，并提高进食葡萄糖后的胰岛素释放，使肝糖生成和输出受到抑制。能降低血小板的聚集和黏附力，有助于糖尿病微血管病变的防治。
税 则 号 列　3004.9010

中　文　名　　阿卡波糖胶囊
英　文　名　　Acarbose Capsules
类　　　别　　内分泌系统用药（降糖药）
主 要 成 分　　阿卡波糖
有效成分 CAS 号　　56180-94-0

化学分子结构式

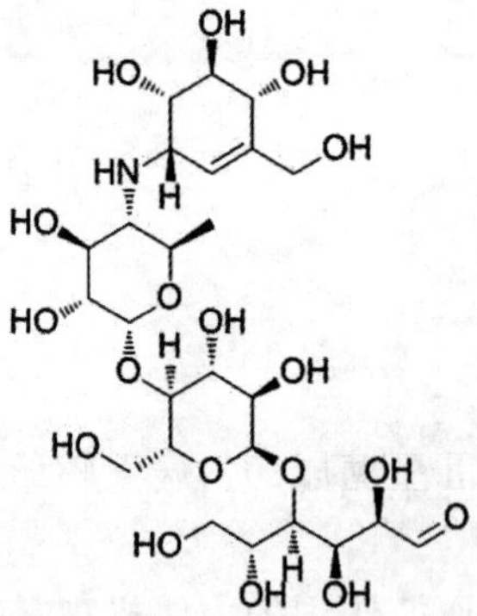

商 品 属 性　　本品为胶囊剂。
适 用 症　　适用于治疗糖尿病，降低糖耐量低减者的餐后血糖。
药 理 作 用　　本品是一种生物合成的假性四糖。动物试验结果表明：本品对小肠壁细胞刷状缘的 α-葡萄糖苷酶的活性具有抑制作用，肠道内多糖、寡糖或双糖从而降解，使来自碳水化合物的葡萄糖的降解和吸收入血速度变缓，降低了餐后血糖的升高，平均血糖值下降。
税 则 号 列　　3004.9090

中　文　名　　阿卡波糖咀嚼片
英　文　名　　Acarbose Chewable Tablets
类　　　别　　内分泌系统用药（降糖药）
主 要 成 分　　阿卡波糖
有效成分 CAS 号　　56180-94-0

化学分子结构式

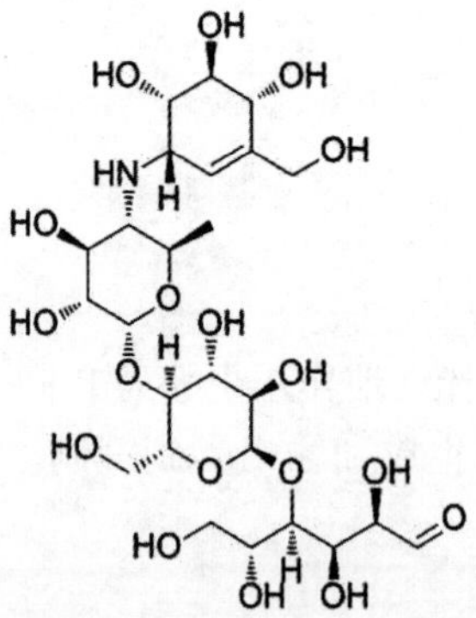

商 品 属 性　　本品为类白色或淡黄色片。
适 用 症　　适用于治疗糖尿病，降低糖耐量低减者的餐后血糖。
药 理 作 用　　本品是一种生物合成的假性四糖。动物试验结果表明：本品对小肠壁细胞刷状缘的 α-葡萄糖苷酶的活性具有抑制作用，肠道内多糖、寡糖或双糖降解，使来自碳水化合物的葡萄糖的降解和吸收入血速度变缓，降低了餐后血糖的升高，平均血糖值下降。
税 则 号 列　　3004.9090

中 文 名　阿卡波糖片
英 文 名　Acarbose Tables
类　　别　内分泌系统用药（降糖药）
主要成分　阿卡波糖
有效成分 CAS 号　56180-94-0

化学分子结构式

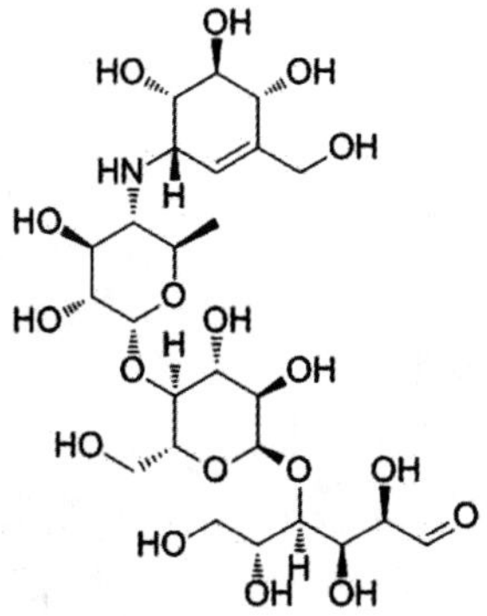

商品属性　本品为类白色或淡黄色片。
适 用 症　适用于配合饮食控制，治疗糖尿病，或降低糖耐量低减者的餐后血糖。
药理作用　本品是一种生物合成的假性四糖。动物试验结果表明：本品对小肠壁细胞刷状缘的 α-葡萄糖苷酶的活性具有抑制作用，肠道内多糖、寡糖或双糖降解，使来自碳水化合物的葡萄糖的降解和吸收入血速度变缓，降低了餐后血糖的升高，平均血糖值下降。
税则号列　3004.9090

中 文 名　达格列净片
英 文 名　Dapagliflozin Tablets
类　　别　内分泌系统用药（降糖药）
主要成分　达格列净
有效成分 CAS 号　461432-26-8

化学分子结构式

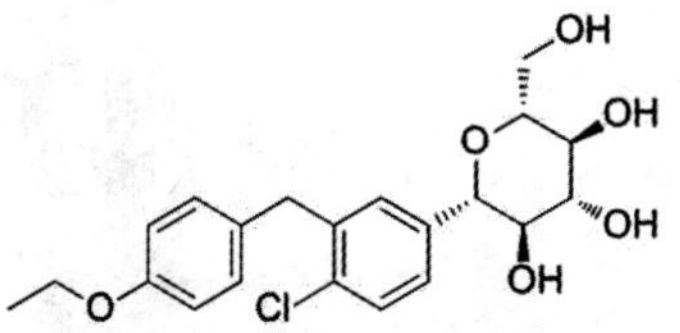

商品属性　本品为黄色、双凸、菱形薄膜衣片。
适 用 症　适用Ⅱ型糖尿病患者辅助饮食和运动改善血糖控制。
药理作用　达格列净通过抑制钠-葡萄糖转运蛋白 2（SGLT2）——肾内的一种使葡萄糖被重新吸收到血液中的蛋白质——而发挥作用。这使得多余的葡萄糖通过尿液被排出体外，从而在不增加胰岛素分泌的情况下改善血糖控制。
税则号列　3004.9090

中 文 名　磷酸西格列汀片
英 文 名　Sitagliptin Phosphate Tables
类 　 别　内分泌系统用药（降糖药）
主 要 成 分　磷酸西他列汀
有效成分 CAS 号　654671-78-0

化学分子结构式

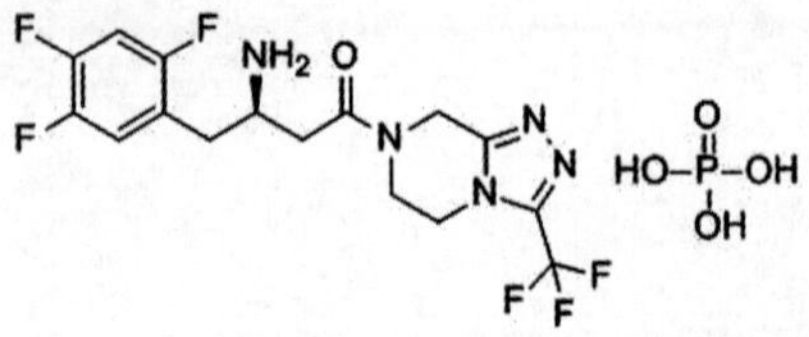

商 品 属 性　本品为粉红色薄膜衣片，除去包衣后显白色或类白色。

适 用 症　适用于改善Ⅱ型糖尿病患者的血糖控制。

药 理 作 用　西格列汀二肽基肽酶 4（DPP-4）抑制剂，肠促胰岛激素包括胰高糖素样多肽-1（GLP-1）和葡萄糖依赖性促胰岛素分泌多肽（GIP），由肠道全天释放，并且在进餐后水平升高。肠促胰岛激素是参与葡萄糖内环境稳态生理学调控的内源性系统的一部分。当血糖浓度正常或升高时，GLP-1 和 GIP 可通过涉及环磷腺苷的细胞内信号途径增加胰腺 β 细胞合成并释放胰岛素。此外，GLP-1 还可以抑制胰腺 α 细胞分泌胰高糖素。胰高糖素浓度的降低和胰岛素水平的升高可降低肝葡萄糖生成，从而降低血糖水平。GLP-1 和 GIP 的作用具有葡萄糖依赖性，当血糖浓度较低时，GLP-1 不会促进胰岛素释放，也不会抑制胰高糖素分泌；当葡萄糖水平高于正常浓度时，GLP-1 和 GIP 促进胰岛素释放的作用增强。此外，GLP-1 不会损伤机体对低血糖的正常胰高糖素释放反应。GLP-1 和 GIP 的活性受到 DPP-4 酶的限制，后者可以快速水解肠促胰岛激素，产生非活性产物。西格列汀能够防止 DPP-4 水解肠促胰岛激素，从而增加活性形式的 GLP-1 和 GIP 的血浆浓度。通过增加活性肠促胰岛激素水平，西格列汀能够以葡萄糖依赖的方式增加胰岛素释放并降低胰高糖素水平。

税 则 号 列　3004.9090

中 文 名　罗格列酮
英 文 名　Rosiglitazone
类　　别　内分泌系统用药（降糖药）
主 要 成 分　罗格列酮
有效成分 CAS 号　122320-73-4

化学分子结构式

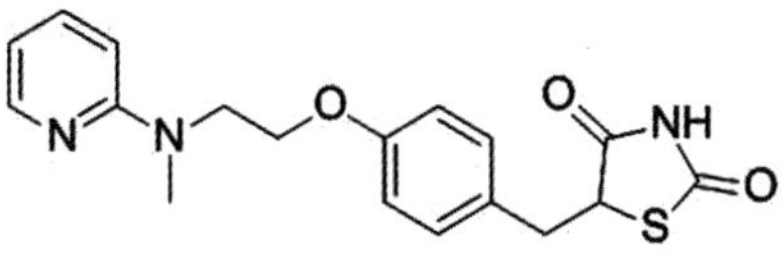

商 品 属 性　本品常用剂型有片剂、胶囊剂、分散片等。

适 用 症　本品仅适用于其他降糖药无法达到血糖控制目标的Ⅱ型糖尿病患者。单一服用本品，并
辅以饮食控制和运动，可控制Ⅱ型糖尿病患者的血糖。对于饮食控制和运动加服本品或
单一抗糖尿病药物，而血糖控制不佳的Ⅱ型糖尿病患者，本品可与二甲双胍或磺酰脲类
药物联合应用。对服用最大推荐剂量二甲双胍或磺酰脲类药物，且血糖控制不佳的患者，
本品不可替代原抗糖尿病药物，则需在其基础上联合应用。饮食控制是Ⅱ型糖尿病治疗
的措施之一。限制热量、减轻体重和增加运动均有助于提高胰岛素的敏感性，因而其不
仅是Ⅱ型糖尿病治疗的基本治疗，且可有效地保持药物疗效。在开始服用本品前，应诊
治影响血糖控制的病症，如感染。

药 理 作 用　本品属噻唑烷二酮类抗糖尿病药，通过提高胰岛素的敏感性而有效地控制血糖。本品为
过氧化物酶体增殖激活受体 γ（PPAR-Y）的高选择性、强效激动剂。人类的 PPAR 受体
存在于胰岛素的主要靶组织如肝脏、脂肪和肌肉组织。本品激活 PPAR-Y 核受体，可对
参与葡萄糖生成、转运和利用的胰岛素反应基因的转录进行调控。此外，PPAR-Y 反应
基因也参与脂肪酸代谢的调节。在本品临床研究中，空腹血糖（FPG）和 HbAlc 的检测
结果表明，本品可改善血糖控制情况，同时伴有血胰岛素和 C 肽水平降低，也可使餐后
血糖和胰岛素水平下降。本品对血糖控制的改善作用较持久，可维持达 52 周。Ⅱ型糖尿
病的主要病例生理学特征为胰岛素抵抗。本品的抗糖尿病作用已在Ⅱ型糖尿病的动物模
型（由于靶组织的胰岛素抵抗而出现在高血糖症和/或糖耐量下降）中得到显示。

税 则 号 列　3004.9090

中　文　名　米格列醇片
英　文　名　Miglitol Tablets
类　　　别　内分泌系统用药（降糖药）
主　要　成　分　米格列醇
有效成分 CAS 号　72432-03-2

化学分子结构式

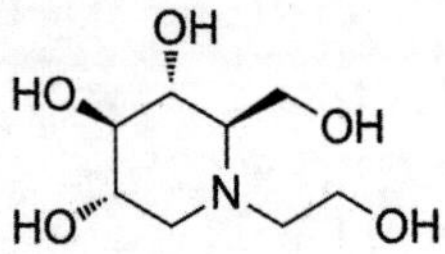

商　品　属　性　本品为薄膜衣片，除去包衣后显白色或类白色。
适　用　症　米格列醇单独使用可以作为配合饮食控制的辅助手段，以改善单纯饮食控制不佳的Ⅱ型糖尿病患者（NIDDM）的血糖控制。如果饮食疗法单独配合米格列醇或者磺酰脲类无法达到满意的血糖控制效果时，米格列醇也可与磺酰脲类药物合用。当二者配合使用时，会产生累加效应，这可能是因为二者的作用机制不同。在Ⅱ型糖尿病患者治疗的开始阶段，节制饮食是首选的治疗手段。限制热量摄取，控制体重对于肥胖糖尿病患者是必须的。单纯合理的饮食控制就可控制血糖以及高血糖症状，同时也应重视恰当的身体锻炼。如果这种治疗无效，可考虑使用米格列醇。但医生和患者都应注意米格列醇是作为配合饮食疗法的一种辅助手段而非其替代品，也就是说它不能作为一种避免节制饮食的方便方法来使用。
药　理　作　用　米格列醇属去氧化野尻霉素衍生物，它可延迟摄入的糖分的消化吸收，从而导致餐后血糖浓度只有轻微升高，因此能降低血糖。米格列醇可降低Ⅱ型糖尿病患者的糖化血红蛋白水平。糖化血红蛋白代表既往一段时间的平均血糖浓度，它反映了全身的非酶蛋白糖基化作用。作用机制：与磺酰脲类药不同，米格列醇不刺激胰岛素分泌。米格列醇的抗高血糖作用机制为可逆性抑制肠黏膜上的 α-葡萄糖苷酶。小肠刷状缘的 α-葡萄糖苷酶将低聚糖和二糖水解为葡萄糖和其他单糖类。对糖尿病患者，通过抑制此酶的作用延迟了糖的吸收，降低了餐后高血糖。因为米格列醇作用机制不同于磺酰脲类，故二者合用时，可增强降低血糖的作用。
税　则　号　列　3004.9090

中 文 名　　西格列汀二甲双胍片（Ⅰ）

英 文 名　　Sitagliptin Phosphate/Metformin Hydrochloride Tablets

类　　　别　　内分泌系统用药（降糖药）

主 要 成 分　　本品为复方制剂，主要成分为磷酸西格列汀和盐酸二甲双胍

有效成分 CAS 号　　磷酸西格列汀 654671-78-0；盐酸二甲双胍 1115-70-4

化学分子结构式

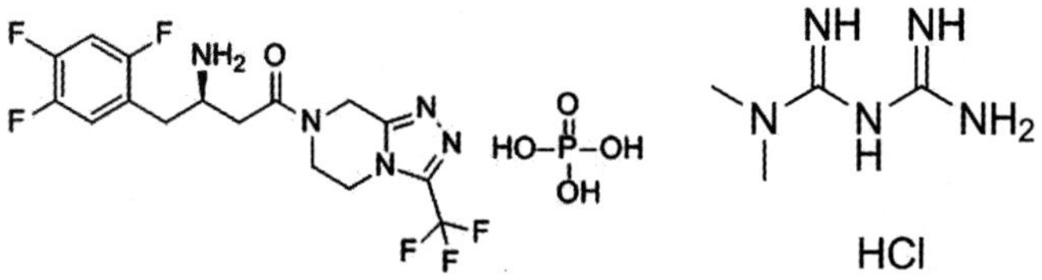

商 品 属 性　　本品为片剂。

适 用 症　　适用于治疗Ⅱ型糖尿病。

药 理 作 用　　本品是将两种作用机制互补的降血糖药物联合起来，用于改善Ⅱ型糖尿病患者的血糖控制：药物成分中的磷酸西格列汀是一种二肽基肽酶 4（DPP-4）抑制剂，而盐酸二甲双胍是一种双胍类降血糖药物。

税 则 号 列　　3004.9090

中 文 名　　西格列汀二甲双胍片（Ⅱ）

英 文 名　　Sitagliptin Phosphate/Metformin Hydrochloride Tablets

类　　　别　　内分泌系统用药（降糖药）

主 要 成 分　　本品为复方制剂，主要成分为磷酸西格列汀和盐酸二甲双胍

有效成分 CAS 号　　磷酸西格列汀 654671-78-0；盐酸二甲双胍 1115-70-4

化学分子结构式

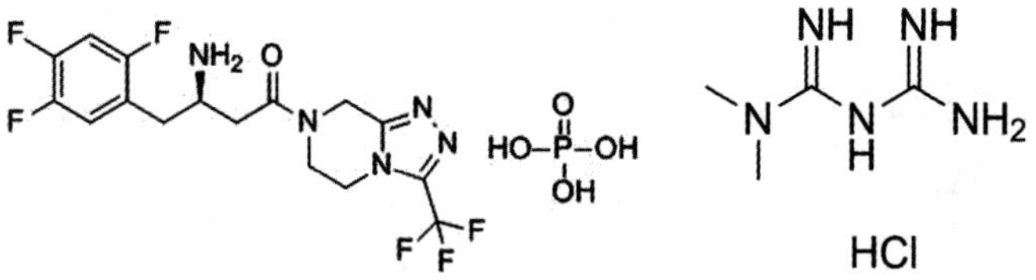

商 品 属 性　　本品为片剂。

适 用 症　　适用于治疗Ⅱ型糖尿病

药 理 作 用　　本品是将两种作用机制互补的降血糖药物联合起来，用于改善Ⅱ型糖尿病患者的血糖控制：药物成分中的磷酸西格列汀是一种二肽基肽酶 4（DPP-4）抑制剂，而盐酸二甲双胍是一种双胍类降血糖药物。

税 则 号 列　　3004.9090

中 文 名　盐酸二甲双胍片
英 文 名　Metflrmin Hydrochloride Tablets
类　　别　内分泌系统用药（降糖药）
主 要 成 分　盐酸二甲双胍
有效成分 CAS 号　15537-72-1

化学分子结构式

HCl

商 品 属 性　本品为糖衣或薄膜衣片，除去包衣后显白色。
适 用 症　适用于治疗单纯饮食控制或运动疗法血糖水平未得到满意控制的Ⅱ型糖尿病；可作为单
　　　　　　用磺脲类或盐酸二甲双胍治疗，血糖水平未得到满意控制的Ⅱ型糖尿病病人的二线用药。
药 理 作 用　本品可降低Ⅱ型糖尿病患者空腹及餐后高血糖，机制可能是增加周围组织对胰岛素的敏
　　　　　　感性，增加胰岛素介导的葡萄糖利用；增加非胰岛素依赖的组织对葡萄糖的利用，如脑、
　　　　　　血细胞、肾髓质、肠道、皮肤等；抑制肝糖原异生作用，降低肝糖输出；抑制肠壁细胞
　　　　　　摄取葡萄糖；抑制胆固醇的生物合成和贮存，降低血甘油三酯、总胆固醇水平。
税 则 号 列　3004.9090

2.51　内分泌系统用药（抗痛风药）

中 文 名　别嘌醇片
英 文 名　Allopurinol Tablets
类　　别　内分泌系统用药（抗痛风药）
主 要 成 分　别嘌醇
有效成分 CAS 号　315-30-0

化学分子结构式

商 品 属 性　本品为白色片。
适 用 症　适用于原发性和继发性高尿酸血症，尤其是尿酸生成过多而引起的高尿酸血症、反复发
　　　　　　作或慢性痛风者、痛风石、尿酸性肾结石和（或）尿酸性肾病、有肾功能不全的高尿酸
　　　　　　血症。
药 理 作 用　本品是抑制尿酸合成的药物。别嘌醇及其代谢产物氧嘌呤醇均能抑制黄嘌呤氧化酶，阻
　　　　　　止次黄嘌呤和黄嘌呤代谢为尿酸，从而减少了尿酸的生成，使血和尿中的尿酸含量降低
　　　　　　到溶解度以下水平，防止尿酸形成结晶沉积在关节及其他组织内，也有助于痛风病人组
　　　　　　织内的尿酸结晶重新溶解。别嘌醇亦通过对次黄嘌呤-鸟嘌呤磷酸核酸转换酶的作用抑制
　　　　　　体内新的嘌呤的合成。
税 则 号 列　3004.9090

中 文 名　磺吡酮片
英 文 名　Sulfinpyrazone Tablets
类　　别　内分泌系统用药（抗痛风药）
主 要 成 分　苯磺保泰松
有效成分 CAS 号　57-96-5

化学分子结构式

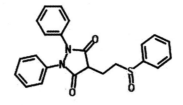

商 品 属 性　本品为片剂。
适 用 症　适用于慢性痛风尤其是痛风性关节炎的长期治疗；用于心肌梗死后，以减少死亡率。
药 理 作 用　本品能强力抑制肾小管对尿酸的重吸收，促进尿酸的排泄，是一种有效的促尿酸排泄药。
　　　　　　本品亦能延长血小板寿命，抑制血小板的黏附和聚集。
税 则 号 列　3004.9090

2.52　内分泌系统用药（其他内分泌失调用药）

中 文 名　醋酸加尼瑞克注射液
英 文 名　Ganirelix Injection
类　　别　内分泌系统用药（其他内分泌失调用药）
主 要 成 分　醋酸加尼瑞克
有效成分 CAS 号　123246-29-7

化学分子结构式

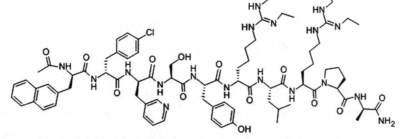

商 品 属 性　本品为注射剂，无色的澄明溶液。
适 用 症　本品在接受辅助生殖技术（ART）控制性卵巢刺激（COS）方案的妇女中使用，用于预
　　　　　　防过早出现促黄体激素（LH）峰。
药 理 作 用　促性腺激素释放激素（GnRH）的脉冲式释放能够刺激 LH 和 FSH 的合成和分泌。卵泡期
　　　　　　中期和后期的 LH 脉冲频率大约是每小时 1 次。这些脉冲体现在血清 LH 的瞬时上升。在
　　　　　　月经中期，GnRH 的大量释放造成 LH 激增。月经中期的 LH 激增能引起数个生理反应，
　　　　　　包括排卵、卵母细胞减数分裂恢复和黄体形成。黄体形成造成血清黄体酮水平上升，同
　　　　　　时雌二醇水平下降。醋酸加尼瑞克是 GnRH 拮抗剂，可竞争性阻断垂体促性腺细胞上的
　　　　　　GnRH 受体，以及其后的转导通路；产生一种快速、可逆的促性腺激素分泌抑制作用。
　　　　　　醋酸加尼瑞克对脑垂体 LH 分泌的抑制作用强于对 FSH 的抑制作用。醋酸加尼瑞克不能
　　　　　　引起内源性促性腺激素的首次释放，这与拮抗作用一致。醋酸加尼瑞克停药后 48 小时
　　　　　　内，垂体 LH 和 FSH 水平可完全恢复。
税 则 号 列　3004.3900

中 文 名　甲磺酸溴隐亭片
英 文 名　Bromocriptine Mesilate Tablets
类　　别　内分泌系统用药（其他内分泌失调用药）
主要成分　甲磺酸溴隐亭
有效成分 CAS 号　22260-51-1

化学分子结构式

商品属性　本品为片剂。
适 用 症　适用于内分泌系统疾病：泌乳素依赖性月经周期紊乱和不育症（伴随高或正常泌乳素血
　　　　　症）、闭经（伴有或不伴有泌乳）、月经过少、黄体功能不足和药物诱导的高泌乳激素症
　　　　　（抗精神病药物和高血压治疗药物）；非催乳素依赖性不育症：多囊性卵巢综合征、与抗
　　　　　雌激素联合运用（如氯底酚胺）治疗无排卵症；高泌乳素瘤：垂体小腺瘤的保守治疗，
　　　　　在手术前抑制腺瘤生长或减少腺瘤的体积，使切除容易进行；术后可用于降低仍然较高
　　　　　的泌乳素水平；肢端肥大症：单独应用或联合放疗、手术等可降低生长激素的血浆水平；
　　　　　抑制生理性泌乳：分娩或流产后通过抑制泌乳来抑制乳腺充血、肿胀，从而可预防产后
　　　　　乳腺炎；良性乳腺疾病：缓和或减轻经前综合征及乳腺结节（或囊性）乳腺疾病相关性
　　　　　乳腺疼痛；神经系统疾病：用于各期自发性和脑炎后所致帕金森病的单独治疗，或与其
　　　　　他抗帕金森病药物联合使用。
药理作用　甲磺酸溴隐亭为下丘脑和垂体中多巴胺受体激动剂，能降低泌乳激素分泌，阻止和减少
　　　　　乳汁分泌。对于肢端肥大症患者，甲磺酸溴隐亭可降低其生长激素水平和泌乳素水平。
　　　　　甲磺酸溴隐亭的多巴胺能活性，能够促进已经活化的突触前黑质纹状体神经元释放内源
　　　　　性多巴胺，并能选择性刺激突触后受体，用于帕金森病的治疗。
税 则 号 列　3004.4900

中 文 名　盐酸利托君片
英 文 名　Ritodrine Hydrochloride Tablets
类　　别　内分泌系统用药（其他内分泌失调用药）
主 要 成 分　盐酸利托君
有效成分 CAS 号　23239-51-2

化学分子结构式

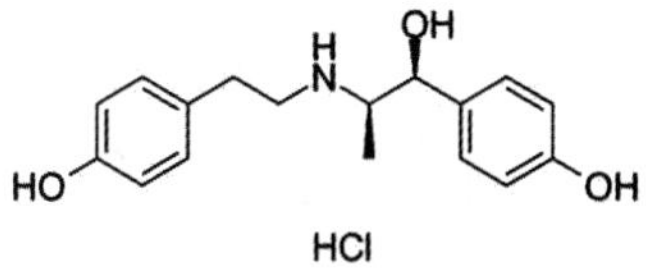

商 品 属 性　本品为片剂。
适 用 症　适用于预防妊娠 20 周以后的早产。目前本品用于子宫颈开口大于 4cm 或开全 80% 以上时
　　　　　　的有效性和安全性尚未确立。
药 理 作 用　药理研究表明，盐酸利托君作用于子宫平滑肌的 β2-受体，从而抑制子宫平滑肌的收缩
　　　　　　频率和强度。本品是一种口服、肌肉和静脉注射均有效延长妊娠，阻止早产的药物。
税 则 号 列　3004.4900

中 文 名　盐酸利托君注射液
英 文 名　Ritodrine Hydrochloride Injection
类　　别　内分泌系统用药（其他内分泌失调用药）
主 要 成 分　盐酸利托君
有效成分 CAS 号　23239-51-2

化学分子结构式

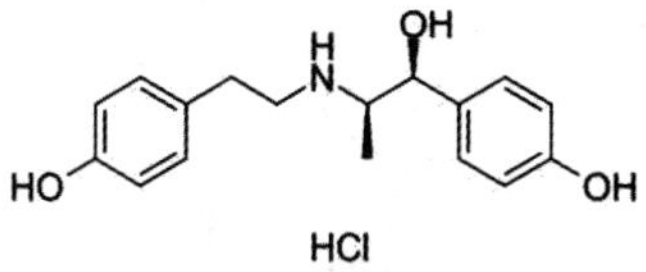

商 品 属 性　本品为注射剂，无色至微黄色的澄明液。
适 用 症　适用于预防妊娠 20 周以后的早产。目前本品用于子宫颈开口大于 4cm 或开全 80% 以上时
　　　　　　的有效性和安全性尚未确立。
药 理 作 用　药理研究表明，盐酸利托君作用于子宫平滑肌的 β2-受体，从而抑制子宫平滑肌的收缩
　　　　　　频率和强度。本品是一种口服、肌肉和静脉注射均有效延长妊娠，阻止早产的药物。
税 则 号 列　3004.4900

中 文 名　聚乙二醇钠钾散

英 文 名　Macrogol Sodium Potassium Powder

类　　别　内分泌系统用药（其他内分泌失调用药）

主 要 成 分　本品为复方制剂，有效成分为聚乙二醇、氯化钠、氯化钾、碳酸氢钠

有效成分 CAS 号　聚乙二醇 3350 25322-68-3；氯化钠 7647-14-5；氯化钾 7447-40-7；碳酸氢钠 144-55-8

化学分子结构式

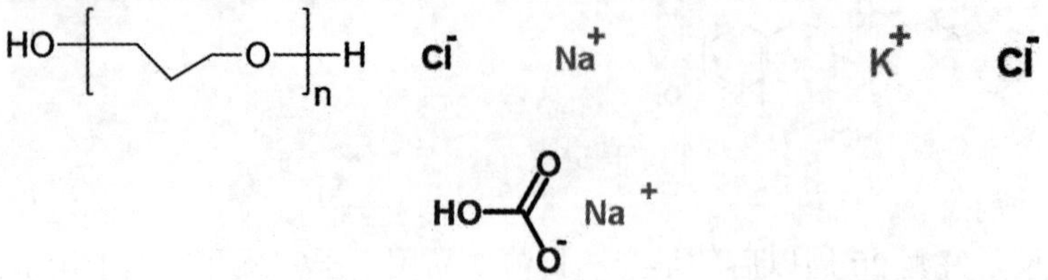

商 品 属 性　本品为袋装，口服粉剂。

适 用 症　适用于治疗慢性便秘，粪便嵌塞。

药 理 作 用　聚乙二醇 3350 是借由其在肠道的渗透作用而产生缓泻的效果，其作用时间依粪便嵌塞或慢性便秘之严重度而异。电解质等成分乃为确保钠、钾水的平衡。

税 则 号 列　3004.9090

中 文 名　注射用醋酸西曲瑞克

英 文 名　Cetrotide

类　　别　内分泌系统用药（其他内分泌失调用药）

主 要 成 分　醋酸西曲瑞克

有效成分 CAS 号　120287-85-6

化学分子结构式

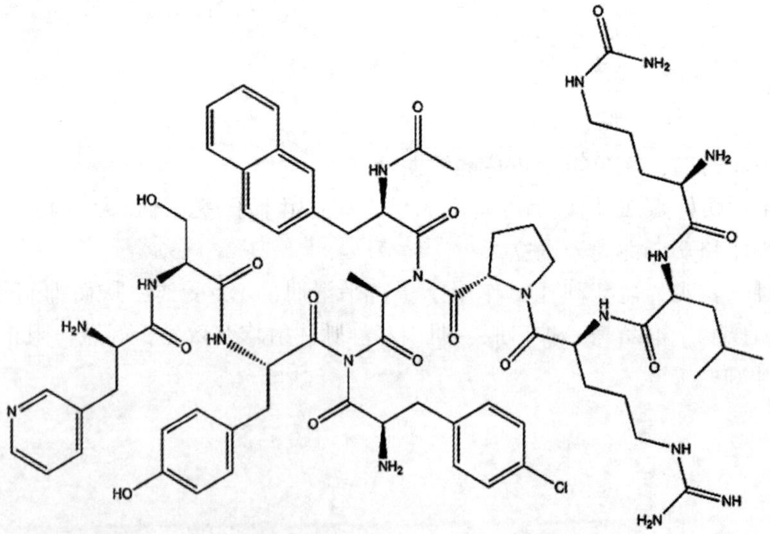

商 品 属 性　本品为注射剂，白色冻干块状物。

适 用 症　适用于进行控制性卵巢刺激的患者，防止提前排卵，进而进行采卵和辅助生殖技术治疗。在临床试验中，本品与人绝经期促性腺激素（HMG）联合使用。本品与重组人促卵泡激素（r-hFSH）联合使用的有限经验表明，其疗效与前者相似。

药 理 作 用　本品是黄体激素释放激素（LHRH）拮抗剂。LHRH 可与垂体细胞的膜受体结合。西曲瑞克与内源性 LHRH 竞争性地结合这些受体，从而控制促性腺激素（LH 和 FSH）的分泌。

税 则 号 列　3004.3900

中 文 名	乳果糖口服溶液	
英 文 名	Lactulose Oral Solution	
类 别	内分泌系统用药（其他内分泌失调用药）	
主 要 成 分	乳果糖	
有效成分 CAS 号	4618-18-2	

化学分子结构式

商 品 属 性	本品规格有 10mL，5g；100mL，50g；100mL，66.7g 等。袋装或瓶装。为无色至淡棕黄色澄明黏稠液体，微显乳光。
适 用 症	适用于慢性便秘，肝性脑病（PSE），用于治疗和预防肝昏迷或昏迷前状态。
药 理 作 用	乳果糖在结肠中被消化道菌丛转化成有机酸，导致肠道内 pH 值下降，并通过保留水分，增加粪便体积。上述作用刺激结肠蠕动，保持大便通畅，缓解便秘，同时恢复结肠的生理节律。
税 则 号 列	3004.9090

中 文 名	唑来膦酸注射液
英 文 名	Zoledronic Acid Injection
类 别	内分泌系统用药（其他内分泌失调用药）
主 要 成 分	唑来膦酸
有效成分 CAS 号	118072-93-8

化学分子结构式

商 品 属 性	本品为注射剂，无色澄明液体。
适 用 症	适用于恶性肿瘤溶骨性骨转移引起的骨痛。
药 理 作 用	唑来膦酸的药理作用主要是抑制骨吸收，其作用机制尚不完全清楚，可能与多方面作用有关。唑来磷酸在体外可抑制破骨细胞活动，诱导破骨细胞凋亡，还可通过与骨的结合阻断破骨细胞对矿化骨和软骨的吸收。唑来磷酸还可以抑制由肿瘤释放的多种刺激因子引起的破骨细胞活动增强和骨钙释放。
税 则 号 列	3004.9090

2.53 生殖系统用药

中 文 名　雌三醇栓
英 文 名　Estriol suppositories
类 　 别　生殖系统用药
主 要 成 分　雌三醇
有效成分 CAS 号　50-27-1

化学分子结构式

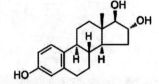

商 品 属 性　本品为脂肪性基质制成的白色或乳白色圆柱形栓剂。
适 用 症　适用于治疗妇女绝经后因雌激素缺乏而引起的泌尿生殖道萎缩和萎缩性阴道炎（即老年性阴道炎）。表现为外阴或阴道干燥、瘙痒、灼热、阴道分泌物异常及性交疼痛或尿频、尿急、尿失禁等症状。
药 理 作 用　雌三醇是体内雌二醇的代谢产物，主要存在于尿中的一种天然雌激素。其作用比雌二醇弱，主要作用于外阴和子宫颈，使阴道上皮增生变厚并恢复阴道的生理 pH 值，有利于绝经后因雌激素缺乏所致的泌尿生殖道萎缩和萎缩性阴道炎的治疗。
税 则 号 列　3004.3900

2.54 免疫系统用药

中 文 名　环孢素软胶囊
英 文 名　Cyclosporine Soft Capsules
类 　 别　免疫系统用药
主 要 成 分　环孢素
有效成分 CAS 号　59865-13-3

化学分子结构式

商 品 属 性　本品内容物为浅黄色至黄色的油状液体。
适 用 症　适用于器官移植、骨髓移植及内源性葡萄膜炎、类风湿性关节炎、异位性皮炎、银屑病等自身免疫性疾病、肾病综合征。
药 理 作 用　环孢素能抑制细胞介导反应的发生，包括异体移植物免疫、迟发型皮肤超敏反应、实验性过敏性脑脊髓膜炎、弗氏佐剂关节炎、移植物抗宿主病（GVHD）和 T 细胞依赖的抗体的产生。环孢素能抑制淋巴因子，包括白细胞介素-2 的产生和释放。环孢素还可阻断细胞生长周期，使静止淋巴细胞停留在期，抑制抗原激活的 T 细胞释放淋巴因子。
税 则 号 列　3002.1500

中 文 名　吗替麦考酚酯分散片
英 文 名　Mycophenolate Mofetil
类　　别　免疫系统用药
主 要 成 分　吗替麦考酚酯
有效成分 CAS 号　115007-34-6

化学分子结构式

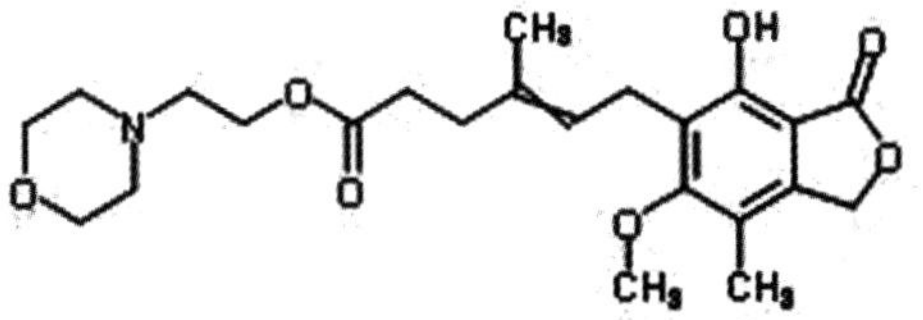

商 品 属 性　本品为片剂。
适 用 症　适用于接受同种异体肾脏或肝脏移植的患者中预防器官的排斥反应，用于微小病变型肾病、局灶节段性肾小球硬化的替代治疗，狼疮肾病的首选治疗方案，重症肌无力、自身免疫性肝病、紫癜性肾炎、银屑病等。
药 理 作 用　吗替麦考酚酯（MMF）口服后可迅速吸收并水解为麦考酚酸（MPA）。MPA 是强效的、选择性的、非竞争性和可逆性的次黄嘌呤单核苷酸脱氢酶（IMPDH）抑制剂。MPA 能够抑制鸟嘌呤核苷的从头合成途径使之不能形成 DNA，抑制淋巴细胞增殖、抑制有丝分裂原和同种特异性刺激物引起的 T 和 B 淋巴细胞增殖，抑制 B 淋巴细胞产生抗体，抑制淋巴细胞和单核细胞糖蛋白的糖基化；可以抑制白细胞进入炎症和移植物排斥反应的部位。
税 则 号 列　3004.2090

中 文 名　吗替麦考酚酯胶囊
英 文 名　Mycophenolate Mofetil Capsules
类　　别　免疫系统用药
主 要 成 分　吗替麦考酚酯
有效成分 CAS 号　115007-34-6

化学分子结构式

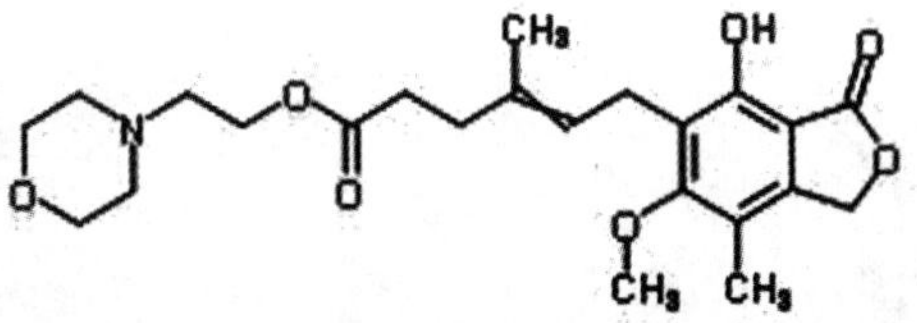

商 品 属 性　本品为胶囊剂，内容物为白色粉末。
适 用 症　适用于预防同种肾移植病人的排斥反应，及治疗难治性排斥反应，吗替麦考酚酯片可与环孢素和肾上腺皮质激素同时应用。
药 理 作 用　MMF 是 MPA 的 2-乙基酯类衍生物，MPA 是高效、选择性、非竞争性、可逆性的次黄嘌呤单核苷酸脱氢酶（IMPDH）抑制剂，可抑制鸟嘌呤核苷酸的经典合成途径。MPA 对淋巴细胞具有高度选择作用。吗替麦考酚酯片对肾移植后排斥反应的预防和难治性排斥的治疗极其有效。
税 则 号 列　3004.2090

中 文 名	吗替麦考酚酯片
英 文 名	Mycophenolate Mofetil Tablets
类　　别	免疫系统用药
主 要 成 分	吗替麦考酚酯
有效成分 CAS 号	115007-34-6

化学分子结构式

商 品 属 性　本品为白色至类白色片。

适 用 症　适用于预防同种肾移植病人的排斥反应，及治疗难治性排斥反应，吗替麦考酚酯片可与环孢素和肾上腺皮质激素同时使用。

药 理 作 用　MMF 是麦 MPA 的 2-乙基酯类衍生物，MPA 是高效、选择性、非竞争性、可逆性的次黄嘌呤单核苷酸脱氢酶（IMPDH）抑制剂，可抑制鸟嘌呤核苷酸的经典合成途径。MPA 对淋巴细胞具有高度选择作用。吗替麦考酚酯片对肾移植后排斥反应的预防和难治性排斥的治疗极其有效。

税 则 号 列　3004.2090

中 文 名	他克莫司滴眼液
英 文 名	Tacrolimus Eye Drops
类　　别	免疫系统用药
主 要 成 分	他克莫司
有效成分 CAS 号	104987-11-3

化学分子结构式

商 品 属 性　本品为白色的悬浊液。

适 用 症　适用于抗过敏治疗效果不明显的春季角结膜炎患者，应在观察到眼睑结膜巨大乳头增殖时使用。

药 理 作 用　他可莫司属于免疫抑制性大环内脂类。在分子水平，他克莫司的作用似乎是由细胞质内与之结合的蛋白 FKBP12 介导的。FKBP12 使得本品进入细胞内，并形成复合物，该复合物竞争性地与钙调素特异性地结合并抑制钙调素，后者介导 T 细胞内-钙依赖性抑制性信号传递系统，从而阻止一系列淋巴因子基因转录。

税 则 号 列　3004.2090

中 文 名　他克莫司胶囊
英 文 名　Tacrolimus Capsules
类　　别　免疫系统用药
主 要 成 分　他克莫司
有效成分 CAS 号　104987-11-3

化学分子结构式

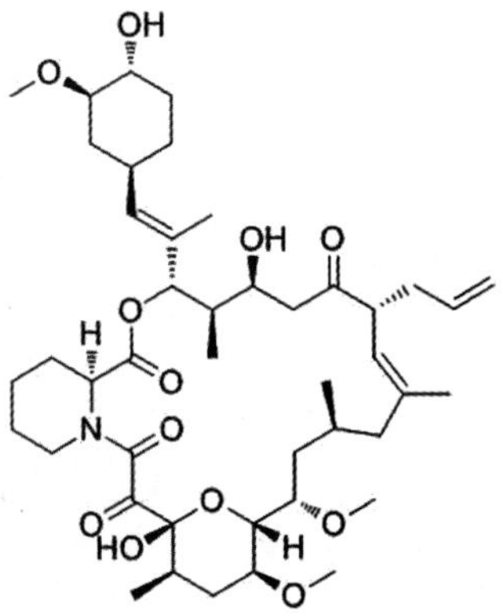

商 品 属 性　本品内容物为白色或类白色粉末。
适 用 症　适用于预防肝脏或肾脏移植术后的移植物排斥反应，治疗肝脏或肾脏移植术后应用其他免疫抑制药物无法控制的移植物排斥反应。
药 理 作 用　他可莫司属于免疫抑制性大环内脂类。在分子水平，异力抗的作用似乎是由细胞质内与之结合的蛋白 FKBP12 介导的。FKBP12 使得异力抗进入细胞内，并形成复合物，该复合物竞争性地与钙调素特异性地结合并抑制钙调素，后者介导 T 细胞内-钙依赖性抑制性信号传递系统，从而阻止一系列淋巴因子基因转录。
税 则 号 列　3004.2090

中 文 名　他克莫司软膏
英 文 名　Tacrolimus Ointment
类　　别　免疫系统用药
主 要 成 分　他克莫司
有效成分 CAS 号　104987-11-3

化学分子结构式

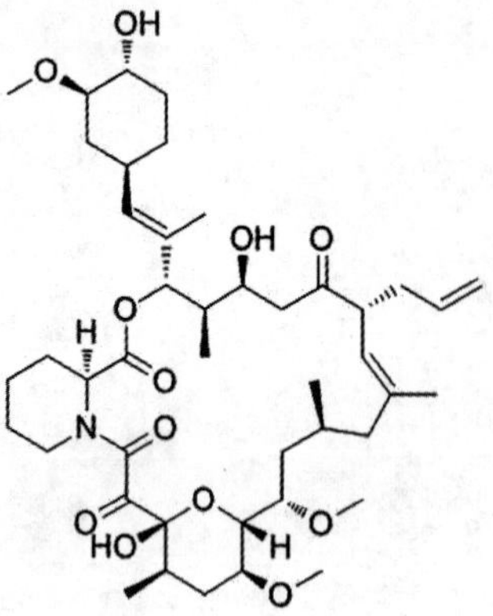

商 品 属 性　本品为白色至淡黄色软膏。
适 用 症　适用于因非免疫受损的潜在危险而不宜使用传统疗法、对传统疗法反应不充分、无法耐受传统疗法的中到重度特应性皮炎患者，作为短期或间歇性长期治疗。0.03% 和 0.1% 浓度的本品均可用于成人，但只有 0.03% 浓度的本品可用于 2 岁及以上的儿童。
药 理 作 用　他克莫司治疗特应性皮炎的作用机制还不清楚，虽然对他克莫司的作用机制已有一定了解，但是这些发现与特应性皮炎的临床关系还不明确。他克莫司已被证实可以抑制 T 淋巴细胞活化，首先与细胞内蛋白 FKBP-12 结合，形成由他克莫司-FKBP-12、钙、钙调蛋白和钙调磷酸酶构成的复合物，从而抑制钙调磷酸酶的磷酸酶活性，阻止活化 T 细胞核转录因子（NF-AT）的去磷酸化和易位，NF-AT 这种核成分会启动基因转录形成淋巴因子（例如 IL-2，γ 干扰素）。他克莫司还可以抑制编码 IL-3、IL-4、IL-5、GM-CSF 和 TNF-的基因的转录，所有这些因子都参与早期阶段的 T 细胞活化。此外，他克莫司可以抑制皮肤肥大细胞和嗜碱性粒细胞内已合成介质的释放，下调朗格罕细胞表面 FCεRI 的表达。
税 则 号 列　3004.2090

中　文　名　他克莫司注射液
英　文　名　Tacrolimus Injection
类　　　别　免疫系统用药
主要成分　他克莫司
有效成分 CAS 号　109581-93-3

化学分子结构式

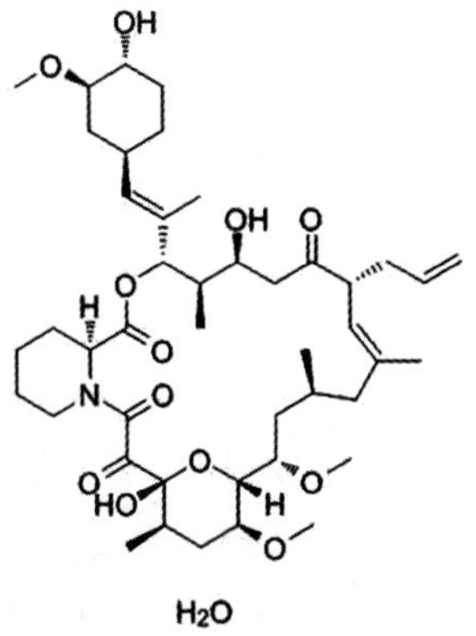

商品属性　本品为无色澄清液体。
适　用　症　适用于预防肝脏或肾脏移植术后的移植物排斥反应。治疗肝脏或肾脏移植术后应用其他免疫抑制药物无法控制的移植物排斥反应。
药理作用　他可莫司属于免疫抑制性大环内脂类。在分子水平，异力抗的作用似乎是由细胞质内与之结合的蛋白 FKBP12 介导的。FKBP12 使得异力抗进入细胞内，并形成复合物，该复合物竞争性地与钙调素特异性地结合并抑制钙调素，后者介导 T 细胞内-钙依赖性抑制性信号传递系统，从而阻止一系列淋巴因子基因转录。
税则号列　3004.2090

中 文 名 西罗莫司胶囊
英 文 名 Sirolimus Capsules
类 别 免疫系统用药
主要成分 西罗莫司
有效成分 CAS 号 53123-88-9

化学分子结构式

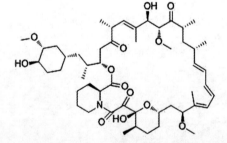

商 品 属 性 本品为胶囊剂。
适 用 症 适用于接受肾移植的患者，预防器官排斥。建议与环孢素和皮质类固醇类联合使用。
药 理 作 用 西罗莫司抑制由抗原和细胞因子，激发的 T 淋巴细胞的活化和增殖，此作用机制与其他
免疫抑制剂截然不同。西罗莫司亦抑制抗体的产生。在细胞中，西罗莫司与免疫嗜素，
即 FK 结合蛋白-12（FKBP-12）结合，生成一个免疫抑制复合物。此西罗莫司 FKBP-12
复合物对钙调磷酸酶的活性未见影响。此复合物与哺乳动物的西罗莫司靶分子（mTOR，
一种关键的调节激酶）结合，并抑制其活性。此种抑制阻遏了细胞因子驱动的 T 细胞的
增殖，即抑制细胞周期中 G1 期向 S 期的发展。
税 则 号 列 3004.2090

中 文 名 西罗莫司片
英 文 名 Sirolimus Tablets
类 别 免疫系统用药
主要成分 西罗莫司
有效成分 CAS 号 53123-88-9

化学分子结构式

商 品 属 性 本品为三角形糖衣片，除去包衣后显类白色。
适 用 症 适用于接受肾移植的患者，预防器官排斥，建议与环孢素和皮质类固醇联合使用。
药 理 作 用 西罗莫司抑制由抗原和细胞因子（白介素 IL-2、IL-4 和 IL-15）激发的 T 淋巴细胞的活化
和增殖。西罗莫司亦抑制抗体的产生。在细胞中，西罗莫司与免疫嗜素，即 FK 结合蛋
白-12（FKBP-12）结合，生成一个免疫抑制复合物。此西罗莫司 FKBP-12 复合物对钙调
磷酸酶的活性无影响。此复合物与哺乳动物的西罗莫司靶分子（mTOR，一种关键的调节
激酶）结合，并抑制其活性。此种抑制阻遏了细胞因子驱动的 T 细胞的增殖，即抑制细
胞周期中 G1 期向 S 期的发展。
税 则 号 列 3004.2090

中 文 名 注射用胸腺法新
英 文 名 Thymalfasin for Injection
类 别 免疫系统用药
主 要 成 分 胸腺法新
有效成分 CAS 号 62304-98-7
化学分子结构式 无
商 品 属 性 本品为注射剂，白色或类白色疏松块状物。
适 用 症 适用于慢性乙型肝炎。可作为免疫损害病者的疫苗免疫应答增强剂。免疫系统功能受到
抑制者，包括接受慢性血液透析和老年病患者，本品可增强病者对病毒性疫苗，例如流
感疫苗或乙肝疫苗的免疫应答。
药 理 作 用 促进 T 细胞分化成熟，增加 NK 细胞活性，增强树突状细胞的抗原提呈，从而调节机体
免疫
税 则 号 列 3004.3900

中 文 名 巴瑞替尼片
英 文 名 Baricitinib Tablets
类 别 免疫系统用药
主 要 成 分 巴瑞替尼
有效成分 CAS 号 1187594-09-7

化学分子结构式

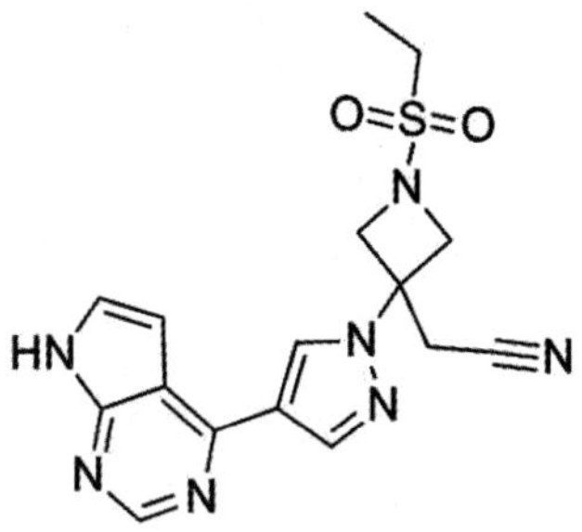

商 品 属 性 本品为片剂。
适 用 症 适用于对一种或多种改善病情抗风湿药（DMARD）疗效不佳或不耐受的中重度活动性类
风湿关节炎成年患者。
药 理 作 用 巴瑞替尼是一种可逆的选择性酪氨酸蛋白激酶（JAK）1 和 JAK2 抑制剂。AK 是涉及造血
作用、炎症和免疫功能相关的细胞因子和生长因子细胞表面受体转导细胞内信号的酶。
细胞内信号转导途径中，JAK 使信号转导因子和转录活化因子（STATs）磷酸化和活化，
激活细胞内的基因表达。巴瑞替尼能够通过抑制 JAK1 和 JAK2 酶活性调节这些信号转导
途径，进而降低 STATs 的磷酸化和活化。
税 则 号 列 3004.9010

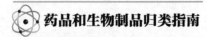

中 文 名　辅酶 Q10 软胶囊
英 文 名　Ubidecarenone Soft Capsules
类 　 别　免疫系统用药
主 要 成 分　辅酶 Q10
有效成分 CAS 号　303-98-0

化学分子结构式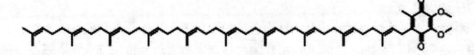

商 品 属 性　本品为胶囊剂。
适 用 症　适用于增强免疫力。
药 理 作 用　本品具有促进氧化磷酸化反应和保护生物膜结构完整性的功能。本品是生物体内广泛存在的脂溶性醌类化合物，不同来源的辅酶 Q10 其侧链异戊烯单位的数目不同，人类和哺乳动物是 10 个异戊烯单位，故称辅酶 Q10。辅酶 Q10 在体内呼吸链中质子移位及电子传递中起重要作用，它是细胞呼吸和细胞代谢的激活剂，也是重要的抗氧化剂和非特异性免疫增强剂。
税 则 号 列　3004.9090

中 文 名　枸橼酸托法替布片
英 文 名　Tofacitinib Citrate Tablets
类 　 别　免疫系统用药
主 要 成 分　枸橼酸托法替布
有效成分 CAS 号　540737-29-9

化学分子结构式

商 品 属 性　本品为片剂。
适 用 症　托法替布适用于甲氨蝶呤疗效不足或对其无法耐受的中度至重度活动性类风湿关节炎（RA）成年患者，可与甲氨蝶呤或其他非生物改善病情抗风湿药（DMARD）联合使用。使用限制：不建议将托法替布与生物 DMARD 类药物或强效免疫抑制剂（如硫唑嘌呤和环孢霉素）联用。
药 理 作 用　托法替布是一种选择性酪氨酸蛋白激酶（JAK）抑制剂。JAK 属于胞内酶，可传导细胞膜上的细胞因子或生长因子-受体相互作用所产生的信号，从而影响细胞造血过程和细胞免疫功能。在该信号转导通路内，JAK 磷酸化并激活信号转导因子和转录激活因子（STAT），从而调节包括基因表达在内的细胞内活动。托法替布在 JAK 这一点对该信号转导通路进行调节，防止 STAT 磷酸化和激活。JAK 酶通过配对 JAK（如，JAK1/JAK3，JAK1/JAK2，JAK1/TyK2，JAK2/JAK2）传递细胞因子信号。托法替布抑制 JAK1/JAK2、JAK1/JAK3 和 JAK2/JAK2 组合酶的体外活性，IC50 分别为 406、56 和 1377 nM。但特定 JAK 组合酶与治疗有效性的相关性尚未明确。
税 则 号 列　3004.9090

中 文 名　硫唑嘌呤片
英 文 名　Azathioprine Tablets
类　　别　免疫系统用药
主 要 成 分　硫唑嘌呤
有效成分 CAS 号　446-86-6

化学分子结构式

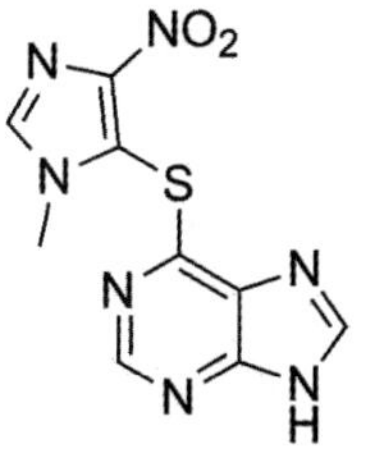

商 品 属 性　本品为淡黄色片剂。
适 用 症　适用于急慢性白血病，对慢性粒细胞型白血病近期疗效较好，作用快，但缓解期短；后天性溶血性贫血，特发性血小板减少性紫癜，系统性红斑狼疮；慢性类风湿性关节炎、慢性活动性肝炎（与自体免疫有关的肝炎）、原发性胆汁性肝硬化；慢性非特异性溃疡性结肠炎、节段性肠炎、多发性神经根炎、狼疮性肾炎、增殖性肾炎、韦格纳肉芽肿等。
药 理 作 用　在体内几乎全部转变成 6-巯基嘌呤而起作用。由于其转变过程较慢，因而发挥作用缓慢。它能抑制白血病，抑制病毒对小鼠的感染，使脾脏肿大得到抑制，使脾脏及血浆内病毒滴度下降。可通过对 RNA 代谢的干扰而具有免疫抑制作用。
税 则 号 列　3004.9090

中 文 名　溴夫定片
英 文 名　Brivudine Tablets
类　　别　免疫系统用药
主 要 成 分　溴夫定
有效成分 CAS 号　69304-47-8

化学分子结构式

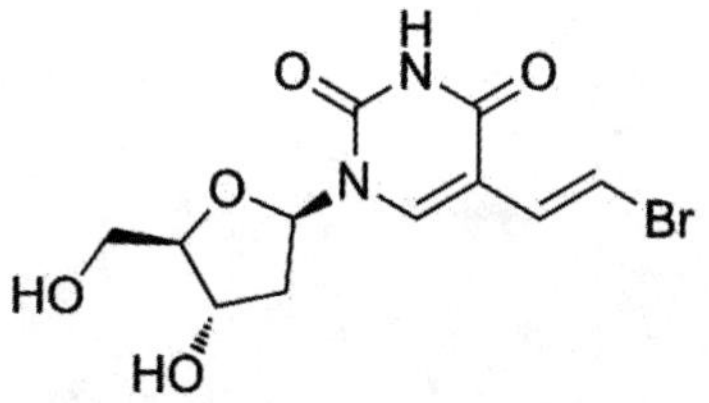

商 品 属 性　本品为白色或类白色片。
适 用 症　适用于免疫功能正常的成年急性带状疱疹患者的早期治疗。
药 理 作 用　嘧啶核苷衍生物可抑制 VZV，其效力为阿昔洛韦的 1000 倍。在体外，可对抗 HSV-I 和 EBV，但对 HSV-2 或 CMV 无效。被 HSV 感染细胞吸收的浓度是正常细胞的 40 倍，有较好的选择性。经病毒的胸苷激酶催化成单磷酸衍生物，再经病毒的胸苷酸激酶作用进步转化成双磷酸衍生物，其三磷酸衍生物竞争性抑制病毒 DNA 的复制，自身不像阿昔洛韦那样结合进病毒的 DNA 中，而是转变成为三磷酸脱氧胸苷。
税 则 号 列　3004.9090

2.55 泌尿系统用药

中　文　名　非那雄胺分散片
英　文　名　Finasteride Dispersible Tablets
类　　　别　泌尿系统用药
主　要　成　分　非那雄胺
有效成分 CAS 号　98319-26-7

化学分子结构式

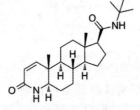

商　品　属　性　本品为白色或类白色片。
适　用　症　适用于治疗已有症状的良性前列腺增生症（BPH）：改善症状，降低发生急性尿潴留的危险性，降低需进行经尿道切除前列腺（TURP）和前列腺切除术的危险性。
药　理　作　用　非那雄胺是一种合成的甾体类化合物，它是雄激素睾酮代谢成为双氢睾酮过程中的细胞内酶 II 型 5α 还原酶的特异性抑制剂。非那雄胺对雄激素受体没有亲和力，也没有雄激素样、抗雄激素样、雌激素样、抗雌激素样或促孕作用。对该酶的抑制能阻碍外周组织中睾酮向雄激素双氢睾酮的转化，使血清及组织中双氢睾酮浓度显著下降。与安慰剂相比，可使血循环中睾酮的水平升高约 10%～15%，但仍在生理范围内。非那雄胺能使血清中双氢睾酮浓度迅速下降，在给药后 24 小时内使之显著减少。
税　则　号　列　3004.3900

中　文　名　非那雄胺胶囊
英　文　名　Finasteride Capsules
类　　　别　泌尿系统用药
主　要　成　分　非那雄胺
有效成分 CAS 号　98319-26-7

化学分子结构式

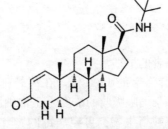

商　品　属　性　本品为胶囊剂，内容物为白色粉末。
适　用　症　适用于治疗已有症状的良性前列腺增生症（BPH）：改善症状；降低发生急性尿潴留的危险性；降低需进行经尿道切除前列腺（TURP）和前列腺切除术的危险性。
药　理　作　用　本品为一种 4-氮杂甾体化合物，它是睾酮代谢成为更强的雄激素双氢睾酮（DHT）过程中的细胞内酶-II 型 5a-还原酶的特异性抑制剂。而良性前列腺增生（BPH）或称作前列腺肥大取决于前列腺中睾酮向 DHT 的转化。本品能非常有效地减少血液和前列腺内 DHT。非那雄胺对雄激素受体没有亲和力。
税　则　号　列　3004.3900

中 文 名　非那雄胺片
英 文 名　Finasteride Tablets
类　　　别　泌尿系统用药
主 要 成 分　非那雄胺
有效成分 CAS 号　98319-26-7

化学分子结构式

商 品 属 性　本品为薄膜衣片，除去薄膜衣后显白色或类白色。
适 用 症　适用于治疗和控制良性前列腺增生（BPH）以及预防泌尿系统事件，降低发生急性尿潴
　　　　　　留的危险性，降低需进行经尿道切除前列腺（TLRP）和前列腺切除术的危险性。本品可
　　　　　　使肥大的前列腺缩小改善尿流及改善前列腺增生有关的症状，前列腺肥大患者适用于本
　　　　　　品治疗。
药 理 作 用　本品属 4-氮甾体激素类化合物，为特异性 II 型 5α-还原酶竞争抑制剂，抑制外周睾酮转
　　　　　　化为二氢睾酮，降低血液和前列腺、皮肤等组织中二氢睾酮水平。前列腺的生长发育和
　　　　　　良性增生依赖于二氢睾酮，非那雄胺通过降低血液和前列腺组织中的二氢睾酮水平而抑
　　　　　　制前列腺增生、改善良性前列腺增生的相关临床症状。
税 则 号 列　3004.3900

中 文 名　复方呋塞米片
英 文 名　Compound Furosemide Tablets
类　　　别　泌尿系统用药
主 要 成 分　本品为复方制剂，有效成分为呋塞米和盐酸阿米洛利
有效成分 CAS 号　呋塞米 54-31-9；盐酸阿米洛利 2016-88-8

化学分子结构式

商 品 属 性　本品为类白色至微黄色片。
适 用 症　主要用于心源性水肿、肾性水肿、肝性水肿（肝硬化腹水）。
药 理 作 用　由呋塞米和盐酸阿米洛利组成，呋塞米主要抑制髓袢升支的髓质部及皮质部对 Cl^-、Na^+
　　　　　　的再吸收而利尿、排 K^+、Na^+、Cl^-；盐酸阿米洛利作用于远曲小管及皮质集合管，抑制
　　　　　　H^+ 的分泌及 Na^+-K^+ 交换而保钾利尿，钠负荷大鼠利尿实验表明，本品利尿排钠作用强于
　　　　　　呋塞米，且可显著抑制尿钾排出。
税 则 号 列　3004.9010

中　文　名　盐酸坦洛新缓释胶囊

英　文　名　Tamsulosin Hydrochloride Sustained Release Capsules

类　　　别　泌尿系统用药

主　要　成　分　盐酸坦洛新

有效成分 CAS 号　106463-17-6

化学分子结构式

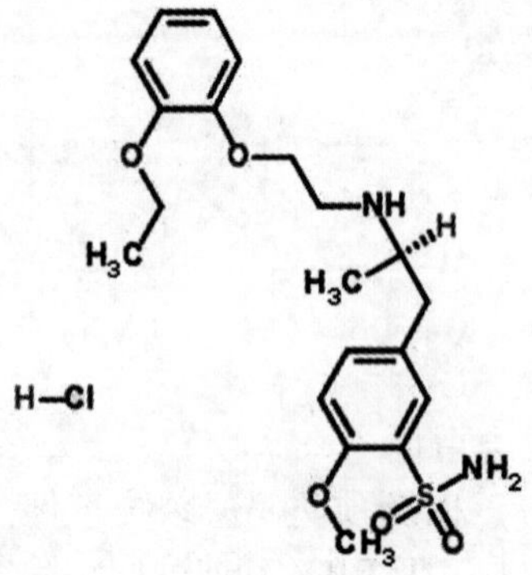

商 品 属 性　本品为硬胶囊，内容物为类白色球形小丸。

适 用 症　适用于治疗前列腺增生所致的异常排尿症状，如尿频、夜尿增多、排尿困难等。

药 理 作 用　对交感神经 α1 受体的阻断作用：本品可选择性阻断 α1 受体，其作用比盐酸哌唑嗪强 0.5 倍~22 倍，比甲磺酸酚妥拉明强 45 倍~140 倍。此外，本品对 α1 受体的亲和力比 α2 受体的强 5400 倍~24000 倍。对尿道、膀胱及前列腺的作用：因本品系 α1 受体亚型 α1A 的特异性拮抗剂，而尿道、膀胱颈部及前列腺存在的 α1 受体主要为 α1A 受体，因此本品对尿道、膀胱颈部及前列腺平滑肌具有高选择性的阻断作用，使平滑肌松弛，尿道压迫降低，其抑制尿道内压上升的能力是抑制血管舒张压上升的 13 倍。改善排尿障碍的作用：本品可降低尿道内压曲线中的前列腺压力，而对节律性膀胱收缩和膀胱内压曲线无影响。

税 则 号 列　3004.9010

中　文　名　　盐酸坦洛新缓释片
英　文　名　　Tamsulosin Hydrochloride Sustained Tablets
类　　　别　　泌尿系统用药
主　要　成　分　　盐酸坦洛新
有效成分 CAS 号　　106463-17-6

化学分子结构式

商　品　属　性　　本品为片剂。
适　用　症　　适用于因前列腺增生所致的排尿障碍等症状，如尿频、夜尿增多、排尿困难等。由于本品是通过改善尿道、膀胱颈及前列腺部位平滑肌功能而达到治疗目的的，并非缩小增生腺体，故适用于轻、中度患者及未导致严重排尿障碍者，如已发生严重尿潴留时不应单独服用本品。
药　理　作　用　　对交感神经 α1 受体的阻断作用：本品可选择性阻断 α1 受体，其作用比盐酸哌唑嗪强0.5 倍~22 倍，比甲磺酸酚妥拉明强 45 倍~140 倍。此外，本品对 α1 受体的亲和力比 α2受体的强 5400 倍~24000 倍。对尿道、膀胱及前列腺的作用：因本品系 α1 受体亚型 α1A的特异性拮抗剂，而尿道、膀胱颈部及前列腺存在的 α1 受体主要为 α1A 受体，因此本品对尿道、膀胱颈部及前列腺平滑肌具有高选择性的阻断作用，使平滑肌松弛，尿道压迫降低，其抑制尿道内压上升的能力是抑制血管舒张压上升的 13 倍。改善排尿障碍的作用：本品可降低尿道内压曲线中的前列腺压力，而对节律性膀胱收缩和膀胱内压曲线无影响。
税　则　号　列　　3004.9010

中 文 名　呋塞米片
英 文 名　Furosemide Tablets
类　　别　泌尿系统用药
主 要 成 分　呋塞米
有效成分 CAS 号　54-31-9

化学分子结构式

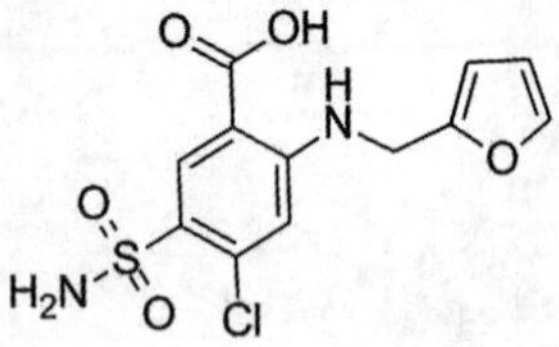

商 品 属 性　本品为白色片。

适 用 症　适用于水肿性疾病，包括充血性心力衰竭、肝硬化、肾脏疾病（肾炎、肾病及各种原因所致的急、慢性肾功能衰竭），尤其是应用其他利尿药效果不佳时，应用本类药物仍可能有效，与其他药物合用治疗急性肺水肿和急性脑水肿等；高血压在高血压的阶梯疗法中，不作为治疗原发性高血压的首选药物，但当噻嗪类药物疗效不佳，尤其当伴有肾功能不全或出现高血压危象时，本类药物尤为适用；预防急性肾功能衰竭用于各种原因导致肾脏血流灌注不足，如失水、休克、中毒、麻醉意外以及循环功能不全等，在纠正血容量不足的同时及时应用，可减少急性肾小管坏死的机会；高钾血症及高钙血症；稀释性低钠血症尤其是当血钠浓度低于 120mmol/L 时；抗利尿激素分泌过多症（SIADH）；急性药物毒物中毒如巴比妥类药物中毒等。

药 理 作 用　本品为强效利尿剂。呋塞米能抑制前列腺素分解酶的活性，使前列腺素 E2 含量升高，从而具有扩张血管的作用。

税 则 号 列　3004.9010

中 文 名　呋塞米注射液
英 文 名　Furosemide Injection
类　　别　泌尿系统用药
主 要 成 分　呋塞米
有效成分 CAS 号　54-31-9

化学分子结构式

商 品 属 性　本品为无色或几乎无色的澄明液体。
适 用 症　适用于水肿性疾病，包括充血性心力衰竭、肝硬化、肾脏疾病（肾炎、肾病及各种原因
　　　　　所致的急、慢性肾功能衰竭），尤其是应用其他利尿药效果不佳时，应用本类药物仍可能
　　　　　有效。与其他药物合用治疗急性肺水肿和急性脑水肿等；高血压在高血压的阶梯疗法中，
　　　　　不作为治疗原发性高血压的首选药物，但当噻嗪类药物疗效不佳，尤其当伴有肾功能不
　　　　　全或出现高血压危象时，本类药物尤为适用；预防急性肾功能衰竭用于各种原因导致肾
　　　　　脏血流灌注不足，例如失水、休克、中毒、麻醉意外以及循环功能不全等，在纠正血容
　　　　　量不足的同时及时应用，可减少急性肾小管坏死的机会；高钾血症及高钙血症；稀释性
　　　　　低钠血症尤其是当血钠浓度低于 120mmol/L 时；抗利尿激素分泌过多症（SIADH）；急性
　　　　　药物毒物中毒如巴比妥类药物中毒等。
药 理 作 用　本品为强效利尿剂，其作用机制如下：对水和电解质排泄的作用。对血流动力学的影响。
　　　　　呋塞米能抑制前列腺素分解酶的活性，使前列腺素 E2 含量升高，从而具有扩张血管作
　　　　　用。
税 则 号 列　3004.9010

中 文 名　枸橼酸氢钾钠颗粒
英 文 名　Potassium Sodium Hydrogen Citrate Granules
类　　别　泌尿系统用药
主 要 成 分　枸橼酸氢钾钠
有效成分 CAS 号　55049-48-4

化学分子结构式

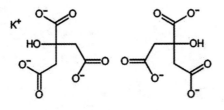

商 品 属 性　本品为淡橙色颗粒。有芳香气味，味咸。
适 用 症　适用于溶解尿酸结石和防止新结石的形成。作为胱氨酸结石和胱氨酸尿的维持治疗。
药 理 作 用　口服枸橼酸氢钾钠颗粒可增加尿液 pH 值和枸橼酸根的排泄，减少尿液的钙离子浓度。
　　　　　这种由枸橼酸氢钾钠颗粒诱发的变化使尿液中形成结石的盐易形成结晶。所致的钙离子
　　　　　浓度的减少能降低尿液中能形成结石的钙盐饱和度。pH 值的升高能增加尿酸和胱氨酸结
　　　　　石的可溶性。
税 则 号 列　3004.9090

中 文 名　螺内酯片
英 文 名　Spirorolactone Tablets
类　　别　泌尿系统用药
主 要 成 分　螺内酯
有效成分 CAS 号　52-01-7

化学分子结构式

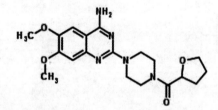

商 品 属 性　本品为白色片。
适 用 症　适用于水肿性疾病，与其他利尿药合用，治疗充血性水肿、肝硬化腹水、肾性水肿等水肿性疾病，其目的在于纠正上述疾病时伴发的继发性醛固酮分泌增多，并对抗其他利尿药的排钾作用。也用于特发性水肿的治疗。高血压作为治疗高血压的辅助药物。原发性醛固酮增多症螺内酯可用于此病的诊断和治疗。低钾血症的预防与噻嗪类利尿药合用，增强利尿效应和预防低钾血症。
药 理 作 用　本药结构与醛固酮相似，为醛固酮的竞争性抑制剂。作用于远曲小管和集合管，阻断 Na^+-K^+ 和 Na^+-H^+ 交换，结果 Na^+-Cl^- 和水排泄增多，K^+、Mg^{2+} 和 H^+ 排泄减少，对 Ca^{2+} 和 PO_4^{3-} 的作用不定。由于本药仅作用于远曲小管和集合管，对肾小管其他各段无作用，故利尿作用较弱。另外，本药对肾小管以外的醛固酮靶器盲也有作用。
税 则 号 列　3004.9090

中 文 名　盐酸特拉唑嗪片
英 文 名　Terazosin Hydrochloride Tablets
类　　别　泌尿系统用药
主 要 成 分　盐酸特拉唑嗪
有效成分 CAS 号　63074-08-8

化学分子结构式

商 品 属 性　本品为类白色片。
适 用 症　适用于治疗高血压，可单独使用或与其他抗高血压药同时使用；用于治疗良性前列腺增生症患者的排尿症状，如尿频、尿急、尿线变细、排尿困难、夜尿增多、排尿不尽感等。
药 理 作 用　本品为选择性 α1 受体阻滞剂，能降低外周血管阻力，对收缩压和舒张压都有降低作用；具有松弛膀胱和前列腺平滑肌的作用，可缓解良性前列腺肥大而引起的排尿困难症状。
税 则 号 列　3004.9090

中 文 名　注射用甲磺酸去铁胺
英 文 名　Desferrioxamine Mesilate for Injection
类　　别　泌尿系统用药
主 要 成 分　甲磺酸去铁胺
有效成分 CAS 号　138-14-7

化学分子结构式

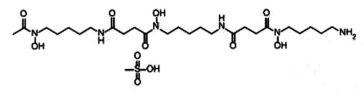

商 品 属 性　本品为白色至类白色疏松块状物或粉末。
适 用 症　适用于治疗慢性铁过载治疗急性铁中毒。治疗晚期肾功能衰竭（维持透析）患者的慢性
　　　　　铝过载
药 理 作 用　去铁胺是一种螯合剂，主要与三价铁离子和三价铝离子形成螯合物，其螯合物形成常数
　　　　　分别为 1031 和 1025。去铁胺对二价离子诸如亚铁离子（Fe^{2+}）、铜离子（Cu^{2+}）、锌离子
　　　　　（Zn^{2+}）、钙离子（Ca^{2+}）的亲和力很低（螯合物形成常数为 1014 或更低）。螯合作用以
　　　　　1：1 摩尔比进行。因此，理论上 1g 甲磺酸去铁胺可结合 85mg 三价铁离子或 41mg 三价
　　　　　铝离子（Al^{3+}）。
税 则 号 列　3004.9090

中 文 名　左卡尼汀注射液
英 文 名　Levocarnitine Injection
类　　别　泌尿系统用药
主 要 成 分　左旋卡尼汀
有效成分 CAS 号　541-15-1

化学分子结构式

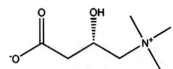

商 品 属 性　本品为无色的澄明液体。
适 用 症　适用于治疗慢性肾衰长期血透病人因继发性肉碱缺乏产生的一系列并发症状，临床表现
　　　　　如心肌病、骨骼肌病、心律失常、高脂血症以及低血压和透析中肌痉挛等。
药 理 作 用　左旋卡尼汀是哺乳动物能量代谢中必需的体内天然物质，其主要功能是促进脂类代谢。
　　　　　左旋卡尼汀是肌肉细胞尤其是心肌细胞的主要能量来源，脑、肾等许多组织器官亦主要
　　　　　靠脂肪酸氧化供能。卡尼汀还能增加 NADH 细胞 C 色素还原酶、细胞色素氧化酶的活
　　　　　性、加速 ATP 的产生，参与某些药物的解毒作用。对于各种组织缺血缺氧，左旋卡尼汀
　　　　　通过增加能量产生而提高组织器官的供能。
税 则 号 列　3004.9090

中 文 名　盐酸坦索罗辛缓释胶囊
英 文 名　Tamsulosin Hydrochloride Capsules
类　　别　泌尿系统用药
主 要 成 分　盐酸坦索罗辛
有效成分 CAS 号　106463-17-6

化学分子结构式

商 品 属 性　本品为胶囊剂，内容物为类白色球形颗粒。
适 用 症　适用于前列腺增生症引起的排尿障碍。
药 理 作 用　本品属治疗良性前列腺增生症（BPH）用药，为选择性 α1 肾上腺素受体阻断剂；其主
　　　　　　　要作用机理是选择性地阻断前列腺中的 α1A 肾上腺素受体，松弛前列腺平滑肌，从而改
　　　　　　　善良性前列腺增生所致的排尿困难等症状。
税 则 号 列　3004.9010

中 文 名　十一酸睾酮软胶囊
英 文 名　Testosterone Undecanoate Soft Capsules
类　　别　泌尿系统用药
主 要 成 分　十一酸睾酮
有效成分 CAS 号　5949-44-0

化学分子结构式

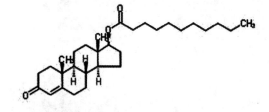

商 品 属 性　本品为胶囊剂。
适 用 症　适用于男性原发性或继发性性腺功能低下的睾酮补充疗法。
药 理 作 用　睾酮是男性性器官和第二性征（刺激毛发生长、变声和产生性欲）生长和发育必不可少
　　　　　　　的重要内源性激素。性腺功能减退男性口服本品后，可使血循环中达到生理量的睾酮水
　　　　　　　平。此外，还可导致双氢睾酮和雌二醇的血浆浓度呈有临床意义的增加，以及 SHBG
　　　　　　　（性激素结合球蛋白）血浆水平降低。原发性性腺功能低下（促性腺激素分泌过多）男
　　　　　　　子使用本品治疗，可以使促性腺激素水平恢复正常。
税 则 号 列　3004.3900

中 文 名　缩宫素注射液
英 文 名　Oxytocin Injection
类　　别　泌尿系统用药
主 要 成 分　催产素（缩宫素）
有效成分 CAS 号　50-56-6

化学分子结构式

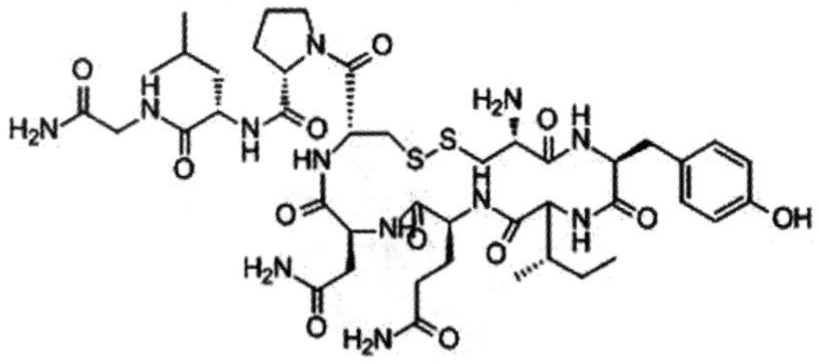

商 品 属 性　本品为无色澄明或几乎澄明的液体。
适 用 症　适用于引产、催产、产后及流产后因宫缩无力或缩复不良而引起的子宫出血。
药 理 作 用　本品刺激子宫平滑肌收缩，模拟正常分娩的子宫收缩作用，导致子宫颈扩张，子宫对缩宫素的反应在妊娠过程中逐渐增加，足月时达到高峰。也能刺激乳腺的平滑肌收缩，有助于乳汁自乳房排出。
税 则 号 列　3004.3900

中 文 名　枸橼酸西地那非片
英 文 名　Sildenafil Citrate Tablets
类　　别　泌尿系统用药
主 要 成 分　枸橼酸西地那非
有效成分 CAS 号　171599-83-0

化学分子结构式

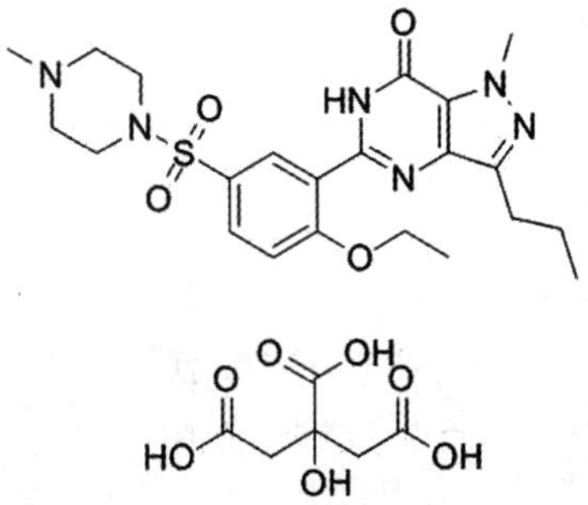

商 品 属 性　本品为片剂。
适 用 症　适用于治疗勃起功能障碍。
药 理 作 用　本品是治疗勃起功能障碍的口服药物，它是西地那非的枸橼酸盐，一种环磷酸鸟苷（cGMP）特异的 5 型磷酸二酯酶（PDE5）的选择性抑制剂。作用机制为阴茎勃起的生理机制涉及性刺激过程中阴茎海绵体内一氧化氮（NO）的释放。NO 激活鸟苷酸环化酶，导致环磷酸鸟苷（cGMP）水平增高，使得海绵体内平滑肌松弛，血液流入。西地那非对离体人海绵体无直接松弛作用，但能够通过抑制海绵体内分解 cGMP 的 PDE5 来增强 NO 的作用。当性刺激引起局部 NO 释放时，西地那非抑制 PDE5 可增加海绵体内 cGMP 水平，松弛平滑肌，血液流入海绵体。在没有性刺激时，推荐剂量的西地那非不起作用。
税 则 号 列　3004.9010

中　文　名　　咪喹莫特乳膏
英　文　名　　Imiquimod Cream
类　　　别　　泌尿系统用药
主　要　成　分　　咪喹莫特
有效成分 CAS 号　　99011-02-6

化学分子结构式

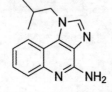

商 品 属 性　　本品为白色或类白色乳膏。
适　用　症　　适用于成人外生殖器和肛周尖锐湿疣。
药 理 作 用　　本品为免疫反应调节剂。在治疗部位，本品能促进多种细胞因子如白介素 IL-1、IL-6、
　　　　　　　　IL-8 的产生，提高 α-干扰素和肿瘤免疫反应而产生抗病毒作用。
税 则 号 列　　3004.9090

中　文　名　　咪喹莫特乳膏
英　文　名　　Imiquimod Cream
类　　　别　　泌尿系统用药
主　要　成　分　　咪喹莫特
有效成分 CAS 号　　99011-02-6

化学分子结构式

商 品 属 性　　本品为白色或类白色乳膏。
适　用　症　　适用于成人外生殖器疣和肛周疣、尖锐湿疣。
药 理 作 用　　本品为免疫反应调节剂。在治疗部位，本品能促进多种细胞因子如白介素 IL-1、IL-6、
　　　　　　　　IL-8 的产生，提高 α-干扰素和肿瘤免疫反应而产生抗病毒作用。
税 则 号 列　　3004.9090

中 文 名　他达拉非片
英 文 名　Tadalafil Tablets
类　　别　泌尿系统用药
主 要 成 分　他达拉非
有效成分 CAS 号　171596-29-5

化学分子结构式

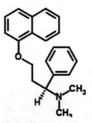

商 品 属 性　本品为黄色，杏仁状片剂。
适 用 症　适用于治疗勃起功能障碍。
药 理 作 用　性刺激过程中，阴茎因阴茎动脉和阴茎海绵体平滑肌松弛引起阴茎血流增加而勃起。这
　　　　　　一反应是通过神经末梢和内皮细胞释放的一氧化氮（NO）介导的，NO 刺激平滑肌细胞
　　　　　　合成环磷鸟苷（cGMP）。cGMP 导致平滑肌松弛，增加了流入阴茎海绵体的血流。抑制
　　　　　　磷酸二酯酶 5（PDE5），可以通过增加 cGMP 的量增强勃起功能。他达拉非能抑制
　　　　　　PDE5。由于需要性刺激激发局部释放一氧化氮，因此如无性刺激，他达拉非就不会对
　　　　　　PDE5 产生抑制。体外研究显示，他达拉非是 PDE5 的选择性抑制剂。PDE5 存在于阴茎
　　　　　　海绵体平滑肌、血管和内脏平滑肌、骨骼肌、血小板、肾脏、肺、小脑和胰腺中。
税 则 号 列　3004.9090

中 文 名　盐酸达泊西汀片
英 文 名　Dapoxetine Hydrochloride Tablets
类　　别　泌尿系统用药
主 要 成 分　盐酸达泊西汀
有效成分 CAS 号　119356-77-3

化学分子结构式

商 品 属 性　本品为灰色薄膜衣片，除去包衣后显白色或类白色。
适 用 症　适用于治疗符合下列所有条件的 18 岁~64 岁男性早泄（PE）患者：阴茎在插入阴道之
　　　　　　前、过程当中或者插入后不久，以及未获性满足之前仅仅由于极小的性刺激即发生持续
　　　　　　的或反复的射精；因早泄（PE）而导致的显著性个人苦恼或人际交往障碍；射精控制能
　　　　　　力不佳。
药 理 作 用　达泊西汀治疗早泄的作用机制可能与其抑制神经元对 5-羟色胺的再吸收，从而影响神经
　　　　　　递质作用于细胞突触前后受体的电位差。
税 则 号 列　3004.9090

2.56 罕见病用药

中　文　名　曲前列尼尔注射液

英　文　名　Treprostinil Injection

类　　　别　罕见病用药

主　要　成　分　曲前列尼尔

有效成分 CAS 号　　81846-19-7

化学分子结构式

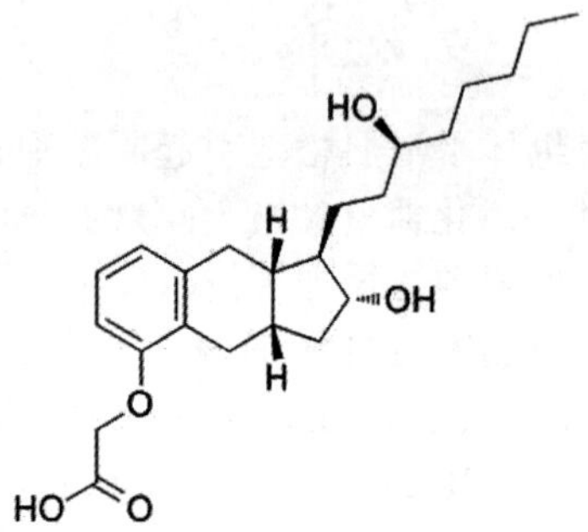

商 品 属 性　本品为注射剂。

适　用　症　本品适用于治疗肺动脉高压（PAH，WHO 分类 1），以减轻运动引起的相关症状。

药 理 作 用　1. 曲前列尼尔主要通过直接舒张肺和全身动脉血管床并抑制血小板聚集发挥作用。动物试验可见其血管扩张效应，减少右心室和左心室后负荷，增加心输出量和心搏出量。试验显示曲前列尼尔可引起剂量相关的负性肌力和舒张效应。尚未观察到对心脏传导存在明显影响。2. 曲前列尼尔可导致血管舒张和心动过速。单次吸入曲前列尼尔 84μg 对 QTc 的影响不大且持续时间短，但可能是心率快速变化的一种假象。曲前列尼尔皮下或静脉给药的药物浓度比吸入途径暴露的浓度高很多倍；曲前列尼尔经非肠道给药对 QTc 间期的影响尚未知。

税 则 号 列　3004.3900

中 文 名　吸入用伊洛前列素溶液
英 文 名　Iloprost Solution for Inhalation
类　　 别　罕见病用药
主 要 成 分　伊洛前列素
有效成分 CAS 号　78919-13-8

化学分子结构式

商 品 属 性　本品为无色或微黄色的澄清液体。
适 用 症　本品用于治疗中度原发性肺动脉高压。
药 理 作 用　伊洛前列素是前列环素 PGI2 的合成类似物。伊洛前列素可扩张全身动脉和肺动脉血管
　　　　　　床，抑制血小板聚集，但这种效应与肺动脉高压治疗的相关性尚不清楚。伊洛前列素的
　　　　　　两种非对映异构体在扩张血管中的效力不同，4S 异构体比 4R 异构体更有效。
税 则 号 列　3004.3900

中 文 名　波生坦分散片
英 文 名　Bosentan Dispersible Tablets
类　　 别　罕见病用药
主 要 成 分　波生坦
有效成分 CAS 号　147536-97-8

化学分子结构式

商 品 属 性　本品为类白色至淡黄色异形片。
适 用 症　本品适用于治疗肺动脉高压（PAH）。
药 理 作 用　本品是一种双重内皮素受体拮抗剂，具有对 ETA 和 ETB 受体的亲和作用。波生坦可降低
　　　　　　肺和全身血管阻力，从而在不增加心率的情况下增加心脏输出量。神经激素内皮素是一
　　　　　　种有力的血管收缩素，能够促进纤维化、细胞增生和组织重构。在许多心血管失调疾病，
　　　　　　包括肺动脉高压疾病中，血浆和组织的内皮素浓度增加，表明内皮素在这些疾病中起病
　　　　　　理作用。在肺动脉高压，血浆内皮素浓度与预后不良紧密相关。波生坦是特异性内皮素
　　　　　　受体。波生坦与 ETA 和 ETB 受体竞争结合，与 ETA 受体的亲和力比与 ETB 受体的亲和
　　　　　　力稍高。在动物肺动脉高压模型中，长期口服波生坦能减少肺血管阻力、逆转肺血管和
　　　　　　右心室肥大；在动物肺纤维化模型中，波生坦能减少胶原沉积。
税 则 号 列　3004.9010

中 文 名　波生坦片
英 文 名　Bosentan Tablets
类　　别　罕见病用药
主 要 成 分　波生坦
有效成分 CAS 号　147536-97-8

化学分子结构式

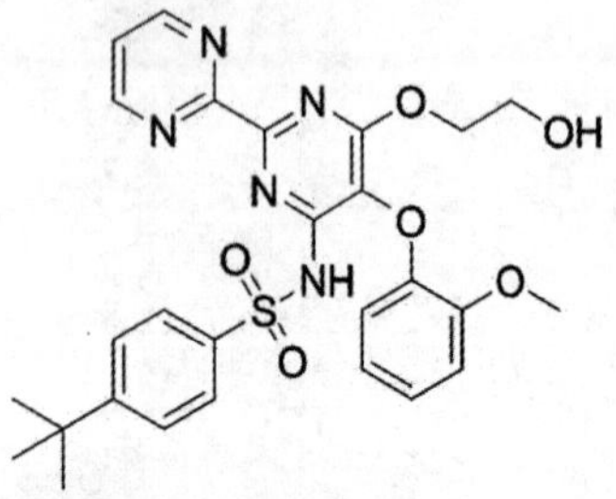

商 品 属 性　本品为橙白色薄膜衣片。
适 用 症　本品用于治疗 WHO Ⅲ期和Ⅳ期原发性肺高压病人的肺动脉高压，或者硬皮病引起的肺高压。
药 理 作 用　本品是一种双重内皮素受体拮抗剂，具有对 ETA 和 ETB 受体的亲和作用。波生坦可降低肺和全身血管阻力，从而在不增加心率的情况下增加心脏输出量。神经激素内皮素是一种有力的血管收缩素，能够促进纤维化、细胞增生和组织重构。在许多心血管失调疾病，包括肺动脉高压疾病中，血浆和组织的内皮素浓度增加，表明内皮素在这些疾病中起病理作用。在肺动脉高压，血浆内皮素浓度与预后不良紧密相关。波生坦是特异性内皮素受体。波生坦与 ETA 和 ETB 受体竞争结合，与 ETA 受体的亲和力比与 ETB 受体的亲和力稍高。在动物肺动脉高压模型中，长期口服波生坦能减少肺血管阻力、逆转肺血管和右心室肥大。在动物肺纤维化模型中，波生坦能减少胶原沉积。
税 则 号 列　3004.9010

中 文 名　司来帕格片
英 文 名　Selexipag Tablets
类　　别　罕见病用药
主 要 成 分　司来帕格
有效成分 CAS 号　475086-01-2

化学分子结构式

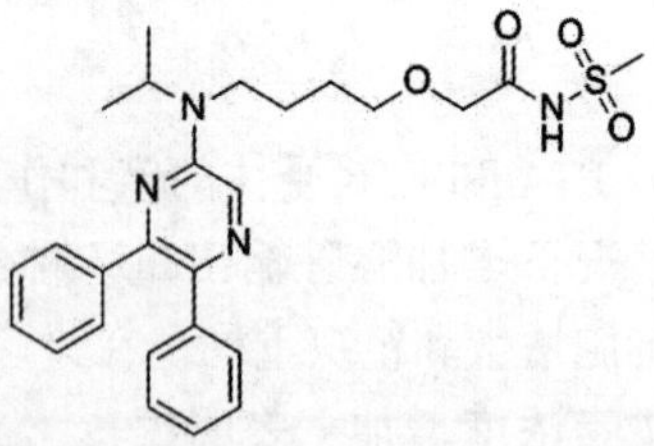

商 品 属 性　本品为片剂。
适 用 症　适用于治疗肺动脉高压（PAH，WHO 第 1 组），以延缓疾病进展。
药 理 作 用　本品是一种内皮素受体拮抗剂（ERA）。疾病进展包括：死亡、静脉（IV）或皮下给予前列腺素类药物，或 PAH 临床恶化（6 分钟步行距离降低，PAH 症状恶化并需要其他的 PAH 治疗）。本品也降低了 PAH 患者住院治疗的风险。
税 则 号 列　3004.9010

中 文 名 安立生坦片
英 文 名 Ambrisentan Tablets
类 别 罕见病用药
主 要 成 分 安立生坦
有效成分 CAS 号 177036-94-1

化学分子结构式

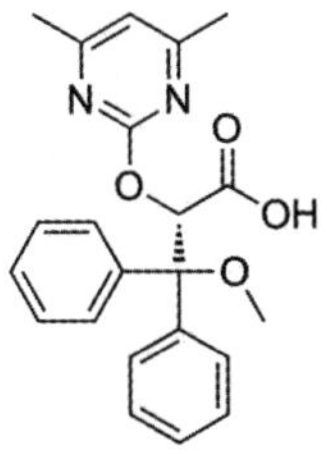

商 品 属 性 本品为片剂。

适 用 症 本品用于治疗有 WHO Ⅱ 级或 Ⅲ 级症状的肺动脉高压患者（WHO 组 1），用以改善运动能力和延缓临床恶化。

药 理 作 用 1. 内皮素-1（ET-1）是一种有效的自分泌和旁分泌肽。两种受体亚型（ETA 和 ETB）共同调节 ET-1 在血管平滑肌和内皮细胞中的作用。ETA 的主要作用是血管收缩和细胞增殖，而 ETB 的主要作用是血管舒张、抑制增殖以及清除 ET-1。2. 在患有肺动脉高压的患者中，血浆 ET-1 的浓度增高了 10 倍，并且与右心房平均压力的增加和疾病的严重程度相关。肺动脉高压患者肺组织中 ET-1 和 ET-1mRNA 浓度增加 9 倍，主要集中在肺动脉内皮细胞。这些发现提示 ET-1 可能在肺动脉高压的发病和进展中起重要作用。3. 安立生坦是一种与 ETA 高度结合（Ki = 0.011nM）的受体拮抗剂，与 ETB 相比，对 ETA 有高选择性（大于 4000 倍），有关对 ETA 高选择性的临床影响未知。4. 在一项随机、阳性和安慰剂对照、平行组研究中，健康受试者被分为三组，第一组先服用安立生坦 10mg，每日一次，然后增至每日一次服用 40mg；第二组先服用安慰剂，然后改为每日一次服用 400mg 莫西沙星；第三组仅服用安慰剂。安立生坦 10mg 每日一次对 QTc 间期未见明显影响。安立生坦 40mg 则会延长平均 QTc，Tmax 为 5ms，95% 可信区间上限为 9ms。对于那些每日服用安立生坦 5mg~10mg，并且没有同时使用代谢抑制剂的患者，预计不会出现明显的 QTc 延长。

税 则 号 列 3004.9090

中 文 名	吡非尼酮胶囊
英 文 名	Pirfenidone Capsules
类 别	罕见病用药
主 要 成 分	吡非尼酮
有效成分 CAS 号	53179-13-8

化学分子结构式

商品属性 本品为胶囊剂。

适 用 症 本品用于治疗轻、中度特发性肺纤维化（IPF）。

药理作用 1. 特发性肺纤维化与肿瘤坏死因子 TNF-α 和白介素 1（ⅠL-1β）炎症细胞因子合成和释放引起的慢性纤维化和炎症有关。2. 吡非尼酮的作用机制尚不完全清楚。研究结果显示，吡非尼酮能减少由多种刺激引起的炎症细胞积聚，减弱成纤维细胞受到细胞生长因子如转化生长因子 β（TGF-β）和血小板衍生生长因子（PDGF）刺激后引起的细胞增殖、纤维化相关蛋白和细胞因子产生，以及细胞外基质的合成和积聚。动物肺纤维化模型（博来霉素和移植导致的纤维化）试验结果显示，吡非尼酮具有抗纤维化和抗炎作用。

税则号列 3004.9090

中 文 名	氘丁苯那嗪片
英 文 名	Deutetrabenazine Tablets
类 别	罕见病用药
主 要 成 分	氘丁苯那嗪
有效成分 CAS 号	1392826-25-3

化学分子结构式

商品属性 本品为片剂。

适 用 症 本品用于治疗亨廷顿舞蹈症。

药理作用 本品治疗舞蹈病的具体作用机制尚不明确，但其机制可能与可逆性地耗竭神经末梢的单胺类神经递质（如多巴胺、5-羟色胺、去甲肾上腺素和组胺）有关。本品的活性代谢产物为双氢丁苯那嗪（HTBZ），是 α-HTBZ 和 β-HTBZ 的混合物，是可逆的 VMAT2 抑制剂，可减少单胺类神经递质被摄取进入突触囊泡，从而耗竭单胺类神经递质的储存。

税则号列 3004.9090

中　文　名　盐酸芬戈莫德胶囊
英　文　名　Fingolimod Hydrochloride Capsules
类　　　别　罕见病用药
主要成分　芬戈莫德
有效成分 CAS 号　162359-56-0

化学分子结构式

商品属性　本品为胶囊剂。
适　用　症　本品用于复发性多发性硬化症患者的治疗。
药理作用　芬戈莫德是一种鞘氨醇-l-磷酸（S1PR）受体调节剂，在体内经磷酸化后与淋巴细胞表面的 S1P 受体结合，改变淋巴细胞的迁移，促使细胞进入淋巴组织，阻止其离开淋巴组织进入移植物，进而防止这些细胞浸润中枢神经系统（CNS），从而达到免疫抑制的效果。
税则号列　3004.9090

中　文　名　利奥西呱片
英　文　名　Riociguat Tablets
类　　　别　罕见病用药
主要成分　利奥西呱
有效成分 CAS 号　625115-55-1

化学分子结构式

商品属性　本品为片剂。
适　用　症　1. 慢性血栓栓塞性肺动脉高压（CTEPH）：用于治疗术后持续性或复发性 CTEPH 或不能手术的 CTEPH，且世界卫生组织心功能分级（WHO-FC）为Ⅱ-Ⅲ级的成年患者，从而改善患者的运动能力。2. 动脉性肺动脉高压（PAH）：作为单药，或与内皮素受体拮抗剂或前列环素联合使用治疗患有动脉性肺动脉高压（PAH），且 WHO-FC 为Ⅱ-Ⅲ级的成年患者，从而改善患者的运动能力。
药理作用　1. 利奥西呱是一种可溶性鸟苷酸环化酶（sGC）激动剂，sGC 是心肺循环系统中的酶，为一氧化氮（NO）受体。当 NO 与 sGC 结合时，该酶催化信号分子环磷酸鸟苷（cGMP）的合成反应。2. 细胞内 cGMP 在调节过程中起到重要的作用，它影响血管张力、增殖、纤维化和炎症反应。肺动脉高压与内皮功能障碍、NO 合成受损以及 NO-sGC-cGMP 途径不充分刺激有关。利奥西呱具有双重作用模式，一方面通过稳定 NO-sGC，提高 sGC 对内源性 NO 的敏感性；另一方面通过不同结合位点直接刺激 sGC，而不依赖于 NO。3. 利奥西呱刺激 NO-sGC-cGMP 途径，增加 cGMP 生成，从而扩张血管。活性代谢产物（M1）的活性约为利奥西呱的 1/10~1/3。
税则号列　3004.9090

中 文 名　利鲁唑片
英 文 名　Riluzole Tablets
类　　别　罕见病用药
主 要 成 分　利鲁唑
有效成分 CAS 号　1744-22-5

化学分子结构式

商 品 属 性　本品为片剂。
适 用 症　本品用于延长肌萎缩侧索硬化症。
药 理 作 用　1. 肌萎缩侧索硬化症（ALS）的发病机理尚未完全阐明，有学说认为在此疾病中谷氨酸
　　　　　　是造成细胞死亡的原因之一。2. 利鲁唑的作用机制尚不清楚，其作用可能与抑制谷氨酸
　　　　　　释放、稳定电压依赖性钠通道的失活状态、干扰神经递质与兴奋性氨基酸受体结合后细
　　　　　　胞内事件有关。一项动物实验显示，利鲁唑能延长 ALS 转基因动物模型的存活时间。
　　　　　　3. 多种神经兴奋性损伤动物模型研究显示利鲁唑具有神经保护作用。体外研究显示，利
　　　　　　鲁唑能保护培养的大鼠运动神经元免受谷氨酸的兴奋性毒性损伤，并抑制缺氧引起的皮
　　　　　　层细胞死亡。
税 则 号 列　3004.9090

中 文 名　麦格司他胶囊
英 文 名　Miglustat Capsules
类　　别　罕见病用药
主 要 成 分　麦格司他
有效成分 CAS 号　72599-27-0

化学分子结构式

商 品 属 性　本品为胶囊剂。
适 用 症　本品用于成人及儿童 C 型尼曼匹克病患者的进行性神经症状的治疗。
药 理 作 用　麦格司他是一种葡萄糖神经酰胺合成酶的抑制剂，该酶是大多数鞘糖脂类合成的一系列
　　　　　　反应的起始酶。C 型尼曼匹克病是一种以细胞内脂质运输受损为特征的神经退行性疾病。
　　　　　　神经症状被认为是继发于鞘糖脂类在神经元细胞和神经胶质细胞内的异常蓄积。C 型尼
　　　　　　曼匹克病小鼠模型经口重复给予麦格司他，发现神经症状（意向性震颤及运动失调）发
　　　　　　生延迟，生存期延长，小脑细胞结构得以维持，大脑中神经节苷脂的蓄积被抑制。
税 则 号 列　3004.9090

中 文 名　诺西那生钠注射液
英 文 名　Nusinersen Sodium Injection
类　　别　罕见病用药
主 要 成 分　诺西那生钠
有效成分 CAS 号　1258984-36-9
化学分子结构式　略
商 品 属 性　本品为注射剂。
适 用 症　本品用于治疗 5q 脊髓性肌萎缩症（SMA）。
药 理 作 用　诺西那生钠是一种反义寡核苷酸（ASO），用于治疗因染色体 5q 基因突变导致 SMN 蛋白缺乏而引起的 SMA。体外试验和 SMA 转基因动物模型试验显示，诺西那生钠可提高 SMN2 信使核糖核酸（mRNA）转录本中外显子 7 的纳入以及全长 SMN 蛋白的产生。
税 则 号 列　3004.9090

中 文 名　青霉胺片
英 文 名　Penicillamine Tablets
类　　别　罕见病用药
主 要 成 分　青霉胺
有效成分 CAS 号　52-67-5

化学分子结构式

商 品 属 性　本品为片剂。
适 用 症　本品适用于治疗重金属中毒、肝豆状核变性（Wilson 病），其他药物治疗无效的严重活动性类风湿关节炎。
药 理 作 用　1. 络合作用：（1）本品能络合铜、铁、汞、铅、砷等重金属，形成稳定和可溶性复合物由尿排出，其驱铅作用不及依地酸钙钠，驱汞作用不及二巯丙醇，但本品可口服，不良反应稍小，可供轻度重金属中毒或其他络合剂有禁忌时选用。（2）Wilson 病是一种常见染色体隐性遗传疾病，主要由大量铜沉积于肝和脑组织，引起豆状核变性和肝硬化。本品能与沉积在组织的铜结合形成可溶性复合物由尿排出。（3）本品能与胱氨酸反应形成半胱氨酸-青霉胺二硫化物的混合物，从而降低尿中胱氨酸浓度；该混合物的溶解度要比胱氨酸大 50 倍，因此能预防胱氨酸结石的形成。长期服用 6~12 个月，可能使已形成的胱氨酸结石逐渐溶解。2. 抗类风湿关节炎：本产品治疗类风湿关节炎的作用机制尚未明了，用药后发现有改善淋巴细胞功能，明显降低血清和关节囊液中的 IgM 类风湿因子和免疫复合物的水平，但血清免疫球蛋白绝对值无明显降低，体外有抑制细胞的活力，而对 B 细胞无影响。本品还能抑制新合成原胶原交叉连接，故也用于治疗皮肤和软组织胶原病。
税 则 号 列　3004.9090

中 文 名　特立氟胺片
英 文 名　Teriflunomide Tablets
类　　别　罕见病用药
主 要 成 分　特立氟胺
有效成分 CAS 号　108605-62-5

化学分子结构式

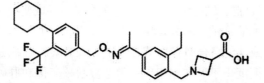

商 品 属 性　本品为片剂。
适 用 症　本品适用于治疗复发型多发性硬化症（RMS）。
药 理 作 用　特立氟胺是一种具有抗炎作用的免疫调节剂，可抑制二氢乳清酸脱氢酶，该酶是一种参
　　　　　　与嘧啶从头合成的线粒体酶。特立氟胺治疗多发性硬化症的确切机制尚不清楚，可能与
　　　　　　中枢神经系统中活化淋巴细胞数量的减少有关。
税 则 号 列　3004.9090

中 文 名　西尼莫德片
英 文 名　Siponimod Tablets
类　　别　罕见病用药
主 要 成 分　西尼莫德
有效成分 CAS 号　1230487-00-9

化学分子结构式

商 品 属 性　本品为片剂。
适 用 症　适用于治疗 RMS 成年患者，包括复发缓解型（relapsing-remitting）疾病和活跃的继发进
　　　　　　展型疾病（active SPMS）。
药 理 作 用　西尼莫德片是新一代选择性 1-磷酸鞘氨醇（S1P）受体调节剂，它能够与淋巴细胞中的
　　　　　　S1P1 亚型受体相结合，防止它们进入多发性硬化症（MS）患者的中枢神经系统，从而
　　　　　　达到抑制炎症的效果。
税 则 号 列　3004.9090

中　文　名　盐酸沙丙蝶呤片
英　文　名　Sapropterin Dihydrochloride Tablets
类　　　别　罕见病用药
主要成分　盐酸沙丙蝶呤
有效成分 CAS 号　17528-72-2

化学分子结构式

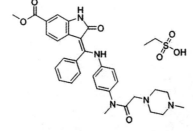

商品属性　本品为片剂。
适　用　症　本品适用于对科望治疗有反应的四氢生物蝶呤（BH4）缺乏症所导致的高苯丙氨酸血症
　　　　　　（HPA），可用于成人及 4 岁以上儿童。
药理作用　血液中苯丙氨酸浓度异常升高可诊断为 HPA，该病为常染色体隐性遗传，是由于编码苯
　　　　　　丙氨酸羟化酶（如苯丙酮尿症）或与 6R-四氢生物蝶呤（6R-BH4）合成或再生相关的酶
　　　　　　（如 BH4 缺乏症）的基因突变所致。BH4 缺乏症是编码与 BH4 生物合成或再循环相关的
　　　　　　5 种酶中一种酶的基因突变或缺失引起的疾病。在这两种情况下，苯丙氨酸不能有效地
　　　　　　转化为酪氨酸，导致血液中苯丙氨酸的浓度升高。沙丙蝶呤是人工合成的 6R-BH4，是苯
　　　　　　丙氨酸、酪氨酸、色氨酸羟化酶的辅助因子。使用本品治疗 BH4 缺乏症患者的原理是该
　　　　　　药可代替缺乏的 BH4，从而恢复苯丙氨酸羟化酶的活性。
税则号列　3004.9090

中　文　名　乙磺酸尼达尼布软胶囊
英　文　名　Nintedanib Esilate Soft Capsules
类　　　别　罕见病用药
主要成分　乙磺酸尼达尼布
有效成分 CAS 号　656247-18-6

化学分子结构式

商品属性　本品为胶囊剂。
适　用　症　本品适用于治疗特发性肺纤维化（IPF）。
药理作用　尼达尼布是一种小分子酪氨酸激酶抑制剂，具有抗纤维化和抗炎活性。尼达尼布可抑制
　　　　　　多种受体酪氨酸激酶（RTK）：血小板衍生生长因子受体 α 和 β（PDGFR-α、PDGFR-
　　　　　　β）、成纤维细胞生长因子受体 1-3（FGFR1-3）、血管内皮生长因子受体 1-3（VEGFR1-
　　　　　　3）及 Fms 样酪氨酸激酶-3（FLT3），其中 FGFR、PDGFR 和 VEGFR 与 IPF 的发病机制
　　　　　　有关，尼达尼布可竞争性结合于这些胞内受体激酶结构域上的三磷酸腺苷（ATP）结合
　　　　　　位点，阻滞胞内信号传导，抑制成纤维细胞的增殖、迁移和转化。此外，尼达尼布还可
　　　　　　抑制以下非受体酪氨酸激酶（nRTK）：Lck、Lyn 和 Src 激酶。尚不清楚其抑制 FLT3 和
　　　　　　nRTK 对 IPF 药效的作用。
税则号列　3004.9090

2.57 抗肿瘤药

中　文　名　表柔比星
英　文　名　Epirubicin
类　　　别　抗肿瘤药
主 要 成 分　表柔比星
有效成分 CAS 号　56420-45-2

化学分子结构式

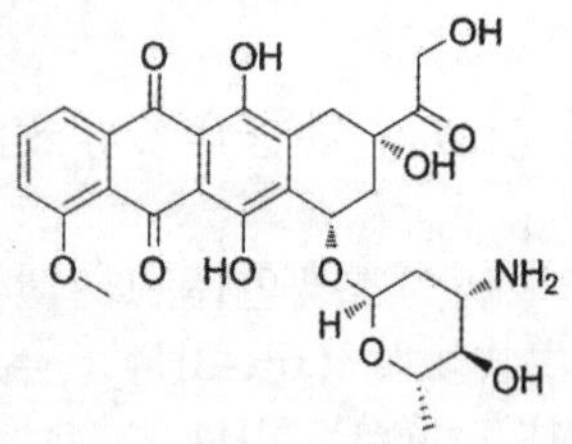

商 品 属 性　本品为注射剂。
适 用 症　适用于治疗急性白血病和恶性淋巴瘤、乳腺癌、支气管肺癌、卵巢癌、肾母细胞瘤、软组织肉瘤、膀胱癌、睾丸癌、前列腺癌、胃癌、肝癌（包括原发性肝细胞癌和转移性癌）以及甲状腺髓样癌等多种实体瘤。
药 理 作 用　属于抗生素类抗肿瘤药。为阿霉素的同分异构体，作用机制是直接嵌入 DNA 核碱对之间，干扰转录过程，阻止 mRNA 的形成，从而抑制 DNA 和 RNA 的合成。此外，表阿霉素对拓扑异构酶 II 也有抑制作用。本品为一细胞周期非特异性药物，对多种移植性肿瘤均有效。与阿霉素相比，疗效相等或略高，但对心脏的毒性较小。
税 则 号 列　3004.2090

中　文　名　盐酸表柔比星注射液
英　文　名　Epirubicin Hydrochloride Injection
类　　　别　抗肿瘤药
主 要 成 分　盐酸表柔比星
有效成分 CAS 号　56390-09-1

化学分子结构式

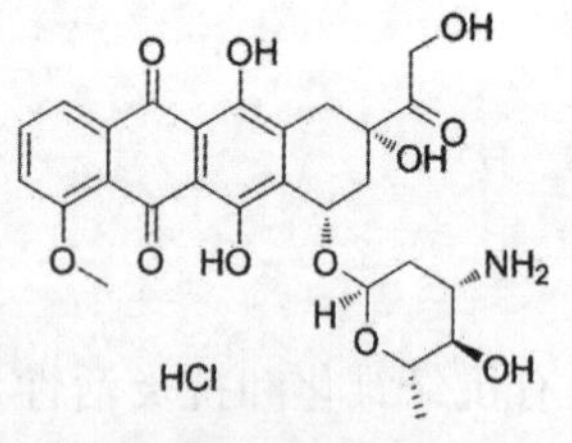

商 品 属 性　本品为红色澄明溶液。
适 用 症　本品用于治疗白血病、恶性淋巴瘤、多发性骨髓瘤、乳腺癌、肺癌、软组织肉瘤、胃癌、结肠直肠癌、卵巢癌等。
药 理 作 用　本品为一细胞周期非特异性药物，其主要作用部位是细胞核。本品的作用机制与其能与 DNA 结合有关。细胞培养研究表明本品可迅速透入胞内，进入细胞核与 DNA 结合，从而抑制核酸的合成和有丝分裂。已证实表柔比星具有广谱的抗实验性肿瘤的作用，对拓扑异构酶也有抑制作用。
税 则 号 列　3004.2090

中　文　名　盐酸多柔比星注射液
英　文　名　Doxorubicin Hydhrochloride Injection
类　　　别　抗肿瘤药
主 要 成 分　盐酸多柔比星

有效成分 CAS 号　25316-40-9

化学分子结构式

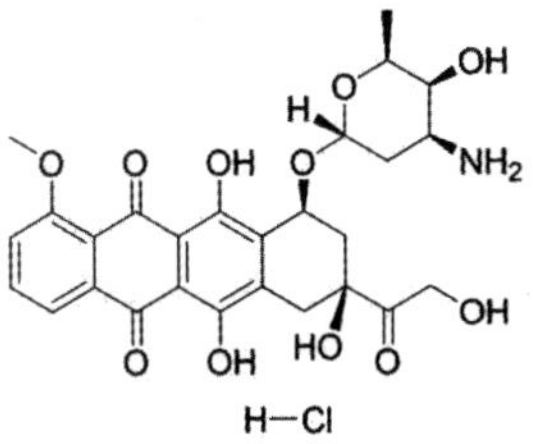

商 品 属 性　本品为注射剂。

适　用　症　本品适用于治疗急性白血病（淋巴细胞性和粒细胞性）、恶性淋巴瘤、乳腺癌、肺癌（小细胞和非小细胞肺癌）、卵巢癌、骨及软组织肉瘤、肾母细胞瘤、膀胱癌、甲状腺癌、前列腺癌、头颈部鳞癌、睾丸癌、胃癌、肝癌等。

药 理 作 用　阿霉素具有较强的抗肿瘤作用，因其结构中既含有脂溶性的蒽环配基，又有水溶性的柔红糖胺，并有酸性酚羟基和碱性氨基。作为一种周期非特异性抗癌化疗药物，本品对各期细胞均有作用，但对 S 期的早期最为敏感，M 期次之，而对 G1、S 和 G2 期有延缓作用。其作用机制在于可直接作用于 DNA，插入 DNA 的双螺旋链，使后者解开，改变 DNA 的模板性质，抑制 DNA 聚合酶从而既抑制 DNA，也抑制 RNA 合成。此外，本品具有形成超氧基自由基的功能，并有特殊破坏细胞膜结构和功能的作用。

税 则 号 列　3004.2090

中　文　名　盐酸伊达比星胶囊
英　文　名　Idarubicin Hydrochloride Capsules
类　　　别　抗肿瘤药
主 要 成 分　盐酸伊达比星
有效成分 CAS 号　57852-57-0

化学分子结构式

商 品 属 性　本品为胶囊剂。
适 用 症　本品用于成人急性非淋巴细胞性白血病的一线治疗，以及复发或难治的急性非淋巴细胞
　　　　　　性白血病患者因不能经静脉给予伊达比星时的治疗。盐酸伊达比星胶囊可与其他细胞毒
　　　　　　药物组成联合化疗方案。本品还可用于不含蒽环类药物的一线化疗方案治疗失败的或激
　　　　　　素治疗失败的晚期乳腺癌。盐酸伊达比星胶囊可与其他抗癌药联合应用。
药 理 作 用　伊达比星属于细胞毒药物，是一种 DNA 嵌入剂，作用于拓扑异构酶Ⅱ，从而抑制核酸合成。
　　　　　　该化合物具有高亲脂性，与多柔比星和柔红霉素相比，细胞对药物的摄入量增加。与柔红
　　　　　　霉素相比，伊达比星具有更广的抗肿瘤谱，静脉或口服用药对鼠白血病和淋巴瘤更有效。
税 则 号 列　3004.2090

中　文　名　注射用放线菌素 D
英　文　名　Dactinomycin for Injection
类　　　别　抗肿瘤药
主 要 成 分　放线菌素 D
有效成分 CAS 号　50-76-0

化学分子结构式

商 品 属 性　本品为注射剂，淡橙红色结晶性粉末，遇光不稳定。
适 用 症　1. 本品对霍奇金病（HD）及神经母细胞瘤疗效突出，尤其是控制发热。2. 在无转移的
　　　　　　绒癌初治时单用本药，治愈率达 90%～100%，与单用 MTX 的效果相似。3. 本品对睾丸
　　　　　　癌亦有效，一般与其他药物联合应用。4. 本品与放疗联合治疗儿童肾母细胞瘤可提高生
　　　　　　存率，对尤文肉瘤和横纹肌肉瘤亦有效。
药 理 作 用　体外研究显示，放线菌素 D 主要作用于 RNA，高浓度时则同时影响 RNA 与 DNA 的合成。
　　　　　　作用机理为嵌合于 DNA 双链内与其鸟嘌呤基团结合，抑制 DNA 依赖的 RNA 聚合酶活
　　　　　　力，干扰细胞的转录过程，从而抑制 mRNA 合成。本品为细胞周期非特异性药物，对 G1
　　　　　　期尤为敏感，阻碍 G1 期细胞进入 S 期。
税 则 号 列　3004.2090

中　文　名　注射用丝裂霉素
英　文　名　Mitomycin for Injection
类　　　别　抗肿瘤药
主　要　成　分　丝裂霉素
有效成分 CAS 号　50-07-7

化学分子结构式

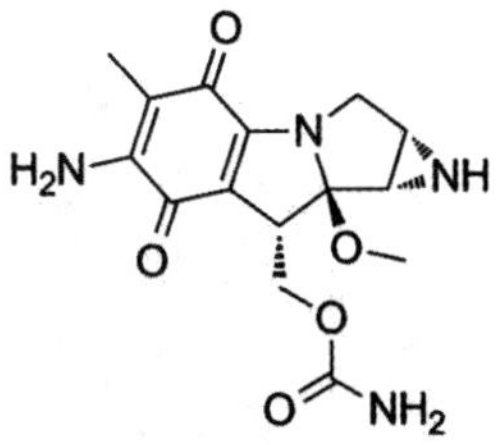

商　品　属　性　本品为注射剂，青紫色粉末或灰紫色冻干粉末，遇光不稳定。
适　用　症　本品可缓解下述疾病的自觉症状及体征：胃癌、结肠及直肠癌、肺癌、胰腺癌、肝癌、宫颈癌、宫体癌、乳腺癌、头颈部肿瘤、膀胱肿瘤。
药　理　作　用　丝裂霉素与肿瘤细胞的 DNA 结合，形成双链 DNA 交联，抑制 DNA 复制，从而显示抗肿瘤效果。
税　则　号　列　3004.2090

中　文　名　注射用盐酸吡柔比星
英　文　名　Pirarubicin Hydrochloride for Injection
类　　　别　抗肿瘤药
主　要　成　分　盐酸吡柔比星
有效成分 CAS 号　95343-20-7

化学分子结构式

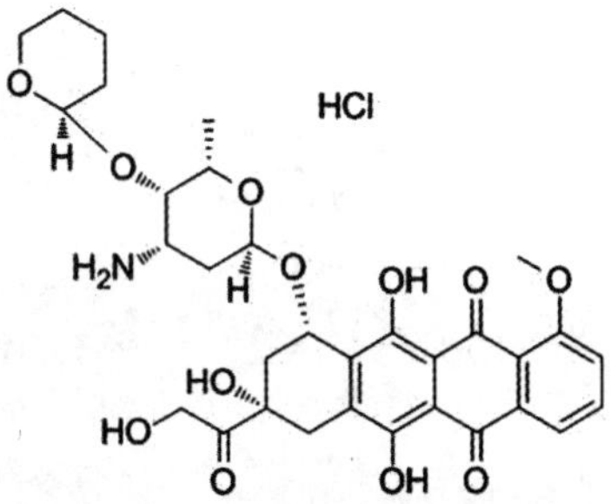

商　品　属　性　本品为注射剂，橙红色冻干疏松块状物或粉末。
适　用　症　本品对恶性淋巴瘤和急性白血病有较好疗效，对乳腺癌、头颈部癌、胃癌、泌尿系统恶性肿瘤、卵巢癌、子宫内膜癌、子宫颈癌等有效。
药　理　作　用　本品为半合成的蒽环类抗癌药，进入细胞核内迅速嵌入 DNA 核酸碱基对间，干扰转录过程，阻止 mRNA 合成，抑制 DNA 聚合酶及 DNA 拓扑异构酶 II 活性，干扰 DNA 合成。因本品同时干扰 DNA、mRNA 合成，在细胞增殖周期中阻断细胞进入 G1 期而干扰瘤细胞分裂、抑制肿瘤生长，故具有较强的抗癌活性。
税　则　号　列　3004.2090

中　文　名	注射用盐酸表柔比星
英　文　名	Epirubicin Hydrochloride for Injection
类　　　别	抗肿瘤药
主要成分	盐酸表柔比星
有效成分 CAS 号	56390-09-1

化学分子结构式

商品属性　本品为注射剂，鲜红色或橙红色疏松块状物，有引湿性。

适用症　本品用于治疗恶性淋巴瘤、乳腺癌、软组织肉瘤、食道癌、胃癌、肝癌、胰腺癌、黑色素瘤、结肠直肠癌、卵巢癌、多发性骨髓瘤、白血病。

药理作用　本品为一细胞周期非特异性药物，其主要作用部位是细胞核。本品的作用机制与其能与 DNA 结合有关。细胞培养研究表明，本品可迅速透入胞内，进入细胞核与 DNA 结合，从而抑制核酸的合成和有丝分裂。已证实表柔比星具有广谱的抗实验性肿瘤的作用，对拓扑异构酶也有抑制作用。

税则号列　3004.2090

中　文　名	注射用盐酸博来霉素
英　文　名	Bleomycin Hydrochloride for Injection
类　　　别	抗肿瘤药
主要成分	盐酸博来霉素
有效成分 CAS 号	67763-87-5

化学分子结构式

商品属性　本品为注射剂，白色至淡黄色冻干疏松块状物。

适用症　本品主要用于治疗头颈部、食管、皮肤、宫颈、阴道、外阴、阴茎的鳞癌和霍其金病及恶性淋巴瘤、睾丸癌等，亦可用于治疗银屑病。

药理作用　本品与铁的复合物嵌入 DNA，引起 DNA 单链和双链断裂。它不引起 RNA 链断裂。作用的第一步是本品的二噻唑环嵌入 DNA 的 G-C 碱基对之间，同时末端三肽氨基酸的正电荷和 DNA 磷酸基作用，使其解链。作用的第二步是本品与铁的复合物导致超氧或羟自由基的生成，引起 DNA 链断裂。

税则号列　3004.2090

中 文 名　注射用盐酸平阳霉素
英 文 名　Bleomycin A5 Hydrochloride for Injection
类　　　别　抗肿瘤药
主 要 成 分　盐酸平阳霉素
有效成分 CAS 号　55658-47-4

化学分子结构式

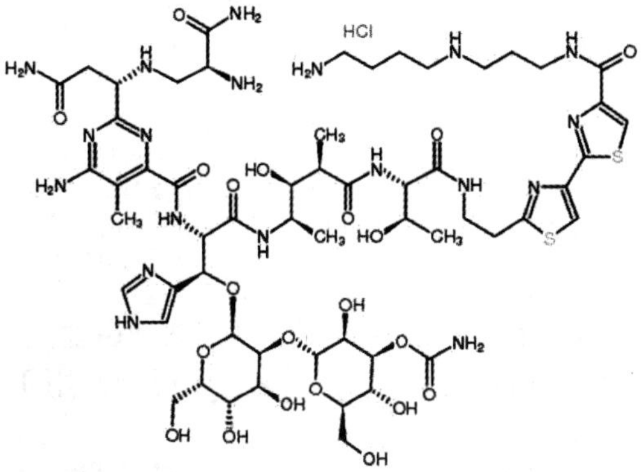

商 品 属 性　本品为注射剂。
适 用 症　本品主治唇癌、舌癌、齿龈癌、鼻咽癌等头颈部鳞癌。亦可用于治疗皮肤癌、乳腺癌、
　　　　　　宫颈癌、食管癌、阴茎癌、外阴癌、恶性淋巴癌和坏死性肉芽肿等。对肝癌也有一定疗
　　　　　　效。对翼状胬肉有显著疗效。
药 理 作 用　平阳霉素是由平阳链霉菌（StieplomycesPingyangensisn. S. P）产生的博莱霉素类抗肿瘤抗
　　　　　　生素，能抑制癌细胞 DNA 的合成和切断 DNA 链，影响癌细胞代谢功能，促进癌细胞变
　　　　　　性、坏死。
税 则 号 列　3004. 2090

中 文 名　注射用盐酸柔红霉素
英 文 名　Daunorubicin Hydrochloride for Injection
类　　　别　抗肿瘤药
主 要 成 分　盐酸柔红霉素
有效成分 CAS 号　23541-50-6

化学分子结构式

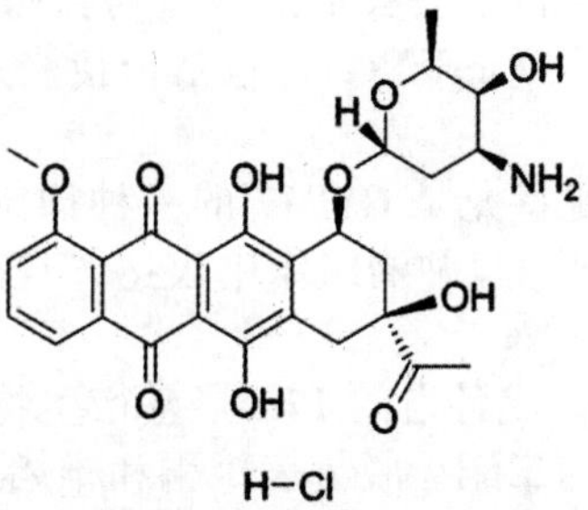

商 品 属 性　本品为注射剂，橘红色疏松冻干块状物。
适 用 症　本品主要用于急性粒细胞白血病、急性淋巴细胞白血病及其他肿瘤。
药 理 作 用　柔红霉素的作用机制在于细胞的核酸合成过程，它能直接与 DNA 结合，阻碍 DNA 合成
　　　　　　和依赖 DNA 的 RNA 合成反应。
税 则 号 列　3004. 2090

中 文 名　注射用盐酸伊达比星
英 文 名　Idarubicin Hydrochloride for Injection
类　　别　抗肿瘤药
主要成分　盐酸伊达比星
有效成分 CAS 号　57852-57-0

化学分子结构式

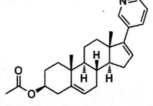

商品属性　本品为注射剂，橙红色疏松冻干块状物。
适 用 症　本品为抗有丝分裂和细胞毒制剂。用于成人急性非淋巴细胞性白血病（ANLL）的一线治疗，以及复发和难治患者的诱导缓解治疗。作为二线治疗药物，用于成人和儿童的急性淋巴细胞性白血病（ALL）。
药理作用　伊达比星是一种 DNA 嵌入剂，作用于拓扑异构酶Ⅱ，抑制核酸合成。蒽环结构 4 位的改变使该化合物具有高亲脂性，与阿霉素和柔红霉素相比提高了细胞对药物的摄入。
税则号列　3004.2090

中 文 名　醋酸阿比特龙片
英 文 名　Abiraterone Acetate Tablets
类　　别　抗肿瘤药
主要成分　醋酸阿比特龙
有效成分 CAS 号　154229-18-2

化学分子结构式

商品属性　本品为片剂。
适 用 症　本品与泼尼松或泼尼松龙合用，用于治疗转移性去势抵抗性前列腺癌（mCRPC）、新诊断的高危转移性内分泌治疗敏感性前列腺癌（mHSPC），包括未接受过内分泌治疗或接受内分泌治疗最长不超过 3 个月。
药理作用　醋酸阿比特龙在体内转化成阿比特龙，阿比特龙是 CYP17 的一种抑制剂（17α-羟化酶/C17,20-裂解酶），后者在睾丸、肾上腺和前列腺肿瘤组织中表达并且是雄激素生物合成所必需的。CYP17 催化两个连续的反应：
1. 通过 17α-羟化酶催化孕烯醇酮和孕酮转化成各自的 17α-羟基衍生物。2. 随后在 C17,20-裂解酶催化下分别形成脱氢表雄酮和雄烯二酮。脱氢表雄酮和雄烯二酮均为雄激素而且是睾酮的前体。阿比特龙对 CYP17 的抑制作用也导致肾上腺盐皮质激素生成增加。雄激素敏感性前列腺癌可对雄激素水平降低治疗法产生应答。雄激素阻断疗法如 GnRHa 或睾丸切除术可降低睾丸中雄激素生成，但不能影响肾上腺或肿瘤中雄激素生成。在安慰剂对照临床试验中，醋酸阿比特龙引起患者血清睾酮及其他雄激素水平降低。临床使用中，无须监测本品对血清睾酮水平的影响。血清 PSA 水平可能变化，但尚未证实其与患者个体的临床获益具有相关性。
税则号列　3004.3900

中 文 名　醋酸奥曲肽注射液
英 文 名　Octreotide Acetate Injection
类　　别　抗肿瘤药
主 要 成 分　醋酸奥曲肽
有效成分 CAS 号　83150-76-9

化学分子结构式

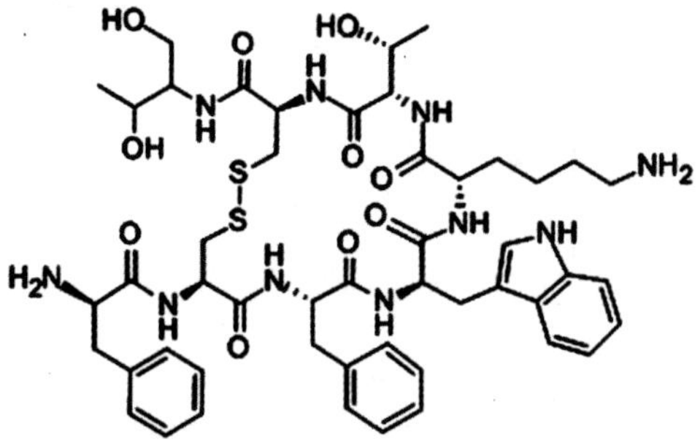

商 品 属 性　本品为注射剂，无色澄明液体。

适 用 症　1. 本品用于肝硬化所致食道-胃静脉曲张出血的紧急治疗，与特殊治疗（如内窥镜硬化剂治疗）合用。2. 用于预防胰腺手术后并发症。3. 用于缓解与胃肠内泌肿瘤有关的症状和体征，有证据显示，本品对具类癌综合征的类癌瘤、VIP 瘤、胰高糖素瘤有效；对胃泌素瘤/Zollinger-Ellison 综合征、胰岛瘤、生长激素释放因子瘤的有效率约为 50%（至今应用本品治疗的病例有限）。4. 经手术、放射治疗或多巴受胺体激动剂治疗失败的肢端肥大症患者，可用本品控制症状，降低生长激素（GH）及生长素介质 C 的浓度。本品也适用于不能或不愿手术的肢端肥大症患者，以及放射治疗尚未生效的间歇期患者。

药 理 作 用　奥曲肽是人工合成的天然生长抑素的八肽衍生物，其药理作用与生长抑素相似，但是作用持续时间更长。它抑制 GH、GEP 内分泌系统肽和 5-羟色胺的病理性分泌增加。在动物体内，奥曲肽对 GH、胰高血糖素和胰岛素释放的抑制作用比生长抑素更强，而且对 GH 和胰高血糖素抑制的选择性更高。

税 则 号 列　3004.3900

中 文 名　醋酸戈舍瑞林缓释植入剂
英 文 名　Goserelin Acetate Sustained-Release Depot
类　　别　抗肿瘤药
主 要 成 分　醋酸戈舍瑞林
有效成分 CAS 号　145781-92-6

化学分子结构式

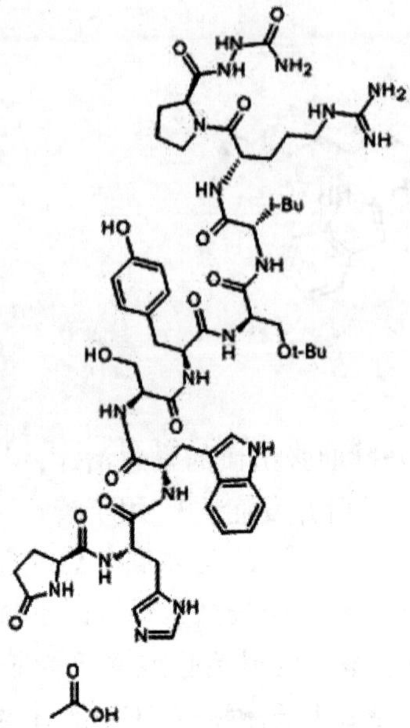

商 品 属 性　本品为白色至乳白色圆柱状聚合物，无可见异物或几乎无可见异物，聚合物预填充在特殊注射装置中。

适 用 症　本品用于可用激素治疗的前列腺癌。

药 理 作 用　本品是天然促性腺激素释放激素的一种合成类似物，长期使用可抑制番体促性腺激素的分泌，从而引起男性血清睾酮的下降。首次用药后，可导致患者体内血清黄体生成激素和卵泡刺激素水平升高，随后导致血清酮水平暂时性升高，在第一次注射此药后 21 天左右，血清钾浓度可下降至去势水平，并在以后每 12 周一次的治疗中保持压制。

税 则 号 列　3004.3900

中 文 名　醋酸曲普瑞林注射液
英 文 名　Triptorelin Acetate Injection
类　　别　抗肿瘤药
主 要 成 分　醋酸曲普瑞林
有效成分 CAS 号　140194-24-7

化学分子结构式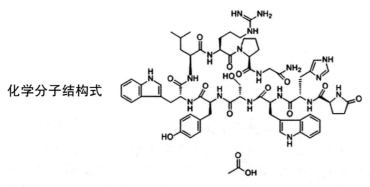

商 品 属 性　本品为注射剂。
适 用 症　本品用于治疗一般需要把性类固醇血浓度降低至去势水平而达治疗效果的症例。
药 理 作 用　曲普瑞林系合成的促性腺激素释放激素（GnRH）的类似物，其结构的改良是以右旋色氨酸取代天然分子结构物中的第六个左旋氨基酸（甘氨酸）。曲普瑞林的作用与 GnRH 相同，但其血浆半衰期延长且对 GnRH 受体的亲和力更强，因此曲普瑞林成为 GnRH 受体的强力激动剂。曲普瑞林注射后，最初会刺激垂体促黄体激素（LH）及促卵泡成熟素（FH）。当垂体经过长期的刺激后，会进入不应期。此时，促性腺激素的释放会减少，因而使性类固醇（睾丸酮或雌激素）降低至去势水平。上述作用是可逆转的。
税 则 号 列　3004.3900

中 文 名　氟维司群注射液
英 文 名　Fulvestrant Injection
类　　别　抗肿瘤药
主 要 成 分　氟维司群
有效成分 CAS 号　129453-61-8

化学分子结构式

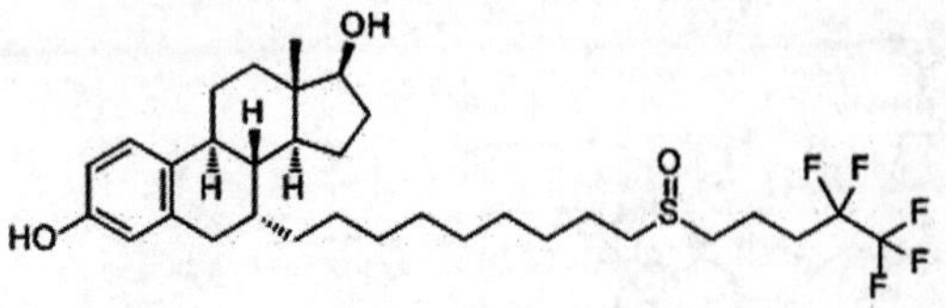

商 品 属 性　本品为注射剂。
适 用 症　本品可用于在抗雌激素辅助治疗后或治疗过程中复发的，或是在抗雌激素治疗中进展的绝经后（包括自然绝经和人工绝经）雌激素受体阳性的局部晚期或转移性乳腺癌。
药 理 作 用　1. 氟维司群为竞争性的雌激素受体拮抗剂，其亲合力与雌二醇相似。氟维司群阻断了雌激素的营养作用而本身没有任何部分激动（雌激素样）作用。其作用机制与下调雌激素受体（ER）蛋白水平有关。2. 体外研究证实，氟维司群是他莫昔芬耐药以及雌激素敏感的人乳腺癌（MCF-7）细胞系生长的可逆性抑制剂。在体内肿瘤研究中，氟维司群可延缓裸鼠体内 MCF-7 细胞异种移植物的植入。氟维司群可抑制已植入的 MCF-7 异种移植物以及他莫昔芬耐药的乳腺肿瘤异种移植物的生长。对氟维司群耐药的乳腺肿瘤异种移植物可能对他莫昔芬也存在交叉耐药性。3. 在未成熟的或切除卵巢的小鼠和大鼠中进行体内子宫增生试验，氟维司群未表现出激动剂样作用。在未成熟的大鼠和切除卵巢的猴中进行体内研究，氟维司群可阻断雌二醇引起的子宫增生作用。对绝经后妇女给予氟维司群（每月 250mg）后，未见血浆中 FSH 和 LH 浓度的改变，提示无外周甾体效应。4. 在患有原发性乳腺癌的绝经后妇女中进行的临床试验表明，与安慰剂相比，氟维司群可明显下调 ER 阳性肿瘤的 ER 蛋白。同时孕激素受体表达也有明显的下降，这与氟维司群没有内源性雌激素激动作用相一致。
税 则 号 列　3004.3900

中 文 名　兰瑞肽
英 文 名　Lanreotide
类　　别　抗肿瘤药
主 要 成 分　兰瑞肽
有效成分 CAS 号　108736-35-2

化学分子结构式

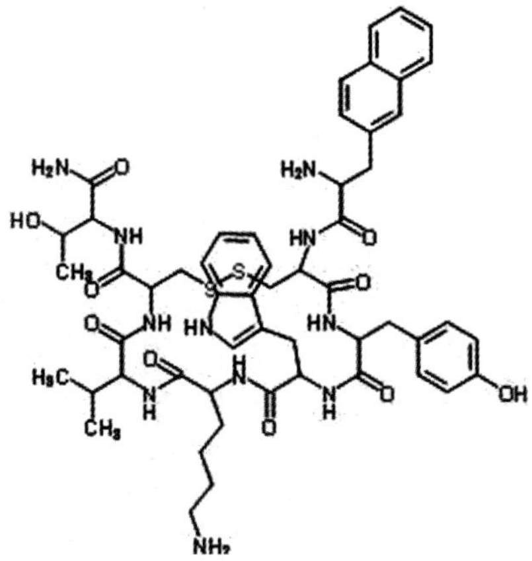

商 品 属 性　本品为注射剂。
适 用 症　本品用于肢端肥大症（外科手术和/或放射治疗之后生长激素分泌异常时）、类癌临床症状的治疗（试验性注射之后）。
药 理 作 用　1. 如天然生长抑素一样，兰瑞肽是许多内分泌、神经内分泌、外分泌和旁分泌机能的肽抑制剂。它对外周（垂体和胰腺的）生长抑素受体具有很好的亲和力，而对中枢受体的亲和力较弱。这一特点使之在生长激素分泌和消化道激素分泌方面具有良好的特异作用。
2. 兰瑞肽比天然生长抑素更具活性，而且作用时间更长。它对生长激素分泌的抑制作用较对胰岛素分泌的抑制作用具有明显的选择性，使其适于治疗肢端肥大症。3. 兰瑞肽对肠道外分泌、消化道激素和细胞增殖机制的抑制作用，使其对消化道内分泌瘤尤其是类癌的症状治疗非常有益。
税 则 号 列　3004.3900

中 文 名　磷酸雌莫司汀胶囊

英 文 名　Estramustine Phosphate Capsules

类　　别　抗肿瘤药

主 要 成 分　磷酸雌莫司汀

有效成分 CAS 号　4891-15-0

化学分子结构式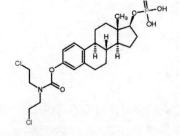

商 品 属 性　本品为胶囊剂。

适 用 症　本品用于晚期前列腺癌，尤其是激素难治性前列腺癌；对于预后因素显示对单纯激素疗法疗效差的患者，可用于一线治疗。

药 理 作 用　磷酸雌莫司汀是具有独特双重作用机制的抗肿瘤药物，对治疗晚期前列腺癌有效。其整个分子为抗有丝分裂剂，氨基甲酸酯水解后，代谢物介导释放的雌激素发挥抗促性腺激素作用。轻度的临床不良反应是雌莫司汀与肿瘤组织中的蛋白质结合，导致药物在靶部位积聚。磷酸雌莫司汀还具有轻微的雌激素和抗性腺激素作用。通常治疗剂量下本品几乎不会产生骨髓抑制。本品对既往没有接受药物治疗的患者和对常规激素治疗无效的患者均有效。

税 则 号 列　3004.3900

中 文 名　依西美坦胶囊
英 文 名　Exemestane Capsules
类　　别　抗肿瘤药
主 要 成 分　依西美坦
有效成分 CAS 号　107868-30-4

化学分子结构式

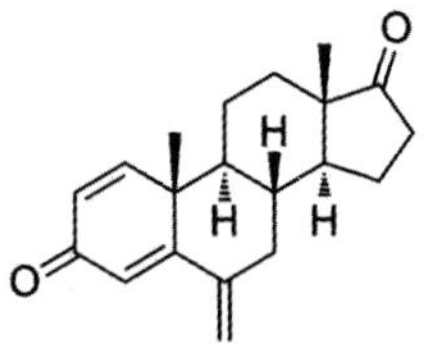

商 品 属 性　本品为胶囊剂。

适 用 症　本品用于经他莫昔芬辅助治疗 2~3 年后，绝经后雌激素受体阳性的妇女的早期浸润性乳腺癌的辅助治疗，直至完成总共 5 年的辅助内分泌治疗；经他莫昔芬治疗后，病情仍有进展的自然或人工绝经后妇女的晚期乳腺癌。

药 理 作 用　乳腺癌细胞的生长依赖于雌激素的存在，女性绝经期后循环中的雌激素（雌酮和雌二醇）主要由外周组织中芳香酶将肾上腺和卵巢中的雄激素（雄烯二酮和睾酮）转化而来。通过抑制芳香酶来阻止雌激素生成是一种有效的选择性治疗绝经后激素依赖性乳腺癌的方法。依西美坦是一种不可逆性甾体芳香酶灭活剂，结构上与该酶的自然底物雄烯二酮相似，为芳香酶的伪底物，可通过不可逆地与该酶的活性位点结合而使其失活（该作用也称"自毁性抑制"），从而明显降低绝经后妇女血液循环中雌激素水平，但对肾上腺中皮质类固醇和醛固酮的生物合成无明显影响。在高于抑制芳香酶作用浓度的 600 倍时，对类固醇生成途径中的其他酶不产生明显影响。

税 则 号 列　3004.3900

中 文 名	依西美坦片
英 文 名	Exemestane Tablets
类　　别	抗肿瘤药
主 要 成 分	依西美坦

有效成分 CAS 号　107868-30-4

化学分子结构式

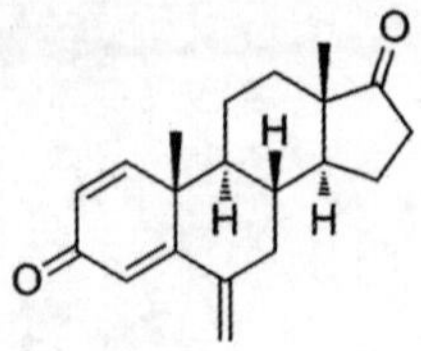

商 品 属 性　本品为片剂。

适 用 症　本品用于经他莫昔芬辅助治疗 2~3 年后，绝经后雌激素受体阳性的妇女的早期浸润性乳腺癌的辅助治疗，直至完成总共 5 年的辅助内分泌治疗；经他莫昔芬治疗后，病情仍有进展的自然或人工绝经后妇女的晚期乳腺癌。

药 理 作 用　依西美坦是一种不可逆的甾体类芳香化酶抑制剂，其结构与天然雄烯二酮底物相似。绝经后妇女的雌激素主要由雄激素通过外周组织芳香化酶的作用转化而成。5mg 的依西美坦即可显著降低绝经后妇女的血清雌激素水平，剂量达 10mg~25mg 时可最大程度（＞90%）降低雌激素水平。绝经后的乳腺癌患者接受每日 25mg 依西美坦治疗，其总体芳香化作用下降 98%。依西美坦不存在孕激素和雌激素样作用，有轻微的雄激素样作用，这可能和 17-羟衍生物的结构有关，且这种雄激素样作用主要在高剂量时可见。在依西美坦重复每日给药的研究中，不管是否用 ACTH 刺激，均未见依西美坦对肾上腺可的松和醛固酮的生物合成有影响，证明了依西美坦对甾体类固醇代谢酶的作用有选择性。因此，应用依西美坦的患者不需要使用糖皮质激素或盐皮质激素的替代疗法。在低剂量应用依西美坦时可见血清 LH 和 FSH 水平非剂量依赖性的轻微增加，这一效应预计与其药理学特性有关，可能是由雌激素水平下降导致垂体水平的反馈导致的。体内雌激素水平的降低会刺激垂体分泌促性腺激素，绝经后妇女也如此。

税 则 号 列　3004.3900

中 文 名 注射用醋酸地加瑞克

英 文 名 Degarelix Acetate for Injection

类 别 抗肿瘤药

主 要 成 分 地加瑞克

有效成分 CAS 号 214766-78-6

化学分子结构式

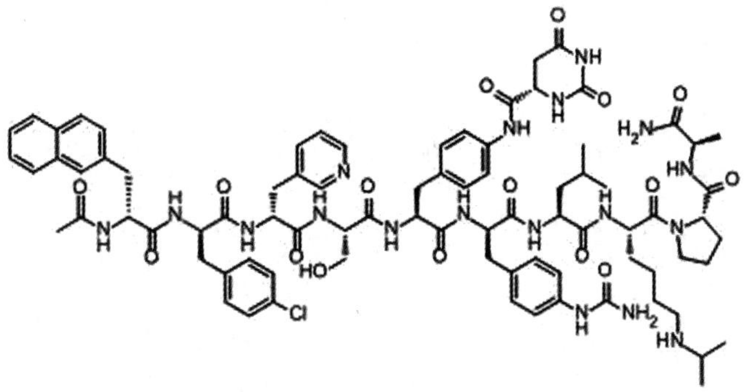

商 品 属 性 本品为注射剂。

适 用 症 本品适用于需要雄激素去势治疗的前列腺癌患者。

药 理 作 用 地加瑞克是一种选择性的促性腺激素释放激素（GnRH）拮抗剂，可竞争性和可逆地结合垂体 GnRH 受体，从而快速减少促性腺激素、促黄体激素（LH）及促卵泡激素（FSH）的释放，并减少睾丸分泌睾酮（T）。目前已知前列腺癌被认为对雄激素敏感，且去雄激素治疗对其具有疗效。不同于 GnRH 激动剂，GnRH 拮抗剂在初始治疗后不会诱导 LH 激增和随后的睾酮激增/肿瘤刺激以及潜在的症状加重。地加瑞克单剂量 240mg，随后每月维持剂量 80mg，可迅速引起 LH、FSH 及睾酮浓度下降。血清二氢睾酮（DHT）浓度下降的方式类似于睾酮。地加瑞克可有效持续抑制睾酮在 0.5ng/mL 的去势水平以下。每月 80mg 的维持剂量可使 97% 患者的睾酮抑制维持至少一年。当对患者再次注射地加瑞克治疗后，并没有观察到睾酮的微增。治疗一年后，睾酮水平的中位数为 0.087ng/mL（四分位距 0.06~0.15），N=167。

税 则 号 列 3004.3900

中　文　名	注射用醋酸亮丙瑞林
英　文　名	Leuprorelin Acetate for Injiction
类　　　别	抗肿瘤药
主　要　成　分	醋酸亮丙瑞林
有效成分 CAS 号	74381-53-6

化学分子结构式

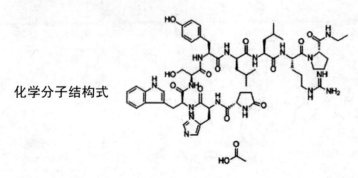

商 品 属 性　本品为注射剂，白色粉末。

适　用　症　适用于子宫内膜异位症；伴有月经过多、下腹痛、腰痛及贫血等的子宫肌瘤；绝经前乳腺癌，且雌激素受体阳性患者；前列腺癌；中枢性性早熟症。

药 理 作 用　重复给予大剂量的黄体化激素释放激素或其高活性衍生物醋酸亮丙瑞林，在首次给药后能立即产生一过性的垂体-性腺系统兴奋作用（急性作用），然后抑制垂体生成和释放促性腺激素。它还进一步抑制卵巢和睾丸对促性腺激素的反应，从而降低雌二醇和睾酮的生成（慢性作用）。此外，醋酸亮丙瑞林又是一种缓释制剂，它恒定地向血液中释放醋酸亮丙瑞林，故能有效地降低卵巢和睾丸的反应，产生高度有利的垂体-性腺系统的抑制作用。

税 则 号 列　3004.3900

中　文　名	注射用福美坦
英　文　名	Formestane for Injection
类　　　别	抗肿瘤药
主　要　成　分	福美坦
有效成分 CAS 号	566-48-3

化学分子结构式

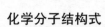
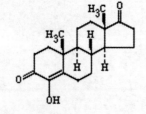

商 品 属 性　本品为注射剂。

适　用　症　适用于治疗自然或人工绝经的乳腺癌病人，包括其他内分泌治疗无效的病人。

药 理 作 用　本品是甾体类雄激素，是雄烯二酮的衍生物，可竞争抑制对雌激素合成起关键作用的芳香化酶，从而阻断雄激素向雌激素的转化，降低体内雌激素水平，使雌激素依赖性肿瘤缩小。除雌激素外，它不影响其他类固醇激素的合成。

税 则 号 列　3004.3900

中 文 名　注射用双羟萘酸曲普瑞林

英 文 名　Triptorelin Pamoate for Injection

类　　别　抗肿瘤药

主 要 成 分　双羟萘酸曲普瑞林

有效成分 CAS 号　124508-66-3

化学分子结构式

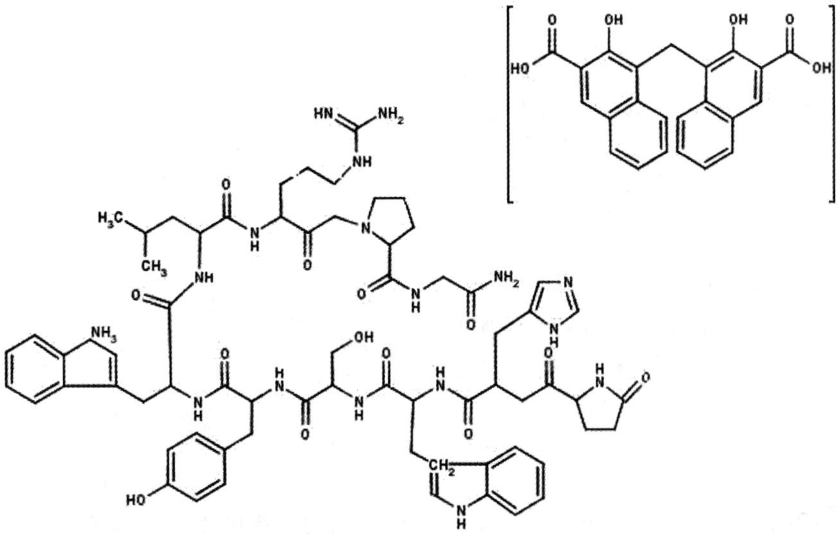

商 品 属 性　本品为注射剂。

适 用 症　本品适用于局部晚期或转移性前列腺癌。

药 理 作 用　曲普瑞林是合成的十肽，是天然 GnRH 的类似物。动物研究和人体研究表明，初始刺激后，长期使用曲普瑞林可抑制促性腺激素的分泌，从而抑制睾丸的功能。使用该药品可引起早期血 LH 和 FSH 水平升高。继续用药治疗，血 LH 和 FSH 水平降低，在注射后 20 天左右血睾酮降至去势水平。

税 则 号 列　3004.3900

中 文 名　酒石酸长春瑞滨
英 文 名　Vinorelbine Tartrate
类　　别　抗肿瘤药
主要成分　酒石酸长春瑞滨
有效成分 CAS 号　125317-39-7

化学分子结构式

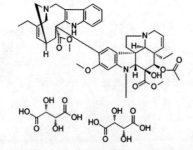

商品属性　本品为注射剂。
适 用 症　本品用于非小细胞肺癌、乳腺癌以及难治性淋巴瘤、卵巢癌等。
药理作用　长春瑞滨的抗肿瘤活性被认为主要通过干扰微管蛋白而抑制中期有丝分裂。与其他长春花碱相似，长春瑞滨还可以干扰：氨基酸、环 AMP 和谷胱甘肽的代谢，钙调素依赖性钙离子转运 ATP 酶活性，细胞呼吸，核酸和脂肪生物合成。在小鼠完整晶胚培养中，长春瑞滨、长春新碱和长春碱在相同浓度（2μM）时抑制微管形成的微丝分裂，包括阻断细胞的中期分裂。长春新碱在浓度为 5μM 时对轴突微管具有解聚作用，而长春碱和长春瑞滨在 30μM 和 40μM 时才具有这种作用。这些数据表明，长春瑞滨对有丝分裂中期的微管作用具有相对选择性。
税则号列　3004.4900

中 文 名　酒石酸长春瑞滨软胶囊
英 文 名　Vinorelbine Tartrate Soft Capsules
类　　别　抗肿瘤药
主要成分　酒石酸长春瑞滨
有效成分 CAS 号　125317-39-7

化学分子结构式

商品属性　本品为软胶囊，内容物为无色或淡黄色澄明黏稠液体。
适 用 症　用于不可手术切除的局部晚期或转移性非小细胞肺癌，以及转移性乳腺癌的单药或联合治疗。
药理作用　长春瑞滨是长春花生物碱家族中的一种抗肿瘤药物，与其他所有长春花生物碱类不同的是，长春瑞滨的长春质碱部分经结构修饰。在分子水平，它作用于细胞的微管结构中微管蛋白的动态平衡。它抑制微管蛋白的聚合作用，优先与有丝分裂微管进行结合，可阻断细胞从 G2 期进入 M 期。本品除作用于有丝分裂的微管外，也作用于轴突微管，故可引起神经毒性。
税则号列　3004.4900

中 文 名　羟喜树碱注射液
英 文 名　Hydroxylcamptothecine Injection
类　　别　抗肿瘤药
主 要 成 分　羟喜树碱
有效成分 CAS 号　19685-09-7

化学分子结构式　

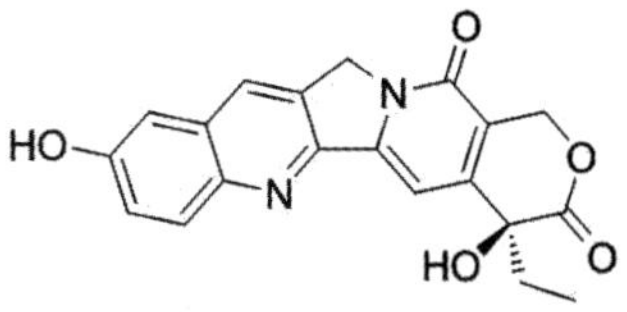

商 品 属 性　本品为注射剂。
适 用 症　本品用于原发性肝癌、胃癌、头颈部癌、膀胱癌及直肠癌。
药 理 作 用　本品通过抑制拓扑异构酶 I 而发挥细胞毒作用，使 DNA 不能复制，造成不可逆的 DNA 链破坏，从而导致细胞死亡。
税 则 号 列　3004.4900

中 文 名　盐酸托泊替康胶囊
英 文 名　Topotecan Hydrochloride Capsules
类　　别　抗肿瘤药
主 要 成 分　盐酸托泊替康
有效成分 CAS 号　119413-54-6

化学分子结构式　

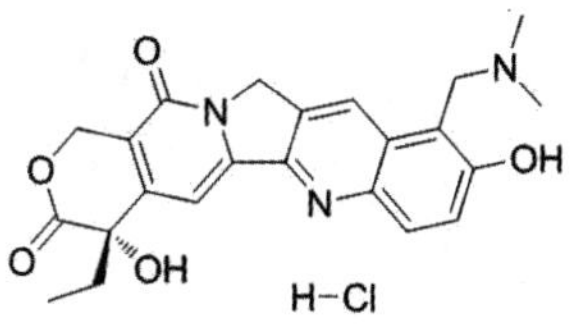

商 品 属 性　本品为胶囊剂。
适 用 症　对于一线化疗失效的，采用盐酸托泊替康顺铂二线治疗，但不能耐受静脉给药的广泛期小细胞肺癌患者，可试用本品与顺铂联合治疗。尚缺乏数据支持本品可替代广泛期小细胞肺癌的一线治疗标准方案。
药 理 作 用　1. 本品为拓扑异构酶 I 的抑制剂。本品与拓扑异构酶 I-DNA 复合物结合可阻止拓扑异构酶 I 所诱导 DNA 单链可逆性断裂后的重新连接，导致细胞死亡。其细胞毒作用是在 DNA 的合成中，是 S 期细胞周期特异性药物。2. 本品有很强的抗肿瘤活性和广泛的抗癌谱，临床前的体内抑瘤试验中对 P388 及 L121 白血病、B16 黑色素瘤、B16/F10 黑色素瘤亚株、Lew's 肺癌、ADJ-PC6 浆细胞瘤、M5076 卵巢肉瘤、乳腺癌 16/C、结肠腺癌 38 及 51、Madison 肺癌等动物移植性肿瘤疗效显著。
税 则 号 列　3004.4900

中 文 名	盐酸伊立替康注射液
英 文 名	Irinotecan Hydrochloride Injection
类 别	抗肿瘤药
主 要 成 分	盐酸伊立替康

有效成分 CAS 号 100286-90-6

化学分子结构式

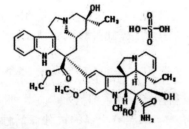

H-Cl

商 品 属 性 本品为注射剂。

适 用 症 本品用于成人转移性大肠癌的治疗，或用于经含 5-Fu 化疗失败的患者的二线治疗。

药 理 作 用 伊立替康是喜树碱的半合成衍生物，喜树碱可特异性地与拓扑异构酶 I 结合，后者诱导可逆性单链断裂，从而使 DNA 双链结构解旋。伊立替康及其活性代谢物 SA-38 可与拓扑异构酶 I -DNA 复合物结合，从而阻止断裂单链的再连接。现有研究提示，伊立替康的细胞毒作用归因于 DNA 合成过程中，复制酶与拓扑异构酶 I -DNA-伊立替康（或 SN-38）三联复合物相互作用，从而引起 DNA 双链断裂。哺乳动物细胞不能有效地修复这种 DNA 双链断裂。

税 则 号 列 3004.4900

中 文 名	注射用硫酸长春地辛
英 文 名	Vindesine Sulfate for Injection
类 别	抗肿瘤药
主 要 成 分	硫酸长春地辛

有效成分 CAS 号 59917-39-4

化学分子结构式

商 品 属 性 本品为注射剂。

适 用 症 本品对非小细胞肺癌、小细胞肺癌、恶性淋巴瘤、乳腺癌、食管癌及恶性黑色素瘤等恶性肿瘤有效。

药 理 作 用 本品为细胞周期特异性抗肿瘤药物，抑制细胞内微管蛋白的聚合，阻止增殖细胞有丝分裂中的纺锤体的形成，使细胞分裂停止于有丝分裂中期，对移植性动物肿瘤的抗瘤谱较广，与长春花碱和长春新碱无完全的交叉耐药，毒性介于两者之间，骨髓抑制低于长春花碱，但高于长春新碱，神经毒性低于长春新碱。

税 则 号 列 3004.4900

中 文 名	注射用硫酸长春新碱
英 文 名	Vincristine Sulfate for Injection
类 别	抗肿瘤药
主 要 成 分	硫酸长春新碱
有效成分 CAS 号	2068-78-2

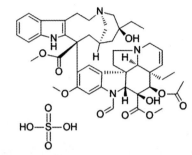

化学分子结构式

商 品 属 性　本品为注射剂，白色或类白色的疏松状或无定形固体。有引湿性。遇光或热易变黄。

适 用 症　1. 急性白血病，尤其是儿童急性白血病，对急性淋巴细胞白血病疗效显著。2. 恶性淋巴瘤。3. 生殖细胞肿瘤。4. 小细胞肺癌、尤文肉瘤、肾母细胞瘤、神经母细胞瘤。5. 乳腺癌、慢性淋巴细胞白血病、消化道癌、黑色素瘤及多发性骨髓瘤等。

药 理 作 用　长春新碱为夹竹桃科植物长春花中提取的有效成分。抗肿瘤作用靶点是微管，主要抑制微管蛋白的聚合而影响纺锤体微管的形成，使有丝分裂停止于中期。还可干扰蛋白质代谢及抑制 RNA 多聚酶的活力，并抑制细胞膜类脂质的合成和氨基酸在细胞膜上的转运。

税 则 号 列　3004.4900

中 文 名	达拉非尼
英 文 名	Dabrafenib
类 别	抗肿瘤药
主 要 成 分	达拉非尼
有效成分 CAS 号	1195765-45-7

化学分子结构式

商 品 属 性　本品为片剂。

适 用 症　本品用于 BRAF V600E 或 V600K 突变阳性而无法切除的或转移黑色素瘤，V600K 突变阳性而无法切除的或转移黑色素瘤须与曲美替尼合用。

药 理 作 用　1. 本品抑制 BRAF V600E、BRAF V600K 和 BRAF V600D 酶的 IC50 值分别为 0.65nmol/L、0.5nmol/L 和 1.84nmol/L，抑制野生型 BRAF 和 CRAF 激酶的 IC50 值分别为 3.2nmol/L 和 5.0nmol/L，在高浓度下对 SIK1、NEK11 和 LIMK1 也有抑制作用。一些突变型 BRAF 基因可导致 BRAF 的活化，从而刺激肿瘤细胞生长，在体内和体外，本品对 BRAF V600 突变阳性的黑色素瘤细胞均有抑制作用。2. 本品和曲美替尼在 AS/RAF/MEK/ERK 通路中可抑制不同的酪氨酸激酶，两者合用对 BRAF V600 突变阳性的黑色素瘤细胞的抑制作用会增强。

税 则 号 列　3004.9010

中 文 名　甲磺酸达拉非尼胶囊
英 文 名　Dabrafenib Mesylate Capsules
类　　别　抗肿瘤药
主 要 成 分　甲磺酸达拉非尼
有效成分 CAS 号　1195768-06-9

化学分子结构式

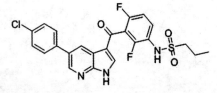

商 品 属 性　本品为胶囊剂。
适 用 症　本品联合曲美替尼适用于治疗 BRAF V600 突变阳性的不可切除或转移性黑色素瘤患者。
药 理 作 用　甲磺酸达拉非尼是 BRAF 激酶某些突变型的抑制剂，对 BRAF V600E、BRAF V600K 和 BRAF V600D 酶的 IC50 值分别为 0.65nmol/L、0.5nmol/L 和 1.84nmol/L。甲磺酸达拉非尼也抑制 BRAF 激酶野生型及 CRAF 激酶，IC50 值分别为 3.2nmol/L、5.0nmol/L，在高浓度时可抑制其他激酶，如 SIK1、NEK11、LIMK1。BRAF 基因的一些突变，包括导致 BRAF V600E 的突变，可导致 BRAF 激酶结构性激活，刺激肿瘤细胞生长。甲磺酸达拉非尼在体内外均可抑制多种 BRAF V600 突变阳性肿瘤细胞的生长。
税 则 号 列　3004.9010

中 文 名　维莫非尼片
英 文 名　Vemurafenib Film Coated Tablets
类　　别　抗肿瘤药
主 要 成 分　维莫非尼
有效成分 CAS 号　918504-65-1

化学分子结构式

商 品 属 性　本品为片剂。
适 用 症　适用于治疗经 CFDA 批准的检测方法确定的 BRAF V600 突变阳性的不可切除或转移性黑色素瘤。
药 理 作 用　本品是一种激酶抑制剂，通过阻断分子通路的信号抑制癌细胞生长。
税 则 号 列　3004.9010

中 文 名　　阿那曲唑片
英 文 名　　Anastrozole Tablets
类　　别　　抗肿瘤药
主 要 成 分　　阿那曲唑
有效成分 CAS 号　　120511-73-1

化学分子结构式

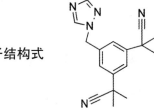

商 品 属 性　　本品为白色薄膜衣片，除去包衣后显白色或类白色。

适 用 症　　适用于绝经后妇女的晚期乳腺癌的治疗。适用于绝经后妇女激素受体阳性的早期乳腺癌的辅助治疗。适用于曾接受 2~3 年他莫昔芬辅助治疗的绝经后妇女激素受体阳性的早期乳腺癌的辅助治疗等。

药 理 作 用　　本品为一种强效、选择性非甾体类芳香化酶抑制剂，可抑制绝经期后患者肾上腺中生成的雄烯二酮转化为雌酮，从而明显地降低血浆雌激素水平，产生抑制乳腺肿瘤生长的作用。

税 则 号 列　　3004.9090

中 文 名　　阿帕他胺片
英 文 名　　Apalutamide Tablets
类　　别　　抗肿瘤药
主 要 成 分　　阿帕他胺
有效成分 CAS 号　　956104-40-8

化学分子结构式

商 品 属 性　　本品为浅黄绿色至灰绿色椭圆形薄膜衣片，一侧凹刻有"AR60"字样，除去包衣后显白色至类白色或微黄色。

适 用 症　　本品适用于治疗有高危转移风险的非转移性去势抵抗性前列腺癌（NM-CRPC）成年患者。

药 理 作 用　　阿帕他胺为雄激素受体（AR）抑制剂，可直接与 AR 的配体结合域结合。阿帕他胺可抑制 AR 核转位及 DNA 结合，并阻止 AR 介导的转录。主要代谢物 N-去甲基阿帕他胺是一种活性较弱的 AR 抑制剂，在体外转录报告基因检测中其活性为阿帕他胺的 1/3。在前列腺癌小鼠异种移植模型中，阿帕他胺可使肿瘤细胞增殖减少并且促进其凋亡，从而减小肿瘤体积。

税 则 号 列　　3004.9090

中　文　名　阿昔替尼片
英　文　名　Axitinib Tablets
类　　　别　抗肿瘤药
主　要　成　分　阿昔替尼
有效成分 CAS 号　319460-85-0

化学分子结构式

商　品　属　性　本品为片剂。
适　用　症　用于既往接受过种激酶抑制剂或细胞因子治疗失败的进展期肾细胞癌（RCC）的成人患者。
药　理　作　用　阿昔替尼在治疗剂量下可以抑制酪氨酸激酶受体，包括血管内皮生长因子受体(VEGFR-1、VEGFR-2 和 VEGFR-3)。这些受体与病理性血管生成、肿瘤生长和癌症进展相关。体外试验与小鼠体内模型试验显示阿昔替尼可抑制 VEGF 介导的内皮细胞增殖与存活；在荷瘤小鼠模型中，阿昔替尼可抑制肿瘤生长及 VEGFR-2 的磷酸化。
税　则　号　列　3004.9090

中　文　名　奥拉帕利片
英　文　名　Olaparib Tablets
类　　　别　抗肿瘤药
主　要　成　分　奥拉帕利
有效成分 CAS 号　763113-22-0

化学分子结构式

商　品　属　性　本品为片剂。
适　用　症　本品适用于铂敏感的复发性上皮性卵巢癌、输卵管癌或原发性腹膜癌成人患者在含铂化疗达到完全缓解或部分缓解后的维持治疗。
药　理　作　用　奥拉帕利是一种聚 ADP 核糖聚合酶（PARP，包括 PARP1、PARP2 和 PARP3）抑制剂。PARP 酶参与正常的细胞功能，如 DNA 转录和 DNA 修复。试验结果显示，奥拉帕利在体外可抑制肿瘤细胞系的增殖，在体内可抑制人体肿瘤小鼠异种移植瘤的生长，单药治疗或铂类化疗后用药均有效。当细胞系和小鼠移植瘤模型中存在 BRCA 相关的 DNA 损伤同源重组修复缺陷或者非 BRCA 相关的、铂类化疗应答相关的 DNA 损伤同源重组修复缺陷时，奥拉帕利给药后可产生更强的细胞毒和肿瘤抑制作用。体外研究显示，奥拉帕利的细胞毒作用可能涉及 PARP 酶活性抑制以及 PARP-DNA 复合物形成增加，从而导致 DNA 损伤和癌细胞死亡。
税　则　号　列　3004.9090

中 文 名　奥沙利铂注射液
英 文 名　Oxaliplatin Injection
类　　别　抗肿瘤药
主 要 成 分　奥沙利铂
有效成分 CAS 号　63121-00-6

化学分子结构式　

商 品 属 性　本品为注射剂。
适 用 症　适用于与 5-氟尿嘧啶和亚叶酸（甲酰四氢叶酸）联合应用于转移性结直肠癌的一线治疗；原发肿瘤完全切除后的Ⅲ期（Duke's C 期）结肠癌的辅助治疗；不适合手术切除或局部治疗的局部晚期和转移的肝细胞癌（HCC）的治疗。
药 理 作 用　本品属于新的铂类衍生物，本品通过产生烷化结合物作用于 DNA，形成链内和链间交联，从而抑制 DNA 的合成及复制。本品与 DNA 结合迅速，最多需 15 分钟；而顺铂与 DNA 的结合分为两个时相，其中包括 1 个 48 小时后的延迟相。在人体内给药 1 小时之后，通过测定白细胞的加合物，可显示其存在。复制过程中的 DNA 合成，其后 DNA 的分离、RNA 及细胞蛋白质的合成均被抑制，对于某些对顺铂耐药的细胞系，本品治疗有效。
税 则 号 列　3004.9090

中 文 名　白消安片
英 文 名　Busulfan Tablets
类　　别　抗肿瘤药
主 要 成 分　白消安
有效成分 CAS 号　55-98-1

化学分子结构式　

商 品 属 性　本品为糖衣片，除去糖衣后显白色。
适 用 症　本品适用于慢性粒细胞白血病慢性期的缓解治疗。已有资料显示，根据病人的生存时间、脾脏大小的控制和血红蛋白水平的维持来判断，本品的治疗优于脾放射治疗。虽然是非治愈性治疗，但白消安可减少粒细胞总数，缓解疾病症状和改善病人临床状态。一旦发生慢性粒细胞白血病急性白血病变，不能再使用白消安。本品可有效地延长真性红细胞增多症的缓解期，尤其是对放射性磷（32P）治疗耐药且伴有血小板显著增多的病例。本品对某些原发性血小板增多症和骨髓纤维化病例也可能有效。
药 理 作 用　白消安属双甲基磺酸酯类的双功能烷化剂，为细胞周期非特异性药物，进入人体内磺酸酯基团的环状结构打开，通过与细胞的 DNA 内鸟嘌呤起烷化作用来破坏 DNA 的结构与功能。本品的细胞毒作用几乎完全表现在对造血功能的抑制，主要表现在对粒细胞生成的明显抑制作用；其次是对血小板和红细胞的抑制，对淋巴细胞的抑制很弱。
税 则 号 列　3004.9090

中　文　名　白消安注射液
英　文　名　Busulfan Injection
类　　　别　抗肿瘤药
主 要 成 分　白消安
有效成分 CAS 号　　55-98-1

化学分子结构式

商 品 属 性　本品为注射剂，无色或几乎无色的澄明液体。
适　用　症　本品用于联合环磷酰胺，作为慢性髓性白血病同种异体的造血祖细胞移植前的预处理方
　　　　　　案。
药 理 作 用　白消安属双甲基碳酸酯类的双功能烷化剂，为细胞周期非特异性药物，进入人体内磺酸
　　　　　　酯基团的环状结构打开，通过与细胞的 DNA 内鸟嘌呤起烷化作用来破坏 DNA 的结构与
　　　　　　功能。本品的细胞毒作用几乎完全表现在对造血功能的抑制，主要表现在对粒细胞生成
　　　　　　的明显抑制作用；其次是对血小板和红细胞的抑制，对淋巴细胞的抑制很弱。
税 则 号 列　3004.9090

中　文　名　苯达莫司汀
英　文　名　Bendamustine
类　　　别　抗肿瘤药
主 要 成 分　苯达莫司汀
有效成分 CAS 号　　97832-05-8

化学分子结构式

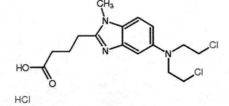

商 品 属 性　本品为注射剂。
适　用　症　本品用于治疗慢性淋巴细胞白血病（CLL）；用于在利妥昔单抗或含利妥昔单抗方案治疗
　　　　　　过程中，或者治疗 6 个月内，病情仍然进展的惰性 B 细胞非霍奇金淋巴瘤（NHL）。
药 理 作 用　本品确切的作用机制尚不十分清楚，但已知本品是携带一个嘌呤样苯并咪唑环的氮芥衍
　　　　　　生物，兼具烷化剂和嘌呤类似物（抗代谢药）的双重作用机制，能通过几种不同途径导
　　　　　　致细胞死亡，而且对静止期和分裂期细胞均有作用。
税 则 号 列　3004.9090

中　文　名　苯丁酸氮芥片
英　文　名　Chlorambucil Tablets
类　　　别　抗肿瘤药
主 要 成 分　苯丁酸氮芥
有效成分 CAS 号　305-03-3

化学分子结构式

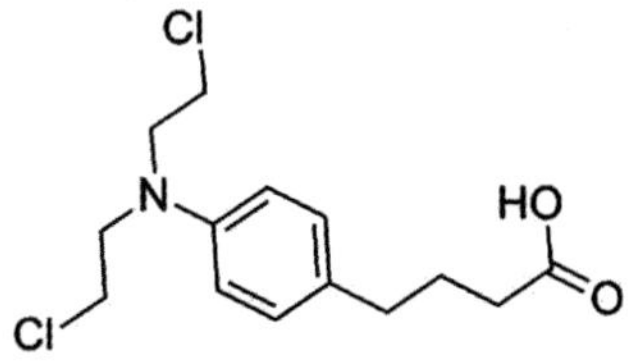

商 品 属 性　本品为片剂。
适　用　症　本品适用于霍奇金病、数种非霍奇金病淋巴瘤、慢性淋巴细胞性白血病、瓦尔登斯特伦巨球蛋白血症、晚期卵巢腺癌。本品对于部分乳腺癌病人也有明显的疗效。
药 理 作 用　苯丁酸氮芥为芳香族氮芥衍生物，是具有双重功能的烷化剂。通过形成高活性的乙撑亚胺基团产生烷基化作用，其一种可能的作用方式就是通过乙撑亚胺的衍生物在 DNA 的二条螺旋链上交联，进而破坏 DNA 的复制。
税 则 号 列　3004.9090

中　文　名　比卡鲁胺胶囊
英　文　名　Bicalutamide Capsules
类　　　别　抗肿瘤药
主 要 成 分　比卡鲁胺
有效成分 CAS 号　90357-06-5

化学分子结构式

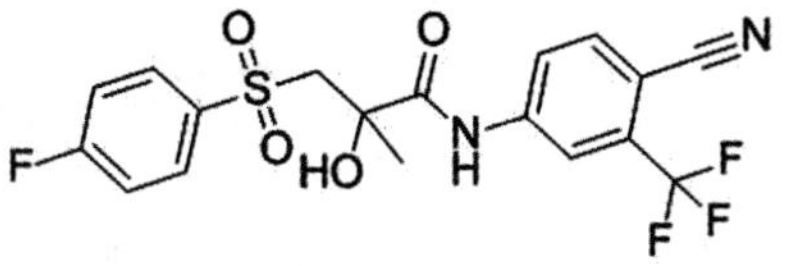

商 品 属 性　本品为胶囊剂。
适　用　症　本品用于治疗局部晚期、无远处转移的前列腺癌患者，或与促黄体生成素释放激素（LH-RH）类似物/外科睾丸切除术联合应用于晚期前列腺癌的治疗。
药 理 作 用　1. 比卡鲁胺属于非甾体类抗雄激素药物，没有其他内分泌作用，它与雄激素受体结合而不激活基因表达，从而抑制了雄激素的刺激，导致前列腺肿瘤的萎缩。临床上停用比卡鲁胺可在部分患者中引起抗雄激素撤药性综合征。2. 比卡鲁胺是消旋物，其抗雄激素作用仅仅出现在（R)-结构对映体上。
税 则 号 列　3004.9090

中 文 名　比卡鲁胺片
英 文 名　Bicalutamide Tablets
类　　别　抗肿瘤药
主 要 成 分　比卡鲁胺
有效成分 CAS 号　90357-06-5

化学分子结构式

商 品 属 性　本品为薄膜衣片，除去包衣后显白色或类白色。
适 用 症　适用于治疗局部晚期、无远处转移的前列腺癌患者，或与促黄体生成素释放激素（LH-RH）类似物/外科睾丸切除术联合应用于晚期前列腺癌的治疗。
药 理 作 用　本品属于非甾体类抗雄激素药物，没有其他内分泌作用。它与雄激素受体结合而使其无有效的基因表达，从而抑制了雄激素的刺激，导致前列腺肿瘤的萎缩。本品是消旋物，其抗雄激素作用仅仅出现在（R）-结构对映体上。
税 则 号 列　3004.9090

中 文 名　达可替尼片
英 文 名　Dacomitinib Tablets
类　　别　抗肿瘤药
主 要 成 分　达克替尼
有效成分 CAS 号　1110813-31-4

化学分子结构式

商 品 属 性　本品为蓝色薄膜衣片，除去包衣后显白色或类白色。
适 用 症　单药用于表皮生长因子受体（EGFR）19 号外显子缺失突变或 21 号外显子 L858R 置换突变的局部晚期或转移性非小细胞肺癌患者的一线治疗。
药 理 作 用　达可替尼是人表皮生长因子受体家族（EGFR/HER1、HER2 和 HER4）和某些 EGFR 激活突变体（19 号外显子缺失或 21 号外显子 L858R 置换突变）的激酶活性的不可逆抑制剂。体外试验显示，达可替尼在临床相关浓度时可抑制 DDR1、EPHA6、LCK、DDR2、MNK1 的活性。达可替尼呈剂量依赖性地抑制 EGFR、HER2 的自身磷酸化，抑制小鼠皮下接种的人异种移植肿瘤（HER 家族靶标包括突变的 EGFR 驱动）的生长。颅内接种人异种移植肿瘤（扩增的 EGFR 驱动）的小鼠经口给予达可替尼，显示该药有抗肿瘤活性。
税 则 号 列　3004.9090

中 文 名　达沙替尼片
英 文 名　Dasatinib Tablets
类　　别　抗肿瘤药
主 要 成 分　达沙替尼
有效成分 CAS 号　302962-49-8

化学分子结构式

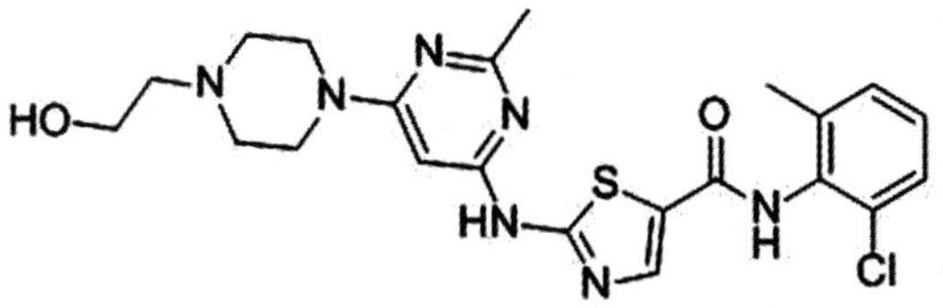

商 品 属 性　本品为白色至类白色薄膜衣片，除去包衣后显白色或类白色。

适 用 症　本品用于治疗对甲磺酸伊马替尼耐药或不耐受的费城染色体阳性（Ph+）慢性髓细胞白血病（CML）慢性期、加速期和急变期（急粒变和急淋变）成年患者。

药 理 作 用　达沙替尼属于蛋白激酶抑制剂，可抑制 BCR-ABL 激酶和 SRC 家族激酶以及许多其他选择性的致癌激酶，包括 c-KIT、ephrin（EPH）受体激酶和 PDGFβ 受体。达沙替尼是一种强效的、次纳摩尔的 BCR-ABL 激酶抑制剂，其在 0.6nM~0.8nM 的浓度下具有较强的活性。它与 BCR-ABL 酶的无活性及有活性构型均可结合。体外研究中，达沙替尼在表达各种伊马替尼敏感和耐药疾病的白血病细胞系中具有活性。这些非临床研究的结果表明，达沙替尼可以克服由下列原因导致的伊马替尼耐药：BCR-ABL 过表达、BCR-ABL 激酶区域突变、激活包括 SRC 家族激酶（LYN，HCK）在内的其他信号通道，以及多药耐药基因过表达。此外，达沙替尼可在次纳摩尔浓度下抑制 SRC 家族激酶。在使用鼠 CML 模型所单独进行的体内试验中，达沙替尼能够防止慢性期 CML 向急变期的进展，同时延长了荷瘤小鼠（源于生长在不同部位的患者 CML 细胞系，包括中枢神经系统）的生存期。

税 则 号 列　3004.9090

中 文 名　多西他赛注射液
英 文 名　Docetaxel Injection
类　　别　抗肿瘤药
主 要 成 分　多西他赛
有效成分 CAS 号　114977-28-5

化学分子结构式

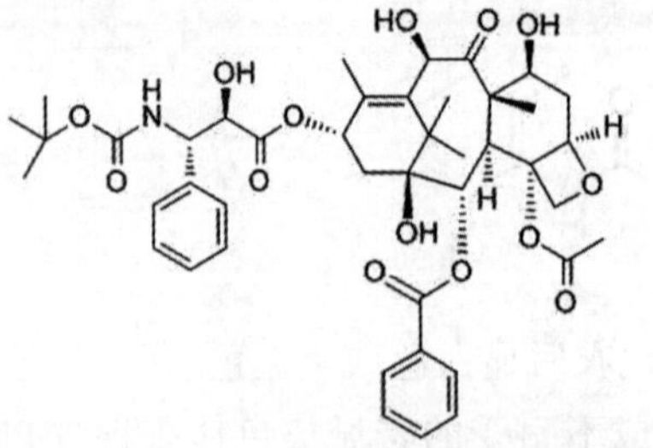

商 品 属 性　本品为注射剂，黄色至棕黄色澄明黏稠液体。

适 用 症　1. 多西他赛适用于先期化疗失败的晚期或转移性乳腺癌的治疗。除非属于临床禁忌，先期治疗应包括蒽环类抗癌药。2. 多西他赛适用于使用以顺铂为主的化疗失败的晚期或转移性非小细胞肺癌的治疗。

药 理 作 用　多西他赛为紫杉醇类抗肿瘤药，通过干扰细胞有丝分裂和分裂间期细胞功能所必需的微管网络而起抗肿瘤作用。多西他赛可与游离的微管蛋白结合，促进微管蛋白装配成稳定的微管，同时抑制其解聚，导致丧失了正常功能的微管束的产生和微管的固定，从而抑制细胞的有丝分裂。多西他赛与微管的结合不改变原丝的数目，这一点与目前临床应用的大多数纺锤体毒性药物不同。

税 则 号 列　3004.9090

中 文 名　恩扎卢胺软胶囊
英 文 名　Enzalutaminde Soft Capsules
类　　别　抗肿瘤药
主 要 成 分　恩扎卢胺
有效成分 CAS 号　915087-33-1

化学分子结构式

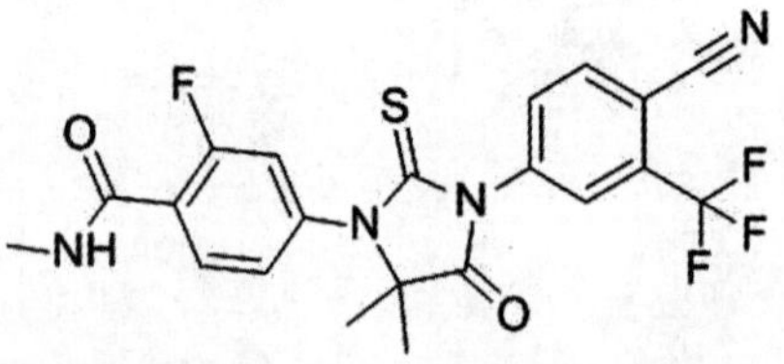

商 品 属 性　本品为胶囊剂。

适 用 症　本品适用于雄激素剥夺治疗（ADT）失败后无症状或有轻微症状且未接受化疗的转移性去势抵抗性前列腺癌（CRPC）成年患者的治疗。

药 理 作 用　恩扎卢胺是一种雄性激素受体抑制剂，作用于雄激素受体信号通路，可竞争性抑制雄激素与雄激素受体结合，进而抑制雄激素受体核移位以及雄激素受体与 DNA 的相互作用。恩扎卢胺主要代谢物 N-去甲基恩扎卢胺的体外活性与恩扎卢胺相似。恩扎卢胺在体外可抑制前列腺癌细胞增殖并诱导其死亡，且在小鼠前列腺癌移植瘤模型中可降低肿瘤体积。

税 则 号 列　3004.9090

中 文 名　呋喹替尼胶囊
英 文 名　Fruquintinib Capsules
类　　别　抗肿瘤药
主 要 成 分　呋喹替尼
有效成分 CAS 号　1194506-26-7

化学分子结构式

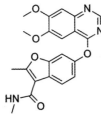

商 品 属 性　本品为胶囊剂。
适 用 症　本品单药适用于既往接受过氟尿嘧啶类、奥沙利铂和伊立替康为基础的化疗，以及既往
　　　　　　接受过或不适合接受抗血管内皮生长因子（VEGF）治疗、抗表皮生长因子受体（EGFR）
　　　　　　治疗（RAS 野生型）的转移性结、直肠癌（mCRC）患者。
药 理 作 用　呋喹替尼是具有高度选择性的肿瘤血管生成抑制剂，其主要作用靶点是 VEGFR 激酶家族
　　　　　　VEGFR1、VEGFR2 及 VEGFR3。呋喹替尼在分子水平上可抑制 VEGFR 激酶的活性；在
　　　　　　细胞水平上可抑制 VEGFR2、VEGFR3 的磷酸化，抑制内皮细胞的增殖及管腔形成；在组
　　　　　　织水平上可明显抑制鸡胚绒毛尿囊膜模型新生微血管的形成；在整体动物水平上，口服
　　　　　　呋喹替尼后可抑制 VEGFR2、VEGFR3 的磷酸化，抑制肿瘤血管生成，从而抑制肿瘤生
　　　　　　长。在整体动物上，呋喹替尼采用一日一次给药，对结、直肠癌以及其他多种类型肿瘤
　　　　　　模型的生长均显示强效且剂量依赖性的抑制效应，在敏感模型上发现肿瘤缩小和消退。
税 则 号 列　3004.9090

中 文 名　氟尿嘧啶植入剂
英 文 名　Fluorouracil Implants
类　　别　抗肿瘤药
主 要 成 分　氟尿嘧啶
有效成分 CAS 号　9024-25-3

化学分子结构式

商 品 属 性　本品为植入剂。
适 用 症　本品用于食管癌，结、直肠癌，胃癌等。
药 理 作 用　氟尿嘧啶为抗代谢类抗肿瘤药，主要作用于细胞增殖周期的 S 期，对其他期的细胞也有
　　　　　　杀灭作用。本品需转化为 5-氟脱氧尿嘧啶核苷酸发挥抗肿瘤活性。其作用机理是通过抑
　　　　　　制胸腺嘧啶核苷酸合成酶来抑制 DNA 的合成。另外，本品对 RNA 的合成也有一定的抑
　　　　　　制作用。
税 则 号 列　3004.9090

中 文 名　氟尿嘧啶注射液
英 文 名　Fluorouracil Injection
类　　别　抗肿瘤药
主 要 成 分　氟尿嘧啶
有效成分 CAS 号　9024-25-3

化学分子结构式　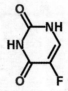

商 品 属 性　本品为注射剂。
适 用 症　本品适用于治疗消化道肿瘤，或较大剂量治疗绒毛膜上皮癌。亦常用于治疗乳腺癌、卵巢癌、肺癌、宫颈癌、膀胱癌及皮肤癌等。
药 理 作 用　本品在体内先转变为 5-氟-2-脱氧尿嘧啶核苷酸，后者抑制胸腺嘧啶核苷酸合成酶。阻断脱氧尿嘧啶核苷酸转变为脱氧胸腺嘧啶核苷酸，从而抑制 DNA 的生物合成。此外，通过阻止尿嘧啶和乳清酸掺入 RNA，达到抑制 RNA 合成的作用。本品为细胞周期特异性药，主要抑制 S 期细胞。
税 则 号 列　3004.9090

中 文 名　氟他胺片
英 文 名　Flutamide Tablets
类　　别　抗肿瘤药
主 要 成 分　氟他胺
有效成分 CAS 号　13311-84-7

化学分子结构式

商 品 属 性　本品为片剂。
适 用 症　1. 本品适用于以前未经治疗，或对激素控制疗法无效或失效的晚期前列腺癌症病人，可被单独使用（睾丸切除或不切除）或与促黄体生成激素释放激素（LH-RH）激动剂合用。2. 作为治疗局限性 B2-C2（T2b-T4）型前列腺癌症的一部分，本品也可缩小肿瘤体积、加强对肿瘤的控制，以及延长无病生存期。
药 理 作 用　氟他胺为一种非类固醇的乙酰苯胺类口服抗雄性激素，能阻止雄性激素在靶细胞的吸收和/或阻止雄性激素与细胞核的结合，显示强力的抗雄性激素作用。
税 则 号 列　3004.9090

中 文 名　枸橼酸他莫昔芬片
英 文 名　Tamoxifen Citrate Tablets
类　　别　抗肿瘤药
主 要 成 分　枸橼酸他莫昔芬
有效成分 CAS 号　54965-24-1

化学分子结构式

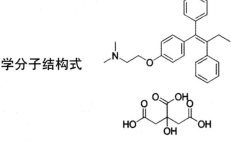

商 品 属 性　本品为白色片。
适 用 症　本品用于治疗女性复发转移乳腺癌；用作乳腺癌手术后转移的辅助治疗，预防复发。
药 理 作 用　本品具有抗雌激素的作用，主要通过与靶细胞胞质雌激素受体竞争性结合，阻断雌激素效应，发挥抗肿瘤作用。
税 则 号 列　3004.9090

中 文 名　枸橼酸托瑞米芬片
英 文 名　Toremifene Citrate Tablets
类　　别　抗肿瘤药
主 要 成 分　枸橼酸托瑞米芬
有效成分 CAS 号　89778-27-8

化学分子结构式

商 品 属 性　本品为片剂。
适 用 症　本品适用于绝经后妇女雌激素受体阳性或不详的转移性乳腺癌。
药 理 作 用　1. 本品为他莫昔芬衍生物，可与雌激素受体结合，产生雌激素样作用、抗雌激素作用或同时产生两种作用。这主要依赖疗程长短、动物种类、性别、靶器官的不同而定。一般来说，非类固醇类三苯乙烯衍生物在人和大鼠中主要表现为抗雌激素作用，在小鼠身上表现为雌激素样作用。2. 绝经后乳腺癌患者应用枸橼酸托瑞米芬后引致血清总胆固醇和低密度脂蛋白（LDL）中度下降。3. 枸橼酸托瑞米芬与雌激素竞争性地与乳腺癌细胞浆内雌激素受体相结合，阻止雌激素诱导的癌细胞 DNA 的合成及增殖。一些试验性肿瘤应用大剂量枸橼酸托瑞米芬，显示出枸橼酸托瑞米芬有非雌激素依赖的抗肿瘤作用。枸橼酸托瑞米芬的抗乳腺癌作用主要是抗雌激素作用，还可能有其他抗癌机制（改变肿瘤基因表达、分泌生长因子、诱导细胞凋亡及影响细胞动力学周期）。
税 则 号 列　3004.9090

中 文 名	枸橼酸伊沙佐米胶囊
英 文 名	Ixazomib Citrate Capsules
类 别	抗肿瘤药
主 要 成 分	伊沙佐米

有效成分 CAS 号 1072833-77-2

化学分子结构式

商 品 属 性　本品为胶囊剂。

适 用 症　本品与来那度胺和地塞米松联用，治疗已接受过至少一种既往治疗的多发性骨髓瘤成人患者。

药 理 作 用　伊沙佐米是一种可逆性蛋白酶体抑制剂，可优先结合 20S 蛋白酶体的 β5 亚基并抑制其糜蛋白酶样活性。伊沙佐米在体外可诱导多发性骨髓瘤细胞系凋亡，对经硼替佐米、来那度胺和地塞米松等多种药物治疗后复发患者的骨髓瘤细胞具有细胞毒作用；与来那度胺合用对多发性骨髓瘤细胞系具有协同细胞毒作用。伊沙佐米在小鼠多发性骨髓瘤异种移植模型中具有体内抗肿瘤活性。

税 则 号 列　3004.9090

中 文 名	环磷酰胺片
英 文 名	Cyclophosphamide Tablets
类 别	抗肿瘤药
主 要 成 分	环磷酰胺

有效成分 CAS 号 50-18-0

化学分子结构式

商 品 属 性　本品为片剂。

适 用 症　本品适用于鼻咽癌、肺癌、乳腺癌、多发性骨髓瘤、白血病。

药 理 作 用　1. 本品在体外无活性，进入体内被肝脏或肿瘤内存在的过量的磷酰胺酶或磷酸酶水解，变为活化作用型的磷酰胺氮芥而起作用。其作用机制与氮芥相似，与 DNA 发生交叉联结，抑制 DNA 的合成，也可干扰 RNA 的功能，属细胞周期非特异性药物。2. 本品抗瘤谱广，对多种肿瘤有抑制作用。

税 则 号 列　3004.9090

中　文　名　吉非替尼片
英　文　名　Gefitinib Tablets
类　　　别　抗肿瘤药
主　要　成　分　吉非替尼
有效成分 CAS 号　184475-35-2

化学分子结构式

商 品 属 性　本品为片剂。
适　用　症　本品适用于治疗表皮生长因子受体酪氨酸激酶（EGFR-TK）基因具有敏感突变的局部晚期或转移性非小细胞肺癌成人患者。
药 理 作 用　吉非替尼是一种选择性 EGFR-TK 抑制剂，该酶通常表达于上皮来源的实体瘤。吉非替尼广泛抑制异种移植于裸鼠的人肿瘤细胞的生长，抑制其血管生成；在体外，可导致人肿瘤细胞衍生系的凋亡并抑制血管生成因子的侵入和分泌。在动物试验或体外研究中已证实吉非替尼可提高化疗、放疗及激素治疗的抗肿瘤活性。
税 则 号 列　3004.9090

中　文　名　甲氨蝶呤片
英　文　名　Methotrexate Tablets
类　　　别　抗肿瘤药
主　要　成　分　甲氨蝶呤
有效成分 CAS 号　59-05-2

化学分子结构式

商 品 属 性　本品为片剂。
适　用　症　1. 各型急性白血病，特别是急性淋巴细胞白血病、恶性淋巴瘤、非何杰金氏淋巴瘤和蕈样肉芽肿、多发性骨髓病。2. 头颈部癌、肺癌、各种软组织肉瘤、银屑病。3. 乳腺癌、卵巢癌、宫颈癌、恶性葡萄胎、绒毛膜上皮癌、睾丸癌。
药 理 作 用　四氢叶酸是在体内合成嘌呤核苷酸和嘧啶核苷酸的重要辅酶。本品作为一种叶酸还原酶抑制剂，主要抑制二氢叶酸还原酶而使二氢叶酸不能还原成有生理活性的四氢叶酸，从而使嘌呤核苷酸和嘧啶核苷酸的生物合成过程中一碳基团的转移作用受阻，导致 DNA 的生物合成受到抑制。此外，本品也有对胸腺核苷酸合成酶的抑制作用，但抑制 RNA 与蛋白质合成的作用则较弱，本品主要作用于细胞周期的 S 期，属细胞周期特异性药物，对 G1 期、S 期的细胞也有延缓作用，但对 G1 期细胞的作用较弱。
税 则 号 列　3004.9090

中 文 名　甲苯磺酸拉帕替尼片
英 文 名　Lapatinib Ditosylate Tablets
类　　别　抗肿瘤药
主 要 成 分　甲苯磺酸拉帕替尼
有效成分 CAS 号　388082-77-7

化学分子结构式

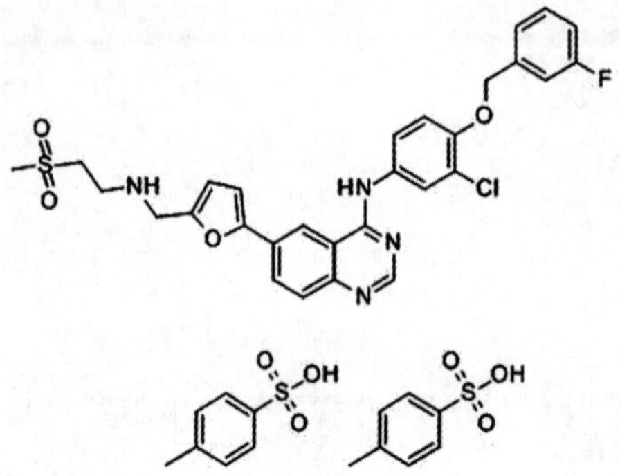

商 品 属 性　本品为片剂。

适 用 症　本品用于联合卡培他滨治疗 ErbB-2 过度表达的，既往接受过包括蒽环类、紫杉醇、曲妥珠单抗（赫赛汀）治疗的晚期或转移性乳腺癌。

药 理 作 用　甲苯磺酸拉帕替尼片是小分子 4-苯胺基喹唑啉类受体酪氨酸激酶抑制剂，抑制表皮生长因子受体（ErbB1）和人表皮因子受体 2（ErbB2）。4 种乳腺癌细胞株中 BT474 和 SKBr3 对拉帕替尼敏感，半抑制浓度为 25nmol/L 和 32nmol/L；MDA-MB-468 和 T47D 对拉帕替尼不敏感，半抑制浓度在微摩尔级别。对于膀胱癌的 2 种细胞株，RT112（ErbB1 和 ErbB2 高度表达）和 J82（ErbB1 和 ErbB2 低度表达），拉帕替尼可增强顺铂的疗效。在多种动物试验中拉帕替尼均能抑制表皮因子驱动的肿瘤生长。拉帕替尼对曲妥单抗耐药的肿瘤细胞株有效。

税 则 号 列　3004.9090

中　文　名　甲苯磺酸尼拉帕利胶囊
英　文　名　Niraparib Tosylate Capsules
类　　　别　抗肿瘤药
主要成分　甲苯磺酸尼拉帕利
有效成分 CAS 号　1038915-73-9

化学分子结构式

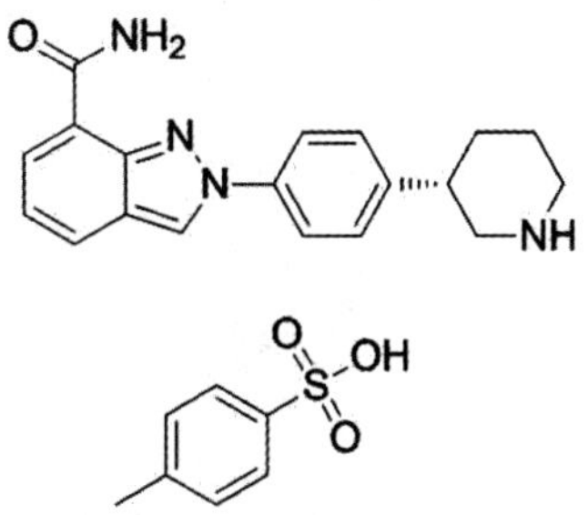

商品属性　本品为胶囊剂。
适　用　症　本品适用于铂敏感的复发性上皮性卵巢癌、输卵管癌或原发性腹膜癌成人患者在含铂化疗达到完全缓解或部分缓解后的维持治疗。
药理作用　尼拉帕利是一种多聚 ADP-核糖聚合酶（PARP）PARP-1 和 PARP-2 的抑制剂。PARP 在 DNA 修复中起作用。体外研究显示，尼拉帕利诱发的细胞毒性可能涉及抑制 PARP 酶活性和增加 PARP-DNA 复合物的形成，从而导致 DNA 损伤、细胞凋亡和细胞死亡。
税则号列　3004.9090

中　文　名　甲苯磺酸索拉非尼片
英　文　名　Sorafenibtosylate Tablets
类　　　别　抗肿瘤药
主要成分　甲苯磺酸索拉非尼
有效成分 CAS 号　475207-59-1

化学分子结构式

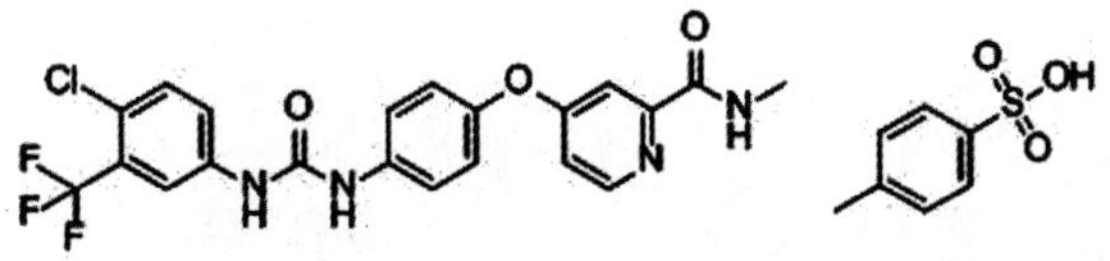

商品属性　本品为片剂。
适　用　症　本品用于治疗不能手术或远处转移的肝细胞癌。
药理作用　本品是一种选择性的 5-羟色胺 3（5-HT3）受体拮抗剂。其作用机理尚未完全明确，可能是拮抗外周迷走神经末梢和中枢化学感受区中的 5-HT3 受体，从而阻断因化疗和手术等因素促进小肠嗜铬细胞释放 5-羟色胺，兴奋迷走传入神经而导致的呕吐反射。本品选择性较高，无锥体外系反应、过度镇静等副作用。
税则号列　3004.9090

中 文 名　甲磺酸阿帕替尼片

英 文 名　Apatinib Mesylate Tablets

类　　别　抗肿瘤药

主要成分　甲磺酸阿帕替尼

有效成分 CAS 号　1218779-75-9

化学分子结构式

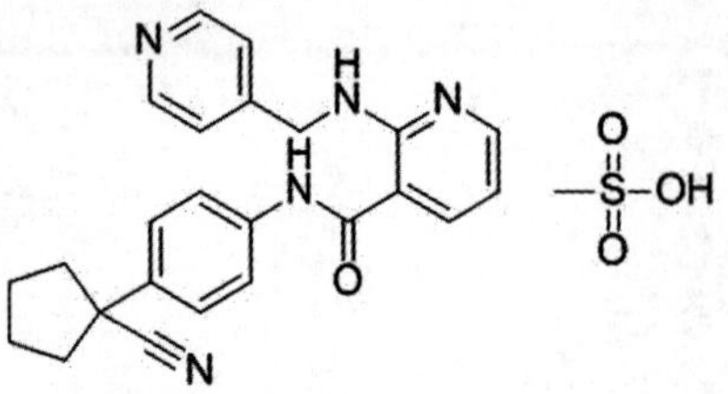

商品属性　本品为片剂。

适 用 症　本品单药适用于既往至少接受过 2 种系统化疗后进展或复发的晚期胃腺癌或胃-食管结合部腺癌患者。患者接受治疗时一般状况良好。

药理作用　本品为一种小分子血管内皮细胞生长因子受体 2（VEGFR-2）酪氨酸激酶抑制剂，可抑制肿瘤血管生成。动物研究表明，本品可明显抑制多种小鼠肿瘤模型的肿瘤生长。

税则号列　3004.9090

中 文 名　甲磺酸艾日布林注射液

英 文 名　Irebrin mesylate Injection

类　　别　抗肿瘤药

主要成分　甲磺酸艾日布林

有效成分 CAS 号　441045-17-6

化学分子结构式

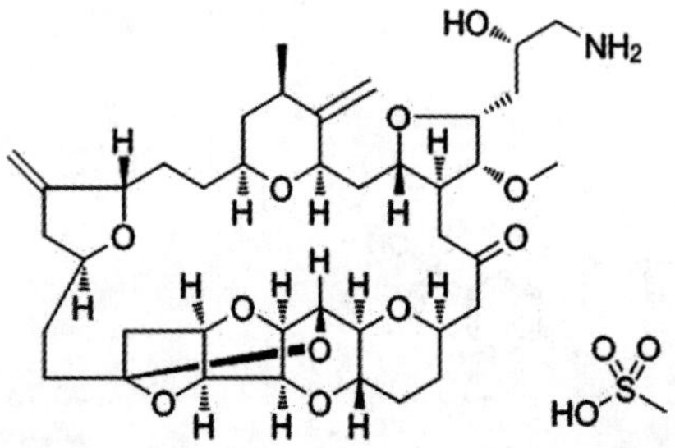

商品属性　本品为注射剂。

适 用 症　本品用于治疗已经接受过至少 2 种化疗方案治疗的转移性乳腺癌患者，且化疗方案中应包括蒽环霉素或紫杉烷。

药理作用　艾日布林最初是由一种从海洋生物中提取分离得到的软海绵素 B 经过结构修饰而来，它可以直接与微管蛋白结合抑制有丝分裂，通过抑制微管生长，抑制癌细胞生长，从而发挥治疗作用。

税则号列　3004.9090

中 文 名　甲磺酸奥希替尼片
英 文 名　Osimertinib Mesylate Tablets
类 　 别　抗肿瘤药
主 要 成 分　甲磺酸奥希替尼
有效成分 CAS 号　1421373-66-1

化学分子结构式

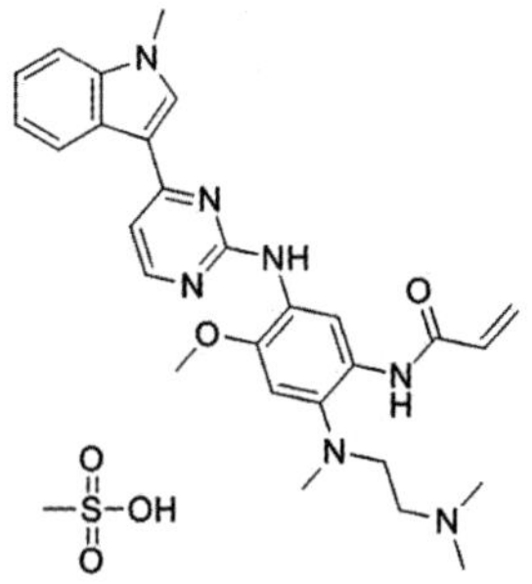

商 品 属 性　本品为片剂。

适 用 症　本品适用于既往经表皮生长因子受体（EGFR）酪氨酸激酶抑制剂（TKI）治疗时或治疗后出现疾病进展，并且经检测确认存在 EGFRT790M 突变阳性的局部晚期或转移性非小细胞性肺癌成人患者的治疗。

药 理 作 用　奥希替尼是表皮生长因子受体（EGFR）的激酶抑制剂，与 EGFR 某些突变体（T790M、L858R 和外显子 19 缺失）不可逆性结合的浓度较野生型低约 9 倍。在细胞培养和动物肿瘤移植瘤模型中，奥希替尼对携带 EGFR 突变（T790M/L858R、L858R、T790M/外显子19 缺失和外显子 19 缺失）的非小细胞肺癌细胞株具有抗肿瘤作用，对野生型 EGFR 基因扩增的抗肿瘤活性较弱。口服奥希替尼后，在血浆中发现两种具有药理学活性的代谢产物（AZ7550 和 AZ5104，约占原形化合物的 10%），其抑制作用特征与奥希替尼相似。AZ7550 的效力与奥希替尼相似，而 AZ5104 对 EGFR 外显子 19 缺失和 T790M 突变（约 8倍）及野生型（约 15 倍）的活性较强。体外试验显示，在临床浓度下，奥希替尼还可抑制 HER2、HER3、HER4、ACK1 和 BLK 的活性。

税 则 号 列　3004.9090

中 文 名　甲磺酸仑伐替尼胶囊
英 文 名　Lenvatinib Mesilate Capsules
类　　别　抗肿瘤药
主要成分　甲磺酸仑伐替尼
有效成分 CAS 号　857890-39-2

化学分子结构式

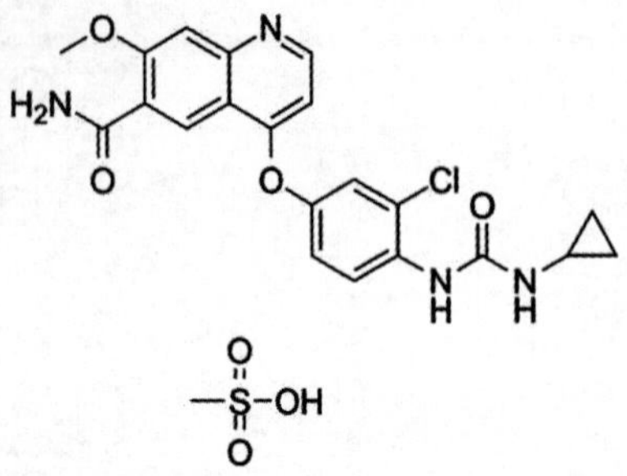

商 品 属 性　本品为胶囊剂。
适 用 症　本品适用于肝细胞癌患者。
药 理 作 用　仑伐替尼是一种多激酶抑制剂,其在体外和体内主要表现出抗血管生成特性,并且在体外模型中也观察到其对肿瘤生长的直接抑制作用。
税 则 号 列　3004.9090

中 文 名　甲磺酸伊马替尼片
英 文 名　Imatinib Mesylate Tablets
类　　别　抗肿瘤药
主要成分　甲磺酸伊马替尼
有效成分 CAS 号　220127-57-1

化学分子结构式

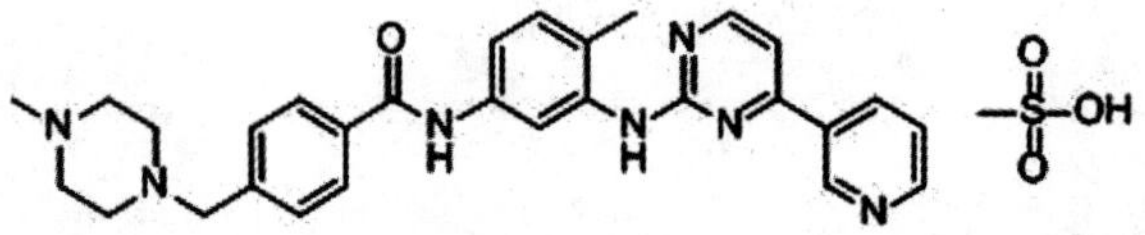

商 品 属 性　本品为片剂。
适 用 症　本品用于治疗不能切除和/或发生转移的恶性胃肠道间质瘤(GIST)的成人患者。
药 理 作 用　伊马替尼是一种小分子蛋白酪氨酸激酶抑制剂,可有效抑制 Bcr-Abl 酪氨酸激酶(TK)以及下述几个 TK 受体的活性:Kit、通过 c-Kit 原癌基因编码的干细胞因子(SCF)受体、盘状结构域受体(DDR1 和 DDR2)、集落刺激因子受体(CSF-1R)和血小板衍生生长因子受体 α 和 β(PDGFR-α 和 PDGFR-β)。伊马替尼还可以抑制这些受体激酶激活后介导的细胞行为。
税 则 号 列　3004.9090

中　文　名　卡铂注射液
英　文　名　Carboplatin Injection
类　　　别　抗肿瘤药
主 要 成 分　卡铂
有效成分 CAS 号　41575-94-4

化学分子结构式

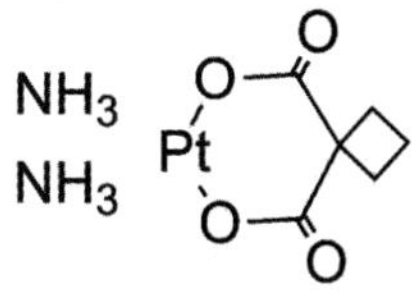

商 品 属 性　本品为注射剂。
适　用　症　本品对于实体瘤，如小细胞肺癌、卵巢癌、睾丸肿瘤、头颈部癌及恶性淋巴瘤等均有较
　　　　　　好的疗效。也可适用其他肿瘤，如子宫颈癌、膀胱癌及非小细胞性肺癌等。
药 理 作 用　本品为周期非特异性抗癌药，直接作用于 DNA，主要与细胞 DNA 的链间及链内交联，破
　　　　　　坏 DNA 从而抑制肿瘤的生长。
税 则 号 列　3004.9090

中　文　名　卡莫氟片
英　文　名　Carmofur Tablets
类　　　别　抗肿瘤药
主 要 成 分　卡莫氟
有效成分 CAS 号　61422-45-5

化学分子结构式

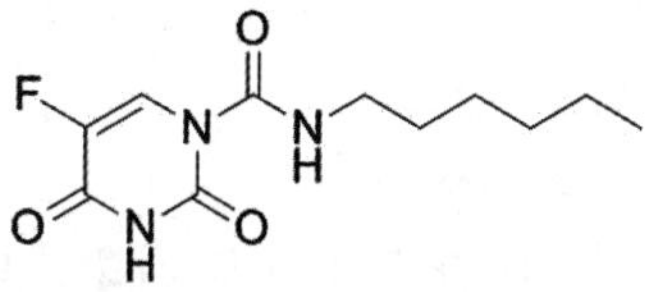

商 品 属 性　本品为片剂。
适　用　症　本品用于消化道癌（食道癌、胃癌、结肠癌、直肠癌），对乳腺癌亦有效。
药 理 作 用　本品为氟尿嘧啶的衍生物，口服吸收迅速，在体内缓慢释放出氟尿嘧啶，干扰或阻断
　　　　　　DNA、RNA 及蛋白质合成，从而发挥抗肿瘤作用。
税 则 号 列　3004.9090

中 文 名 卡培他滨片
英 文 名 Xeloda（Capecitabine Tablets）
类 别 抗肿瘤药
主 要 成 分 卡培他滨
有效成分 CAS 号 154361-50-9

化学分子结构式

商 品 属 性 本品为片剂。

适 用 症 1. 结肠癌辅助化疗：卡培他滨适用于 Dukes'C 期、原发肿瘤根治术后、氟嘧啶类药物单独治疗的结肠癌患者的单药辅助治疗。其治疗的无病生存期（DFS）不亚于 5-氟尿嘧啶和甲酰四氢叶酸联合方案（5-FU/LV）。卡培他滨单药或与其他药物联合化疗均不能延长总生存期（OS），但已有试验数据表明在联合化疗方案中卡培他滨可较 5-FU/LV 改善无病生存期。医师在开具处方使用卡培他滨单药对 Dukes'C 期结肠癌进行辅助治疗时，可参考以上研究结果。用于支持该适应证的数据来自国外临床研究。2. 结直肠癌：卡陪他滨单药或与奥沙利铂联合（XELOX）适用于转移性结直肠癌的一线治疗。3. 乳腺癌联合化疗：卡培他滨可与多西紫杉醇联合用于治疗含蒽环类药物方案化疗失败的转移性乳腺癌。4. 乳腺癌单药化疗：卡培他滨可单独用于治疗对紫杉醇及含蒽环类药物化疗方案均耐药或对紫杉醇耐药和不能再使用蒽环类药物治疗（例如，已经接受了累积剂量400mg/m² 阿霉素或阿霉素同类物）的转移性乳腺癌患者。耐药的定义为治疗期间疾病继续进展（有或无初始缓解）或完成含有蒽环类药物的辅助化疗后 6 个月内复发。5. 胃癌：卡培他滨适用于不能手术的晚期或者转移性胃癌的一线治疗。

药 理 作 用 正常细胞和肿瘤细胞都能将 5-FU 代谢为 5-氟-2-脱氧尿苷酸单磷酸（FdUMP）和 5-氟尿苷三磷酸（FUTP）。这些代谢产物通过两种不同机制引起细胞损伤。首先，FdUMP 及叶酸协同因子 N5，10-亚甲基四氢叶酸与胸苷酸合成酶（TS）结合形成共价结合的三重复合物。这种结合能抑制 2'-脱氧尿（嘧啶核）苷酸形成胸核苷酸。胸核苷酸是胸腺嘧啶核苷三磷酸必需的前体，而后者是 DNA 合成所必需的，因此该化合物的不足能抑制细胞分裂。其次，在 RNA 合成过程中核转录酶可能会在尿苷三磷酸（UTP）的部位错误地编入 FUTP。这种代谢错误将会干扰 RNA 的加工处理和蛋白质的合成。

税 则 号 列 3004.9090

中 文 名　克拉屈滨注射液
英 文 名　Cladribine Injection
类　　别　抗肿瘤药
主 要 成 分　克拉屈滨
有效成分 CAS 号　4291-63-8

化学分子结构式

商 品 属 性　本品为无色或几乎无色的澄明液体。
适 用 症　本品可适用于经干扰素治疗失败后活动性的伴有临床意义的贫血。
药 理 作 用　克拉屈滨的抑瘤活性与脱氧胞苷激酶和脱氧核苷酸激酶活性有关。它主要以被动转运进
　　　　　　入细胞，在细胞内被脱氧胞苷激酶磷酸化，转化为克拉屈滨三磷酸，掺合到 DNA 分子
　　　　　　中，妨碍 DNA 断裂后的修复作用，造成 NAD 和 ATP 的耗竭，破坏细胞代谢，影响细胞
　　　　　　的 DNA 合成。因此本品对分化或静止期的淋巴细胞和单核细胞均有抑制 DNA 合成和修
　　　　　　复的作用。
税 则 号 列　3004.9090

中 文 名　克唑替尼胶囊
英 文 名　Crizotinib Capsules
类　　别　抗肿瘤药
主 要 成 分　克唑替尼
有效成分 CAS 号　877399-52-5

化学分子结构式

商 品 属 性　本品为胶囊剂。
适 用 症　本品适用于经 CFDA 批准的检测方法确定的间变性淋巴瘤激酶（ALK）阳性的局部晚期
　　　　　　或转移性非小细胞肺癌（NSCLC）患者的治疗。
药 理 作 用　克唑替尼是一种酪氨酸激酶受体抑制剂，包括 ALK、肝细胞生长因子受体（HGFR，c-
　　　　　　Met），ROS1（c-cos）和 RON。易位可促使 ALK 基因引起致癌融合蛋白的表达。ALK 融
　　　　　　合蛋白形成可引起基因表达和信号的激活和失调，进而促使表达这些蛋白的肿瘤细胞增
　　　　　　殖和存活。克唑替尼在肿瘤细胞株中对 ALK、ROS1 和 c-Met 在细胞水平检测的磷酸化具
　　　　　　有浓度依赖性抑制作用，对表达 EML4-ALK 或 NPM-ALK 融合蛋白或 c-Met 的异种移植荷
　　　　　　瘤小鼠具有抗肿瘤活性。
税 则 号 列　3004.9090

中　文　名　来那度胺胶囊
英　文　名　Lenalidomide Capsules
类　　　别　抗肿瘤药
主 要 成 分　来那度胺
有效成分 CAS 号　191732-72-6

化学分子结构式

商 品 属 性　本品为胶囊剂。
适 用 症　本品适用于与地塞米松合用，治疗曾接受过至少一种疗法的多发性骨髓瘤的成年患者。
药 理 作 用　来那度胺是沙利度胺的类似物，作用机制尚未完全阐明，已知的包括抗肿瘤、抗血管生
　　　　　　成、促红细胞生成和免疫调节等特性。来那度胺可抑制某些造血系统肿瘤细胞（包括多
　　　　　　发性骨髓瘤浆细胞和存在 5 号染色体缺失的肿瘤细胞）的增殖，提高 T 细胞和自然杀伤
　　　　　　细胞介导的免疫功能，提高自然杀伤 T 细胞的数量；通过阻止内皮细胞的迁移和黏附，
　　　　　　以及阻止微血管形成来抑制血管生成；通过 CD34 造血干细胞增加胎儿血红蛋白的生成，
　　　　　　抑制由单核细胞产生的促炎性细胞因子（如 TNF-α 和 IL-6）的生成。
税 则 号 列　3004.9090

- -

中　文　名　来曲唑片
英　文　名　Letrozol Tablets
类　　　别　抗肿瘤药
主 要 成 分　来曲唑
有效成分 CAS 号　112809-51-5

化学分子结构式

商 品 属 性　本品为类白色片。
适 用 症　本品用于绝经后晚期乳腺癌的治疗，多用于抗雌激素治疗失败后的二线治疗。
药 理 作 用　来曲唑是新一代代芳香化酶抑制剂，为人工合成的苄三唑类衍生物。来曲唑通过抑制芳
　　　　　　香化酶，使雌激素水平下降，从而消除雌激素对肿瘤生长的刺激作用。体内外研究显示，
　　　　　　来曲唑能有效抑制雄激素向雌激素转化，而绝经后妇女的雌激素主要来源于雄激素前体
　　　　　　物质在外周组织的芳香化，故它特别适用于绝经后乳腺癌患者的治疗。
税 则 号 列　3004.9090

中　文　名　磷酸氟达拉滨片
英　文　名　Fludarabine Phosphate Tablets
类　　　别　抗肿瘤药
主 要 成 分　磷酸氟达拉滨
有效成分 CAS 号　75607-67-9

化学分子结构式

商 品 属 性　本品为片剂。
适　用　症　本品适用于 B 细胞性慢性淋巴细胞白血病（CLL）患者的治疗。这些患者至少接受过一个标准的包含烷化剂的方案的治疗，但在治疗期间或治疗后，病情并没有改善或仍持续进展。
药 理 作 用　本品为抗病毒药阿糖腺苷的氟化核苷酸类似物，即 9-β-D-阿拉伯酸-呋喃基腺嘌呤（ara-A），可相对地抵抗腺苷脱氨基酶的脱氨基作用。磷酸氟达拉滨被快速地去磷酸化成为氟达拉滨（2F-ara-A），后者可以被细胞摄取，然后被细胞内 Chemicalbook 的脱氧胞苷激酶磷酸化后成为有活性的三磷酸盐（2F-ara-ATP）。该代谢产物可以通过抑制核苷酸还原酶，DNA 聚合酶 α、δ、Σ，DNA 引物酶和 DNA 连接酶从而抑制 DNA 的合成。此外，还可以部分抑制 RNA 聚合酶 Ⅱ 从而减少蛋白的合成。
税 则 号 列　3004.9090

中 文 名　磷酸芦可替尼片
英 文 名　Ruxolitinib Phosphate Tablets
类　　别　抗肿瘤药
主要成分　磷酸芦可替尼
有效成分 CAS 号　1092939-17-7

化学分子结构式

商 品 属 性　本品为片剂。
适 用 症　本品适用于中危或高危的原发性骨髓纤维化（PMF，亦称为慢性特发性骨髓纤维化），真性红细胞增多症继发的骨髓纤维化（PPV-MF）或原发性血小板增多症继发的骨髓纤维化（PET-MF）的成年患者。
药 理 作 用　1. 芦可替尼是一种 Janus 相关激酶（JAK 家族）JAK1 和 JAK2 的选择性抑制剂，JAK1 和 JAK2 的 IC50 分别为 3.3nM 和 2.8nM。这些激酶对造血和免疫功能相关的多个重要细胞因子和生长因子具有信号转导作用。2. 骨髓纤维化和真性红细胞增多症是骨髓增生性恶性肿瘤，已知与 JAK1 和 JAK2 信号转导调节异常有关。循环系统中激活 JAK-STAT 信号通路的细胞因子水平过高是引起这种调节异常的主要原因，JAK2V617F 突变、负性调节机制失效导致的功能获得性突变可引起这种细胞因子水平过高。骨髓纤维化患者无论是否有 JAK2V6I7F 突变，均表现 JAK 信号转导调节异常。超过 95% 的真性红细胞增多症患者存在 JAK 激活性突变（如 V617F 或外显子 12）。3. 芦可替尼可抑制细胞因子依赖的恶性血液肿瘤细胞模型或表达 JAK2V617 突变蛋白的非细胞因子依赖的 Ba/F3 细胞的 JAK-STAT 信号转导和细胞增殖，IC50 为 80nM～320nM。
税 则 号 列　3004.9090

中　文　名　马来酸阿法替尼片
英　文　名　Afatinib Dimaleate Capsule
类　　　别　抗肿瘤药
主 要 成 分　马来酸阿法替尼
有效成分 CAS 号　850140-73-7

化学分子结构式

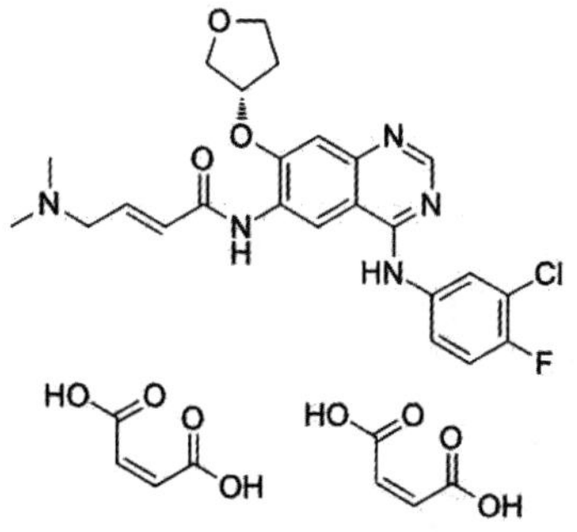

商 品 属 性　本品为片剂。
适　用　症　本品适用于以下患者的治疗。

1. 具有表皮生长因子受体（EGFR）基因敏感突变的局部晚期或转移性非小细胞肺癌（NSCLC）患者，既往未接受过 EGFR 酪氨酸激酶抑制剂（TKI）。2. 含铂化疗期间或化疗后疾病进展的局部晚期或转移性鳞状组织学类型的非小细胞肺癌（NSCLC）患者。

药 理 作 用　1. 阿法替尼与 EGFR（ErbB1）、HER2（ErbB2）和 HER4（ErbB4）的激酶区域共价结合，不可逆地抑制酪氨酸激酶自磷酸化，导致 ErbB 信号下调。2. 在患者达到浓度下阿法替尼抑制自体磷酸化，对部分细胞系的体外增殖表现出抑制作用，这些细胞系表达野生型 EGFR 或表达选择性 EGFR 外显子 19 缺失突变或外显子 21L858R 突变（包括某些表达继发 T790M 突变的细胞系）。此外阿法替尼还抑制 HER2 表达细胞系的体外增殖。荷瘤裸鼠给予阿法替尼，肿瘤生长受到抑制，这些肿瘤模型有的过量表达野生型 EGFR 或 HER2，有的具有 EGFRL858R/T790M 双突变。

税 则 号 列　3004.9090

中 文 名	马来酸奈拉替尼
英 文 名	Neratinib Maleate
类 别	抗肿瘤药
主 要 成 分	马来酸奈拉替尼

有效成分 CAS 号　915942-22-2

化学分子结构式

商 品 属 性	本品为片剂。
适 用 症	在使用曲妥珠单抗后,本品可用于辅助治疗成人 HRE2 过度表达的早期乳腺癌。
药 理 作 用	本品为激酶抑制剂,能不可逆地与 EGFR、HER2、HER4 结合。体外实验显示,本品可降低 EGFR 和 HER2 的自体磷酸化,抑制 MAPK 和 AKT 向下游进行信号传导,从而起到抗肿瘤作用。本品的体内代谢产物 M3、M6、M7 和 M13 均有药理活性。动物实验显示,本品可抑制小鼠移植的表达 HER2 和 EGFR 肿瘤的生长。

税 则 号 列　3004.9090

中 文 名	美法仑片
英 文 名	Melphalan Tablets
类 别	抗肿瘤药
主 要 成 分	美法仑

有效成分 CAS 号　148-82-3

化学分子结构式

商 品 属 性	本品为片剂。
适 用 症	本品用于治疗多发性骨髓瘤及晚期卵巢腺癌。美法仑单独应用或与其他药物合用,对于部分晚期乳腺癌病人有显著疗效。美法仑对部分真性红细胞增多症病人有效。美法仑亦曾作为外科治疗乳腺癌的辅助药。
药 理 作 用	美法仑是一双功能的烷化剂。它的两个双-2-氯乙基团,可分别形成中间产物正碳离子,再与 DNA 中的鸟嘌呤第 7 位氮共价结合,产生烷基化作用,使 DNA 双链内交叉连接,从而阻止细胞复制。

税 则 号 列　3004.9090

中 文 名　尼洛替尼胶囊

英 文 名　Nilotinib Capsules

类　　别　抗肿瘤药

主 要 成 分　尼洛替尼

有效成分 CAS 号　641571-10-0

化学分子结构式

商 品 属 性　本品为胶囊剂。

适 用 症　本品用于治疗新诊断的费城染色体阳性的慢性髓性白血病（Ph+ CML）慢性期成人患者或 2 岁以上的儿童患者。用于对既往治疗（包括伊马替尼）耐药或不耐受的费城染色体阳性的慢性髓性白血病（Ph+ CML）慢性期或加速期成人患者以及慢性期 2 岁以上的儿童患者。

药 理 作 用　本品是经肝脏中的 CYP3A4 代谢的，预期 CYP3A4 是氧化代谢的主要贡献者。本品同时也是多重药物外排泵 P-糖蛋白（Pgp）的底物。因此，本品的系统吸收（包括吸收及随后的消除）可能会受到 CYP3A4 和（或）Pgp 药物的影响。

税 则 号 列　3004.9090

中 文 名　尿嘧啶替加氟片

英 文 名　Compound Tegafur Tablets

类　　别　抗肿瘤药

主 要 成 分　尿嘧啶、替加氟

有效成分 CAS 号　尿嘧啶 66-22-8；替加氟 17902-23-7

化学分子结构式

商 品 属 性　本品为片剂。

适 用 症　本品适用于胃癌、肠癌、胰腺癌等消化道癌的治疗，亦可用于乳腺癌和原发性肝癌的治疗。手术前后用药有可能防止癌的复发、扩散和转移。

药 理 作 用　本品中替加氟为氟尿嘧啶的衍生物，在体内经肝脏活化逐渐转变为氟尿嘧啶而起抗肿瘤作用，能干扰和阻断 DNA、RNA 及蛋白质的合成作用，是抗嘧啶类的细胞周期特异性药物。化疗指数为氟尿嘧啶 2 倍，毒性仅为氟尿嘧啶的 1/4 ~ 1/7。实验研究证明，尿嘧啶可阻断替加氟分解出氟尿嘧啶的降解作用，可特异性地提高肿瘤组织中氟尿嘧啶及其活性代谢物质的浓度，从而提高抗肿瘤的效果。

税 则 号 列　3004.9090

中 文 名　哌柏西利胶囊
英 文 名　Palbociclib Capsules
类 　 别　抗肿瘤药
主 要 成 分　哌柏西利
有效成分 CAS 号　571190-30-2

化学分子结构式

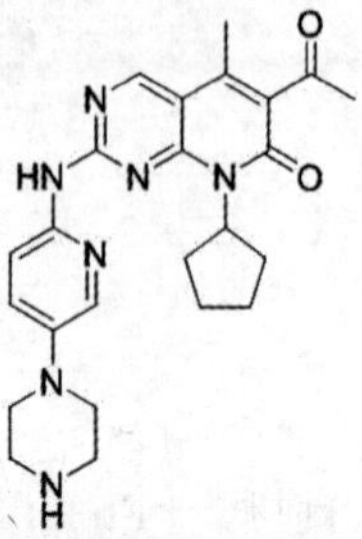

商 品 属 性　本品为胶囊剂，内容物为类白色至黄色粉末。
适 　 用 症　本品适用于激素受体（HR）阳性、人表皮生长因子受体 2（HER2）阴性的局部晚期或
　　　　　　　转移性乳腺癌的治疗，应与芳香化酶抑制剂联合使用作为绝经后女性患者的初始内分泌
　　　　　　　治疗。
药 理 作 用　哌柏西利是细胞周期蛋白依赖性激酶（CDK）4 和 6 的抑制剂。周期蛋白 D1 和 CDK4/6
　　　　　　　位于细胞增殖信号通路的下游。在体外，通过阻滞细胞从 G1 期进入 S 期，而减少雌激素
　　　　　　　受体（ER）阳性乳腺癌细胞系的细胞增殖。哌柏西利和雌激素拮抗剂联合作用于乳腺癌
　　　　　　　细胞系时，可降低视网膜母细胞瘤（Rb）蛋白磷酸化，从而导致 E2F 表达及其信号传导
　　　　　　　下降，与药物各自单用相比具有更强的生长抑制作用。哌柏西利和雌激素拮抗剂联合作
　　　　　　　用于 ER 阳性的乳腺癌细胞系时，与药物各自单用相比，可使细胞老化增加，这一效应
　　　　　　　在哌柏西利停药后最多维持 6 天，但抗雌激素治疗继续进行时，可导致更大程度的细胞
　　　　　　　老化。人源性 ER 阳性乳腺癌异种移植模型体内研究显示，与药物各自单用相比，哌柏
　　　　　　　西利与来曲唑联用可对 Rb 磷酸化、下游信号传导以及肿瘤生长产生更强的抑制作用。人
　　　　　　　骨髓单核细胞体外给予哌柏西利，无论有无抗雌激素处理，未见细胞发生老化，去除哌
　　　　　　　柏西利后细胞可恢复增殖。
税 则 号 列　3004.9090

中 文 名　培门冬酶注射液
英 文 名　Pegaspargase Injection
类　　别　抗肿瘤药
主 要 成 分　培门冬酶
有效成分 CAS 号　无
化学分子结构式　无
商 品 属 性　本品为注射剂。
适 用 症　本品可用于儿童急性淋巴细胞白血病患者的一线治疗。与左旋门冬酰胺酶一样，本品一般被用于联合化疗，推荐与长春新碱、泼尼松和柔红霉素联合使用。本税目前尚无单药使用临床研究信息。
药 理 作 用　培门冬酶通过选择性耗竭血浆中的门冬酰胺而杀伤白血病细胞。这些白血病细胞由于缺乏门冬酰胺合成酶不能合成门冬酰胺，而需依赖外来的门冬酰胺存活。通过门冬酰胺酶来耗竭血液中的门冬酰胺，可以杀死白血病细胞。然而正常细胞由于含有门冬酰胺合成酶，不缺乏门冬酰胺，较少受药物的影响。
税 则 号 列　3004.9090

中 文 名　培唑帕尼片
英 文 名　Pazopanib Tablets
类　　别　抗肿瘤药
主 要 成 分　培唑帕尼
有效成分 CAS 号　444731-52-6

化学分子结构式

商 品 属 性　本品为片剂。
适 用 症　本品适用于晚期肾细胞癌患者的一线治疗和曾接受细胞因子治疗的晚期肾细胞癌患者的治疗。
药 理 作 用　培唑帕尼是血管内皮生长因子受体（VEGFR）1、2 和 3，血小板衍生生长因子（受体）α 和 β，成纤维细胞生长因子受体（FGFR）-1 和-3，细胞因子受体（Kit），白细胞介素-2 受体诱导的 T 细胞激酶（Itk），白细胞特异性蛋白酪氨酸激酶（LcK），以及跨膜糖蛋白受体酪氨酸激酶（c-Fms）的多靶点酪氨酸激酶抑制剂。体外研究中，培唑帕尼抑制配体诱导的 VEGFR-2、Kit 和 PDGFR-口受体的自体磷酸化。体内研究中，培唑帕尼抑制小鼠肺部血管内皮生长因子诱导的 VEGFR-2 磷酸化，抑制小鼠模型中的血管新生和一些人类肿瘤异种移植的生长。
税 则 号 列　3004.9090

中 文 名　　苹果酸舒尼替尼胶囊
英 文 名　　Sunitinib Malate Capsules
类　　别　　抗肿瘤药
主 要 成 分　苹果酸舒尼替尼

有效成分 CAS 号　　341031-54-7

化学分子结构式

商 品 属 性　　本品为胶囊剂。
适 用 症　　本品适用于甲磺酸伊马替尼治疗失败或不能耐受的胃肠道间质瘤（GIST）的治疗和不能手术的晚期肾细胞癌（RCC）患者。
药 理 作 用　　舒尼替尼能抑制多个受体酪氨酸激酶（RTK），其中某些受体酪氨酸激酶参与肿瘤生长、病理性血管形成和肿瘤转移的过程。舒尼替尼对血小板源生长因子受体（PDGFRα 和 PDGFRβ）、血管内皮细胞生长因子（VEGFR1、VEGFR2 和 ⅧGFR3）、干细胞因子受体（KIT）、Fms 样酪氨酸激酶 3（FLT3）、1 型集落刺激因子受体（CSF-1R）和胶质细胞衍生的神经营养因子受体（RET）等活性均具有抑制作用，其主要代谢产物与舒尼替尼活性相似。
税 则 号 列　　3004.9090

中 文 名　　巯嘌呤片
英 文 名　　Mercaptopurine Tablets
类　　别　　抗肿瘤药
主 要 成 分　巯嘌呤

有效成分 CAS 号　　157930-14-8

化学分子结构式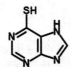

商 品 属 性　　本品为片剂。
适 用 症　　本品适用于绒毛膜上皮癌、恶性葡萄胎、急性淋巴细胞白血病及急性非淋巴细胞白血病、慢性粒细胞白血病的急变期的治疗。
药 理 作 用　　本品属于抑制嘌呤合成途径的细胞周期特异性药物，化学结构与次黄嘌呤相似，因而能竞争性地抑制次黄嘌呤的转变过程。本品进入体内，在细胞内必须由磷酸核糖转移酶转为 6-巯基嘌呤核糖核苷酸后，方具有活性。其主要的作用环节有：
1. 通过负反馈作用的抑制酰胺转移酶，因而阻止 1-焦磷酸-5-磷酸核糖（PRPP）转为 1-氨基-5-磷酸核糖（PRA），干扰了嘌呤核苷酸起始阶段的合成。2. 抑制复杂的嘌呤间的相互转变，即能抑制次黄嘌呤核苷酸转为腺嘌呤核苷酸，次黄嘌呤核苷酸转为黄嘌呤核苷酸、鸟嘌呤核苷酸，同时还抑制辅酶 I（NAD+）的合成，并减少了生物合成 DNA 所必需的脱氧三磷酸腺苷（dATP）及脱氧三磷酸鸟苷（dGTP）。因为肿瘤细胞不能增殖，本品对处于 S 增殖周期的细胞较敏感，除能抑制细胞 DNA 的合成外，对细胞 RNA 的合成亦有轻度的抑制作用。用疏嘌呤治疗白血病常产生耐药现象，其原因可能是体内出现了突变的白血病细胞株，因而失去了将疏嘌呤变为疏嘌呤核糖核苷酸的能力。
税 则 号 列　　3004.9090

中 文 名 曲美替尼片
英 文 名 Trametinib Tablets
类 别 抗肿瘤药
主 要 成 分 曲美替尼
有效成分 CAS 号 871700-17-3

化学分子结构式

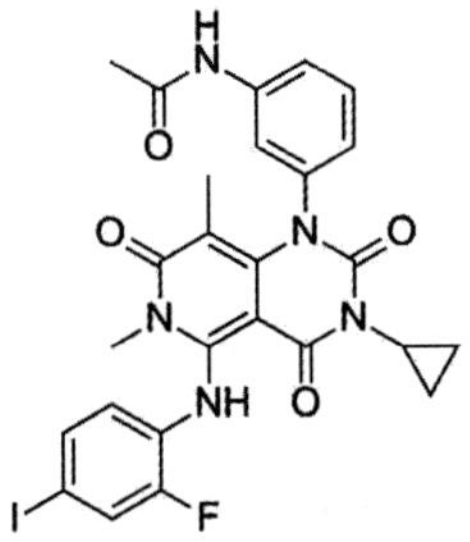

商 品 属 性 本品为片剂。
适 用 症 本品适用于 BRAF V600 突变阳性不可切除或转移性黑色素瘤的治疗。
药 理 作 用 曲美替尼是丝裂原激活的细胞外信号调节激酶 1（MEK1）和 2（MEK2）的激活，以及
MEK1 和 MEK2 激酶活性的可逆性抑制剂。MEK 蛋白是细胞外信号调节激酶（ERK）通
路的上游调控子，可促进细胞增殖。BRAF V600 突变导致 BRAF 通路结构性激活，包括
MEK1 和 MEK2。曲美替尼体内外均可抑制多种 BRAF V600 突变阳性肿瘤细胞的生长。
税 则 号 列 3004.9090

中 文 名 去氧氟尿苷胶囊
英 文 名 Doxifluridine Capsules
类 别 抗肿瘤药
主 要 成 分 去氧氟尿苷
有效成分 CAS 号 3094-09-5

化学分子结构式

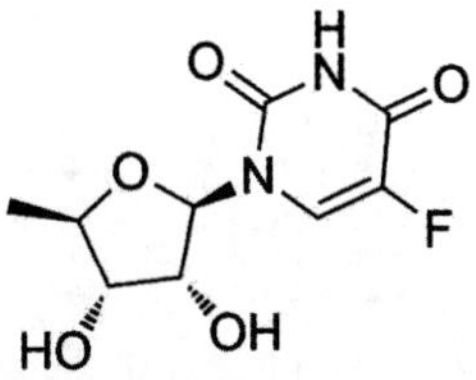

商 品 属 性 本品为胶囊剂。
适 用 症 本品适用于胃癌、结肠癌、直肠癌、乳腺癌、宫颈癌、膀胱癌的治疗。
药 理 作 用 去氧氟尿苷是一种氟尿嘧啶类衍生物，由肿瘤组织中高活性的嘧啶核苷磷酸化酶转化成
氟尿嘧啶（5-FU），发挥其选择性抗肿瘤作用。试验显示去氧氟尿苷的治疗指数高于 5-
FU。
税 则 号 列 3004.9090

中 文 名	瑞戈非尼片
英 文 名	Regorafenib Tablets
类 别	抗肿瘤药
主 要 成 分	瑞戈非尼
有效成分 CAS 号	755037-03-7

化学分子结构式

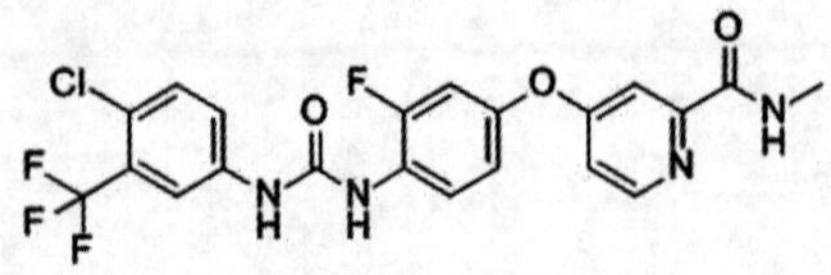

商 品 属 性 本品为片剂。

适 用 症 本品适用于以下患者：

1. 既往接受过以氟尿嘧啶、奥沙利铂和伊立替康为基础的化疗，以及既往接受过或不适合接受抗 VEGF 治疗、抗 EGFR 治疗（RAS 野生型）的转移性结直肠癌（mCRC）患者。2. 既往接受过甲磺酸伊马替尼及苹果酸舒尼替尼治疗的局部晚期的、无法手术切除的或转移性的胃肠道间质瘤（GIST）患者。3. 既往接受过索拉非尼治疗的肝细胞癌（HCC）患者。

药 理 作 用 瑞戈非尼是细胞膜结合的和胞内的多种激酶的小分子抑制剂，这些激酶参与正常的细胞功能及肿瘤发生、肿瘤血管生成、肿瘤转移和肿瘤免疫等病理过程。体外试验中，瑞戈非尼及其人体主要的活性代谢物 M-2 和 M-5 在临床使用浓度下均可抑制 RET、VEGFR1、VEGFR2、VEGFR3、KIT、PDGFR-α、PDGFR-β、FGFR1、FGFR2、TIE2、DDR2、TrkA、Eph2A、RAF-1、BRAF、BRAF V600E、SAPK2、PTK5、Ab1 和 CSF1R 等激酶活性。

税 则 号 列 3004. 9090

中 文 名　塞瑞替尼胶囊
英 文 名　Ceritinib Capsules
类　　别　抗肿瘤药
主 要 成 分　塞瑞替尼
有效成分 CAS 号　1032900-25-6

化学分子结构式

商 品 属 性　本品为胶囊剂。
适 用 症　本品适用于此前接受过克唑替尼治疗后进展的或者对克唑替尼不耐受的间变性淋巴瘤激
　　　　　酶（ALK）阳性的局部晚期患者或转移性非小细胞肺癌（NSCLC）患者。
药 理 作 用　塞瑞替尼为激酶抑制剂。生物化学或细胞试验结果显示，在临床相关浓度下，塞瑞替尼
　　　　　的抑制靶点包括 ALK、胰岛素样生长因子 1 受体（IGF-1R）、胰岛素受体（InsR）和
　　　　　ROS1。在上述靶点中，塞瑞替尼对 ALK 的抑制活性最强。在体内、体外试验中，塞瑞替
　　　　　尼抑制 ALK 自身磷酸化、ALK 介导的下游信号蛋白 STAT3 的磷酸化，以及 ALK 依赖的
　　　　　癌细胞的增殖。塞瑞替尼可抑制表达 EML4-ALK 和 NPM-ALK 融合蛋白的细胞系的体外
　　　　　增殖，可剂量依赖性地抑制 EML4-ALK 阳性非小细胞肺癌细胞的小鼠和大鼠异种移植瘤
　　　　　的生长。在临床相关浓度范围，塞瑞替尼可剂量依赖性抑制对克唑替尼（Crizotinib）耐
　　　　　药的 EML4-ALK 阳性非小细胞肺癌小鼠异种移植瘤的生长。
税 则 号 列　3004.9090

中 文 名　顺铂注射液
英 文 名　Cisplatin Injection
类　　别　抗肿瘤药
主 要 成 分　顺铂
有效成分 CAS 号　15663-27-1

化学分子结构式

商 品 属 性　本品为注射剂。
适 用 症　本品适用于鼻咽癌、卵巢癌、膀胱癌、睾丸癌、淋巴肉瘤、网状细胞肉瘤等各种肉瘤的
　　　　　治疗。
药 理 作 用　本品为铂的金属络合物，作用似烷化剂，主要作用靶点为 DNA。作用于 DNA 链间及链内
　　　　　交链，形成 DDP-DNA 复合物，干扰 DNA 复制，或与核蛋白及胞浆蛋白结合。属周期非
　　　　　特异性药。
税 则 号 列　3004.9090

中 文 名　替加氟片
英 文 名　Tegafur Tablets
类　　别　抗肿瘤药
主 要 成 分　替加氟
有效成分 CAS 号　17902-23-7

化学分子结构式

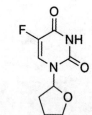

商 品 属 性　本品为片剂。
适 用 症　本品适用于消化道肿瘤的治疗，对胃癌、结肠癌、直肠癌有一定疗效；也可用于乳腺癌、支气管癌和肝癌等的治疗；还可用于膀胱癌、前列腺癌、肾癌等的治疗。
药 理 作 用　本品为氟尿嘧啶的衍生物，在体内经肝脏活化逐渐转变为氟尿嘧啶而起抗肿瘤作用。它能干扰和阻断 DNA、RNA 及蛋白质的合成，主要作用于 S 期，是抗嘧啶类的细胞周期特异性药物，其作用机理、疗效及抗瘤谱与氟尿嘧啶相似，但作用持久，吸收良好，毒性较低。化疗指数为氟尿嘧啶的 2 倍，毒性仅为氟尿嘧啶的 1/4～1/7。慢性毒性实验中未见到严重的骨髓抑制，对免疫的影响较轻微。
税 则 号 列　3004.9090

中 文 名　替加氟注射液
英 文 名　Tegafur Injection
类　　别　抗肿瘤药
主 要 成 分　替加氟
有效成分 CAS 号　17902-23-7

化学分子结构式

商 品 属 性　本品为注射剂。
适 用 症　本品适用于消化道肿瘤的治疗，对胃癌、结肠癌、直肠癌有一定疗效；也可用于乳腺癌、支气管癌和肝癌等的治疗；还可用于膀胱癌、前列腺癌、肾癌等的治疗。
药 理 作 用　本品为氟尿嘧啶的衍生物，在体内经肝脏活化逐渐转变为氟尿嘧啶而起抗肿瘤作用。它能干扰和阻断 DNA、RNA 及蛋白质的合成，主要作用于 S 期，是抗嘧啶类的细胞周期特异性药物，其作用机理、疗效及抗瘤谱与氟尿嘧啶相似，但作用持久，吸收良好，毒性较低。化疗指数为氟尿嘧啶的 2 倍，毒性仅为氟尿嘧啶的 1/4～1/7。慢性毒性实验中未见到严重的骨髓抑制，对免疫的影响较轻微。
税 则 号 列　3004.9090

中　文　名　替莫唑胺胶囊
英　文　名　Temozolomide Capsules
类　　　别　抗肿瘤药
主　要　成　分　替莫唑胺
有效成分 CAS 号　85622-93-1

化学分子结构式

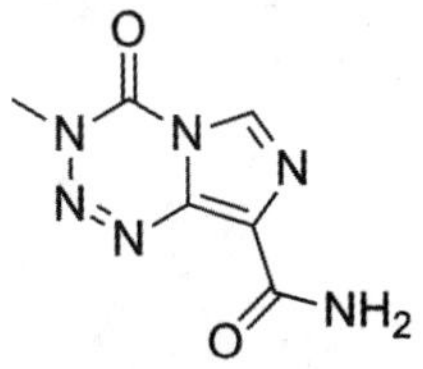

商　品　属　性　本品为硬胶囊，内容物为白色至淡粉色或淡棕色粉末。

适　用　症　本品适用于多形性胶质母细胞瘤的治疗。

药　理　作　用　替莫唑胺为咪唑并四嗪类，具有抗肿瘤活性的烷化剂。在体循环生理 pH 状态下，迅速转化为活性产物 MTIC［3-甲基-（三嗪-1-）咪唑-4-甲酰胺］。MTIC 的细胞毒作用主要表现为 DNA 分子上鸟嘌呤第 6 位氧原子上的烷基化及第 7 位氮原子的烷基化。通过甲基化加成物的错配修复，发挥细胞毒作用。

税　则　号　列　3004.9090

中　文　名　替尼泊苷注射液
英　文　名　Teniposide Injection
类　　　别　抗肿瘤药
主　要　成　分　替尼泊苷
有效成分 CAS 号　29767-20-2

化学分子结构式

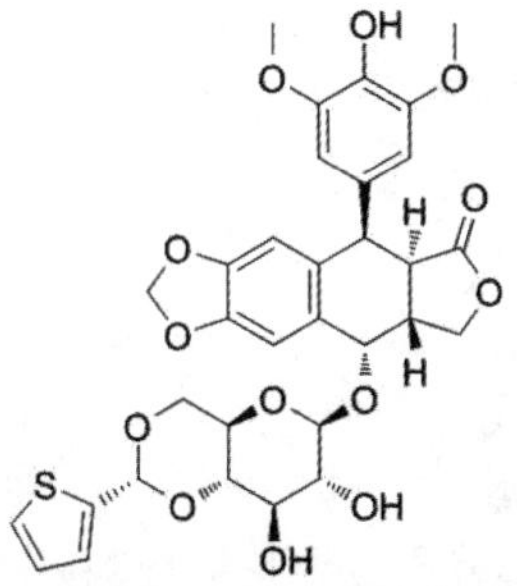

商　品　属　性　本品为注射剂。

适　用　症　本品适用于恶性淋巴瘤、急性淋巴细胞白血病、中枢神经系统恶性肿瘤的治疗，如神经母细胞瘤、胶质瘤和星形细胞瘤及转移瘤、膀胱癌等。

药　理　作　用　本品为表鬼臼毒的半合成衍生物，是一周期特异性细胞毒药物，主要作用于细胞周期 S 期和 G2 期，使细胞不能进行有丝分裂。其作用机制主要与抑制拓扑异构酶 II 从而导致 DNA 单链或双链断裂有关。本品与依托泊苷（VP-16）具有交叉耐药性。

税　则　号　列　3004.9090

中 文 名　西达本胺片
英 文 名　Chidamide Tablets
类　　别　抗肿瘤药
主 要 成 分　西达本胺
有效成分 CAS 号　743420-02-2

化学分子结构式

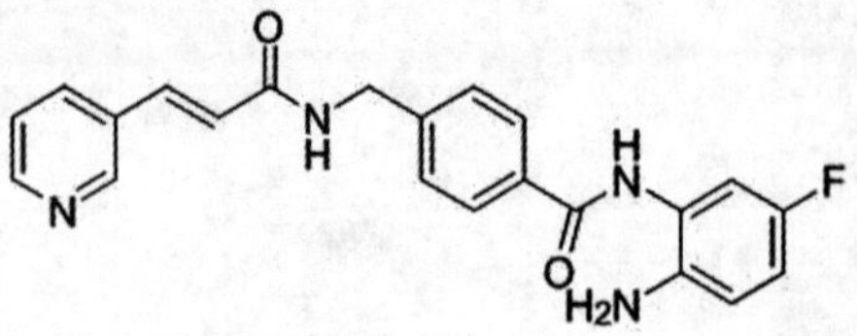

商 品 属 性　本品为片剂。

适 用 症　本品适用于既往至少接受过一次全身化疗的复发或难治的外周 T 细胞淋巴瘤（PTCL）患者的治疗。该适应证是基于一项单臂临床试验的客观缓解率结果给予的有条件批准。有关本品用药后长期生存方面的获益尚未得到证实，随机对照设计的确证性临床试验正在进行中。

药 理 作 用　本品为苯酰胺类组蛋白去乙酰化酶（HistoneDeacetylase，HDAC）亚型选择性抑制剂，主要针对第 I 类 HDAC 中的 1、2、3 亚型和第 II b 类的 10 亚型，具有对肿瘤异常表观遗传功能的调控作用。西达本胺通过抑制相关 HDAC 亚型以增加染色质组蛋白的乙酰化水平来引发染色质重塑，并由此产生针对多条信号传递通路基因表达的改变（即表观遗传改变），进而抑制肿瘤细胞周期、诱导肿瘤细胞凋亡，同时对机体细胞免疫具有整体调节活性，诱导和增强自然杀伤细胞（NK）和抗原特异性细胞毒 T 细胞（CTL）介导的肿瘤杀伤作用。西达本胺还通过表观遗传调控机制，具有诱导肿瘤干细胞分化、逆转肿瘤细胞的上皮间充质表型转化（EMT）等功能，进而在恢复耐药肿瘤细胞对药物的敏感性和抑制肿瘤转移、复发等方面发挥潜在作用。

税 则 号 列　3004.9090

中 文 名　亚叶酸钙片
英 文 名　Calcium Folinate Tablets
类　　别　抗肿瘤药
主 要 成 分　亚叶酸钙
有效成分 CAS 号　6035-45-6

化学分子结构式

商 品 属 性　本品为片剂。
适 用 症　本品主要用作叶酸拮抗剂（如甲氨蝶呤、乙胺嘧啶或甲氧苄啶等）的解毒剂；用于预防
甲氨蝶呤过量或大剂量治疗后所引起的严重毒性反应；也用于由叶酸缺乏所引起的巨幼
细胞性贫血；与5-氟尿嘧啶联合应用时，用于治疗晚期结肠癌、直肠癌。
药 理 作 用　本品为四氢叶酸的甲酰衍生物，主要用于高剂量甲氨蝶呤等叶酸拮抗剂的解救。甲氨蝶
呤的主要作用是与二氢叶酸还原酶结合，阻断二氢叶酸转变为四氢叶酸，从而抑制 DNA
的合成。本品进入人体内后，通过四氢叶酸还原酶转变为四氢叶酸，能有效地对抗甲氨
蝶呤引起的毒性反应。本品可限制甲氨蝶呤对正常细胞的损害程度，逆转甲氨蝶呤对骨
髓和胃肠黏膜反应，但对已存在的甲氨蝶呤神经毒性则无明显作用。
税 则 号 列　3004.9090

中 文 名　亚叶酸钙注射液
英 文 名　Calcium Folinate Injection
类　　别　抗肿瘤药
主 要 成 分　亚叶酸钙
有效成分 CAS 号　6035-45-6

化学分子结构式

商 品 属 性　本品为注射剂。
适 用 症　本品主要用作叶酸拮抗剂（如甲氨蝶呤、乙胺嘧啶或甲氧苄啶等）的解毒剂；用于预防
甲氨蝶呤过量或大剂量治疗后所引起的严重毒性反应；也用于由叶酸缺乏所引起的巨幼
细胞性贫血；与5-氟尿嘧啶联合应用时，用于治疗晚期结肠癌、直肠癌。
药 理 作 用　本品为四氢叶酸的甲酰衍生物，主要用于高剂量甲氨蝶呤等叶酸拮抗剂的解救。甲氨蝶
呤的主要作用是与二氢叶酸还原酶结合，阻断二氢叶酸转变为四氢叶酸，从而抑制 DNA
的合成。本品进入人体内后，通过四氢叶酸还原酶转变为四氢叶酸，能有效地对抗甲氨
蝶呤引起的毒性反应。本品可限制甲氨蝶呤对正常细胞的损害程度，逆转甲氨蝶呤对骨
髓和胃肠黏膜反应，但对已存在的甲氨蝶呤神经毒性则无明显作用。
税 则 号 列　3004.9090

中　文　名　盐酸阿来替尼胶囊
英　文　名　Alectinib Hydrochloride Capsules
类　　　别　抗肿瘤药
主 要 成 分　阿来替尼
有效成分 CAS 号　1256580-46-7

化学分子结构式

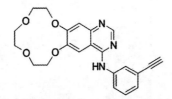

商 品 属 性　本品为胶囊剂。
适　用　症　本品适用于间变性淋巴瘤激酶 ALK 阳性突变的非小细胞肺癌的治疗。
药 理 作 用　阿来替尼是一种具有高度选择性的强效 ALK 和 RET 酪氨酸激酶抑制剂。非临床研究中，
　　　　　　　抑制 ALK 酪氨酸激酶活性可阻断下游信号通路 STAT3 和 PI3K／AKT 的激活，诱导肿瘤细
　　　　　　　胞死亡（凋亡）。阿来替尼及主要代谢产物（M4）在体外和体内能抑制 ALK 酶的突变
　　　　　　　型，包括导致克唑替尼耐药的突变型。阿来替尼的主要代谢产物（M4）在体外具有类似
　　　　　　　效价和活性。非临床研究显示，在非临床小鼠异种移植瘤模型中，阿来替尼能够诱导携
　　　　　　　带 ALK 融合基因的肿瘤消退、生存期延长，包括颅内肿瘤动物模型。
税 则 号 列　3004.9090

中　文　名　盐酸埃克替尼片
英　文　名　Icotinib Hydrochloride Tablets
类　　　别　抗肿瘤药
主 要 成 分　盐酸埃克替尼
有效成分 CAS 号　610798-31-7

化学分子结构式

商 品 属 性　本品为片剂。
适　用　症　1. 本品单药适用于表皮生长因子受体（EGFR）基因具有敏感突变的局部晚期或转移性
　　　　　　　非小细胞肺癌（NSCLC）患者的一线治疗。2. 本品单药可适用于既往接受过至少一个化
　　　　　　　疗方案失败后的局部晚期或转移性非小细胞肺癌（NSCLC）患者的治疗，既往化疗主要
　　　　　　　是指以铂类为基础的联合化疗。3. 不推荐本品用于 EGFR 野生型非小细胞肺癌患者的治
　　　　　　　疗。
药 理 作 用　埃克替尼是一种选择性表皮生长因子受体（EGFR）酪氨酸激酶抑制剂。埃克替尼抑制
　　　　　　　EGFR 酪氨酸激酶活性的半数有效浓度（IC50）为 5nM。在所测试的 88 种激酶中，
　　　　　　　500nM 浓度的埃克替尼只对 EGFR 野生型及其突变型有明显的抑制作用，对其他激酶均
　　　　　　　没有抑制作用，说明埃克替尼是一个高选择性的 EGFR 激酶抑制剂。体外研究和动物实
　　　　　　　验表明埃克替尼可抑制多种人肿瘤细胞株的增殖。
税 则 号 列　3004.9090

中 文 名　盐酸安罗替尼胶囊
英 文 名　Anlotinib Hydrochloride Capsules
类　　别　抗肿瘤药
主 要 成 分　盐酸安罗替尼
有效成分 CAS 号　1360460-82-7

化学分子结构式

商 品 属 性　本品为胶囊剂。
适 用 症　本品单药适用于既往至少接受过两种系统化疗后出现进展或复发的局部晚期或转移性非小细胞肺癌患者的治疗。对于存在表皮生长因子受体（EGFR）基因突变或间变性淋巴瘤激酶（ALK）阳性的患者，在开始本品治疗前应接受相应的靶向药物治疗后进展且至少接受过两种系统化疗后出现进展或复发的。
药 理 作 用　体外试验结果显示，安罗替尼可抑制多种肿瘤细胞株的增殖，IC50 在 3.0μM～12.5μM 之间。在 HUVECSS 细胞中可显著抑制 VEGFR2 的磷酸化水平及下游相关蛋白的磷酸化，在 Mo7e 细胞中可显著抑制 c-Kit 的磷酸化水平及下游相关蛋白的磷酸化，在 U87MG 细胞中可显著抑制 PDGFR 的磷酸化水平及下游相关蛋白的磷酸化，可显著抑制 VEGF-A 刺激下的 HUVECSE 的增殖、迁移、小管形成，可抑抑制大鼠动脉环微血管祥结构的形成。
税 则 号 列　3004.9090

中 文 名　盐酸氮芥注射液
英 文 名　Chlormethine Hydrochloride Injection
类　　别　抗肿瘤药
主 要 成 分　盐酸氮芥
有效成分 CAS 号　55-86-7

化学分子结构式

商 品 属 性　本品为注射剂。
适 用 症　本品适用于恶性淋巴瘤的治疗，尤其是对霍奇金病的治疗，腔内用药对控制癌性胸腔、心包腔及腹腔积液有较好疗效。
药 理 作 用　本品为双功能烷化剂，主要抑制 DNA 合成，同时对 RNA 和蛋白质合成也有抑制作用。其作用机理是氮芥可与鸟嘌呤第 7 位氮呈共价结合，产生 DNA 的双链内交叉联结或 DNA 的同链内不同碱基的交叉联结，阻止 DNA 复制，造成细胞损伤或死亡。对肿瘤细胞的 G1 期和 M 期杀伤作用最强，大剂量使用时对各期细胞均有杀伤作用，属细胞周期非特异性药物。动物实验证实氮芥对大鼠金生肉瘤、瓦克癌肉瘤 256、吉田肉瘤腹水型和小鼠淋巴瘤等有明显抑制作用。对动物毒性主要表现为明显的胃肠道反应和骨髓抑制。
税 则 号 列　3004.9090

中 文 名　盐酸厄洛替尼片
英 文 名　Erlotinib Hydrochloride Tablets
类　　 别　抗肿瘤药
主 要 成 分　盐酸厄洛替尼
有效成分 CAS 号　183320-51-6

化学分子结构式

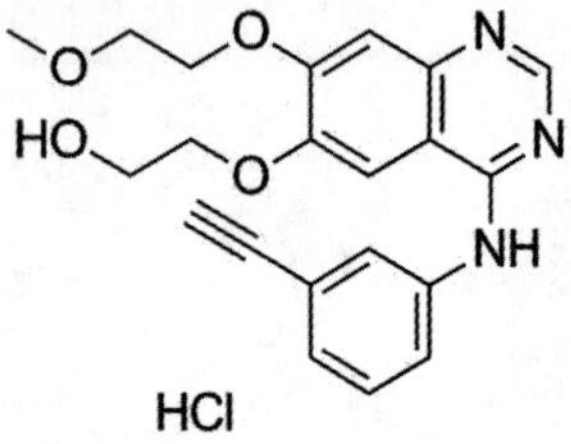

HCl

商 品 属 性　本品为片剂。
适 用 症　本品适用于表皮生长因子受体（EGFR）基因具有敏感突变的局部晚期或转移性非小细胞肺癌（NSCLC）患者的治疗，包括一线治疗、维持治疗，或既往接受过至少一次化疗进展后的二线及以上治疗。
药 理 作 用　厄洛替尼是表皮生长因子受体（EGFR）和人表皮生长因子受体 I（也称为 HER1）的酪氨酸激酶抑制剂。厄洛替尼可有效抑制细胞内的 EGFR 磷酸化，EGFR 通常表达于正常细胞和肿瘤细胞的表面。在非临床试验模型中，EGFR 磷酸化的抑制可引起细胞生长停滞和（或）细胞死亡。
税 则 号 列　3004.9090

中 文 名　盐酸格拉司琼片
英 文 名　Granisetron Hydrochloride Tablets
类　　 别　抗肿瘤药
主 要 成 分　盐酸格拉司琼
有效成分 CAS 号　107007-99-8

化学分子结构式

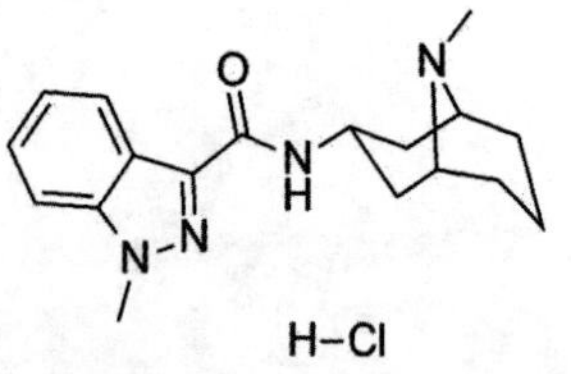

H-Cl

商 品 属 性　本品为片剂。
适 用 症　本品适用于预防和治疗由放疗、细胞毒类药物化疗所致的恶心和呕吐。
药 理 作 用　本品是一种高选择性的 5HL3 受体拮抗剂，对因放疗、化疗及手术引起的恶心和呕吐具有良好的预防和治疗作用。放疗、化疗及外科手术等因素可引起肠嗜铬细胞释放 5HT，并激活中枢或迷走神经的 5HT3 受体从而引起呕吐反射。本品控制恶心和呕吐的机理是通过拮抗中枢化学感受区及外周迷走神经末梢的 5HT3 受体，抑制恶心、呕吐的发生。本品选择性较高，无锥体外系反应和过度镇静等副作用。
税 则 号 列　3004.9090

中 文 名　盐酸格拉司琼注射液

英 文 名　Granisetron Hydrochloride Injection

类　　别　抗肿瘤药

主 要 成 分　盐酸格拉司琼

有效成分 CAS 号　107007-99-8

化学分子结构式

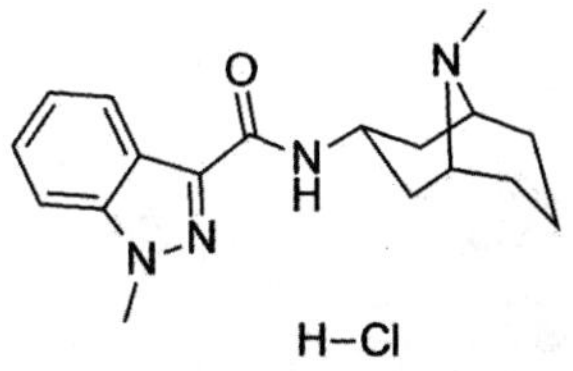

商 品 属 性　本品为无色或几乎无色的澄明液体。

适 用 症　本品适用于治疗由放射治疗、细胞毒类药物化疗引起的恶心和呕吐。

药 理 作 用　本品是一种高选择性的 5-HT3 受体拮抗剂，对因放疗、化疗及手术引起的恶心和呕吐具有良好的预防和治疗作用。放疗、化疗及外科手术等因素可引起肠嗜铬细胞释放 5-HT，5-HT 可激活中枢或迷走神经的 5-HT3 受体从而引起呕吐反射。本品控制恶心和呕吐的机制，是通过拮抗中枢化学感受区及外周迷走神经末梢的 5-HT3 受体，从而抑制恶心、呕吐的发生。

税 则 号 列　3004.9090

中 文 名　伊布替尼胶囊
英 文 名　Ibrutinib Capsules
类　　别　抗肿瘤药
主要成分　伊布替尼
有效成分 CAS 号　936563-96-1

化学分子结构式

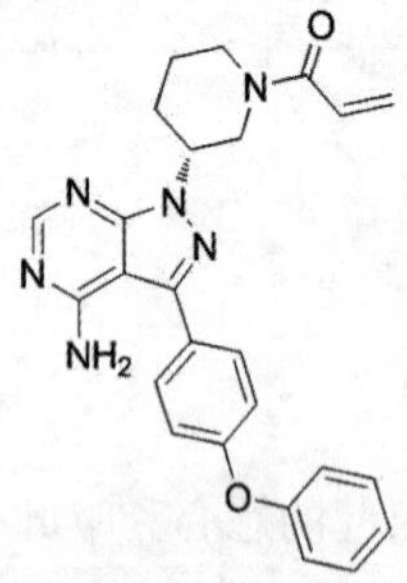

商 品 属 性　本品为胶囊剂。

适 用 症　本品单药适用于既往至少接受过一种治疗的套细胞淋巴瘤患者的治疗，还适用于慢性淋巴细胞白血病和小淋巴细胞淋巴瘤患者的治疗。

药 理 作 用　伊布替尼为小分子 BTK（Bruton 酪氨酸激酶）抑制剂。伊布替尼与 BTK 活性位点的半胱氨酸残基形成共价键，从而抑制 BTK 的酶活性。BTK 是 B 细胞抗原受体（BCR）和细胞因子受体通路的信号分子。BTK 通过 B 细胞表面受体活化的信号通路为 B 细胞迁徙、趋化和黏附提供必须途径。非临床研究结果显示，伊布替尼抑制了恶性 B 细胞的体内增殖和存活，以及体外细胞迁徙和基底黏附。在复发性 B 细胞淋巴瘤患者中，伊布替尼 2.5mg/k/天以上剂量（平均体重 70kg 以上时，不小于 175mg/天）给药 24 小时内，外周血单核细胞 BTK 活性位点的结合率在 90% 以上。单次给予本品的 3 倍最大推荐剂量（1680mg）并没有出现具有临床意义的 QT 间期延长。体外血小板聚集伊布替尼可以抑制胶原诱发的体外血小板聚集，健康供者、使用华法林的供者和重度肾功能不全供者的血液样本的 IC50 分别是 4.6LM（2026ng/mL）、0.8μm（352ng/mL）和 3μm（1321ng/mL）。伊布替尼不能有效抑制 ADP、花生四烯酸、瑞斯西丁素和 TRAP-6 诱发的血小板聚集。

税 则 号 列　3004.9090

中 文 名 依托泊苷胶囊
英 文 名 Etoposide Capsules
类 别 抗肿瘤药
主 要 成 分 依托泊苷
有效成分 CAS 号 33419-42-0

化学分子结构式

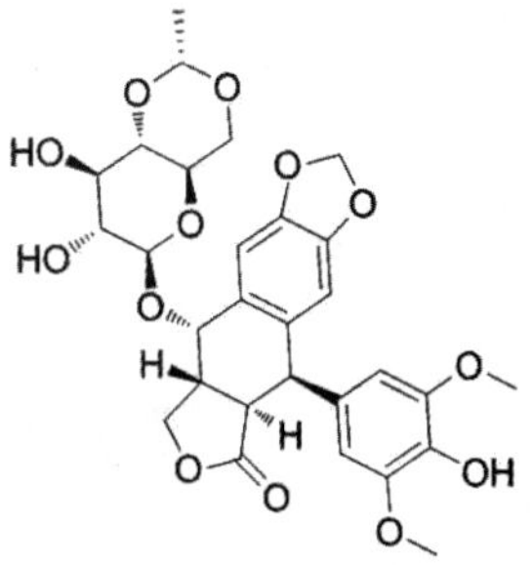

商 品 属 性 本品为胶囊剂。
适 用 症 本品适用于小细胞肺癌、恶性淋巴瘤患者的治疗。
药 理 作 用 本品对多种肿瘤细胞有明显细胞毒作用，在 S 晚期或 G2 早期，使细胞分裂停止。其作用
机制主要是引起 DNA 链损伤，干扰 DNA 拓扑异构酶 II 的 DNA 断裂重新连接反应。
税 则 号 列 3004.9090

中 文 名 依托泊苷注射液
英 文 名 Etoposide Injection
类 别 抗肿瘤药
主 要 成 分 依托泊苷
有效成分 CAS 号 33419-42-0

化学分子结构式

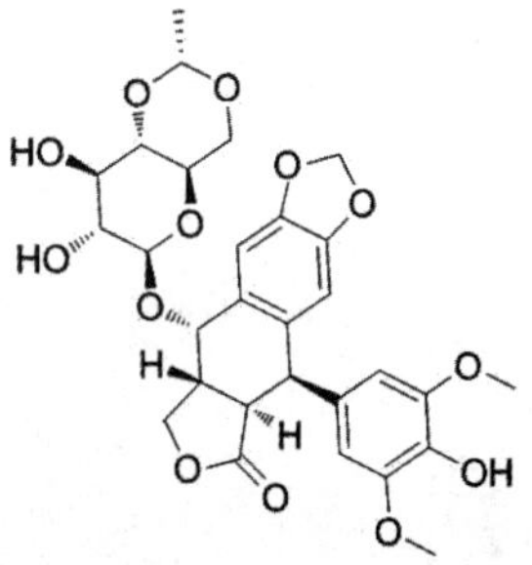

商 品 属 性 本品为注射剂。
适 用 症 本品适用于小细胞肺癌、恶性淋巴瘤患者的治疗。
药 理 作 用 本品对多种肿瘤细胞有明显细胞毒作用，在 S 晚期或 G2 早期，使细胞分裂停止。其作用
机制主要是引起 DNA 链损伤，干扰 DNA 拓扑异构酶 II 的 DNA 断裂重新连接反应。
税 则 号 列 3004.9090

中 文 名　依维莫司片
英 文 名　Everolimus Tablets
类　　别　抗肿瘤药
主要成分　依维莫司
有效成分 CAS 号　159351-69-6

化学分子结构式

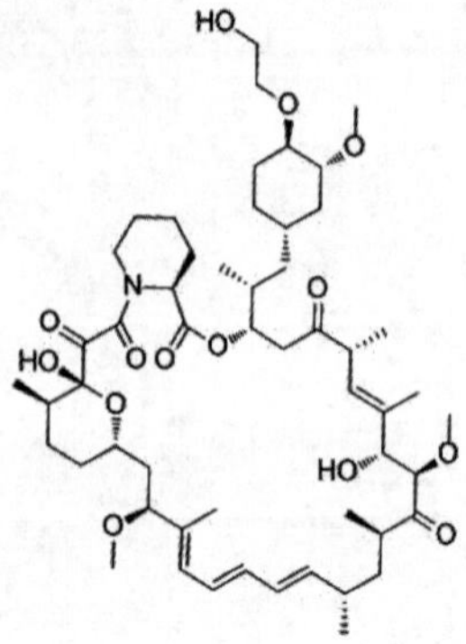

商 品 属 性　本品为片剂。
适 用 症　本品适用于既往接受舒尼替尼或索拉非尼治疗失败的晚期肾细胞癌成人患者的治疗。
药 理 作 用　依维莫司为 mTOR 的选择性抑制剂。mTOR 是一种关键丝氨酸-苏氨酸激酶，在一些人体肿瘤中活性会上调。依维莫司可与胞内蛋白 FKBP12 结合形成抑制性的复合体 mTORC1，该复合体可抑制 mTOR 的活性。mTOR 信号通路的抑制可导致转录调节因子 S6 核糖体蛋白激酶（S6K1）和真核生物延伸因子 4E-结合蛋白（4E-BP）的活性降低，从而干扰细胞周期、血管新生、糖酵解等相关蛋白的翻译和合成。依维莫司可使血管内皮生长因子（VEGF）的表达减少。依维莫司是肿瘤细胞、内皮细胞、成纤维细胞、血管平滑肌细胞生长和增殖的强效抑制剂，并可在体内外抑制实体瘤的糖酵解。
税 则 号 列　3004.9090

中 文 名　泽布替尼胶囊
英 文 名　Zanubrutinib Capsules
类　　别　抗肿瘤药
主 要 成 分　泽布替尼
有效成分 CAS 号　1691249-45-2

化学分子结构式

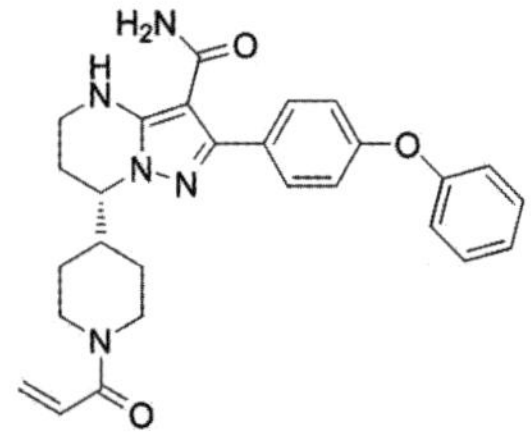

商 品 属 性　本品为白色至类白色硬胶囊，内容物为白色至类白色粉末。
适 用 症　本品适用于既往至少接受过一种治疗的成人套细胞淋巴瘤（MCL）患者和既往至少接受过一种治疗的成人性淋巴细胞白血病（CLL）、小淋巴细胞淋巴瘤（SLL）患者的治疗。
药 理 作 用　泽布替尼是一种选择性 Bruton 酪氨酸激酶（BTK）抑制剂。在生化和细胞测定中，泽布替尼表现出纳摩尔 BTK 抑制活性。在几种 MCL 和 DLBCL 细胞系中，泽布替尼抑制 BCR 聚集触发的 BTK 自身磷酸化，阻断下游 PLC-γ2 信号传导，并有效抑制细胞增殖。
税 则 号 列　3004.9090

中 文 名　注射用阿糖胞苷
英 文 名　Cytarabine for Injection
类　　别　抗肿瘤药
主 要 成 分　阿糖胞苷
有效成分 CAS 号　147-94-4

化学分子结构式

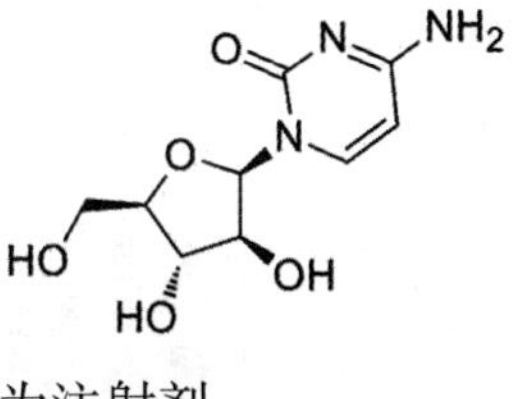

商 品 属 性　本品为注射剂。
适 用 症　本品适用于成人和儿童急性非淋巴细胞性白血病的诱导缓解和维持治疗。它对其他类型的白血病也有治疗作用，例如，急性淋巴细胞性白血病和慢性髓细胞性白血病（急变期）。
药 理 作 用　阿糖胞苷是一种抗代谢药物。尽管作用机制尚未完全阐明，但阿糖胞苷似通过抑制 DNA 多聚酶而起作用。另据报道少量阿糖胞苷即能与 DNA 和 RNA 产生明显结合。
税 则 号 列　3004.9090

中 文 名　注射用阿扎胞苷
英 文 名　Azacitidine for Injection
类　　别　抗肿瘤药
主要成分　阿扎胞苷
有效成分 CAS 号　320-67-2

化学分子结构式

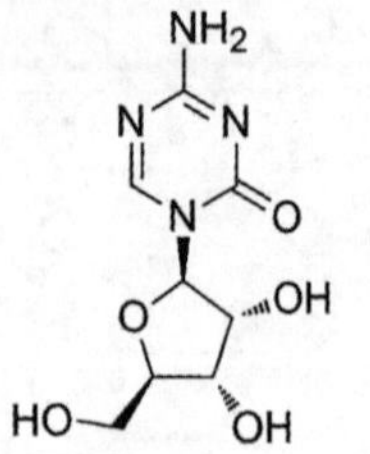

商 品 属 性　本品为注射剂。

适 用 症　本品适用于骨髓增生异常综合征（MDS），可治疗 5 种 MDS 亚型（难治性贫血，难治性贫血伴环形铁粒幼细胞增多和同时伴有中性粒细胞减少症、血小板减少症或需要输血，难治性贫血伴有原始细胞增多，难治性贫血伴有原始细胞增多-转变型和慢性骨髓单核细胞性白血病）中任何一种亚型的患者。

药 理 作 用　阿扎胞苷可抑制 DNA 甲基转移酶，后者在新合成的 DNA 甲基化中起作用。也就是说，此酶被抑制后就会导致合成低甲基化的 DNA。此低甲基化的 DNA 可使分化和增殖的关键基因得以恢复正常功能，导致分裂细胞快速凋亡。

税 则 号 列　3004.9090

中 文 名　注射用奥沙利铂
英 文 名　Oxaliplatin for Injection
类　　别　抗肿瘤药
主要成分　奥沙利铂
有效成分 CAS 号　61825-94-3

化学分子结构式

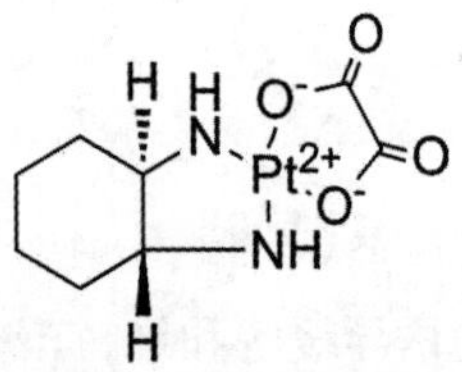

商 品 属 性　本品是注射剂，为白色疏松块状物或无定形固体。

适 用 症　本品适用于经氟脲嘧啶治疗失败后的结、直肠癌转移患者的治疗，可单独或联合氟尿嘧啶使用。

药 理 作 用　奥沙利铂在多种肿瘤模型系统中，包括结直肠癌模型系统，都表现出广谱的体外细胞毒性及体内抗肿瘤活性。体内、体外实验也证实，它在顺铂耐药的肿瘤模型中，仍然有效。在体内和体外研究中，均可看到奥沙利铂与 5-氟脲嘧啶联合应用有增效作用。关于奥沙利铂的作用机制，虽然尚未完全清楚，但已有研究表明，奥沙利铂通过产生水化衍生物作用于DNA，形成链内和链间交联，从而抑制 DNA 的合成，产生细胞毒作用和抗肿瘤活性。

税 则 号 列　3004.9090

中 文 名　注射用达卡巴嗪
英 文 名　Dacarbazine for Injection
类　　别　抗肿瘤药
主 要 成 分　达卡巴嗪
有效成分 CAS 号　4342-03-4

化学分子结构式

商 品 属 性　本品为注射剂。
适 用 症　本品用于治疗恶性黑色素瘤。
药 理 作 用　本品是一种嘌呤类生物合成的前体，能干扰嘌呤的生物合成；进入体内后由肝微粒体去甲基形成单甲基化合物具有直接细胞毒作用。本品主要作用于 G2 期。本品能抑制嘌呤、RNA 和蛋白质的合成，也影响 DNA 合成。也有人认为本品是一种烷化剂。
税 则 号 列　3004.9090

中 文 名　注射用地西他滨
英 文 名　Decitabine for Injection
类　　别　抗肿瘤药
主 要 成 分　地西他滨
有效成分 CAS 号　2353-33-5

化学分子结构式

商 品 属 性　本品为注射剂。
适 用 症　本品用于已经治疗、未经治疗、原发性和继发性骨髓增生异常综合征（MDS），包括按法国—美国—英国协作组分类诊断标准（FAB 分型）分类的所有 5 个亚型［难治性贫血（RA）、难治性贫血伴环形铁粒幼细胞增多（RARS）、难治性贫血伴原始细胞增多（RAEB）、难治性贫血伴原始细胞增多转变型（RAEB-t）、慢性粒-单核细胞白血病（CMML）］和按 MDS 国际预后积分系统（IPSS）分为中危-1、中危-2 及高危等级的 MDS。
药 理 作 用　地西他滨是通过磷酸化后直接掺入 DNA，抑制 DNA 甲基化转移酶，引起 DNA 低甲基化和细胞分化（凋亡）而发挥抗肿瘤作用。体外试验显示地西他滨抑制 DNA 甲基化，在产生该作用的浓度下不会明显抑制 DNA 的合成。地西他滨诱导肿瘤细胞的低甲基化，从而恢复控制细胞分化和增殖基因的正常功能。在快速分裂的细胞中，掺入 DNA 的地西他滨可与 DNA 甲基转移酶共价结合从而产生细胞毒性反应。而非增殖细胞则对地西他滨相对不敏感。
税 则 号 列　3004.9090

中 文 名　注射用多西他赛
英 文 名　Docetaxel for Injection
类　　别　抗肿瘤药
主 要 成 分　多西他赛
有效成分 CAS 号　114977-28-5

化学分子结构式

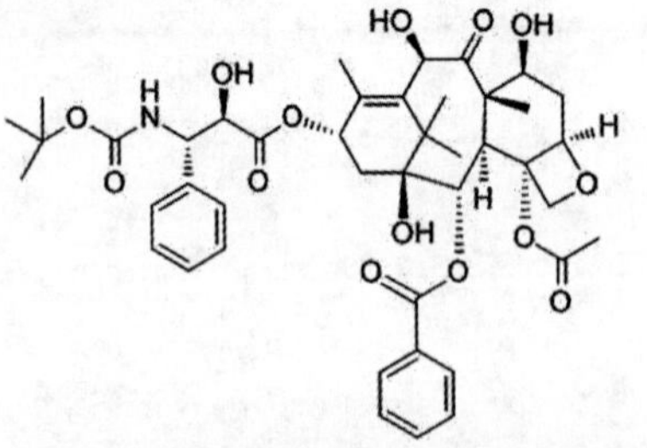

商 品 属 性　本品为淡黄色至黄色澄明的黏稠液体。
适 用 症　本品用于先期化疗失败的晚期或转移性乳腺癌的治疗。
药 理 作 用　本品为紫杉醇类抗肿瘤药，通过干扰细胞有丝分裂和分裂间期细胞功能所必需的微管网络而起抗肿瘤作用。
税 则 号 列　3004.9090

中 文 名　注射用氟脲苷
英 文 名　Floxuridine for Injection
类　　别　抗肿瘤药
主 要 成 分　氟脲苷
有效成分 CAS 号　50-91-9

化学分子结构式

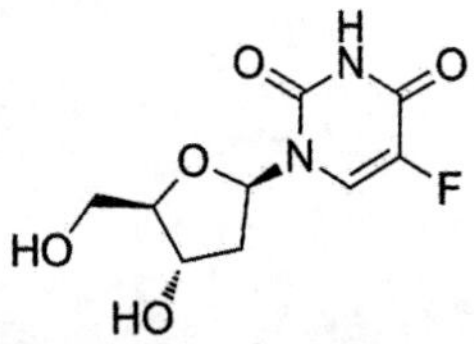

商 品 属 性　本品是注射剂，为白色疏松状固体，有引湿性。
适 用 症　本品属于抗代谢类抗肿瘤药物，适用于肝癌、直肠癌、食道癌、胃癌、乳腺癌和肺癌等患者的治疗。对无法手术切除的原发性肝癌疗效显著。
药 理 作 用　本品注射后在体内转化为活性型氟脲苷单磷酸盐，能抑制脱氧胸苷酸合成酶，阻止脱氧尿苷酸甲基转变为脱氧胸苷酸，从而阻断 DNA 的形成，致使肿瘤细胞死亡。
税 则 号 列　3004.9090

中 文 名　注射用福莫司汀
英 文 名　Fotemustine for Injection
类　　别　抗肿瘤药
主 要 成 分　福莫司汀
有效成分 CAS 号　92118-27-9

化学分子结构式

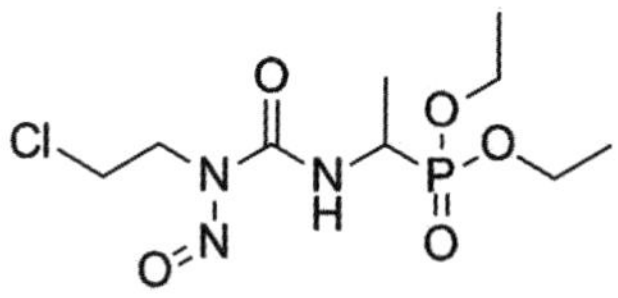

商 品 属 性　本品为注射剂。
适 用 症　本品用于治疗原发性恶性脑肿瘤和播散性恶性黑色素瘤（包括脑内部位）。
药 理 作 用　福莫司汀为亚硝基脲类中的抑制细胞增殖的抗肿瘤药物，具有烷基化和氨甲酰化活性，以及实验性的广谱抗肿瘤活性。其化学结构式含有一个丙氨酸的生物电子等配体（氨基-1-乙基磷酸），使其容易穿透细胞及通过血脑屏障。
税 则 号 列　3004.9090

中 文 名　注射用雷替曲塞
英 文 名　Raltitrexed for Injection
类　　别　抗肿瘤药
主 要 成 分　雷替曲塞
有效成分 CAS 号　112887-68-0

化学分子结构式

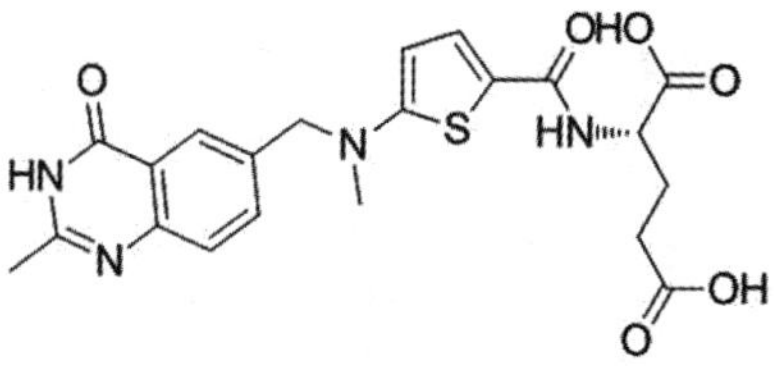

商 品 属 性　本品为注射剂。
适 用 症　本品适用于在患者无法接受联合化疗时，可单药用于治疗不适合 5-FU/亚叶酸钙的晚期结直肠癌患者。
药 理 作 用　雷替曲塞为抗代谢类叶酸类似物，特异性地抑制胸苷酸合酶（TS）。与 5-FU 或氨甲蝶呤相比，霍替曲塞是直接的和特异性的 TS 抑制剂。TS 是胸腺嘧啶脱氧核苷三磷酸盐（TTP）合成过程的关键酶，而 TTP 又是 DNA 合成的必须核苷酸。抑制 TS 可导致 DNA 断裂和细胞凋亡。雷替曲塞经还原叶酸载体摄入细胞被叶酰聚谷氨酸合成酶转化成聚谷氨酸盐形式贮在存细胞中，发挥更强的 TS 抑制作用。雷替曲塞聚谷氨酸盐通过增强 TS 抑制能力、延长抑制时间而提高其抗肿瘤活性。但其在正常组织中的潴留可能会增加毒性。
税 则 号 列　3004.9090

中 文 名　注射用磷酸氟达拉滨
英 文 名　Fludarabine Phosphate for Injection
类　　别　抗肿瘤药
主 要 成 分　磷酸氟达拉滨
有效成分 CAS 号　75607-67-9

化学分子结构式

商 品 属 性　本品为注射剂。
适 用 症　本品适用于 B 细胞性慢性淋巴细胞白血病（CLL）患者的治疗。这些患者至少接受过一个标准的包含烷化剂方案的治疗，但在治疗期间或治疗后，病情并没有改善或仍持续进展。
药 理 作 用　磷酸氟达拉滨在体内被快速地去磷酸化成为 2F-ara-A，后者可以被细胞摄取，然后被细胞内的脱氧胞苷激酶磷酸化后成为有活性的三磷酸盐（2F-ara-ATP）。该代谢产物可以通过抑制核糖核酸还原酶、DNA 聚合酶 α、delta、<101>，DNA 引物酶和 DNA 连接酶的活性从而抑制 DNA 的合成。此外还可以部分抑制 RNA 聚合酶 II 的活性从而减少蛋白的合成。2F-ara-ATP 作用机理的某些方面还不清楚，估计主要是通过影响 DNA、RNA 和蛋白质的合成而抑制细胞生长，其中抑制 DNA 的合成是其主要作用。另外，体外研究显示，慢性淋巴细胞白血病（CLL）的淋巴细胞用 2F-ara-ATP 处理后，出现广泛的 DNA 片段化和细胞凋亡。
税 则 号 列　3004.9090

中 文 名　注射用磷酸依托泊苷
英 文 名　Etoposide Phosphate for Injection
类　　别　抗肿瘤药
主 要 成 分　磷酸依托泊苷
有效成分 CAS 号　117091-64-2

化学分子结构式

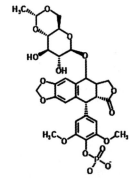

商 品 属 性　本品为注射剂。
适 用 症　经合适手术，化疗及放疗后的难治性睾丸肿瘤患者，可用本品与其他获准使用的化疗药
　　　　　物联合治疗。注射用磷酸依托泊苷联合其他获准使用的化疗药物也可作为小细胞肺癌患
　　　　　者的一线药物。
药 理 作 用　本品为影响蛋白质合成的细胞周期特异性抗肿瘤药物，在体内磷酸依托泊苷需经去磷酸
　　　　　化转化成活性形式（依托泊苷）后发挥作用。磷酸依托泊苷的作用机制与依托泊苷相
　　　　　同，作用于 DNA 拓扑异构酶 II，形成稳定的药物-酶-DNA 可逆性复合物，阻碍 DNA 修
　　　　　复。在体外试验中磷酸依托泊苷的细胞毒性显著低于依托泊苷。
税 则 号 列　3004.9090

中 文 名　注射用洛铂
英 文 名　Lobaplatin for Injection
类　　别　抗肿瘤药
主 要 成 分　洛铂
有效成分 CAS 号　131374-93-1

化学分子结构式

商 品 属 性　本品为注射剂。
适 用 症　本品适用于治疗乳腺癌、小细胞肺癌及慢性粒细胞白血病。
药 理 作 用　本品具有烷化作用，属烷化剂（广义），对多种动物和人肿瘤细胞株有明确的细胞毒作
　　　　　用；与顺铂的抑瘤作用相似或较强，对顺铂有抗药性的细胞株，仍有一定的细胞毒作用。
税 则 号 列　3004.9090

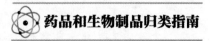

中 文 名　注射用门冬酰胺酶
英 文 名　Asparaginase for Injection
类　　别　抗肿瘤药
主 要 成 分　门冬酰胺酶
有效成分 CAS 号　9015-68-3
化学分子结构式　无
商 品 属 性　本品是注射剂，为白色冻干块状物或粉末。
适 用 症　本品用于治疗急性淋巴细胞性白血病、急性粒细胞性白血病、急性单核细胞性白血病、
　　　　　慢性淋巴细胞性白血病、霍奇金病及非霍奇金病淋巴瘤等。
药 理 作 用　本品能将门冬酰胺催化分解，使肿瘤细胞缺乏门冬酰胺，从而起到抑制细胞生长的作用。
税 则 号 列　3004.9090

中 文 名　注射用奈达铂
英 文 名　Nedaplatin for Injection
类　　别　抗肿瘤药
主 要 成 分　奈达铂
有效成分 CAS 号　95734-82-0

化学分子结构式

商 品 属 性　本品为注射剂。
适 用 症　本品适用于头颈部癌、小细胞癌、非小细胞肺癌、食管癌、卵巢癌等实体瘤的治疗。
药 理 作 用　1. 奈达铂为顺铂类似物。本品进入细胞后，甘醇酸酯配基上的醇性氧与铂之间的键断
　　　　　裂，水与铂结合，导致离子型物质（活性物质或水合物）的形成。断裂的甘醇酸酯配基
　　　　　变得不稳定并被释放，产生多种离子型物质并与 DNA 结合。2. 本品以与顺铂相同的方
　　　　　式与 DNA 结合，并抑制 DNA 复制，从而产生抗肿瘤活性。另外，已经证实本品在与
　　　　　DNA 反应时，所结合的碱基位点与顺铂相同。
税 则 号 列　3004.9090

中　文　名　注射用培美曲塞二钠
英　文　名　Pemetrexed Disodium for Injection
类　　　别　抗肿瘤药
主 要 成 分　培美曲塞二钠
有效成分 CAS 号　150399-23-8

化学分子结构式

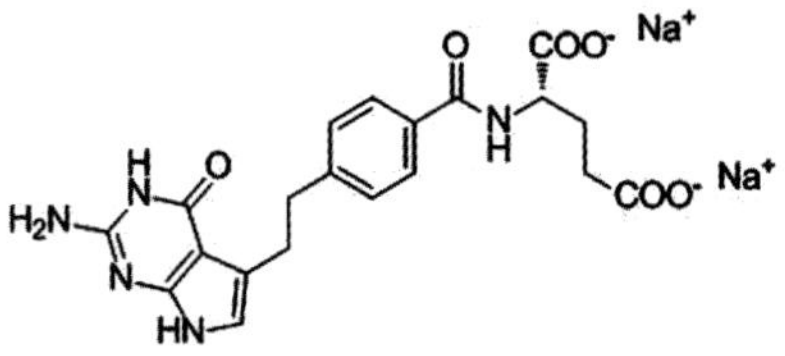

商 品 属 性　本品为注射剂。
适　用　症　本品适用于与顺铂联合治疗无法手术的恶性胸膜间皮瘤。
药 理 作 用　培美曲塞是一种结构上含有核心为吡咯嘧啶基团的抗叶酸制剂，通过破坏细胞内叶酸依赖性的正常代谢过程，抑制细胞复制，从而抑制肿瘤的生长。体外研究显示，培美曲塞能够抑制胸苷酸合成酶、二氢叶酸还原酶和甘氨酰胺核苷酸甲酰转移酶的活性。这些酶都是合成叶酸所必需的酶，参与胸腺嘧啶核苷酸和嘌呤核苷酸的生物再合成过程。培美曲塞通过运载叶酸的载体和细胞膜上的叶酸结合蛋白运输系统进入细胞内。一旦培美曲塞进入细胞内，它就在叶酰多谷氨酸合成酶的作用下转化为多谷氨酸的形式。多谷氨酸存留于细胞内成为胸苷酸合成酶和甘氨酰胺核苷酸甲酰转移酶的抑制剂。多谷氨酸化在肿瘤细胞内呈现时间-浓度依赖性过程，而在正常组织内浓度很低。多谷氨酸化代谢物在肿瘤细胞内的半衰期延长，从而也就延长了药物在肿瘤细胞内的作用时间。

税 则 号 列　3004.9090

中　文　名　注射用硼替佐米
英　文　名　Bortezomib for Injection
类　　　别　抗肿瘤药
主　要　成　分　硼替佐米
有效成分 CAS 号　179324-69-7

化学分子结构式

商　品　属　性　本品为注射剂。
适　用　症　1. 多发性骨髓瘤：本品可联合美法仑和泼尼松（MP 方案）用于既往未经治疗的且不适合大剂量化疗和骨髓抑制的多发性骨髓瘤患者的治疗；或单药用于至少接受过一种或一种以上治疗后复发的多发性骨髓瘤患者的治疗。2. 套细胞淋巴瘤：本品可用于复发或难治性套细胞淋巴瘤患者的治疗，此患者在使用本品前至少接受过一种治疗。用于该适应证的安全有效性数据来自国外一项针对既往治疗后复发的套细胞淋巴瘤的单臂Ⅱ期临床研究（见临床试验），尚缺乏针对中国人群的临床研究数据。
药　理　作　用　硼替佐米是哺乳动物细胞中 26S 蛋白酶体糜蛋白酶样活性的可逆抑制剂。26S 蛋白酶体是一种大的蛋白质复合体，可降解被泛素化的蛋白质。泛素蛋白酶体通道在调节特异蛋白在细胞内的浓度中起到重要作用，可以维持细胞内稳态。蛋白水解会影响细胞内多级信号级联反应，这种对正常稳态机制的破坏会导致细胞的死亡。而对 26S 蛋白酶体的抑制可阻止这种靶向蛋白水解。体外试验显示硼替佐米对多种类型的癌细胞具有细胞毒性。临床前肿瘤模型体内试验证明硼替佐米能够延缓包括多发性骨髓瘤在内的肿瘤生长。
税　则　号　列　3004.9090

中 文 名　注射用亚叶酸钠
英 文 名　Disodium Folinate for Injection
类　　别　抗肿瘤药
主 要 成 分　亚叶酸钠
有效成分 CAS 号　41927-89-3

化学分子结构式

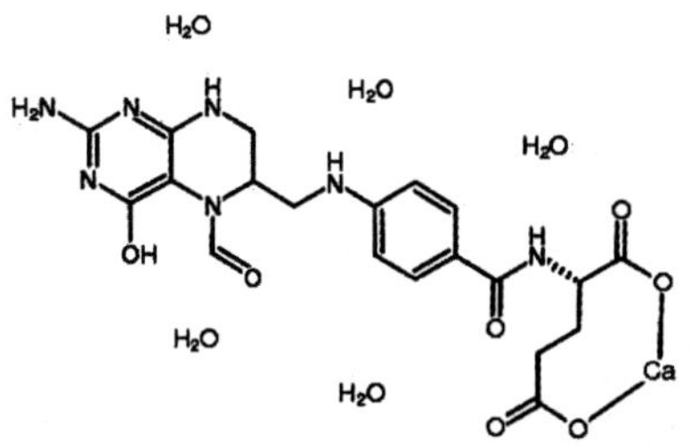

商 品 属 性　本品为注射剂。

适 用 症　本品适用于以下情况的治疗：

　　1. 用作叶酸拮抗剂（如甲氨蝶呤、乙胺嘧啶或甲氧苄啶等）的解毒剂。2. 用于防治甲氨蝶呤过量或大剂量治疗后所引起的严重毒性反应。3. 也可用于叶酸缺乏所引起的巨幼细胞性贫血的治疗。4. 与 5-氟尿嘧啶合用，用于治疗晚期结肠、直肠癌。

药 理 作 用　本品是叶酸还原型的甲酰化衍生物，系叶酸在体内的活化形式。叶酸在小肠细胞内经二氢叶酸还原酶还原并甲基化，转变为甲基四氢叶酸，然后作为辅酶参与体内嘌呤和嘧啶核苷酸的合成及某些氨基酸的转化。甲氨蝶呤可与二氢叶酸还原酶结合，阻断二氢叶酸转变为四氢叶酸，从而抑制胸腺嘧啶核苷酸、DNA、RNA 及蛋白质的合成。本品进入体内后，通过四氢叶酸还原酶转变为四氢叶酸，可限制甲氨蝶呤对正常细胞的损害程度，并能逆转甲氨蝶呤对骨髓和胃肠黏膜的反应，但对已出现的甲氨蝶呤所致神经毒性则无明显作用。

税 则 号 列　3004.9090

中 文 名	注射用盐酸阿糖胞苷
英 文 名	Cytarabine Hydrochloride for Injection
类 别	抗肿瘤药
主 要 成 分	盐酸阿糖胞苷

有效成分 CAS 号　69-74-9

化学分子结构式

商 品 属 性	本品是注射剂，为白色疏松块状或粉末。
适 用 症	本品适用于急性白血病的诱导缓解期及维持巩固期的治疗，对急性非淋巴细胞性白血病效果较好，也用于慢性粒细胞白血病的急变期、恶性淋巴瘤的治疗。
药 理 作 用	本品为主要作用于细胞 S 增殖期的嘧啶类抗代谢药物，通过抑制细胞 DNA 的合成，干扰细胞的增殖。阿糖胞苷进入人体后经激酶磷酸化后转为阿糖胞苷三磷酸及阿糖胞苷二磷酸，前者能强有力地抑制 DNA 聚合酶的合成，后者能抑制二磷酸胞苷转变为二磷酸脱氧胞苷，从而抑制细胞 DNA 聚合及合成。本品为细胞周期特异性药物，对处于 S 增殖期细胞的作用最为敏感，对抑制 RNA 及蛋白质合成的作用较弱。

税 则 号 列　3004.9090

中 文 名	注射用盐酸苯达莫司汀
英 文 名	Bendamustine Hydrochloride for Injection
类 别	抗肿瘤药
主 要 成 分	盐酸苯达莫司汀

有效成分 CAS 号　3543-75-7

化学分子结构式

商 品 属 性	本品为注射剂。
适 用 症	本品适用于在利妥昔单抗或含利妥昔单抗方案治疗过程中或者治疗后病情进展的惰性 B 细胞非霍奇金淋巴瘤（NHL）的治疗。
药 理 作 用	苯达莫司汀是一种具有双重功能的氮芥衍生物，内含嘌呤样的苯并咪唑环。氮芥及其衍生物形成亲电子烷基基团，这些基团形成具有富含电子的亲核基团的共价键，导致 DNA 链间交联。这一双功能共价键可通过数种途径导致细胞死亡。苯达莫司汀对静止细胞及分裂细胞均具有活性。苯达莫司汀的确切作用机制尚不清楚。

税 则 号 列　3004.9090

中 文 名　注射用盐酸吉西他滨
英 文 名　Gemcitabine Hydrochloride for Injection
类　　别　抗肿瘤药
主 要 成 分　盐酸吉西他滨
有效成分 CAS 号　122111-03-9

化学分子结构式

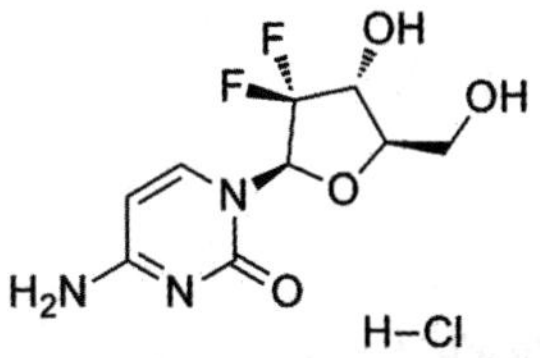

商 品 属 性　本品是注射剂，为白色疏松块状。
适 用 症　本品适用于治疗中、晚期非小细胞肺癌。
药 理 作 用　本品是细胞周期特异性抗代谢类药物，主要作用于 DNA 合成期的肿瘤细胞，即 S 期细胞。在一定条件下，可以阻止 G1 期向 S 期的进展。
税 则 号 列　3004.9090

中 文 名　注射用盐酸尼莫司汀
英 文 名　Nimustine Hydrochloride for Injection
类　　别　抗肿瘤药
主 要 成 分　盐酸尼莫司汀
有效成分 CAS 号　55661-38-6

化学分子结构式

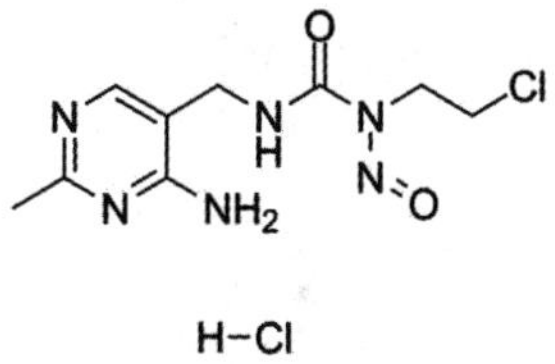

商 品 属 性　本品为注射剂。
适 用 症　本品用于脑肿瘤、消化道癌（胃癌、肝癌、结肠癌、直肠癌）、肺癌、恶性淋巴瘤、慢性白血病等的治疗。
药 理 作 用　本品主要作用机理可能是使细胞内 DNA 烷化，引起 DNA 低分子化，从而抑制 DNA 的合成。
税 则 号 列　3004.9090

中　文　名	注射用异环磷酰胺
英　文　名	Ifosfamide for Injection
类　　　别	抗肿瘤药
主 要 成 分	异环磷酰胺

有效成分 CAS 号　3778-73-2

化学分子结构式

商 品 属 性　本品为注射剂。

适　用　症　本品用于睾丸癌、卵巢癌、乳腺癌、肉瘤、恶性淋巴瘤和肺癌等的治疗。

药 理 作 用　本品在体外无抗癌活性，进入体内被肝脏或肿瘤内存在的磷酰胺酶或磷酸酶水解，变为有活性的磷酰胺氮芥，从而起作用。其作用机制为与 DNA 发生交叉联结，抑制 DNA 的合成，也可干扰 RNA 的功能，属细胞周期非特异性药物。本品抗瘤谱广，对多种肿瘤有抑制作用。

税 则 号 列　3004.9090

中　文　名	注射用左亚叶酸钙
英　文　名	Calcium Levofolinate for Injection
类　　　别	抗肿瘤药
主 要 成 分	左亚叶酸钙

有效成分 CAS 号　80433-71-2

化学分子结构式

商 品 属 性　本品为注射剂。

适　用　症　本品与 5-氟尿嘧啶合用，用于治疗胃癌和结直肠癌。

药 理 作 用　亚叶酸是四氢叶酸（THF）的 5-甲酰衍生物的非对映异构体混合物，其生物活性物质为左旋体（称为左亚叶酸）。亚叶酸不需要经过二氢叶酸还原酶的还原作用而直接参与使用叶酸作为体内转移"一碳基团"载体的生物反应。L-亚叶酸（L-5 甲酰四氢叶酸）快速代谢（依次为 5,10-甲基四氢叶酸、5,10-亚甲基四氢叶酸）为 L-5-甲基四氢叶酸。L-5-甲基四氢叶酸能够通过其他途径代谢为 5,10-亚甲基四氢叶酸。5,10-亚甲基四氢叶酸通过 PDAH2 和 NADPH 辅酶的催化还原，不可逆地转化为 5-甲基四氢叶酸。使用亚叶酸能够抵消抑制二氢叶酸还原酶的盐酸拮抗剂（例如，甲氨蝶呤）的治疗效果和毒性。亚叶酸能够增强氟嘧啶（例如，5-氟尿嘧啶）在肿瘤治疗中的疗效和毒性作用。同时使用亚叶酸似乎并不改变 5-氟尿嘧啶在血浆中的药代动力学过程。5-氟尿嘧啶在体内代谢为脱氧氟尿嘧啶核苷酸，结合并抑制胸苷酸合成酶（该酶在 DNA 修复和复制中十分重要）。亚叶酸在体内很容易转化成 5,10-亚甲基四氢叶酸，该转化物能够稳定脱氧氟尿嘧啶核苷酸与胸苷酸合成酶的结合，进而增强对该酶的抑制作用。

税 则 号 列　3004.9090

中 文 名　注射用唑来膦酸
英 文 名　Zoledronic Acid for Injection
类　　别　抗肿瘤药
主 要 成 分　唑来膦酸
有效成分 CAS 号　118072-93-8

化学分子结构式

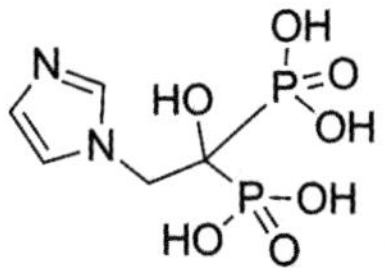

商 品 属 性　本品是注射剂，为白色或类白色疏松块状物或粉末。
适 用 症　本品属于高钙血症药物，用于治疗肿瘤骨转移及预防骨骼并发症。
药 理 作 用　唑来膦酸的药理作用主要是抑制骨吸收，还可以抑制由肿瘤释放的多种刺激因子引起的
　　　　　　破骨细胞活动增强和骨钙释放。
税 则 号 列　3004.9090

中 文 名　紫杉醇注射液
英 文 名　Paclitaxel Injection
类　　别　抗肿瘤药
主 要 成 分　紫杉醇
有效成分 CAS 号　33069-62-4

化学分子结构式

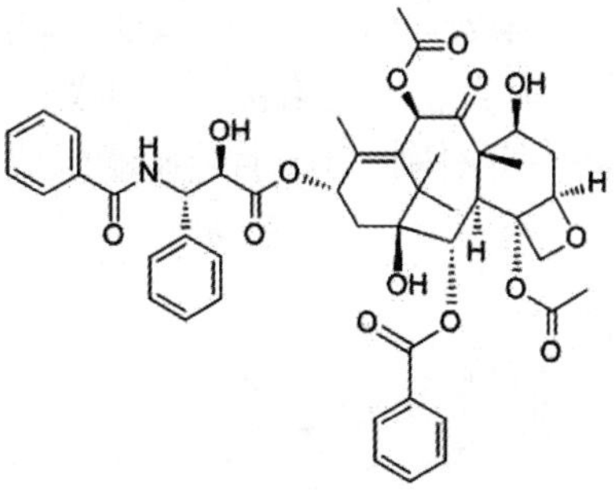

商 品 属 性　本品是注射剂，为无色或淡黄色澄明黏稠液体。
适 用 症　本品适用于进展期卵巢癌的一线和后继治疗，淋巴结阳性的乳腺癌患者在含阿霉素标准
　　　　　　方案联合化疗后的辅助治疗，转移性乳腺癌联合化疗失败或者辅助化疗 6 个月内复发的
　　　　　　乳腺癌患者、非小细胞肺癌患者的一线治疗。艾滋病（AIDS）相关性卡波氏肉瘤
　　　　　　（Kaposi's Sarcoma）的二线治疗。
药 理 作 用　紫杉醇是一种新型抗微管药物。通过促进微管蛋白二聚体聚合并抑制其解聚而达到稳定
　　　　　　微管的作用，从而抑制分裂间期和有丝分裂期细胞功能至关重要的微管网的正常动态重
　　　　　　组。另外，在整个细胞周期和细胞有丝分裂产生多发性星状体时，紫杉醇可导致微管
　　　　　　"束"的排列异常，影响肿瘤细胞的分裂。
税 则 号 列　3004.9090

2.58　传出神经系统用药

中　文　名　盐酸肾上腺素注射液

英　文　名　Adrenaline Hydrochloride Injection

类　　　别　传出神经系统用药

主　要　成　分　盐酸肾上腺素

有效成分 **CAS** 号　　55-31-2

化学分子结构式

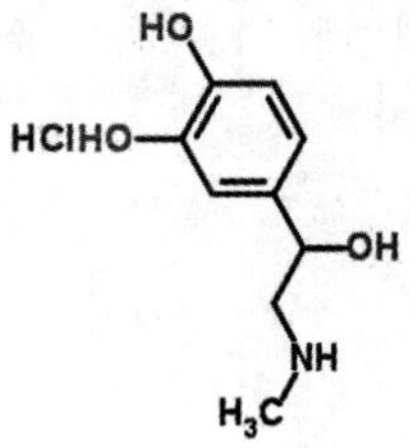

商　品　属　性　本品为无色或几乎无色的澄明液体。

适　用　症　本品主要适用于因支气管痉挛所致的严重呼吸困难的治疗，也可迅速缓解药物等引起的过敏性休克，亦可用于延长浸润麻醉用药的作用时间，是各种原因引起的心脏骤停进行心肺复苏的主要抢救用药。

药　理　作　用　本品兼有 α 受体和 β 受体激动作用。α 受体激动引起皮肤、黏膜、内脏血管收缩。β 受体激动引起冠状血管扩张，骨骼肌、心肌兴奋，心率增快，支气管平滑肌、胃肠道平滑肌松弛。对血压的影响与剂量有关。常用剂量使收缩压上升而舒张压不升或略降，大剂量使收缩压、舒张压均升高。

税　则　号　列　3004.3900

中 文 名　硫酸阿托品注射液
英 文 名　Atropine Sulfate Injection
类　　别　传出神经系统用药
主 要 成 分　硫酸阿托品
有效成分 CAS 号　5908-99-6

化学分子结构式

0.5H$_2$SO$_4$

0.5H$_2$O

商 品 属 性　本品为无色澄明液体。
适 用 症　本品用于各种内脏绞痛，如胃肠绞痛及膀胱刺激症状；全身麻醉前给药、严重盗汗和流涎症；迷走神经过度兴奋所致的窦房阻滞、房室阻滞等缓慢型心律失常，也可用于继发于窦房结功能低下而出现的室性异位节；抗休克；解救有机磷酸酯类中毒。
药 理 作 用　本品为典型的 M 胆碱受体阻滞剂。除一般的抗 M 胆碱作用解除胃肠平滑肌痉挛、抑制腺体分泌、扩大瞳孔、升高眼压、视力调节麻痹、心率加快、支气管扩张等外，大剂量时能作用于血管平滑肌，扩张血管、解除痉挛性收缩，改善微循环。此外本品能兴奋或抑制中枢神经系统，具有一定的剂量依赖性。对心脏、肠和支气管平滑肌作用比其他颠茄生物碱更强、更持久。
税 则 号 列　3004.4900

中 文 名　酒石酸托特罗定缓释片
英 文 名　Trotolidine Tartartrate Sustained
类　　别　传出神经系统用药
主 要 成 分　酒石酸托特罗定
有效成分 CAS 号　124937-52-6

化学分子结构式

商 品 属 性　本品为薄胶衣片，除去包衣后显白色或类白色。
适 用 症　本品适用于因膀胱过度活动引起的尿频、尿急和（或）急迫性尿失禁症状的治疗。
药 理 作 用　1. 本品用于缓解膀胱过度活动所致的尿频、尿急和急迫性尿失禁症状，为竞争性 M 胆碱受体阻滞剂。动物试验结果提示本品对膀胱的选择性高于唾液腺，但尚未得到临床的证实。2. 本品口服后经肝脏代谢成起主要药理作用的活性代谢产物 5-羟甲基衍生物，其抗胆碱活性与本品相近。两者对 M 胆碱受体均具有高选择性，对其他神经递质的受体和潜在的细胞靶点（如钙通道）的作用或亲和力很弱。
税 则 号 列　3004.9090

中 文 名　马来酸噻吗洛尔滴眼液
英 文 名　Timolol Maleate Eye Drops
类　　别　传出神经系统用药
主要成分　马来酸噻吗洛尔
有效成分 CAS 号　26839-77-0

化学分子结构式

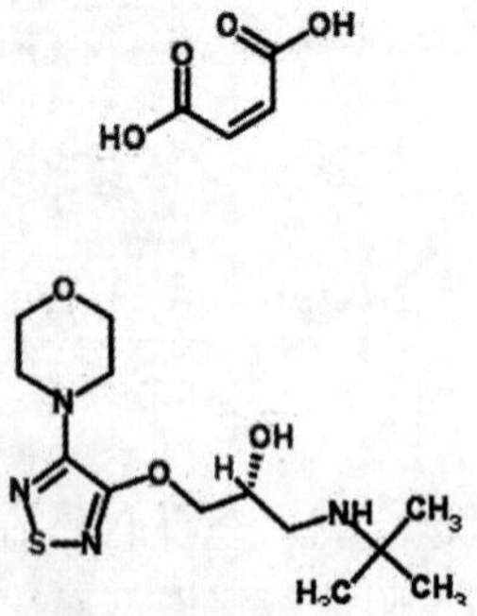

商品属性　本品为无色的澄明液体。
适 用 症　本品对原发性开角型青光眼具有良好的降低眼内压疗效。对于某些继发性青光眼、高眼
　　　　　压症、部分原发性闭角型青光眼，及其他药物和手术无效的青光眼，加用本品滴眼可进
　　　　　一步增强降眼压效果。
药理作用　马来酸噻吗洛尔是一种非选择性 β-肾上腺能受体阻滞剂，没有明显的内源性拟交感活性
　　　　　和局麻作用，对心肌无直接抑制作用。本品为马来酸噻吗洛尔滴眼剂，对高眼压患者和
　　　　　正常人均有降低眼内压作用。其降低眼内压的确切机理尚不清楚，眼压描记和房水荧光
　　　　　光度研究提示本品的降眼压作用与减少房水生成有关。
税则号列　3004.9090

中 文 名　米拉贝隆缓释片
英 文 名　Mirabegron Sustained-release Tabelts
类　　别　传出神经系统用药
主要成分　2-（2-氨基-1，3-噻唑-4-基）-N-［4（2｛［（2R）-2-羟基-2-苯基乙基］氨基｝乙基）苯
　　　　　基］乙酰胺
有效成分 CAS 号　223673-61-8

化学分子结构式

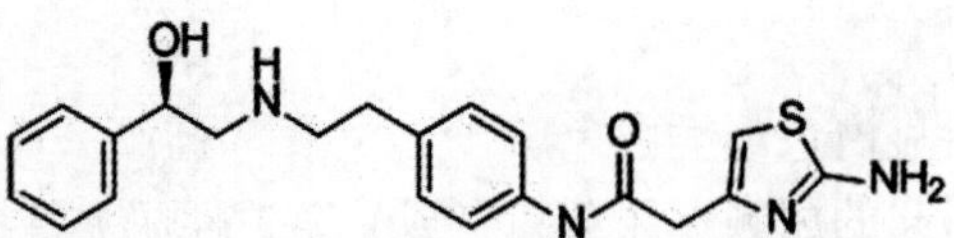

商品属性　本品为片剂。
适 用 症　本品用于成年膀胱过度活动症（OAB）患者尿急、尿频和（或）急迫性尿失禁症状的治
　　　　　疗。
药理作用　米拉贝隆为选择性 β3 肾上腺素受体激动剂，通过作用于膀胱组织，使膀胱平滑肌松弛。
税则号列　3004.9090

中 文 名　舒更葡糖钠注射液
英 文 名　Sugammadex Sodium Injection
类　　别　传出神经系统用药
主 要 成 分　舒更葡糖钠
有效成分 CAS 号　343306-79-6

化学分子结构式

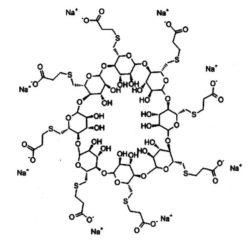

商 品 属 性　本品为注射剂，无色至微黄色澄明溶液。
适 用 症　本品在成人中拮抗罗库溴铵或维库溴铵诱导的神经肌肉阻滞。在儿童和青少年中，仅推
　　　　　　荐本品用于常规拮抗罗库溴铵诱导的阻滞（2~17 岁）。
药 理 作 用　舒更葡糖是一种经修饰的 γ-环糊精，可以选择性结合神经肌肉形成复合物，阻断神经肌
　　　　　　肉阻滞药物罗库溴铵或维库溴铵，进而降低在神经肌肉接头处与烟碱受体相结合的神经
　　　　　　肌肉阻滞药物的数量，由此拮抗由罗库溴铵或维库溴铵诱导的神经肌肉阻滞。
税 则 号 列　3004.9090

中 文 名　溴吡斯的明片
英 文 名　Pyridostigmine Bromide Tablets
类　　别　传出神经系统用药
主 要 成 分　溴吡斯的明
有效成分 CAS 号　101-26-8

化学分子结构式

商 品 属 性　本品为糖衣片，除去糖衣后显白色。
适 用 症　本品适用于重症肌无力、手术后功能性肠胀气及尿潴留等症状。
药 理 作 用　本品属于可逆性的抗胆碱酯酶药，能抑制胆碱酯酶的活性，使胆碱能神经末梢释放的乙
　　　　　　酰胆碱破坏减少，突触间隙中乙酰胆碱积聚，出现毒蕈碱样（M）和烟碱样（N）胆碱
　　　　　　受体兴奋作用。此外，对运动终板上的烟碱样胆碱受体（N2 受体）有直接兴奋作用，并
　　　　　　能促进运动神经末梢释放乙酰胆碱，从而提高胃肠道、支气管平滑肌和全身骨骼肌的肌
　　　　　　张力，作用虽较溴化新斯的明弱但维持时间较久。
税 则 号 列　3004.9090

中　文　名　溴丙胺太林片

英　文　名　Propantheline Bromide Tablets

类　　　别　传出神经系统用药

主　要　成　分　溴丙胺太林

有效成分 CAS 号　50-34-0

化学分子结构式

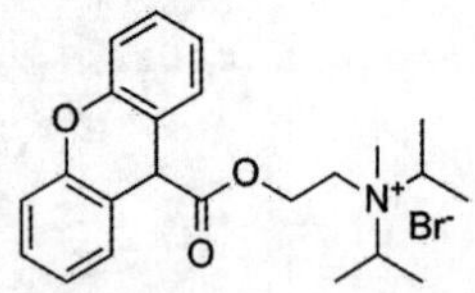

商　品　属　性　本品为糖衣片，除去糖衣后显白色。

适　用　症　本品适用于胃肠痉挛性疼痛症状。

药　理　作　用　本品能选择性地缓解胃肠道平滑肌痉挛，作用较强、较持久。

税　则　号　列　3004.9090

中　文　名　盐酸倍他洛尔滴眼液

英　文　名　Betaxolol Hydrochloride Eye Drops

类　　　别　传出神经系统用药

主　要　成　分　盐酸倍他洛尔

有效成分 CAS 号　63659-19-8

化学分子结构式

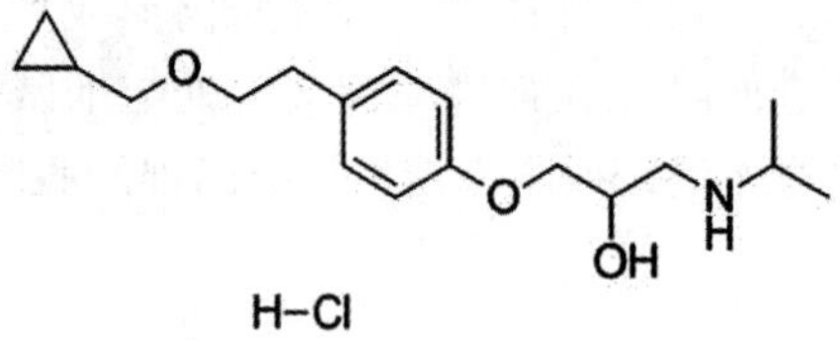

H-Cl

商　品　属　性　本品为乳白色混悬液。

适　用　症　本品适用于慢性开角型青光眼、高眼压症。

药　理　作　用　1. 盐酸倍他洛尔属于心脏选择性 β-受体阻滞剂，不具细胞膜稳定作用，故不影响角膜的敏感性；也不具内在拟交感活性。正常人及心脏病患者口服 β-受体阻滞剂会使心输出量减低，但对心肌功能极度障碍者，β-受体阻滞剂会抑制维持心脏功能的交感神经兴奋作用。2. 眼内压升高易导致视力丧失，眼内压愈高视神经损害及视野丧失概率愈大。通过测定眼内压及房水荧光检测可知倍他洛尔使房水生成减少而有降眼压的作用；无论对高眼压或青光眼患者，0.25%盐酸倍他洛尔滴眼液均会使升高的眼压下降。

税　则　号　列　3004.9090

中 文 名　盐酸萘甲唑林滴鼻液
英 文 名　Naphazoline Hydrochloride Nasal Drops
类　　别　传出神经系统用药
主要成分　盐酸萘甲唑林
有效成分 CAS 号　835-31-4

化学分子结构式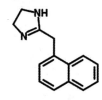

商 品 属 性　本品为无色的澄明液体。
适 用 症　本品适用于过敏性及炎症性鼻出血，急慢性鼻炎。
药 理 作 用　本品属于肾上腺素受体激动药，有较强的收缩血管作用。可收缩鼻黏膜的血管、减少黏
　　　　　　液的分泌，所以使用后可以起到减轻鼻塞、通畅鼻腔的效果。
税 则 号 列　3004.9090

中 文 名　盐酸普萘洛尔片
英 文 名　Propranolol Hydrochloride Tablets
类　　别　传出神经系统用药
主要成分　盐酸普萘洛尔
有效成分 CAS 号　318-98-9

化学分子结构式

HCl

商 品 属 性　本品为白色片。
适 用 症　1. 本品可作为二级预防，降低心肌梗死死亡率。2. 高血压（单独或与其他抗高血压药合
　　　　　　用）。3. 劳力型心绞痛。4. 控制室上性快速心律失常、室性心律失常，特别是与儿茶酚
　　　　　　胺有关或洋地黄引起的心律失常。可用于洋地黄疗效不佳的房扑、房颤心室率的控制，
　　　　　　也可用于顽固性期前收缩，改善患者的症状。5. 减低肥厚型心肌病流出道压差，减轻心
　　　　　　绞痛、心悸与昏厥等症状。6. 配合 α 受体阻滞剂用于嗜铬细胞瘤病人控制心动过速。
　　　　　　7. 用于控制甲状腺机能亢进症的心率过快，也可用于治疗甲状腺危象。
药 理 作 用　1. 普萘洛尔为非选择性竞争抑制肾上腺素 β 受体阻滞剂，阻断心脏上的 β1、β2 受体，
　　　　　　拮抗交感神经兴奋和儿茶酚胺作用，降低心脏的收缩力与收缩速度，同时抑制血管平滑
　　　　　　肌收缩，降低心肌耗氧量，使缺血心肌的氧供需关系在低水平上恢复平衡，可用于治疗
　　　　　　心绞痛。2. 本品能抑制心脏起搏点电位的肾上腺素能兴奋，用于治疗心律失常；亦可通
　　　　　　过中枢、肾上腺素能神经元阻滞，抑制肾素释放以及心排出量降低等作用，用于治疗高
　　　　　　血压。3. 竞争性拮抗异丙肾上腺素和去甲肾上腺素的作用，阻断 β2 受体，降低血浆肾
　　　　　　素活性；可致支气管痉挛；抑制胰岛素分泌，使血糖升高，掩盖低血糖症状，延迟低血
　　　　　　糖的恢复。4. 有明显的抗血小板聚集作用，这主要与药物的膜稳定作用及抑制血小板膜
　　　　　　Ca^{2+} 转运有关。
税 则 号 列　3004.9090

中 文 名 　长春西汀片
英 文 名 　Vinpocetine Tablets
类　　　别 　传出神经系统用药
主 要 成 分 　长春西汀
有效成分 CAS 号 　42971-09-5

化学分子结构式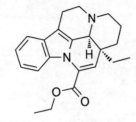

商 品 属 性 　本品为片剂。
适 用 症 　本品适用于改善脑梗塞后遗症、脑出血后遗症、动脉硬化症等诱发的各种症状。
药 理 作 用 　本品为脑血管扩张药，能抑制磷酸二酯酶活性，增加血管平滑肌松弛的信使 c-GMP 作
　　　　　　用，选择性地增加脑血流量。此外还能抑制血小板凝集，降低人体血液黏度，增强红细
　　　　　　胞变形力，改善血液流动性和微循环，促进脑组织摄取葡萄糖，增加脑耗氧量，改善脑
　　　　　　代谢。
税 则 号 列 　3004.4900

中 文 名 　注射用长春西汀
英 文 名 　Vinpocetine for Injection
类　　　别 　传出神经系统用药
主 要 成 分 　长春西汀
有效成分 CAS 号 　42971-09-5

化学分子结构式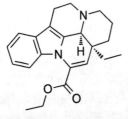

商 品 属 性 　本品是注射剂，为白色或类白色疏松块状物。
适 用 症 　本品适用于改善脑梗塞后遗症、脑出血后遗症、脑动脉硬化症等诱发的各种症状。
药 理 作 用 　本品为脑血管扩张药，能抑制磷酸二酯酶活性，增加血管平滑肌松弛的信使 C-GMP 作
　　　　　　用，选择性地增加脑血流量。此外还能抑制血小板凝集，减低人体血液黏度，增强红细
　　　　　　胞变形力，改善血液流动性和微循环，促进脑组织摄取葡萄糖，增加脑耗氧量，改善脑
　　　　　　代谢。
税 则 号 列 　3004.4900

中　文　名　盐酸倍他司汀片
英　文　名　Betahistine Hydrochlonde Tablets
类　　　别　传出神经系统用药
主要成分　盐酸倍他司汀
有效成分 CAS 号　5579-84-0

化学分子结构式

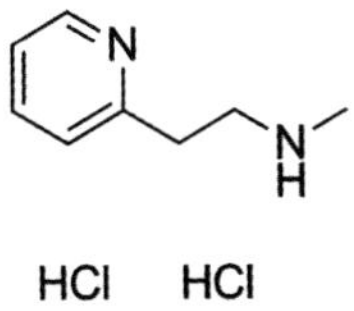

商品属性　本品为片剂。
适用症　本品适用于内耳眩晕症（美尼埃综合征）、脑供血不足引起的眩晕、头晕、呕吐或耳鸣等症状。
药理作用　本品对脑血管、心血管，特别是对椎底动脉系统有较明显的扩张作用，显著增加心、脑及周围循环血流量，改善血循环，并降低全身血压。此外能增加耳蜗和前庭血流量，从而消除内耳性眩晕，耳鸣和耳闭感，还能增加毛细血管通透性，促进细胞外液的吸收，消除淋巴内水肿；能对抗儿茶酚胺的收缩血管作用及降低动脉压，并有抑制血浆凝固及 ADP 诱导的血小板凝集作用，能延长大白鼠体外血栓形成时间，还有轻微的利尿作用。

税则号列　3004.9090

中　文　名　注射用曲克芦丁
英　文　名　Troxerutin for Injection
类　　　别　传出神经系统用药
主要成分　曲克芦丁
有效成分 CAS 号　7085-55-4

化学分子结构式

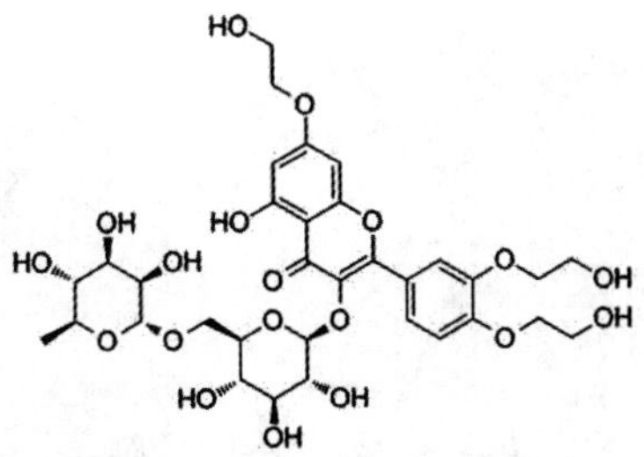

商品属性　本品是注射剂，为黄色或黄绿色疏松块状物或粉末。
适用症　本品适用于缺血性脑血管病（如脑血栓形成、脑栓塞）、血栓性静脉炎、中心性视网膜炎、血管通透性增高所致水肿等。
药理作用　本品能抑制血小板的聚集，有防止血栓的形成。同时能对抗 5-羟色胺、缓激肽引起的血管损伤，增加毛细血管抵抗力，降低毛细血管通透性，防止血管通透性升高引起的水肿。
税则号列　3004.9090

中 文 名　注射用盐酸倍他司汀

英 文 名　Betahistine Hydrochloride for Injection

类　　别　传出神经系统用药

主 要 成 分　盐酸倍他司汀

有效成分 CAS 号　5579-84-0

化学分子结构式

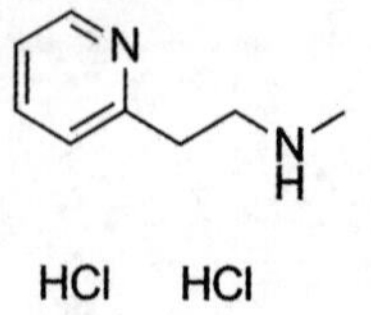

HCl　　HCl

商 品 属 性　本品是注射剂，为白色疏松块或粉末状。

适 用 症　本品主要用于梅尼埃病，亦可用于动脉硬化、缺血性脑血管疾病及高血压所致体位性眩晕、耳鸣。

药 理 作 用　本品为双胺氧化酶抑制剂，对脑血管、心血管，特别是对椎底动脉系统有较明显的扩张作用，显著增加心、脑及周围循环血流量，改善血循环，并降低全身血压。此外能增加耳蜗和前底血流量，从而消除内耳性眩晕，耳鸣和耳闭感，还能增加毛细血管通透性，促进细胞外液的吸收，消除淋巴内水肿；能对抗儿茶酚胺的收缩血管作用及降低动脉压，并有抑制血浆凝固及 ADP 诱导的血小板凝集作用，能延长大白鼠体外血栓形成时间，还有轻微的利尿作用。

税 则 号 列　3004.9090

2.59　中枢神经系统用药（多动症用药）

中 文 名　盐酸托莫西汀胶囊

英 文 名　Atomoxetine Hydrochloride Capsules

类　　别　中枢神经系统用药（多动症用药）

主 要 成 分　盐酸托莫西汀

有效成分 CAS 号　82248-59-7

化学分子结构式

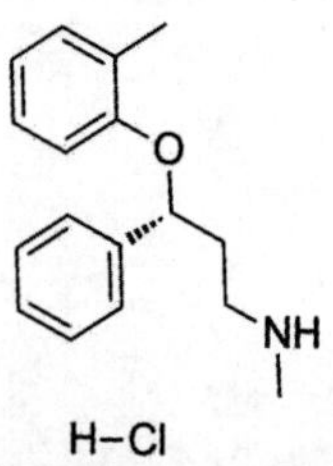

H-Cl

商 品 属 性　本品为硬胶囊，内容物为白色至类白色粉末。

适 用 症　本品用于治疗儿童和青少年的注意缺陷、多动障碍。

药 理 作 用　本品是一种选择性去甲肾上腺素再摄取抑制剂。托莫西汀治疗注意缺陷、多动障碍的确切机制尚不清楚，但体外神经递质摄取和耗竭试验结果显示，可能与其选择性抑制突触前膜去甲肾上腺素转运体有关。

税 则 号 列　3004.9090

中 文 名　盐酸托莫西汀口服溶液
英 文 名　Atomoxetine Hydrochloride Capsules
类　　别　中枢神经系统用药（多动症用药）
主 要 成 分　盐酸托莫西汀
有效成分 CAS 号　82248-59-7

化学分子结构式

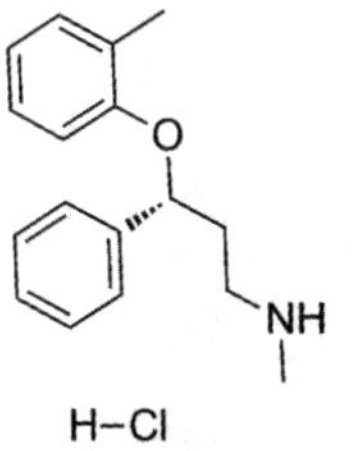

商 品 属 性　本品为无色至几乎无色的澄明液体。
适 用 症　适用于治疗 6 岁及 6 岁以上儿童和青少年的注意缺陷/多动障碍。
药 理 作 用　本品是一种选择性去甲肾上腺素再摄取抑制剂，托莫西汀治疗注意缺陷/多动障碍的确切机制尚不清楚，但体外神经递质摄取和耗竭试验结果显示，可能与其选择性抑制突触前膜去甲肾上腺素转运体有关。
税 则 号 列　3004.9090

2.60　中枢神经系统用药（骨骼肌松弛用药）

中 文 名　丹曲林钠胶囊
英 文 名　Dantrolene Sodium Capsules
类　　别　中枢神经系统用药（骨骼肌松弛用药）
主 要 成 分　丹曲林钠
有效成分 CAS 号　24868-20-0

化学分子结构式

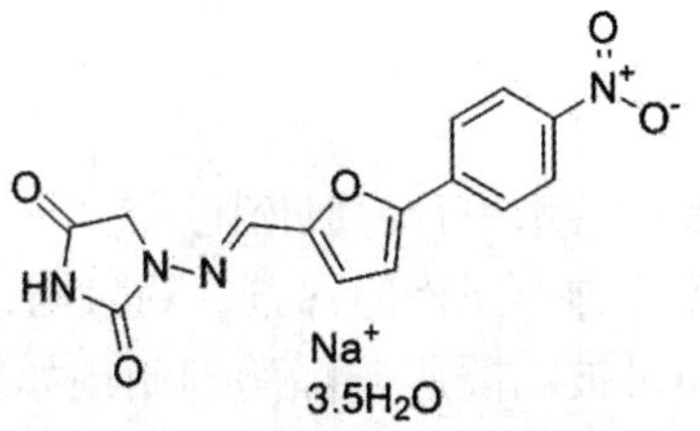

商 品 属 性　本品为胶囊剂，内容物为橙黄色结晶性粉末。
适 用 症　适用于各种原因引起的上运动神经元损伤所遗留的痉挛性肌张力增高状态，如脑卒中、脑外伤、脊髓损伤、脑性瘫痪、多发性脑血管硬化等。
药 理 作 用　丹曲林钠是一种直接作用于骨骼肌的肌松剂。其主要作用部位是骨骼肌的肌浆网，通过抑制肌浆网释放钙离子而减弱肌肉收缩。
税 则 号 列　3004.9090

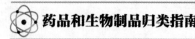

中　文　名　卡立普多
英　文　名　Carisoprodol
类　　　别　中枢神经系统用药（骨骼肌松弛用药）
主要成分　卡立普多
有效成分 CAS 号　78-44-4

化学分子结构式

商品属性　本品一般为片剂。
适　用　症　适用于痛性肌肉痉挛的短期辅助治疗。
药理作用　本品的作用机制尚不清楚，可能与其镇静作用有关。
税则号列　3004.9090

中　文　名　罗库溴铵注射液
英　文　名　Rocuronium Bromide Injection
类　　　别　中枢神经系统用药（骨骼肌松弛用药）
主要成分　罗库溴铵
有效成分 CAS 号　119302-91-9

化学分子结构式

商品属性　本品为无色至微黄色的澄明液体。
适　用　症　适用于常规诱导麻醉期间气管插管，以及维持术中骨骼肌松弛。
药理作用　罗库溴铵是一起效迅速、中时效的非去极化神经肌肉阻滞剂，通过与运动终板处 N 型乙
　　　　　酰胆碱受体竞争性结合产生作用，其作用可被乙酰胆碱酯酶抑制剂如新斯的明、依酚氯
　　　　　铵和吡啶斯的明所拮抗。
税则号列　3004.9090

中 文 名 米库氯铵注射液
英 文 名 Mivacurium Chloride Injection
类 别 中枢神经系统用药（骨骼肌松弛用药）
主 要 成 分 米库氯铵
有效成分 CAS 号 106861-44-3

化学分子结构式

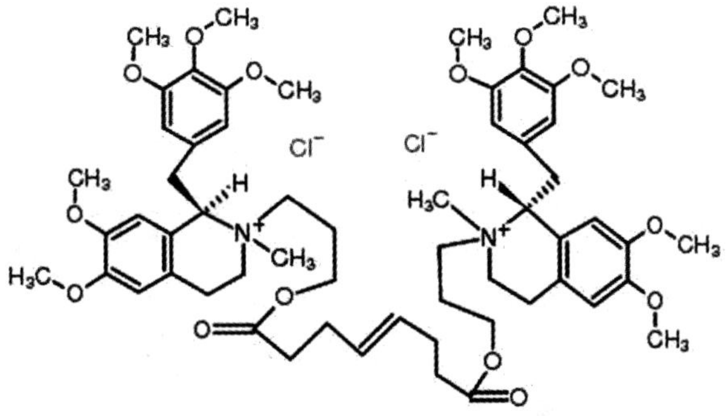

商 品 属 性 本品为注射剂，无色或微黄色的澄明液体。
适 用 症 本品为非去极化型肌松药，其化学结构属苄异喹啉类化合物。静注后肌松超效快（2 分钟），持续时间短（15 分钟），随剂量增加而起效迅速，但作用持续时间延长不多。常用量时对心血管系统无影响。促使组胺释放和维持肌松。
药 理 作 用 米库氯铵是短效的非去极化骨骼肌松弛药物，可被血浆胆碱酯酶水解。米库氯铵与运动神经终板膜上的胆碱能受体竞争性结合，导致神经肌肉信号传递的阻滞。这种作用可以被胆碱酯酶抑制剂新斯的明和依酚氯胺快速逆转。
税 则 号 列 3004.9090

2.61 中枢神经系统用药（精神分裂）

中 文 名 奥氮平口崩片
英 文 名 Olanzapine Tablets
类 别 中枢神经系统用药（精神分裂）
主 要 成 分 奥氮平
有效成分 CAS 号 132539-06-1

化学分子结构式

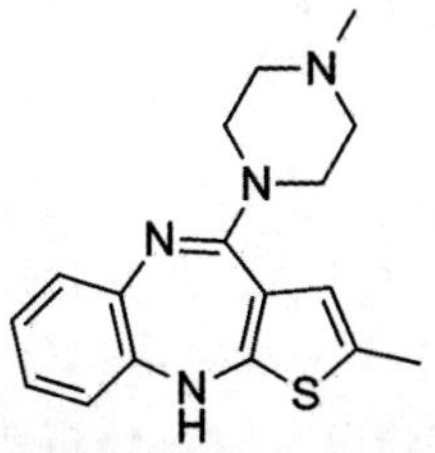

商 品 属 性 本品为圆形黄色冻干片。
适 用 症 适用于治疗精神分裂症；对奥氮平初次治疗有效的患者，巩固治疗可以有效维持临床症状改善；奥氮平适用于治疗中到重度的躁狂发作；对奥氮平治疗有效的躁狂发作患者，奥氮平可以预防双相情感障碍的复发。
药 理 作 用 奥氮平是一种抗精神病药，对多种受体系统具有药理作用。
税 则 号 列 3004.9090

中 文 名　奥氮平片
英 文 名　Olanzapine Tablets
类　　别　中枢神经系统用药（精神分裂）
主 要 成 分　奥氮平
有效成分 CAS 号　132539-06-1

化学分子结构式

商 品 属 性　本品为薄膜衣片，除去薄膜衣后显淡黄色至黄色。
适 用 症　适用于治疗精神分裂症；初始治疗有效的患者，奥氮平在维持治疗期间能够保持其临床效果。适用于治疗、重度躁狂发作；治疗有效的躁狂发作患者，奥氮平可用于预防双相情感障碍的复发。
药 理 作 用　本品系苯二氮䓬类抗精神病药。对脑内 5-羟色胺（5-HT2A）受体和多巴胺（DA1）受体的阻滞作用较强，对多巴胺（DA4）受体的也有阻滞作用，对多巴胺（DA2）受体的阻滞作用较弱，此外还有抗胆碱（M1），抗组胺（H1）及抗 α-肾上腺素受体作用，极少见锥体外系反应，一般不引起血中泌乳素增高。能直接抑制脑干网状结构上行激活系统，具有强大镇静催眠作用。
税 则 号 列　3004.9090

中 文 名　利培酮片
英 文 名　Risperidone Tablets
类　　别　中枢神经系统用药（精神分裂）
主 要 成 分　利培酮
有效成分 CAS 号　106266-06-2

化学分子结构式

商 品 属 性　本品为片剂。
适 用 症　适用于治疗急性和慢性精神分裂症以及其他各种精神病性状态的明显的阳性症状（如幻觉、妄想、思维紊乱、敌视、怀疑）和明显的阴性症状（如反应迟钝、情绪淡漠及社交淡漠、少语），也可减轻与精神分裂症有关的情感症状（如抑郁、负罪感、焦虑）。对于急性期治疗有效的患者，在维持期治疗中，本品可继续发挥其临床疗效。
药 理 作 用　利培酮是一种选择性的单胺能拮抗剂，对 5-HT$_2$ 受体、D$_2$ 受体、α_1 及 α_2 受体和 1H 受体亲和力高。对其他受体亦有拮抗作用，但较弱。对 5-HT$_1$c，对 5-HT$_1$D，和对 5-HT$_1$A 有低到中度的亲和力，对 D$_1$ 及氟哌丁苯敏感的 α 受体亲和力弱，对 M 受体或 β_1 及 β_2 受体没有亲和作用。
税 则 号 列　3004.9090

中 文 名　棕榈帕利哌酮酯注射液
英 文 名　Paliperidone Palmitate Injection
类　　别　中枢神经系统用药（精神分裂）
主 要 成 分　棕榈帕利哌酮酯
有效成分 CAS 号　199739-10-1

化学分子结构式

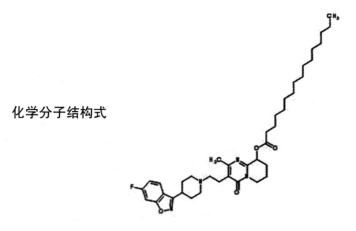

商 品 属 性　本品为注射剂，白色至灰白色的混悬液。
适 用 症　本品为 3 个月给药一次的注射液，用于接受过善思达［棕榈酸帕利哌酮注射液（1 个月
　　　　　　剂型）］至少 4 个月充分治疗的精神分裂症患者。
药 理 作 用　棕榈帕利哌酮酯为非典型抗精神病药物，属于苯异恶锉衍生物，是（＋）-棕榈帕利哌酮
　　　　　　酯和（-）-棕榈帕利哌酮酯的外消旋混合物。
税 则 号 列　3004.9090

中 文 名　棕榈酸帕利哌酮注射液
英 文 名　Paliperidone Palmitate Injection
类　　别　中枢神经系统用药（精神分裂）
主 要 成 分　棕榈酸帕利哌酮
有效成分 CAS 号　199739-10-1

化学分子结构式

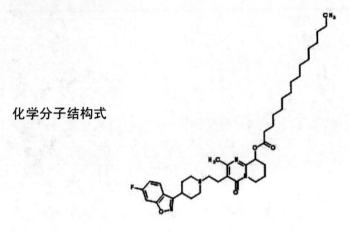

商 品 属 性　本品为注射剂，白色至灰白色的混悬液。
适 用 症　适用于精神分裂症急性期和维持期的治疗。
药 理 作 用　棕榈酸帕利哌酮在体内水解为帕利哌酮，是利培酮的主要代谢产物。与其他抗精神分裂
　　　　　　症药物一样，帕利哌酮的作用机制尚不清楚，认为是通过对中枢多巴胺 2（D2）受体和
　　　　　　5-羟色胺 2（2A5HT）受体拮抗的联合作用介导的。帕利哌酮也是 α1 和 α2 肾上腺素能
　　　　　　受体以及 H1 组胺受体的拮抗剂，这可能是该药物某些其他作用的原因。帕利哌酮与胆
　　　　　　碱能毒蕈碱受体或 β1-肾上腺受体和 β2-肾上腺受体无亲和力。在体外，（+）-帕利哌酮
　　　　　　和（-）-帕利哌酮对映体的药理学作用是相似的。
税 则 号 列　3004.9090

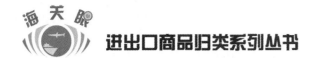

进出口商品归类系列丛书

PHARMACEUTICAL PRODUCTS AND BIOLOGICS

CLASSIFICATION GUIDE

药品和生物制品归类指南

（下册）

《药品和生物制品归类指南》编委会 编著

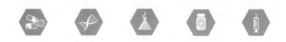

中国海关出版社有限公司

中国·北京

目　录

上　册

下 册

2.62 中枢神经系统用药（抗癫痫药）

中　文　名　奥卡西平片
英　文　名　Oxcarbazepine
类　　　别　中枢神经系统用药（抗癫痫药）
主 要 成 分　奥卡西平
有效成分 CAS 号　28721-07-5

化学分子结构式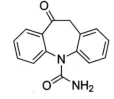

商 品 属 性　本品为薄膜衣片，除去包衣后显淡黄色。
适　用　症　适用于治疗原发性全面性强直阵挛发作和部分性发作。伴有或不伴有继发性全面发作。
药 理 作 用　本品主要通过奥卡西平的代谢物单羟基衍生物（MHD）发挥药理学作用。奥卡西平和MHD 的作用机制被认为主要是通过阻断电压敏感的钠通道，从而稳定了过度兴奋的神经元细胞膜，抑制了神经元的重复放电，减少突触冲动的传播。此外，通过增加钾的传导性和调节高电压激活钙通道同样起到了抗惊厥的效果。未发现对脑神经递质和调节性受体位点有作用。奥卡西平及 MHD 在动物中是一种强力而有效的抗惊厥药物，可防止啮齿类动物的强直阵挛发作或降低阵挛发作的程度，并且消除或减少体内植入铝制植入物恒河猴慢性复发性部分癫痫发作的频率。小鼠和大鼠分别给予奥卡西平或 MHD，连续进行5 天或 4 周的治疗后，未发现耐药性（对强直阵挛作用的减弱）。
税 则 号 列　3004.9090

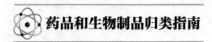

中　文　名　苯巴比妥钠注射液
英　文　名　Phenobarbital Sodium Injection
类　　　别　中枢神经系统用药（抗癫痫药）
主 要 成 分　苯巴比妥钠
有效成分 CAS 号　57-30-7

化学分子结构式

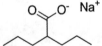

商 品 属 性　本品为无色澄明液体。
适 用 症　适用于治疗癫痫，对全身性及部分性发作均有效，一般在苯妥英钠、酰胺咪嗪、丙戊酸钠无效时选用；也可用于其他疾病引起的惊厥及麻醉前给药。
药 理 作 用　本品对中枢神经系统有广泛抑制作用，随用量增加而产生镇静、催眠和抗惊厥效应，大剂量时产生麻醉作用，现认为其作用机制主要与阻断脑干网状结构上行激活系统有关。本品还具有抗癫痫效应，其机制在于抑制中枢神经系统单突触和多突触传递，还可能与其增强中枢抑制性递质 γ-氨基丁酸的功能有关。
税 则 号 列　3004.9090

中　文　名　丙戊酸钠片
英　文　名　Sodium Valproate Tablets
类　　　别　中枢神经系统用药（抗癫痫药）
主 要 成 分　丙戊酸钠
有效成分 CAS 号　1069-66-5

化学分子结构式

商 品 属 性　本品为糖衣片，除去包衣后显白色或类白色。
适 用 症　主要适用于单纯或复杂失神发作、肌阵挛发作，大发作的单药或合并用药治疗，有时对复杂部分性发作也有一定疗效。
药 理 作 用　本品能增加 GABAA 的合成和减少 GABAA 的降解，从而升高抑制性神经递质 γ-氨基丁酸（GABAA）的浓度，降低神经元的兴奋性而抑制发作。在电生理实验中见本品可产生与苯妥英相似的抑制 Na^+ 通道的作用。
税 则 号 列　3004.9090

中 文 名　加巴喷丁胶囊
英 文 名　Gabapentin Capsules
类　　别　中枢神经系统用药（抗癫痫药）
主 要 成 分　加巴喷丁
有效成分 CAS 号　60142-96-3

化学分子结构式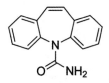

商 品 属 性　本品为硬胶囊，内容物为白色或类白色粉状粉末。
适 用 症　适用于成人疱疹后神经痛的治疗。用于成人和 12 岁以上儿童伴或不伴继发性全身发作的部分性发作的辅助治疗。也可用于 3 岁~12 岁儿童的部分性发作的辅助治疗。
药 理 作 用　加巴喷丁抗惊厥作用的机制尚不明确，但动物试验提示，与其他上市的抗惊厥药物相似，加巴喷丁可抑制癫痫发作。小鼠和大鼠最大电休克试验、苯四唑癫痫发作试验以及其他动物试验（如遗传性癫痫模型等）结果提示，加巴喷丁具有抗癫痫作用，但这些癫痫模型与人体的相关性尚不清楚。
税 则 号 列　3004.9090

中 文 名　卡马西平片
英 文 名　Carbamazepine Tablets
类　　别　中枢神经系统用药（抗癫痫药）
主 要 成 分　卡马西平
有效成分 CAS 号　298-46-4

化学分子结构式

商 品 属 性　本品为白色片。
适 用 症　1. 复杂部分性发作（亦称精神运动性发作或颞叶癫痫）、全身强直-阵挛性发作、上述两种混合性发作或其他部分性或全身性发作；对典型或不典型失神发作、肌阵挛或失神张力发作无效。2. 三叉神经痛和舌咽神经痛发作，亦用作三叉神经痛缓解后的长期预防性用药。也可用于脊髓痨和多发性硬化、糖尿病性周围性神经痛、患肢痛和外伤后神经痛以及疱疹后神经痛。3. 预防或治疗躁狂-抑郁症；对锂或抗精神病药或抗抑郁药无效的或不能耐受的躁狂-抑郁症，可单用或与锂盐和其他抗抑郁药合用。4. 中枢性部分性尿崩症，可单用或氯磺丙脲或氯贝丁酯等合用。5. 对某些精神疾病包括精神分裂症性情感性疾病，顽固性精神分裂症及与边缘系统功能障碍有关的失控综合征。6. 不宁腿综合征（Ekbom 综合征），偏侧面肌痉挛。7. 酒精癖的戒断综合征。
药 理 作 用　本品为抗惊厥药和抗癫痫药。卡马西平的药理作用表现为抗惊厥抗癫痫、抗神经性疼痛、抗躁狂-抑郁症、改善某些精神疾病的症状、抗中枢性尿崩症，产生这些作用的机制可能分别为：使用-依赖性地阻滞各种可兴奋细胞膜的 Na^+ 通道，故能明显抑制异常高频放电的发生和扩散；抑制 T-型钙通道；增强中枢的去甲肾上腺素能神经的活性；促进抗利尿激素（ADH）的分泌或提高效应器对 ADH 的敏感性。
税 则 号 列　3004.9090

中 文 名　托吡酯胶囊
英 文 名　Topiramate Capsules
类　　别　中枢神经系统用药（抗癫痫药）
主要成分　托吡酯
有效成分 CAS 号　97240-79-4

化学分子结构式

商 品 属 性　本品为胶囊剂。

适 用 症　适用于成人及 2 岁~16 岁儿童部分性癫痫发作的加用治疗。

药 理 作 用　托吡酯是一种氨基磺酸酯取代的单糖。托吡酯抗癫痫的确切作用机理尚不明确。在对体外培养的神经元细胞进行电生理和生化研究中发现托吡酯的三个特性可能有助于其抗癫痫作用。托吡酯可阻断因神经元持续去极化诱发的重复发放的动作电位，此作用有时间依赖性，表明托酯可以状态依赖性地阻断钠通道，托吡酯可以增加 γ-氨基丁酸（GABAA）激活 GABAA 受体的频率，加强 GABAA 诱发的氯离子内流进入神经元，表明托吡酯可增强这种抑制性中枢神经递质的作用。

税 则 号 列　3004.9090

中 文 名　托吡酯片
英 文 名　Topiramate Tablets
类　　别　中枢神经系统用药（抗癫痫药）
主要成分　托吡酯
有效成分 CAS 号　97240-79-4

化学分子结构式

商 品 属 性　本品为片剂。

适 用 症　适用于初诊为癫痫的患者的单药治疗或曾经合并用药现转为单药治疗的癫痫患者，也可用于成人及 2 岁~16 岁儿童部分性癫痫发作的加用治疗。

药 理 作 用　托吡酯是一种氨基磺酸酯取代的单糖。托吡酯抗癫痫的确切作用机理尚不明确。在对体外培养的神经元细胞进行电生理和生化研究中发现托吡酯的 3 个特性可能有助于其抗癫痫作用。托吡酯可阻断因神经元持续去极化诱发的重复发放的动作电位，此作用有时间依赖性，表明托吡酯可以状态依赖性地阻断钠通道。托吡酯可以增加 γ 氨基丁酸（GABAA）激活 GABAA 受体的频率，加强 GABAA 诱发的氯离子内流进入神经元，表明托吡酯可增强这种抑制性中枢神经递质的作用。

税 则 号 列　3004.9090

中 文 名　左乙拉西坦片
英 文 名　Levetiracetam Tablets
类　　别　中枢神经系统用药（抗癫痫药）
主 要 成 分　左乙拉西坦
有效成分 CAS 号　102767-28-2

化学分子结构式

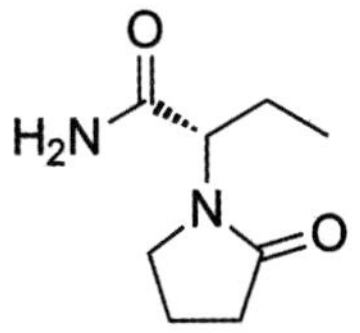

商 品 属 性　本品为黄色椭圆形薄膜包衣片，片剂的单面有刻痕，除去包衣后显白色。

适 用 症　适用于成人及 4 岁以上儿童癫痫患者部分性发作的加用治疗。左乙拉西坦是一种吡咯烷酮衍生物，其化学结构与现有的抗癫痫药物无相关性。左乙拉西坦抗癫痫作用的确切机制尚不清楚。在多种癫痫动物模型中评估了左乙拉西坦的抗癫痫作用。左乙拉西坦对电流或多种致惊剂最大刺激诱导的单纯癫痫发作无抑制作用，并在亚最大刺激和阈值试验中仅显示微弱活性。但对毛果芸香碱和红藻氨酸诱导的局灶性发作继发的全身性发作观察到保护作用，这两种化学致惊厥剂能模仿一些人伴有继发性全身发作的复杂部分性发作的特性。左乙拉西坦对复杂部分性发作的大鼠点燃模型的点燃过程和点燃状态均具有抑制作用。这些动物模型对人体特定类型癫痫的预测价值尚不明确。

药 理 作 用　左乙拉西坦是吡咯烷酮衍生物，其化学结构与现有的抗癫闲药物无相关性，左乙拉西坦抗癫痫作用的确切机制尚不清楚。在多种癫痫动物模型中评估了左乙拉西坦的抗癫痫作用。左乙拉西坦对电流或多种致惊剂最大刺激诱导的单纯癫痫发作无抑制作用，并在亚最大刺激和阈值试验中仅显示微弱活性。但对毛果芸香碱和红藻氨酸诱导的局灶性发作继发的全身性发作观察到保护作用，这两种化学致惊厥剂能模仿一些人伴有继发性全身性发作的复杂部分性发作的特性。左乙拉西坦对复杂部分性发作的大鼠点燃模型的点燃过程和点燃状态均具有抑制作用。

税 则 号 列　3004.9090

2.63　中枢神经系统用药（抗焦虑药）

中　文　名　地西泮片

英　文　名　Diazepam Tablets

类　　　别　中枢神经系统用药（抗焦虑药）

主 要 成 分　地西泮

有效成分 CAS 号　439-14-5

化学分子结构式

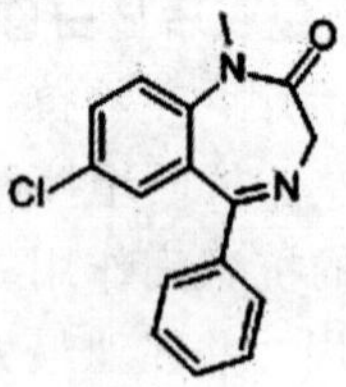

商 品 属 性　本品为白色片。

适 用 症　主要适用于焦虑、镇静催眠，还可用于抗癫痫和抗惊厥；缓解炎症引起的反射性肌肉痉挛等；惊恐症；肌紧张性头痛；家族性、老年性和特发性震颤；可用于麻醉前给药。

药 理 作 用　本品为长效苯二氮䓬类药。苯二氮䓬类为中枢神经系统抑制药，可引起中枢神经系统不同部位的抑制。本类药的作用部位与机制尚未完全阐明，认为可以加强或易化 γ-氨基丁酸（GABAA）的抑制性神经递质的作用，GABAA 在苯二氮䓬受体相互作用下，主要在中枢神经各个部位，起突触前和突触后的抑制作用。苯二氮䓬类增加氯通道开发的频率，可能通过增强 GABAA 与其受体的结合或易化 GABAA 受体与氯离子通道的联系来实现。苯二氮䓬类还作用在 GABAA 依赖性受体。地西泮具有以下作用：抗焦虑、镇静催眠，遗忘，抗惊厥，骨骼肌松弛。

税 则 号 列　3004.9090

中 文 名　地西泮注射液
英 文 名　Diazepam Injection
类　　　别　中枢神经系统用药（抗焦虑药）
主 要 成 分　地西泮
有效成分 CAS 号　439-14-5

化学分子结构式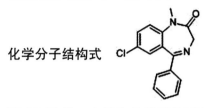

商 品 属 性　本品为几乎无色至黄绿色的澄明液体。
适 用 症　适用于抗癫痫和抗惊厥。静脉注射为治疗癫痫持续状态的首选药，对破伤风轻度阵发性惊厥也有效。静注可用于全麻的诱导和麻醉前给药。
药 理 作 用　本品为长效苯二氮䓬类药。苯二氮䓬类为中枢神经系统抑制药，可引起中枢神经系统不同部位的抑制。本类药的作用部位与机制尚未完全阐明，认为可以加强或易化 γ-氨基丁酸（GABAA）的抑制性神经递质的作用，GABAA 在苯二氮卓受体相互作用下，主要在中枢神经各个部位，起突触前和突触后的抑制作用。苯二氮䓬类增加氯通道开发的频率，可能通过增强 GABAA 与其受体的结合或易化 GABAA 受体与氯离子通道的联系来实现。苯二氮䓬类还作用在 GABAA 依赖性受体。地西泮具有以下作用：抗焦虑、镇静催眠，遗忘，抗惊厥，骨骼肌松弛。
税 则 号 列　3004.9090

2.64　中枢神经系统用药（抗惊厥药）

中 文 名　硫酸镁注射液
英 文 名　Magnesium Sulfate Injection
类　　　别　中枢神经系统用药（抗惊厥药）
主 要 成 分　硫酸镁
有效成分 CAS 号　7487-88-9

化学分子结构式　　Mg^{2+}　　$\begin{matrix} & O^- & \\ O=\overset{}{\underset{}{S}}=O \\ & O^- & \end{matrix}$

商 品 属 性　本品为无色澄明液体。
适 用 症　本品可作为抗惊厥药，常用于妊娠高血压，降低血压，治疗先兆子痫和子痫，也用于治疗早产。
药 理 作 用　镁离子可抑制中枢神经的活动，抑制运动神经-肌肉接头乙酰胆碱的释放，阻断神经肌肉连接处的传导，降低或解除肌肉收缩作用，同时对血管平滑肌有舒张作用，使痉挛的外周血管扩张，降低血压，因而对子痫有预防和治疗作用，对子宫平滑肌收缩也有抑制作用，可用于治疗早产。
税 则 号 列　3004.9090

2.65　中枢神经系统用药（抗精神病药）

中　文　名　舒必利片

英　文　名　Sulpiride Tablets

类　　　别　中枢神经系统用药（抗精神病药）

主　要　成　分　舒必利

有效成分 CAS 号　15676-16-1

化学分子结构式

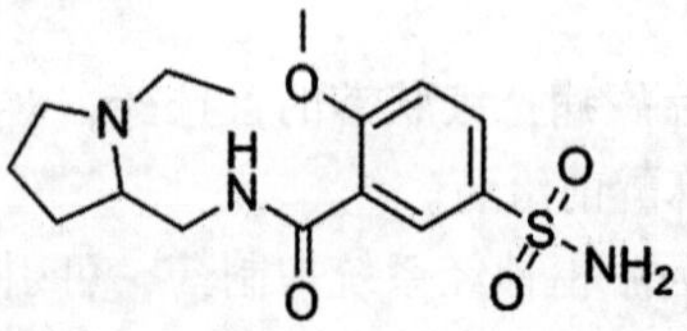

商　品　属　性　本品为白色片。

适　用　症　适用于精神分裂症单纯型、偏执型、紧张型及慢性精神分裂症的孤僻、退缩、淡漠症状。对抑郁症状有一定疗效。其他用途有止呕。

药　理　作　用　本品属苯甲酸胺类抗精神病药，作用特点是选择性阻断中脑边缘系统的多巴胺受体，对其他递质受体影响较小，抗胆碱作用较轻，无明显镇静和抗兴奋躁动作用。本品还具有强止吐和抑制胃液分泌作用。

税　则　号　列　3004.9010

中　文　名　氨磺必利片

英　文　名　Amisulpride Tablets

类　　　别　中枢神经系统用药（抗精神病药）

主　要　成　分　氨磺必利

有效成分 CAS 号　71675-85-9

化学分子结构式

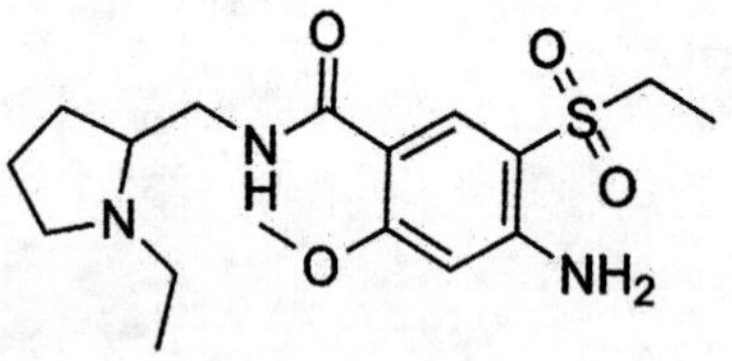

商　品　属　性　本品为白色或类白色片。

适　用　症　适用于治疗精神疾患，尤其是伴有阳性症状（如谵妄、幻觉、认知障碍）和/或阴性症状（如反应迟缓、情感淡漠及社会能力退缩）的急性或慢性精神分裂症，也包括以阴性症状为主的精神病患。

药　理　作　用　药效学特征氨磺必利为苯胺替代物类精神抑制药，选择性地与边缘系统的 D_2、D_3 多巴胺能受体结合。本品不与血清素能受体或其他组胺、胆碱能受体，肾上腺素能受体结合。

税　则　号　列　3004.9090

中　文　名　丁二酸洛沙平胶囊
英　文　名　Loxapine Succinate Capsules
类　　　别　中枢神经系统用药（抗精神病药）
主 要 成 分　丁二酸洛沙平
有效成分 CAS 号　27833-64-3

化学分子结构式

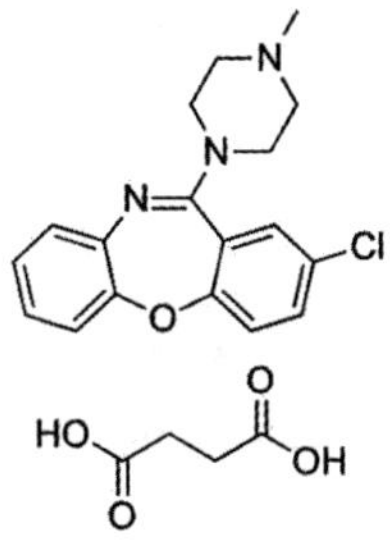

商 品 属 性　本品为胶囊剂，内容物为白色或类白色粉末。
适　用　症　主要适用于精神分裂症。
药 理 作 用　丁二酸洛沙平是二苯骈氧氮杂䓬的三环化合物。目前认为丁二酸洛沙平的抗精神作用机
　　　　　　理主要是阻断中枢多巴胺受体，有镇静和对攻击行为的抑制作用，尤其对兴奋、攻击性
　　　　　　行为的精神分裂症有效。
税 则 号 列　3004.9090

中　文　名　富马酸喹硫平片
英　文　名　Quetiapine Fumarate Tablets
类　　　别　中枢神经系统用药（抗精神病药）
主 要 成 分　富马酸喹硫平
有效成分 CAS 号　111974-72-2

化学分子结构式

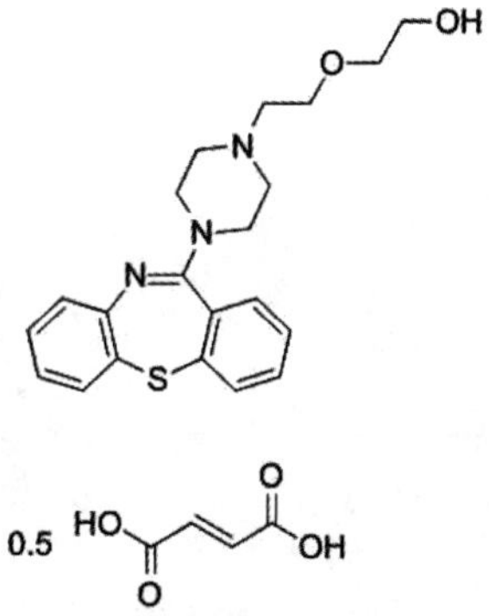

商 品 属 性　本品为白色结晶性粉末。
适　用　症　适用于治疗精神分裂症和治疗双相情感障碍的躁狂发作。
药 理 作 用　喹硫平是一种新型非典型抗精神病药。喹硫平作用机理尚不明确，可能是通过拮抗中枢
　　　　　　D_2 受体和 5-HT$_2$ 受体来发挥其抗精神分裂症作用和双相情感障碍的情绪稳定作用。其活
　　　　　　性代谢物去甲喹硫平具有相似的对 D_2 受体的作用，但对 5-HT$_2$ 受体的作用更强。
税 则 号 列　3004.9090

中 文 名 氯氮平片
英 文 名 Clozapine Tablets
类 别 中枢神经系统用药（抗精神病药）
主 要 成 分 氯氮平
有效成分 CAS 号 5786-21-0

化学分子结构式

商 品 属 性 本品为淡黄色片。

适 用 症 本品不仅对精神病阳性症状有效，对阴性症状也有一定效果。适用于急性与慢性精神分裂症的各个亚型，对幻觉妄想型、青春型效果好。也可以减轻与精神分裂症有关的情感症状（如抑郁、负罪感、焦虑）。对一些用传统抗精神病药治疗无效或疗效不好的病人，改用本品可能有效。本品也用于治疗躁狂症或其他精神病性障碍的兴奋躁动和幻觉妄想。因导致粒细胞减少症，一般不宜作为首选药。

药 理 作 用 本品系二本二氮杂草类抗精神病药。对脑内 5-羟色胺（$5-HT_2A$）受体和多巴胺（DA_1）受体的阻滞作用较强，对多巴胺（DA_4）受体的也有阻滞作用，对多巴胺（DA_2）受体的阻滞作用较弱，此外还有抗胆碱（M_1）、抗组胺（H_1）及抗 α-肾上腺素受体作用，极少见锥体外系反应，一般不引起血中泌乳素增高。能直接抑制脑干网状结构上行激活系统，具有强大镇静催眠作用。

税 则 号 列 3004.9090

- -

中 文 名 氢溴酸西酞普兰片
英 文 名 Citalopram Hydrobromide Tablets
类 别 中枢神经系统用药（抗精神病药）
主 要 成 分 氢溴酸西酞普兰
有效成分 CAS 号 59729-32-7

化学分子结构式

商 品 属 性 本品为白色椭圆形薄膜衣片。

适 用 症 适用于治疗抑郁症。

药 理 作 用 氢溴酸西酞普兰是一种很强的、具有选择性的 5-羟色胺摄取抑制剂，具有抗抑郁作用。

税 则 号 列 3004.9090

中 文 名　盐酸硫必利片
英 文 名　Tiapride Hydrochloride Tablets
类　　别　中枢神经系统用药（抗精神病药）
主 要 成 分　盐酸硫必利
有效成分 CAS 号　51012-33-0

化学分子结构式

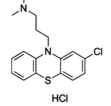

H-Cl

商 品 属 性　本品为白色片。
适 用 症　适用于治疗舞蹈症、抽动-秽语综合征及老年性精神运动障碍。亦可用于顽固性头痛、痛性痉挛、坐骨神经痛、关节疼痛及乙醇中毒等。
药 理 作 用　本品属苯酰胺类抗精神病药，对中脑边缘系统多巴胺能神经功能亢进有抑制作用，对纹状体多巴胺能神经运动障碍有拮抗作用，从而产生安定、镇静作用。其特点为对感觉运动方面神经系统疾病及精神运动行为障碍具有良效。
税 则 号 列　3004.9090

中 文 名　盐酸氯丙嗪包衣片
英 文 名　Chlorpromazine Hydrochloride Film-Coated Tablets
类　　别　中枢神经系统用药（抗精神病药）
主 要 成 分　盐酸氯丙嗪
有效成分 CAS 号　69-09-0

化学分子结构式

HCl

商 品 属 性　本品为糖衣片，除去包衣后显白色。
适 用 症　对兴奋躁动、幻觉妄想、思维障碍及行为紊乱等阳性症状有较好的疗效，用于精神分裂症、躁狂症或其他精神病性障碍。适用于止呕，各种原因所致的呕吐或顽固性呃逆。
药 理 作 用　本品为吩噻嗪类抗精神病药，其作用机制主要与其阻断中脑边缘系统及中脑皮层通路的多巴胺受体（DA_2）有关。对多巴胺（DA_1）受体、5-羟色胺受体、M-型乙酰胆碱受体、α-肾上腺素受体均有阻断作用，作用广泛。此外，本品小剂量时可抑制延脑催吐化学感受区的多巴胺受体，大剂量时直接抑制呕吐中枢，产生强大的镇吐作用。
税 则 号 列　3004.9090

中 文 名　盐酸氯丙嗪注射液
英 文 名　Chlorpromazine Hydrochloride Injection
类　　别　中枢神经系统用药（抗精神病药）
主 要 成 分　盐酸氯丙嗪
有效成分 CAS 号　69-09-0

化学分子结构式

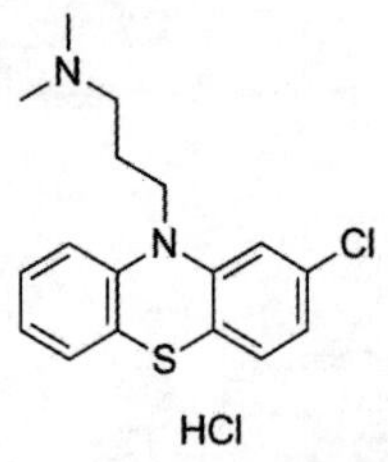

商 品 属 性　本品为无色或几乎无色的澄明液体。
适 用 症　对兴奋躁动、幻觉妄想、思维障碍及行为紊乱等阳性症状有较好的疗效。用于精神分裂
　　　　　　症、躁狂症或其他精神病性障碍。适用于止呕，各种原因所致的呕吐或顽固性呃逆。
药 理 作 用　本品为吩噻嗪类抗精神病药，其作用机制主要与其阻断中脑边缘系统及中脑皮层通路的
　　　　　　多巴胺受体（DA_2）有关。对多巴胺（DA_1）受体、5-羟色胺受体、M-型乙酰胆碱受体、
　　　　　　α-肾上腺素受体均有阻断作用，作用广泛。此外，本品小剂量时可抑制延脑催吐化学感
　　　　　　受区的多巴胺受体，大剂量时直接抑制呕吐中枢，产生强大的镇吐作用。
税 则 号 列　3004.9090

中 文 名　盐酸羟嗪片
英 文 名　Hydroxyzine Hydrochloride Tablets
类　　别　中枢神经系统用药（抗精神病药）
主 要 成 分　盐酸羟嗪
有效成分 CAS 号　2192-20-3

化学分子结构式

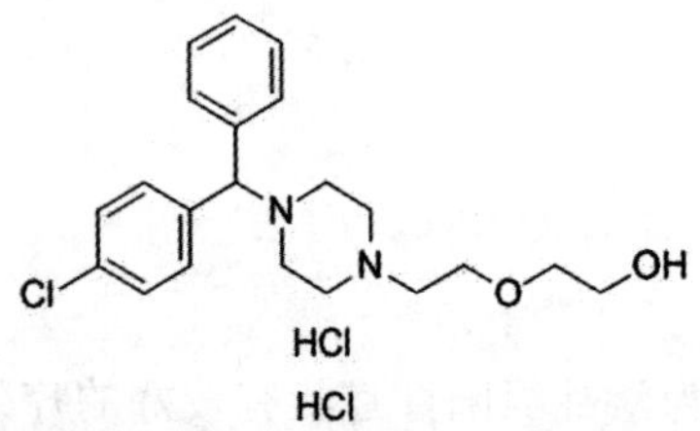

商 品 属 性　本品为糖衣片，除去糖衣后显类白色。
适 用 症　适用于治疗神经症的焦虑、紧张、激动等症状；治疗躯体疾病的焦虑紧张症状。
药 理 作 用　具有中枢镇静、弱抗焦虑及肌肉松弛作用，并有抗组胺作用。
税 则 号 列　3004.9090

中　文　名　盐酸美金刚口服液
英　文　名　Memantine Hydrochloride Oral Solution
类　　　别　中枢神经系统用药（抗老年痴呆药）
主 要 成 分　盐酸美金刚
有效成分 CAS 号　41100-52-1

化学分子结构式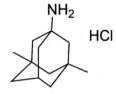

商 品 属 性　本品为黄色澄清液体。味甜，微苦。
适 用 症　本品用于治疗中重度至重度阿尔茨海默型痴呆。
药 理 作 用　越来越多的证据显示谷氨酸能神经递质功能障碍（尤其是 NMDA 受体功能损害时）会表现出神经退行性痴呆的临床症状和疾病进展。美金刚是一种电压依赖性、中等程度亲和力的非竞争性 NMDA 受体拮抗剂。它可以阻断谷氨酸浓度病理性升高导致的神经元损伤。
税 则 号 列　3004.9090

中　文　名　盐酸美金刚片
英　文　名　Memantine Hydrochloride Tablets
类　　　别　中枢神经系统用药（抗老年痴呆药）
主 要 成 分　盐酸美金刚
有效成分 CAS 号　41100-52-1

化学分子结构式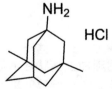

商 品 属 性　本品为薄膜衣片，除去包衣后显白色或类白色。
适 用 症　适用于治疗中重度至重度阿尔茨海默型痴呆。
药 理 作 用　越来越多的证据显示谷氨酸能神经递质功能障碍（尤其是 NMDA 受体功能损害时）会表现出神经退行性痴呆的临床症状和疾病进展。美金刚是一种电压依赖性、中等程度亲和力的非竞争性 NMDA 受体拮抗剂。它可以阻断谷氨酸浓度病理性升高导致的神经元损伤。
税 则 号 列　3004.9090

中 文 名　重酒石酸卡巴拉汀胶囊
英 文 名　Rivastigmine Hydrogen Tartrate Capsules
类　　别　中枢神经系统用药（抗老年痴呆药）
主 要 成 分　重酒石酸卡巴拉汀
有效成分 CAS 号　129101-54-8

化学分子结构式

商 品 属 性　本品为胶囊，内容物为类白色至微黄色粉末。
适 用 症　适用于治疗轻、中度阿尔茨海默型痴呆，即可疑阿尔茨海默病或阿尔茨海默病。
药 理 作 用　阿尔茨海默病的病理改变主要累及从前脑基底部发出至大脑皮质和海马的胆碱能神经通
　　　　　　路。已知这些通路与注意力、学习能力、记忆力及其他认知过程有关。重酒石酸卡巴拉
　　　　　　汀是一种氨基甲酸类脑选择性乙酰胆碱酯酶抑制剂，通过延缓功能完整的胆碱能神经元
　　　　　　对释放乙酰胆碱的降解而促进胆碱能神经传导。
税 则 号 列　3004.9090

2.67　中枢神经系统用药（抗帕金森用药）

中 文 名　吡贝地尔缓释片
英 文 名　Piribedil SR Tablets（Trastal）
类　　别　中枢神经系统用药（抗帕金森用药）
主 要 成 分　吡贝地尔
有效成分 CAS 号　3605-01-4

化学分子结构式

商 品 属 性　本品为红色缓释包衣片，除去包衣后显白色。
适 用 症　适用于老年患者的慢性病理性认知和感觉神经障碍的辅助性症状性治疗（除阿尔茨海默
　　　　　　病和其他类型的痴呆）；下肢慢性阻塞性动脉病（第 2 期）所致间歇性跛行的辅助性治
　　　　　　疗（这一适应证是鉴于行走距离的改善来确定的）；建议用于眼科的缺血性症状；帕金
　　　　　　森病的治疗：可作为单一用药（治疗震颤明显的类型）或在最初或稍后与多巴治疗联合
　　　　　　用药，尤其是对伴有震颤的类型。
药 理 作 用　本药是一种多巴胺能激动剂，可刺激大脑黑质纹状体突触后的 D_2 受体及中脑皮质，中脑
　　　　　　边缘叶通路的 D_2 和 D_3 受体，提供有效的多巴胺效应。在动物实验中，吡贝地尔可刺激
　　　　　　大脑代谢，同时刺激皮质电发生，增加氧消耗，提高大脑皮质组织 PO_2，增加循环血量；
　　　　　　在人体，吡贝地尔治疗期间出现以多巴胺能类型刺激脑皮质电发生，对多巴胺所致的各
　　　　　　种功能具有临床作用。对于外周循环，本药可增加股血管血流量，这一作用机制可能是
　　　　　　由于抑制交感神经张力所致。
税 则 号 列　3004.9090

中 文 名	恩他卡朋片
英 文 名	Entacapone Tablets
类　　别	中枢神经系统用药（抗帕金森用药）
主 要 成 分	恩他卡朋
有效成分 CAS 号	130929-57-6

化学分子结构式

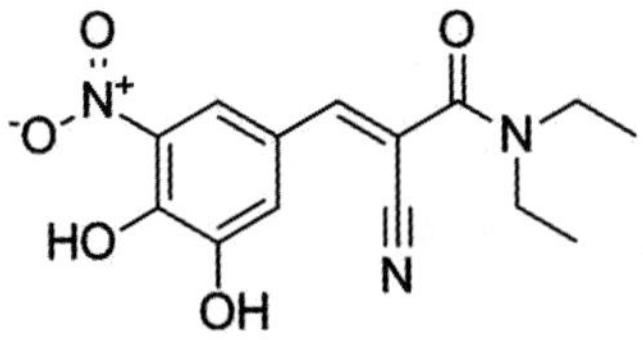

商 品 属 性　本品为橙棕色薄膜衣片，除去包衣后显黄色。

适 用 症　本品可作为标准药物左旋多巴/苄丝肼或左旋多巴/卡比多巴的辅助用药，用于治疗以上药物不能控制的帕金森病及剂末现象（症状波动）。

药 理 作 用　本品属于儿茶酚-O-甲基转移酶（COMT）抑制剂。它是一种可逆的、特异性的、主要作用于外周的 COMT 抑制剂，与左旋多巴制剂同时使用。本品通过抑制 COMT 酶减少左旋多巴代谢为 3-O-甲基多巴（3-OMD）。这使左旋多巴的生物利用度增加，并增加了脑内可利用的左旋多巴总量，这种作用已在临床试验中得到证实。临床试验显示，左旋多巴加用本品可延长"开"的时间达 16%，缩短"关"的时间达 24%。本品主要抑制外周组织中的 COMT 酶。红细胞内的 COMT 抑制作用与本品的血浆浓度密切相关，这一点证实了 COMT 抑制的可逆性。

税 则 号 列　3004.9090

中 文 名	恩他卡朋双多巴片（Ⅱ）
英 文 名	Entacapone，Levodopa and Carbidopa Tablets（Ⅱ）
类　　别	中枢神经系统用药（抗帕金森用药）
主 要 成 分	本品为复方制剂，主要成分为恩他卡朋，左旋多巴和卡比多巴
有效成分 CAS 号	恩他卡朋 130929-57-6；左旋多巴 59-92-7；卡比多巴 38821-49-7

化学分子结构式

商 品 属 性	棕红色或者灰红色薄膜衣片，除去包衣后显黄色或橙黄色，并带白色斑点。
适 用 症	适用于治疗经佐旋多巴/多巴脱羧酶（DDC）抑制剂疗法术能控制出现或者"剂末"运动能波动的成人帕金森病患者。
药 理 作 用	恩他卡朋双多巴片是左旋多巴、卡比多巴和恩他卡朋组成的一种复方制剂。左旋多巴是一种芳香氨基酸，为多巴胺前体，能穿过血脑屏障，认为可在大脑中转化为多巴胺，缓解纹状体中的多巴胺耗竭。卡比多巴是一种芳香氨基酸脱羧酶抑制剂，可抑制外周组织中左旋多巴的脱羧降解反应。恩他卡朋是一种选择性的、可逆性的儿茶酚-O-甲基转移酶（COMT）抑制剂，可抑制 COMT 对左旋多巴的催化降解作用。动物试验结果显示，恩他卡朋能少量进入中枢神经系统，可显示对中枢 COMT 活性的抑制作用。在人体中，恩他卡朋可抑制周围组织中 COMT 活性，是否能影响人体中枢的 COMT 活性尚未研究。左旋多巴与卡比多巴和恩他卡朋合用，卡比多巴和恩他卡朋分别通过抑制芳香氨基酸脱羧酶和 COMT 活性，降低左旋多巴的降解，提高其血浆水平，进而增加脑组织中左旋多巴的量。
税 则 号 列	3004.9090

中 文 名　甲磺酸雷沙吉兰片
英 文 名　Rasagiline Mesylate Tablets
类　　别　中枢神经系统用药（抗帕金森用药）
主 要 成 分　雷沙吉兰
有效成分 CAS 号　136236-51-6

化学分子结构式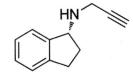

商 品 属 性　本品为片剂。
适 用 症　适用于原发性帕金森病患者的单一治疗（不用左旋多巴），以及作为左旋多巴的辅助用
　　　　　药用于有剂末波动现象的帕金森患者。
药 理 作 用　1. 雷沙吉兰是选择性不可逆强效不可逆 B 型单胺氧化酶（MAO-B）选择性抑制剂，适用
　　　　　于治疗特发性帕金森病。2. MAO 是含黄素的酶，分为两大类分子 A 和 B，位于全身神经
　　　　　末梢、脑部、肝脏和肠道黏膜的线粒体。3. 膜上。MAO 在 CNS 和外周组织中调节儿茶
　　　　　酚胺和血清素的代剛降解。MAO-B 是人类脑部的主要 MAO 形式。在摘、肝脏和肠道翻
　　　　　织中进行的离体动物研究显示雷沙吉兰是选择性抑制剂。在推荐治疗剂量水平，已知雷
　　　　　沙吉兰也是血小板中 MAO-B 的强效不可逆抑制剂。雷沙吉兰的确切作用机制未知。其中
　　　　　一个机制与其 MAO-B 抑制活性有关，导致纹状体中多巴胺的细胞外水平增加。在多巴胺
　　　　　能运动机能障碍模型中，雷沙吉兰通过提高多巴胺水平和间接增加多巴胺能活性发挥有
　　　　　效作用。
税 则 号 列　3004.9090

中 文 名　卡比多巴片
英 文 名　Carbidopa Tablets
类　　别　中枢神经系统用药（抗帕金森用药）
主 要 成 分　卡比多巴
有效成分 CAS 号　38821-49-7

化学分子结构式

商 品 属 性　本品为类白色片。
适 用 症　与左旋多巴联合应用，适用于帕金森病和帕金森综合征。
药 理 作 用　卡比多巴为外周脱羧酶抑制剂，不易进入中枢，仅抑制外周左旋多巴转化为多巴胺，使
　　　　　循环中左旋多巴含量增加，因而进入中枢的左旋多巴的量也增多，左旋多巴在脑内经多
　　　　　巴胺脱羧酶作用转化为多巴胺而发挥药理作用，改善震颤麻痹症状。
税 则 号 列　3004.9090

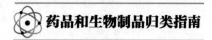

中 文 名　卡左双多巴缓释片
英 文 名　Carbidopa and Levodopa Sustained-release Tablets
类　　别　中枢神经系统用药（抗帕金森用药）
主 要 成 分　本品为复方制剂，主要成分为卡比多巴和左旋多巴
有效成分 CAS 号　卡比多巴 38821-49-7；左旋多巴 59-92-7

化学分子结构式

商 品 属 性　本品为淡粉色、略带黄色的椭圆形片。
适 用 症　适用于治疗帕金森。
药 理 作 用　左旋多巴在脑内通过脱羧形成多巴胺来缓解帕金森病的症状。卡比多巴不能通过血脑屏障，只抑制外周左旋多巴的脱羧，从而使更多的左旋多巴进入脑内继而转化成多巴胺。这样就避免了频繁大剂量地服用左旋多巴。小剂量的左旋多巴可以减少或可能有助于消除胃肠道和心血管系统的不良反应，特别是那些与外周组织中多巴胺的形成有关的不良反应。
税 则 号 列　3004.9090

中 文 名　盐酸普拉克索缓释片
英 文 名　Pramipexole Dihydrochloride Sustaind Released Tablets
类　　别　中枢神经系统用药（抗帕金森用药）
主 要 成 分　盐酸普拉克索
有效成分 CAS 号　104632-25-9

化学分子结构式

商 品 属 性　本品为片剂。
适 用 症　适用于治疗特发性帕金森病的体征和症状，即在整个疾病过程中，包括疾病后期，当左旋多巴的疗效逐渐减弱或者出现变化和波动时（剂末现象或"开关"波动），都可以单独应用本品（无左旋多巴）或与左旋多巴联用。
药 理 作 用　本品是一种多巴胺受体激动剂，与多巴胺受体 D_2 亚家族结合有高度选择性和特异性，对其中的 D_3 受体有优先亲和力，并具有完全的内在活性。本品通过兴奋纹状体的多巴胺受体来减轻帕金森患者的运动障碍。
税 则 号 列　3004.9090

中 文 名	盐酸普拉克索片
英 文 名	Pramipexole Dihydrochloride Tablets
类　　别	中枢神经系统用药（抗帕金森用药）
主 要 成 分	盐酸普拉克索

有效成分 CAS 号　104632-25-9

化学分子结构式

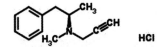

商 品 属 性　本品为片剂。

适 用 症　适用于治疗特发性帕金森病的体征和症状，即在整个疾病过程中，包括疾病后期，当左旋多巴的疗效逐渐减弱或者出现变化和波动时（剂末现象或"开关"波动），都可以单独应用本品（无左旋多巴）或与左旋多巴联用。

药 理 作 用　本品是一种多巴胺受体激动剂，与多巴胺受体 D_2 亚家族结合有高度选择性和特异性，对其中的 D_3 受体有优先亲和力，并具有完全的内在活性。本品通过兴奋纹状体的多巴胺受体来减轻帕金森患者的运动障碍。

税 则 号 列　3004.9090

中 文 名	盐酸司来吉兰片
英 文 名	Selegiline Hydrochloride Tablets
类　　别	中枢神经系统用药（抗帕金森用药）
主 要 成 分	盐酸司来吉兰

有效成分 CAS 号　14611-52-0

化学分子结构式

商 品 属 性　本品为片剂。

适 用 症　适用于早期帕金森病。与左旋多巴，或与左旋多巴及外周多巴脱羧酶抑制剂合用。与左旋多巴合用特别适用于治疗运动波动的病例，如由于大剂量左旋多巴治疗引起的剂末波动。

药 理 作 用　本药是一种选择性单胺氧化酶-B 抑制剂，抑制多巴胺的再摄取及突触前受体。这些作用促进脑内多巴胺的功能。在早期帕金森病治疗中，双盲临床验证显示，单用本药不加左旋多巴病人，比安慰剂组病人显著维持较长时间，而且单用组病人能维持高水平的工作能力。当加入左旋多巴后，本药能增加及延长左旋多巴的效果，所以可减少左旋多巴的剂量。与左旋多巴并用时，本药特别能减少帕金森病的波动。与传统的非选择性单胺氧化酶抑制剂不同，本品不会增加酪胺类物质的高血压（芝士效应）反应。

税 则 号 列　3004.9090

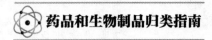

中 文 名　左旋多巴片
英 文 名　Levodopa Tablets
类　　别　中枢神经系统用药（抗帕金森用药）
主 要 成 分　左旋多巴
有效成分 CAS 号　59-92-7

化学分子结构式

商 品 属 性　本品为白色或类白色片或薄膜衣片，除去包衣后显白色或类白色。
适 用 症　适用于帕金森病及帕金森综合征。
药 理 作 用　本品为拟多巴胺类抗帕金森病药，左旋多巴为体内合成多巴胺的前体物质，本身并无药理活性，通过血脑屏障进入中枢，经多巴脱羧酶作用转化成多巴胺而发挥药理作用，改善帕金森病症状。由于本品可以增加脑内多巴胺及去甲肾上腺素等神经递质，还可以提高大脑对氨的耐受，而用于治疗肝昏迷，改善中枢功能，使病人清醒，症状改善。
税 则 号 列　3004.9090

2.68　中枢神经系统用药（抗抑郁药）

中 文 名　氟哌噻吨美利曲辛片
英 文 名　Flupentixol and Melitracen Tablets
类　　别　中枢神经系统用药（抗抑郁药）
主 要 成 分　本品为复方制剂，有效成分为盐酸氟哌噻吨和盐酸美利曲辛
有效成分 CAS 号　盐酸氟哌噻吨 2413-38-9；盐酸美利曲辛 10563-70-9

化学分子结构式

商 品 属 性　本品为薄膜包衣片，除去包衣后显白色或类白色。
适 用 症　适用于轻、中度抑郁和焦虑。神经衰弱、心因性抑郁，抑郁性神经官能症，隐匿性抑郁，心身疾病伴焦虑和情感淡漠，更年期抑郁，嗜酒及药瘾者的焦躁不安及抑郁。
药 理 作 用　氟哌噻吨美利曲辛片是由氟哌噻吨和美利曲辛组成的复方制剂。氟哌噻吨是一种噻吨类神经阻滞剂，小剂量具有抗焦虑和抗抑郁作用。美利曲辛是一种三环类双相抗抑郁剂，低剂量应用时，具有兴奋特性。两种成分的复方制剂具有抗抑郁、抗焦虑和兴奋特性。
税 则 号 列　3004.3200

中　文　名　草酸艾司西酞普兰片
英　文　名　Escitalopram Oxalate Tablets
类　　　别　中枢神经系统用药（抗抑郁药）
主　要　成　分　草酸艾司西酞普兰
有效成分 CAS 号　219861-08-2

化学分子结构式

商 品 属 性　本品为白色薄膜衣片。
适　用　症　适用于治疗抑郁障碍，治疗伴有或不伴有广场恐怖症的惊恐障碍。
药 理 作 用　艾司西酞普兰是二环氢化酞类衍生物西酞普兰的单-S-对映体。艾司西酞普兰抗抑郁病作
　　　　　　用的机制可能与抑制中枢神经系统神经元对 5-HT 的再摄取，从而增强中枢 5-羟色胺能神
　　　　　　经的功能有关。体外试验及动物试验显示，艾司西酞普兰是一种高选择性的 5-HT 再摄取
　　　　　　抑制剂（SSRI），对去甲肾上腺素和多巴胺的再摄取影响较小。在 5-HT 再摄取抑制方
　　　　　　面，艾司西酞普兰的活性比 R-对映体至少强 100 倍。大鼠抑郁模型长期（达 5 周）给予
　　　　　　艾司西酞普兰未见耐药性。艾司西酞普兰对 5-HT1-7 受体、α 受体、β 受体、D1-5 受体、
　　　　　　H1-3 受体、M1-5 受体，苯二氮受体无亲和力，或仅具有较低的亲和力。艾司西酞普兰对
　　　　　　Na^+、K^+、Cl^-、Ca^{2+} 通道无亲和力，或仅具有较低的亲和力。
税 则 号 列　3004.9090

中　文　名　马来酸氟伏沙明片
英　文　名　Fluvoxamine Maleate Tablets
类　　　别　中枢神经系统用药（抗抑郁药）
主　要　成　分　马来酸氟伏沙明
有效成分 CAS 号　61718-82-9

化学分子结构式

商 品 属 性　本品为片剂。
适　用　症　适用于抑郁症及相关症状及强迫症症状的治疗。
药 理 作 用　马来酸氟伏沙明是作用于脑神经细胞的 5-羟色胺再摄取抑制剂，对非肾上腺素过程影响
　　　　　　很小。同时受体结合实验表明，马来酸氟伏沙明对 α-肾上腺素能、β-肾上腺素能、组胺、
　　　　　　M-胆碱能、多巴胺能或 5-羟色胺受体几乎不具亲和性。
税 则 号 列　3004.9090

中 文 名　米氮平片
英 文 名　Mirtazapine Tablets/Mirtazapine Orally Disintegrating Tablets
类　　别　中枢神经系统用药（抗抑郁药）
主 要 成 分　米氮平
有效成分 CAS 号　61337-67-5

化学分子结构式

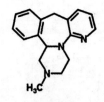

商 品 属 性　本品为红棕色椭圆形薄膜衣片，除去包衣后显白色或类白色。
适 用 症　适用于抑郁症治疗。
药 理 作 用　米氮平具有四环结构，属于哌嗪-氮卓类化合物。米氮平治疗严重抑郁症的作用机制尚不清楚，临床前试验显示本品可增强中枢去甲肾上腺素和 5-羟色胺活性，这可能与本品为中枢突触前抑制性 α_2 肾上腺素受体拮抗剂相关。米氮平是 5-HT$_2$ 和 5-HT$_3$ 受体的强拮抗剂，但对 5-HT$_1$A 和 5-HT$_1$B 受体没有明显的亲和力。米氮平是 H$_1$ 受体的强效拮抗剂，这种属性可解释其明显的镇静作用；米氮平对 α_1 肾上腺素受体具有中等强度的拮抗作用，这种属性可解释其使用中报道的偶发性直立性低血压有关；米氮平对 M 受体具有中等强度拮抗作用，这种属性可解释其相对低的抗胆碱能副作用发生率有关。
税 则 号 列　3004.9090

中 文 名　盐酸舍曲林片
英 文 名　Sertraline Hydrochloride Tablets
类　　别　中枢神经系统用药（抗抑郁药）
主 要 成 分　盐酸舍曲林
有效成分 CAS 号　79559-97-0

化学分子结构式

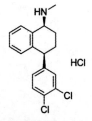

商 品 属 性　本品为薄膜衣片，除去包衣后限白色或类白色。
适 用 症　适用于治疗抑郁症的相关症状，包括伴随焦虑、有或无躁狂史的抑郁症。疗效满意后，继续服用舍曲林可有效地防止抑郁症的复发和再发。本品也用于治疗强迫症。疗效满意后，舍曲林在治疗强迫症两年的时间内，仍保持它的有效性、安全性和耐受性。
药 理 作 用　盐酸舍曲林是一种选择性的 5-羟色胺重摄取抑制剂，其作用机制与其对中枢神经元 5-羟色胺重摄取的抑制有关。在临床剂量下，舍曲林阻断人血小板对 5-羟色胺的摄取。研究提示舍曲林是一种强效和选择性的神经元 5-羟色胺重摄取抑制剂，对去甲肾上腺素和多巴胺仅有微弱影响。
税 则 号 列　3004.9090

中 文 名　　盐酸阿米替林片
英 文 名　　Amitriptyline Hydrochloride Tablets
类　　　别　　中枢神经系统用药（抗抑郁药）
主 要 成 分　　盐酸阿米替林
有效成分 CAS 号　　549-18-8

化学分子结构式

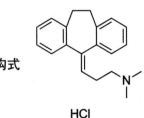

商 品 属 性　　本品为糖衣片或薄膜衣片，除去糖衣后显白色。
适 用 症　　适用于治疗各种抑郁症，镇静作用较强，主要用于治疗焦虑性或激动性抑郁症。
药 理 作 用　　本品为三环类抗抑郁药，其作用在于抑制 5-羟色胺和去甲肾上腺素的再摄取，对 5-羟色胺再摄取的抑制更强，镇静和抗胆碱作用亦较强。
税 则 号 列　　3004.9090

中 文 名　　盐酸安非他酮片
英 文 名　　Bupropion Hydrochloride Tablets
类　　　别　　中枢神经系统用药（抗抑郁药）
主 要 成 分　　盐酸安非他酮
有效成分 CAS 号　　31677-93-7

化学分子结构式

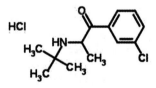

商 品 属 性　　本品为黄色薄膜衣片，除去包衣后显类白色。
适 用 症　　适用于治疗抑郁症。
药 理 作 用　　安非他酮对去甲肾上腺素、5-HT、多巴胺再摄取有较弱的抑制作用，对单胺氧化酶无此作用。本品的抗抑郁作用机制尚不明确，可能与去甲肾上腺素和/或多巴胺能作用相关。
税 则 号 列　　3004.9090

中 文 名　盐酸度洛西汀肠溶胶囊
英 文 名　Duloxetine Hydrochloride Enteric Capsules
类　　别　中枢神经系统用药（抗抑郁药）
主 要 成 分　盐酸度洛西汀
有效成分 CAS 号　136434-34-9

化学分子结构式

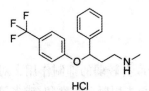

商 品 属 性　本品内容物为白色或类白色球状肠溶颗粒。
适 用 症　适用于治疗抑郁症、广泛性焦虑障碍和慢性肌肉骨骼疼痛。
药 理 作 用　度洛西汀是一种选择性的 5-羟色胺与去甲肾上腺素再摄取抑制剂（SSNRI）。度洛西汀抗
　　　　　　抑郁与中枢镇痛作用的确切机制尚未明确，但认为与其增强中枢神经系统 5-羟色胺能与
　　　　　　去甲肾上腺素能功能有关。临床前研究结果显示，度洛西汀是神经元 5-羟色胺去甲肾上
　　　　　　腺素再摄取的强抑制剂，对多巴胺再摄取的抑制作用相对较弱。体外研究结果显示，度
　　　　　　洛西汀与多巴胺能受体、肾上腺素能受体、胆碱能受体、组胺能受体、阿片受体、谷氨
　　　　　　酸受体、GABAA 受体无明显亲和力。度洛西汀不抑制单胺氧化酶。
税 则 号 列　3004.9090

中 文 名　盐酸氟西汀分散片
英 文 名　Fluoxetine Hydrochloride Dispersible Tables
类　　别　中枢神经系统用药（抗抑郁药）
主 要 成 分　盐酸氟西汀
有效成分 CAS 号　56296-78-7

化学分子结构式

商 品 属 性　本品为白色椭圆形片。
适 用 症　适用于抑郁症、强迫症、神经性贪食症，作为心理治疗的辅助用药，以减少贪食和导泻
　　　　　　行为。
药 理 作 用　氟西汀是一种选择性 5-羟色胺再摄取抑制剂，这可能解释其作用机理。氟西汀对其他受
　　　　　　体，如 α1-，α2-，和 β-肾上腺素能；5-羟色胺能；多巴胺能；组胺能 1；毒蕈碱能；
　　　　　　GABAA受体几乎没有结合力。
税 则 号 列　3004.9090

中 文 名　盐酸帕罗西汀片
英 文 名　Paroxetine Hydrochloride Tablets
类　　别　中枢神经系统用药（抗抑郁药）
主 要 成 分　盐酸帕罗西汀
有效成分 CAS 号　78246-49-8

化学分子结构式

商 品 属 性　本品为白色椭圆形，双面凸起的薄膜包衣片。
适 用 症　适用于治疗各种类型的抑郁症，包括伴有焦虑的抑郁症及反应性抑郁症。常见的抑郁症
　　　　　状：乏力、睡眠障碍、对日常活动缺乏兴趣和愉悦感、食欲减退。治疗强迫性神经症。
　　　　　常见的强迫症状：感受反复和持续的可引起明显焦虑的思想、冲动或想象、从而导致重
　　　　　复的行为或心理活动。治疗伴有或不伴有广场恐怖的惊恐障碍。常见的惊恐发作症状：
　　　　　心悸、出汗、气短、胸痛、恶心、麻刺感和濒死感。治疗社交恐怖症/社交焦虑症。常见
　　　　　的社交焦虑的症状：心悸、出汗、气短等。通常表现为继发于显著或持续地对一个或多
　　　　　个社交情景或表演场合的畏惧，从而导致回避。治疗疗效满意后，继续服用本品可防止
　　　　　抑郁症、惊恐障碍和强迫症的复发。
药 理 作 用　本品属抗抑郁症药，为强效、高选择性 5-羟色酸再摄取抑制剂，可使突触间隙中 5-羟色
　　　　　胶浓度升高，增强中枢 5-羟色胺能神经功能。仅微弱抑制去甲肾上腺素和多巴胺的再摄
　　　　　取，与毒蕈碱 1、2 受体或肾上腺素受体，多巴胺 2 受体，5-羟色胺 1、2 受体和组胺 H_1
　　　　　受体几乎没有亲和力。对单胺氧化酶也没有抑制作用。
税 则 号 列　3004.9090

中 文 名　盐酸曲唑酮片
英 文 名　Trazodone Hydrochloride Tablets
类　　别　中枢神经系统用药（抗抑郁药）
主 要 成 分　盐酸曲唑酮
有效成分 CAS 号　25332-39-2

化学分子结构式

商 品 属 性　本品为片剂。
适 用 症　适用于抑郁症的治疗，对于伴有或不伴焦虑症的患者均有效。
药 理 作 用　曲唑酮是一种非典型的四环类抗抑郁药，其抗抑郁机制是选择性地抑制 5-羟色胺的重吸收。
税 则 号 列　3004.9090

中　文　名　盐酸文拉法辛缓释片
英　文　名　Venlafaxine Hydrochloride Sustained-Release Tablets
类　　　别　中枢神经系统用药（抗抑郁药）
主 要 成 分　盐酸文拉法辛
有效成分 CAS 号　99300-78-4

化学分子结构式

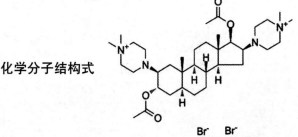

商 品 属 性　本品为薄膜衣片，表面有一小孔，除去包衣后显白色或类白色。
适　用　症　适用于治疗各种类型抑郁症（包括伴有焦虑的抑郁症）及广泛性焦虑症。
药 理 作 用　非临床研究显示，文拉法辛及其活性代谢物 O-去甲基文拉法辛是 5-HT、NE 再摄取的强
　　　　　　抑制剂，是多巴胺的弱抑制剂。体外试验未发现文拉法辛及 O-去甲基文拉法辛对 M 胆碱
　　　　　　受体、H1 组胺受体、α1-肾上腺素能受体有明显的亲和力。文拉法辛及 O-去甲基文拉法
　　　　　　辛无 MAO 抑制活性。
税 则 号 列　3004.9090

2.69　中枢神经系统用药（麻醉及麻醉辅助用药）

中　文　名　注射用哌库溴铵
英　文　名　Pipecuronium Bromide for Injection
类　　　别　中枢神经系统用药（麻醉及麻醉辅助用药）
主 要 成 分　哌库溴铵
有效成分 CAS 号　52212-02-9

化学分子结构式

商 品 属 性　本品为注射剂，白色或几乎白色冻干物。
适　用　症　哌库溴铵主要使用于全身麻醉过程中肌肉松弛，多用于时间较长的手术（20~30 分钟以
　　　　　　上）的麻醉。
药 理 作 用　哌库溴铵是非去极化型神经肌肉阻断剂。哌库溴铵通过与递质乙酰胆碱竞争性结合横纹
　　　　　　肌运动终板区的烟碱样受体，阻断运动神经和横纹肌间的信号传递过程。
税 则 号 列　3004.3900

中 文 名　苯磺顺阿曲库铵注射液
英 文 名　Cisatracurium Besylate Injection
类　　别　中枢神经系统用药（麻醉及麻醉辅助用药）
主要成分　顺苯磺酸阿曲库铵
有效成分 CAS 号　96946-42-8

化学分子结构式

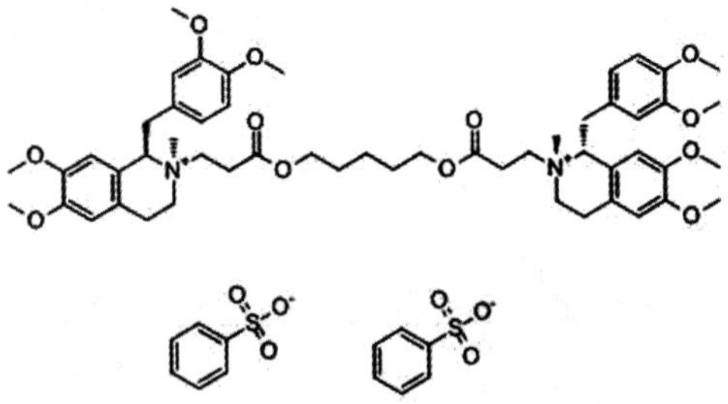

商品属性　本品为白色或类白色疏松块状物或粉末。
适用症　适用于手术和其他操作以及重症监护治疗。作为全麻的辅助用药或在重症监护病房
（ICU）起镇静作用，它可以松弛骨骼肌，使气管插管和机械通气易于进行。
药理作用　顺苯磺酸阿曲库铵是一神经肌肉阻滞剂。苯磺顺阿曲库铵在运动终板上与胆碱能受体结
合，以拮抗乙酰胆碱的作用，从而产生竞争性的神经肌肉传导阻滞作用。这种作用很容
易被抗胆碱酶药物如新斯的明或腾喜龙所拮抗。苯磺顺阿曲库铵是中效的、非去极化的、
具异喹啉鎓苄酯结构的骨骼肌肉松弛剂。人体临床研究表明，本品与剂量依赖的组胺释
放无关。
税则号列　3004.9090

中 文 名　苯佐卡因软膏
英 文 名　Benzocain Cream
类　　别　中枢神经系统用药（麻醉及麻醉辅助用药）
主要成分　苯佐卡因
有效成分 CAS 号　94-09-7

化学分子结构式

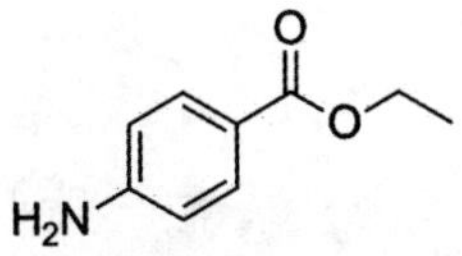

商品属性　本品为软膏剂。
适用症　适用于小面积轻度创面、溃疡和痔疮的镇痛。
药理作用　本品为局部麻醉药，外用起持久止痛、止痒作用。
税则号列　3004.9090

中 文 名 地氟烷

英 文 名 Desflurane

类　　别 中枢神经系统用药（麻醉及麻醉辅助用药）

主 要 成 分 地氟烷

有效成分 CAS 号 57041-67-5

化学分子结构式

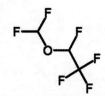

商 品 属 性 本品为无色澄明液体，易挥发，不易燃，是一种需要通过挥发罐给药的吸入性全身麻醉剂。

适 用 症 适用于住院和门诊成年患者，作为麻醉诱导和/或维持的吸入性药物。

药 理 作 用 挥发性吸入麻醉药（包括地氟烷）主要增强抑制性受体 γ-氨基丁酸 A 和甘氨酸的抑制作用，降低兴奋性受体 N-甲基-D-天冬氨酸和神经型烟碱乙酰胆碱的兴奋作用，激活双孔钾离子通道，抑制突触前的钠离子通道。

税 则 号 列 3004.9090

中 文 名 枸橼酸舒芬太尼注射液

英 文 名 Sufentanil Citrate Injection

类　　别 中枢神经系统用药（麻醉及麻醉辅助用药）

主 要 成 分 枸橼酸舒芬太尼

有效成分 CAS 号 60561-17-3

化学分子结构式

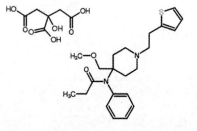

商 品 属 性 本品为小容量注射剂。

适 用 症 适用于气管内插管，使用人工呼吸的全身麻醉；复合麻醉的镇痛用药；作为全身麻醉大手术的麻醉诱导和维持用药。

药 理 作 用 舒芬太尼是一种强效的阿片类镇痛药，也是一种特异性 μ-阿片受体激动剂。

税 则 号 列 3004.9090

中 文 名　马来酸咪达唑仑片
英 文 名　Midazolam Maleate Tablets
类　　别　中枢神经系统用药（麻醉及麻醉辅助用药）
主 要 成 分　马来酸咪达唑仑
有效成分 CAS 号　59467-94-6

化学分子结构式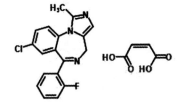

商 品 属 性　本品为片剂。
适 用 症　适用于睡眠障碍、失眠，特别适用于入睡困难者手术或诊断性操作前用药
药 理 作 用　主要通过拮抗中枢神经系统内的 γ-氨基丁酸受体（GABAA）发挥作用。
税 则 号 列　3004.9090

中 文 名　咪达唑仑注射液
英 文 名　Midazolam Injection
类　　别　中枢神经系统用药（麻醉及麻醉辅助用药）
主 要 成 分　咪达唑仑
有效成分 CAS 号　59467-64-0

化学分子结构式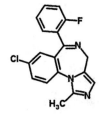

商 品 属 性　本品为注射剂，无色至微黄色或微黄绿色的澄明液体。
适 用 症　适用于以下症状：

1. 肌内或静脉注射用于术前镇静/抗焦虑/记忆缺失。2. 静脉注射用于诊断、治疗、内窥镜手术（如支气管镜检查、胃镜检查、膀胱镜检查、冠状动脉造影、心脏导管插入术、肿瘤手术、放射过程、缝合撕裂伤和其他单独用药或与其他中枢神经系统抑制剂联合用药的过程）之前或操作过程中的镇静/抗焦虑/记忆缺失。3. 静脉注射用于其他麻醉剂给药之前的全麻诱导。在使用麻醉性前驱用药的情况下，能在相对狭窄的剂量范围和短时间内实现麻醉诱导。静脉注射咪达唑仑也可作为二氧化氮和氧的静脉补充（复合麻醉）。4. 持续静脉滴注咪达唑仑作为麻醉剂用于气管插管及机械通气患者的镇静，或是用于病危护理治疗中的镇静。

药 理 作 用　咪达唑仑是短效的苯二氮䓬类中枢神经系统抑制剂。
税 则 号 列　3004.9090

中 文 名　吸入用七氟烷
英 文 名　Sevoflurane for Inhalation
类　　　别　中枢神经系统用药（麻醉及麻醉辅助用药）
主 要 成 分　七氟烷
有效成分 CAS 号　28523-86-6

化学分子结构式

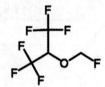

商 品 属 性　本品为无色澄清液体。易挥发，不易燃。
适 用 症　适用于成人和儿科患者的院内手术及门诊手术的全身麻醉的诱导和维持。应通过经特殊校准过的挥发器来使用，以便能准确地控制其浓度。
药 理 作 用　吸入性麻醉药经肺泡动脉入血到达脑组织，阻断其突触传递功能，引起全身麻醉。
税 则 号 列　3004.9090

中 文 名　盐酸利多卡因注射液
英 文 名　Lidocaine Hydrochloride Injection
类　　　别　中枢神经系统用药（麻醉及麻醉辅助用药）
主 要 成 分　盐酸利多卡因
有效成分 CAS 号　73-78-9

化学分子结构式

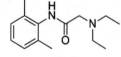

商 品 属 性　本品为无色的澄明液体。
适 用 症　本品为局麻药及抗心律失常药。
药 理 作 用　为中效酰胺类局麻药，通过抑制神经细胞膜的钠离子通道起到阻断神经兴奋与传导作用。
税 则 号 列　3004.9090

中 文 名　盐酸氯胺酮注射液
英 文 名　Ketamine Hydrochloride Injection
类　　别　中枢神经系统用药（麻醉及麻醉辅助用药）
主 要 成 分　盐酸氯胺酮
有效成分 CAS 号　33795-24-3

化学分子结构式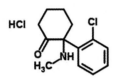

商 品 属 性　本品为无色的澄明液体。
适 用 症　适用于各种表浅、短小手术麻醉，不合作小儿的诊断性检查麻醉及全身复合麻醉。
药 理 作 用　本品主要是选择性地抑制丘脑的内侧核，阻滞脊髓至网状结构的上行传导，兴奋边缘系统，并对中枢神经和脊髓中的阿片受体有亲和力。产生麻醉作用，主要是抑制兴奋性神经递质（乙酰胆碱、L-谷氨酸）及 N-甲基-D-天门冬酸受体的结果；镇痛作用主要由于阻滞脊髓至网状结构对痛觉传入的信号及与阿片受体的结合，而对脊髓丘脑传导无影响，故对内脏疼痛改善有限。
税 则 号 列　3004.9090

中 文 名　异氟烷
英 文 名　Isoflurane
类　　别　中枢神经系统用药（麻醉及麻醉辅助用药）
主 要 成 分　异氟烷
有效成分 CAS 号　26675-46-7

化学分子结构式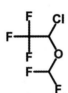

商 品 属 性　通常为注射剂。
适 用 症　本品可用于全身麻醉的诱导和维持。尚无足够的数据以确定它在产科麻醉中的应用。
药 理 作 用　异氟烷为恩氟烷的异构体，属吸入性麻醉药，麻醉诱导和复苏均较快。麻醉时无交感神经系统兴奋现象，可使心脏对肾上腺素的作用稍有增敏，有一定的肌松作用。本品在肝脏的代谢率低，故对肝脏毒性小。
税 则 号 列　3004.9090

2.70　中枢神经系统用药（脑代谢改善药）

中 文 名　阿尼西坦片

英 文 名　ANIRACETAM TABLETS

类 　 别　中枢神经系统用药（脑代谢改善药）

主 要 成 分　阿尼西坦

有效成分 CAS 号　72432-10-1

化学分子结构式

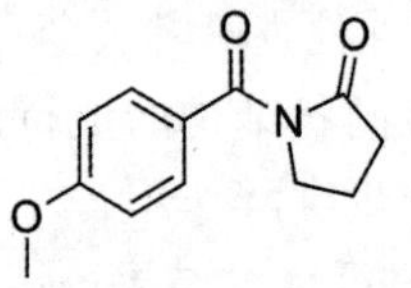

商 品 属 性　本品为白色片。

适 用 症　适用于中、老年记忆减退和脑血管病后的记忆减退。

药 理 作 用　本品为脑功能改善药，是 γ-氨基丁酸（GABAA）的环化衍生物。本品通过血脑屏障选择
性作用于中枢神经系统。动物实验证明：本品对正常大鼠辨别学习的记忆再现过程有良
好的促进作用，能对抗缺氧引起的记忆减退，有效改善某些原因引起的记忆障碍。

税 则 号 列　3004.9090

中 文 名　艾地苯醌片

英 文 名　Idebenone Tablets

类 　 别　中枢神经系统用药（脑代谢改善药）

主 要 成 分　艾地苯醌

有效成分 CAS 号　58186-27-9

化学分子结构式

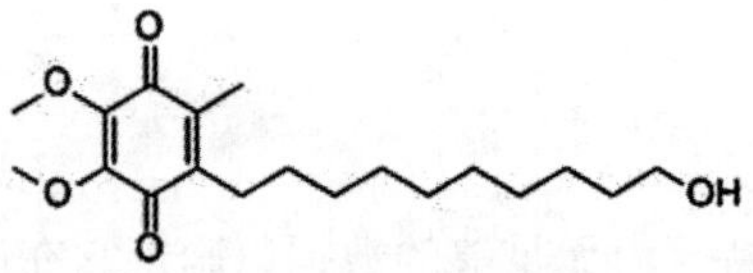

商 品 属 性　本品为糖衣片，除去糖衣后呈橙黄色。

适 用 症　适用于慢性脑血管病及脑外伤等所引起的脑功能损害。能改善主观症状、语言、焦虑、
抑郁、记忆减退、智能下降等精神行为障碍。

药 理 作 用　本品为脑代谢、精神症状改善药，可激活脑线粒体呼吸活性，改善脑缺血的脑能量代谢，
改善脑内葡萄糖利用率，使脑内 ATP 产生增加，抑制脑线粒体生成过氧化脂质，抑制脑
线粒体膜脂质过氧化作用所致的膜障碍。

税 则 号 列　3004.9090

中　文　名　吡拉西坦片
英　文　名　Piracetam Tablets
类　　　别　中枢神经系统用药（脑代谢改善药）
主 要 成 分　吡拉西坦
有效成分 CAS 号　7491-74-9

化学分子结构式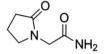

商 品 属 性　本品为白色或类白色片。
适　用　症　适用于脑动脉硬化症及脑血管意外所致的记忆和思维功能减退的治疗。
药 理 作 用　本品为脑代谢改善药，属 γ-氨基丁酸的环形衍生物。有抗物理因素、化学因素所致的脑
　　　　　　功能损伤的作用。能促进脑内 ATP，可促进乙酰胆碱合成并增强神经兴奋的传导，具有
　　　　　　促进脑内代谢作用。可以对抗由物理因素、化学因素所致的脑功能损伤。对缺氧所致的
　　　　　　逆行性健忘有改进作用。可以增强记忆，提高学习能力。
税 则 号 列　3004.9090

中　文　名　吡拉西坦注射液
英　文　名　Piracetam Injection
类　　　别　中枢神经系统用药（脑代谢改善药）
主 要 成 分　吡拉西坦
有效成分 CAS 号　7491-74-9

化学分子结构式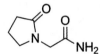

商 品 属 性　本品为无色的澄明液体。味苦。
适　用　症　适用于脑外伤、脑动脉硬化、脑血管疾病等所致记忆及思维功能减退。
药 理 作 用　本品为脑代谢改善药，属 γ-氨基丁酸的环形衍生物。有抗物理因素、化学因素所致的脑
　　　　　　功能损伤的作用。能促进脑内 ATP，可促进乙酰胆碱合成并增强神经兴奋的传导，具有
　　　　　　促进脑内代谢作用。可以对抗由物理因素、化学因素所致的脑功能损伤。对缺氧所致的
　　　　　　逆行性健忘有改进作用。可以增强记忆，提高学习能力。
税 则 号 列　3004.9090

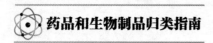

中　文　名　麦格司他胶囊
英　文　名　Miglustat Capsules
类　　　别　中枢神经系统用药（脑代谢改善药）
主 要 成 分　麦格司他
有效成分 CAS 号　72599-27-0

化学分子结构式

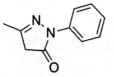

商 品 属 性　本品为胶囊剂。
适　用　症　适用于成人及儿童 C 型尼曼匹克病患者的进行性神经症状的治疗。
药 理 作 用　麦格司他是一种葡萄糖神经酰胺合成酶的抑制剂，该酶是大多数鞘糖脂类合成的一系列
　　　　　　反应的起始酶。C 型尼曼匹克病是一种以细胞内脂质运输受损为特征的神经退行性疾病。
　　　　　　神经症状被认为是继发于糖鞘脂类在神经元细胞和神经胶质细胞内的异常蓄积。C 型尼
　　　　　　曼匹克病小鼠模型经口重复给予麦格司他，发现神经症状（意向性震颤及运动失调）发
　　　　　　生延迟，生存期延长，小脑细胞结构得以维持，大脑中神经节苷脂的蓄积被抑制。
税 则 号 列　3004.9090

中　文　名　依达拉奉注射液
英　文　名　Edaravone Injection
类　　　别　中枢神经系统用药（脑代谢改善药）
主 要 成 分　依达拉奉
有效成分 CAS 号　89-25-8

化学分子结构式

商 品 属 性　本品为注射剂。
适　用　症　适用于改善急性脑梗塞所致的神经症状，日常生活活动能力和功能障碍。
药 理 作 用　依达拉奉是一种脑保护剂（自由基清除剂），临床研究提示 N-乙酰门冬氨酸（NAA）是
　　　　　　特异性的存活神经细胞的标志，脑梗塞发病初期含量急剧减少。脑梗塞急性期患者给予
　　　　　　依达拉奉，可抑制梗塞周围局部脑血流量的减少，使发病后第 28 天脑中 NAA 含量较甘
　　　　　　油对照组明显升高。临床前研究提示，大鼠在缺血/缺血再灌注后静脉给予依达拉奉，可
　　　　　　阻止脑水肿和脑梗塞的进展，并缓解所伴随的神经症状，抑制迟发性神经元死亡。机理
　　　　　　研究提示，依达拉奉可清除自由基，抑制脂质过氧化，从而抑制脑细胞、血管内皮细胞、
　　　　　　神经细胞的氧化损伤。
税 则 号 列　3004.9090

中 文 名　银杏叶提取物滴剂

英 文 名　Extract of Ginkgo Biloba Leaves Drops

类　　别　中枢神经系统用药（脑代谢改善药）

主 要 成 分　银杏叶提取物

有效成分 CAS 号　90045-36-6

化学分子结构式　无

商 品 属 性　本品为滴剂。

适 用 症　主要适用于以下脑部、周围血流循环障碍。

1. 急慢性脑机能不全及其后遗症：脑卒中、注意力不集中、记忆力衰退、痴呆。2. 耳部血流及神经障碍：耳鸣、眩晕、听力减退、耳迷路综合征。3. 眼部血流及神经障碍：糖尿病引起的视网膜病变及神经障碍、老年黄斑变性、视力模糊、慢性青光眼。4. 周围循环障碍：各种动脉闭塞症、间歇性跛行症、手脚麻痹冰冷、四肢酸痛。

药 理 作 用　1. PAE 的拮抗作用：竞争性的与 PAE（血小板活化因子）的膜受体结合而拮抗 PAE 的作用，从而抑制血小板的凝集、内皮细胞渗透性、支气管平滑肌收缩和炎症反应。2. 自由基的清除作用：清除机体内过多的自由基，抑制细胞膜的脂质发生过氧化反应，从而保护细胞膜，防止自由基对机体造成的一系列伤害。3. 对循环系统的调整作用：通过刺激儿茶酚胺的释放和抑制降解，以及通过刺激前列环素和内皮舒张因子的生成而产生动脉舒张作用，共同保持动脉和静脉血管的张力。4. 血流动力学改善作用：具有降低全血黏稠度，增进红血球和白血球的可靶性，改善血液循环的作用。5. 组织保护作用：增加缺血组织对氧及葡萄糖的供应量，增加毒蕈碱样受体的数量和去甲肾上腺素的更新以及某些中枢胆碱能系统的功能。

税 则 号 列　3004.9090

中 文 名　银杏叶提取物片

英 文 名　Extract of Ginkgo Biloba Leaves Tablets

类　　别　中枢神经系统用药（脑代谢改善药）

主 要 成 分　银杏叶浸膏

有效成分 CAS 号　90045-36-6

化学分子结构式　无

商 品 属 性　本品为片剂。

适 用 症　老年人慢性神经感觉和认知的病理性缺陷的症状治疗（不包括 Alzheimer 病和其他痴呆）。下肢慢性阻塞性动脉病的间歇性跛行（2 期）的症状治疗。

药 理 作 用　1. 血小板活化因子（PAE）的拮抗作用：竞争性的与 PAE 的膜受体结合而拮抗 PAE 的作用，从而抑制血小板的凝集、内皮细胞渗透性、支气管平滑肌收缩和炎症反应。2. 自由基的清除作用：清除机体内过多的自由基，抑制细胞膜的脂质发生过氧化反应，从而保护细胞膜，防止自由基对机体造成的一系列伤害。3. 对循环系统的调整作用：通过刺激儿茶酚胺的释放和抑制降解，以及通过刺激前列环素和内皮舒张因子的生成而产生动脉舒张作用，共同保持动脉和静脉血管的张力。4. 血流动力学改善作用：具有降低全血黏稠度，增进红血球和白血球的可靶性，改善血液循环的作用。5. 组织保护作用：增加缺血组织对氧及葡萄糖的供应量，增加毒蕈碱样受体的数量和去甲肾上腺素的更新以及某些中枢胆碱能系统的功能。

税 则 号 列　3004.9090

中 文 名　银杏叶提取物注射液

英 文 名　Extract of Ginkgo Biloba Leaves Drops

类　　别　中枢神经系统用药（脑代谢改善药）

主要成分　银杏叶提取物

有效成分 CAS 号　90045-36-6

化学分子结构式　无

商品属性　本品为注射剂，黄色澄明液体。

适 用 症　主要适用于以下脑部、周围血流循环障碍。
　　　　　1. 急慢性脑功能不全及其后遗症：脑卒中、注意力不集中、记忆力衰退、痴呆。2. 耳部血流及神经障碍：耳鸣、眩晕、听力减退、耳迷路综合征。3. 眼部血流及神经障碍：糖尿病引起的视网膜病变及神经障碍、老年黄斑变性、视力模糊、慢性青光眼。4. 周围循环障碍：各种周围动脉闭塞症、间歇性跛行症、手脚麻痹冰冷、四肢酸痛。

药理作用　1. 自由基的清除作用：清除机体内过多的自由基，抑制细胞膜的脂质发生过氧化反应，从而保护细胞膜，防止自由基对机体造成的一系列伤害。2. 对循环系统的调整作用：通过刺激儿茶酚胺的释放和抑制降解，以及通过刺激前列环素和内皮舒张因子的生成而产生动脉舒张作用，共同保持动脉和静脉血管的张力。3. 血液动力学改善作用：具有降低全血黏稠度，增进红血球和白血球的可塑性，改善血液循环的作用。4. 组织保护作用：增加缺血组织对氧气及葡萄糖的供应量，增加某些神经递质受体的数量，如毒蕈碱样、去甲肾上腺素以及五羟色胺受体。

税则号列　3004.9090

2.71　中枢神经系统用药（镇静用药）

中 文 名　阿瑞匹坦胶囊

英 文 名　Aprepitant Capsules

类　　别　中枢神经系统用药（镇静用药）

主要成分　阿瑞匹坦

有效成分 CAS 号　170729-80-3

化学分子结构式

商品属性　本品为硬胶囊，内容物为类白色小丸。

适 用 症　适用于预防化疗过程中出现的恶心和呕吐。

药理作用　阿瑞匹坦是人 P 物质神经激肽 1（NK1）受体的选择性高亲合力拮抗剂。对其他现有治疗化疗引起恶心呕吐（CINV）和术后恶心呕吐（PONV）的药物的作用靶点 5-羟色胺受体 3（5-HT3）、多巴胺受体和糖皮质激素受体的亲和力低或无亲和力。

税则号列　3004.9090

2.72 中枢神经系统用药（镇痛药）

中 文 名 马栗种子提取物片
英 文 名 Extract of Horse Chestnut Seeds Tablets
类　　别 中枢神经系统用药（镇痛药）
主 要 成 分 马栗种子的干燥提取物
有效成分 CAS 号 无
化学分子结构式 无
商 品 属 性 本品为片剂。
适 用 症 适用于治疗腿部因静脉功能障碍导致的不适（慢性静脉功能不全），如腿部的疼痛和沉重感、夜间小腿抽筋、发痒与腿部肿胀等。解除骨及关节于创伤及手术后的肿胀；因经期障碍出现的下腹疼痛及腰痛。
药 理 作 用 马栗种子提取物片刺激前列腺素（PG2α）的合成，收缩小血管，降低毛细血管通透性，抑制炎性渗出；抑制溶酶体酶、透明质酸酶的活性，降低毛细血管通透性和脆性，保护血管壁弹力纤维，保护血管壁；抑制各种原因引起的脂质过氧化，具有良好的抗氧化和清除自由基的作用；改善静脉循环，减轻局部水肿。
税 则 号 列 3004.9090

中 文 名 普瑞巴林胶囊
英 文 名 Pregabalin Capsules
类　　别 中枢神经系统用药（镇痛药）
主 要 成 分 普瑞巴林
有效成分 CAS 号 148553-50-8

化学分子结构式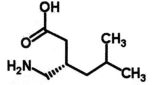

商 品 属 性 本品为硬胶囊，内容物为白色至类白色粉末。
适 用 症 适用于广泛性焦虑障碍，糖尿病性外周神经病，疱疹后神经痛，纤维肌痛综合征，癫痫的辅助治疗。
药 理 作 用 普瑞巴林与中枢神经系统中 α2-δ 位点（电压门控钙通道的一个辅助性亚基）有高度亲和力。普瑞巴林的作用机制尚不明确，但是转基因小鼠和结构相关化合物（例如加巴喷丁）的研究结果提示，在动物模型中的镇痛及抗惊厥作用可能与普瑞巴林与 α2-δ 亚基的结合有关。体外研究显示，普瑞巴林可能通过调节钙通道功能而减少一些神经递质的钙依赖性释放。虽然普瑞巴林是抑制性神经递质 γ-氨基丁酸（GABAA）的结构衍生物，但它并不直接与 GABAA、GABAB 或苯二氮类受体结合，不增加体外培养神经元的 GABAA 反应，不改变大鼠脑中 GABAA 浓度，对 GABAA 摄取或降解无急性作用。但是研究发现，体外培养的神经元长时间暴露于普瑞巴林，GABAA 转运蛋白密度和功能性 GABAA 转运速率增加。普瑞巴林不阻滞钠通道，对阿片类受体无活性，不改变环加氧酶活性，对多巴胺及 5-羟色胺受体无活性，不抑制多巴胺、5-羟色胺或去甲肾上腺素的再摄取。
税 则 号 列 3004.9090

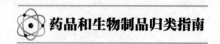
2.73　中枢神经系统用药（中枢兴奋药）

中　文　名　尼可刹米注射液

英　文　名　Nikethamide Injection

类　　　别　中枢神经系统用药（中枢兴奋药）

主　要　成　分　尼可刹米

有效成分 CAS 号　59-26-7

化学分子结构式　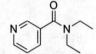

商　品　属　性　本品为无色的澄明液体。

适　用　症　适用于中枢性呼吸抑制及各种原因引起的呼吸抑制。

药　理　作　用　本品选择性兴奋延髓呼吸中枢，也可作用于颈动脉体和主动脉体化学感受器反射性地兴奋呼吸中枢，并提高呼吸中枢对二氧化碳的敏感性，使呼吸加深加快，对血管运动中枢有微弱兴奋作用，剂量过大可引起惊厥。

税　则　号　列　3004.9090

中　文　名　盐酸甲氯芬酯胶囊

英　文　名　Meclofenoxate Hydrochloride Capsules

类　　　别　中枢神经系统用药（中枢兴奋药）

主　要　成　分　盐酸甲氯酚酯

有效成分 CAS 号　3685-84-5

化学分子结构式　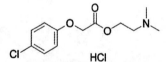

商　品　属　性　本品为胶囊剂，内容物为白色粉末。

适　用　症　适用于外伤性昏迷、酒精中毒、新生儿缺氧症、儿童遗尿症。

药　理　作　用　本品能促进脑细胞的氧化还原代谢，增加对糖类的利用，对中枢抑制患者有兴奋作用。

税　则　号　列　3004.9090

中 文 名 盐酸普鲁卡因片
英 文 名 Procaine Hydrochloride Tabets
类 别 中枢神经系统用药（中枢兴奋药）
主 要 成 分 盐酸普鲁卡因
有效成分 CAS 号 51-05-8

化学分子结构式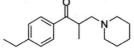

商 品 属 性 本品为糖衣片，除去包衣后显白色或类白色。
适 用 症 适用于缓解神经衰弱、神经衰弱综合征及植物神经功能紊乱的症状。
药 理 作 用 盐酸普鲁卡因口服可抑制单胺氧化酶 B（MAD-B），有调节神经系统障碍，过量时则兴奋；抑制突触前膜乙酰胆碱释放，产生一定的神经肌肉阻断，可增强非去极化肌松药。
税 则 号 列 3004.9090

中 文 名 盐酸乙哌立松片
英 文 名 Eperisone Hydrochloride Tablets
类 别 中枢神经系统用药（中枢兴奋药）
主 要 成 分 盐酸乙哌立松
有效成分 CAS 号 56839-43-1

化学分子结构式

商 品 属 性 本剂为糖衣片，除去包衣后显白色或类白色。
适 用 症 适用于改善下列疾病的肌紧张状态：颈肩臂综合征、肩周炎、腰痛症；下列疾病引起的痉挛性麻痹：脑血管障碍、痉挛性脊髓麻痹、颈椎症、手术后遗症（包括脑、脊髓肿瘤）、外伤后遗症（脊髓损伤、头部外伤）、肌萎缩性侧索硬化症、婴儿脑性瘫痪，脊髓小脑变性、脊髓血管障碍、亚急性视神经脊髓病（SMON）及其他脑脊髓疾病。
药 理 作 用 盐酸乙哌立松是一种中枢性骨骼肌松弛剂，具有多种药理作用，动物试验提示乙哌立松可剂量依赖性地抑制大鼠丘脑间切断引起的去大脑强直（γ-强直）和缺血性去大脑强直（α-强直），抑制脊髓损伤猫中刺激脊髓后根引起的单突触和多突触性反射电位，可能通过抑制 γ-神经元系统而降低肌梭的灵敏度，乙哌立松具有类钙拮抗剂和阻滞肌肉交感神经的作用，作用于血管平滑肌，扩张血管，增加血流量，动物试验发现大鼠脊髓灌流乙哌立松可抑制尾部夹痛引起的疼痛反射，而停止灌流则疼痛反射恢复，提示具有脊髓水平的镇痛作用，痉挛性瘫痪的脑中风患者服用盐酸乙哌立松，可改善 Cybex 扭力曲线和肌力描记图，并易化随意运动，如四肢的伸展和屈曲，但不会降低肌力。
税 则 号 列 3004.9090

2.74　中枢神经系统用药（中枢性肌松药）

中　文　名　巴氯芬片
英　文　名　Baclofen Tablets
类　　　别　中枢神经系统用药（中枢性肌松药）
主 要 成 分　巴氯芬
有效成分 CAS 号　1134-47-0

化学分子结构式

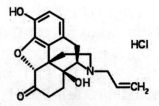

商 品 属 性　本品为白色或类白色片
适　用　症　限适用于脊髓和大脑疾病或损伤引起的肌肉痉挛。
药 理 作 用　巴氯芬片是一种作用于脊髓部位的肌肉松弛剂。巴氯芬通过刺激 GABAB 受体，从而抑制兴奋性氨基酸谷氨酸和天门冬氨酸的释放，抑制脊髓内的单突触反射和多突触反射。
税 则 号 列　3004.9090

2.75　临床各科用药（急救解毒药）

中　文　名　盐酸纳洛酮注射液
英　文　名　Naloxone Hydrochloride Injection
类　　　别　临床各科用药（急救解毒药）
主 要 成 分　盐酸纳洛酮
有效成分 CAS 号　357-08-4

化学分子结构式

商 品 属 性　本品为无色透明液体。
适　用　症　适用于阿片类药物复合麻醉术后，拮抗该类药物所致的呼吸抑制，促使病人苏醒。用于阿片类药物过量，完全或部分逆转阿片类药物引起的呼吸抑制。解救急性乙醇中毒。用于急性阿片类药物过量的诊断。
药 理 作 用　作用机制：
　　　　　　　1. 完全或部分纠正阿片类物质的中枢抑制效应，如呼吸抑制、镇静和低血压。2. 对动物急性乙醇中毒有促醒作用。3. 为纯阿片受体拮抗剂，即不具有其他阿片受体拮抗剂的"激动性"或吗啡样效应；不引起呼吸抑制、拟精神病反应或缩瞳反应。4. 未见耐药性，也未见生理或精神依赖性。5. 虽然作用机理尚不完全清楚，但是，有充分证据表明是通过竞争相同受体位点拮抗阿片类物质效应的。
税 则 号 列　3004.4900

中 文 名　二巯丙醇注射液
英 文 名　Dimercaprol Injection
类　　别　临床各科用药（急救解毒药）
主 要 成 分　二巯基丙醇
有效成分 CAS 号　59-52-9

化学分子结构式

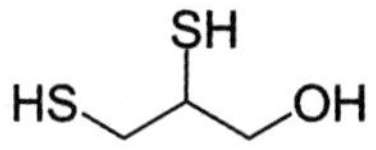

商 品 属 性　本品为无色或淡黄色的澄明油状液体。有蒜臭味。
适 用 症　主要适用于治疗砷、汞和金中毒，与依地酸钙钠合用治疗儿童急性铅脑病。
药 理 作 用　本品带有两个巯基（-SH）。一个分子的本品结合一个金属原子形成不溶性复合物。二个分子的本品与一个金属原子结合形成较稳定的水溶性复合物。复合物在体内可重新离解为金属和本品，本品被氧化后失去作用。本品的巯基与金属结合的能力比细胞酶的巯基为强，可预防金属与细胞酶的巯基结合和使已与金属络合的细胞酶复活而解毒。
税 则 号 列　3004.9090

2.76　临床各科用药（口腔科用药）

中 文 名　复方苯佐卡因凝胶
英 文 名　Compound Benzocain Gel
类　　别　临床各科用药（口腔科用药）
主 要 成 分　本品为复方制剂，有效成分为苯佐卡因、苯扎氯铵、氯化锌
有效成分 CAS 号　苯佐卡因 94-09-7；苯扎氯铵 8001-54-5；氯化锌 7646-85-7

化学分子结构式

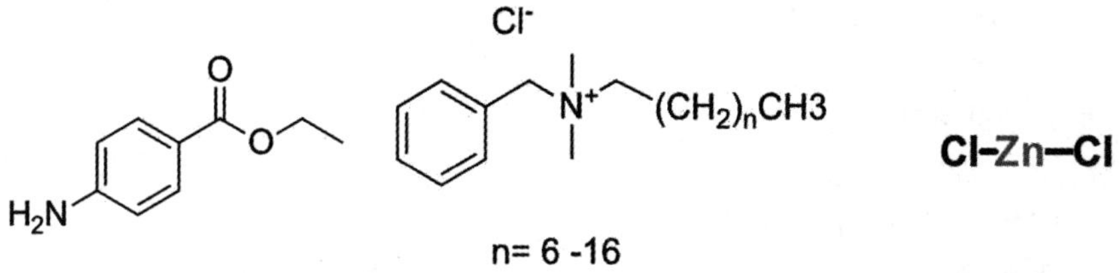

商 品 属 性　本品为乳白色或淡黄色凝膏。
适 用 症　适用于复发性口腔溃疡的止痛及治疗。
药 理 作 用　苯佐卡因局部使用作用于皮肤、黏膜的神经组织，阻断神经冲动的传导，使各种感觉暂时丧失，麻痹感觉神经末梢而产生止痛、止痒作用。苯佐卡因局部麻醉作用较普鲁卡因弱，外用可缓慢吸收，作用持久，有止痛、止痒作用。苯佐卡因毒性仅为可卡因的 1/20～1/160。
税 则 号 列　3004.9090

2.77 临床各科用药（皮肤科用药）

中　文　名　吡美莫司乳膏
英　文　名　Pimecrolimus Cream
类　　　别　临床各科用药（皮肤科用药）
主　要　成　分　吡美莫司
有效成分 CAS 号　137071-32-0

化学分子结构式

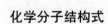

商　品　属　性　本品为白色乳膏。
适　用　症　适用于无免疫受损的 2 岁及 2 岁以上轻度至中度异位性皮炎（湿疹）患者。短期治疗疾病的体征和症状，长期间歇治疗可预防病情加重。
药　理　作　用　吡美莫司是亲脂性抗炎性的子囊霉素巨内酰胺的衍生物，可选择性地抑制前 T 细胞及巨噬细胞产生和释放前炎症细胞因子及介质。吡美莫司与 macrophilin-12 有高亲和性，可抑制钙调神经磷酸酶。
税　则　号　列　3004.2090

中　文　名　夫西地酸乳膏
英　文　名　Fusidic Acid Cream
类　　　别　临床各科用药（皮肤科用药）
主　要　成　分　夫西地酸
有效成分 CAS 号　6990-06-3

化学分子结构式

商　品　属　性　本品为乳剂型基质的白色乳膏。
适　用　症　本品主治由葡萄球菌、链球菌、痤疮丙酸杆菌、极小棒状杆菌及其他对夫西地酸敏感的细菌引起的皮肤感染。主要适应证包括脓疱疮、疖、痈、甲沟炎、创伤感染、须疮、汗腺炎、红癣、毛囊炎、寻常性痤疮，适用于面部和头部等部位的感染而无碍外观。
药　理　作　用　夫西地酸可抑制细菌蛋白质的合成。夫西地酸与延伸因子 G（EF-G）结合，阻止 EF-G-二磷酸鸟苷复合物的释放，从而使蛋白质合成停滞。夫西地酸主要作用是抑菌，在更高浓度下可能有杀菌作用。
税　则　号　列　3004.2090

中 文 名 丙酸氯倍他索软膏
英 文 名 Clobetasol Propionate Ointment
类　　别 临床各科用药（皮肤科用药）
主 要 成 分 丙酸氯倍他索
有效成分 CAS 号 25122-46-7

化学分子结构式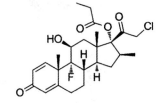

商 品 属 性 本品为乳剂型基质的白色软膏。
适 用 症 适用于慢性湿疹、银屑病、扁平苔藓、盘状红斑狼疮、神经性皮炎、掌跖脓疱病等皮质
　　　　　类固醇外用治疗有效的皮肤病。
药 理 作 用 本品具有较强的毛细血管收缩作用，其抗炎作用极强，无水钠潴留作用，有一定的促进
　　　　　钠、钾排泄作用。
税 则 号 列 3004.3200

中 文 名 醋酸曲安奈德软膏
英 文 名 Triamcinolone Acetonid Acetate Onitment
类　　别 临床各科用药（皮肤科用药）
主 要 成 分 醋酸曲安奈德
有效成分 CAS 号 3870-07-3

化学分子结构式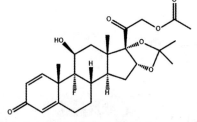

商 品 属 性 本品为乳剂型基质的白色软膏。
适 用 症 适用于过敏性皮炎、湿疹、神经性皮炎、脂溢性皮炎及瘙痒症。
药 理 作 用 本品为糖皮质激素类药物，外用，具有抗炎、抗过敏及止痒的作用，能消除局部非感染
　　　　　性炎症引起的发热、发红及肿胀。
税 则 号 列 3004.3200

中 文 名　复方醋酸氟轻松酊
英 文 名　Compound Fluocinonide Tincture
类　　　别　临床各科用药（皮肤科用药）
主 要 成 分　本品为复方制剂，主要成分为醋酸氟轻松、水杨酸、冰片
有效成分 CAS 号　醋酸氟轻松 356-12-7；水杨酸 69-72-7；冰片 464-45-9

化学分子结构式

商 品 属 性　本品为浅黄色至浅棕红色澄明液体。
适 用 症　适用于神经性皮炎。对银屑病也有一定疗效。
药 理 作 用　本品中醋酸氟轻松具有较强抗炎作用，能使炎症部位的血管收缩，降低毛细血管的通透
　　　　　　性，减少炎症的早期渗出、充血、水肿和细胞浸润，缓解红肿热痛等症状。并有抗过敏
　　　　　　作用。水杨酸具有溶解皮肤角质、杀真菌作用。冰片局部擦用后有止痛、抗菌作用。
税 则 号 列　3004.3200

中 文 名　卡泊三醇倍他米松凝胶
英 文 名　Calcipotriol and Betamethasone Dipropionate Gel
类　　　别　临床各科用药（皮肤科用药）
主 要 成 分　本品为复方制剂，主要成分为卡泊三醇和倍他米松
有效成分 CAS 号　卡泊三醇 112965-21-6；倍他米松 378-44-9

化学分子结构式

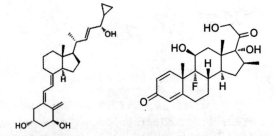

商 品 属 性　本品为无色至类白色的半透明脂质凝胶。
适 用 症　适用于成人头部银屑病的外用治疗。
药 理 作 用　本品为卡泊三醇和二丙酸倍他米松组成的复方制剂。卡泊三醇是一种维生素 D 类似物，
　　　　　　体外数据提示卡泊三醇能诱导分化及抑制角化细胞的增殖，这是治疗银屑病的基础。与
　　　　　　其他局部作用皮质类固醇类似，二丙酸倍他米松具有抗炎、止痒、血管收缩和免疫抑制
　　　　　　特性，但不能从根本上治愈疾病。虽然封包治疗可增加角质层渗透从而提高疗效，但不
　　　　　　良反应的发生率也将随之增加。目前，局部用类固醇的抗炎活性机理尚不明确。
税 则 号 列　3004.3200

中 文 名　卡泊三醇倍他米松软膏

英 文 名　Calcipotriol and Betamethasone Ointment

类　　别　临床各科用药（皮肤科用药）

主 要 成 分　本品为复方制剂，主要成分为卡泊三醇和倍他米松

有效成分 CAS 号　卡泊三醇 112965-21-6；倍他米松 378-44-9

化学分子结构式

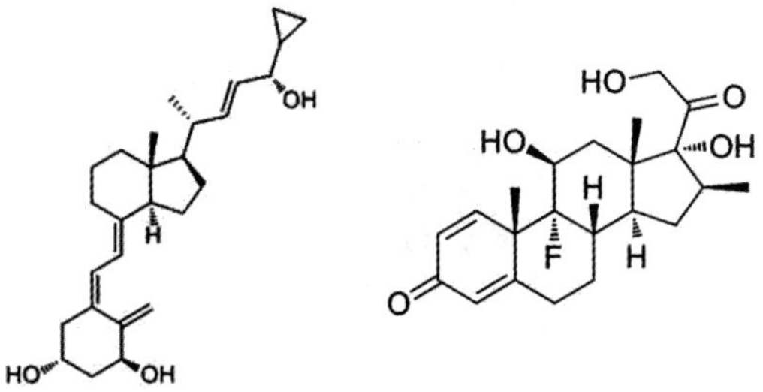

商 品 属 性　本品为类白色至黄色软膏。

适 用 症　主要适用于适合局部治疗的成人稳定性斑块状银屑病。

药 理 作 用　本品为卡泊三醇和二丙酸倍他米松组成的复方制剂。卡泊三醇是一种维生素 D 类似物，体外数据提示卡泊三醇能抑制角质形成细胞的增殖并促进其分化，这是卡泊三醇能治疗银屑病的依据。与其他外用皮质类固醇相似，二丙酸倍他米松具有抗炎、止痒、收缩血管和免疫抑制的特性，但不能从根本上治愈疾病。虽然封包治疗可增加角质层渗透从而提高疗效，但不良反应的发生率也将随之增加。目前，局部用类固醇的抗炎活性机理并不明确。

税 则 号 列　3004.3200

中 文 名　卤米松/三氯生乳膏
英 文 名　Halonmetasone/Triclosan Cream
类　　别　临床各科用药（皮肤科用药）
主 要 成 分　本品为复方制剂，主要成分为卤米松和三氯生
有效成分 CAS 号　卤米松 50629-82-8；三氯生 3380-34-5

化学分子结构式

商 品 属 性　本品为白色乳膏。
适 用 症　适用于已并发有三氯生敏感细菌继发感染，而皮质类固醇又有疗效的各种类型和各个部位的炎性皮肤病，如脂溢性皮炎、接触性皮炎、异位性皮炎、局限性神经性皮炎、钱币状湿疹、皮肤擦烂及皮肤真菌病，以急性炎症为主要特征者。
药 理 作 用　卤米松是一个含卤基的强效外用糖皮质类固醇药物。它具有抗炎、抗过敏、收缩血管和抗增生作用。对于很多类型和不同原因的炎症性皮肤病，它能很迅速地减轻和消除例如瘙痒等症状。实验研究结果表明，糖皮质类固醇的多种药效作用可归因于它与特殊的细胞质受体结合的复杂分子水平的机理。三氯生，为本品的抗菌成分，是一种含多个氯的苯氧基酚，其抗菌谱很广。在其最小抑菌浓度范围（MIC）约 $10^{-2}\mu g/mL$ 至 $10\mu g/mL$ 内，可对以下细菌发挥抗菌作用：革兰氏阳性菌如葡萄球菌（包括金黄色葡萄球菌）、链球菌、梭状芽孢杆菌、革兰氏阴性菌如大肠杆菌、普通变形杆菌、奇异变形杆菌、沙门氏菌、志贺氏菌、摩拉克菌、布鲁杆菌、弧菌属、港卡菌属、放线菌属、链球菌、刚果嗜皮菌。对于皮肤真菌（如皮肤癣菌、毛发癣菌、小孢子菌属）及霉菌（念珠菌属），它的抑菌活性较弱（MIC：$1\mu g/mL \sim 33\mu g/mL$）。本品无效的菌属为产碱菌属、霉浆菌、尺变形菌、锯杆菌、绿脓杆菌、结核杆菌、棒状杆菌、人型链球菌。三氯生于上述低浓度及高浓度细菌时（大于 $1\mu g/mL$）具有抑菌活性，可能是因为对细菌细胞膜的损伤。本制剂无色，故对衣物无污染。
税 则 号 列　3004.3200

中 文 名　氢化可的松乳膏
英 文 名　Hydrocortisone Cream
类　　别　临床各科用药（皮肤科用药）
主 要 成 分　氢化可的松
有效成分 CAS 号　50-23-7

化学分子结构式

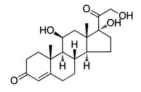

商 品 属 性　本品为乳白色乳膏。
适 用 症　适用于过敏性皮炎、脂溢性皮炎、过敏性湿疹及苔藓样瘙痒症等。
药 理 作 用　本品为糖皮质激素类药物，外用具有抗炎、抗过敏、止痒及减少渗出的作用，能消除局部非感染性炎症引起的发热、发红及肿胀。
税 则 号 列　3004.3200

中 文 名　卡泊三醇搽剂
英 文 名　Calcipotriol Scalp Solution
类　　别　临床各科用药（皮肤科用药）
主 要 成 分　卡泊三醇
有效成分 CAS 号　147657-22-5

化学分子结构式

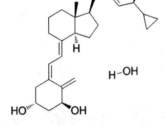

商 品 属 性　本品为无色的微带黏性的澄明液体。
适 用 症　适用于治疗头部银屑病。
药 理 作 用　本品为维生素 D 衍生物卡泊三醇的外用制剂，能抑制皮肤细胞（角朊细胞）增生和诱导其分化，从而使银屑病皮损的增生和分化异常得以纠正。
税 则 号 列　3004.5000

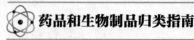

中 文 名　卡泊三醇软膏
英 文 名　Calcipotriol Ointment
类　　　别　临床各科用药（皮肤科用药）
主 要 成 分　卡泊三醇
有效成分 CAS 号　147657-22-5

化学分子结构式
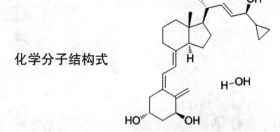

商 品 属 性　本品为白色或类白色软膏。
适 用 症　适用于寻常性银屑病的局部治疗。
药 理 作 用　本品为维生素 D 衍生物卡泊三醇的外用制剂，能抑制皮肤细胞（角朊细胞）增生和诱导
　　　　　　　其分化，从而使银屑病皮损的增生和分化异常得以纠正。
税 则 号 列　3004.5000

中 文 名　他卡西醇软膏
英 文 名　Tacalcitol Ointment
类　　　别　临床各科用药（皮肤科用药）
主 要 成 分　他卡西醇
有效成分 CAS 号　57333-96-7

化学分子结构式

商 品 属 性　本品为白色或微黄色软膏。
适 用 症　适用于寻常性银屑病（俗称牛皮癣）。
药 理 作 用　本品对表皮细胞具有增殖抑制作用；对表皮细胞的分化具有诱导作用；对表皮细胞的
　　　　　　　$1\alpha,25\text{-}(OH)_2D_3$ 的特异蛋白受体有亲和性。
税 则 号 列　3004.5000

中　文　名　维 A 酸乳膏
英　文　名　Tretinoin Cream
类　　　别　临床各科用药（皮肤科用药）
主 要 成 分　全反式维 A 酸
有效成分 CAS 号　302-79-4

化学分子结构式

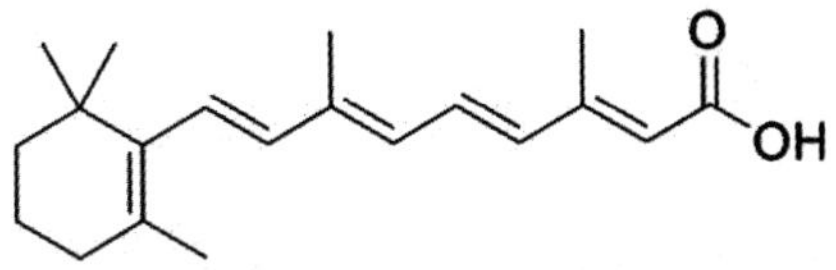

商 品 属 性　本品为乳剂型基质的类白色或微黄色乳膏。气芳香。
适　用　症　适用于寻常痤疮及角化异常性疾病。
药 理 作 用　本品可促进表皮细胞更新，调节表皮细胞增殖和分化，使角质层细胞疏松而容易脱落，有利于去除粉刺，并抑制新的粉刺形成。
税 则 号 列　3004.5000

中　文　名　阿达帕林凝胶
英　文　名　Adapalene Gel
类　　　别　临床各科用药（皮肤科用药）
主 要 成 分　阿达帕林
有效成分 CAS 号　106685-40-9

化学分子结构式

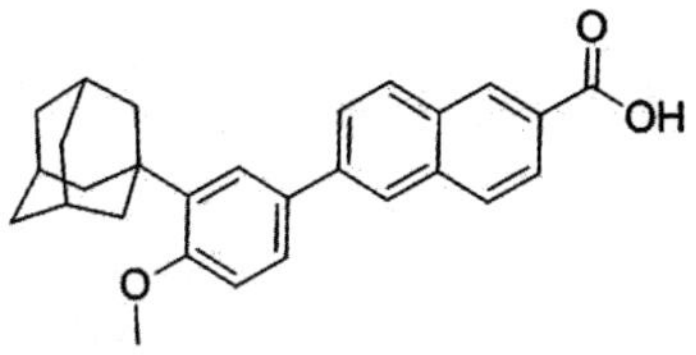

商 品 属 性　本品为凝胶剂。
适　用　症　适用于以粉刺、丘疹和脓疱为主要表现的寻常型痤疮的皮肤治疗。亦可用于治疗面部、胸和背部的痤疮。
药 理 作 用　阿达帕林是一种维甲酸类化合物，在体内与体外炎症模型中被证明具有抗炎特性。阿达帕林的化学结构稳定，在空气和光照下不易分解。作用机理方面，阿达帕林同维甲酸一样，与特异的维甲酸核受体结合，与维甲酸不同的是，阿达帕林不与和蛋白结合的细胞质受体相结合。
税 则 号 列　3004.9090

中 文 名　苯甲酸苄酯搽剂

英 文 名　Benzyl Benzoate Application

类　　别　临床各科用药（皮肤科用药）

主 要 成 分　苯甲酸苄酯

有效成分 CAS 号　120-51-4

化学分子结构式

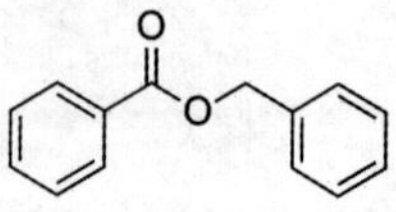

商 品 属 性　本品为无色的黏稠液体。具有极微弱的花香味。

适 用 症　适用于治疗疥疮，也用于杀灭体虱、头虱和阴虱。

药 理 作 用　本品能杀灭疥虫和虱，刺激性较小，无油腻感。

税 则 号 列　3004.9090

中 文 名　复方苯甲酸酊

英 文 名　Compound Benzoic Acid Tincture

类　　别　临床各科用药（皮肤科用药）

主 要 成 分　本品为复方制剂，有效成分为水杨酸、苯甲酸、碘

有效成分 CAS 号　水杨酸 69-72-7；苯甲酸 65-85-0；碘 12190-71-5

化学分子结构式

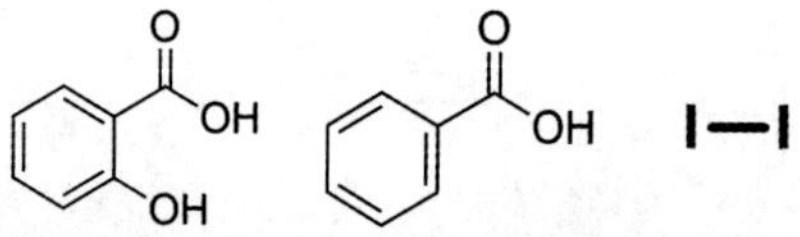

商 品 属 性　本品为棕红色澄明液体。有碘及薄荷脑、冰片等特臭。

适 用 症　适用于手癣、足癣、体癣、股癣。

药 理 作 用　本品有溶解角质和抗真菌作用。

税 则 号 列　3004.9090

中 文 名　过氧苯甲酰凝胶

英 文 名　Benzoyl Peroxide Gel

类　　别　临床各科用药（皮肤科用药）

主 要 成 分　过氧化苯甲酰

有效成分 CAS 号　94-36-0

化学分子结构式

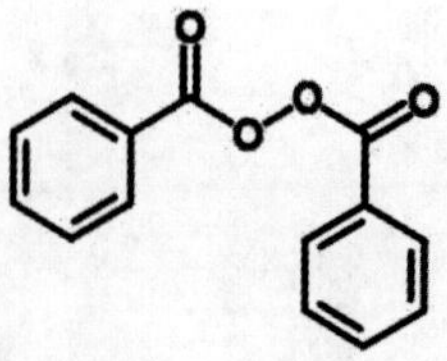

商 品 属 性　本品为凝胶剂。

适 用 症　适用于寻常痤疮的外用治疗。

药 理 作 用　本品是一种氧化剂，外用于皮肤后，能缓慢释放出新生态氧，可杀灭痤疮丙酸杆菌，并有使皮肤干燥和脱屑作用。

税 则 号 列　3004.9090

中 文 名　硫软膏

英 文 名　Sulphur Ointment

类　　别　临床各科用药（皮肤科用药）

主 要 成 分　本品为复方制剂，主要成分为氧化锌和升华硫

有效成分 CAS 号　氧化锌 1314-13-2；升华硫 7704-34-9

化学分子结构式　Zn=O

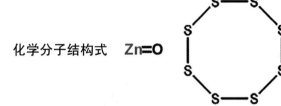

商 品 属 性　本品为黄色软膏。有硫的特臭。

适 用 症　适用于治疗疥疮、头癣、痤疮、脂溢性皮炎、酒渣鼻、单纯糠疹、慢性湿疹。

药 理 作 用　本品对疥虫、细菌、真菌有杀灭作用，并能除去油脂及软化表皮、溶解角质，其作用机
制是硫黄与皮肤及组织分泌物接触后，生成硫化氢和连五硫酸等。

税 则 号 列　3004.9090

中 文 名　米诺地尔搽剂

英 文 名　Minoxidil Liniment

类　　别　临床各科用药（皮肤科用药）

主 要 成 分　米诺地尔

有效成分 CAS 号　38304-91-5

化学分子结构式

商 品 属 性　本品为无色或淡黄色的澄清液体。

适 用 症　本品仅限男性使用，用于治疗男性型脱发和斑秃。

药 理 作 用　米诺地尔是一种周围血管舒张药，局部长期使用时，可刺激男性型脱发和斑秃患者的毛
发生长。本品治疗脱发的确切机理尚不清楚，可能与扩张皮下血管，改善毛囊周围的微
循环有关。临床研究表明，血压正常及未经过治疗的高血压病人局部使用时，没有显示
出由于米诺地尔吸收而引起的全身作用。

税 则 号 列　3004.9090

2.78　临床各科用药（其他药物）

中　文　名　酒石酸伐尼克兰片
英　文　名　Varenicline Tartrate Tablets
类　　　别　临床各科用药（其他药物）
主　要　成　分　酒石酸伐尼克兰
有效成分 CAS 号　375815-87-5

化学分子结构式

商　品　属　性　本品为片剂。
适　用　症　适用于成人戒烟。
药　理　作　用　伐尼克兰是烟碱型乙酰胆碱受体 $\alpha_4\beta_2$ 亚型的选择性部分激动剂，对神经中该受体具有高度亲和力。伐尼克兰与 $\alpha_4\beta_2$ 受体结合产生激动作用，同时阻断尼古丁与该受体结合，这是伐尼克兰发挥戒烟作用的机制。
税　则　号　列　3004.9090

中　文　名　口服补液盐
英　文　名　Oral Rehydration Salts
类　　　别　临床各科用药（其他药物）
主　要　成　分　本品为复方制剂，主要成分为氯化钠、碳酸氢钠、氯化钾和葡萄糖
有效成分 CAS 号　氯化钠 2647-14-5；碳酸氢钠 144-55-8；氯化钾 7447-40-7；葡萄糖 492-62-6

化学分子结构式

商　品　属　性　本品为白色结晶性粉末。
适　用　症　适用于治疗和预防急、慢性腹泻造成的轻度脱水。
药　理　作　用　钠离子、钾离子是维持体内恒定的渗透压所必需，而恒定的渗透压，则为维持生命所必需，体内的钠和钾如丢失过多，则会出现低钠综合征或低钾综合征。本品可以补充钠、钾及体液，调节水及电解质的平衡。
税　则　号　列　3004.9090

2.79　临床各科用药（外科及消毒药）

中　文　名　苯甲醇注射液
英　文　名　Benzyl Alcohol Injection
类　　　别　临床各科用药（外科及消毒药）
主 要 成 分　苯甲醇
有效成分 CAS 号　100-51-6

化学分子结构式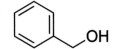

商 品 属 性　本品为无色的澄明液体。臭微香。
适　用　症　本品为消毒防腐药。适用于局部止痛及制剂的防腐。
药 理 作 用　苯甲醇具局部麻醉作用及防腐作用。
税 则 号 列　3004. 9090

中　文　名　复方水杨酸甲酯乳膏
英　文　名　Compound Methyl Salicylate Cream
类　　　别　临床各科用药（外科及消毒药）
主 要 成 分　本品为复方制剂，有效成分为水杨酸甲酯、薄荷脑、桉油、松节油
有效成分 CAS 号　水杨酸甲酯 119-36-8；薄荷脑 89-78-1；桉油 8000-48-4；松节油 8006-64-2

化学分子结构式

商 品 属 性　本品为乳剂型基质的白色乳膏。有芳香气，有清凉感。
适　用　症　适用于缓解扭伤、挫伤、拉伤、劳损等引起的肌肉、筋膜炎，创伤性关节滑膜炎及韧带
　　　　　　损伤等引起的局部肿胀和疼痛。
药 理 作 用　本品外用，具有局部消炎、止痒、消肿及止痛的作用。
税 则 号 列　3004. 9090

中 文 名　甲紫溶液
英 文 名　Methylrosanilinium Chloride Solution
类　　别　临床各科用药（外科及消毒药）
主 要 成 分　甲紫
有效成分 CAS 号　8004-87-3

化学分子结构式

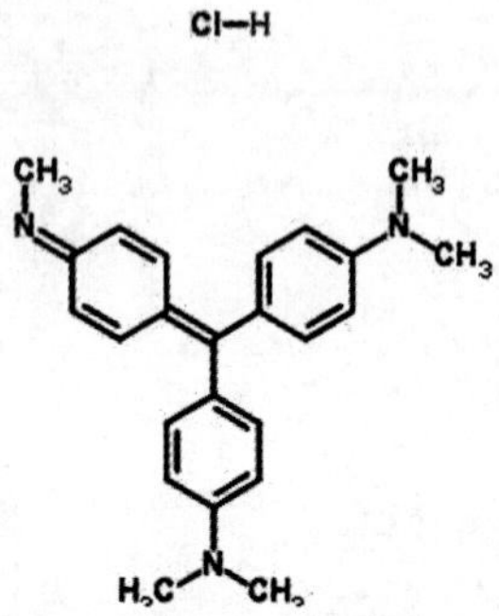

商 品 属 性　本品为紫色液体。
适 用 症　适用于治疗皮肤和黏膜的化脓性感染、白色念珠菌引起的口腔炎，也用于烫伤、烧伤等症。
药 理 作 用　本品属三苯甲烷类染料消毒剂，能与微生物酶系统发生氢离子的竞争性对抗，使酶成为无活性的氧化状态，而发挥杀菌的作用。
税 则 号 列　3004.9090

中 文 名　聚维酮碘溶液
英 文 名　Povidone Iodine Solution
类　　别　临床各科用药（外科及消毒药）
主 要 成 分　聚维酮碘
有效成分 CAS 号　25655-41-8

化学分子结构式

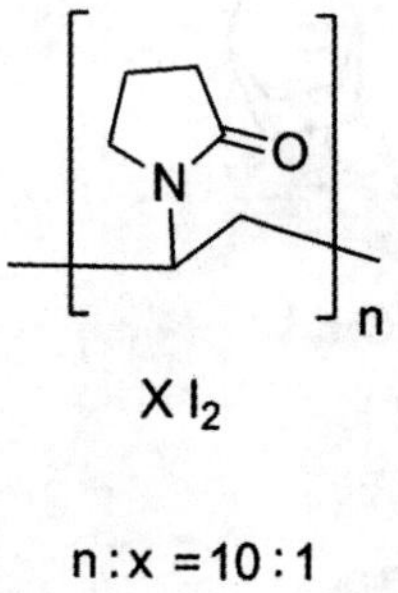

$X I_2$

n : x = 10 : 1

商 品 属 性　本品为红棕色液体。
适 用 症　适用于治疗化脓性皮炎、皮肤真菌感染、小面积轻度烧烫伤，也适用于小面积皮肤、黏膜创口的消毒。
药 理 作 用　本品对多种细菌、芽孢、病毒、真菌等有杀灭作用。其作用机制是本品接触创面或患处后，能解聚释放出所含碘发挥杀菌作用。
税 则 号 列　3004.9090

中 文 名　聚维酮碘乳膏
英 文 名　Povidonelodine Cream
类　　别　临床各科用药（外科及消毒药）
主 要 成 分　聚维酮碘
有效成分 CAS 号　25655-41-8

化学分子结构式

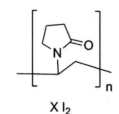

n : x = 10 : 1

商 品 属 性　本品为棕红色乳膏。
适 用 症　适用于化脓性皮炎、皮肤真菌感染、小面积轻度烧烫伤，也适用于小面积皮肤、黏膜创口的消毒，还可用于念珠菌性外阴阴道病、细菌性阴道病及混合感染性阴道炎。
药 理 作 用　该药品为消毒防腐剂，对多种细菌、芽孢、病毒、真菌等有杀灭作用。其作用机制是该药品接触创面或患处后，能解聚释放出所含碘发挥杀菌作用。特点是对组织刺激性小，适用于皮肤、黏膜感染。
税 则 号 列　3004.9090

中 文 名　灭菌注射用水
英 文 名　Sterile Water for Injection
类　　别　临床各科用药（外科及消毒药）
主 要 成 分　水
有效成分 CAS 号　无
化学分子结构式　无
商 品 属 性　本品为无色澄明液体。无臭，无味。
适 用 症　适用于注射用灭菌粉末的溶剂或注射液的稀释剂或各科内腔镜冲洗剂。
药 理 作 用　溶剂。
税 则 号 列　3004.9090

中 文 名　氧化锌软膏
英 文 名　Zinc Oxide Ointment
类　　别　临床各科用药（外科及消毒药）
主 要 成 分　氧化锌
有效成分 CAS 号　1314-13-2
化学分子结构式　**Zn=O**
商 品 属 性　本品为淡黄色软膏。
适 用 症　适用于急性或亚急性皮炎、湿疹、痱子及轻度、小面积的皮肤溃疡。
药 理 作 用　该药品对皮肤有弱收敛、滋润和保护作用，又有吸着及干燥功能。
税 则 号 列　3004.9090

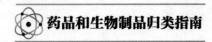

中 文 名　鱼石脂软膏
英 文 名　Ichthammol Ointment
类　　别　临床各科用药（外科及消毒药）
主 要 成 分　鱼石脂
有效成分 CAS 号　8029-68-3
化学分子结构式　略
商 品 属 性　本品为棕黑色软膏。有特臭。
适 用 症　适用于治疗疖肿。
药 理 作 用　具有温和刺激性和消炎、防腐及消肿的作用。
税 则 号 列　3004.9090

2.80　临床各科用药（眼科用药）

中 文 名　妥布霉素滴眼液
英 文 名　Tobramycin eye drops
类　　别　临床各科用药（眼科用药）
主 要 成 分　妥布霉素
有效成分 CAS 号　32986-56-4

化学分子结构式

商 品 属 性　本品为滴眼剂，无色至微黄色澄明溶液。
适 用 症　适用于敏感细菌所致的外眼及附属器的局部感染。
药 理 作 用　本品属氨基糖苷类抗生素。抗菌谱与庆大霉素近似，对大肠埃希菌、产气杆菌、克雷白杆菌、奇异变形杆菌、某些吲哚阳性变形杆菌、铜绿假单胞菌、某些奈瑟菌、某些无色素沙雷杆菌和志贺菌等革兰氏阴性菌有抗菌作用；本品对铜绿假单胞菌的抗菌作用较庆大霉素强 3~5 倍，对庆大霉素中度敏感的铜绿假单胞菌对本品高度敏感。革兰氏阳性菌中，金黄色葡萄球菌（包括产 β 内酰胺酶株）对本品敏感；链球菌（包括化脓性链球菌、肺炎球菌、粪链球菌等）均对本品耐药。厌氧菌（拟杆菌属）、结核杆菌、立克次体、病毒和真菌亦对本品耐药。本品的作用机制是与细菌核糖体 30S 亚单位结合，抑制细菌蛋白质的合成。
税 则 号 列　3004.2090

中 文 名　醋酸泼尼松龙滴眼液
英 文 名　Prednisolone Acetate Ophthalmic Suspension
类 　 别　临床各科用药（眼科用药）
主 要 成 分　醋酸泼尼松龙
有效成分 CAS 号　52-21-1

化学分子结构式

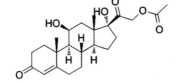

商 品 属 性　本品为白色均匀的微细混悬液。
适 用 症　适用于短期治疗对类固醇敏感的眼部炎症（排除病毒、真菌和细菌病原体感染）。
药 理 作 用　醋酸泼尼松龙是一种糖皮质激素，相同剂量下，其抗炎效力是氢化可的松的3~5倍。糖
　　　　　　皮质激素可减轻炎症反应时的组织水肿、纤维沉积，抑制毛细血管扩张和吞噬细胞游走，
　　　　　　也可抑制毛细血管的增生、胶原的沉积及疤痕的形成。
税 则 号 列　3004.3200

中 文 名　醋酸氢化可的松眼膏
英 文 名　Hydrocortisone Acetate Eye Ointment
类 　 别　临床各科用药（眼科用药）
主 要 成 分　醋酸氢化可的松
有效成分 CAS 号　50-03-3

化学分子结构式

商 品 属 性　本品为黄色软膏。
适 用 症　适用于过敏性结膜炎、角膜炎、巩膜炎、结膜炎等。
药 理 作 用　本品所含的氢化可的松具有抗炎、抗过敏作用。
税 则 号 列　3004.3200

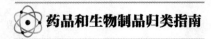

中 文 名　地塞米松磷酸钠滴眼液
英 文 名　Dexamethasone Sodium Phosphate Eye Drops
类　　别　临床各科用药（眼科用药）
主要成分　地塞米松磷酸钠
有效成分 CAS 号　2392-39-4

化学分子结构式

商 品 属 性　本品为无色的澄明液体。
适 用 症　适用于虹膜睫状体炎、虹膜炎、角膜炎、过敏性结膜炎、眼睑炎、泪囊炎等。
药 理 作 用　本品为肾上腺皮质激素类药。具有抗炎、抗过敏和抑制免疫等多种药理作用。其主要机
理：抗炎作用，糖皮质激素减轻和防止组织对炎症的反应，从而减轻炎症的表现。抗过
敏、免疫抑制作用，防止或抑制细胞中介的免疫反应、延迟性的过敏反应，并减轻原发
免疫反应地扩展。
税 则 号 列　3004.3200

中 文 名　氟米龙滴眼液
英 文 名　Fluorometholone Eye Drops
类　　别　临床各科用药（眼科用药）
主要成分　氟米龙
有效成分 CAS 号　426-13-1

化学分子结构式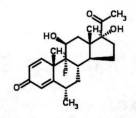

商 品 属 性　本品为微细颗粒的混悬水溶液，静置后，微细颗粒沉淀，振摇后，呈均匀的乳白色混悬液。
适 用 症　适用于治疗对类固醇敏感的睑结膜、球结膜、角膜及其他眼前段组织的炎症。
药 理 作 用　抑制机械、化学或免疫性刺激因子所致的炎症。对糖皮质激素的这种作用尚未有普遍接
受的解释，一般认为皮质类固醇是通过诱导磷脂酶 A2 的抑制蛋白而起作用，后者被称为
脂皮质素。人们认为这些抑制蛋白是通过抑制炎症介质，如前列腺素和白三烯的共同前
体花生四烯酸的释放，从而控制这些炎症介质的生物合成。磷脂酶 A2 的作用是使膜磷脂
释放花生四烯酸。糖皮质激素及其衍生物可能引起眼压升高。病人眼部使用艾氟龙和地
塞米松的临床研究显示，艾氟龙对眼压的影响比地塞米松小（半衰期短，易于代谢）。
税 则 号 列　3004.3200

中 文 名　贝美前列素滴眼液
英 文 名　Bimatoprost Ophthalmic Solution
类　　别　临床各科用药（眼科用药）
主 要 成 分　贝美前列素（合成的前列酰胺）
有效成分 CAS 号　155206-00-1

化学分子结构式

商 品 属 性　本品为滴剂，无色澄明液体。
适 用 症　适用于降低对其他降眼压制剂不能耐受或不够敏感（多次用药无法达到目标眼内压值）的开角型青光眼及高眼压症患者的眼内压。
药 理 作 用　贝美前列素为一种合成的前列酰胺，是具有降低眼内压活性的前列腺素结果类似物，选择性地模拟了天然存在的前列酰胺的作用。贝美前列素被认为是通过增加房水经小梁网及葡萄膜巩膜两条外流途径而降低眼内压（IOP）的。高眼压是导致青光眼性视野缺损的主要因素。眼内压越高，视神经受损及视野缺损的危险性越大。
税 则 号 列　3004.3900

中 文 名　贝美素噻吗洛尔滴眼液
英 文 名　Bimatoprost and Timolol Maleate Eye Drops
类　　别　临床各科用药（眼科用药）
主 要 成 分　本品为复方制剂，主要成分为贝美前列素和马来酸噻吗洛尔
有效成分 CAS 号　贝美前列素 155206-00-1；马来酸噻吗洛尔 26839-77-0

化学分子结构式

商 品 属 性　本品为滴剂，无色澄明液体。
适 用 症　适用于降低对 β-受体阻滞剂或前列腺素类似物治疗效果不佳的开角型青光眼及高眼压症患者的眼压。
药 理 作 用　贝美前列素为一种合成的前列酰胺，是具有降低眼压活性的前列腺素结构类似物。贝美前列素选择性地模拟了前列酰胺的作用，通过增加房水经小梁网及葡萄巩膜两条外流途径而降低眼压（IOP）。噻吗洛尔是一种非选择性 β-肾上腺能受体阻滞剂，对高眼压患者和正常人均有降低眼压作用。噻吗洛尔的降低眼压确切机理尚不清楚，眼压描记和房水荧光光度研究提示其降眼压作用与减少房水生成有关。噻吗洛尔没有明显的内源性拟交感活性和局麻作用，对心肌无直接抑制作用。
税 则 号 列　3004.3900

中 文 名　布林佐胺滴眼液
英 文 名　Brinzolamide Eye Drops
类　　别　临床各科用药（眼科用药）
主 要 成 分　布林佐胺
有效成分 CAS 号　138890-62-7

化学分子结构式

商 品 属 性　本品为白色或类白色的均匀混悬液。
适 用 症　适用于下列情况降低升高的眼压：高眼压症；开角型青光眼；可以作为对 β 阻滞剂无效，或者有使用禁忌证的患者单独的治疗药物，或者作为 β 阻滞剂的协同治疗药物。
药 理 作 用　碳酸酐酶（CA）存在于包括组织在内的很多身体组织内。碳酸酐酶催化二氧化碳的水化成碳酸，以及碳酸脱水这个可逆反应。抑制眼部睫状体的碳酸酐酶可以减少房水的分泌。可能是通过减少碳酸氧盐离子的生成从而减少了钠和水的转运，最终降低了眼压。眼压是青光眼视神经损害和青光眼性视野缺损的重要危险因素。布林佐胺主要抑制眼组织中占优势的碳酸酐酶 2 型同工酶，体外试验中，50% 的有效抑制浓度是 3.2nM，对碳酸酐酶 2 型同工酶的 Ki 值是 0.13nM。
税 则 号 列　3004.9010

中 文 名　乙酰唑胺片
英 文 名　Acetazolamide Tablets
类　　别　临床各科用药（眼科用药）
主 要 成 分　乙酰唑胺
有效成分 CAS 号　59-66-5

化学分子结构式

商 品 属 性　本品为白色片。
适 用 症　适用于各种类型的青光眼，对各种类型青光眼急性发作时的短期控制是一种有效降低眼压的辅助药物。开角型（慢性单纯性）青光眼，如用药物不能控制眼压，并用本品治疗可使其中大部分病例的眼压得到控制，作为术前短期辅助药物。闭角型青光眼急性期应用本品降压后，原则上应根据房角及眼压描记情况选择适宜的抗青光眼手术。抗青光眼及某些内眼手术前降低眼压。抗青光眼术后眼压控制不满意者，仍可应用本品控制眼压。继发性青光眼也可用本品降低眼压。
药 理 作 用　本品为碳酸酐酶抑制剂，能抑制房水生成，降低眼压。房水流出易度则不改变。乙酰唑胺能抑制睫状体上皮碳酸酐酶的活性，从而减少房水生成（50%~60%），使眼压下降。
税 则 号 列　3004.9010

中　文　名　苄达赖氨酸滴眼液
英　文　名　Bendazac Lysine Eye Drops
类　　　别　临床各科用药（眼科用药）
主 要 成 分　苄达赖氨酸
有效成分 CAS 号　81919-14-4

化学分子结构式

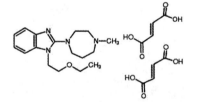

商 品 属 性　本品为无色或几乎无色的澄明液体。
适 用 症　适用于早期老年性白内障。
药 理 作 用　本品是醛糖还原酶（AR）抑制剂，文献报告对晶状体醛糖还原酶（AR）有抑制作用，所以用苄达赖氨酸（BDL）滴眼液抑制眼睛中 AR 的活性，达到预防或治疗白内障的目的。
税 则 号 列　3004.9090

中　文　名　富马酸依美斯汀滴眼液
英　文　名　Emedastine Difumarate Eye Drops
类　　　别　临床各科用药（眼科用药）
主 要 成 分　富马酸依美斯汀
有效成分 CAS 号　87233-62-3

化学分子结构式

商 品 属 性　本品为滴剂，无色至微黄色澄明液体。
适 用 症　适用于暂时缓解过敏性结膜炎的体征和症状。
药 理 作 用　依美斯汀是一种相对选择性的组胺 H1 受体拮抗剂。依美斯汀对组胺受体亲和力的体外试验表明，它对组胺 H1 受体具有相对选择性的作用（H1：Ki = 1.3nM，H2：Ki = 49067nM，H3：Ki = 12430nM）。体内研究表明，本品对组胺引起的结膜血管渗透性的改变存在着浓度相关的抑制关系。依美斯汀对肾上腺素能受体、多巴胺受体和 5-羟色胺受体没有作用。
税 则 号 列　3004.9090

中 文 名　　酒石酸溴莫尼定滴眼液
英 文 名　　Brimonidine Tartrate Eye Drops
类　　　别　　临床各科用药（眼科用药）
主 要 成 分　　酒石酸溴莫尼定
有效成分 CAS 号　　70359-46-5

化学分子结构式

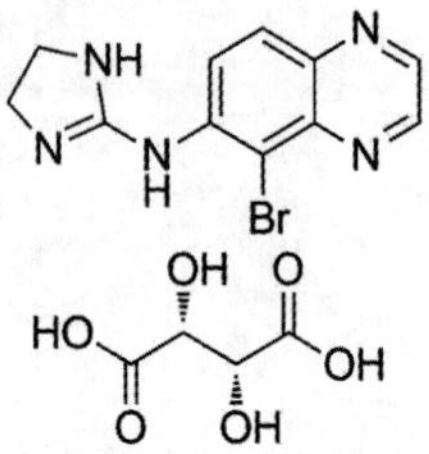

商 品 属 性　　本品为滴剂，淡黄绿色澄明液体。
适 用 症　　适用于降低开角型青光眼及高眼压症患者的眼内压。部分患者长期使用本品时，其降低眼内压的作用逐渐减弱。作用减弱出现的时间因人而异，因此应予以密切监视。
药 理 作 用　　酒石酸溴莫尼定为一种 α-肾上腺素能受体激动剂。用药后两小时降眼压效果达到峰值。在动物及人体中用荧光光度测定法进行的研究表明，酒石酸溴莫尼定具有双重的作用机制——既减少房水的生成，又增加葡萄膜巩膜的外流。
税 则 号 列　　3004.9090

中 文 名　　七叶洋地黄双苷滴眼液
英 文 名　　Esculin and Digitalisglycosides Eye Drops
类　　　别　　临床各科用药（眼科用药）
主 要 成 分　　每支含洋地黄苷（按洋地黄毒苷计）0.006mg、七叶亭苷 0.040mg
有效成分 CAS 号　　洋地黄苷类化合物 NA；七叶亭苷 531-75-9

化学分子结构式　　无；

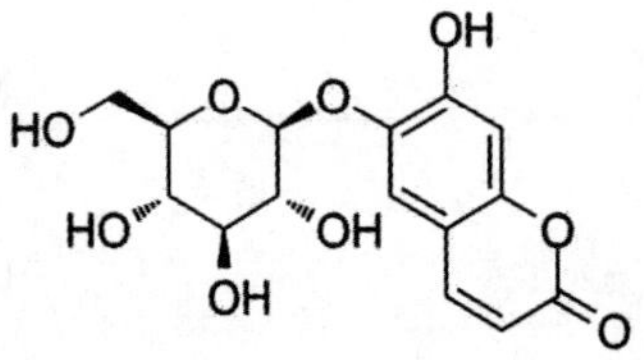

商 品 属 性　　本品为滴剂。
适 用 症　　适用于眼底黄斑变性；所有类型的眼疲劳，包括眼肌性、神经性和适应性的。
药 理 作 用　　本品含有从紫花洋地黄叶中提取的标准洋地黄苷的混合物。洋地黄苷对睫状肌与对心肌的作用相似：收缩力加强，特别是对伴有肌机能不全的情况。睫状体和角膜中的组织浓度是外周血清浓度的 3 倍。这些结果证实洋地黄苷在水性滴眼液中释放出来，在睫状体中被重吸收。七叶亭苷能增强血管的封闭性，增加虹膜和睫状体中毛细血管壁的阻力。这两种成分的联合作用使视网膜的血流灌注得到改善。
税 则 号 列　　3004.9090

中 文 名　羧甲基纤维素钠滴眼液
英 文 名　Carboxymethylcellulose Sodium Eye Drops
类　　　别　临床各科用药（眼科用药）
主 要 成 分　羧甲基纤维素钠 10mg
有效成分 CAS 号　9004-32-4

化学分子结构式　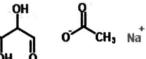

商 品 属 性　本品为滴剂，无色至浅黄色澄明黏稠液体。
适 用 症　适用于缓解眼部干燥或因暴露于阳光或风沙所引起的眼部烧灼、刺痛等不适感，也是防止进一步刺激的保护剂。
药 理 作 用　本品为一种人工泪液，能润湿眼部，并在一定时间内保持眼部的水分。
税 则 号 列　3004.9090

中 文 名　注射用糜蛋白酶
英 文 名　Chymotrypsin for Injection
类　　　别　临床各科用药（眼科用药）
主 要 成 分　糜蛋白酶
有效成分 CAS 号　9004-07-3
化学分子结构式　无
商 品 属 性　本品为注射剂，白色冻干块状物。
适 用 症　适用于眼科手术松弛睫状韧带，减轻创伤性虹膜睫状体炎；也可用于白内障摘除，使晶体易于移去。适用于创伤或手术后伤口愈合、抗炎及防止局部水肿、积血、扭伤血肿、乳房手术后浮肿、中耳炎、鼻炎等。适用于慢性支气管炎，支气管扩张或肺脓肿的治疗，可使脓性或非脓性痰液均可液化，易于咳出。适用于毒蛇咬伤的处理。
药 理 作 用　本品具有肽链内切酶的作用，尚有脂酶作用，使某些脂水解，因此可消化脓液、积血、坏死组织，起创面净化、消炎、消肿作用。此外，尚能松弛睫状韧带及溶解眼内某些组织的蛋白结构。
税 则 号 列　3004.9090

2.81 临床各科用药（造影剂）

中 文 名　碘比醇注射液
英 文 名　Iobitridol Injection
类 　 别　临床各科用药（造影剂）
主 要 成 分　碘比醇
有效成分 CAS 号　136949-58-1

化学分子结构式

商 品 属 性　本品为无色至淡黄色的澄清液体。
适 用 症　本品为含碘造影剂，用于（X 线）尿路静脉造影，动脉造影，头颅和全身计算机断层扫描（CT）静脉血管数字减影。
药 理 作 用　碘比醇注射液是一个非离子型、低渗透压并溶于水的含碘造影剂，主要应用在尿路及血管造影。碘比醇分子具有稳定的亲水性。对血液动力学系统、心血管系统、肺及支气管系统、肾脏系统、神经系统和流变学系统的总的耐受性检查表明，本品可与其他非离子型水溶性三价碘产品交替使用。
税 则 号 列　3006.3000

- -

中 文 名　碘海醇注射液
英 文 名　Iohexol Injection
类 　 别　临床各科用药（造影剂）
主 要 成 分　碘海醇
有效成分 CAS 号　66108-95-0

化学分子结构式

商 品 属 性　本品为无色至淡黄色的澄明液体。
适 用 症　血管内应用：临床应用本品于成人及儿童的尿路造影和心血管造影，以及成人的大脑血管造影，外周及各种动脉造影、静脉造影、数字减影和 CT 增强扫描。蛛网膜下应用：适用于成人及儿童的脊髓造影，以及应用于蛛网膜下注射后进行脑池 CT 扫描检查。体腔内应用：适用于各种体腔检查，包括口服，如关节造影，内窥镜逆行胰胆管造影（ERCP）、疝囊造影、尿路造影，子宫输卵管造影、涎管造影以及各种使用口服水溶造影剂进行的胃肠道检查等。
药 理 作 用　本品为 X 光及 CT 检查常用的造影剂，可供血管内、椎管内和体腔内使用。
税 则 号 列　3006.3000

中 文 名　碘化油注射液

英 文 名　Iodinated Oil Injection

类　　别　临床各科用药（造影剂）

主 要 成 分　本品为复方制剂，主要成分为植物油与碘结合的一种有机碘化合物

有效成分 CAS 号　20461-54-5

化学分子结构式　略

商 品 属 性　本品为淡黄色至黄色的澄明油状液体。微有类似蒜的臭气。

适 用 症　X 线诊断用阳性造影剂。用于支气管造影，子宫输卵管造影，鼻窦、腮腺管以及其他腔道和瘘管造影，也用于预防和治疗地方性甲状腺肿、地方性克汀病及肝恶性肿瘤的栓塞治疗。

药 理 作 用　本品属诊断用药，也用于防治地方性甲状腺肿。本品注入体内后由于其能比周围软组织结构吸收更多 X 线，从而在 X 线照射下形成密度对比，显示出所在腔道的形态结构。碘为合成甲状腺激素的原料，治疗量和预防量碘剂可弥补食物中碘的不足，使甲状腺素的合成和分泌保持或逐渐恢复到正常水平，腺体随之缩小，从而治疗地方性甲状腺肿。

税 则 号 列　3006. 3000

中 文 名　复方泛影葡胺注射液

英 文 名　Compound Meglumine Diatrizoate Injection

类　　别　临床各科用药（造影剂）

主 要 成 分　本品为复方制剂，主要成分为泛影葡胺和泛影酸钠

有效成分 CAS 号　泛影葡胺 131-49-7；泛影酸钠 737-31-5

化学分子结构式

商 品 属 性　本品为无色至淡黄色的澄明液体。

适 用 症　适用于泌尿系造影、心脏血管造影、脑血管造影、其他脏器和周围血管造影、CT 增强扫描和其他各种腔道、瘘管造影，也可用于冠状动脉造影。

药 理 作 用　本品为诊断用药。泛影酸钠为离子型单体碘造影剂，碘能吸收较多量的 X 线，注入体内后与周围组织在 X 线下形成密度对比而显影。用直接引入法造影时，将它直接注入血管或其他腔道后，能显示其管腔形态。用生理吸收法造影时，注入血管的造影剂可通过受损的血管内皮或受损的血脑屏障进入病变组织而显示病灶。经肾脏排泄时可显示尿路形态。

税 则 号 列　3006. 3000

中　文　名　钆喷酸葡胺注射液
英　文　名　Dimeglnmine Gadopentetate Injection
类　　　别　临床各科用药（造影剂）
主　要　成　分　钆喷酸双葡甲胺
有效成分 CAS 号　86050-77-3

化学分子结构式

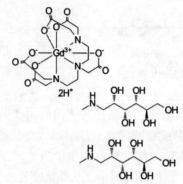

商品属性　本品为无色或几乎无色的澄明液体。
适　用　症　本品为腹部核磁共振检查辅助用药，适用于提高腹部组织和器官的分辨对比。
药理作用　本品是一种用于磁共振成像的顺磁性造影剂，进入体内后能缩短组织中质子的 T_1 及 T_2 弛豫时间，从而增强图像的清晰度和对比度。
税则号列　3006.3000

中　文　名　钆特酸葡胺注射液
英　文　名　Gadotric Acid Meglumine Salt Injection
类　　　别　临床各科用药（造影剂）
主　要　成　分　钆特酸葡胺
有效成分 CAS 号　92943-93-6

化学分子结构式

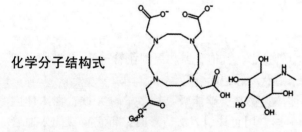

商品属性　本品为无色至黄色的澄明液体。
适　用　症　本品用于以下疾病的核磁共振检查：大脑和脊髓病变、脊柱病变、其他全身性病理检查（包括血管造影）。
药理作用　本品为静脉注射造影剂，用于磁共振检查。钆特酸具有顺磁性质，可以增加磁共振的影像对此，其本身不具有药理活性，为惰性强的化合物。
税则号列　3006.3000

中 文 名　注射用全氟丁烷微球

英 文 名　Perfluorobutane Microspheres for Injection

类　　别　临床各科用药（造影剂）

主 要 成 分　本品主要成分为全氟丁烷微球，主要含全氟正丁烷和少量全氟异丁烷，辅料为氢化卵磷脂酰丝氨酸钠和蔗糖

有效成分 CAS 号　355-25-9

化学分子结构式　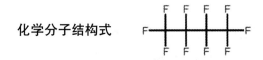

商 品 属 性　本品为注射剂，白色块状物或粉末。上层填充有无色气体。

适　用　症　本品仅用于诊断使用；注射用全氟丁烷微球是一种超声造影剂，用于肝脏局灶性病变血管相和 Kupffer 相的超声成像。

药 理 作 用　本品中的活性成分是全氟丁烷微泡，静脉注射后能够穿过肺毛细血管床流到左侧心腔，随后循环至全身。发射的超声波被微泡表面有效地反向散射，因而增强管腔内血液和周围组织对比度。诊断肝脏病变时，给药后一分钟内可立即观察病变及其周围血管影像，进行鉴别诊断（定性诊断）。另外，本品中的部分微球在给药后 5~10 分钟被网状内皮系统摄取（对于肝脏来说是 Kupffer 细胞），因而增强了正常组织与没有网状内皮系统的恶性病变之间的对比。使得 Kupffer 相影像尤其有助于病变的定性诊断和探查。

税 则 号 列　3006.3000

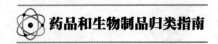

2.82　维生素类药物

中 文 名　复合维生素 B 片

英 文 名　Compound Vitamin B Tablets

类　　别　维生素类药物

主要成分　本品为复方制剂，主要成分为维生素 B1、维生素 B2、维生素 B6、烟酰胺、泛酸钙

有效成分 CAS 号　维生素 B1 59-43-8；维生素 B2 83-88-5；维生素 B6 8059-24-3；烟酰胺 98-92-0；泛
　　　　　　　酸钙 137-08-6

化学分子结构式

商品属性　本品为白色片。

适 用 症　适用于预防和治疗 B 族维生素缺乏所致的营养不良、厌食、脚气并糙皮病等。

药理作用　维生素 B1 是糖代谢所需辅酶的重要组成成分。维生素 B2 为组织呼吸所需的重要辅酶组
　　　　　成成分，烟酰胺为辅酶 I 及 II 的组分，是脂质代谢、组织呼吸的氧化作用所必需。维生
　　　　　素 B6 为多种酶的辅基，参与氨基酸及脂肪的代谢。泛酸钙为辅酶 A 的组分，参与糖、
　　　　　脂肪、蛋白质的代谢。

税则号列　3004.5000

530

中　文　名	复合维生素 B 注射液

英　文　名　　Compound Vitamin B Injection

类　　　别　　维生素类药物

主 要 成 分　　本品为复方制剂，主要成分为维生素 B1、维生素 B2、维生素 B6、烟酰胺、右旋泛酸钠

有效成分 CAS 号　　维生素 B1 59-43-8；维生素 B2 83-88-5；维生素 B6 8059-24-3；烟酰胺 98-92-0；右旋泛酸钠 867-81-2

化学分子结构式

商 品 属 性　　本品为黄色带绿色荧光的澄明或几乎澄明的溶液。

适　用　症　　适用于营养不良及因缺乏维生素 B 类所引起疾患的辅助治疗，如厌食、脚气病、糙皮病等。

药 理 作 用　　复合维生素 B 参与机体新陈代谢过程，为体内多种代谢环节所必需的辅酶和提供组织呼吸的重要辅酶。维生素 B1 是糖代谢所需辅酶的重要组成成分。维生素 B2 为组织呼吸所需的重要辅酶组成成分，烟酰胺为辅酶 I 及 II 的组分，是脂质代谢、组织呼吸的氧化作用所必需。维生素 B6 为多种酶的辅基，参与氨基酸及脂肪的代谢。泛酸钙为辅酶 A 的组分，参与糖、脂肪、蛋白质的代谢。

税 则 号 列　　3004.5000

中　文　名　　维生素 B1 注射液

英　文　名　　Vitamin B1 Injection

类　　　别　　维生素类药物

主 要 成 分　　维生素 B1

有效成分 CAS 号　　59-43-8

化学分子结构式

商 品 属 性　　本品为无色的澄明液体。

适　用　症　　适用于脚气病、周围神经炎及各种疾病的辅助治疗。

药 理 作 用　　本品在体内与焦磷酸结合成辅羧酶，参与丙酮酸和 α-酮戊二酸的氧化脱羧反应，是糖类代谢所必需。

税 则 号 列　　3004.5000

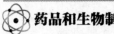

中 文 名　维生素 B6 片
英 文 名　Vitamin B6 Tablets
类　　别　维生素类药物
主 要 成 分　维生素 B6
有效成分 CAS 号　8059-24-3

化学分子结构式

商 品 属 性　本品为白色片。
适 用 症　适用于预防和治疗维生素 B6 缺乏症，如脂溢性皮炎、唇干裂，也可用于减轻妊娠呕吐。
药 理 作 用　维生素 B6 是辅酶的重要组成成分，参与糖、蛋白质、脂肪的正常代谢，并与白细胞、血红蛋白的生成有关。
税 则 号 列　3004.5000

中 文 名　维生素 B6 注射液
英 文 名　Vitamin B6 Injection
类　　别　维生素类药物
主 要 成 分　维生素 B6
有效成分 CAS 号　8059-24-3

化学分子结构式

商 品 属 性　本品为无色或微黄色的澄明液体。
适 用 症　适用于维生素 B6 缺乏的预防和治疗，防治异烟肼中毒；也可用于妊娠、放射病及抗癌药所致的呕吐，脂溢性皮炎等；也适用于其他维生素 B6 缺乏所需的补充。
药 理 作 用　维生素 B6 在红细胞内转化为磷酸吡哆醛，作为辅酶对蛋白质、碳水化合物、脂类的各种代谢功能起作用，同时还参与色氨酸转化成烟酸或 5-羟色胺。
税 则 号 列　3004.5000

中 文 名　维生素 B12 注射液
英 文 名　Vitamin B12 Injection
类 　 别　维生素类药物
主 要 成 分　维生素 B12
有效成分 CAS 号　68-19-9

化学分子结构式　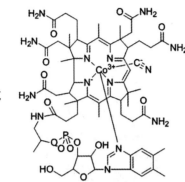

商 品 属 性　本品为粉红色至红色的澄明液体。无臭，无味。
适 用 症　主要适用于因内因子缺乏所致的巨幼细胞性贫血，也可用于亚急性联合变性神经系统病变如神经炎的辅助治疗。
药 理 作 用　本品为抗贫血药。维生素 B12 参与体内甲基转换及叶酸代谢，促进 5-甲基四氢叶酸转变为四氢叶酸。缺乏时，导致 DNA 合成障碍，影响红细胞的成熟。本品还促使甲基丙二酸转变为琥珀酸，参与三羧酸循环。此作用关系到神经髓鞘脂类的合成及维持有髓神经纤维功能完整，维生素 B12 缺乏症的神经损害可能与此有关。
税 则 号 列　3004.5000

中 文 名　维生素 C 片
英 文 名　Vitamin C Tablets
类 　 别　维生素类药物
主 要 成 分　维生素 C
有效成分 CAS 号　50-81-7

化学分子结构式　

商 品 属 性　本品为白色、黄色或其他类水果颜色片剂。
适 用 症　适用于预防坏血病，也可用于各种急慢性传染疾病及紫癜等的辅助治疗、维生素 C 的膳食补充。
药 理 作 用　维生素 C 参与机体内抗体及胶原形成，组织修补（包括某些氧化还原作用），苯丙氨酸、酪氨酸、叶酸的代谢，铁、碳水化合物的利用，脂肪、蛋白质的合成，以及维持免疫功能，羟化 5-羟色胺，保持血管的完整，并促进非血红素铁的吸收。
税 则 号 列　3004.5000

中 文 名　维生素 C 注射液

英 文 名　Vitamin C Injection

类　　　别　维生素类药物

主 要 成 分　维生素 C

有效成分 CAS 号　50-81-7

化学分子结构式

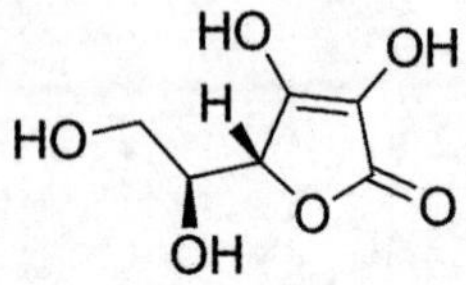

商 品 属 性　本品为无色至微黄色的澄明液体。

适 用 症　适用于治疗坏血病，也可用于各种急慢性传染性疾病及紫癜等辅助治疗。慢性铁中毒的治疗：维生素 C 促进去铁胺对铁的螯合，使铁排出加速。特发性高铁血红蛋白症的治疗。下列情况对维生素 C 的需要量增加：病人接受慢性血液透析、胃肠道疾病（长期腹泻、胃或回肠切除术后）、结核病、癌症、溃疡病、甲状腺功能亢进、发热、感染、创伤、烧伤、手术等；因严格控制或选择饮食，接受肠道外营养的病人，因营养不良，体重骤降，以及在妊娠期和哺乳期；应用巴比妥类、四环素类、水杨酸类，或以维生素 C 作为泌尿系统酸化药时。

药 理 作 用　本品为维生素类药。维生素 C 参与氨基酸代谢、神经递质的合成、胶原蛋白和组织细胞间质的合成，可降低毛细血管的通透性，加速血液的凝固，刺激凝血功能，促进铁在肠内吸收，促使血脂下降，增加对感染的抵抗力，参与解毒功能，且有抗组胺的作用及阻止致癌物质（亚硝胺）生成的作用。

税 则 号 列　3004.5000

中 文 名　维生素 E 软胶囊
英 文 名　Vitamin E Soft Capsule
类　　 别　维生素类药物
主 要 成 分　维生素 E
有效成分 CAS 号　59-02-9

化学分子结构式

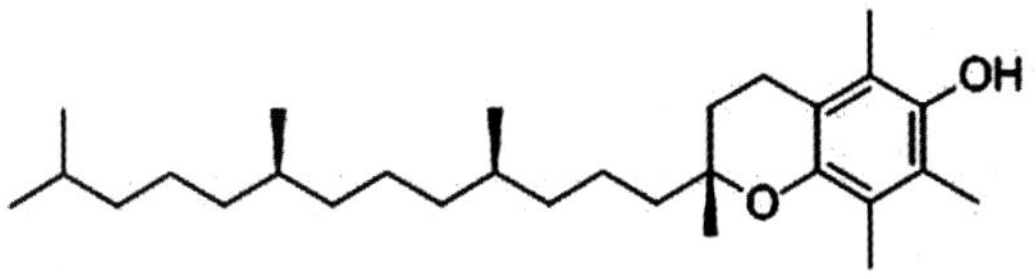

商 品 属 性　本品为软胶囊剂。
适 用 症　适用于心、脑血管疾病以及习惯性流产、不孕症的辅助治疗。
药 理 作 用　本品参与体内一些代谢反应。能对抗自由基的过氧化作用，可抗衰老、保护皮肤，还能增强卵巢功能、防止习惯性流产。
税 则 号 列　3004.5000

中 文 名　维生素 K1 注射液
英 文 名　Vitamin K1 Injection
类　　 别　维生素类药物
主 要 成 分　维生素 K1
有效成分 CAS 号　84-80-0

化学分子结构式

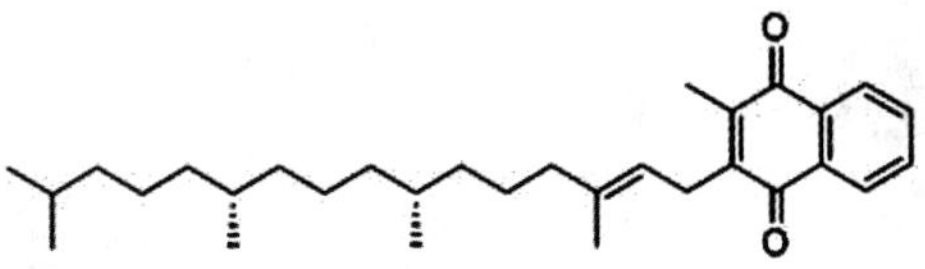

商 品 属 性　本品为黄色至橙黄色透明黏稠的液体。
适 用 症　适用于维生素 K 缺乏引起的出血，如梗阻性黄疸、胆瘘、慢性腹泻等所致出血，香豆素类、水杨酸钠等所致的低凝血酶原血症，新生儿出血以及长期应用广谱抗生素所致的体内维生素 K 缺乏。
药 理 作 用　本品为维生素类药。维生素 K 是肝脏合成因子 II、VII、IX、X 所必需的物质。维生素 K 缺乏可引起这些凝血因子合成障碍或异常，临床可见出血倾向和凝血酶原时间延长。
税 则 号 列　3004.5000

中 文 名	叶酸片
英 文 名	Folic Acid Tablets
类 别	维生素类药物
主 要 成 分	叶酸

有效成分 CAS 号 59-30-3

化学分子结构式

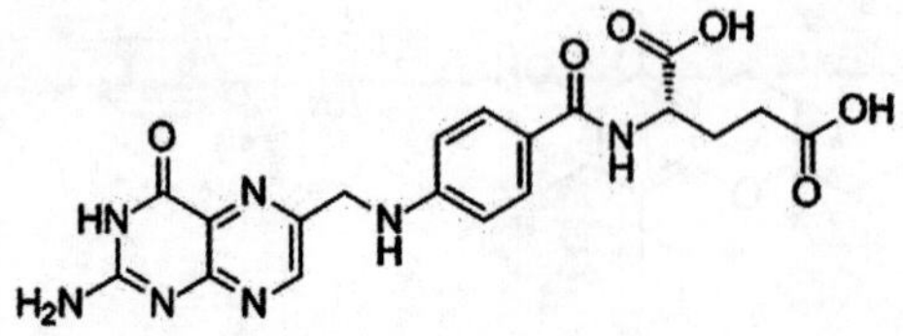

商 品 属 性	本品为黄色或橙黄色片。
适 用 症	适用于预防胎儿先天性神经管畸形，妊娠期、哺乳期妇女预防用药。
药 理 作 用	叶酸是一种水溶性 B 族维生素，为人体细胞生长和繁殖的必须物质。本品经二氢叶酸还原酶及维生素 B12 的作用，形成四氢叶酸，后者与多种一碳单位（包括 CH_3、CH_2、CHO 等）结合成四氢叶酸类辅酶，传递一碳单位，参与体内很多重要反应及核酸和氨基酸的合成。

税 则 号 列 3004.5000

2.83 调节水、电解质及酸碱平衡药

中 文 名	氯化钾注射液
英 文 名	Potassium Chloride Injection
类 别	调节水、电解质及酸碱平衡药
主 要 成 分	氯化钾

有效成分 CAS 号 7447-40-7

化学分子结构式 略

商 品 属 性	本品为无色澄明液体。
适 用 症	适用于治疗各种原因引起的低钾血症，如进食不足、呕吐、严重腹泻、应用排钾性利尿药、低钾性家族周期性麻痹、长期应用糖皮质激素和补充高渗葡萄糖后引起的低钾血症等。
药 理 作 用	补充钾离子，维持细胞内外的电位差。正常的细胞内外钾离子浓度及浓度差与细胞的某些功能有着密切的关系，如碳水化合物代谢、糖原贮存和蛋白质代谢、神经、肌肉包括心肌的兴奋性和传导性等。

税 则 号 列 3004.9090

中 文 名　　氯化钠注射液
英 文 名　　Sodium Chloride Injection
类　　　别　　调节水、电解质及酸碱平衡药
主 要 成 分　　氯化钠
有效成分 CAS 号　　7647-14-5
化学分子结构式　　略
商 品 属 性　　本品为无色的澄明液体。味微咸。
适 用 症　　适用于治疗各种原因所致的失水，包括低渗性等渗性和高渗性失水，高渗性非酮症糖尿病昏迷，应用等渗或低渗氯化钠可纠正失水和高渗状态，低氯性代谢性碱中毒，外用生理盐水冲洗眼部、洗涤伤口等；还用于产科的水囊引产。
药 理 作 用　　氯化钠是一种电解质补充药物钠和氯是机体重要的电解质主要存在于细胞外液，对维持正常的血液和细胞外液的容量和渗透压起着非常重要的作用。正常血清钠浓度为 135mmol/L～145mmol/L，占血浆阳离子的 92%、总渗透压的 90%，故血浆钠量对渗透压起着决定性的作用。正常血清氯浓度为 98mmol/L～106mmol/L，人体中钠氯离子主要通过下丘脑垂体后叶和肾脏进行调节，维持体液容量和渗透压的稳定。
税 则 号 列　　3004.9090

中 文 名　　门冬氨酸钾镁片
英 文 名　　Potassium Magnesium Tablets
类　　　别　　调节水、电解质及酸碱平衡药
主 要 成 分　　本品为复方制剂，主要成分为门冬氨酸钾和门冬氨酸镁
有效成分 CAS 号　　门冬氨酸钾 923-09-1；门冬氨酸镁 215528-79-3

化学分子结构式

商 品 属 性　　本品为薄膜衣片，除去包衣后显白色。
适 用 症　　可用于低钾血症、洋地黄中毒引起的心率失常（主要是室性心律失常）以及心肌炎后遗症、充血性心力衰竭、心肌梗塞的辅助治疗。
药 理 作 用　　天冬氨酸对细胞亲和力很强，可作为载体使钾离子、镁离于易于进入胞浆和线粒体内，以维持神经组织、心肌、平滑肌等细胞的正常兴奋性和内环境的稳定，对心肌有保护作用。天冬氨酸参与鸟氨酸循环，促进尿素生成，降低血液中氨和二氧化碳含量，增强肝脏功能。
税 则 号 列　　3004.9090

中 文 名　门冬氨酸钾镁注射液
英 文 名　Potassium Aspartate and Magnesium Aspartate Injection
类　　别　调节水、电解质及酸碱平衡药
主要成分　本品为复方制剂，主要成分为门冬氨酸钾、门冬氨酸镁
有效成分 CAS 号　门冬氨酸钾 923-09-1；门冬氨酸镁 215528-79-3

化学分子结构式

商 品 属 性　注射液，10mL 本品中含有 452mg 无水门冬氨酸钾（相当于 103.3mg 钾离子）、400mg 无
　　　　　　水门冬氨酸镁（相当于 33.7mg 镁离子）。
适 用 症　本品为电解质补充药。可用于低钾血症、洋地黄中毒引起的心律失常（主要是室性心律
　　　　　　失常）以及心肌炎后遗症、充血性心力衰竭、心肌梗塞的辅助治疗。
药 理 作 用　门冬氨酸钾镁是门冬氨酸钾盐和镁盐的混合物，为电解质补充剂，镁和钾是细胞内的重
　　　　　　要阳离子，在多种酶反应和肌肉收缩过程中扮演着重要角色，细胞内外钾离子、钙离子、
　　　　　　钠离子、镁离子浓度的比例影响心肌收缩性。门冬氨酸是体内草酰乙酸的前体，在三羧
　　　　　　酸循环中起重要作用。同时，门冬氨酸也参加鸟氨酸循环，促进氨和二氧化碳的代谢，
　　　　　　使之生成尿素，降低血中氨和二氧化碳的含量。门冬氨酸与细胞有很强的亲和力，可作
　　　　　　为钾、镁离子进入细胞的载体，使钾离子重返细胞内，促进细胞除极化和细胞代谢，维
　　　　　　持其正常功能；镁离子是生成糖原及高能磷酸酯不可缺少的物质，可增强门冬氨酸钾盐
　　　　　　的治疗作用。
税 则 号 列　3004.9090

中 文 名　葡萄糖氯化钠注射液
英 文 名　Glucose and Sodium Chloride Injection
类　　别　调节水、电解质及酸碱平衡药
主要成分　本品为复方制剂，主要成分为葡萄糖、氯化钠
有效成分 CAS 号　葡萄糖 50-99-7；氯化钠 7647-14-5

化学分子结构式

商 品 属 性　本品为无色的澄明液体。
适 用 症　本品可补充热能和体液，适用于各种原因引起的进食不足或大量体液丢失。
药 理 作 用　葡萄糖是人体主要的热量来源之一。钠和氯是机体内重要的电解质，主要存在于细胞外
　　　　　　液，对维持人体正常的血液和细胞外液的容量和渗透压起着非常重要的作用。
税 则 号 列　3004.9090

中　文　名　葡萄糖酸钙泡腾片
英　文　名　Calcium Gluconate Effervescent Tablets
类　　　别　调节水、电解质及酸碱平衡药
主　要　成　分　葡萄糖酸钙
有效成分 CAS 号　299-28-5

化学分子结构式

$1/2$Ca

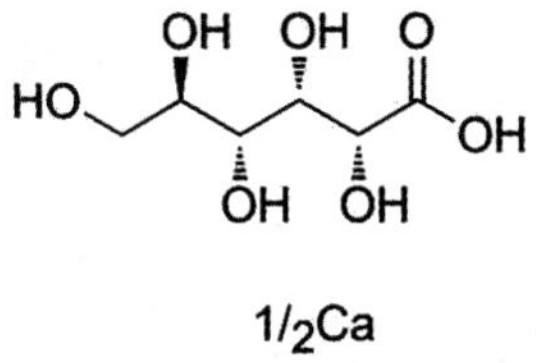

商　品　属　性　本品为白色片。
适　用　症　适用于预防和治疗钙缺乏症，如骨质疏松、手足抽搐症、骨发育不全、佝偻病以及儿童、
妊娠和哺乳期妇女、绝经期妇女、老年人钙的补充。
药　理　作　用　参与骨骼的形成与骨折后骨组织的再建以及肌肉收缩、神经传递、凝血机制并降低毛细
血管的渗透性等。
税　则　号　列　3004.9090

中　文　名　葡萄糖酸钙注射液
英　文　名　Calciun Gluconate Injection
类　　　别　调节水、电解质及酸碱平衡药
主　要　成　分　葡萄糖酸钙
有效成分 CAS 号　299-28-5

化学分子结构式

$1/2$Ca

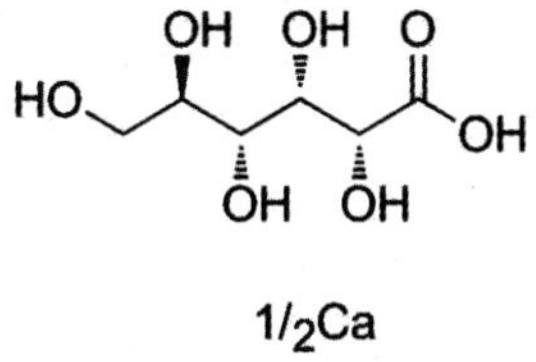

商　品　属　性　本品为无色透明液体。
适　用　症　适用于治疗钙缺乏，急性血钙过低、碱中毒及甲状旁腺功能低下所致的手足搐搦症，过
敏性疾患，镁中毒时的解救，氟中毒的解救，心脏复苏时应用（如高血钾或低血钙或钙
通道阻滞引起的心功能异常的解救）。
药　理　作　用　钙可以维持神经肌肉的正常兴奋性，促进神经末梢分泌乙酰胆碱。钙离子能改善细胞膜
的通透性，增加毛细管的致密性，使渗出减少，起抗过敏作用。钙离子能促进骨骼与牙
齿的钙化形成，高浓度钙离子与镁离子之间存在竞争性拮抗作用，可用于镁中毒的解救；
钙离子可与氟化物生成不溶性氟化钙，用于氟中毒的解救。
税　则　号　列　3004.9090

中 文 名　葡萄糖酸锌胶囊
英 文 名　Zinc Gluconate Capsules
类　　别　调节水、电解质及酸碱平衡药
主 要 成 分　葡萄糖酸锌
有效成分 CAS 号　4468-02-4

化学分子结构式

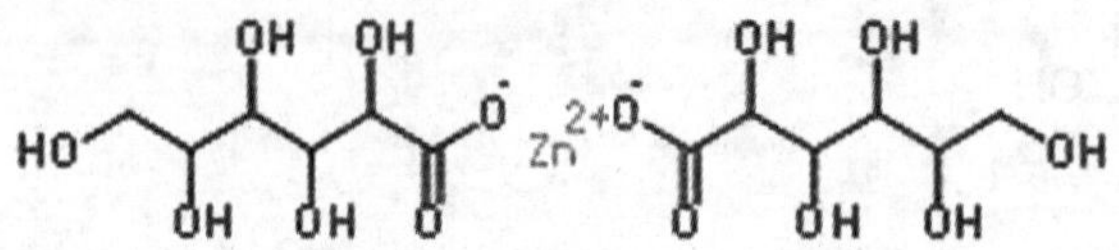

商 品 属 性　葡萄糖酸锌为白色结晶或颗粒状粉末。
适 用 症　适用于治疗缺锌引起的营养不良、厌食症、异食癖、口腔溃疡、痤疮、儿童生长发育迟缓等。
药 理 作 用　锌为体内许多酶的重要组成成分，具有促进生长发育、改善味觉等作用。缺乏时，生长停滞、生殖无能、伤口不易愈合、机体衰弱，还可发生结膜炎、口腔炎、舌炎、食欲缺乏、慢性腹泻、味觉丧失以及神经症状等。锌对儿童生长发育尤为重要。
税 则 号 列　3004.9090

中 文 名　乳酸钠林格注射液
英 文 名　Sodium Lactate Ringer's Injection
类　　别　调节水、电解质及酸碱平衡药
主 要 成 分　本品为复方制剂，主要成分为乳酸钠、氯化钠、氯化钾、氯化钙
有效成分 CAS 号　无
化学分子结构式　无
商 品 属 性　本品为无色的澄明液体。
适 用 症　适用于治疗代谢性酸中毒或有代谢性酸中毒的脱水病例。
药 理 作 用　人体在正常情况下血液中也有少量乳酸，主要自葡萄糖或糖原酵解生成，来自肌肉、皮肤、脑及细胞等，乳酸生成后或再被转化为糖原或丙酮酸，或进入三羧酸循环被分解为水及二氧化碳，因此乳酸钠的终末代谢产物为碳酸氢钠，可纠正代谢性酸中毒。高钾血症伴酸中毒时，乳酸钠可纠正酸中毒并使钾离子自血及细胞外液进入细胞内。
税 则 号 列　3004.9090

中 文 名　碳酸钙片
英 文 名　Calcium Carbonate Tablets
类　　 别　调节水、电解质及酸碱平衡药
主 要 成 分　碳酸钙
有效成分 CAS 号　471-34-1

化学分子结构式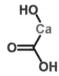

商 品 属 性　本品为白色薄膜衣片，除去包衣后显类白色。
适 用 症　适用于预防和治疗钙缺乏症，如骨质疏松、手足抽搐症、骨发育不全、佝偻病以及儿童、妊娠和哺乳期妇女、绝经期妇女、老年人钙的补充。
药 理 作 用　参与骨骼的形成与骨折后骨组织的再建以及肌肉收缩、神经传递、凝血机制并降低毛细血管的渗透性等。
税 则 号 列　3004.9090

中 文 名　葡萄糖注射液
英 文 名　Glucose Injection
类　　 别　调节水、电解质及酸碱平衡药
主 要 成 分　葡萄糖
有效成分 CAS 号　50-99-7

化学分子结构式

商 品 属 性　本品为无色或几乎无色的澄明液体。味甜。
适 用 症　适用于补充能量和体液，低糖血症，高钾血症，高渗溶液用作组织脱水剂，配制腹膜透析液，药物稀释剂，静脉法葡萄糖耐量试验，供配制 GIK 液（极化液）用。
药 理 作 用　葡萄糖是人体主要的热量来源之一，每 1g 葡萄糖可产生 4 大卡（16.7kJ）热能，故被用来补充热量，治疗低糖血症。当葡萄糖和胰岛素一起静脉滴注时，糖原的合成需钾离子参与，从而使钾离子进入细胞内，血钾浓度下降，故被用来治疗高钾血症。高渗葡萄糖注射液快速静脉推注有组织脱水作用，可用作组织脱水剂。另外，葡萄糖是维持和调节腹膜透析液渗透压的主要物质。
税 则 号 列　3004.9090

2.84　营养药（氨基酸类）

中　文　名　复方 α-酮酸片

英　文　名　Compound α-Ketoacid Tablets

类　　　别　营养药（氨基酸类）

主 要 成 分　本品为复方制剂，含 4 种酮氨基酸钙、1 种羟氨基酸钙和 5 种氨基酸，分别为消旋酮异亮氨酸钙、酮亮氨酸钙、酮苯丙氨酸钙、酮缬氨酸钙、消旋羟蛋氨酸钙、L-赖氨酸醋酸盐、L-苏氨酸、L-色氨酸、L-组氨酸、L-酪氨酸。

有效成分 CAS 号　无

化学分子结构式　无

商 品 属 性　本品为黄色薄膜衣片，去除薄膜衣后为白色。

适 用 症　适用于配合低蛋白饮食，预防和治疗因慢性肾功能不全而造成蛋白质代谢失调引起的损害。

药 理 作 用　本品可提供必需的氨基酸并尽量减少氨基氮的摄入。酮或羟氨基酸本身不含有氨基，其利用非必需氨基酸的氮转化为氨基酸，因此可减少尿素合成，尿毒症毒性产物的蓄积也减少。酮或羟氨基酸不引起残存肾单位的超滤，并可改善肾性高磷酸血症和继法发性甲状旁腺功能亢进，改善肾性骨营养不良。本品配合低蛋白饮食，可减少氮的摄入，同时可避免因蛋白摄入不足及营养不良引起的不良后果。

税 则 号 列　3004.9090

中　文　名　复方氨基酸注射液（15AA）

英　文　名　Compound Amino Acid Injection（15AA）

类　　　别　营养药（氨基酸类）

主 要 成 分　15 种氨基酸，分别为脯氨酸、丝氨酸、丙氨酸、精氨酸、组氨酸、色氨酸、缬氨酸、苏氨酸、亮氨酸、甲硫氨酸、异亮氨酸、苯丙氨酸、醋酸赖氨酸、盐酸半胱氨酸、甘氨酸。

有效成分 CAS 号　无

化学分子结构式　无

商 品 属 性　本品为注射液。

适 用 症　适用于补充氨基酸和改善手术后病人的营养状况。

药 理 作 用　本品具有促进人体蛋白质代谢正常、纠正负氮平衡、补充蛋白质、加快伤口愈合的作用。本品还具有调整肝病患者的血浆氨基酸谱，升高直链氨基酸/芳香族氨基酸比值和营养作用，为肝病患者提供可耐受的氮源，提高蛋白水平，促进肝功能恢复。

税 则 号 列　3004.9090

2.85　营养药（日常营养补充）

中　文　名　肠内营养粉剂（AA-PA）

英　文　名　Enteral Nutritional Powder（AA-PA）

类　　　别　营养药（日常营养补充）

主　要　成　分　蛋白质、脂肪、碳水化合物、维生素、矿物质

有效成分 CAS 号　无

化学分子结构式　无

商　品　属　性　本品为淡黄色粉末。气芳香、味甜。

适　用　症　适用于消化系统有特殊疾病的营养管理（克罗恩病、溃疡性大肠炎、胰腺疾病、蛋白漏出性肠病）、难于使用含有未消化态蛋白的经肠吸收和围手术期的营养管理。

药　理　作　用　本品与水混合后为低渣流质，可作为日常营养补充或完全饮食替代，口服或管饲后能提供均衡的营养供给。

税　则　号　列　3004.5000

中　文　名　肠内营养混悬液（TPF-DM）

英　文　名　Enteral Nutritional Suspension（TPF-DM）

类　　　别　营养药（日常营养补充）

主　要　成　分　水、麦芽糊精、酪蛋白、植物油、膳食纤维（大豆多糖等）、矿物质、维生素和微量元素等人体必需的营养要素

有效成分 CAS 号　无

化学分子结构式　无

商　品　属　性　本品为混悬剂。

适　用　症　适用于有部分胃肠道功能，但不能或不愿进食足够数量常规食物以满足机体营养需求，并且需要控制血糖水平的患者，主要适用人群为糖尿病患者。

药　理　作　用　本品所含营养成分与正常人普通饮食成分类似，对人体无毒性作用。

税　则　号　列　3004.5000

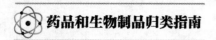

2.86 营养药（维生素类）

中 文 名 三维鱼肝油乳

英 文 名 Tri-vitamins and Cod Liver Oil Emulsion

类 别 营养药（维生素类）

主 要 成 分 维生素 A、维生素 D、维生素 C

有效成分 CAS 号 维生素 A 5979-23-7；维生素 D 67-97-0；维生素 C 50-81-7

化学分子结构式

商 品 属 性 本品为口服乳剂。

适 用 症 适用于预防和治疗因儿童维生素 A、维生素 D、维生素 C 缺乏所引起的各种疾病。

药 理 作 用 维生素 A 和维生素 D 是人体生长发育的必需物质，尤其对胎儿、婴幼儿的发育、上皮组织的完整性、视力、血钙和磷的恒定、骨骼和牙的生长发育等有重要作用。维生素 C 参与体内抗体、胶原形成和组织修补，以及糖、脂肪、蛋白质的代谢，保持血管完整。

税 则 号 列 3004.5000

中 文 名　鱼肝油
英 文 名　Col Liver Oil
类　　别　营养药（维生素类）
主 要 成 分　维生素 A、维生素 D
有效成分 CAS 号　维生素 A 5979-23-7；维生素 D 67-97-0

化学分子结构式

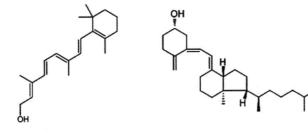

商 品 属 性　本品为口服溶液剂。
适 用 症　适用于治疗佝偻病和夜盲症，小儿手足抽搐证，预防和治疗维生素 A、维生素 D 缺乏症
药 理 作 用　维生素 A 和维生素 D 是人体生长发育的必需物质，维生素 A 在体内可转化为视黄醛，参
　　　　　　与感光物质——视紫红质的合成，以维系视觉的暗适应过程，增强视网膜的感光性能；
　　　　　　同时能保持上皮组织结构的完整与健全；并对骨骼的生长与性腺的发育具有重要的作用。
　　　　　　维生素 D 能促进钙磷在肠道的吸收，使旧骨脱钙，新骨钙化，并加强肾小管细胞对钙磷
　　　　　　的重吸收，从而调节血清钙磷浓度。尤其对胎儿、婴幼儿的发育，上皮组织的完整性，
　　　　　　视力，生殖器官，血钙和磷的恒定，骨骼、牙的生长发育有重要作用。
税 则 号 列　3004.5000

2.87　营养药（脂肪乳类）

中 文 名　脂肪乳注射液
英 文 名　Fatemulsion Injection
类　　别　营养药（脂肪乳类）
主 要 成 分　本品为复方制剂，主要成分为精制豆油、精制卵磷脂和甘油。
有效成分 CAS 号　无
化学分子结构式　无
商 品 属 性　本品为白色的乳状液体。
适 用 症　适用于因消化道疾患吸收障碍、新生婴儿、早产婴儿、手术前后、肿瘤、长期昏迷等不
　　　　　能进食或大面积烧伤等各种需要补充脂肪营养的病人。
药 理 作 用　人体摄入的脂肪先经胃肠吸收形成乳糜微粒，而本品的形态和组成都与乳糜极其相似，
　　　　　　直接给不能进食的病人静脉输注，可以提供脂肪营养。
税 则 号 列　3004.9090

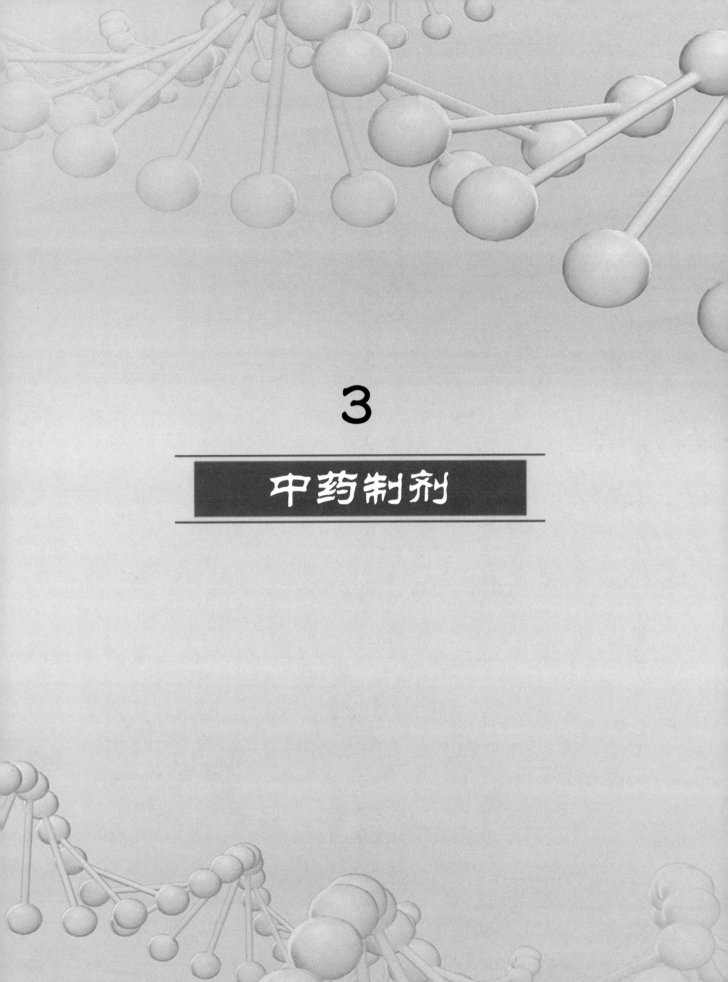

3

中药制剂

3.1 安神剂

中　文　名　莉芙敏片
类　　　别　安神剂
主 要 成 分　黑升麻提取物
商 品 属 性　本品为片剂。
适　用　症　适用于更年期综合征，症见潮热、盗汗、失眠、烦躁、抑郁、头痛、心悸等。
药 理 作 用　莉芙敏片是德国夏菩天然药物制药公司研发生产的天然植物药，是由药用植物黑升麻中
　　　　　　的标准提取物精制而成的，适合更年期使用。
税 则 号 列　3004.9059

中　文　名　脑力静糖浆
类　　　别　安神剂
主 要 成 分　大枣、小麦、甘草流浸膏、甘油磷酸钠、维生素 B1、维生素 B2、维生素 B6
商 品 属 性　本品为棕红色的黏稠液体。气香，味甜品。
适　用　症　适用于心气不足引起的神经衰弱、头晕目眩、身体虚弱、失眠健忘、精神忧郁、烦躁及
　　　　　　小儿夜不安寐。
药 理 作 用　养心安神，和中缓急，补脾益气。
税 则 号 列　3004.5000

中　文　名　七叶神安片
类　　　别　安神剂
主 要 成 分　三七叶总皂苷
商 品 属 性　本品为糖衣片或薄膜衣片，除去包衣后显浅黄色至棕黄色。味苦，微甜。
适　用　症　适用于心气不足、心血瘀阻所致的心悸、失眠、胸痛、胸闷。
药 理 作 用　益气安神，活血止痛，止血。
税 则 号 列　3004.9059

中　文　名　圣·约翰草提取物片
类　　　别　安神剂
主 要 成 分　圣·约翰草（贯叶金丝桃）提取物
商 品 属 性　本品为黄褐色薄膜衣片，除去薄膜衣后显棕褐色，味苦，微甜。
适　用　症　适用于抑郁症，焦虑和/或烦躁不安。
药 理 作 用　本品具有多重抗抑郁作用，可同时抑制突触前膜对去甲肾上腺素（NE）、5-羟色胺
　　　　　　（5HT）和多巴胺（DA）的重吸收，使突触间隙内三种神经递质的浓度增加。还有轻度
　　　　　　抑制单胺氧化酶（MAO）和儿茶酚氧位甲基转移酶（COMT）的作用，从而抑制神经递
　　　　　　质的过多破坏。
税 则 号 列　3004.9059

中 文 名　珍珠粉胶囊
类　　别　安神剂
主要成分　珍珠粉
商品属性　本品为胶囊剂，内容物为类白色的粉末。气微，味淡。
适 用 症　为皮肤细胞提供营养，修复受损皮肤细胞，使皮肤细腻、光滑、富有弹性；促进人体肌
　　　　　肤超氧化物歧化酶的活性，抑制黑色素的形成，保持皮肤白皙；能抑制神经兴奋，安神
　　　　　定惊，缓解惊悸怔忡、癫痫惊风。
药理作用　安神定惊，解毒生肌，润肤祛斑。
税则号列　3004.9059

3.2　扶正剂

中 文 名　补脾益肠丸
类　　别　扶正剂
主要成分　黄芪、党参（米炒）、砂仁、白芍、白术（土炒）、肉桂、延胡索（制）、干姜（炮）、
　　　　　防风、木香、补骨脂（盐制）、赤石脂（煅）等15味
商品属性　本品为黑色的包衣水蜜丸。断面可见两层，外层为棕褐色至黑褐色，内层为黄棕色至红
　　　　　棕色。气香，味甘辛、微苦。
适 用 症　适用于脾虚气滞所致的泄泻，临床表现为腹泻疼痛、肠鸣泄泻。
药理作用　益气养血，温阳行气，涩肠止泻。
税则号列　3004.9059

中 文 名　妇科养坤丸
类　　别　扶正剂
主要成分　当归（酒蒸）、熟地黄、川芎（酒制）、香附（酒醋制）、郁金、杜仲（盐制）、黄芩
　　　　　（酒制）、砂仁、蔓荆子（酒蒸）等14味
商品属性　本品为棕褐的水蜜丸和大蜜丸。气香，味苦、微辛。
适 用 症　适用于血虚肝郁而致月经不调、痛经、经期头痛。
药理作用　疏肝理气，养血活血。
税则号列　3004.9059

中 文 名　龟黄补酒
类　　别　扶正剂
主要成分　龟甲、熟地黄、红参、淫羊藿、鹿茸、覆盆子、玉竹、山茱萸、茯苓、川牛膝、仙茅、
　　　　　狗脊（制）、白术、远志、菟丝子（炒）、黄芪、杜仲（盐炒）、补骨脂（盐炒）麦冬、
　　　　　肉苁蓉、天冬、巴戟天、木香、五味子
商品属性　本品为黄棕色至红棕色的澄清液体。气香，味微甜、略苦、辛。
适 用 症　适用于气血两虚、阴阳不足、腰膝酸痛、健忘失眠、食欲不振。
药理作用　补血益气，阴阳双补。
税则号列　3004.9051

中 文 名　和胃整肠丸
类　　　别　扶正剂
主 要 成 分　颠茄提取物、肉桂、丁香、甘草、木馏油、水杨酸苯酯、薄荷脑
商 品 属 性　本品为棕褐色丸剂。气特异，味辛苦，微麻，有清凉感。
适 用 症　适用于邪滞中焦所致的恶心、呕吐、纳差、胃痛、腹痛、胃胀、腹胀、泄泻。
药 理 作 用　温中和胃，理气止痛。
税 则 号 列　3004.9059

中 文 名　降糖宁胶囊
类　　　别　扶正剂
主 要 成 分　人参、山药、生石膏、知母、黄芪、天花粉、茯苓、麦冬、生地黄、地骨皮、玉米须、
　　　　　　山茱萸、甘草
商 品 属 性　本品为胶囊剂，内容物为浅棕色小颗粒。气清香，味微甜。
适 用 症　适用于糖尿病属气阴两虚者。
药 理 作 用　益气，养阴，生津。
税 则 号 列　3004.9059

中 文 名　康莱特注射液
类　　　别　扶正剂
主 要 成 分　注射用薏苡仁油、注射用大豆磷脂、注射用甘油、注射用水
商 品 属 性　本品为水包油型白色乳状液体。
适 用 症　适用于不宜手术的气阴两虚、脾虚湿困型原发性非小细胞肺癌及原发性肝癌。配合放、
　　　　　　化疗有一定的增效作用。对中、晚期肿瘤患者具有一定的抗恶病质和止痛作用。
药 理 作 用　益气养阴，消癥散结。
税 则 号 列　3004.9059

中 文 名　抗衰老片
类　　　别　扶正剂
主 要 成 分　红参、生地黄、天冬、麦冬、地骨皮、茯苓
商 品 属 性　本品为薄膜衣片，除去薄膜衣后显棕褐色。味甘，微苦。
适 用 症　适用于中、老年体弱者因气阴两虚所至的神疲乏力、心悸气短、少气懒言、头晕目眩、
　　　　　　潮热盗汗、耳鸣健忘、烦躁失眠等症。
药 理 作 用　益气养阴，宁心安神。
税 则 号 列　3004.9059

中 文 名　六味地黄丸
类　　　别　扶正剂
主 要 成 分　熟地黄、山茱萸（制）、山药、牡丹皮、茯苓、泽泻
商 品 属 性　本品为棕黑色的水蜜丸、棕褐色至黑褐色的小蜜丸或大蜜丸。味甜而酸。
适 用 症　适用于肾阴亏损、头晕耳鸣、腰膝酸软、骨蒸潮热、盗汗遗精、消渴。
药 理 作 用　滋阴补肾。
税 则 号 列　3004.9059

中 文 名　人参口服液
类　　　别　扶正剂
主 要 成 分　人参
商 品 属 性　本品为淡黄色至黄棕色液体。具人参特异香气，味微苦。
适 用 症　适用于气虚所致的身倦乏力、食欲不振、心悸气短、失眠健忘。
药 理 作 用　大补元气，生津止渴。
税 则 号 列　3004.9059

中 文 名　施保利通片
类　　　别　扶正剂
主 要 成 分　侧柏叶、紫锥菊根、苍白锥菊根、赝靛根
商 品 属 性　本品为片剂。
适 用 症　适用于普通感冒的辅助治疗。病毒或细菌引起的呼吸道感染、单纯性唇疱疹；细菌性皮
　　　　　肤感染；因放射或细胞抑制剂治疗而引起的白细胞减少症；辅助抗生素治疗严重的细菌
　　　　　感染，如支气管炎、咽峡炎、咽炎、中耳炎、鼻窦炎。
药 理 作 用　源于北美的侧柏叶、赝靛根、紫锥菊（施保利通）已被证实具有预防作用，可降低人类
　　　　　呼吸道感染风险，主要用以改善疾病的症状、缩短疾病周期、降低呼吸道感染的复发。
税 则 号 列　3004.9059

中 文 名	石斛夜光丸
类　　别	扶正剂
主 要 成 分	石斛、熟地黄、枸杞子、菟丝子、牛膝、菊花、蒺藜（盐炒）、青葙子、决明子、水牛角浓缩粉、羚羊角、甘草等25味
商 品 属 性	本品为棕黑色的大蜜丸。味甜而苦。
适 用 症	适用于肝肾两亏、阴虚火旺、内障目暗、视物昏花。
药 理 作 用	滋阴补肾，清肝明目。
税 则 号 列	3004.9059

中 文 名	四方胃片
类　　别	扶正剂
主 要 成 分	海螵蛸、浙贝母、延胡索（醋制）、川楝子（去皮酒炒）、沉香、柿霜、黄连、吴茱萸（盐水制）、苦杏仁
商 品 属 性	本品为灰黄色的片。气微香，味微苦。
适 用 症	适用于胃痛、胃酸过多、消化不良。
药 理 作 用	制酸止痛。
税 则 号 列	3004.9059

中 文 名	乌鸡白凤丸
类　　别	扶正剂
主 要 成 分	乌鸡（去毛、爪、肠）、鹿角胶、当归、白芍、熟地黄、人参、黄芪、香附（醋制）、丹参、桑螵蛸、鹿角霜、牡蛎（煅）等20味
商 品 属 性	本品为黑褐色至黑色的水蜜丸。味甜、微苦。
适 用 症	适用于气血两虚，身体瘦弱，腰膝酸软，月经量少、后错，带下。
药 理 作 用	补气养血，调经止带。
税 则 号 列	3004.9059

中 文 名	消渴降糖胶囊
类　　别	扶正剂
主 要 成 分	番石榴叶
商 品 属 性	本品为胶囊剂，内容物为棕褐色的粉末。味甘、涩。
适 用 症	适用于多饮、多尿、多食、消瘦、体倦无力、尿糖及血糖升高之消渴症、轻充及中度成年型糖尿病。
药 理 作 用	生津止渴，甘平养胃，涩敛固阴。
税 则 号 列	3004.9059

中　文　名	云芝糖肽胶囊
类　　　别	扶正剂
主　要　成　分	多糖肽聚合物
商　品　属　性	本品为胶囊剂，内容物为浅褐色至褐色的颗粒和粉末。味微咸。
适　用　症	适用于食管癌、胃癌及原发性肺癌患者放、化疗所致的气阴两虚、心脾不足症。
药　理　作　用	补益精气，健脾养心。对细胞免疫功能和血象有一定的保护作用。
税　则　号　列	3004.9059

中　文　名	壮腰健肾丸
类　　　别	扶正剂
主　要　成　分	狗脊（制）、金樱子、黑老虎根、鸡血藤、桑寄生（蒸）、千斤拔、牛大力、菟丝子、女贞子
商　品　属　性	本品为褐色的大蜜丸。味苦涩、微甜。
适　用　症	适用于肾亏腰痛、膝软无力、小便频数、风湿骨痛、神经衰弱。
药　理　作　用	壮腰健肾，养血，祛风湿。
税　则　号　列	3004.9059

3.3　固涩剂

中　文　名	补肾强身片
类　　　别	固涩剂
主　要　成　分	淫羊藿、菟丝子、金樱子、女贞子、狗脊（烫）
商　品　属　性	本品为薄膜衣片；除去包衣后，片芯呈灰至棕灰色。气微，味淡。
适　用　症	适用于腰酸足软、头晕耳鸣、眼花心悸。
药　理　作　用	补肾强身。
税　则　号　列	3004.9059

中　文　名	成孕丸
类　　　别	固涩剂
主　要　成　分	枸杞子、熟地、车前子等18味
商　品　属　性	本品为黑褐色丸剂。
适　用　症	女子不孕症：排卵功能障碍；男子不孕症：精液内无精子、死精子、精子过少、精子活动力差、精子畸形。
药　理　作　用	补肾健脾，养血调经。
税　则　号　列	3004.9059

中 文 名　复方玄驹胶囊
类　　　别　固涩剂
主 要 成 分　玄驹、淫羊藿、枸杞子、蛇床子
商 品 属 性　本品为胶囊剂，内容物为棕色至棕褐色的粉末。味苦、微麻甜。
适 用 症　适用于肾阳虚型阳痿，症见阳痿不举、举而不坚、少腹阴器发凉、精冷滑泄、神疲乏力、腰膝酸软、性欲低下，以及功能性阳痿见于上述症状者。
药 理 作 用　温肾，壮阳，益精。
税 则 号 列　3004.9059

中 文 名　舒筋健腰丸
类　　　别　固涩剂
主 要 成 分　狗脊、金樱子、鸡血藤、黑老虎、牛大力、桑寄生（蒸）、女贞子（蒸）、延胡索（制）、乳香（制）、没药（制）等 13 味
商 品 属 性　本品为黑色的包衣浓缩水蜜丸，除去包衣后显黑褐色。味甘、涩、微苦。
适 用 症　适用于腰膝酸痛。
药 理 作 用　补益肝肾，强健筋骨，祛风除湿，活络止痛。
税 则 号 列　3004.9059

中 文 名　双料振龙丸
类　　　别　固涩剂
主 要 成 分　锁阳、杞子、淫羊藿、人参、白芍、当归、甘草
商 品 属 性　本品为丸剂。
适 用 症　适用于滑精早泄、阳痿不举、男性性机能减退、性欲低下等症。
药 理 作 用　温肾壮阳，疏肝解郁，调养气血，填精益髓。
税 则 号 列　3004.9059

中 文 名　壮腰片
类　　　别　固涩剂
主 要 成 分　鹿角、羊胫骨、狗脊、菟丝子等
商 品 属 性　本品为片剂。
适 用 症　适用于肾虚所到的腰痛膝软、劳累加重、活动欠利、手足欠温等症。
药 理 作 用　强壮腰肌，活血止痛，体虚腰痛。
税 则 号 列　3004.9059

3.4 痰止咳平喘剂

中 文 名　标准桃金娘油肠溶胶囊

类　　别　痰止咳平喘剂

主 要 成 分　标准桃金娘油

商 品 属 性　本品为微黄色透明肠溶软胶囊，内容物为无色至微黄色的油质液体。气芳香。

适 用 症　本品适用于急、慢性鼻窦炎和支气管炎，亦适用于支气管扩张、慢性阻塞性肺疾病、肺部真菌感染、肺结核、矽肺等。并可在支气管造影术后使用，以利于造影剂的排出。

药 理 作 用　为祛痰药。

税 则 号 列　3004.9059

中 文 名　复方鲜竹沥液

类　　别　痰止咳平喘剂

主 要 成 分　本品为复方制剂，有效成分为鲜竹沥、鱼腥草、枇杷叶、桔梗、生半夏、生姜、薄荷油

商 品 属 性　本品为黄棕色的液体。气香，味甜。

适 用 症　适用于痰热咳嗽，痰黄黏稠。

药 理 作 用　清热化痰，止咳。

税 则 号 列　3004.9059

中 文 名　蜜炼川贝枇杷膏

类　　别　痰止咳平喘剂

主 要 成 分　川贝母、枇杷叶、桔梗、陈皮、水半夏、北沙参、五味子、款冬花、杏仁水、薄荷脑

商 品 属 性　本品为棕褐色稠厚的半流液体。味甜，具杏仁香气。

适 用 症　适用于肺燥之咳嗽、痰多、胸闷，咽喉痛痒，声音沙哑。

药 理 作 用　清热润肺，止咳平喘，理气化痰。

税 则 号 列　3004.9059

中 文 名　枇杷叶膏

类　　别　痰止咳平喘剂

主 要 成 分　枇杷叶

商 品 属 性　本品为黑褐色稠厚的半流体。味甜、微涩。

适 用 症　适用于肺热燥咳，痰少咽干。

药 理 作 用　清肺润燥，止咳化痰。

税 则 号 列　3004.9059

3.5　活血化瘀剂

中　文　名　白药胶囊
类　　　别　活血化瘀剂
主　要　成　分　三七、大麻药、绵大戟等
商　品　属　性　本品为胶囊剂，内容物为灰黄色或淡棕色的粉末；气特异，味苦，有刺喉感，保险子为
　　　　　　　柠檬黄色的球形或类球形水丸；味微苦麻。
适　用　症　本品用于刀、枪伤，跌打损伤，筋骨疼痛，风湿麻木，痛经、闭经。
药　理　作　用　散瘀消肿，止痛止血。
税　则　号　列　3004.9053

中　文　名　跌打万花油
类　　　别　活血化瘀剂
主　要　成　分　大黄、两面针、红花、马钱子、栀子、莪术（制）、白芷、川芎（制）、白胡椒、独活、
　　　　　　　松节油、樟脑油等86味
商　品　属　性　本品为棕红色的澄清油状液体。气芳香。
适　用　症　适用于治疗跌打损伤、扭伤、轻度水火烫伤。
药　理　作　用　消肿散瘀，舒筋活络止痛。
税　则　号　列　3004.9059

中　文　名　活血风湿膏
类　　　别　活血化瘀剂
主　要　成　分　川乌、草乌、地黄、白蔹、白及、肉桂、白芷、大黄、当归、赤芍、羌活、苦参、木鳖
　　　　　　　子、乌药、甘草、独活、玄参、柳枝、薄荷脑、水杨酸甲酯
商　品　属　性　本品为膏剂。
适　用　症　本品用于骨关节炎颈、膝关节疼痛及活动不利，属"风寒痹阻，血行瘀滞"证者。
药　理　作　用　祛风散寒，活血止痛。
税　则　号　列　3004.9059

中　文　名　消炎镇痛膏
类　　　别　活血化瘀剂
主　要　成　分　薄荷脑、樟脑、水杨酸甲酯、盐酸苯海拉明、冰片、颠茄流浸膏、麝香草脑
商　品　属　性　本品为乳白色或乳黄色的片状橡胶膏。气芳香。
适　用　症　适用于神经痛、风湿痛、肩痛、扭伤、关节痛、肌肉疼痛等。
药　理　作　用　消炎镇痛。
税　则　号　列　3004.9059

中 文 名　消痔软膏
类　　　别　活血化瘀剂
主 要 成 分　熊胆粉、地榆、冰片
商 品 属 性　本品为棕褐色的软膏。
适 用 症　适用于炎性，血栓性外痔，Ⅰ、Ⅱ期内痔属风热瘀阻或湿热壅滞症。
药 理 作 用　消肿，止血，止痛。
税 则 号 列　3004.9059

中 文 名　云南白药膏
类　　　别　活血化瘀剂
主 要 成 分　国家保密方。草乌（制）、雪上一枝蒿（制）等。
商 品 属 性　本品为淡灰黄色的橡胶膏剂。气特异。
适 用 症　本品用于跌打损伤、瘀血肿痛、风湿疼痛。
药 理 作 用　活血散瘀，消肿止痛，祛风除湿。
税 则 号 列　3004.9053

中 文 名　正骨水
类　　　别　活血化瘀剂
主 要 成 分　九龙川、木香、海风藤、土鳖虫、豆豉姜、猪牙皂、香加皮、莪术、买麻藤、过江龙、
　　　　　　香樟、徐长卿、降香、两面针、碎骨木、羊耳菊、虎杖、五味藤、千斤拔、朱砂根、横
　　　　　　经席、穿壁风、鹰不扑、草乌、薄荷脑、樟脑
商 品 属 性　本品为棕红色的澄清液体。气芳香。
适 用 症　适用于跌打扭伤以及体育运动前后消除疲劳。
药 理 作 用　活血祛瘀，舒筋活络，消肿止痛。
税 则 号 列　3004.9059

中 文 名　正红花油
类　　　别　活血化瘀剂
主 要 成 分　白樟油、桂叶油、桂醛油、松节油
商 品 属 性　本品为红棕色澄清液体。有辛辣气味。
适 用 症　适用于风湿性骨关节痛、跌打损伤、感冒头痛、蚊虫叮咬。
药 理 作 用　活血祛风，舒筋止痛。
税 则 号 列　3004.9059

3.6 开窍剂

中 文 名　苏合丸

类　　别　开窍剂

主 要 成 分　苏合香、安息香、檀香、香附（酒醋制）、木香、丁香、乳香、八角茴香、朱砂、冰片等 13 味

商 品 属 性　本品为棕红色的大蜜丸。气香，味苦、辛凉。

适 用 症　祛风镇痛，通窍除痰。用于中风痰厥，昏迷不醒，小儿受惊吐乳，风痰腹痛吐泻。

药 理 作 用　祛风镇惊，行气开窍。

税 则 号 列　3004.9059

3.7 理血剂

中 文 名　通经丸

类　　别　理血剂

主 要 成 分　巴豆、干漆（炭）、香附、红花、大黄、沉香、木香、莪术、三棱、郁金、黄芩、艾叶（炭）、鳖甲、硇砂、穿山甲

商 品 属 性　本品为朱红色的蜡丸，除去外衣，显黄褐色。气微，味微咸。

适 用 症　适用于气血瘀滞所致的闭经、痛经、癥瘕，症见经水日久不行、小腹疼痛、拒按、腹有癥块、胸闷、喜叹息。

药 理 作 用　破瘀通经，软坚散结。

税 则 号 列　3004.9059

3.8 清热剂

中 文 名　片仔癀胶囊

类　　别　清热剂

主 要 成 分　片仔癀

商 品 属 性　本品为胶囊剂，内容物为棕黄色的颗粒及细粉。气香，味苦、微甘。

适 用 症　适用于热毒血瘀所致各种急、慢性病毒性肝炎，痈疽疔疮，无名肿毒，跌打损伤及各种炎症。

药 理 作 用　清热解毒，凉血化瘀，消肿止痛。

税 则 号 列　3004.9052

中 文 名	清凉油
类 别	清热剂
主要成分	薄荷脑、薄荷油、樟脑油、樟脑、桉油、丁香油、桂皮油
商品属性	本品为淡黄色软膏。气芳香，对皮肤有清凉刺激感。在40℃以上熔化。
适 用 症	适用于伤暑引起的头痛、晕车、蚊虫叮咬。
药理作用	清凉散热，醒脑提神，止痒止痛。
税则号列	3004.9054

中 文 名	安宫牛黄丸
类 别	清热剂
主要成分	牛黄、水牛角浓缩粉、人工麝香、珍珠、朱砂、雄黄、黄连、黄芩、栀子、郁金、冰片
商品属性	本品为黄橙色至红褐色的大蜜丸。气芳香浓郁，味微苦。
适 用 症	本品可用于热病、邪入心包、高热惊厥、神昏谵语，中风昏迷及脑炎、脑膜炎、中毒性脑病、脑出血、败血症见上述证候者。
药理作用	清热解毒，镇惊开窍。
税则号列	3004.9055

中 文 名	百草油
类 别	清热剂
主要成分	薄荷油、丁香罗勒油、肉桂油、豆蔻、细辛、白芷、大黄、黄芩、黄檗、艾叶等21味
商品属性	本品为棕黄色的油状液体。气芳香。
适 用 症	适用于伤风感冒、呕吐腹痛、舟车晕浪、皮肤瘙痒。
药理作用	清暑去湿，辟秽止呕，提神醒脑。
税则号列	3004.9059

中 文 名	宫炎平胶囊
类 别	清热剂
主要成分	地稔、五指毛桃、两面针、穿破石、当归
商品属性	本品为胶囊剂，内容物为浅棕褐色的粉末。气微，味苦、酸微涩。
适 用 症	适用于急、慢性盆腔炎，见下腹胀痛、腰痛、带下增多、月经不调等症，属于湿热下注、瘀阻胞宫所致者。
药理作用	清热利湿，祛瘀止痛，收敛止带。
税则号列	3004.9059

中 文 名	喉疾灵胶囊
类 别	清热剂
主要成分	牛黄、板蓝根、山豆根、桔梗等
商品属性	本品为胶囊剂，内容物为棕褐色的粉末。气芳香，味苦。
适 用 症	适用于扁桃体炎、急性咽炎、慢性咽炎急性发作。
药理作用	清热，解毒，消肿止痛。
税则号列	3004.9059

中 文 名　喉特灵片
类　　别　清热剂
主 要 成 分　甘草、防风、桔梗等
商 品 属 性　本品为糖衣片，除去糖衣后显棕黑色。味苦、涩。
适 用 症　适用于肺胃热盛、咽炎、急性扁桃体炎，咽喉肿痛。
药 理 作 用　清热解毒，利咽消肿。
税 则 号 列　3004.9059

中 文 名　金果饮
类　　别　清热剂
主 要 成 分　地黄、玄参、麦冬、南沙参、太子参、胖大海、西青果、蝉蜕、陈皮、薄荷油
商 品 属 性　本品为棕褐色的液体。味微甜，具清凉感。
适 用 症　适用于肺热阴伤所致的咽部红肿、咽痛、口干咽燥、急慢性咽炎见上述证候者，亦可用
　　　　　　于放疗引起的咽干不适。
药 理 作 用　养阴生津，清热利咽，润肺开音。
税 则 号 列　3004.9059

中 文 名　金芪降糖胶囊
类　　别　清热剂
主 要 成 分　黄芪、黄连、金银花
商 品 属 性　本品为胶囊剂，内容物为棕黄色至棕褐色粉末或颗粒。味苦。
适 用 症　主治气虚兼内热之消渴病，症见口渴喜饮、易饥多食、气短乏力等，用于轻、中型非胰
　　　　　　岛素依赖型糖尿病。
药 理 作 用　清热益气。
税 则 号 列　3004.9059

中 文 名　罗浮山百草油
类　　别　清热剂
主 要 成 分　两面针、徐长卿、九里香、野菊花、白花蛇舌草、半枝莲、红花、当归、冰片、薄荷脑、
　　　　　　樟油、桉油等79味
商 品 属 性　本品为翠绿色的澄清液体。气芳香。
适 用 症　适用于感冒头痛、虫蚊咬伤、无名肿毒、舟车眩晕。
药 理 作 用　祛风解毒，消肿止痛。
税 则 号 列　3004.9059

中　文　名	欧龙马滴剂
类　　　别	清热剂
主 要 成 分	欧龙胆、报春花、酸模、洋接骨木、马鞭草
商 品 属 性	本品为黄色至棕黄色的澄明液体。气芳香，味微苦。
适 用 症	本品适用于急性鼻窦炎，含慢性鼻窦炎急性发作。
药 理 作 用	为分泌物化解药。
税 则 号 列	3004.9059

中　文　名	盆腔炎丸
类　　　别	清热剂
主 要 成 分	生薏苡仁、赤芍、白芍、炒冬瓜子、荆芥穗、炒山楂等
商 品 属 性	本品为丸剂。
适 用 症	治疗急、慢性盆腔炎。
药 理 作 用	清热燥湿，利尿消肿。
税 则 号 列	3004.9059

中　文　名	千柏鼻炎片
类　　　别	清热剂
主 要 成 分	千里光、卷柏、羌活、决明子、麻黄、川芎、白芷
商 品 属 性	本品为糖衣片，除去糖衣后，显棕黑色。味苦。
适 用 症	适用于风热犯肺、内郁化火、凝滞气血所致的伤风鼻塞、鼻痒气热、流涕黄稠或持续鼻塞、嗅觉迟钝，急、慢性鼻炎，鼻窦炎。
药 理 作 用	清热解毒，活血祛风，宣肺通窍。
税 则 号 列	3004.9059

中　文　名	如意金黄散
类　　　别	清热剂
主 要 成 分	姜黄、大黄、黄檗、苍术、厚朴、陈皮、甘草、生天南星、白芷、天花粉
商 品 属 性	本品为黄色至金黄色的粉末。气微香，味苦、微甘。
适 用 症	适用于热毒瘀滞肌肤所致疮疖肿痛，症见肌肤红、肿、热、痛，亦可用于跌打损伤。
药 理 作 用	清热解毒，消肿止痛。
税 则 号 列	3004.9059

中　文　名	消炎灵胶囊
类　　　别	清热剂
主 要 成 分	苦玄参、肿节风、千里光、毛冬青、甘草
商 品 属 性	本品为胶囊剂，内容物为棕色至棕褐色。味苦。
适 用 症	适用于上呼吸道炎、支气管炎、鼻炎、咽喉炎、扁桃体炎、细菌性痢疾及慢性胆囊炎。
药 理 作 用	清热解毒，消肿止痛。
税 则 号 列	3004.9059

中 文 名　珍珠明目液
类　　别　清热剂
主要成分　珍珠液、冰片
商品属性　本品为无色澄明液体。具冰片香气。
适 用 症　适用于慢性结膜炎、视疲劳。
药理作用　清肝，明目，镇痛。
税则号列　3004.9059

3.9　祛湿剂

中 文 名　锯叶棕果实提取物软胶囊
类　　别　祛湿剂
主要成分　锯叶棕果实提取物
商品属性　本品为长卵形墨绿色软胶囊，内容物为深褐色油状物。具特殊气味。
适 用 症　适用于性前列腺增生初期，如尿频、尿急、排尿困难等。
药理作用　尚不明确。
税则号列　3004.9059

中 文 名　普乐安片
类　　别　祛湿剂
主要成分　油菜花花粉
商品属性　本品为薄膜衣片，除去包衣后，显黄色或棕黄色。味甜、微涩。
适 用 症　适用于肾气不固腰膝酸软、尿后余沥或失禁，及慢性前列腺炎、前列腺增生具有上述症
　　　　　候者。
药理作用　补肾固本。
税则号列　3004.9059

中 文 名　塞润榈脂质固醇片
类　　别　祛湿剂
主要成分　锯叶棕果实提取物
商品属性　本品为片剂
适 用 症　良性前列腺增生造成的功能失调：不正常尿频，尤其在夜间。排尿困难、盆腔充血。
药理作用　尚不明确。
税则号列　3004.9059

中 文 名	药艾条
类　　别	祛湿剂
主 要 成 分	艾叶、桂枝、高良姜、广藿香、降香、香附、白芷、陈皮、丹参、生川乌
商 品 属 性	本品呈圆柱状。气香，点燃后不熄灭，烟气特异。
适 用 症	适用于风寒湿痹、肌肉酸麻、关节酸麻、四肢疼痛、脘腹冷痛。
药 理 作 用	行气血，逐寒湿。
税 则 号 列	3004.9059

中 文 名	追风透骨丸
类　　别	祛湿剂
主 要 成 分	制川乌、白芷、制草乌、香附、甘草、白术、没药、麻黄、川芎、乳香、秦艽、地龙、当归、茯苓、赤小豆、羌活、天麻、赤芍、细辛、防风、天南星、桂枝、甘松、朱砂
商 品 属 性	本品为红褐色的小蜜丸。气微香，味苦。
适 用 症	适用于风寒湿痹、肢节疼痛、肢体麻木。
药 理 作 用	祛风除湿，通经活络，散寒止痛。
税 则 号 列	3004.9059

3.10　祛瘀剂

中 文 名	复方丹参片
类　　别	祛瘀剂
主 要 成 分	丹参、三七、冰片
商 品 属 性	本品为糖衣片或薄膜衣片，除去包衣后呈棕色至棕褐色。气芳香，味微苦。
适 用 症	适用于气滞血瘀所致的胸痹，症见胸闷、心前区刺痛，冠心病心绞痛见上述症候者。
药 理 作 用	活血化瘀，理气止痛。
税 则 号 列	3004.9059

中 文 名	亢痿灵
类　　别	祛瘀剂
主 要 成 分	蜈蚣、当归、白芍、甘草、蜈蚣
商 品 属 性	本品为粉末。
适 用 症	主治血瘀或血虚之阳痿。
药 理 作 用	养血活血，温通经络。
税 则 号 列	3004.9059

中 文 名 迈之灵片

类　　别 祛瘀剂

主 要 成 分 马栗提取物

商 品 属 性 本品为浅棕红色圆形糖衣片，除去糖衣后，呈浅棕色至棕色。有特有的气味，味苦。

适 用 症 1. 本品用于慢性静脉功能不全、静脉曲张、深静脉血栓形成及血栓性静脉炎后综合征引起的下肢肿胀、痉挛、瘙痒、灼热、麻木、疼痛、疲劳沉重感、皮肤色素沉着、郁血性皮炎、溃疡及精索静脉曲张引起的肿痛等。2. 手术后、外伤、创伤、烧烫伤所致的软组织肿胀，静脉性水肿。3. 痔静脉曲张引起的内、外痔急性发作症状，如肛门潮湿、瘙痒、出血、疼痛等。

药 理 作 用 1. 降低血管通透性：对血清中的溶酶体活性具有明显的抑制作用，稳定溶酶体膜，阻碍蛋白酶的代谢，降低毛细血管的通透性，减少渗出，防治组织肿胀、静脉性水肿。2. 增加静脉回流、减轻静脉瘀血症状，可作用于血管内皮细胞感受器，引起静脉收缩，增加静脉壁的弹性和张力，提高血管壁的强度增加静脉血液的回流速度，减少静脉容积，降低静脉压缓解静脉淤滞症状。3. 增加血管弹性和血管张力：通过抑制血液中蛋白酶的作用，使静脉中糖蛋白胶原纤维不受破坏；逐渐恢复静脉的正常胶原含量和结构使其弹性和收缩性趋于正常，防治静脉曲张。4. 抗氧自由基作用。

税 则 号 列 3004.9059

中 文 名 速效救心丸

类　　别 祛瘀剂

主 要 成 分 川芎、冰片

商 品 属 性 本品为棕黄色的滴丸。气凉，味微苦。

适 用 症 适用于气滞血瘀型冠心病、心绞痛。

药 理 作 用 行气活血，祛瘀止痛，增加冠脉血流量，缓解心绞痛。

税 则 号 列 3004.9059

中 文 名 新血宝胶囊

类　　别 祛瘀剂

主 要 成 分 黄芪、当归、鸡血藤、白术、陈皮、大枣、硫酸亚铁

商 品 属 性 本品为硬胶囊，内容物为棕黄色粉末。气香，味微苦、甘，有铁腥味。

适 用 症 适用于痔疮出血、月经过多、偏食等原因所致的缺铁性贫血，气血两虚症。

药 理 作 用 补血益气，健脾和胃。

税 则 号 列 3004.9059

中 文 名 腰痛片

类　　别 祛瘀剂

主 要 成 分 杜仲叶（盐炒）、续断、狗脊（制）、牛膝、补骨脂（盐炒）、土鳖虫（酒炒）、乳香（制）、赤芍、当归、肉桂、泽泻、白术（炒）

商 品 属 性 本品为薄膜衣片或糖衣片，除去包衣后显褐色。气微香，味苦。

适 用 症 适用于肾阳不足、瘀血阻络所致的腰痛及腰肌劳损。

药 理 作 用 补肾活血，强筋止痛。

税 则 号 列 3004.9059

中　文　名　元胡止痛颗粒
类　　　别　祛瘀剂
主　要　成　分　醋制延胡索、白芷
商　品　属　性　本品为棕褐色颗粒。味甜、微苦。
适　用　症　适用于行经腹痛、胃痛、胁痛、头痛。
药　理　作　用　理气，活血，止痛。
税　则　号　列　3004.9059

3.11　散结剂

中　文　名　爱活胆通软胶囊
类　　　别　散结剂
主　要　成　分　欧活血丹提取物、葵花籽油
商　品　属　性　长卵形棕色软胶囊，内容物为浅绿色油状物。
适　用　症　适用于早期胆固醇性结石及孤立性、混合性以胆固醇为主的胆结石。
药　理　作　用　溶解胆石。
税　则　号　列　3004.9059

中　文　名　抗乳腺增生丸
类　　　别　散结剂
主　要　成　分　柴胡、当归、白芍、白术、茯苓等
商　品　属　性　本品为棕黑色的浓缩水丸。味甜、微苦。
适　用　症　适用于乳腺增生。
药　理　作　用　疏肝解郁，健脾和中，化痰散结，活血行气止痛。
税　则　号　列　3004.9059

3.12　温里剂

中　文　名　复方猴头颗粒
类　　　别　温里剂
主　要　成　分　猴子头实体、硫糖铝、次硝酸铋、三硅酸镁
商　品　属　性　本品为黄棕色颗粒。味微甜。
适　用　症　适用于胃溃疡、十二指肠溃疡、慢性胃炎。
药　理　作　用　治疗消化道溃疡药。
税　则　号　列　3004.9059

3.13 泻下剂

中 文 名	通便宁片
类 别	泻下剂
主 要 成 分	番泻叶干膏粉、牵牛子、白豆蔻、砂仁
商 品 属 性	本品为棕色素片。味微苦。
适 用 症	用于实热便秘，症见腹痛拒按、腹胀纳呆、口干口苦、小便短赤、舌红苔黄、脉弦滑数。
药 理 作 用	宽中理气，泻下通便。
税 则 号 列	3004.9059

3.14 治风剂

中 文 名	风湿关节酒
类 别	治风剂
主 要 成 分	乌梢蛇（酒炙）、草乌（银花甘草炙）、老鹳草、穿山龙、羌活、独活、铁丝威灵仙、香加皮、木瓜、苍术、防风、油松节、当归、川芎、桂枝、鸡血藤、牛膝、白芍、粉萆薢、佛手、人参、甘草、红曲
商 品 属 性	本品为橘红色的澄清液体；气清香，味辛、微苦。
适 用 症	本品用于风寒湿邪引起：关节疼痛，肩背酸沉，腰痛寒腿，四肢麻木，筋脉拘挛。
药 理 作 用	祛风散寒，活血止痛。
税 则 号 列	3004.9051

中 文 名	复方风湿宁片
类 别	治风剂
主 要 成 分	两面针、七叶莲、宽筋藤、过岗龙、威灵仙、鸡骨香
商 品 属 性	本品为片剂。
适 用 症	适用于风湿痹痛。
药 理 作 用	祛风除湿，活血散瘀，舒筋止痛。
税 则 号 列	3004.9059

中 文 名	华佗再造丸
类 别	治风剂
主 要 成 分	川芎、吴茱萸、冰片等
商 品 属 性	本品为黑色的浓缩水蜜丸。气香，味苦。
适 用 症	用于痰瘀阻络之中风恢复期和后遗症，症见半身不遂、拘挛麻木、口眼歪斜、言语不清。
药 理 作 用	活血化瘀，化痰通络，行气止痛。
税 则 号 列	3004.9059

中 文 名　清心丸

类　　　别　治风剂

主 要 成 分　水牛角浓缩粉、冰片、人参、茯苓、白术、甘草、当归、川芎、白芍、山药、黄芩、黄
　　　　　　檗、栀子、柴胡、苦杏仁、桔梗、大豆黄卷、防风、麦冬、白蔹、蒲黄（炭）、六神曲、
　　　　　　炮姜、阿胶、肉桂、大枣、朱砂、雄黄

商 品 属 性　本品为棕褐色的大蜜丸。气微香，味辛凉。

适 用 症　适用于心宫内热、痰火壅盛、神志昏乱、语言不清、烦躁不安。

药 理 作 用　清心，化痰，祛风。

税 则 号 列　3004.9059

4

生物制剂

4.1 预防类

商品名称 伤寒疫苗
英文名称 Typhoid Vaccine
包装规格 每瓶 5mL。
有效成分 灭活的伤寒沙门菌菌体。
制造工艺和性状 用伤寒沙门菌培养后，取菌苔制成悬液，经甲醛杀菌，以 PBS 稀释制成。为乳白色混悬液，含苯酚防腐剂。
作用与用途 接种疫苗后，可使机体产生免疫应答，用于预防伤寒。主要用于部队、港口、铁路沿线工作人员，下水道、粪便、垃圾处理人员，饮食行业、医务防疫人员及水上居民或有本病流行地区的人群。
税则号列 3002.2000

商品名称 伤寒甲型副伤寒联合疫苗
英文名称 Typhoid and Paratyphoid A Combined Vaccine
包装规格 每瓶 5mL。
有效成分 灭活的伤寒沙门菌、甲型副伤寒沙门菌菌体。
制造工艺和性状 用伤寒沙门菌、甲型副伤寒沙门菌分别培养，取菌苔制成悬液，并经甲醛杀菌，以 PBS 稀释制成。为乳白色的混悬液，含苯酚防腐剂。
作用与用途 接种疫苗后，可使机体产生免疫应答。用于预防伤寒及甲型副伤寒。主要用于部队、港口、铁路沿线工作人员，下水道、粪便、垃圾处理人员，饮食行业、医务防疫人员及水上居民或有本病流行地区的人群。
税则号列 3002.2000

商品名称 伤寒甲型乙型副伤寒联合疫苗
英文名称 Typhoid and Paratyphoid A & B Combined Vaccine
包装规格 每瓶 5mL。
有效成分 灭活的伤寒沙门菌、甲型副伤寒沙门菌和乙型副伤寒沙门菌菌体。
制造工艺和性状 用伤寒沙门菌、甲型副伤寒沙门菌和乙型副伤寒沙门菌分别培养，取菌苔制成悬液经甲醛杀菌，以 PBS 稀释制成。为乳白色的混悬液，含苯酚防腐剂。
作用与用途 接种疫苗后，可使机体产生免疫应答。用于预防伤寒及甲、乙型副伤寒。主要用于部队、港口、铁路沿线工作人员，下水道、粪便、垃圾处理人员，饮食行业、医务防疫人员及水上居民或有本病流行地区的人群。
税则号列 3002.2000

商 品 名 称　伤寒 Vi 多糖疫苗
英 文 名 称　Vi Polysaccharide Typhoid Vaccine
包 装 规 格　5mL（10 次人用剂量）、1mL（2 次人用剂量）、0.5mL（1 次人用剂量）。
有 效 成 分　伤寒沙门菌 Vi 多糖。
制造工艺和性状　用伤寒沙门菌培养液纯化的 Vi 多糖，以 PBS 稀释制成。为无色澄明液体。
作 用 与 用 途　接种疫苗后，可使机体产生体液免疫应答，用于预防伤寒。主要用于部队、港口、
　　　　　　　　铁路沿线的工作人员，下水道、粪便、垃圾处理人员，饮食行业、医务防疫人员及
　　　　　　　　水上居民或有本病流行地区的人群。
税 则 号 列　3002.2000

商 品 名 称　重组 B 亚单位/菌体霍乱疫苗（肠溶胶囊）
英 文 名 称　Recombinant B-subunit/Whole Cell Cholera Vaccine（Enteric-coated Capsule）
包 装 规 格　每粒胶囊装量 240mg。
有 效 成 分　重组霍乱毒素 B 亚单位、霍乱弧菌菌体。
制造工艺和性状　用工程菌制备重组霍乱毒素 B 亚单位，与灭活的 O1 型古典生物型或 Eltor 生物型霍
　　　　　　　　乱弧菌菌体，经冷冻干燥成干粉，与适宜辅料混合后制成肠溶胶囊，用于预防霍乱
　　　　　　　　和产毒性大肠杆菌旅行者腹泻。
作 用 与 用 途　接种疫苗后，可使机体产生免疫应答。用于预防霍乱和预防产毒性大肠杆菌旅行者
　　　　　　　　腹泻。接种对象：2 岁或 2 岁以上的儿童、青少年和有接触或传播危险的成人。
税 则 号 列　3002.2000

商 品 名 称　A 群脑膜炎球菌多糖疫苗
英 文 名 称　Group A Meningococcal Polysaccharide Vaccine
包 装 规 格　按标示量复溶后每瓶 5mL（10 次人用剂量）。
有 效 成 分　A 群脑膜炎奈瑟球菌荚膜多糖。
制造工艺和性状　用 A 群脑膜炎奈瑟球菌培养液提取获得荚膜多糖抗原，纯化后适宜稳定剂冻干制
　　　　　　　　成。为白色疏松体，复溶后为澄明液体。
作 用 与 用 途　接种疫苗后，可使机体产生体液免疫应答。用于预防 A 群脑膜炎奈瑟球菌引起的流
　　　　　　　　行性脑脊髓膜炎。接种对象：6 个月~15 周岁儿童、青少年。
税 则 号 列　3002.2000

商 品 名 称　A 群 C 群脑膜炎球菌多糖疫苗
英 文 名 称　Group A and C Meningococcal Polysaccharide Vaccine
包 装 规 格　复溶后每瓶 0.5mL，每 1 次人用剂量 0.5mL。
有 效 成 分　A 群和 C 群脑膜炎奈瑟球菌荚膜多糖。
制造工艺和性状　用 A 群和 C 群脑膜炎奈瑟球菌培养液，分别提取和纯化 A 群和 C 群脑膜炎奈瑟球菌
　　　　　　　　荚膜多糖抗原，混合后加入适宜稳定剂冻干制成。为白色疏松体，加入所附 PBS 后
　　　　　　　　可迅速溶解，复溶后为澄明液体。
作 用 与 用 途　接种疫苗后，可使机体产生体液免疫应答。用于预防 A 群和 C 群脑膜炎奈瑟球菌引
　　　　　　　　起的流行性脑脊髓膜炎。接种对象：2 周岁以上儿童及成人。
税 则 号 列　3002.2000

商 品 名 称	A 群 C 群脑膜炎球菌多糖结合疫苗
英 文 名 称	Group A and Group C Meningococcal Conjugate Vaccine
包 装 规 格	按标示量复溶后每瓶 0.5mL，每 1 次人用剂量 0.5mL。
有 效 成 分	A 群和 C 群脑膜炎奈瑟球菌荚膜多糖。
制造工艺和性状	用 A 群和 C 群脑膜炎奈瑟球菌经培养和提取纯化获取的荚膜多糖抗原，与破伤风类毒素共价结合后，加入适宜稳定剂冻干制成。为白色疏松体，加入所附稀释剂后应迅速溶解，溶液澄清无异物。
作 用 与 用 途	接种疫苗后，可使机体产生记忆性免疫应答，用于预防 A 群和 C 群脑膜炎奈瑟球菌引起的流行性脑脊髓膜炎。按批准的接种对象和年龄执行。
税 则 号 列	3002.2000

商 品 名 称	ACYW135 群脑膜炎球菌多糖疫苗
英 文 名 称	Group ACYW135 Meningococal Polysaccharide Vaccine
包 装 规 格	按标示量复溶后每瓶 0.5mL。
有 效 成 分	A 群、C 群、Y 群、W135 群脑膜炎奈瑟球菌荚膜多糖。
制造工艺和性状	分别用 A 群、C 群、Y 群、W135 群脑膜炎奈瑟球菌培养液，提取和纯化 A 群、C 群、Y 群、W135 群脑膜炎奈瑟球菌多糖抗原，混合后加入适宜稳定剂后冻干制成。为白色疏松体，加入所附稀释剂复溶后为无色澄明液体。
作 用 与 用 途	用于预防 A 群、C 群、Y 群及 W135 群脑膜炎奈瑟球菌引起的流行性脑脊髓膜炎。目前仅推荐在以下范围内 2 周岁以上儿童及成人的高危人群使用。
税 则 号 列	3002.2000

商 品 名 称	b 型流感嗜血杆菌结合疫苗
英 文 名 称	Haemophilus Influenzae Type b Conjugate Vaccine
包 装 规 格	每瓶为 0.5mL。
有 效 成 分	b 型流感嗜血杆菌荚膜多糖。
制造工艺和性状	用纯化的 b 型流感嗜血杆菌荚膜多糖与破伤风类毒素共价结合而成。为无色透明液体。
作 用 与 用 途	疫苗接种后，可使机体产生体液免疫应答。用于预防由 b 型流感嗜血杆菌引起的侵袭性感染（包括脑膜炎、肺炎、败血症、蜂窝织炎、关节炎、会厌炎等）。接种对象：2 月~5 周岁儿童。
税 则 号 列	3002.2000

商 品 名 称	吸附白喉疫苗
英 文 名 称	Diphtheria Vaccine，Adsorbed
包 装 规 格	每瓶 0.5mL、1.0mL、2.0mL、5.0mL。
有 效 成 分	白喉类毒素。
制造工艺和性状	白喉杆菌在适宜的培养基中产生的毒素经甲醛脱毒、精制，加入氢氧化铝佐剂制成。为乳白色均匀混悬液，长时间放置后佐剂下沉，溶液上层无色澄明，但经振摇后能均匀分散，含防腐剂。
作 用 与 用 途	接种疫苗后，可使机体产生体液免疫应答。接种对象：6 个月~12 岁儿童。
税 则 号 列	3002.2000

商 品 名 称	吸附破伤风疫苗
英 文 名 称	Tetanus Vaccine, Adsorbed
包 装 规 格	每瓶0.5mL、1.0mL、2.0mL、5.0mL。
有 效 成 分	破伤风类毒素。
制造工艺和性状	破伤风梭状芽孢杆菌菌种在适宜的培养基中培养产生的毒素经甲醛脱毒、精制，并加入氢氧化铝佐剂制成。为乳白色均匀混悬液，长时间放置佐剂下沉，溶液上层应无色澄明，但经振摇后能均匀分散，含防腐剂。
作 用 与 用 途	接种疫苗后，可使机体产生体液免疫应答。用于预防破伤风。接种对象：主要是发生创伤机会较多的人群，妊娠期妇女接种本品可预防产妇及新生儿破伤风。
税 则 号 列	3002.2000

商 品 名 称	吸附白喉破伤风联合疫苗
英 文 名 称	Diphtheria and Tetanus Combined Vaccine, Adsorbed
包 装 规 格	每瓶0.5mL、1.0mL、2.0mL、5.0mL。
有 效 成 分	白喉类毒素和破伤风类毒素。
制造工艺和性状	用白喉类毒素原液和破伤风类毒素原液加入氢氧化铝佐剂制成。为乳白色均匀悬液，长时间放置佐剂下沉，溶液上层应无色澄明，但经振摇后能均匀分散，含防腐剂。
作 用 与 用 途	接种疫苗后，可使机体产生免疫应答反应。用于经吸附百白破联合疫苗全程免疫后的儿童的白喉和破伤风加强免疫。接种对象：12岁以下儿童。
税 则 号 列	3002.2000

商 品 名 称	吸附百日咳白喉联合疫苗
英 文 名 称	Diphtheria and Pertussis Combined Vaccine, Adsorbed
包 装 规 格	每瓶0.5mL、1.0mL、2.0mL、5.0mL。
有 效 成 分	灭活的百日咳杆菌全菌体和白喉类毒素。
制造工艺和性状	用百日咳疫苗原液和白喉类毒素原液加氢氧化铝佐剂制成。为乳白色悬液，放置后佐剂下沉，摇动后即成均匀悬液，含防腐剂。
作 用 与 用 途	接种疫苗后，可使机体产生免疫应答。用于预防百日咳、白喉，作加强免疫用。接种对象：3个月~6周岁儿童。
税 则 号 列	3002.2000

商 品 名 称	吸附百白破联合疫苗
英 文 名 称	Dphtheria, Tetanus and Pertussis Combined Vaccine, Adsorbed
包 装 规 格	每瓶0.5mL、1.0mL、2.0mL、5.0mL。
有 效 成 分	灭活的百日咳杆菌全菌体、白喉类毒素及破伤风类毒素。
制造工艺和性状	由百日咳疫苗原液、白喉类毒素原液及破伤风类毒素原液加氢氧化铝佐剂制成。为乳白色悬液，放置后佐剂下沉，摇动后即成均匀悬液，含防腐剂。
作 用 与 用 途	接种疫苗后，可使机体产生免疫应答。用于预防百日咳、白喉、破伤风。接种对象：3个月~6周岁儿童。
税 则 号 列	3002.2000

商 品 名 称	吸附无细胞百白破联合疫苗
英 文 名 称	Diphtheria，Tetanus and Acellular Pertus-sis Combined Vaccine，Adsorbed
包 装 规 格	每瓶 0.5mL、1.0mL、2.0mL、5.0mL。
有 效 成 分	百日咳杆菌有效组分、白喉类毒素及破伤风类毒素。
制造工艺和性状	由无细胞百日咳疫苗原液、白喉类毒素原液及破伤风类毒素原液加氢氧化铝佐剂制成。为乳白色悬液，放置后佐剂下沉，摇动后即成均匀悬液，含防腐剂。
作 用 与 用 途	接种疫苗后，可使机体产生免疫应答。用于预防百日咳、白喉、破伤风。接种对象：3 个月~6 周岁儿童。
税 则 号 列	3002.2000

商 品 名 称	皮上划痕用鼠疫活疫苗
英 文 名 称	Plague Vaccne（Live）for Percutaneous Scarification
包 装 规 格	按标示量复溶后每瓶 0.5mL（10 次人用剂量）。
有 效 成 分	鼠疫明毒株活菌体。
制造工艺和性状	用鼠疫杆菌弱毒菌株经培养后收集菌体，加入稳定剂冻干制成。为白色或淡黄色疏松体，复溶后为均匀悬液。
作 用 与 用 途	接种疫苗后，可使机体产生免疫应答。用于预防鼠疫。接种对象：疫区或通过疫区的人员。
税 则 号 列	3002.2000

商 品 名 称	皮上划痕人用炭疽活疫苗
英 文 名 称	Anthrax Vaccine（Live）for Percutaneous Scarification
包 装 规 格	每瓶 0.25mL（5 次人用剂量）。
有 效 成 分	炭疽芽孢杆菌弱毒株活菌体。
制造工艺和性状	用炭疽芽孢杆菌的弱毒株经培养、收集菌体后稀释制成。为灰白色均匀悬液。
作 用 与 用 途	接种疫苗后，可使机体产生免疫应答。用于预防炭疽。接种对象：炭疽常发地区人群，皮毛加工与制革工人、放牧员以及其他与牲畜密切接触者。
税 则 号 列	3002.2000

商 品 名 称	皮上划痕人用布氏菌活疫苗
英 文 名 称	Brucellosis Vacine（Live）for Percutaneous Scarification
包 装 规 格	按标示量复溶后每瓶 0.5mL（10 次人用剂量）。
有 效 成 分	布氏菌弱毒株活菌体。
制造工艺和性状	用布氏菌的弱毒菌株经培养、收集菌体加入稳定剂后冻干制成。为乳白色疏松体，复溶后为均匀悬液。
作 用 与 用 途	接种疫苗后，可使机体产生免疫应答。用于预防布氏菌病。接种对象：与布氏菌病传染源有密切接触者。
税 则 号 列	3002.2000

商 品 名 称	皮内注射用卡介苗
英 文 名 称	BCG Vaccine for Intradermal Injection
包 装 规 格	按标示量复溶后每瓶 1.0mL（10 次人用剂量）。
有 效 成 分	卡介菌活菌体。
制造工艺和性状	用卡介菌经培养后收集菌体，加入稳定剂冻干制成。为白色疏松体或粉末，复溶后为均匀悬液。
作 用 与 用 途	接种疫苗后，可使机体产生细胞免疫应答。用于预防结核病。接种对象：出生 3 个月以内的婴儿或用 5IUPPD 试验阴性的儿童。
税 则 号 列	3002.2000

商 品 名 称	钩端螺旋体疫苗
英 文 名 称	Leptospira Vaccine
包 装 规 格	每瓶 5mL。
有 效 成 分	灭活的单价或多价钩端螺旋体菌体。
制造工艺和性状	用各地区主要的钩端螺旋体流行菌型的菌株，经培养杀菌后制成单价或多价疫苗。为微带乳光的液体，含苯酚防腐剂。
作 用 与 用 途	接种疫苗后，可使机体产生免疫应答。用于预防钩端螺旋体病。接种对象：流行地区 7 岁~60 岁的人群。
税 则 号 列	3002.2000

商 品 名 称	乙型脑炎减毒活疫苗
英 文 名 称	Japanese Encephalitis Vaccine, Live
包 装 规 格	复溶后每瓶 0.5mL、1.5mL、2.5mL。
有 效 成 分	乙型脑炎减毒活病毒。
制造工艺和性状	用流行性乙型脑炎病毒减毒株接种原代地鼠肾细胞，经培养、收获病毒液，加入适宜稳定剂冻干制成。为淡黄色疏松体，复溶后为橘红色或淡粉红色澄明液体。
作 用 与 用 途	接种疫苗后，可刺激机体产生抗乙型脑炎病毒的免疫力。用于预防流行性乙型脑炎。接种对象：8 月龄以上健康儿童及由非疫区进入疫区的儿童和成人。
税 则 号 列	3002.2000

商 品 名 称	冻干乙型脑炎灭活疫苗（Vero 细胞）
英 文 名 称	Japanese Encephalitis Vaccine（Vero Cell），Inactivated，Freeze-dried
包 装 规 格	复溶后每瓶为 0.5mL。
有 效 成 分	灭活的乙型脑炎病毒 P_3 株。
制造工艺和性状	用乙型脑炎病毒接种 Vero 细胞，经培养、收获、灭活病毒、浓缩、纯化后，加入适宜稳定剂冻干制成。为白色疏松体，复溶后为澄明液体。
作 用 与 用 途	接种疫苗后，可刺激机体产生抗乙型脑炎病毒的免疫力。用于预防流行性乙型脑炎。接种对象：6 月龄~10 周岁儿童和由非疫区进入疫区的儿童和成人。
税 则 号 列	3002.2000

商 品 名 称	森林脑炎灭活疫苗
英 文 名 称	Tick-borne Encephalitis Vcine, Inactivated
包 装 规 格	每瓶 1.0mL。
有 效 成 分	灭活的森林脑炎病毒。
制造工艺和性状	用森林脑炎病毒"森张"株接种于原代地鼠肾细胞，经培养、收获病毒液，病毒灭活、纯化后，加入稳定剂和氢氧化铝佐剂制成。为乳白色混悬液体，含硫柳汞防腐剂。
作 用 与 用 途	接种疫苗后，可刺激机体产生抗森林脑炎病毒的免疫力，用于森林脑炎疾病的预防。接种对象：在有森林脑炎发生的地区居住的及进入该地区的 8 岁以上人员。
税 则 号 列	3002.2000

商 品 名 称	双价肾综合征出血热灭活疫苗（Vero 细胞）
英 文 名 称	Haemorrhagic Fever with Renal Syndrome Bivalent Vaccine（Vero Cell），Inactivated
包 装 规 格	每瓶 1.0mL。
有 效 成 分	灭活的Ⅰ型和Ⅱ型肾综合征出血热病毒。
制造工艺和性状	用Ⅰ型和Ⅱ型肾综合征出血热病毒分别接种 Vero 细胞，经培养、收获、病毒灭活、纯化，混合后加入稳定剂和氢氧化铝佐剂制成。为微乳白色混悬液体，含硫柳汞防腐剂。
作 用 与 用 途	接种本品后，可刺激机体产生针对Ⅰ型和Ⅱ型肾综合征出血热病毒的免疫力。用于预防Ⅰ型和Ⅱ型肾综合征出血热。接种对象：肾综合征出血热疫区的居民及进入该地区的人员，主要对象为 16 岁~60 岁的高危人群。
税 则 号 列	3002.2000

商 品 名 称	双价肾综合征出血热灭活疫苗（地鼠肾细胞）
英 文 名 称	Haemorrhagic Fever with Renal Syndrome Bivalent Vaccine（Hamster Kidney Cel），Inactivted
包 装 规 格	每瓶 1.0mL。
有 效 成 分	灭活的Ⅰ型和Ⅱ型肾综合征出血热病毒。
制造工艺和性状	用Ⅰ型和Ⅱ型肾综合征出血热病毒分别接种原代地鼠肾细胞，经培养、收获病毒液，病毒灭活、纯化，混合后加入氢氧化铝佐剂制成。为微乳白色混悬液体，含硫柳汞防腐剂。
作 用 与 用 途	接种疫苗后，可刺激机体产生抗Ⅰ型和Ⅱ型肾综合征出血热病毒的免疫力。用于预防Ⅰ型和Ⅱ型肾综合征出血热。接种对象：肾综合征出血热疫区的居民及进入该地区的人员，主要对象为 16 岁~60 岁的高危人群。
税 则 号 列	3002.2000

商 品 名 称	双价肾综合征出血热灭活疫苗（沙鼠肾细胞）
英 文 名 称	Haemorrhagic Fever with Renal Syndrome Bivalent Vaccine（Gerbil Kidney Cell），Inactivated
包 装 规 格	每瓶 1.0mL。
有 效 成 分	灭活的Ⅰ型和Ⅱ型肾综合征出血热病毒。
制造工艺和性状	用Ⅰ型和Ⅱ型肾综合征出血热病毒分别接种原代沙鼠肾细胞，经培养、收获病毒液，病毒灭活、纯化，混合后加入氢氧化铝佐剂制成。为微乳白色混悬液体，含硫柳汞防腐剂。
作 用 与 用 途	接种疫苗后，可刺激机体产生抗Ⅰ型和Ⅱ型肾综合征出血热病毒的免疫力。用于预防Ⅰ型和Ⅱ型肾综合征出血热。接种对象：肾综合征出血热疫区的居民及进入该地区的人员，主要对象为16岁~60岁的高危人群。
税 则 号 列	3002.2000

商 品 名 称	冻干人用狂犬病疫苗（Vero 细胞）
英 文 名 称	Rabies Vaccine（Vero Cell）for Human Use，Freeze-dried
包 装 规 格	复溶后每瓶 0.5mL 或 1.0mL。
有 效 成 分	灭活的狂犬病病毒固定毒。
制造工艺和性状	用狂犬病病毒固定毒接种 Vero 细胞，经培养、收获、浓缩、灭活病毒、纯化后，加入适宜的稳定剂冻干制成。为白色疏松体，复溶后为澄明液体，不含任何防腐剂。
作 用 与 用 途	接种疫苗后，可刺激机体产生抗狂犬病病毒免疫力。用于预防狂犬病。接种对象：凡被狂犬或其他疯动物咬伤、抓伤时，不分年龄、性别应立即处理局部伤口（用清水或肥皂水反复冲洗后再用碘酊或酒精消毒数次），并及时按暴露后免疫程序注射本疫苗；凡有接触狂犬病病毒危险的人员（如兽医、动物饲养员、林业从业人员、屠宰场工人、狂犬病实验人员等）按暴露前免疫程序注射本疫苗。
税 则 号 列	3002.2000

商 品 名 称	冻干甲型肝炎减毒活疫苗
英 文 名 称	Hepatitis A（Live）Vaccine，Freezedried
包 装 规 格	复溶后每瓶 0.5mL 或 1.0mL。
有 效 成 分	甲型肝炎减毒活病毒。
制造工艺和性状	用甲型肝炎病毒减毒株接种人二倍体细胞，经培养、收获病毒液、提取后，加适宜的稳定剂冻干制成。为乳酪色疏松体，复溶后为澄明液体。
作 用 与 用 途	接种疫苗后，可刺激机体产生抗甲型肝炎病毒的免疫力。用于预防甲型肝炎。接种对象：1岁半以上的甲型肝炎易感者。
税 则 号 列	3002.2000

商 品 名 称	甲型肝炎灭活疫苗（人二倍体细胞）
英 文 名 称	Hepatitis A Vaccine（Human Diploid Cell）Inactivated
包 装 规 格	每瓶 0.5mL 或 1.0mL。
有 效 成 分	灭活的甲型肝炎病毒。
制造工艺和性状	用甲型肝炎病毒株接种人二倍体细胞，经培养、收获、病毒纯化、灭活后，加入铝佐剂制成。为微乳白色混悬液体，可因沉淀而分层，易摇散，可含有防腐剂。
作 用 与 用 途	接种本疫苗，可刺激机体产生抗甲雪肝炎病毒的免疫力。用于预防甲型肝炎。接种对象：本疫苗适用于 1 岁以上甲型肝炎易感者。
税 则 号 列	3002.2000

商 品 名 称	重组乙型肝炎疫苗（酿酒酵母）
英 文 名 称	Recombinant Hepatitis B Vaccine（Saccharomyces cerevisciae）
包 装 规 格	每瓶 0.5mL 或 1.0mL。
有 效 成 分	乙型肝炎病毒表面抗原。
制造工艺和性状	由重组酿酒酵母表达的乙型肝炎病毒表面抗原（HBsAg）经纯化，加入铝佐剂制成。为乳白色混悬液体，可因沉淀而分层，易摇散。
作 用 与 用 途	接种疫苗后，可刺激机体产生抗乙型肝炎病毒的免疫力。用于预防乙型肝炎。接种对象：本疫苗适用于乙型肝炎易感者。尤其是下列人员：新生儿，特别是母亲为 HBsAg 阳性、HBeAg 阳性者；从事医疗工作的医护人员及接触血液的实验人员。
税 则 号 列	3002.2000

商 品 名 称	重组乙型肝炎疫苗（CHO 细胞）
英 文 名 称	Recombinant Hepatitis BVaccine（CHO Cell）
包 装 规 格	每瓶 0.5mL 或 1.0mL。
有 效 成 分	乙型肝炎病毒表面抗原。
制造工艺和性状	由重组 CHO 细胞表达的乙型肝炎病毒表面抗原（HBsAg）经纯化，加入氢氧化铝佐剂制成。为乳白色混悬液体，可因沉淀而分层，易摇散。
作 用 与 用 途	接种疫苗后，可使机体产生抗乙型肝炎病毒的免疫力。用于预防乙型肝炎。接种对象：本疫苗适用于乙型肝炎易感者。尤其是下列人员：新生儿，特别是母亲为 HBsAg 阳性、HBeAg 阳性者；从事医疗工作的医护人员及接触血液的实验人员。
税 则 号 列	3002.2000

商 品 名 称	重组乙型肝炎疫苗（汉逊酵母）
英 文 名 称	Rccombinant Hepatitis B Vaccine（Hansenuwla polymorpha）
包 装 规 格	每瓶 0.5mL。
有 效 成 分	乙型肝炎病毒表面抗原。
制造工艺和性状	由重组汉逊酵母表达的乙型肝炎病毒表面抗原（HBsAg）经纯化，加入铝佐剂制成。为乳白色混悬液体，可因沉淀而分层，易摇散。
作 用 与 用 途	接种疫苗后，可刺激机体产生抗乙型肝炎病毒的免疫力。用于预防乙型肝炎。接种对象：本疫苗适用于乙型肝炎易感者。尤其是下列人员：新生儿，特别是母亲为 HBsAg 阳性、HBeAg 阳性者；从事医疗工作的医护人员及接触血液的实验人员。
税 则 号 列	3002.2000

商 品 名 称	甲型乙型肝炎联合疫苗
英 文 名 称	Hepatitis A and B Combined Vaccine
包 装 规 格	每瓶 0.5mL 或 1.0mL。
有 效 成 分	灭活的甲型肝炎病毒和 HBsAg。
制造工艺和性状	用甲型肝炎（简称甲肝）病毒抗原与重组酿酒酵母表达的乙型肝炎（简称乙肝）病毒表面抗原（HBsAg）分别经铝佐剂吸附后，按比例混合制成。为乳白色混悬液体。
作 用 与 用 途	接种疫苗后，可刺激机体产生抗甲型肝炎病毒和抗乙型肝炎病毒的免疫力，用于预防甲型肝炎病毒和乙型肝炎病毒的感染。接种对象：本疫苗适用于 1 岁以上甲型和乙型肝炎病毒易感者。
税 则 号 列	3002.2000

商 品 名 称	麻疹减毒活疫苗
英 文 名 称	Measles Vaccine，Live
包 装 规 格	复溶后每瓶 0.5mL、1.0mL 或 2.0mL。
有 效 成 分	麻疹减毒活病毒。
制造工艺和性状	用麻疹病毒减毒株接种原代鸡胚细胞，经培养、收获病毒液，加入适宜稳定剂冻干制成。为乳酪色疏松体，复溶后为橘红色或淡粉红色澄明液体。
作 用 与 用 途	接种疫苗后，可刺激机体产生抗麻疹病毒的免疫力，用于预防麻疹。接种对象：8 月龄以上的麻疹易感者。
税 则 号 列	3002.2000

商 品 名 称	腮腺炎减毒活疫苗
英 文 名 称	Mumps Vaccine，Live
包 装 规 格	复溶后每瓶 0.5mL 或 1.0mL。
有 效 成 分	腮腺炎减毒活病毒。
制造工艺和性状	用腮腺炎病毒减毒株接种原代鸡胚细胞，经培养、收获病毒液，加适宜稳定剂冻干制成。为乳酪色疏松体，复溶后为橘红色或淡粉红色澄明液体。
作 用 与 用 途	接种疫苗后，可刺激机体产生抗腮腺炎病毒的免疫力，用于预防流行性腮腺炎。接种对象：8 月龄以上的腮腺炎易感者。
税 则 号 列	3002.2000

商 品 名 称	风疹减毒活疫苗（人二倍体细胞）
英 文 名 称	Rubella Vaccine（Human Diploid Cell），Live
包 装 规 格	复溶后每瓶 0.5mL 或 1.0mL。
有 效 成 分	风疹减毒活病毒。
制造工艺和性状	用风疹病毒减毒株接种人二倍体细胞，经培养、收获病毒液，加适宜稳定剂冻干制成。为乳酪色疏松体，复溶后应为橘红色澄明液体。
作 用 与 用 途	接种疫苗后，可刺激机体产生抗风疹病毒的免疫力，用于预防风疹。接种对象：8 月龄以上的风疹易感者。
税 则 号 列	3002.2000

商 品 名 称	水痘减毒活疫苗
英 文 名 称	Varicella Vaccine, Live
包 装 规 格	复溶后每瓶 0.5mL。
有 效 成 分	水痘-带状疱疹活病毒。
制造工艺和性状	用水痘-带状疱疹病毒减毒株接种人二倍体细胞，经培养、收获病毒液，加适宜稳定剂冻干制成。为乳白色或白色疏松体，复溶后为澄明液体，可微带乳光。
作 用 与 用 途	接种本疫苗后，可刺激机体产生抗水痘-带状疱疹病毒的免疫力，用于预防水痘。接种对象：12 个月龄以上的水痘易感者。
税 则 号 列	3002.2000

商 品 名 称	麻疹腮腺炎联合减毒活疫苗
英 文 名 称	Measles and Mumps Combined Vaccine, Live
包 装 规 格	复溶后每瓶 0.5mL。
有 效 成 分	麻疹和腮腺炎减毒活病毒。
制造工艺和性状	用麻疹病毒减毒株和腮腺炎病毒减毒株分别接种原代鸡胚细胞，经培养、收获病毒液，按比例混合配制，加适宜稳定剂冻干制成。为乳酪色疏松体，复溶后为橘红色澄明液体。
作 用 与 用 途	接种本疫苗后，可刺激机体产生抗麻疹病毒和腮腺炎病毒的免疫力，用于预防麻疹和流行性腮腺炎。接种对象：8 月龄以上的麻疹和流行性腮腺炎易感者。
税 则 号 列	3002.2000

商 品 名 称	麻疹风疹联合减毒活疫苗
英 文 名 称	Measles and Rubella Combined Vaccine, Live
包 装 规 格	复溶后每瓶 0.5mL。
有 效 成 分	麻疹和风疹减毒活病毒。
制造工艺和性状	用麻疹病毒减毒株接种原代鸡胚细胞和风疹病毒减毒株接种人二倍体细胞，经培养、收获病毒液，按比例混合配制，加入适宜稳定剂冻干制成。为乳酪色疏松体，复溶后为橘红色澄明液体。
作 用 与 用 途	接种本疫苗后，可刺激机体产生抗麻疹病毒和风疹病毒的免疫力。用于预防麻疹和风疹。接种对象：8 月龄以上的麻疹和风疹易感者。
税 则 号 列	3002.2000

商 品 名 称	麻腮风联合减毒活疫苗
英 文 名 称	Measles, Mumps and Rubella Combined Vaccine, Live
包 装 规 格	复溶后每瓶 0.5mL。
有 效 成 分	麻疹、风疹和腮腺炎减毒活病毒。
制造工艺和性状	用麻疹病毒减毒株和腮腺炎病毒减毒株分别接种原代鸡胚细胞、风疹病毒减毒株接种人二倍体细胞，经培养、收获病毒液，按比例混合配制，加入适宜稳定剂冻干制成。为乳酪色疏松体，复溶后为橘红色澄明液体。
作 用 与 用 途	接种本疫苗后，可刺激机体产生抗麻疹病毒、腮腺炎病毒和风疹病毒的免疫力，用于预防麻疹、腮腺炎和风疹。接种对象：8 月龄以上的麻疹、腮腺炎和风疹易感者。
税 则 号 列	3002.2000

商 品 名 称	流感全病毒灭活疫苗
英 文 名 称	Influenza Vaccine（Whole Virion），Inactivated
包 装 规 格	每瓶 0.5mL 或 1.0mL。
有 效 成 分	当年使用的各型流感病毒株血凝素（应包括各毒株名称及血凝素标示量）。
制造工艺和性状	用世界卫生组织（WHO）推荐的甲型和乙型流行性感冒（简称流感）病毒株分别接种鸡胚，经培养、收获病毒液、灭活病毒、浓缩、纯化后制成。为微乳白色液体，含硫柳汞防腐剂。
作 用 与 用 途	接种本疫苗后，可刺激机体产生抗流行性感冒病毒的免疫力，用于预防本株病毒引起的流行性感冒。接种对象：12岁以上儿童、成人及老年人。
税 则 号 列	3002.2000

商 品 名 称	流感病毒裂解疫苗
英 文 名 称	Influenza Vaccine（Split Virion），Inactivated
包 装 规 格	每瓶（支）0.25mL 或 0.5mL。
有 效 成 分	当年使用的各型流感病毒株血凝素（应包括各毒株名称及血凝素标示量）。
制造工艺和性状	用世界卫生组织（WHO）推荐的甲型和乙型流行性感冒病毒（简称流感）病毒株，分别接种鸡胚，经培养、收获病毒液、病毒灭活、纯化、裂解后制成。为微乳白色液体，可含硫柳汞防腐剂。
作 用 与 用 途	接种本疫苗后，可刺激机体产生抗流感病毒的免疫力，用于预防本株病毒引起的流行性感冒。接种对象：易感者及易发生相关并发症的人群，如儿童、老年人、体弱者、流感流行地区人员等。
税 则 号 列	3002.2000

商 品 名 称	口服脊髓灰质炎减毒活疫苗（猴肾细胞）
英 文 名 称	Poliomyelitis（Live）Vaccine（Monkey Kidney Cell），Oral
包 装 规 格	每瓶 1.0mL。
有 效 成 分	脊髓灰质炎病毒 I、II、III 型减毒活病毒。
制造工艺和性状	用脊髓灰质炎病毒 I、II、III 型减毒株分别接种于原代猴肾细胞，经培养、收获病毒液制成。为橘红色液体。
作 用 与 用 途	服用疫苗后，可刺激机体产生抗脊髓灰质炎病毒免疫力，用于预防脊髓灰质炎。接种对象：主要为2月龄以上的儿童。
税 则 号 列	3002.2000

商 品 名 称	脊髓灰质炎减毒活疫苗糖丸（人二倍体细胞）
英 文 名 称	Poliomyelitis Vaccine in Dragee Candy（Human Diploid Cell），Live
包 装 规 格	每粒糖丸重 1g。
有 效 成 分	I、II、III 型脊髓灰质炎减毒活病毒。
制造工艺和性状	用脊髓灰质炎病毒 I、II、III 型减毒株分别接种于人二倍体细胞，经培养、收获病毒液后制成。为白色固体糖丸。
作 用 与 用 途	服用疫苗后，可刺激机体产生抗脊髓灰质炎病毒免疫力，用于预防脊髓灰质炎。接种对象：主要为2月龄以上的儿童。
税 则 号 列	3002.2000

商　品　名　称　脊髓灰质炎减毒活疫苗糖丸（猴肾细胞）

英　文　名　称　Poliomyelitis Vaccine in Dragee Candy（Monkey Kidney Cell），Live

包　装　规　格　每粒糖丸重1g。

有　效　成　分　Ⅰ、Ⅱ、Ⅲ型脊髓灰质炎减毒活病毒。

制造工艺和性状　用脊髓灰质炎病毒Ⅰ、Ⅱ、Ⅲ型减毒株分别接种于原代猴肾细胞，经培养、收获病毒液后制成。为白色固体糖丸。

作　用　与　用　途　服用疫苗后，可刺激机体产生抗脊髓灰质炎病毒免疫力，用于预防脊髓灰质炎。接种对象：主要为2月龄以上的儿童。

税　则　号　列　3002. 2000

商　品　名　称　九价人乳头瘤病毒疫苗（酿酒酵母）

英　文　名　称　Recombinant Human Papillomavirus 9-Valent（Types 6，11，16，18，31，33，45，52，58）Vaccine

包　装　规　格　每支0.5mL（预填充注射器）。

有　效　成　分　重组人乳头瘤病毒（HPV）6、11、16、18、31、33、45、52和58型L1蛋白。

制造工艺和性状　本品系用重组酿酒酵母CANADE 3C-5（菌株1895）分别表达重组人乳头瘤病毒（HPV）6、11、16、18、31、33、45、52和58型L1蛋白的病毒样颗粒（VLP），经纯化，添加铝佐剂制成的九价疫苗。本品为供肌肉注射的无菌制剂。充分摇匀后，本品呈白色混悬液。

作　用　与　用　途　适用于预防由本品所含的HPV型别引起的下列疾病：HPV16型、18型、31型、33型、45型、52型、58型引起的宫颈癌。由HPV6型、11型、16型、18型、31型、33型、45型、52型、58型引起的下列癌前病变或不典型病变：2级、3级宫颈上皮内瘤样病变（CIN2，3），以及宫颈原位腺癌（AIS）；1级宫颈上皮内瘤样病变（CIN1）。HPV6型、11型、16型、18型、31型、33型、45型、52型、58型引起的感染。

税　则　号　列　3002. 2000

商　品　名　称　四价人乳头瘤病毒疫苗（酿酒酵母）

英　文　名　称　Recombinant Human Papillomavirus Quadrivalent（Types 6,11,16,18）Vaccine

包　装　规　格　每支0.5mL。

有　效　成　分　重组HPV6、11、16、18型L1蛋白。

制造工艺和性状　本品充分摇匀后，呈白色混悬液。

作　用　与　用　途　适用于预防因高危HPV16、18型所致下列疾病：宫颈癌。2级、3级宫颈上皮内瘤样病变（CIN23）和原位癌。1级宫颈上皮内瘤样病变（CIN1）。国内临床试尚未证实本品对低危HPV6、11型相关疾病的保护效果。

税　则　号　列　3002. 2000

商　品　名　称　吸附无细胞百白破灭活脊髓灰质炎和 b 型流感嗜血杆菌（结合）联合疫苗

英　文　名　称　Diphtheria，Tetanus，Pertussis（Acellular，Component），Poliomyelitis（Inactivated）Vaccine and Haemophilus Type b Conjugate Vaccine，Adsorbed

包　装　规　格　配定剂量，零售包装。

有　效　成　分　白喉类毒素大于等于 30IU，破伤风类毒素大于等于 40IU、百日咳杆菌抗原（类毒素 25μg，丝状血凝素 25μg）1 型脊髓灰质炎病毒（灭活）40DU，2 型脊髓灰质炎病毒（灭活）8DU，3 型脊髓灰质炎病毒（灭活）32DU，b 型流感嗜血杆菌荚膜多糖 10μg，其他成分〔蔗糖、氨丁三醇、氢氧化铝、Hanks 培养基（无酚红）、用于调节 pH 的醋酸和/或氢氧化钠、甲醛、苯氧基乙醇和注射水〕。

制造工艺和性状　略。

作　用　与　用　途　注射用粉末为 b 型流感嗜血杆菌结合疫苗，含有与破伤风类毒素结合的纯化 b 型流感嗜血杆菌荚膜多糖，为白色疏松体，均质。注射用混悬液为吸附无细胞百白破灭活脊髓灰质炎联合疫苗，含有吸附在铝盐（氢氧化铝）上的白喉类毒素、破伤风类毒素，两种纯化百日咳抗原（百日咳类毒素和丝状血凝素）和 1、2、3 型脊髓灰质炎病毒（灭活），振摇后应呈均匀乳白色，不应有摇不散的凝块或异物。接种本产品可以产生主动免疫，用于预防白喉、破伤风、百日咳、脊髓灰质炎和 b 型流感嗜血杆菌引起的侵入性感染（如脑膜炎、败血症、蜂窝组炎、关节炎、会厌炎等）。本品对由其他类型流感嗜血杆菌引起的感染，或由其他微生物引起的脑膜炎没有保护作用。

税　则　号　列　3002.2000

商　品　名　称　黄热减毒活疫苗

英　文　名　称　Yellow Fever vaccine，Live

包　装　规　格　配定剂量，零售包装。

有　效　成　分　黄热减毒活病毒，保护剂。

制造工艺和性状　本品是用黄热病毒毒株接种鸡胚，经研磨、离心，收获上清液并加入适宜稳定剂后冻干而成。冻干保护剂主要成分为乳糖、山梨醇、氨基酸。

作　用　与　用　途　适用于预防黄热病。

税　则　号　列　3002.2000

商　品　名　称　肠道病毒 71 型灭活疫苗（Vero 细胞）

英　文　名　称　Enterovirus 71 Vaccine（Vero Cell），Inactivated

包　装　规　格　配定剂量，零售包装。

有　效　成　分　主要成分：灭活的 EV71 病毒，每 1 人次用剂量为 0.5mL，含肠道病毒 71 型灭活疫苗中和抗体效价不低于 3.0EU（EU 代表中和抗体效价单位）。辅料：氢氧化铝、氯化钠、磷酸氢二钠、磷酸二氢钠、人血白蛋白。

制造工艺和性状　用肠道病毒 71 型（EV71 AHFY087VP5 株）接种非洲绿猴肾细胞（Vero 细胞），经培养、收获病毒液，浓缩、纯化、灭活病毒和氢氧化铝吸附制成。

作　用　与　用　途　适用于 6 月龄~3 岁 EV71 易感者预防 EV71 感染所致的手足口病。但本品不能预防其他肠道病毒（包括柯萨奇病毒 A 组 16 型等）感染所致的手足口病。

税　则　号　列　3002.2000

商 品 名 称	23 价肺炎多糖疫苗
英 文 名 称	23-Valent Pneumococcal Polysaccharide Vaccine
包 装 规 格	配定剂量，零售包装。
有 效 成 分	本品主要成分为 23 价肺炎球菌多糖。
制造工艺和性状	通过培养提纯制得。
作 用 与 用 途	用于免疫预防该疫苗所含荚膜菌型的肺炎球菌疾病。
税 则 号 列	3002. 2000

商 品 名 称	13 价肺炎球菌多糖结合疫苗
英 文 名 称	13-Valent Pneumococcal Polysaccharide Vaccine
包 装 规 格	配定剂量，零售包装。
有 效 成 分	本品主要成分是肺炎球菌 1、3、4、5、6A、6B、7F、9V、14、18C、19A、19F 和 23F 型多糖。
制造工艺和性状	通过培养提纯制得。
作 用 与 用 途	本品接种用于婴幼儿的主动免疫，以预防由肺炎链球菌血清型 1、3、4、5、6A、6B、7F、9V、14、18C、19A、19F 和 23F 引起的侵袭性疾病（包括菌血症性肺炎、脑膜炎、败血症和菌血症等）。
税 则 号 列	3002. 2000

商 品 名 称	水痘减毒活疫苗
英 文 名 称	Varicella Vaccine
包 装 规 格	配定剂量，零售包装。
有 效 成 分	有效成分：水痘-带状疱疹活病毒。含量：复溶后每瓶 0.5mL。每 1 次人用剂量为 0.5mL，含水痘-带状疱疹活病毒应不低于 3.3lgPFU。
制造工艺和性状	本品系用水痘-带状疱疹病毒减毒株（Oka 株）接种人二倍体细胞 2BS 株，经培养、收获，加入适宜稳定剂冻干制成。
作 用 与 用 途	用于预防水痘。
税 则 号 列	3002. 2000

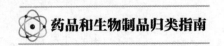

4.2 治疗类

4.2.1 抗血清

商 品 名 称	冻干抗蝮蛇毒血清
英 文 名 称	Agkistrodon Halys Antivenin, Freeze-dried
包 装 规 格	配定剂量，零售包装。
有 效 成 分	抗蝮蛇毒血清。
制造工艺和性状	本品为由蝮蛇毒或脱毒蝮蛇毒免疫马所得的血浆，经胃酶消化后纯化制成的冻干抗蝮蛇毒球蛋白制剂。白色或淡黄色的疏松体。
作 用 与 用 途	本品用于治疗被蝮蛇咬伤者。
税 则 号 列	3002.1200

商 品 名 称	冻干抗五步蛇毒血清
英 文 名 称	Agkistrodon Acutus Antivenin, Freeze-dried
包 装 规 格	配定剂量，零售包装。
有 效 成 分	抗五步蛇毒血清。
制造工艺和性状	本品为由五步蛇毒或脱毒五步蛇毒免疫马所得的血浆，经胃酶消化后纯化制成的冻干抗五步蛇毒球蛋白制剂。白色或淡黄色的疏松体。
作 用 与 用 途	本品用于治疗被五步蛇咬伤者。
税 则 号 列	3002.1200

商 品 名 称	冻干抗眼镜蛇毒血清
英 文 名 称	Naja naja(atra) Antivenin, Freeze-dried
包 装 规 格	配定剂量，零售包装。
有 效 成 分	抗眼镜蛇毒血清。
制造工艺和性状	本品为由眼镜蛇毒或脱毒眼镜蛇毒免疫马所得的血浆，经胃酶消化后纯化制成的冻干抗眼镜蛇毒球蛋白制剂。白色或淡黄色的疏松体。
作 用 与 用 途	本品用于治疗被眼镜蛇咬伤者。
税 则 号 列	3002.1200

商 品 名 称	冻干抗银环蛇毒血清
英 文 名 称	Bungarus Malticinctus Antivenin, Freeze-dried
包 装 规 格	配定剂量，零售包装。
有 效 成 分	冻干抗银环蛇毒血清。
制造工艺和性状	本品为由银环蛇毒或脱毒银环蛇毒免疫马所得的血浆，经胃酶消化后纯化制成的冻干抗银环蛇毒球蛋白制剂。白色或淡黄色的疏松体。
作 用 与 用 途	本品用于治疗被银环蛇咬伤者。
税 则 号 列	3002.1200

商 品 名 称	抗蝮蛇毒血清
英 文 名 称	Agkistrodon Halys Antivenin
包 装 规 格	配定剂量，零售包装。
有 效 成 分	抗蝮蛇毒血清。
制造工艺和性状	本品为由蝮蛇毒或脱毒蝮蛇毒免疫马所得的血浆，经胃酶消化后纯化制成的液体抗蝮蛇毒球蛋白制剂。无色、淡黄色或淡橙黄色的澄明液体，无异物，久置有微量可摇散的沉淀。
作 用 与 用 途	本品用于治疗被蝮蛇咬伤者。
税 则 号 列	3002.1200

商 品 名 称	抗狂犬病血清
英 文 名 称	Rabies Antiserum
包 装 规 格	配定剂量，零售包装。
有 效 成 分	抗狂犬病血清。
制造工艺和性状	本品为由狂犬病病毒固定毒免疫马所得的血浆，经胃酶消化后纯化制得的液体抗狂犬病球蛋白制剂。无色或淡黄色的澄明液体，无异物，久置有微量可摇散的沉淀。
作 用 与 用 途	本品用于配合狂犬病疫苗预防狂犬病。
税 则 号 列	3002.1200

商 品 名 称	抗炭疽血清
英 文 名 称	Anthrax Antiserum
包 装 规 格	配定剂量，零售包装。
有 效 成 分	抗炭疽血清。
制造工艺和性状	本品为由炭疽杆菌抗原免疫马所得的血浆，经胃酶消化后纯化制成的液体抗炭疽球蛋白制剂。无色或淡黄色的澄明液体，无异物，久置有微量可摇散的沉淀。
作 用 与 用 途	本品用于预防和治疗炭疽病。
税 则 号 列	3002.1200

商 品 名 称	抗五步蛇毒血清
英 文 名 称	Agkistrodon Acutus Antivenin
包 装 规 格	配定剂量，零售包装。
有 效 成 分	抗五步蛇毒血清。
制造工艺和性状	本品为由蝮蛇毒或脱毒蝮蛇毒免疫马所得的血浆，经胃酶消化后纯化制成的冻干抗蝮蛇毒球蛋白制剂。无色、淡黄色或淡橙黄色的澄明液体，无异物，久置有微量可摇散的沉淀。
作 用 与 用 途	本品用于治疗被蝮蛇咬伤者。
税 则 号 列	3002.1200

商 品 名 称	抗眼镜蛇毒血清
英 文 名 称	Naja naja(atra)Antivenin
包 装 规 格	配定剂量，零售包装。
有 效 成 分	抗眼镜蛇毒血清。
制造工艺和性状	本品为由眼镜蛇毒或脱毒眼镜蛇毒免疫马所得的血浆，经胃酶消化后纯化制成的液体抗眼镜蛇毒球蛋白制剂。无色、淡黄色或淡橙黄色的澄明液体，无异物，久置有微量可摇散的沉淀。
作 用 与 用 途	本品用于治疗被眼镜蛇咬伤者。
税 则 号 列	3002.1200

商 品 名 称	抗银环蛇毒血清
英 文 名 称	Bungarus Multicinctus Antivenin
包 装 规 格	配定剂量，零售包装。
有 效 成 分	抗银环蛇毒血清。
制造工艺和性状	本品为由银环蛇毒或脱毒银环蛇毒免疫马所得的血浆，经胃酶消化后纯化制成的液体抗银环蛇毒球蛋白制剂。无色、淡黄色或淡橙黄色的澄明液体，无异物，久置有微量可摇散的沉淀。
作 用 与 用 途	本品用于治疗被银环蛇咬伤者。
税 则 号 列	3002.1200

4.2.2　其他血份

商 品 名 称	冻干静注人免疫球蛋白（pH4）
英 文 名 称	Human Immunoglobulin(pH4)for Intravenous Injection,Freeze-dried
包 装 规 格	配定剂量，零售包装。
有 效 成 分	人免疫球蛋白（pH4）。
制造工艺和性状	本品为由健康人血浆，经低温乙醇蛋白分离法或经批准的其他分离法分离纯化，去除抗补体活性并经病毒去除和灭活处理、冻干制成。含适宜稳定剂，不含防腐剂和抗生素。白色或灰白色疏松体，无融化迹象。
作 用 与 用 途	本品用于原发性免疫球蛋白缺乏症，如 X 联锁低免疫球蛋白血症，常见变异性免疫缺陷病、免疫球蛋白 G 亚型缺陷病等；继发性免疫球蛋白缺陷病，如重症感染、新生儿败血症等；自身免疫性疾病，如原发性血小板减少性紫癜、川崎病。
税 则 号 列	3002.1200

商 品 名 称	冻干静注乙型肝炎人免疫球蛋白（pH4）
英 文 名 称	Human Hepatitis B Immunoglobulin（pH4）for Intravenous Injection,Freeze-dried
包 装 规 格	配定剂量，零售包装。
有 效 成 分	乙型肝炎人免疫球蛋白（pH4）。
制造工艺和性状	本品为由含高效价乙型肝炎表面抗体的健康人血浆，经低温乙醇蛋白分离法或经批准的其他分离法分离纯化，并经病毒去除和灭活处理、冻干制成。含适宜稳定剂，不含防腐剂和抗生素。白色或灰白色疏松体，无融化迹象。
作 用 与 用 途	本品与拉米夫定联合使用，预防乙型肝炎相关肝脏疾病的肝移植术后患者再感染乙型肝炎病毒。
税 则 号 列	3002.1200

商 品 名 称	冻干狂犬病人免疫球蛋白
英 文 名 称	Human Rabies Immunoglobulin,Freeze-dried
包 装 规 格	配定剂量，零售包装。
有 效 成 分	狂犬病人免疫球蛋白。
制造工艺和性状	本品为由含高效价狂犬病抗体的健康人血浆，经低温乙醇蛋白分离法或经批准的其他分离法分离纯化，并经病毒去除和灭活处理、冻干制成。含适宜稳定剂，不含防腐剂和抗生素。白色或灰白色疏松体，无融化迹象。
作 用 与 用 途	本品主要用于被狂犬或其他疯动物咬伤、抓伤患者的被动免疫。所有怀疑有狂犬病暴露的病人均应联合使用狂犬病疫苗和狂犬病人免疫球蛋白。如果病人接种过狂犬病疫苗并且具有足够的抗狂犬病抗体滴度，仅再次接种疫苗而不使用本品。
税 则 号 列	3002.1200

商 品 名 称	冻干破伤风人免疫球蛋白
英 文 名 称	Human Tetanus Immunoglobulin,Freeze-dried
包 装 规 格	配定剂量，零售包装。
有 效 成 分	破伤风人免疫球蛋白。
制造工艺和性状	本品为由含高效价破伤风抗体的健康人血浆，经低温乙醇蛋白分离法或经批准的其他分离法分离纯化，并经病毒去除和灭活处理、冻干制成。含适宜稳定剂，不含防腐剂和抗生素。白色或灰白色疏松体，无融化迹象。
作 用 与 用 途	本品主要用于预防和治疗破伤风，尤其适用于对破伤风抗毒素（TAT）有过敏反应者。
税 则 号 列	3002.1200

商　品　名　称　冻干人血白蛋白

英　文　名　称　Human Albumin, Freeze-dried

包　装　规　格　配定剂量，零售包装。

有　效　成　分　人血白蛋白。

制造工艺和性状　本品为由健康人血浆，经低温乙醇蛋白分离法或经批准的其他分离法分离纯化，并经60℃ 10小时加温灭活病毒、冻干后制成。含适宜稳定剂，不含防腐剂和抗生素。白色或灰白色疏松体，无融化迹象。

作　用　与　用　途　本品适用于失血创伤、烧伤引起的休克；脑水肿及损伤引起的颅压升高；肝硬化及肾病引起的水肿或腹水；低蛋白血症的防治；新生儿高胆红素血症；用于心肺分流术、烧伤的辅助治疗、血液透析的辅助治疗和成人呼吸窘迫综合征。

税　则　号　列　3002.1200

商　品　名　称　冻干乙型肝炎人免疫球蛋白

英　文　名　称　Human Hepatitis B Immunoglobulin, Freeze-dried

包　装　规　格　配定剂量，零售包装。

有　效　成　分　乙型肝炎人免疫球蛋白。

制造工艺和性状　本品为由含高效价乙型肝炎表面抗体的健康人血浆，经低温乙醇蛋白分离法或经批准的其他分离法分离纯化，并经病毒去除和灭活处理、冻干制成。含适宜稳定剂，不含防腐剂和抗生素。白色或灰白色疏松体，无融化迹象。

作　用　与　用　途　本品主要用于乙型肝炎预防和治疗。

税　则　号　列　3002.1200

商　品　名　称　静注人免疫球蛋白（pH4）

英　文　名　称　Human Immunoglobulin（pH4）for Intravenous Injection

包　装　规　格　配定剂量，零售包装。

有　效　成　分　人免疫球蛋白（pH4）。

制造工艺和性状　本品为由健康人血浆，经低温乙醇蛋白分离法或经批准的其他分离法分离纯化，去除抗补体活性并经病毒去除和灭活处理制成。含适宜稳定剂，不含防腐剂和抗生素。无色或淡黄色澄明液体，可带轻微乳光，不应出现浑浊。

作　用　与　用　途　本品用于原发性免疫球蛋白缺乏症，如X联锁低免疫球蛋白血症，常见变异性免疫缺陷病、免疫球蛋白G亚型缺陷病等；继发性免疫球蛋白缺陷病，如重症感染、新生儿败血症等；自身免疫性疾病，如原发性血小板减少性紫癜、川崎病。

税　则　号　列　3002.1200

商 品 名 称	静注乙型肝炎人免疫球蛋白（pH4）
英 文 名 称	Human Hepatitis B Immunoglobulin（pH4）for Intravenous Injection
包 装 规 格	配定剂量，零售包装。
有 效 成 分	乙型肝炎人免疫球蛋白（pH4）。
制造工艺和性状	本品为由含高效价乙型肝炎表面抗体的健康人血浆，经低温乙醇蛋白分离法或经批准的其他分离法分离纯化，并经病毒去除和灭活处理制成。含适宜稳定剂，不含防腐剂和抗生素。无色或淡黄色澄明液体，可带轻微乳光，不应出现浑浊。
作 用 与 用 途	本品用于预防乙型肝炎相关肝脏疾病的肝移植术后患者再感染乙型肝炎病毒。
税 则 号 列	3002.1200

商 品 名 称	抗人 T 细胞猪免疫球蛋白
英 文 名 称	Anti-human T Lymphocyte Porcine Immunoglobulin
包 装 规 格	配定剂量，零售包装。
有 效 成 分	抗人 T 细胞猪免疫球蛋白。
制造工艺和性状	本品为由人 T 淋巴细胞免疫猪后，取其血浆经去除杂抗体、纯化、浓缩后，再经病毒去除和灭活处理并加入适宜稳定剂制成。不含防腐剂和抗生素。无色或淡橙黄色澄明液体，可带乳光。
作 用 与 用 途	本品用于防治器官移植的免疫排斥，预防骨髓移植的移植物抗宿主反应、重型或纯红再生障碍性贫血。自身免疫性溶血性贫血、原发性血小板减少性紫癜及其他免疫病也可试用。
税 则 号 列	3002.1200

商 品 名 称	抗人 T 细胞兔免疫球蛋白
英 文 名 称	Anti-human T Lymphocyte Rabbit Immunoglobulin
包 装 规 格	配定剂量，零售包装。
有 效 成 分	抗人 T 细胞兔免疫球蛋白。
制造工艺和性状	本品为由人 T 淋巴细胞免疫家兔后，取其血清经去除杂抗体、纯化、浓缩后，再经病毒去除和灭活处理并加入适宜稳定剂后冻干制成。不含防腐剂和抗生素。白色疏松体，无融化迹象。
作 用 与 用 途	本品主要用于临床器官移植的免疫排斥预防及治疗，骨髓移植的移植物抗宿主反应预防，以及再生障碍性贫血等病的治疗。
税 则 号 列	3002.1200

商 品 名 称	狂犬病人免疫球蛋白
英 文 名 称	Human Rabies Immunoglobulin
包 装 规 格	配定剂量，零售包装。
有 效 成 分	狂犬病人免疫球蛋白。
制造工艺和性状	本品为由含高效价狂犬病抗体的健康人血浆，经低温乙醇蛋白分离法或经批准的其他分离法分离纯化，并经病毒去除和灭活处理制成。含适宜稳定剂，不含防腐剂和抗生素。无色或淡黄色澄明液体，可带乳光，不应出现浑浊。
作 用 与 用 途	本品主要用于被狂犬或其他疯动物咬伤、抓伤患者的被动免疫。所有怀疑有狂犬病暴露的病人均应联合使用狂犬病疫苗和狂犬病人免疫球蛋白。如果病人接种过狂犬病疫苗并且具有足够的抗狂犬病抗体滴度，仅再次接种疫苗而不使用本品。
税 则 号 列	3002.1200

商 品 名 称	破伤风人免疫球蛋白
英 文 名 称	Human Tetanus Immunoglobulin
包 装 规 格	配定剂量，零售包装。
有 效 成 分	破伤风人免疫球蛋白。
制造工艺和性状	本品为由含高效价破伤风抗体的健康人血浆，经低温乙醇蛋白分离法或经批准的其他分离法分离纯化，并经病毒去除和灭活处理制成。含适宜稳定剂，不含防腐剂和抗生素。无色或淡黄色澄明液体，可带乳光，不应出现浑浊。
作 用 与 用 途	本品主要用于预防和治疗破伤风，尤其适用于对破伤风抗毒素（TAT）有过敏反应者。
税 则 号 列	3002.1200

商 品 名 称	人凝血酶原复合物
英 文 名 称	Human Prothrombin Complex
包 装 规 格	配定剂量，零售包装。
有 效 成 分	人凝血酶原复合物。
制造工艺和性状	本品为由健康人血浆，经低温乙醇蛋白分离法或经批准的其他分离法分离纯化，并经病毒去除和灭活处理、冻干制成。含适宜稳定剂，不含防腐剂和抗生素。白色或灰绿色疏松体。
作 用 与 用 途	本品用于先天性和获得性凝血因子Ⅱ、Ⅶ、Ⅸ、Ⅹ缺乏症（单独或联合缺乏）包括凝血因子Ⅸ缺乏症（乙型血友病）以及Ⅱ、Ⅶ、Ⅹ凝血因子缺乏症；抗凝剂过量、维生素K缺乏症；肝病导致的出血患者需要纠正凝血功能障碍时；各种原因所致的凝血酶原时间延长而拟作外科手术患者；但对凝血因子Ⅴ缺乏者可能无效；治疗已产生因子Ⅷ抑制物的甲型血友病患者的出血症状；逆转香豆素类抗凝剂诱导的出血。
税 则 号 列	3002.1200

商 品 名 称	人凝血因子Ⅷ
英 文 名 称	Human Coagulation Factor
包 装 规 格	配定剂量，零售包装。
有 效 成 分	人凝血因子Ⅷ。
制造工艺和性状	本品为由健康人血浆，经分离、提纯，并经病毒去除和灭活处理、冻干制成。含适宜稳定剂，不含防腐剂和抗生素。乳白色疏松体。
作 用 与 用 途	本品主要用于防治甲型血友病和获得性凝血因子Ⅷ缺乏而致的出血症状及这类病人的手术出血治疗。
税 则 号 列	3002.1200

商 品 名 称	人纤维蛋白原
英 文 名 称	Human Fibrinogen
包 装 规 格	配定剂量，零售包装。
有 效 成 分	人纤维蛋白原。
制造工艺和性状	本品为由健康人血浆，经分离、提纯，并经病毒去除和灭活处理、冻干制成。含适宜稳定剂，不含防腐剂和抗生素。灰白色或淡黄色疏松体。
作 用 与 用 途	本品用于先天性纤维蛋白原减少或缺乏症。获得性纤维蛋白原减少症；严重肝脏损伤；肝硬化；弥散性血管内凝血；产后大出血和因大手术、外伤或内出血等引起的纤维蛋白原缺乏而造成的凝血障碍。本品经过100℃30分钟干热法灭活病毒处理，可能会导致人纤维蛋白原体内生物活性下降和免疫原性改变，建议仅在无其他有效治疗方法又确实需要补充纤维蛋白原的情况下，经权衡利弊后使用。
税 则 号 列	3002.1200

商 品 名 称	人血白蛋白
英 文 名 称	Human Albumin
包 装 规 格	配定剂量，零售包装。
有 效 成 分	人血白蛋白。
制造工艺和性状	本品为由健康人血浆，经低温乙醇蛋白分离法或经批准的其他分离法分离纯化，并经60℃10小时加温灭活病毒后制成。含适宜稳定剂，不含防腐剂和抗生素。略黏稠、黄色或绿色至棕色澄明液体，不应出现浑浊。
作 用 与 用 途	本品用于失血创伤、烧伤引起的休克；脑水肿及损伤引起的颅压升高；肝硬化及肾病引起的水肿或腹水；低蛋白血症的防治；新生儿高胆红素血症；用于心肺分流术、烧伤的辅助治疗、血液透析的辅助治疗和成人呼吸窘迫综合征。
税 则 号 列	3002.1200

商 品 名 称　外用人纤维蛋白黏合剂

英 文 名 称　Fibrin Sealant(Human)

包 装 规 格　配定剂量，零售包装。

有 效 成 分　冻干人纤维蛋白原、冻干人凝血酶二种血浆蛋白以及配制药液和使用产品所需的无菌医用材料。

制造工艺和性状　本品为由健康人血浆，经分别分离、提纯人纤维蛋白原和人凝血酶，并经病毒去除和灭活处理、冻干制成。本品产品由外用人纤维蛋白原及其稀释剂、外用人凝血酶及其稀释剂四种成分组成，不含防腐剂和抗生素。冻干人纤维蛋白原：灰白色或淡黄色疏松体，重溶后溶液为澄明或带轻微乳光，允许有少量细小絮状物或蛋白颗粒；冻干人凝血酶：白色或淡黄色疏松体，无融化迹象，溶解后应为无色或淡黄色溶液，带轻微乳光，允许有微量细小蛋白颗粒。

作 用 与 用 途　本品适用于辅助处理烧伤创面、普通外科腹部切口、肝脏手术创面和血管外科手术创面的渗血。

税 则 号 列　3002.1200

商 品 名 称　乙型肝炎人免疫球蛋白

英 文 名 称　Human Hepatitis B Immunoglobulin

包 装 规 格　配定剂量，零售包装。

有 效 成 分　乙型肝炎人免疫球蛋白。

制造工艺和性状　本品为由含高效价乙型肝炎表面抗体的健康人血浆，经低温乙醇蛋白分离法或经批准的其他分离法分离纯化，并经病毒去除和灭活处理制成。含适宜稳定剂，不含防腐剂和抗生素。无色或淡黄色澄明液体，可带乳光，不应出现浑浊。

作 用 与 用 途　本品主要用于乙型肝炎预防。适用于乙型肝炎表面抗原（HBsAg）阳性母亲所生的婴儿；意外感染的人群；与乙型肝炎患者和乙型肝炎病毒携带者密切接触者。

税 则 号 列　3002.1200

商 品 名 称　重组人促红素-β 注射液（CHO 细胞）

英 文 名 称　Recombinant Human Erythropoietin-β Injection（CHO Cells）

包 装 规 格　配定剂量，零售包装。

有 效 成 分　重组人红细胞生成素-β。辅料包括尿素、氯化钠、聚山梨醇酯-20、二水合磷酸二氢钠、十二水合磷酸氢二钠、二水合氯化钙、甘氨酸、左旋亮氨酸、左旋异亮氨酸、左旋苏氨酸、左旋谷氨酸、左旋苯丙氨酸、注射用水。

制造工艺和性状　无色澄明液体。

作 用 与 用 途　本品用于因慢性肾衰竭引致贫血，包括行血液透析、腹膜透析和非透析治疗者。治疗接受化疗的非髓性恶性肿瘤成人患者的症状性贫血。本品适用于治疗贫血时，仅在出现贫血症状时方可使用。

税 则 号 列　3002.1200

商　品　名　称　重组人促红素注射液（CHO 细胞）
英　文　名　称　Recombinant Human Erythropoietin Injection（CHO Cell）
包　装　规　格　配定剂量，零售包装。
有　效　成　分　重组人促红素（CHO 细胞）。
制造工艺和性状　本品为由高效表达人红细胞生成素①基因的中国仓鼠卵巢（CHO）细胞，经细胞培养、分离和高度纯化后获得的重组人促红素制成。含适宜稳定剂，不含防腐剂和抗生素。无色澄明液体。
作　用　与　用　途　本品用于肾功能不全所致贫血，包括慢性肾功能衰竭进行透析及非透析治疗者。
税　则　号　列　3002.1200

商　品　名　称　注射用重组人促红素（CHO 细胞）
英　文　名　称　Recombinant Human Erythropoietin for Injection（CHO Cell）
包　装　规　格　配定剂量，零售包装。
有　效　成　分　重组人促红素（CHO 细胞）。
制造工艺和性状　本品为由高效表达人红细胞生成素基因的中国仓鼠卵巢（CHO）细胞，经细胞培养、分离和高度纯化后获得的重组人促红素冻干制成。含适宜稳定剂，不含防腐剂和抗生素。白色疏松体，复溶后应为无色澄明液体。
作　用　与　用　途　本品用于肾功能不全所致贫血，包括慢性肾功能衰竭进行透析及非透析治疗者。
税　则　号　列　3002.1200

商　品　名　称　注射用重组人凝血因子Ⅷ
英　文　名　称　Recombinant Human Coagulation Factor Ⅷ for Injection
包　装　规　格　配定剂量，零售包装。
有　效　成　分　重组人凝血因子Ⅷ。
制造工艺和性状　本品应为白色或浅黄色疏松体，按标示量加入灭菌注射用水，复溶后溶液应为无色澄明液体。
作　用　与　用　途　本品用于甲型血友病（先天性凝血因子Ⅷ缺乏）患者出血的治疗和预防。
税　则　号　列　3002.1200

商　品　名　称　组织胺人免疫球蛋白
英　文　名　称　Human Histamine immunoglobulin
包　装　规　格　配定剂量，零售包装。
有　效　成　分　主要成分为组织胺人免疫球蛋白。
制造工艺和性状　本品为冻干的白色或淡黄色疏松体，无融化迹象，重溶后为无色或淡黄色溶液，可带乳光。
作　用　与　用　途　本品用于预防和治疗支气管哮喘、慢性支气管炎、过敏性皮肤病、荨麻疹等过敏性疾病。
税　则　号　列　3002.1200

①　"高效表达人红细胞生成素"简称为"人促红素"。

4.2.3　抗毒素

商　品　名　称　破伤风抗毒素
英　文　名　称　Tetanus Antitoxin
包　装　规　格　配定剂量，零售包装。
有　效　成　分　破伤风抗毒素。
制造工艺和性状　本品为由破伤风类毒素免疫马所得的血浆，经胃酶消化后纯化制成的液体抗毒素球
　　　　　　　　蛋白制剂。无色或淡黄色的澄明液体，无异物，久置有微量可摇散的沉淀。
作　用　与　用　途　本品用于预防和治疗破伤风梭菌引起的感染。
税　则　号　列　3002.9090

商　品　名　称　白喉抗毒素
英　文　名　称　Diphtheria Antitoxin
包　装　规　格　配定剂量，零售包装。
有　效　成　分　白喉抗毒素。
制造工艺和性状　本品为由白喉类毒素免疫马所得的血浆，经胃酶消化后纯化制成的液体抗毒素球蛋
　　　　　　　　白制剂。无色或淡黄色的澄明液体，无异物，久置有微量可摇散的沉淀。
作　用　与　用　途　本品用于预防和治疗白喉。
税　则　号　列　3002.9090

商　品　名　称　冻干白喉抗毒素
英　文　名　称　Diphtheria Antitoxin，Freeze-dried
包　装　规　格　配定剂量，零售包装。
有　效　成　分　白喉抗毒素。
制造工艺和性状　本品为由白喉类毒素免疫马所得的血浆，经胃酶消化后纯化制成的冻干抗毒素球蛋
　　　　　　　　白制剂。白色或淡黄色的疏松体。
作　用　与　用　途　本品用于预防和治疗白喉。
税　则　号　列　3002.9090

商　品　名　称　冻干多价气性坏疽抗毒素
英　文　名　称　Gas-gangrene Antitoxin(Mixed)，Freeze-dried
包　装　规　格　配定剂量，零售包装。
有　效　成　分　多价气性坏疽抗毒素。
制造工艺和性状　本品为由产气荚膜、水肿、败毒和溶组织梭菌的毒素或类毒素分别免疫马所得的
　　　　　　　　血浆，经胃酶消化后纯化制成的液体多价抗毒素球蛋白制剂。白色或淡黄色的疏松
　　　　　　　　体。
作　用　与　用　途　本品用于预防和治疗产品由产气荚膜、水肿、败毒和溶组织梭菌引起的感染。
税　则　号　列　3002.9090

商 品 名 称	冻干破伤风抗毒素
英 文 名 称	Tetanus Antitoxin, Freeze-dried
包 装 规 格	配定剂量，零售包装。
有 效 成 分	破伤风抗毒素。
制造工艺和性状	本品为由破伤风类毒素免疫马所得的血浆，经胃酶消化后纯化制成的液体抗毒素球蛋白制剂。白色或淡黄色的疏松体。
作 用 与 用 途	本品用于预防和治疗破伤风梭菌引起的感染。
税 则 号 列	3002.9090

商 品 名 称	冻干肉毒抗毒素
英 文 名 称	Botulinum Antitoxins, Freeze-dried
包 装 规 格	配定剂量，零售包装。
有 效 成 分	冻干肉毒抗毒素。
制造工艺和性状	本品为由肉毒梭菌 A、B、C、D、E、F 六型毒素或类毒素分别免疫马所得的血浆，经胃酶消化后纯化制成的冻干抗毒素球蛋白制剂。白色或淡黄色的疏松体。
作 用 与 用 途	本品用于预防和治疗 A、B、C、D、E、F 型肉毒中毒。
税 则 号 列	3002.9090

商 品 名 称	多价气性坏疽抗毒素
英 文 名 称	Gas-gangrene Antitoxin(Mixed)
包 装 规 格	配定剂量，零售包装。
有 效 成 分	多价气性坏疽抗毒素。
制造工艺和性状	本品为由产气荚膜、水肿、败毒和溶组织梭菌的毒素或类毒素分别免疫马所得的血浆，经胃酶消化后纯化制成的液体多价抗毒素球蛋白制剂。无色或淡黄色的澄明液体，无异物，久置有微量可摇散的沉淀。
作 用 与 用 途	本品用于预防和治疗产品由产气荚膜、水肿、败毒和溶组织梭菌引起的感染。
税 则 号 列	3002.9090

商 品 名 称	肉毒抗毒素
英 文 名 称	Botulinum Antitoxins
包 装 规 格	配定剂量，零售包装。
有 效 成 分	肉毒抗毒素。
制造工艺和性状	本品为由肉毒梭菌 A、B、C、D、E、F 六型毒素或类毒素分别免疫马所得的血浆，经胃酶消化后纯化制成的液体抗毒素球蛋白制剂。无色或淡黄色的澄明液体，无异物。
作 用 与 用 途	本品用于预防和治疗 A、B、C、D、E、F 型肉毒中毒。
税 则 号 列	3002.9090

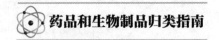

4.2.4 单克隆抗体

商 品 名 称	阿替利珠单抗注射液
英 文 名 称	Atezolizumab Injection
包 装 规 格	配定剂量，零售包装。
有 效 成 分	阿替利珠单抗，一种针对程序性死亡配体 1（PD-L1）的人源化免疫球蛋白 G1（IgG1）单克隆抗体；辅料：L-组氨酸、冰醋酸、蔗糖、聚山梨酯 20 和注射用水。
制造工艺与性状	本品为无色至微黄色溶液，不含防腐剂。
用 途	本品与卡铂和依托泊苷联合用于广泛期小细胞肺癌（ES-SCLC）患者的一线治疗。
税 则 号 列	3002.1500

商 品 名 称	艾美赛珠单抗注射液
英 文 名 称	Emicizumab Injection
包 装 规 格	配定剂量，零售包装。
有 效 成 分	艾美赛珠单抗。
制造工艺与性状	本品为注射剂。
用 途	本品用于存在凝血因子Ⅷ抑制物的 A 型血友病（先天性凝血因子Ⅷ缺乏）成人和儿童患者的常规预防性治疗，以防止出血或降低出血发生的频率。
税 则 号 列	3002.1500

商 品 名 称	贝伐珠单抗注射液
英 文 名 称	Bevacizumab Injection
包 装 规 格	配定剂量，零售包装。
有 效 成 分	本品主要成分为贝伐珠单抗（人源化抗-VEGF 单克隆抗体）。
制造工艺与性状	本品为静脉注射用无菌溶液，pH 值为 5.9~6.3，无色至乳白色澄清液体。
用 途	本品用于转移性结直肠癌：贝伐珠单抗联合以 5-氟尿嘧啶为基础的化疗适用于转移性结直肠癌患者的治疗。晚期、转移性或复发性非小细胞肺癌：贝伐珠单抗联合卡铂与紫杉醇用于不可切除的晚期、转移性或复发性非鳞状细胞非小细胞肺癌患者的一线治疗。
税 则 号 列	3002.1500

商 品 名 称	达雷木单抗注射液
英 文 名 称	Daratumumab
包 装 规 格	配定剂量，零售包装。
有 效 成 分	本品主要成分为达雷木单抗，一种抗 CD38 的单克隆抗体。
制造工艺与性状	本品为注射剂。
用 途	本品适用于治疗曾经蛋白酶体抑制剂和免疫抑制剂在内的三线药物治疗的多发性骨髓瘤。
税 则 号 列	3002.1500

商　品　名　称　地舒单抗注射液

英　文　名　称　Denosumab

包　装　规　格　配定剂量，零售包装。

有　效　成　分　本品主要成为地舒单抗。

制造工艺与性状　本品为注射剂。

用　　　　　途　本品主要适用于以下症状：绝经妇女的骨质疏松症（伴有高危骨折），前列腺癌患者的骨丢失（接受雄激素阻断治疗所致），乳腺癌患者的骨丢失（接受芳香化抑制剂治疗所致）。

税　则　号　列　3002.1500

商　品　名　称　度伐利尤单抗注射液

英　文　名　称　Durvalumab Injection

包　装　规　格　配定剂量，零售包装。

有　效　成　分　度伐利尤单抗。度伐利尤单抗是采用中国仓鼠卵巢细胞（CHO 细胞）表达制备的抗程序性死亡受体-配体 1（PD-L1）人源化单克隆抗体（IgG1k 型）。

制造工艺与性状　本品为澄清至乳浊，无色至微黄色液体。

用　　　　　途　本品用于在接受铂类药物为基础的化疗同步放疗后未出现疾病进展的不可切除、Ⅲ期非小细胞肺癌（NSCLC）患者的治疗。

税　则　号　列　3002.1500

商　品　名　称　古塞奇尤单抗注射液

英　文　名　称　Guselkumab Injection

包　装　规　格　配定剂量，零售包装。

有　效　成　分　古塞奇尤单抗；辅料为蔗糖、L-组氨酸、L-组氨酸盐酸盐一水合物、聚山梨酯 80、注射用水。

制造工艺与性状　透明的无色至浅黄色液体。

用　　　　　途　本品用于适合系统性治疗的中重度斑块状银屑病成人患者。

税　则　号　列　3002.1500

商　品　名　称　雷珠单抗注射液

英　文　名　称　Ranibizumab Injection

包　装　规　格　配定剂量，零售包装。

有　效　成　分　雷珠单抗；本品所含辅料为 α,α-海藻糖二水合物、组氨酸、盐酸组氨一水合物、聚山梨醇酯 20。

制造工艺与性状　本品为透明至微乳白色液体。

用　　　　　途　本品用于治疗湿性（新生血管性）年龄相关性黄斑变性（AMD）。

税　则　号　列　3002.1500

商 品 名 称　利妥昔单抗注射液

英 文 名 称　Rituximab Injection

包 装 规 格　配定剂量，零售包装。

有 效 成 分　重组利妥昔单抗。

制造工艺与性状　本品为澄清至乳光，无色至淡黄色液体。

用　　　　途　本品用于复发或耐药的滤泡性中央型淋巴瘤（国际工作分类 B、C 和 D 亚型的 B 细胞非霍奇金淋巴瘤）的治疗先前未经治疗的 CD20 阳性Ⅲ-Ⅳ期滤泡性非霍奇金淋巴瘤，患者应与化疗联合使用。CD20 阳性弥漫大 B 细胞性非霍奇金淋巴瘤（DLBCL）应与标准 CHOP 化疗（环磷酰胺、阿霉素、长春新碱、强的松）8 个周期联合治疗。

税 则 号 列　3002.1500

商 品 名 称　纳武利尤单抗注射液

英 文 名 称　Nivolumab Injection

包 装 规 格　配定剂量，零售包装。

有 效 成 分　纳武利尤单抗（Nivolumab），一种针对程序性死亡 1（PD-1）受体的人源化单克隆抗体（IgG4 亚型）。

制造工艺与性状　本品为澄清至乳光，无色至淡黄色液体，可能存在少量（极少）颗粒。

用　　　　途　本品用于治疗表皮生长因子受体（EGFR）基因突变阴性和间变性淋巴瘤激酶（ALK）阴性、既往接受过含铂方案化疗后疾病进展或不可耐受的局部晚期或转移性非小细胞肺癌（NSCLC）成人患者。

税 则 号 列　3002.1500

商 品 名 称　尼妥珠单抗注射液

英 文 名 称　Nimotuzumab Injection

包 装 规 格　配定剂量，零售包装。

有 效 成 分　尼妥珠单抗。

制造工艺与性状　产品由含有高效表达抗人表皮生长因子受体单克隆抗体基因的小鼠骨髓瘤（NS0）细胞，经细胞培养、分离和高度纯化后获得的重组人表皮生长因子受体单克隆抗体制成。不含防腐剂和抗生素。本品为无色澄明液体，可带轻微乳光。

用　　　　途　本品用于与放疗联合治疗表皮生长因子受体（EGFR）表达阳性的Ⅲ/Ⅳ期鼻咽癌。

税 则 号 列　3002.1500

商 品 名 称　帕博利珠单抗注射液

英 文 名 称　Pembrolizumab Injection

包 装 规 格　配定剂量，零售包装。

有 效 成 分　帕博利珠单抗。

制造工艺与性状　本品为液体，基本不含可见颗粒。

用　　　　途　帕博利珠单抗适用于经治疗失败的不可切除或转移性黑色素瘤的治疗。该适应证在中国是基于一项单臂临床试验的客观缓解率结果给予的有条件批准。本适应证的完全批准将取决于正在计划开展中的确证性临床试验能否证实中国患者的长期临床获益。

税 则 号 列　3002.1500

商 品 名 称	帕妥珠单抗注射液
英 文 名 称	Pertuzumab Injection
包 装 规 格	配定剂量，零售包装。
有 效 成 分	主要成分为帕妥珠单抗。帕妥珠单抗是重组人源化单克隆抗体，与表皮生长因子受体2（HER2）的细胞外二聚化结构域（亚结构域Ⅱ）发生特异性结合。
制造工艺与性状	本品是一种无菌、澄清至微浊、无色至浅棕色溶液，供静脉输注用。
用 途	本品与曲妥珠单抗和化疗联合，用于具有高复发风险HER2阳性早期乳腺癌患者的辅助治疗。
税 则 号 列	3002.1500

商 品 名 称	培塞利珠单抗注射液
英 文 名 称	Peserizumab Injection
包 装 规 格	配定剂量，零售包装。
有 效 成 分	培塞利珠单抗，是由大肠埃希菌（Escherichia coli）表达并与聚乙二醇（PEG）耦联的重组人源化抗肿瘤坏死因子a（TNFa）抗体Fab片段。
制造工艺与性状	本品为澄清至乳白色、无色至黄色液体。
用 途	本品与甲氨蝶呤（MTX）合用，用于治疗对改善病情的抗风湿药（DMARDs）（包括MTX）疗效不佳的中重度活动性类风湿关节炎（RA）成年患者。与MTX联合用药时，可以减缓患者关节损伤的进展速度（X线检测），并且可以改善身体机能。
税 则 号 列	3002.1500

商 品 名 称	司库奇尤单抗注射液
英 文 名 称	Secukinumab Injection
包 装 规 格	配定剂量，零售包装。
有 效 成 分	司库奇尤单抗，是在中国仓鼠卵巢细胞系（CHO-HPT1）中表达的，具有高亲和性的全人源单克隆抗体，属于IgG1-k同种型亚类，可选择性结合人白介素-17A（IL-17A）并中和该细胞因子的生物活性。
制造工艺与性状	本品为无色至淡黄色液体。
用 途	本品用于治疗符合系统治疗或光疗指征的中度至重度斑块状银屑病的成年患者。
税 则 号 列	3002.1500

商 品 名 称	特瑞普利单抗注射液
英 文 名 称	Toripalimab Injection
包 装 规 格	配定剂量，零售包装。
有 效 成 分	特瑞普利单抗，通过DNA重组技术由中国仓鼠卵巢细胞制得。
制造工艺与性状	本品为无色或淡黄色澄明液体，可带轻微乳光。
用 途	特瑞普利单抗适用于既往接受全身系统治疗失败的不可切除或转移性黑色素瘤的治疗。该适应证是基于一项单臂临床试验的客观缓解率结果给予的有条件批准。本适应证的完全批准将取决于正在开展中的确证性随机对照临床试验能否证实晚期黑色素瘤患者的长期临床获益。
税 则 号 列	3002.1500

商 品 名 称	替雷利珠单抗注射液
英 文 名 称	Tislelizumab Injection
包 装 规 格	配定剂量，零售包装。
有 效 成 分	替雷利珠单抗，是一款人源化 IgG4 抗 PD-1 单克隆抗体
制造工艺与性状	本品为注射剂。
用 途	本品用于至少经过二线系统化疗的复发或难治性经典型霍奇金淋巴瘤的治疗。用于治疗接受含铂化疗失败，包括新辅助或辅助化疗 12 个月内进展的局部晚期或转移性 PD-L1 高表达的尿路上皮癌（UC）患者。
税 则 号 列	3002.1500

商 品 名 称	托珠单抗注射液
英 文 名 称	Tocilizumab Injection
包 装 规 格	配定剂量，零售包装。
有 效 成 分	托珠单抗；辅料为蔗糖、聚山梨酯 80、十二水合磷酸氢二钠、二水合磷酸二氢钠和注射用水。
制造工艺与性状	本品为澄清至半透明的无色至淡黄色液体。
用 途	本品用于类风湿关节炎（RA），治疗对改善病情的抗风湿药物（DMARDs）治疗应答不足的中到重度活动性类风湿关节炎的成年患者，可与甲氨蝶呤（MTX）或其他 DMARDs 联用。全身型幼年特发性关节炎（sJIA）：治疗此前经非甾体抗炎药（NSAIDs）和糖皮质激素治疗应答不足的 2 岁或 2 岁以上儿童的活动性全身型幼年特发性关节炎（sJIA），可作为单药治疗（对甲氨蝶呤不耐受或不宜接受甲氨蝶呤治疗）或者与甲氨蝶呤联合使用。
税 则 号 列	3002.1500

商 品 名 称	乌司奴单抗注射液
英 文 名 称	Ustekinumab Injection
包 装 规 格	配定剂量，零售包装。
有 效 成 分	乌司奴单抗；辅料为蔗糖、L-组氨酸、L-组氨酸盐酸盐一水合物、聚山梨酯 80、注射用水。
制造工艺与性状	本品为无色至淡黄色液体。
用 途	本品适用于对环孢素、甲氨蝶呤（MTX）或 PUVA（补骨脂素和紫外线 A）等其他系统性治疗不应答、有禁忌或无法耐受的中、重度斑块状银屑病成年患者。
税 则 号 列	3002.1500

商 品 名 称	西妥昔单抗注射液
英 文 名 称	Cetuximab Injection
包 装 规 格	配定剂量，零售包装。
有 效 成 分	本品主要成分为西妥昔单抗。
制造工艺与性状	本品为注射用无色、澄清、透明液体。
用 途	本品适用于与伊立替康联合用药治疗表皮生长因子受体（EGFR）、经含伊立替康治疗失败后的转移性直肠癌。
税 则 号 列	3002.1500

商　品　名　称	信迪利单抗注射液
英　文　名　称	Sintilimab Injection
包　装　规　格	配定剂量，零售包装。
有　效　成　分	信迪利单抗（重组全人源抗程序性死亡受体 1 单克隆抗体）。
制造工艺与性状	本品为澄明至微乳光，无色至淡黄色液体，无异物。
用　　　　途	本品用于复发或难治性经典型霍奇金淋巴瘤。
税　则　号　列	3002.1500

商　品　名　称	依库珠单抗注射液
英　文　名　称	Eculizumab Injection
包　装　规　格	配定剂量，零售包装。
有　效　成　分	本品主要成分为依库珠单抗。
制造工艺与性状	本品为注射剂。
用　　　　途	本品用于治疗阵发性睡眠性血红蛋白尿症（PNA）患者的细胞溶血；治疗非典型溶血性尿毒症综合征（aHUS）。
税　则　号　列	3002.1500

商　品　名　称	依奇珠单抗注射液
英　文　名　称	Ixekizumab Injection
包　装　规　格	配定剂量，零售包装。
有　效　成　分	依奇珠单抗（由 CHO 细胞生产的重组人源化单克隆抗体）；辅料为枸橼酸钠、无水枸橼酸、氯化钠、聚山梨酯 80、注射用水。
制造工艺与性状	本品为澄清至乳光，无色至微黄色至微棕色溶液，基本无可见颗粒。
用　　　　途	本品用于治疗适合系统治疗或光疗的中、重度斑块型银屑病成人患者。
税　则　号　列	3002.1500

商　品　名　称	注射用贝利尤单抗
英　文　名　称	Belimumab powder for concentrate for solution for infusion
包　装　规　格	配定剂量，零售包装。
有　效　成　分	贝利尤单抗；辅料为枸橼酸一水合物、枸橼酸钠二水合物、蔗糖和聚山梨酯 80。
制造工艺与性状	本品为白色至类白色饼状物。
用　　　　途	本品用于正在接受标准治疗的活动性、自身抗体阳性的系统性红斑狼疮（SLE）成人患者。
税　则　号　列	3002.1500

商 品 名 称	注射用恩美曲妥珠单抗
英 文 名 称	Trastuzumab Emtansine for Injection
包 装 规 格	配定剂量，零售包装。
有 效 成 分	恩美曲妥珠单抗；赋形剂为琥珀酸、氢氧化钠、聚山梨酯 20、蔗糖。
制造工艺与性状	本品为白色至类白色无菌冻干粉饼，供静脉输注用。
用 途	本品用于接受了紫杉烷类联合曲妥珠单抗为基础的新辅助治疗后，仍残存侵袭性病灶的 HER2 阳性早期乳腺癌患者的辅助治疗。
税 则 号 列	3002. 1500

商 品 名 称	注射用卡瑞利珠单抗
英 文 名 称	Camrelizumab for Injection
包 装 规 格	配定剂量，零售包装。
有 效 成 分	卡瑞利珠单抗（人源化抗 PD-1 单克隆抗体）。
制造工艺与性状	本品为白色至类白色粉末或块状物。
用 途	本品适用于至少经过二线系统化疗的复发或难治性经典型霍奇金淋巴瘤患者的治疗。本适应证是基于一项单臂临床试验的客观缓解率和缓解持续时间结果给予的有条件批准。本适应证的完全批准将取决于正在计划开展中的确证性随机对照临床试验能否证实卡瑞利珠单抗治疗相对于标准治疗的显著临床获益。
税 则 号 列	3002. 1500

商 品 名 称	注射用曲妥珠单抗
英 文 名 称	Trastuzumab for Injection
包 装 规 格	配定剂量，零售包装。
有 效 成 分	曲妥珠单抗。
制造工艺与性状	本品为白色至淡黄色块状疏松体。
用 途	本品适用于 HER2 过度表达的转移性乳腺癌：作为单一药物治疗已接受过 1 个或多个化疗方案的转移性乳腺癌；与紫杉醇或者多西他赛联合，用于未接受化疗的转移性乳腺癌患者。本品单药亦适用于接受了手术、含蒽环类抗生素辅助化疗和放疗（如果适用）后的 HER2 过度表达乳腺癌的辅助治疗。
税 则 号 列	3002. 1500

商 品 名 称	注射用维布妥昔单抗
英 文 名 称	Brentuximab Vedotin for Injection
包 装 规 格	配定剂量，零售包装。
有 效 成 分	维布伦妥西单抗。
制造工艺与性状	本品为注射剂。
用 途	本品适用于自身骨髓干细胞移植失败或不宜进行自身骨髓干细胞移植的至少经历 2 次多药化疗方案治疗失败的霍奇金淋巴缩，至少经历 1 次多药化疗方案治疗失败的系统性变性大细胞淋巴瘤。
税 则 号 列	3002. 1500

4.2.5 重组激素制品

商　品　名　称　度拉糖肽注射液
英　文　名　称　Dulaglytide Injection
包　装　规　格　配定剂量，零售包装。
有　效　成　分　度拉糖肽（通过 DNA 重组技术，利用 CHO 细胞生产）。
制造工艺与性状　本品为无色澄明溶液。
用　　　　　途　本品适用于成人Ⅱ型糖尿病患者控制血糖。
税　则　号　列　3004.3900

商　品　名　称　精蛋白锌重组人胰岛素混合注射液
英　文　名　称　Mixed Protamine Zinc Recombinant Human Insulin Injection
包　装　规　格　配定剂量，零售包装。
有　效　成　分　本品主要成分为 30%重组人胰岛素（常规人胰岛素）、70%精蛋白锌重组人胰岛素（中效人胰岛素）。
制造工艺与性状　本品为白色无菌混悬液。
用　　　　　途　本品适用于需要胰岛素治疗的糖尿病患者。
税　则　号　列　3004.3110

商　品　名　称　利拉鲁肽注射液
英　文　名　称　Liraglutide Injection
包　装　规　格　配定剂量，零售包装。
有　效　成　分　利拉鲁肽
制造工艺与性状　本品为无色或几乎无色的澄明等渗液。
用　　　　　途　本品适用于成人Ⅱ型糖尿病患者控制血糖，还可以用于单用二甲双胍或磺脲类药物可耐受剂量治疗后血糖仍控制不佳的患者，与二甲双胍或磺脲类药物联合应用。
税　则　号　列　3004.3900

商　品　名　称　特立帕肽注射液
英　文　名　称　Teriparatide Injection
包　装　规　格　配定剂量，零售包装。
有　效　成　分　特立帕肽。
制造工艺与性状　本品为无色澄明液体。
用　　　　　途　本品适用于有骨折高发风险的绝经后妇女骨质疏松症的治疗。
税　则　号　列　3004.3900

商　品　名　称　重组人绒促性素注射液

英　文　名　称　Recombinant Human Choriogonadotropin alfa Solution for Injection

包　装　规　格　配定剂量，零售包装。

有　效　成　分　重组人绒促性素 α。

制造工艺与性状　本品为无色至淡黄色的澄明液体。

用　　　　途　本品适用于接受辅助生殖技术如体外受精（IVF）之前进行超促排卵的妇女：注射本品适用于刺激卵泡生长后触发卵泡的最终成熟和黄体化；无排卵或稀发排卵妇女：注射本品适用于刺激卵泡生长后触发排卵及黄体化。

税　则　号　列　3004.3900

商　品　名　称　重组人生长激素注射液

英　文　名　称　Recombinant Human Somatonorm Injection

包　装　规　格　配定剂量，零售包装。

有　效　成　分　本品是通过基因重组大肠杆菌分泌型表达技术生产的重组人生长激素（rhGH）。其前体是在一种含有人生长激素基因的大肠杆菌株（Escherichia coli）中合成，经信号肽牵引分泌到壁膜间隙。信号肽被切除，多肽分子正确折叠成有活性的生长激素分子。本品含有 191 个氨基酸残基，分子量为 22125 道尔顿，其氨基酸含量、空间构象及序列与人生长激素完全相同。

制造工艺与性状　本品为无色、透明液体。

用　　　　途　本品主要用于内源性生长激素缺乏所引起的儿童生长缓慢、重度烧伤治疗、已明确的下丘脑-垂体疾病所致的生长激素缺乏症和经两种不同的生长激素刺激试验结果表明的生长激素显著缺乏、因 Noonan 综合征或者 SHOX 基因缺陷所引起的儿童身材矮小或生长障碍等。

税　则　号　列　3004.3900

商　品　名　称　重组人胰岛素注射液

英　文　名　称　Recombinant Human Insulin Injection

包　装　规　格　配定剂量，零售包装。

有　效　成　分　重组人胰岛素。

制造工艺与性状　本品为无色澄明液体。

用　　　　途　本品适用于需要采用胰岛素来维持血糖水平的糖尿病患者，也适用于早期糖尿病患者的早期治疗以及妊娠期间糖尿病患者的治疗。

税　则　号　列　3004.3110

商　品　名　称　注射用重组人促黄体激素 α

英　文　名　称　Recombinant Human Lutropin alfa for Injection

包　装　规　格　配定剂量，零售包装。

有　效　成　分　重组人促黄体激素 α。

制造工艺与性状　本品为白色冻干粉及无色澄清的注射用溶剂。

用　　　　途　本品适应证为严重缺乏黄体生成素（LH）和卵泡生成素（FSH）的患者，即内源性的血清 LH 水平小于 1.2IU/L 的患者。

税　则　号　列　3004.3900

商　品　名　称　注射用重组人促卵泡激素

英　文　名　称　Recombinant Human Follitropin for Injection

包　装　规　格　配定剂量，零售包装。

有　效　成　分　促卵泡激素。

制造工艺与性状　本品为白色冻干块状物或粉末。

用　　　　途　本品适用于不排卵［包括多囊卵巢综合征（PCOD）］且对枸橼酸克罗米芬治疗无反应的妇女。对于进行超排卵或辅助生育技术，如体外受精-胚胎移植（IVF）、配子输卵管内转移（GIFT）和合子输卵管内移植（ZIFT）的患者，用果纳芬可刺激多卵泡发育。

税　则　号　列　3004.3900

4.2.6　酶制品

商　品　名　称　依洛硫酸酯酶 α 注射液

英　文　名　称　Elosulfase alfa Injection

包　装　规　格　配定剂量，零售包装。

有　效　成　分　依洛硫酸酯酶 α。

制造工艺与性状　本品为注射剂。

用　　　　途　本品用于治疗粘多糖贮积症。

税　则　号　列　3004.9090

商　品　名　称　注射用阿加糖酶 β

英　文　名　称　Agalsidase beta Injection

包　装　规　格　配定剂量，零售包装。

有　效　成　分　阿加糖酶 β。

制造工艺与性状　本品为注射剂。

用　　　　途　本品用于治疗法布雷病，适用于 8 岁以上的儿童和青少年及成人。

税　则　号　列　3004.9090

商　品　名　称　注射用阿糖苷酶 α

英　文　名　称　Alglucosidase Alfa for Injection

包　装　规　格　配定剂量，零售包装。

有　效　成　分　重组人类酸性 α-葡萄糖苷酶，是使用重组 DNA 技术在中国仓鼠卵巢细胞中生产的。

制造工艺与性状　本品为注射剂。

用　　　　途　注射用阿糖苷酶 α 是一种溶酶体糖原特异性水解酶，用于庞贝病［酸性 α-葡萄糖苷酶（GAA）缺乏症］患者的治疗。

税　则　号　列　3004.9090

商 品 名 称　注射用拉罗尼酶浓溶液

英 文 名 称　Laronidase Concentrated Solution for Infusion

包 装 规 格　配定剂量，零售包装。

有 效 成 分　拉罗尼酶。

制造工艺与性状　本品为注射剂。

用　　　　途　本品适用于 1 型粘多糖增多症（MPS-1）及有 Scheie 形式的中、重度症状患者。

税 则 号 列　3004.9090

商 品 名 称　注射用伊米苷酶

英 文 名 称　Imiglucerase for Injection

包 装 规 格　配定剂量，零售包装。

有 效 成 分　伊米苷酶。

制造工艺与性状　本品为注射剂。

用　　　　途　本品适用于确诊患有导致下列一种或多种病症的 Ⅰ 型戈谢氏病（Gaucher disease）的儿童及成人患者的长期酶替代疗法：贫血；血小板减少；骨病；肝肿大或脾肿大。

税 则 号 列　3004.9090

商 品 名 称　注射用重组链激酶

英 文 名 称　Recombinant Streptokinase for Injection

包 装 规 格　配定剂量，零售包装。

有 效 成 分　重组链激酶。

制造工艺与性状　本品为由高效表达链激酶基因的大肠杆菌，经发酵、分离和高度纯化后获得的重组链激酶冻干制成。含适宜稳定剂，不含防腐剂和抗生素。白色或微黄色疏松体，按标示量加入灭菌注射用水后应迅速复溶为澄明液体。

用　　　　途　本品适用于急性心肌梗塞等血栓性疾病。

税 则 号 列　3004.9090

4.2.7　其他生物制剂

商 品 名 称　利那洛肽胶囊

英 文 名 称　Linaclotide Capsules

包 装 规 格　配定剂量，零售包装。

有 效 成 分　利那洛肽 1.26%、亮氨酸 0.69%、氯化钙 0.54%、羟丙甲纤维素 16.70%、微晶纤维素 80.81%。

制造工艺与性状　本品为胶囊。

用　　　　途　本品适用于治疗中重度便秘型肠易激综合征（IBS-C）。

税 则 号 列　3002.9090

商　品　名　称　塞奈吉明滴眼液
英　文　名　称　Cenegermin Eye Drops
包　装　规　格　配定剂量，零售包装。
有　效　成　分　塞奈吉明，是由一种由大肠杆菌表达产生的重组人神经生长因子（rhNGF）。
制造工艺与性状　本品为无色澄明溶液。
用　　　　　途　本品适用于治疗成人中度（维持性角膜上皮损伤）或中度（角膜溃疡）神经营养性角膜炎。
税　则　号　列　3002.1500

商　品　名　称　屋尘螨变应原制剂
英　文　名　称　Mites Allergens ALK（503）D. p
包　装　规　格　配定剂量，零售包装。
有　效　成　分　屋尘螨变应原提取物；辅料为氢氧化铝、氯化钠、碳酸氢钠、苯酚（5mg/mL）、注
　　　　　　　　射用水。
制造工艺与性状　本品为无色、白色至淡棕色或淡绿色水溶性混悬液。
用　　　　　途　屋尘螨变应原制剂的脱敏治疗是一种基于注射的治疗，本品注射必须在医生指导下
　　　　　　　　或由医生进行。本品治疗分两个阶段进行，即起始治疗阶段和维持治疗阶段，用于
　　　　　　　　有屋尘螨致敏史的轻中度过敏性哮喘及/或过敏性鼻炎患者的脱敏治疗，该商品针对
　　　　　　　　过敏性哮喘患者的脱敏治疗，可以显著减轻患者的症状，显著减少患者哮喘用药量，
　　　　　　　　并显著减轻了患者对屋尘螨变应原的皮肤敏感反应。
税　则　号　列　3004.9090

商　品　名　称　细菌溶解产物胶囊
英　文　名　称　Bacterial Lysates（Broncho-Vacom）
包　装　规　格　1 粒成人规格胶囊内含 7.0mg 细菌的冻干溶解物；1 粒儿童规格胶囊内含 3.5mg 细
　　　　　　　　菌的冻干溶解物。
有　效　成　分　本品主要成分为下列细菌的冻干溶解物：流感嗜血杆菌、肺炎双球菌、肺炎克雷伯
　　　　　　　　菌、臭鼻克雷白菌、金黄色葡萄球菌、化脓性链球菌、草绿色链球菌、卡他奈瑟菌。
制造工艺与性状　本品为 3 号硬胶囊，内容物为白色细粉末。
用　　　　　途　本品用于为免疫治疗。可预防呼吸道的反复感染及慢性支气管炎急性发作。可作为
　　　　　　　　急性呼吸道感染治疗的合并用药。
税　则　号　列　3004.9090

商　品　名　称　依那西普注射液
英　文　名　称　Etanercept Solution for Injection
包　装　规　格　配定剂量，零售包装。
有　效　成　分　依那西普；辅料为甘露醇、蔗糖和氨丁三醇（Tris）。
制造工艺与性状　本品为注射剂。
用　　　　　途　本品适用于类风湿关节炎（RA），中、重度活动性类风湿关节炎的成年患者对包括
　　　　　　　　甲氨蝶呤（如果不禁忌使用）在内的 DMARD（改善病情的抗风湿药）无效时，可
　　　　　　　　用依那西普与甲氨蝶呤联用治疗。强直性脊柱炎（AS），已证实依那西普单独使用
　　　　　　　　或与甲氨蝶呤联用时，可降低 X 线检测相的关节损害进展率，并改善关节功能。重
　　　　　　　　度活动性强直性脊柱炎的成年患者对常规治疗无效时可使用依那西普治疗。
税　则　号　列　3002.1500

商　品　名　称　重组人白介素-2 注射液

英　文　名　称　Recombinant Human Interleukin-2 Injection

包　装　规　格　配定剂量，零售包装。

有　效　成　分　重组人白介素-2。

制造工艺与性状　本品为由高效表达人白细胞介素-2（简称人白介素-2）的大肠杆菌，经发酵、分离和高度纯化后获得的重组人白介素-2 制成。含适宜稳定剂，不含防腐剂和抗生素。无色或微黄色澄明液体。

用　　　　　途　本品为抗肿瘤的生物治疗用药，主要用于肾癌、恶性黑色素瘤及癌性胸、腹腔积液的治疗，也可以用于其他恶性肿瘤综合治疗。

税　则　号　列　3002.1500

商　品　名　称　重组人干扰素 α2a 注射液

英　文　名　称　Recombinant Human Interferon α2a Injection

包　装　规　格　配定剂量，零售包装。

有　效　成　分　重组人干扰素 α2a。

制造工艺与性状　本品为由高效表达人干扰素 α2a 基因的大肠杆菌，经发酵、分离和高度纯化后获得的重组人干扰素 α2a 制成。含适宜稳定剂，不含抗生素。澄明液体。

用　　　　　途　本品为用于治疗某些病毒性疾病，如急慢性病毒性肝炎、带状疱疹、尖锐湿疣。

税　则　号　列　3002.1500

商　品　名　称　重组人干扰素 α2b 凝胶

英　文　名　称　Recombinant Human Interferon α2b Gel

包　装　规　格　配定剂量，零售包装。

有　效　成　分　重组人干扰素 α2b。

制造工艺与性状　本品为由高效表达人干扰素 α2b 基因的大肠杆菌，经发酵、分离和高度纯化后获得的重组人干扰素 α2b，加入凝胶基质制成。含适宜稳定剂、防腐剂，不含抗生素。透明水凝胶剂。

用　　　　　途　本品适用于治疗宫颈糜烂；治疗尖锐湿疣，也可用于治疗带状疱疹、口唇疱疹及生殖器疱疹。

税　则　号　列　3002.1500

商　品　名　称　重组人干扰素 α2b 注射液

英　文　名　称　Recombinant Human Interferon α2b Injection

包　装　规　格　配定剂量，零售包装。

有　效　成　分　重组人干扰素 α2b。

制造工艺与性状　本品为由高效表达人干扰素 α2b 基因的大肠杆菌，经发酵、分离和高度纯化后获得的重组人干扰素 α2b 制成。含适宜稳定剂，不含防腐剂和抗生素。澄明液体。

用　　　　　途　本品适用于治疗某些病毒性疾病，如急慢性病毒性肝炎、带状疱疹、尖锐湿疣；治疗某些肿瘤，如毛细胞性白血病、慢性髓细胞性白血病、多发性骨髓瘤、非何杰金式淋巴瘤、恶性黑色素瘤、肾细胞癌、喉乳头状瘤、卡波氏肉瘤、卵巢癌、基底细胞癌、表面膀胱癌等。

税　则　号　列　3002.1500

商 品 名 称	重组人干扰素 α2b 注射液(假单胞菌)
英 文 名 称	Recombinant Human Interferon α2b Injection（P. putida）
包 装 规 格	配定剂量，零售包装。
有 效 成 分	重组人干扰素 α2b（假单胞菌）。
制造工艺与性状	本品为由高效表达人干扰素 α2b 基因的腐生型假单胞菌，经发酵、分离和高度纯化后获得的重组人干扰素 α2b 制成。含适宜稳定剂，不含防腐剂和抗生素。澄明液体。
用 途	本品适用于治疗某些病毒性疾病，如急慢性病毒性肝炎、带状疱疹、尖锐湿疣；治疗某些肿瘤，如毛细胞性白血病、慢性髓细胞性白血病、多发性骨髓瘤、非何杰金氏淋巴瘤、恶性黑色素瘤、肾细胞癌、喉乳头状瘤、卡波氏肉瘤、卵巢癌、基底细胞癌、膀胱癌等。
税 则 号 列	3002.1500

商 品 名 称	重组人干扰素 α2b 软膏（假单胞菌）
英 文 名 称	Recombinant Human Interferon α2b Ointments（P. putida）
包 装 规 格	配定剂量，零售包装。
有 效 成 分	重组人干扰素 α2b（假单胞菌）。
制造工艺与性状	本品为由高效表达人干扰素 α2b 基因的腐生型假单胞菌，经发酵、分离和高度纯化后获得的重组人干扰素 α2b，加人软膏基质制成。无色半透明膏体。
用 途	本品主要适用于治疗由人乳头瘤病毒引起的尖锐湿疣，也可用于治疗由单纯性疱疹病毒引起的口唇疱疹及生殖器疱疹。
税 则 号 列	3002.1500

商 品 名 称	重组人干扰素 α1b 滴眼液
英 文 名 称	Recombinant Human Interferon α1b Eye Drops
包 装 规 格	配定剂量，零售包装。
有 效 成 分	重组人干扰素 α1b。
制造工艺与性状	本品为由高效表达人干扰素 α1b 基因的大肠杆菌，经发酵、分离和高度纯化后获得的重组人干扰素 α1b 制成。含适宜稳定剂。无色或淡黄色液体。
用 途	本品适用于治疗眼部病毒性疾病，对单纯疱疹性眼病，包括眼睑单纯疱疹、单疱性结膜炎、角膜炎（树枝状、地图状、盘状、实质性角膜炎）、单疱性虹膜睫状体炎疗效显著；对带状疱疹性眼病（如眼睑带状疱疹、带状疱疹性角膜炎、巩膜炎、虹膜睫状体炎）、腺病毒性结膜角膜炎、流行性出血性结膜炎等也有良好效果。
税 则 号 列	3002.1500

商 品 名 称	重组人干扰素 αlb 注射液
英 文 名 称	Recombinant Human Interferon αlb Injection
包 装 规 格	配定剂量，零售包装。
有 效 成 分	重组人干扰素 αlb。
制造工艺与性状	本品为由高效表达人干扰素 αlb 基因的大肠杆菌，经发酵、分离和高度纯化后获得的重组人干扰素 αlb 制成。含适宜稳定剂，不含防腐剂和抗生素。澄明液体。
用 途	本品适用于治疗病毒性疾病和某些恶性肿瘤。主要用于治疗慢性乙型肝炎、慢性丙型肝炎和毛细胞白血病等。对尖锐湿疣、慢性宫颈炎、疱疹性角膜炎、带状疱疹、流行性出血热和小儿呼吸道合胞病毒性肺炎等病毒性疾病均有效。对其他病毒性疾病和恶性肿瘤如慢性粒细胞白血病、黑色素瘤、淋巴瘤等也有良好疗效。
税 则 号 列	3002.1500

商 品 名 称	重组人干扰素 α2a 栓
英 文 名 称	Recombinant Human Interferon α2a Vaginal Suppository
包 装 规 格	配定剂量，零售包装。
有 效 成 分	重组人干扰素 α2a。
制造工艺与性状	本品为由高效表达人干扰素 α2a 基因的大肠杆菌，经发酵、分离和高度纯化后获得的重组人干扰素 α2a，加入栓剂基质中，经成型、挂膜制备而成。白色或黄色栓，外形应完整、均匀、光滑、质硬。
用 途	本品用于治疗阴道病毒性感染引起的慢性宫颈炎、宫颈糜烂、阴道炎，预防宫颈癌。
税 则 号 列	3002.1500

商 品 名 称	重组人干扰素 α2b 喷雾剂（假单胞菌）
英 文 名 称	Recombinant Human Interferon α2b Spray（P. putida）
包 装 规 格	配定剂量，零售包装。
有 效 成 分	重组人干扰素 α2b 假单胞菌。
制造工艺与性状	本品为由高效表达人干扰素 α2b 基因的腐生型假单胞菌，经发酵、分离和高度纯化后获得的重组人干扰素 α2b 制成。含适宜稳定剂、防腐剂。无色或微黄色、略带黏稠的液体。
用 途	本品用于由病毒引起的初发或复发性皮肤单纯疱疹（口唇疱疹、生殖器疱疹）；也可用于尖锐湿疣的辅助治疗。
税 则 号 列	3002.1500

商 品 名 称	重组人干扰素 α2b 栓
英 文 名 称	Recombinant Human Interferon α2b Vaginal Suppository
包 装 规 格	配定剂量，零售包装。
有 效 成 分	重组人干扰素 α2b。
制造工艺与性状	本品为由高效表达人干扰素 α2b 基因的大肠杆菌，经发酵、分离和纯化后获得的重组人干扰素 α2b，加入栓剂基质中，经成型、挂膜制成。乳白色或淡黄色栓，外形应完整、均匀、光滑、质硬。
用 途	本品适用于治疗病毒感染引起（或合并病毒引起）的宫颈糜烂。
税 则 号 列	3002.1500

商 品 名 称	重组人干扰素 α2b 滴眼液
英 文 名 称	Recombinant Human Interferon α2b Eye Drops
包 装 规 格	配定剂量，零售包装。
有 效 成 分	重组人干扰素 α2b。
制造工艺与性状	本品为由高效表达人干扰素 α2b 基因的大肠杆菌，经发酵、分离和高度纯化后获得的重组人干扰素 α2b 制成。含适宜稳定剂。无色或微黄色澄明液体。
用 途	本品适用于治疗单纯葱疹病毒性角模炎。
税 则 号 列	3002.1500

商 品 名 称	重组人干扰素 α2b 乳膏
英 文 名 称	Recombinant Human Interferon α2b Cream
包 装 规 格	配定剂量，零售包装。
有 效 成 分	重组人干扰素 α2b。
制造工艺与性状	本品为由高效表达人干扰素 α2b 基因的大肠杆菌，经发酵、分离和高度纯化后获得的重组人干扰素 α2b，加人乳膏基质制成。含适宜稳定剂、防腐剂。白色乳膏剂，外观细腻、均匀，无油水相分离现象。
用 途	本品适用于治疗由人乳头营病毒引起的尖锐湿疣，也可用于治疗由单纯性疱疹病毒引起的口唇疱疹及生殖器疱疹。
税 则 号 列	3002.1500

商 品 名 称	重组人粒细胞刺激因子注射液
英 文 名 称	Recombinant Human Granulocyte Colony-stimulating Factor Injection
包 装 规 格	配定剂量，零售包装。
有 效 成 分	重组人粒细胞刺激因子。
制造工艺与性状	本品为由高效表达人粒细胞集落刺激因子（简称人粒细胞刺激因子）基因的大肠杆菌，经发酵、分离和高度纯化后获得的重组人粒细胞刺激因子制成。含适宜稳定剂，不含防腐剂和抗生素。澄明液体。
用 途	本品适用于治疗癌症化疗等原因导致中性粒细胞减少症癌症患者使用骨髓抑制性化疗药物，特别是在强烈的骨髓剥夺性化学药物治疗后，注射本品有助于预防中性粒细胞减少症的发生，减轻中性粒细胞减少的程度，缩短粒细胞缺乏症的持续时间，加速粒细胞数的恢复从而减少合并感染发热的危险性。促进骨髓移植后的中性粒细胞数升高；骨髓发育不良综合征引起的中性粒细胞减少症；再生障碍性贫血引起的中性粒细胞减少症；先天性、特发性中性粒细胞减少症；骨髓增生异常综合征伴中性粒细胞减少症；周期性中性粒细胞减少症。
税 则 号 列	3002.1500

商 品 名 称 注射用 A 型肉毒毒素

英 文 名 称 Botulinum Toxin Type A for Injection

包 装 规 格 配定剂量，零售包装。

有 效 成 分 A 型肉毒毒素。

制造工艺与性状 本品为用 A 型肉毒结晶毒素经稀释，加人稳定剂后冻干制成。白色疏松体，复溶后
轻轻摇动，应呈无色或淡黄色澄明液体。

用 途 本品适用于眼睑痉挛、面肌痉挛及相关病灶肌张力障碍。

税 则 号 列 3002.9090

商 品 名 称 注射用鼠神经生长因子

英 文 名 称 Mouse Nerve Growth Factor for Injection

包 装 规 格 配定剂量，零售包装。

有 效 成 分 鼠神经生长因子。

制造工艺与性状 本品为由健康小鼠颌下腺提取的生物活性蛋白质，经分离、纯化后加人适宜稳定剂
后冻干制成。不含防腐剂。白色或类白色的疏松体或粉末，按标示量加入灭菌注射
用水后应迅速复溶为无色澄明液体。

用 途 本品具有促进神经损伤恢复的作用，用于治疗视神经损伤。

税 则 号 列 3002.1500

商 品 名 称 注射用重组人白介素-11

英 文 名 称 Recombinant Human Interleukin-11 for Injection

包 装 规 格 配定剂量，零售包装。

有 效 成 分 重组人白介素-11。

制造工艺与性状 本品为由高效表达人白细胞介素-11（简称人白介素-11）基因的大肠杆菌，经发酵、
分离和高度纯化后获得的重组人白介素-11冻干制成。含适宜稳定剂，不含防腐剂和
抗生素。白色或类白色疏松体。

用 途 本品用于实体瘤、非髓性白血病化疗后Ⅲ、Ⅳ度血小板减少症的治疗；实体瘤及非
髓性白血病患者，前一疗程化疗后发生Ⅲ/Ⅳ度血小板减少症（即血小板数不高于
$5.0×10^9$）者，下一疗程化疗前使用本品，以减少病人因血小板减少引起的出血和对
血小板输注的依赖性。同时有白细胞减少症的病人必要时可合并使用重组人粒细胞
刺激因子（rhG-CSF）。

税 则 号 列 3002.1500

商 品 名 称	注射用重组人白介素-11（酵母）
英 文 名 称	Recombinant Human Interleukin-11 for Injection（Yeast）
包 装 规 格	配定剂量，零售包装。
有 效 成 分	重组人白介素-11（酵母）。

制造工艺与性状　本品为由高效表达人白细胞介素-11（简称人白介素-11）基因的甲醇酵母，经发酵、分离和高度纯化后获得的重组人白介素-11冻干制成。含适宜稳定剂，不含防腐剂和抗生素。白色或微黄色疏松体。

用　　　途　本品用于实体瘤、非髓性白血病化疗后Ⅲ、Ⅳ度血小板减少症的治疗；实体瘤及非髓性白血病患者，前一疗程化疗后发生Ⅲ/Ⅳ度血小板减少症（即血小板数 $\leqslant 5.0 \times 10^9$）者，下一疗程化疗前使用本品，以减少病人因血小板减少引起的出血和对血小板输注的依赖性。同时有白细胞减少症的病人必要时可合并使用重组人粒细胞集落刺激因子（rhG-CSF）。

税 则 号 列　3002.1500

商 品 名 称	注射用重组人白介素-2
英 文 名 称	Recombinant Human Interleukin-2 for Injection
包 装 规 格	配定剂量，零售包装。
有 效 成 分	重组人白介素-2。

制造工艺与性状　本品为由高效表达人白细胞介素-2（简称人白介素-2）基因的大肠杆菌，经发酵、分离和高度纯化后获得的重组人白介素-2冻干制成。含适宜稳定剂，不含防腐剂和抗生素。白色或微黄色疏松体，按标示量加入灭菌注射用水后应迅速复溶为澄明液体。

用　　　途　本品用于癌性胸腹腔积液及黑色素瘤、肾癌等恶性肿瘤的治疗。

税 则 号 列　3002.1500

商 品 名 称	注射用重组人白介素-2（I）
英 文 名 称	Recombinant Human Interleukin-2（I）for Injection
包 装 规 格	配定剂量，零售包装。
有 效 成 分	重组人白介素-2（I）。

制造工艺与性状　本品为由高效表达人白细胞介素-2（I）［简称人白介素-2（I）］基因的大肠杆菌，经发酵、分离和高度纯化后获得的重组人白介素-2（I）冻干制成。含适宜稳定剂，不含防腐剂和抗生素。白色或微黄色疏松体，按标示量加入灭菌注射用水后应迅速复溶为澄明液体。

用　　　途　本品为用于肾细胞癌、黑色素瘤、乳腺癌、膀胱癌、肝癌、直肠癌、淋巴癌、肺癌等恶性肿瘤的治疗，用于癌性胸腹水的控制。也可以用于淋巴因子激活的杀伤细胞的培养。用于手术、化疗用放疗后的癌症患者的治疗，可加强机体免疫功能。用于先天或后天免疫缺陷症的治疗，提高病人细胞免疫功能和抗感染能力。各种自身免疫病的治疗，如类风湿性关节炎、系统性红斑狼疮、干燥综合征等。对某些病毒性、杆菌性、胞内寄生菌感染性疾病，如乙型肝炎、麻风症、肺结核、白色念珠菌感染等具有一定的治疗作用。

税 则 号 列　3002.1500

商　品　名　称	注射用重组人干扰素 α2a
英　文　名　称	Recombinant Human Interferon α2a for Injection
包　装　规　格	配定剂量，零售包装。
有　效　成　分	重组人干扰素 α2a。
制造工艺与性状	本品为由高效表达人干扰素 α2a 基因的大肠杆菌，经发酵、分离和高度纯化后获得的重组人干扰素 α2a 冻干制成。含适宜稳定剂，不含防腐剂和抗生素。白色薄壳状疏松体，按标示量加入灭菌注射用水后应迅速复溶为澄明液体。
用　　　　　途	本品用于治疗淋巴或造血系统肿瘤、病毒性疾病。
税　则　号　列	3002.1500

商　品　名　称	注射用重组人干扰素 α2a（酵母）
英　文　名　称	Recombinant Human Interferon α2a for Injection（Yeast）
包　装　规　格	配定剂量，零售包装。
有　效　成　分	重组人干扰素 α2a（酵母）。
制造工艺与性状	本品为由高效表达人干扰素 α2a 基因的酿酒酵母，经发酵、分离和高度纯化后获得的重组人干扰素 α2a 冻干制成。含适宜稳定剂，不含防腐剂和抗生素。白色或微黄色薄壳状疏松体，按标示量加入灭菌注射用水后应迅速复溶为澄明液体。
用　　　　　途	本品适用于治疗多种病毒感染性疾病：慢性乙型肝炎、丙型肝炎、尖锐湿疣、带状疱疹、流感及其他呼吸道病毒性感染、慢性宫颈炎、流行性出血热、急性出血性角膜炎、水痘等。治疗肿瘤：多发性骨髓瘤、慢性粒细胞白血病、毛细胞白血病、非何杰金氏淋巴瘤、恶性黑色素瘤、结（直）肠癌、卵巢癌、肝细胞癌、膀胱癌、肾细胞癌、基底细胞癌等。
税　则　号　列	3002.1500

商　品　名　称	注射用重组人干扰素 α2b
英　文　名　称	Recombinant Human Interferon α2b for Injection
包　装　规　格	配定剂量，零售包装。
有　效　成　分	重组人干扰素 α2b。
制造工艺与性状	本品为由高效表达人干扰素 α2b 基因的大肠杆菌，经发酵、分离和高度纯化后获得的重组人干扰素 α2b 冻干制成。含适宜稳定剂，不含防腐剂和抗生素。白色薄壳状疏松体，按标示量加入灭菌注射用水后应迅速复溶为澄明液体。
用　　　　　途	本品适用于治疗某些病毒性疾病，如急慢性病毒性肝炎、带状疱疹、尖锐湿疣。用于治疗某些肿瘤，如毛状细胞白血病、慢性髓细胞性白血病、多发性骨髓瘤、非何杰金氏淋巴瘤、恶性黑色素瘤、肾细胞癌、喉乳头状瘤、卡波济氏肉瘤、卵巢癌、基底细胞癌、表面膀胱癌等。
税　则　号　列	3002.1500

商 品 名 称	注射用重组人干扰素 α2b（假单胞菌）
英 文 名 称	Recombinant Human Interferon α2b for Injection（P. putida）
包 装 规 格	配定剂量，零售包装。
有 效 成 分	重组人干扰素 α2b（假单胞菌）。
制造工艺与性状	本品为由高效表达人干扰素 α2b 基因的腐生型假单胞菌，经发酵、分离和高度纯化后获得的重组人干扰素 α2b 冻干制成。含适宜稳定剂，不含防腐剂和抗生素。白色薄壳状疏松体，按标示量加入灭菌注射用水后应迅速复溶为澄明液体。
用 途	本品适用于病毒性疾病：伴有 HBV-DNA、DNA 多聚酶阳性或 HBeAg 阳性等病毒复制标志的成年慢性活动性乙型肝炎病人、伴有 HCV 抗体阳性和谷丙转氨酶（ALT）增高，但不伴有肝功能代偿失调（Child 分类 A）的成年急慢性丙型肝炎病人、尖锐湿疣、带状疱疹、小儿病毒性肺炎及上呼吸道感染、慢性宫颈炎、丁型肝炎等。肿瘤：毛状细胞白血病、多发性骨髓瘤、非何杰金氏淋巴瘤、慢性白血病以及卡波济氏肉瘤、肾癌、喉乳头状瘤、黑色素瘤、蕈样肉芽肿、膀胱癌、基底细胞癌等。
税 则 号 列	3002.1500

商 品 名 称	注射用重组人干扰素 α2b（酵母）
英 文 名 称	Recombinant Human Interferon α2b for Injection（Yeast）
包 装 规 格	配定剂量，零售包装。
有 效 成 分	重组人干扰素 α2b（酵母）。
制造工艺与性状	本品为由高效表达人干扰素 α2b 基因的酿酒酵母，经发酵、分离和高度纯化后获得的重组人干扰素 α2b 冻干制成。含适宜稳定剂，不含防腐剂和抗生素。白色或微黄色疏松体，按标示量加入灭菌注射用水后应迅速复溶为澄明液体。
用 途	本品可用于急、慢性病毒性肝炎（乙型、丙型等）、尖锐湿疣、毛细胞性白血病、慢性粒细胞白血病、淋巴瘤、艾滋病相关性卡波济氏肉瘤、恶性黑色素瘤等疾病的治疗。
税 则 号 列	3002.1500

商 品 名 称	注射用重组人干扰素 α1b
英 文 名 称	Recombinant Human Interferon α1b for Injection
包 装 规 格	配定剂量，零售包装。
有 效 成 分	重组人干扰素 α1b。
制造工艺与性状	本品为由高效表达人干扰素 α1b 基因的大肠杆菌，经发酵、分离和高度纯化后获得的重组人干扰素 α1b 冻干制成。含适宜稳定剂，不含防腐剂和抗生素。白色薄壳状疏松体，按标示量加入灭菌注射用水后应迅速复溶为澄明液体。
用 途	本品用于治疗病毒性疾病和某些恶性肿瘤，也可用于治疗慢性乙型肝炎、慢性丙型肝炎和毛细胞白血病等。
税 则 号 列	3002.1500

商 品 名 称	注射用重组人干扰素 γ
英 文 名 称	Recombinant Human Interferon γ for Injection
包 装 规 格	配定剂量，零售包装。
有 效 成 分	重组人干扰素 γ。
制造工艺与性状	本品为由高效表达人干扰素 γ 基因的大肠杆菌，经发酵、分离和高度纯化后获得的重组人干扰素 γ 冻干制成。含适宜稳定剂，不含防腐剂和抗生素。白色薄壳状疏松体，按标示量加入灭菌注射用水后应迅速复溶为澄明液体。
用 途	本品用于治疗类风湿性关节炎。有临床结果表明治疗骨髓增生异常综合征，异位性皮炎和尖锐湿疣有效。美国 FDA 批准用于治疗转移性肾癌，创伤，异位性皮炎和肉芽肿。日本批准用于治疗肾细胞癌和蕈样真菌病。欧洲批准用于治疗类风湿性关节炎。
税 则 号 列	3002.1500

商 品 名 称	注射用重组人粒细胞巨噬细胞刺激因子
英 文 名 称	Recombinant Human Granulocyte/Macrophage Colony-stimulating Factor for Injection
包 装 规 格	配定剂量，零售包装。
有 效 成 分	重组人粒细胞巨噬细胞刺激因子。
制造工艺与性状	本品为由高效表达人粒细胞巨噬细胞集落刺激因子（简称人粒细胞巨噬细胞刺激因子）基因的大肠杆菌，经发酵、分离和高度纯化后获得的重组人粒细胞巨噬细胞刺激因子冻干制成。含适宜稳定剂，不含防腐剂和抗生素。白色疏松体，按标示量加入灭菌注射用水后应迅速复溶为澄明液体。
作 用 与 用 途	本品适用于预防和治疗肿瘤放疗或化疗后引起的白细胞减少症，治疗骨髓造血机能障碍及骨髓增生异常综合征，预防白细胞减少可能潜在的感染并发症，使中性粒细胞因感染引起数量减少的回升速度加快。
税 则 号 列	3002.1500

商 品 名 称	布拉氏酵母菌散
英 文 名 称	Saccharomyces Boulardii Sachets
包 装 规 格	配定剂量，零售包装。
有 效 成 分	主要为冻干布拉氏酵母菌（菌株号：CNCM I-745）。辅料为果糖、乳糖、微粉硅胶、水果味香精。
制造工艺与性状	本品含淡黄色或极浅棕色粉末。
用 途	本品适用于治疗成人和儿童腹泻，及肠道菌群失调所引起的腹泻症状。
税 则 号 列	3004.9090

商 品 名 称	康柏西普眼用注射液
英 文 名 称	Conbercept Ophthalmic Injection
包 装 规 格	配定剂量，零售包装。

有 效 成 分　康柏西普，利用中国仓鼠卵巢（CHO）细胞表达系统生产的重组融合蛋白（由人血管内皮生长因子 VEGF 受体 1 中的免疫球蛋白样区域 2 和 VEGF 受体 2 中的免疫球蛋白样区域 3 和 4，与人免疫球蛋白 Fc 片段经过融合而成）。

制造工艺与性状　本品为白色或类白色澄清液体。

用　　　　途　本品适用于新生血管性（湿性）年龄相关性黄斑变性（nAMD），继发于病理性近视的脉络膜新生血管（pmCNV）引起的视力损伤，继发于糖尿病黄斑水肿（DME）引起的视力损伤。

税 则 号 列　3002.1500

4.3　其他生物制剂

商 品 名 称　琼脂

英 文 名 称　Agar

包 装 规 格　1kg/瓶。

成　　　　分　琼脂。

用　　　　途　酵母培养。

税 则 号 列　1302.3100

商 品 名 称　基因修饰的酵母细胞

英 文 名 称　Genetically Modified Yeast Cells

包 装 规 格　1mL/支。

成　　　　分　基因缺失的酵母细胞株（活性的）小于2%，冻存液大于98%（D 葡萄糖小于5%，蛋白胨小于5%，甘油大于10%，其余为水）。

用　　　　途　实验室科研用，作为模式生物用于研究基因功能，研究基因之间的调控作用等。

税 则 号 列　2012.1000

商 品 名 称　酵母菌菌株

英 文 名 称　Yeast Cell

包 装 规 格　1 支。

成　　　　分　活酵母菌株。

用　　　　途　用于科学研究。

税 则 号 列　2102.1000

商 品 名 称　酵母浸出粉

英 文 名 称　Bacto Yeast Extract

包 装 规 格　10kg。

成　　　　分　酿酒酵母水溶性浓缩物。

用　　　　途　广泛用于细菌、真菌、哺乳动物和昆虫细胞培养基的非动物源性配方中。

税 则 号 列　2106.9090

商 品 名 称　抗血清
英 文 名 称　Serum
包 装 规 格　0.5mL/瓶。
成　　　　分　受试者提供的全血后分离获得血清。
用　　　　途　抗体水平检定。
税 则 号 列　3002.1200

商 品 名 称　登革病毒Ⅰ型单抗
英 文 名 称　Dengue Virus Ⅰ Monoclonal Antibody
包 装 规 格　50ul/支。
成　　　　分　登革病毒Ⅰ型单抗。
用　　　　途　试验使用。
税 则 号 列　3002.1500

商 品 名 称　登革病毒Ⅱ型单抗
英 文 名 称　Dengue virus Ⅱ Monoclonal Antibody
包 装 规 格　100ul/支。
成　　　　分　登革病毒Ⅱ型单抗。
用　　　　途　试验使用。
税 则 号 列　3002.1500

商 品 名 称　登革病毒Ⅲ型单抗
英 文 名 称　Dengue Virus Ⅲ Monoclonal Antibody
包 装 规 格　50ul/支。
成　　　　分　登革病毒Ⅲ型单抗。
用　　　　途　试验使用。
税 则 号 列　3002.1500

商 品 名 称　登革病毒Ⅳ型单抗
英 文 名 称　Dengue Virus Ⅳ Monoclonal Antibody
包 装 规 格　50ul/支。
成　　　　分　登革病毒Ⅳ型单抗。
用　　　　途　试验使用。
税 则 号 列　3002.1500

商 品 名 称　脊髓灰质炎 I 型单克隆抗体
英 文 名 称　Monoclonal Antibody
包 装 规 格　1g/瓶。
成　　　分　脊髓灰质炎 I 型单克隆抗体。
用　　　途　用于科学研究。
税 则 号 列　3002.1500

商 品 名 称　脊髓灰质炎 II 型单克隆抗体
英 文 名 称　Monoclonal Antibody
包 装 规 格　1g/瓶。
成　　　分　脊髓灰质炎 II 型单克隆抗体。
用　　　途　用于科学研究。
税 则 号 列　3002.1500

商 品 名 称　脊髓灰质炎 III 型单克隆抗体
英 文 名 称　Monoclonal Antibody
包 装 规 格　1g/瓶。
成　　　分　脊髓灰质炎 III 型单克隆抗体。
用　　　途　用于科学研究。
税 则 号 列　3002.1500

商 品 名 称　重组人抗呼吸道合胞病毒抗体（AM14）
英 文 名 称　Recombinant Human Anti-RSV Antibody（AM14）
包 装 规 格　1mg/瓶。
成　　　分　重组人抗呼吸道合胞病毒抗体（AM14）。
用　　　途　用于诊断试剂盒。
税 则 号 列　3002.1500

商 品 名 称　重组人抗呼吸道合胞病毒抗体（D25）
英 文 名 称　Recombinant Human Anti-RSV Antibody（D25）
包 装 规 格　1mg/瓶。
成　　　分　重组人抗呼吸道合胞病毒抗体（D25）。
用　　　途　用于诊断试剂盒。
税 则 号 列　3002.1500

商 品 名 称　重组小鼠抗呼吸道合胞病毒 F 抗体（5C4）
英 文 名 称　Recombinant Mouse Anti-RSV F Antibody（5C4）
包 装 规 格　1mg/瓶。
成　　　分　重组小鼠抗呼吸道合胞病毒 F 抗体（5C4）。
用　　　途　用于诊断试剂盒。
税 则 号 列　3002.1500

商 品 名 称　白色念珠菌
英 文 名 称　Candida Albicans
包 装 规 格　1 支。
成　　　分　白色念珠菌、蛋白胨、葡萄糖、无机盐。
用　　　途　用于科学研究。
税 则 号 列　3002.9090

商 品 名 称　大肠杆菌
英 文 名 称　Escherichia Coli
包 装 规 格　1 支。
成　　　分　大肠杆菌 蛋白胨，葡萄糖，无机盐。
用　　　途　用于科学研究。
税 则 号 列　3002.9030

商 品 名 称　金黄色葡萄球菌
英 文 名 称　Staphylococcus Aureus，subsp. aureus
包 装 规 格　1 支。
成　　　分　金黄色葡萄球菌、蛋白胨、葡萄糖、无机盐。
用　　　途　用于科学研究。
税 则 号 列　3002.9030

商 品 名 称　枯草杆菌黑色变种芽孢
英 文 名 称　Bacillus Atrophaeus
包 装 规 格　1 支。
成　　　分　枯草杆菌黑色变种芽孢、蛋白胨、葡萄糖、无机盐。
用　　　途　用于科学研究。
税 则 号 列　3002.9030

商 品 名 称　流感毒株
英 文 名 称　Influenza Virus
包 装 规 格　支。
成　　　　分　抗原，保护剂。
用　　　　途　用于流感疫苗制备。
税 则 号 列　3002.9030

商 品 名 称　流感原代毒株
英 文 名 称　Influenza Virus
包 装 规 格　1克/支。
成　　　　分　流感病毒、保护剂。
用　　　　途　用于流感疫苗的研发与生产。
税 则 号 列　3002.9030

商 品 名 称　鼠呼肠孤病毒三型
英 文 名 称　Reo-3
包 装 规 格　1mL/支。
成　　　　分　鼠呼肠孤病毒三型。
用　　　　途　用于科学研究。
税 则 号 列　3002.9030

商 品 名 称　小鼠细小病毒
英 文 名 称　MVM
包 装 规 格　1mL/支。
成　　　　分　小鼠细小病毒。
用　　　　途　用于科学研究。
税 则 号 列　3002.9030

商 品 名 称　异嗜性小鼠白血病病毒
英 文 名 称　X-MuLV
包 装 规 格　1mL/支。
成　　　　分　异嗜性小鼠白血病病毒。
用　　　　途　用于科学研究。
税 则 号 列　3002.9030

商 品 名 称　人表皮角质细胞

英 文 名 称　Human Epidermal Keratinocytes

包 装 规 格　1mL/瓶。

成　　　分　原代人表皮角质细胞、冻存培养基液、二甲基亚砜。

用　　　途　用于研究皮肤正常和疾病过程的分子和生化基础，进行纤维化，伤口愈合，刺激性和牛皮癣等疾病的研究，使用原代细胞获得更多与生理相关的结果；人原代细胞培养物紧密模拟体内状态。

税 则 号 列　3002.9090

商 品 名 称　人脐带间充质干细胞

英 文 名 称　Mesenchymal Stem Cells

包 装 规 格　1.8mL/支。

成　　　分　人脐带间充质干细胞存于 1.0mL 冻存液中，冻存液成分为二甲基亚砜（CAS 6768-5）、蔗糖（CAS 57-50-1）、氢氧化钠（CAS 1310-73-2）、氢氧化钾（CAS 1310-58-3）。

用　　　途　用于科学研究。

税 则 号 列　3002.9090

商 品 名 称　幼地鼠肾细胞

英 文 名 称　Young Hamster Kidney Cells

包 装 规 格　1mL/支。

成　　　分　冻存管装的冷冻悬液，含有幼地鼠肾细胞。

用　　　途　该商品为实验用细胞，仅用于科学研究。

税 则 号 列　3002.9090

商 品 名 称　中国仓鼠卵巢细胞

英 文 名 称　CHO

包 装 规 格　1mL/支。

成　　　分　中国仓鼠卵巢细胞。

用　　　途　该商品为实验用细胞，仅用于科学研究。

税 则 号 列　3002.9090

商 品 名 称　蛋白胨
英 文 名 称　Peptone
包 装 规 格　500g/瓶。
成　　　分　蛋白质酶解物。
用　　　途　用于细胞培养。
税 则 号 列　3504.0010

商 品 名 称　胰蛋白胨
英 文 名 称　Tryptone
包 装 规 格　10kg/桶。
成　　　分　胰蛋白胨。
用　　　途　用于制备微生物培养基。
税 则 号 列　3504.0010

商 品 名 称　凝乳酶
英 文 名 称　Rennet
包 装 规 格　1mg/瓶。
成　　　分　凝乳酶。
用　　　途　粗制凝乳酶主要用于乳酪工业。
税 则 号 列　3507.1000

商 品 名 称　β-淀粉酶
英 文 名 称　β-amylase
包 装 规 格　1mg/瓶。
成　　　分　β-淀粉酶。
用　　　途　啤酒酿造、饴糖（麦芽糖浆）制造的主要糖化剂。
税 则 号 列　3507.9090

商 品 名 称　菠萝蛋白酶
英 文 名 称　Bromelain
包 装 规 格　1mg/瓶。
成　　　分　菠萝蛋白酶。
用　　　途　主要作用原理是使多肽类水解为低分子量的肽类。
税 则 号 列　3507.9090

商品名称 淀粉葡萄糖苷酶
英文名称 Amyloglucosidases
包装规格 1mg/瓶。
成　　分 淀粉葡萄糖苷酶。
用　　途 主要用于生产葡萄糖浆及葡萄糖，并作为酒精发酵浆的糖化剂。
税则号列 3507.9090

商品名称 果胶酶
英文名称 Pectic enzymes
包装规格 1mg/瓶。
成　　分 果胶酶。
用　　途 果胶酶是水果加工中最重要的酶，应用果胶酶处理破碎果实，可加速果汁过滤，促进澄清等。
税则号列 3507.9090

商品名称 麦芽淀粉酶
英文名称 Malt Amylase
包装规格 1mg/瓶。
成　　分 麦芽淀粉酶。
用　　途 主要用于医药品，也用于纺织品退浆、面包制造等方面。
税则号列 3507.9090

商品名称 木瓜蛋白酶
英文名称 Papain
包装规格 1mg/瓶。
成　　分 木瓜蛋白酶，又称木瓜酶，是一种蛋白水解酶。木瓜蛋白酶是番木瓜（Carieapapaya）中含有的一种低特异性蛋白水解酶，广泛地存在于番木瓜的根、茎、叶和果实内，其中在未成熟的乳汁中含量最丰富。
用　　途 木瓜蛋白酶的活性中心含半胱氨酸，属于巯基蛋白酶，它具有酶活高、热稳定性好、天然卫生安全等特点，因此在食品、医药、饲料、日化、皮革及纺织等行业得到广泛应用。用以制放冷冻浑浊啤酒、嫩肉剂及医药等。
税则号列 3507.9090

商品名称 葡萄糖异构酶
英文名称 Glucose Isomerase
包装规格 1mg/瓶。
成　　分 葡萄糖异构酶。
用　　途 用以在生产高甜度糖浆时将葡萄糖部分转化成果糖。
税则号列 3507.9090

商品名称　胃蛋白酶
英文名称　Pepsin
包装规格　1mg/瓶。
成　　分　胃蛋白酶是一种消化性蛋白酶，由胃部中的胃黏膜主细胞（gastric chief cell）所分泌，
　　　　　功能是将食物中的蛋白质分解为小的肽片段。主细胞分泌的是胃蛋白酶原，胃蛋白酶原
　　　　　经胃酸或者胃蛋白酶刺激后形成胃蛋白酶，胃蛋白酶不是由细胞直接生成的。
用　　途　细胞培养。
税则号列　3507.9090

商品名称　无花果蛋白酶
英文名称　Ficin
包装规格　1mg/瓶。
成　　分　无花果蛋白酶。是一类巯基蛋白酶，主要存在于无花果的乳胶及花托蛋白质中。
用　　途　从无花果中提取纯化的蛋白酶，因其稳定性好、蛋白水解能力强，对多种蛋白质均具有
　　　　　很好的降解作用，因而被广泛应用于食品加工、工业生产和医疗卫生等领域。
税则号列　3507.9090

商品名称　细菌 α-淀粉酶
英文名称　Bacterial α-amylases
包装规格　1mg/瓶。
成　　分　细菌 α-淀粉酶。
用　　途　用以制胶粘剂及以淀粉为基料的纸张涂料，用于生产面包及其他食品工业以及供纺织品
　　　　　脱浆用。
税则号列　3507.9090

商品名称　胰蛋白酶
英文名称　Trypsin
包装规格　100mL/瓶。
成　　分　胰蛋白酶 Trypsin 为蛋白酶的一种，EC 3.4.4.4，是从牛、羊、猪的胰脏提取的一种丝氨
　　　　　酸蛋白水解酶。在脊椎动物中，作为消化酶而起作用。在胰脏是胰蛋白酶的前体胰蛋白
　　　　　酶原被合成后，作为胰液的成分而分泌，受肠激酶，或胰蛋白酶的限制分解成为活化胰
　　　　　蛋白酶，是肽链内切酶，它能把多肽链中赖氨酸和精氨酸残基中的羧基侧切断。它不仅
　　　　　起消化酶的作用，而且还能限制分解糜蛋白酶原、羧肽酶原、磷脂酶原等其他酶的前体，
　　　　　起活化作用。是特异性最强的蛋白酶，在决定蛋白质的氨基酸排列中，它成为不可缺少
　　　　　的工具。
用　　途　主要用于制药，能治疗消化系统失调。
税则号列　3507.9090

商 品 名 称　胰淀粉酶
英 文 名 称　Pancreatic Amylase
包 装 规 格　1mg/瓶。
成　　　　分　胰淀粉酶是由胰腺分泌的一种水解酶，能够水解 α-1,4-糖苷键的酶。属于 α-淀粉酶的一种。
用　　　　途　主要用于制药，能治疗消化系统失调。
税 则 号 列　3507.9090

商 品 名 称　胰脂肪酶
英 文 名 称　Pancrelipase
包 装 规 格　100mL/瓶。
成　　　　分　胰脂肪酶是水解膳食脂肪的最重要的酶，等电点为 5.0 的酸性蛋白分子。胰脂肪酶，特别是它的缓释剂型是猪源性胰淀粉酶的商用混合物（作用于淀粉水解酶），胰脂肪酶和胰凝乳蛋白酶（一种蛋白酶），其治疗目的是为了给那些没有足够胰腺酶的婴儿、小孩、成人在食物消化上的改善，因为它们会影响胰腺，如囊性纤维化、慢性胰腺炎或在胰腺和肠之间的通道堵塞等作用。
用　　　　途　主要用于制药，能治疗消化系统失调。
税 则 号 列　3507.9090

商 品 名 称　真菌淀粉酶
英 文 名 称　Fungal amylase
包 装 规 格　1mg/瓶。
成　　　　分　真菌淀粉酶又名真菌 α-淀粉酶（1,4-α-D-葡聚糖水解酶），基本上是从霉菌培养衍生的，这些霉菌主要是根霉菌或曲霉菌。
用　　　　途　该酶为内切淀粉酶，可以迅速水解胶凝淀粉、直链淀粉和支链淀粉水溶液内部的 α-1,4 葡萄糖苷键，产生可溶性糊精及少数麦芽糖和葡萄糖。
税 则 号 列　3507.9090

商 品 名 称　转化酶（β-呋喃果糖苷酶）
英 文 名 称　Invertase（β-fructofuranosidase）
包 装 规 格　1mg/瓶。
成　　　　分　转化酶（β-呋喃果糖苷酶）。
用　　　　途　用于制餐用糖浆、巧克力及蛋白杏仁糖果。
税 则 号 列　3507.9090

商 品 名 称　DMEM 高糖培养基
英 文 名 称　DMEM/High Glucose Medium
包 装 规 格　多规格。
成　　　分　氨基酸、葡萄糖、维生素、无机盐、其他组分。
用　　　途　用于细胞培养。
税 则 号 列　3821.0000

商 品 名 称　MEM 培养基
英 文 名 称　Minimum Essential Medium
包 装 规 格　500mL。
成　　　分　必需氨基酸和金属离子。
用　　　途　用于细胞培养。
税 则 号 列　3821.0000

商 品 名 称　胰蛋白胨大豆琼脂培养基
英 文 名 称　Tryptone Soybean Agar
包 装 规 格　500g/瓶。
成　　　分　胰蛋白胨、大豆蛋白胨、氯化钠、琼脂。
用　　　途　作为微生物培养基使用。
税 则 号 列　3821.0000

5

诊断和检测试剂

商品名称　恶性疟疾抗原快速检测试剂（胶体金法）

包装规格　1 人份/铝箔袋

成　　分　抗鼠 IgG 多克隆抗体，疟疾 HRP2 单克隆抗体，胶体金标记的疟疾 HRP2 单克隆抗体。

用　　途　检测恶性疟。

检测原理　本产品应用的是胶体金免疫层析法。将特异的抗体（抗原）分别标记胶体金（或乳胶）和固定于硝酸纤维素膜的检测区带，当将样本滴加于样品垫后，由于毛细管作用，样品将沿着该膜向前移动，当移动至固定有胶体金标记抗体（抗原）的标记垫区域时，样品中相应的抗原（抗体）即与该抗体发生特异性结合，此复合物继续向硝酸纤维素膜移动，经过固定抗体（抗原）的硝酸纤维素膜检测区带时，与该抗体（抗原）发生特异性结合，该区域显示一定的颜色，从而实现特异性的免疫诊断。

税则号列　3002.1100

商品名称　疟疾 Pf/Pan 抗原快速检测试剂盒（胶体金法）

包装规格　1 人份/铝箔袋

成　　分　抗鼠 IgG 多克隆抗体，疟原虫 HRP2 单克隆抗体，胶体金标记的疟原虫 HRP2 单克隆抗体；疟原虫醛缩酶单克隆抗体，胶体金标记的疟原虫醛缩酶单克隆抗体。

用　　途　检测恶性疟。

检测原理　本产品应用的是胶体金免疫层析法。将特异的抗体（抗原）分别标记胶体金（或乳胶）和固定于硝酸纤维素膜的检测区带，当将样本滴加于样品垫后，由于毛细管作用，样品将沿着该膜向前移动。当移动至固定有胶体金标记抗体（抗原）的标记垫区域时，样品中相应的抗原（抗体）即与该抗体发生特异性结合，此复合物继续向硝酸纤维素膜移动，经过固定抗体（抗原）的硝酸纤维素膜检测区带时，与该抗体（抗原）发生特异性结合，该区域显示一定的颜色，从而实现特异性的免疫诊断。

税则号列　3002.1100

商品名称　疟疾 Pf/Pv 抗原快速检测试剂盒（胶体金法）

包装规格　1 人份/铝箔袋

成　　分　抗鼠 IgG 多克隆抗体，疟原虫 HRP2 单克隆抗体，胶体金标记的疟原虫 HRP2 单克隆抗体；疟原虫醛缩酶单克隆抗体，胶体金标记的疟原虫醛缩酶单克隆抗体。

用　　途　检测恶性疟、间日疟。

检测原理　本产品应用的是胶体金免疫层析法。将特异的抗体（抗原）分别标记胶体金（或乳胶）和固定于硝酸纤维素膜的检测区带，当将样本滴加于样品垫后，由于毛细管作用，样品将沿着该膜向前移动，当移动至固定有胶体金标记抗体（抗原）的标记垫区域时，样品中相应的抗原（抗体）即与该抗体发生特异性结合，此复合物继续向硝酸纤维素膜移动，经过固定抗体（抗原）的硝酸纤维素膜检测区带时，与该抗体（抗原）发生特异性结合，该区域显示一定的颜色，从而实现特异性的免疫诊断。

税则号列　3002.1100

商品名称 疟疾抗原快速检测试剂盒（胶体金法）

包装规格 1 人份/铝箔袋

成　　分 抗鼠 IgG 多克隆抗体，疟疾 Pf/Pan 抗体，胶体金标记的疟疾 Pf/Pan 抗体。

用　　途 检测疟疾。

检测原理 本产品应用的是胶体金免疫层析法。将特异的抗体（抗原）分别标记胶体金（或乳胶）和固定于硝酸纤维素膜的检测区带，当将样本滴加于样品垫后，由于毛细管作用，样品将沿着该膜向前移动，当移动至固定有胶体金标记抗体（抗原）的标记垫区域时，样品中相应的抗原（抗体）即与该抗体发生特异性结合，此复合物继续向硝酸纤维素膜移动，经过固定抗体（抗原）的硝酸纤维素膜检测区带时，与该抗体（抗原）发生特异性结合，该区域显示一定的颜色，从而实现特异性的免疫诊断。

税则号列 3002.1100

商品名称 凝血酶原时间测试卡片（干式电化学法）

包装规格 24 卡片/盒

成　　分 组织促凝血酶原激酶（人体），肝素酶 1（肝素黄杆菌），凝血酶底物。

用　　途 用于定量检测人全血样本的凝血酶原时间。

检测原理 本产品应用的是干式电化学法。在凝血酶原时间的检测过程中，当样本与组织促凝血酶原激酶（人体）混合时为凝集反应的起始阶段，被激活的凝血酶将纤维蛋白原转化为纤维蛋白标志着反应完成，同时通过仪器或肉眼可以观察到大块或局部血块形成。该检测使用电化学传感器监测转换过程。

税则号列 3002.1200

商品名称 纤维蛋白原检测试剂盒（凝固法）

包装规格 10×5mL

成　　分 牛凝血酶 4%，稳定剂 2% 和缓冲液 6%，水 88%。

用　　途 在专用的 cobas t 分析仪上，本产品用于体外检测枸橼酸盐抗凝人血浆中纤维蛋白原的浓度（Clauss 法）。

检测原理 根据 Clauss 法，向稀释血浆中过量加入凝血酶，使可溶性纤维蛋白原转化为不可溶的纤维蛋白聚合体。凝血时间与样本中的纤维蛋白原浓度呈反比。

税则号列 3002.1200

商品名称 6-单乙酰吗啡快速检测试剂条（胶体金法）

包装规格 1 人份/铝箔袋

成　　分 抗鼠 IgG 多克隆抗体，6-单乙酰吗啡抗原，胶体金标记的 6-单乙酰吗啡抗体。

用　　途 检测 6-单乙酰吗啡。

检测原理 本产品应用的是胶体金免疫层析法。将特异的抗体标记胶体金（或乳胶），抗原固定于硝酸纤维素膜的检测区带，当该试剂条加样端浸入样品（尿液、血清、血浆或全血）后，由于毛细管作用，样品将沿着该膜向前移动，当移动至固定有胶体金标记抗体的标记垫区域时，样品中相应的抗原即与该抗体发生特异性结合，样本继续向硝酸纤维素膜移动，经过固定抗原的硝酸纤维素膜检测区带时，未和样本中抗原结合的胶体金标记的抗体与固定于硝酸纤维素膜上的抗原发生特异性结合，该区域显示一定的颜色，从而实现特异性的免疫诊断。

税则号列 3002.1500

商品名称 7-氨基劳拉西泮检测试剂盒（胶体金法）

包装规格 1人份/铝箔袋

成　　分 抗鼠IgG多克隆抗体，7-氨基劳拉西泮抗原，胶体金标记的7-氨基劳拉西泮抗体。

用　　途 检测7-氨基劳拉西泮。

检测原理 本产品应用的是胶体金免疫层析法。将特异的抗体标记胶体金（或乳胶），抗原固定于硝酸纤维素膜的检测区带，当该试剂条加样端浸入样品（尿液、血清、血浆或全血）后，由于毛细管作用，样品将沿着该膜向前移动。当移动至固定有胶体金标记抗体的标记垫区域时，样品中相应的抗原即与该抗体发生特异性结合，样本继续向硝酸纤维素膜移动，经过固定抗原的硝酸纤维素膜检测区带时，未和样本中抗原结合的胶体金标记的抗体与固定于硝酸纤维素膜上的抗原发生特异性结合，该区域显示一定的颜色，从而实现特异性的免疫诊断。

税则号列 3002.1500

商品名称 7-氨基氯硝西泮快速检测试剂条（胶体金法）

包装规格 1人份/铝箔袋

成　　分 抗鼠IgG多克隆抗体，7-氨基氯硝西泮抗原，胶体金标记的7-氨基氯硝西泮抗体。

用　　途 检测7-氨基氯硝西泮。

检测原理 本产品应用的是胶体金免疫层析法。将特异的抗体标记胶体金（或乳胶），抗原固定于硝酸纤维素膜的检测区带，当该试剂条加样端浸入样品（尿液、血清、血浆或全血）后，由于毛细管作用，样品将沿着该膜向前移动。当移动至固定有胶体金标记抗体的标记垫区域时，样品中相应的抗原即与该抗体发生特异性结合，样本继续向硝酸纤维素膜移动，经过固定抗原的硝酸纤维素膜检测区带时，未和样本中抗原结合的胶体金标记的抗体与固定于硝酸纤维素膜上的抗原发生特异性结合，该区域显示一定的颜色，从而实现特异性的免疫诊断。

税则号列 3002.1500

商品名称 A群轮状病毒、腺病毒抗原检测试剂（胶体金法）

包装规格 1人份/铝箔袋

成　　分 抗鼠IgG多克隆抗体，轮状病毒抗体，胶体金标记的轮状病毒抗体，腺病毒抗体，胶体金标记的腺病毒抗体。

用　　途 检测轮状病毒、腺病毒。

检测原理 本产品应用的是胶体金免疫层析法。将特异的抗体（抗原）分别标记胶体金（或乳胶）和固定于硝酸纤维素膜的检测区带，当该试剂条加样端浸入样品（尿液、血清、血浆或全血）后，由于毛细管作用，样品将沿着该膜向前移动，当移动至固定有胶体金标记抗体（抗原）的标记垫区域时，样品中相应的抗原（抗体）即与该抗体发生特异性结合，此复合物继续向硝酸纤维素膜移动，经过固定抗体（抗原）的硝酸纤维素膜检测区带时，与该抗体（抗原）发生特异性结合，该区域显示一定的颜色，从而实现特异性的免疫诊断。

税则号列 3002.1500

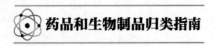

商品名称 A 群轮状病毒抗原检测试剂（胶体金法）

包装规格 1 人份/铝箔袋

成　　分 抗鼠 IgG 多克隆抗体，轮状病毒抗体，胶体金标记的轮状病毒抗体。

用　　途 检测轮状病毒。

检测原理 本产品应用的是胶体金免疫层析法。将特异的抗体（抗原）分别标记胶体金（或乳胶）和固定于硝酸纤维素膜的检测区带，当该试剂条加样端浸入样品（尿液、血清、血浆或全血）后，由于毛细管作用，样品将沿着该膜向前移动，当移动至固定有胶体金标记抗体（抗原）的标记垫区域时，样品中相应的抗原（抗体）即与该抗体发生特异性结合，此复合物继续向硝酸纤维素膜移动，经过固定抗体（抗原）的硝酸纤维素膜检测区带时，与该抗体（抗原）发生特异性结合，该区域显示一定的颜色，从而实现特异性的免疫诊断。

税则号列 3002.1500

商品名称 B 型利钠肽测试卡片（干式电化学法）

包装规格 25 卡片/盒

成　　分 碱性磷酸酯酶标记抗体，IgG，氨基苯磷酸钠，肝素，IgM。

用　　途 与手持式血液血气分析仪配套使用，在全血样本中定量测定 B 型利钠肽（BNP）的浓度。

检测原理 本产品运用的是一种双位酶联免疫吸附测定方法。B 型利钠肽的特异性抗体位于硅芯片的电化学传感器上。位于硅芯片的电化学传感器另一端的是碱性磷酸酯酶标记抗体，它可以与单独分开的 B 型利钠肽分子特异性结合。将全血或 EDTA 血浆样本与电化学传感器充分接触，使得传感器的酶交联物在样本中充分溶解。经过 7 分钟左右的孵育，溶解在待测样本中的 B 型利钠肽与碱性磷酸酯酶结合，被电化学传感器捕获并结合在其表面。样本液及剩余的酶交联物从电化学传感器中冲洗下来。冲洗液中含有一种碱性磷酸酯酶的底物。与抗体/抗原/抗体夹心结合的酶使底物断裂，并释放出一种可检测的电化学产物。运用电化学仪器（安培计）检测该酶产物浓度，这个浓度与样本中的 B 型利钠肽的浓度成比例。

税则号列 3002.1500

商品名称 CRP/SAA 组合测试试剂盒（胶体金法）

包装规格 1 人份/铝箔袋

成　　分 抗鼠 IgG 多克隆抗体，C 反应蛋白抗体，D-二聚体抗体，胶体金标记的 C 反应蛋白单克隆抗体，胶体金标记的血清淀粉样蛋白 A 抗体。

用　　途 检测炎症因子 CRP 和 SAA。

检测原理 本产品应用的是胶体金免疫层析法。将特异的抗体（抗原）分别标记胶体金（或乳胶）和固定于硝酸纤维素膜的检测区带，当该试剂条加样端浸入样品（尿液、血清、血浆或全血）后，由于毛细管作用，样品将沿着该膜向前移动，当移动至固定有胶体金标记抗体（抗原）的标记垫区域时，样品中相应的抗原（抗体）即与该抗体发生特异性结合，此复合物继续向硝酸纤维素膜移动，经过固定抗体（抗原）的硝酸纤维素膜检测区带时，与该抗体（抗原）发生特异性结合，该区域显示一定的颜色，从而实现特异性的免疫诊断。

税则号列 3002.1500

商品名称 C 反应蛋白测定试剂盒（免疫透射比浊终点法）

包装规格 2×200 测试/盒

成　分 抗 C 反应蛋白多克隆抗体（山羊），反应缓冲液。

用　途 本试剂盒用于定量测定人血清或血浆中的 C 反应蛋白浓度。

检测原理 C 反应蛋白试剂用于以一种比浊法测定 C 反应蛋白浓度。在此反应中，C 反应蛋白与特异性抗体结合，形成不可溶抗原抗体复合物。SYNCHRON 系统将按比例自动把适量体积的样品和试剂分配到一个反应杯中。所用样品对试剂比例为 1：26。系统将监测 340nm 的光吸收变化。此光吸收变化与样品中的 C 反应蛋白浓度成正比，系统依此并根据一条已单点调整、预先确定的校正曲线计算并给出 C 反应蛋白浓度。

税则号列 3002.1500

商品名称 C 肽检测试剂盒（化学发光法）

包装规格 96 人份/盒

成　分 1. 标准品：C 肽。2. 包被孔：包被有抗 C 肽抗体的聚苯乙烯微孔。3. 酶结合物：辣根过氧化物酶标记的抗 C 肽抗体。4.30 倍洗液：含有 Tween-20 的 Tris 缓冲液；5. 底物 A：鲁米诺。6. 底物 B：过氧化脲。7. 封板膜。8. 说明书。

用　途 用于定量检测人体血清或血浆中 C 肽的含量。

检测原理 本产品是根据双抗体夹心酶促化学发光法的作用原理研制。具体操作是将抗 C 肽抗体包被在微孔上，再向包被孔中加入 C 肽标准品或待测标本和含有辣根过氧化物酶标记的抗 C 肽抗体，标准品或标本中的 C 肽与包被抗 C 肽抗体和酶标记抗 C 肽抗体结合，形成包被抗 C 肽抗体-C 肽抗原-酶标记抗 C 肽抗体（Ab-Ag-Ab-HRP）的免疫复合物，未结合的 C 肽和酶标记抗 C 肽抗体被洗液洗去。加入发光底物，测定相对发光强度。根据已知 C 肽浓度的系列标准品的相对发光强度可得到标准曲线，通过双对数回归（或其他合适的）数学模型拟合处理得到回归直线，未知标本的 C 肽浓度可以通过其相对发光强度从回归直线上推算出来。

税则号列 3002.1500

商品名称 D-二聚体快速检测试剂（胶体金法）

包装规格 1 人份/铝箔袋

成　分 抗鼠 IgG 多克隆抗体，D-二聚体抗体，胶体金标记的 D-二聚体特异性抗体。

用　途 检测 D-二聚体。

检测原理 本产品应用的是胶体金免疫层析法。将特异的抗体（抗原）分别标记胶体金（或乳胶）和固定于硝酸纤维素膜的检测区带，当该试剂条加样端浸入样品（尿液、血清、血浆或全血）后，由于毛细管作用，样品将沿着该膜向前移动，当移动至固定有胶体金标记抗体（抗原）的标记垫区域时，样品中相应的抗原（抗体）即与该抗体发生特异性结合，此复合物继续向硝酸纤维素膜移动，经过固定抗体（抗原）的硝酸纤维素膜检测区带时，与该抗体（抗原）发生特异性结合，该区域显示一定的颜色，从而实现特异性的免疫诊断。

税则号列 3002.1500

商品名称 IgG/IgM（弓形虫，风疹，巨细胞病毒，单纯疱疹Ⅰ/Ⅱ型）组合测试试剂盒（胶体金法）

包装规格 1人份/铝箔袋

成　　分 胶体金标记的弓形虫抗原，胶体金标记的风疹病毒抗原，胶体金标记的巨细胞病毒抗原，胶体金标记的单纯疱疹病毒Ⅰ型抗原，胶体金标记的单纯疱疹病毒Ⅱ型抗原，抗人IgG抗体，抗人IgM抗体。

用　　途 检测单纯疱疹病毒Ⅱ型特异性IgG抗体和IgM抗体。

检测原理 本产品应用的是胶体金免疫层析法。将特异的抗原标记胶体金（或乳胶），将抗人IgM抗体/抗人IgG抗体固定于硝酸纤维素膜的检测区带，当该试剂条加样端浸入样品（血清、血浆或全血）后，由于毛细管作用，样品将沿着该膜向前移动，当移动至固定有胶体金标记抗原的标记垫区域时，样品中相应的抗体即与该抗原发生特异性结合，此复合物继续向硝酸纤维素膜移动，经过固定抗人IgM抗体/抗人IgG抗体的硝酸纤维素膜检测区带时，与抗人IgM抗体/抗人IgG抗体发生特异性结合，该区域显示一定的颜色，从而实现特异性的免疫诊断。

税则号列 3002.1500

商品名称 N末端前脑钠肽快速检测试剂（胶体金法）

包装规格 1人份/铝箔袋

成　　分 抗鼠IgG多克隆抗体，N末端前脑钠肽抗体，胶体金标记的N末端前脑钠肽抗体。

用　　途 检测N末端前脑钠肽。

检测原理 本产品应用的是胶体金免疫层析法。将特异的抗体（抗原）分别标记胶体金（或乳胶）和固定于硝酸纤维素膜的检测区带，当该试剂条加样端浸入样品（尿液、血清、血浆或全血）后，由于毛细管作用，样品将沿着该膜向前移动，当移动至固定有胶体金标记抗体（抗原）的标记垫区域时，样品中相应的抗原（抗体）即与该抗体发生特异性结合，此复合物继续向硝酸纤维素膜移动，经过固定抗体（抗原）的硝酸纤维素膜检测区带时，与该抗体（抗原）发生特异性结合，该区域显示一定的颜色，从而实现特异性的免疫诊断。

税则号列 3002.1500

商品名称 α-1抗胰蛋白酶测试试剂盒（免疫比浊法）

包装规格 试剂1（R1）：4×20mL，试剂2（R2）：4×6.5mL

成　　分 三羟甲基氨基甲烷缓冲液，山羊抗α-1抗胰蛋白酶抗体和防腐剂。

用　　途 本产品用于体外定量测定人血清和血浆中的α-1抗胰蛋白酶蛋白浓度。

检测原理 当样本与R1缓冲液和R2抗血清溶液混合时，人α-1抗胰蛋白酶特异地与抗人α-1抗胰蛋白酶抗体起反应，形成不溶的聚集物。这些聚集物的吸光率与样本中的α-1抗胰蛋白酶浓度成正比。

税则号列 3002.1500

商品名称　β2-微球蛋白检测试剂盒（胶体金法）

包装规格　1 人份/铝箔袋

成　　分　抗鼠 IgG 多克隆抗体，胶体金标记的 β2-微球蛋白抗体，抗人 β2-微球蛋白单克隆抗体。

用　　途　检测标本中的 β2-微球蛋白。

检测原理　本产品应用的是胶体金免疫层析法。将特异的抗体（抗原）分别标记胶体金（或乳胶）和固定于硝酸纤维素膜的检测区带，当该试剂条加样端浸入样品（尿液、血清、血浆或全血）后，由于毛细管作用，样品将沿着该膜向前移动。当移动至固定有胶体金标记抗体（抗原）的标记垫区域时，样品中相应的抗原（抗体）即与该抗体发生特异性结合，此复合物继续向硝酸纤维素膜移动，经过固定抗体（抗原）的硝酸纤维素膜检测区带时，与该抗体（抗原）发生特异性结合，该区域显示一定的颜色，从而实现特异性的免疫诊断。

税则号列　3002. 1500

商品名称　β2-微球蛋白检测试剂盒（化学发光法）

包装规格　96 人份/盒

成　　分　1. 标准品：β2-微球蛋白。2. 包被孔：包被有 β2-微球蛋白抗原的聚苯乙烯微孔。3. 酶结合物：辣根过氧化物酶标记的抗 β2-微球蛋白抗体。4. 30 倍洗液：含有 Tween-20 的 Tris 缓冲液；5. 底物 A：鲁米诺。6. 底物 B：过氧化脲。7. 封板膜。8. 说明书。

用　　途　用于定量检测人尿样中的 β2-微球蛋白的含量。

检测原理　本产品是根据竞争酶促化学发光法的作用原理研制。具体操作是将 β2-微球蛋白抗原包被在微孔上，再向包被孔中分别加入 β2-微球蛋白标准品或标本和含有辣根过氧化物酶标记的抗 β2-微球蛋白抗体。标准品或标本中的 β2-微球蛋白抗原与包被板上的 β2-微球蛋白抗原共同竞争和辣根过氧化物酶标记的抗 β2-微球蛋白抗体结合，其他未结合的 β2-微球蛋白抗原和辣根过氧化物酶标记的抗 β2-微球蛋白抗体的酶结合物被洗液洗去。加入发光底物，测定相对发光强度。根据已知 β2-微球蛋白浓度的系列标准品的相对发光强度可得到标准曲线，通过双对数回归（或其他合适的）数学模型处理得到回归结果，未知标本的 β2-微球蛋白浓度可以通过其相对发光强度推算出来。

税则号列　3002. 1500

商品名称　阿普唑仑快速检测试剂（胶体金法）

包装规格　1 人份/铝箔袋

成　　分　抗鼠 IgG 多克隆抗体，阿普唑仑抗原，胶体金标记的阿普唑仑抗体。

用　　途　检测阿普唑仑。

检测原理　本产品应用的是胶体金免疫层析法。将特异的抗体标记胶体金（或乳胶），抗原固定于硝酸纤维素膜的检测区带，当该试剂条加样端浸入样品（尿液、血清、血浆或全血）后，由于毛细管作用，样品将沿着该膜向前移动，当移动至固定有胶体金标记抗体的标记垫区域时，样品中相应的抗原即与该抗体发生特异性结合，样本继续向硝酸纤维素膜移动，经过固定抗原的硝酸纤维素膜检测区带时，未和样本中抗原结合的胶体金标记的抗体与固定于硝酸纤维素膜上的抗原发生特异性结合，该区域显示一定的颜色，从而实现特异性的免疫诊断。

税则号列　3002. 1500

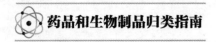

商品名称　癌胚抗原测定试剂盒（化学发光法）

包装规格　96 人份/盒

成　　分　标准品 6 瓶，质控品 2 瓶，包被孔 1 块，酶结合物、20 倍洗液、底物 A、底物 B 各 1 瓶。

用　　途　用于定量检测人体血清或血浆中癌胚抗原（CEA）的含量。

检测原理　本产品应用双抗体夹心法检测血清或血浆标本中 CEA 的含量。即在微孔板上包被抗 CEA 抗体，在包被孔内加入标准品、质控品、待测血清或血浆标本后，再加入酶标记抗 CEA 抗体的结合物。标准品、质控品、待测血清或血浆标本中的 CEA 与包被抗体、标记抗体形成包被抗体-抗原-标记抗体复合物。洗去未结合的酶结合物后，加入化学发光底物，发光强度和 CEA 含量成正比。

税则号列　3002.1500

商品名称　癌胚抗原检测试剂盒（酶联免疫法）

包装规格　96 人份/盒

成　　分　96 孔板 1 块，标准品 6 瓶，质控品 2 瓶，酶结合物、洗液、底物、显色剂、样品稀释液 、终止液各 1 瓶。

用　　途　用于定量检测血清或血浆中的癌胚抗原（CEA）的含量。主要用于对恶性肿瘤患者进行动态监测，以辅助判断疾病进程或治疗效果，不能作为恶性肿瘤早期诊断或确诊的依据，不能用于普通人群的肿瘤筛查。

检测原理　本产品是根据酶联免疫双抗体夹心法的作用原理研制而成。将纯化的抗 CEA 单克隆抗体包被于微孔板，用辣根过氧化物酶标记另一抗 CEA 单克隆抗体，将待测样本及酶标抗体加至包被板中，如果样本中含有 CEA，则生成抗体–抗原–酶标抗体复合物，洗去未结合的抗原和酶标抗体，通过四甲基联苯胺（TMB）显色，根据剂量-反应曲线计算样本中 CEA 的含量。

税则号列　3002.1500

商品名称　癌胚抗原快速检测试剂（胶体金法）

包装规格　1 人份/铝箔袋

成　　分　抗鼠 IgG 多克隆抗体，癌胚抗原单克隆抗体，胶体金标记的癌胚抗原单克隆抗体。

用　　途　检测癌胚抗原。

检测原理　本产品应用的是胶体金免疫层析法。将特异的抗体（抗原）分别标记胶体金（或乳胶）和固定于硝酸纤维素膜的检测区带，当将样本滴加于样品垫后，由于毛细管作用，样品将沿着该膜向前移动，当移动至固定有胶体金标记抗体（抗原）的标记垫区域时，样品中相应的抗原（抗体）即与该抗体发生特异性结合，此复合物继续向硝酸纤维素膜移动，经过固定抗体（抗原）的硝酸纤维素膜检测区带时，与该抗体（抗原）发生特异性结合，该区域显示一定的颜色，从而实现特异性的免疫诊断。

税则号列　3002.1500

商品名称　艾蒿过敏测试试剂盒（胶体金法）

包装规格　1 人份/铝箔袋

成　　分　抗鼠 IgG 多克隆抗体，艾蒿抗原，胶体金标记的人 IgE 抗体。

用　　途　检测血液中艾蒿特异性 IgE 抗体。

检测原理　本产品应用的是胶体金免疫层析法。将特异的抗原标记胶体金（或乳胶），将人 IgE 抗体固定于硝酸纤维素膜的检测区带，当该试剂条加样端浸入样品（血清、血浆或全血）后，由于毛细管作用，样品将沿着该膜向前移动，当移动至固定有胶体金标记抗原的标记垫区域时，样品中相应的抗体即与该抗原发生特异性结合，此复合物继续向硝酸纤维素膜移动，经过固定人 IgE 抗体的硝酸纤维素膜检测区带时，与人 IgE 抗体发生特异性结合，该区域显示一定的颜色，从而实现特异性的免疫诊断。

税则号列　3002.1500

商品名称　安非他命快速检测试剂条（胶体金法）

包装规格　1 人份/铝箔袋

成　　分　抗鼠 IgG 多克隆抗体，安非他命抗原，胶体金标记的安非他命抗体。

用　　途　检测安非他命。

检测原理　本产品应用的是胶体金免疫层析法。将特异的抗体标记胶体金（或乳胶），抗原固定于硝酸纤维素膜的检测区带，当该试剂条加样端浸入样品（尿液、血清、血浆或全血）后，由于毛细管作用，样品将沿着该膜向前移动，当移动至固定有胶体金标记抗体的标记垫区域时，样品中相应的抗原即与该抗体发生特异性结合，样本继续向硝酸纤维素膜移动，经过固定抗原的硝酸纤维素膜检测区带时，未和样本中抗原结合的胶体金标记的抗体与固定于硝酸纤维素膜上的抗原发生特异性结合，该区域显示一定的颜色，从而实现特异性的免疫诊断。

税则号列　3002.1500

商品名称　安眠酮快速检测试剂条（胶体金法）

包装规格　1 人份/铝箔袋

成　　分　抗鼠 IgG 多克隆抗体，安眠酮抗原，胶体金标记的安眠酮抗体。

用　　途　检测安眠酮。

检测原理　本产品应用的是胶体金免疫层析法。将特异的抗体标记胶体金（或乳胶），抗原固定于硝酸纤维素膜的检测区带，当该试剂条加样端浸入样品（尿液、血清、血浆或全血）后，由于毛细管作用，样品将沿着该膜向前移动，当移动至固定有胶体金标记抗体的标记垫区域时，样品中相应的抗原即与该抗体发生特异性结合，样本继续向硝酸纤维素膜移动，经过固定抗原的硝酸纤维素膜检测区带时，未和样本中抗原结合的胶体金标记的抗体与固定于硝酸纤维素膜上的抗原发生特异性结合，该区域显示一定的颜色，从而实现特异性的免疫诊断。

税则号列　3002.1500

商品名称　氨基末端脑钠肽前体检测试剂盒（化学发光法）

包装规格　96 人份/盒

成　　分　标准品 6 瓶，质控品 2 瓶，包被孔 1 块，酶结合物、30 倍洗液、底物 A、底物 B 各 1 瓶。

用　　途　用于定量检测人体血清或血浆中氨基末端脑钠肽前体（NT-proBNP）的含量。

检测原理　本产品根据双抗体夹心酶促化学发光法原理研制而成。一株特异性抗体预先包被在微孔中，然后在微孔中加入 NT-proBNP 标准品或待测标本，NT-proBNP 可以与包被的抗体结合，再加入辣根过氧化物酶标记的另一株 NT-proBNP 特异性抗体，在微孔表面形成抗体-抗原-标记抗体（抗-NT-proBNP-NT-proBNP-HRP-抗-NT-proBNP）的免疫复合物，其他未结合的 NT-proBNP 和 HRP-抗-NT-proBNP 被洗涤液洗去，加入发光液后，测定相对发光强度。根据已知 NT-proBNP 浓度的系列标准品的相对发光强度可得到标准曲线，通过双对数回归（或其他合适的）数学模型拟合处理得到回归直线，未知标本的 NT-proBNP 浓度可以通过其相对发光强度从回归直线上推算出来。

税则号列　3002.1500

商品名称　巴比妥快速检测试剂条（胶体金法）

包装规格　1 人份/铝箔袋

成　　分　抗鼠 IgG 多克隆抗体，巴比妥抗原，胶体金标记的巴比妥抗体。

用　　途　检测巴比妥。

检测原理　本产品应用的是胶体金免疫层析法。将特异的抗体标记胶体金（或乳胶），抗原固定于硝酸纤维素膜的检测区带，当该试剂条加样端浸入样品（尿液、血清、血浆或全血）后，由于毛细管作用，样品将沿着该膜向前移动，当移动至固定有胶体金标记抗体的标记垫区域时，样品中相应的抗原即与该抗体发生特异性结合，样本继续向硝酸纤维素膜移动，经过固定抗原的硝酸纤维素膜检测区带时，未和样本中抗原结合的胶体金标记的抗体与固定于硝酸纤维素膜上的抗原发生特异性结合，该区域显示一定的颜色，从而实现特异性的免疫诊断。

税则号列　3002.1500

商品名称　白介素 6 测定试剂盒（化学发光法）

包装规格　2×50 测试/盒

成　　分　试剂 1：包被有羊抗小鼠免疫球蛋白 G 的顺磁性微粒，小鼠抗人白介素 6 单克隆抗体，表面活性剂，牛血清白蛋白，叠氮钠，防腐剂等；试剂 2：三羟甲基氨基甲烷缓冲液，蛋白质（猪、山羊、牛、小鼠），表面活性剂，叠氮钠，防腐剂等；试剂 3：山羊抗人白介素 6 碱性磷酸酶（牛）结合物，表面活性剂，牛血清白蛋白，叠氮钠，防腐剂等。

用　　途　用于体外定量测定人血清和血浆（肝素）中的白介素 6（IL-6）水平。

检测原理　Access IL-6 测定是一种同时一步酶免法（夹心法）测定。将样本添加至含包被着小鼠单克隆抗人 IL-6、阻断试剂和碱性磷酸酶结合物的顺磁性微粒的反应管中。在反应管内温育完成后，结合在固相上的物质将置于一个磁场内被吸住，而未结合的物质被冲洗除去。然后，将化学发光底物添加到反应管内，用照度计对反应中所产生的光进行测量。所产生光的量与样本内 IL-6 的浓度成正比。样本内分析物的量由所储存的多点校准曲线来确定。

税则号列　3002.1500

商品名称　白细胞介素-6/降钙素原快速检测试剂（胶体金法）

包装规格　1 人份/铝箔袋

成　　分　抗鼠 IgG 多克隆抗体，白细胞介素-6 抗体，降钙素原抗体，胶体金标记的白细胞介素-6 抗体，胶体金标记的降钙素原抗体。

用　　途　检测炎症因子 IL-6 和降钙素原。

检测原理　本产品应用的是胶体金免疫层析法。将特异的抗体（抗原）分别标记胶体金（或乳胶）和固定于硝酸纤维素膜的检测区带，当该试剂条加样端浸入样品（尿液、血清、血浆或全血）后，由于毛细管作用，样品将沿着该膜向前移动，当移动至固定有胶体金标记抗体（抗原）的标记垫区域时，样品中相应的抗原（抗体）即与该抗体发生特异性结合，此复合物继续向硝酸纤维素膜移动，经过固定抗体（抗原）的硝酸纤维素膜检测区带时，与该抗体（抗原）发生特异性结合，该区域显示一定的颜色，从而实现特异性的免疫诊断。

税则号列　3002.1500

商品名称　苯二氮䓬快速检测试剂条（胶体金法）

包装规格　1 人份/铝箔袋

成　　分　抗鼠 IgG 多克隆抗体，苯二氮䓬抗原，胶体金标记的苯二氮䓬抗体。

用　　途　检测苯二氮䓬。

检测原理　本产品应用的是胶体金免疫层析法。将特异的抗体标记胶体金（或乳胶），抗原固定于硝酸纤维素膜的检测区带，当该试剂条加样端浸入样品（尿液、血清、血浆或全血）后，由于毛细管作用，样品将沿着该膜向前移动，当移动至固定有胶体金标记抗体的标记垫区域时，样品中相应的抗原即与该抗体发生特异性结合，样本继续向硝酸纤维素膜移动，经过固定抗原的硝酸纤维素膜检测区带时，未和样本中抗原结合的胶体金标记的抗体与固定于硝酸纤维素膜上的抗原发生特异性结合，该区域显示一定的颜色，从而实现特异性的免疫诊断。

税则号列　3002.1500

商品名称　苯环己哌啶快速检测试剂（胶体金法）

包装规格　1 人份/铝箔袋

成　　分　抗鼠 IgG 多克隆抗体，苯环己哌啶抗原，胶体金标记的苯环己哌啶抗体。

用　　途　检测唾液中的苯环己哌啶。

检测原理　本产品应用的是胶体金免疫层析法。将特异的抗体标记胶体金（或乳胶），抗原固定于硝酸纤维素膜的检测区带，当该试剂条加样端浸入样品（尿液、血清、血浆或全血）后，由于毛细管作用，样品将沿着该膜向前移动，当移动至固定有胶体金标记抗体的标记垫区域时，样品中相应的抗原即与该抗体发生特异性结合，样本继续向硝酸纤维素膜移动，经过固定抗原的硝酸纤维素膜检测区带时，未和样本中抗原结合的胶体金标记的抗体与固定于硝酸纤维素膜上的抗原发生特异性结合，该区域显示一定的颜色，从而实现特异性的免疫诊断。

税则号列　3002.1500

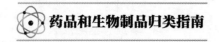

商品名称 便隐血快速检测试剂（胶体金法）

包装规格 1 人份/铝箔袋

成　　分 抗鼠 IgG 多克隆抗体，鼠抗血红蛋白单克隆抗体，胶体金标记的鼠抗血红蛋白单克隆抗体。

用　　途 检测大便隐血。

检测原理 本产品应用的是胶体金免疫层析法。将特异的抗体（抗原）分别标记胶体金（或乳胶）和固定于硝酸纤维素膜的检测区带，当该试剂条加样端浸入样品（尿液、血清、血浆或全血）后，由于毛细管作用，样品将沿着该膜向前移动，当移动至固定有胶体金标记抗体（抗原）的标记垫区域时，样品中相应的抗原（抗体）即与该抗体发生特异性结合，此复合物继续向硝酸纤维素膜移动，经过固定抗体（抗原）的硝酸纤维素膜检测区带时，与该抗体（抗原）发生特异性结合，该区域显示一定的颜色，从而实现特异性的免疫诊断。

税则号列 3002.1500

商品名称 丙氧酚快速检测试剂条（胶体金法）

包装规格 1 人份/铝箔袋

用　　途 检测丙氧酚。

成　　分 抗鼠 IgG 多克隆抗体，丙氧酚抗原，胶体金标记的丙氧酚抗体。

检测原理 本产品应用的是胶体金免疫层析法。将特异的抗体标记胶体金（或乳胶），抗原固定于硝酸纤维素膜的检测区带，当该试剂条加样端浸入样品（尿液、血清、血浆或全血）后，由于毛细管作用，样品将沿着该膜向前移动，当移动至固定有胶体金标记抗体的标记垫区域时，样品中相应的抗原即与该抗体发生特异性结合，样本继续向硝酸纤维素膜移动，经过固定抗原的硝酸纤维素膜检测区带时，未和样本中抗原结合的胶体金标记的抗体与固定于硝酸纤维素膜上的抗原发生特异性结合，该区域显示一定的颜色，从而实现特异性的免疫诊断。

税则号列 3002.1500

商品名称 补体 C3 测定试剂盒（免疫比浊法）

包装规格 试剂 1（R1）：4×10mL，试剂 2（R2）：4×8mL

成　　分 三羟甲基氨基甲烷缓冲液，聚乙二醇 6000，山羊抗-C3 抗体，防腐剂。

用　　途 用于体外定量测定人血清和血浆中补体 C3 的浓度。

检测原理 当样本与 R1 缓冲液和 R2 抗血清溶液混合时，人 C3 特异地与抗人 C3 抗体起反应，形成不溶的聚集物。这些聚集物的吸光率与样本中的 C3 浓度成正比。

税则号列 3002.1500

商品名称 补体 C4 测定试剂盒（免疫比浊法）

包装规格 试剂 1（R1）：4×10mL，试剂 2（R2）：4×8mL

成　　分 三羟甲基氨基甲烷缓冲液、聚乙二醇 6000、山羊抗-C4 抗体、防腐剂。

用　　途 用于体外定量测定人血清和血浆中补体 C4 的浓度。

检测原理 当样本与 R1 缓冲液和 R2 抗血清溶液混合时，人 C4 特异地与抗人 C4 抗体起反应，形成不溶的聚集物。这些聚集物的吸光率与样本中的 C4 浓度成正比。

税则号列 3002.1500

商品名称 超敏 C-反应蛋白检测试剂盒（化学发光法）

包装规格 96 人份/盒

成　　分 1. 标准品：CRP。2. 包被孔：包被有抗 CRP 抗体的聚苯乙烯微孔。3. 酶结合物：辣根过氧化物酶标记的抗 CRP 抗体。4. 30 倍洗液：含有 Tween-20 的 Tris 缓冲液。5. 标本稀释液：含有蛋白的 PBS 缓冲液。6. 底物 A：鲁米诺。7. 底物 B：过氧化脲。8. 封板膜。9. 说明书。

用　　途 用于定量检测人血清或血浆标本中的 C-反应蛋白（CRP）的含量。

检测原理 本产品根据双抗体夹心酶促化学发光法原理研制。具体操作是将抗 CRP 抗体包被在微孔中，再向包被孔中加入 CRP 标准品或待测标本和辣根过氧化物酶标记的抗 CRP 抗体，标准品或标本中的 CRP 与包被抗 CRP 抗体和酶标记抗 CRP 抗体结合，形成包被抗 CRP 抗体-CRP 抗原-酶标记抗 CRP 抗体（Ab-Ag-Ab-HRP）的免疫复合物，未结合的 CRP 和酶标记抗 CRP 抗体被洗液洗去，加入发光底物，测定相对发光强度。根据已知 CRP 浓度的系列标准品的相对发光强度可得到标准曲线，通过双对数回归（或其他合适的）数学模型拟合得到回归直线，未知稀释标本的 CRP 浓度可以通过其相对发光强度从回归直线上推算出来。

税则号列 3002.1500

商品名称 触珠蛋白测定试剂盒（免疫比浊法）

包装规格 试剂 1（R1）：4×16.5mL，试剂 2（R2）：4×4.5mL

成　　分 三羟甲基氨基甲烷缓冲液，羊抗人触珠蛋白抗体，防腐剂。

用　　途 用于体外定量检测人血清和血浆中的触珠蛋白浓度。

检测原理 当样本与试剂 1 缓冲液和试剂 2 抗血清溶液混合时，人触珠蛋白特异地与羊抗人触珠蛋白抗体起反应，形成不溶的聚集物。这些聚集物的吸光率与样本中的触珠蛋白浓度成正比。

税则号列 3002.1500

商品名称 雌二醇检测试剂盒（电化学发光法）

包装规格 1×300 测试/盒

成　　分 M：包被链霉亲和素的磁珠微粒，1 瓶，12.4mL。包被链霉亲和素的磁珠微粒0.72mg/mL；含防腐剂。R1：生物素化的抗雌二醇抗体，1 瓶，19.7mL。两种生物素化的抗雌二醇单克隆抗体（兔）2.5ng/mL 和 4.5ng/mL；美睾酮 130ng/mL；MESb 缓冲液 50mmol/L，pH 值 6.0；含防腐剂。R2：钌复合物标记的雌二醇肽，1 瓶，18.8mL。钌复合物标记的雌二醇衍生物 4.5ng/mL；MES 缓冲液 50mmol/L，pH 值 6.0；含防腐剂。

用　　途 用于体外定量检测人血清和血浆中的雌二醇。

检测原理 竞争法原理。第一次孵育：用两个雌二醇特异性生物素化抗体来孵育样本（15μL），形成免疫复合物，复合物数量取决于样本中的雌二醇浓度。第二次孵育：在加入包被链霉亲和素的微粒和带有钌复合物标记的雌二醇衍生物后，仍空置的生物素化抗体位点被占据，形成抗体-半抗原复合物。复合物通过生物素与链霉亲和素结合在固相上。将反应混合物吸入测量池中，通过电磁作用将磁珠吸附在电极表面。未与磁珠结合的物质被清洗液除去。给电极加以一定的电压，使复合物化学发光，并通过光电倍增器测量发光强度。仪器自动通过 2 点定标的定标曲线和 cobas link 提供的主曲线计算得到检测结果。

税则号列 3002.1500

商品名称 促甲状腺激素测试试剂盒（胶体金法）

包装规格 1 人份/铝箔袋

成　　分 抗鼠 IgG 多克隆抗体，鼠抗人促甲状腺激素单克隆抗体，胶体金标记的鼠抗人促甲状腺激素单克隆抗体。

用　　途 检测促甲状腺激素。

检测原理 本产品应用的是胶体金免疫层析法。将特异的抗体（抗原）分别标记胶体金（或乳胶）和固定于硝酸纤维素膜的检测区带，当该试剂条加样端浸入样品（尿液、血清、血浆或全血）后，由于毛细管作用，样品将沿着该膜向前移动，当移动至固定有胶体金标记抗体（抗原）的标记垫区域时，样品中相应的抗原（抗体）即与该抗体发生特异性结合，此复合物继续向硝酸纤维素膜移动，经过固定抗体（抗原）的硝酸纤维素膜检测区带时，与该抗体（抗原）发生特异性结合，该区域显示一定的颜色，从而实现特异性的免疫诊断。

税则号列 3002.1500

商品名称 促卵泡成熟激素检测试剂盒（电化学发光法）

包装规格 1×12.4mL，1×21mL，1×13.9mL

成　　分 M：链霉亲和素包被的微粒，1 瓶，12.4mL。链霉亲和素包被的微粒 0.72mg/mL。含防腐剂。R1：生物素化抗促卵泡成熟激素抗体，1 瓶，21mL。生物素化抗促卵泡成熟激素单克隆抗体（小鼠）0.5mg/L；MES 缓冲液 50mmol/L，pH 值 6.0；含防腐剂。R2：钌标记的抗促卵泡成熟激素抗体，1 瓶，13.9mL。钌复合物标记的抗促卵泡成熟激素单克隆抗体（小鼠）0.8mg/L；MES 缓冲液 50mmol/L，pH 值 6.0；含防腐剂。MES = 2-吗啉代乙烷磺酸。

用　　途 用于体外定量测定人血清和血浆中的促卵泡成熟激素（FSH）含量。电化学发光免疫测定试剂，适用于罗氏 cobas e 801 免疫测定分析仪。

检测原理 夹心法原理。第 1 步：24μL 标本、生物素化抗 FSH 单克隆抗体和钌标记的抗 FSH 单克隆抗体混匀，形成夹心复合物。第 2 步：加入链霉亲和素包被的微粒，让复合物通过生物素与链霉亲和素间的反应结合到固相上。将反应混合液吸入测量池中，微粒通过磁铁吸附到电极上，未结合的物质被清洗液洗去，电极加电压后产生化学发光，通过光电倍增管进行测定。

税则号列 3002.1500

商品名称 促肾上腺皮质激素检测试剂盒（电化学发光法）

包装规格 1×6.5mL，2×8mL

成　　分 M：链霉亲和素包被的微粒，含防腐剂。R1：生物素化抗 ACTH 单克隆抗体（小鼠）。R2：钌复合物标记的抗 ACTH 单克隆抗体（小鼠）MES 缓冲液，含防腐剂；无生长因子。

用　　途 用于体外定量检测人血浆中的促肾上腺皮质激素（ACTH）。

检测原理 双抗夹心法原理。第一次孵育：50μL 样本、生物素化抗 ACTH 特异性单克隆抗体和钌复合物标记的抗 ACTH 特异性单克隆抗体反应生成一种夹心复合物。第二次孵育：添加链霉亲和素包被的微粒后，复合物通过生物素、链霉亲和素之间的相互作用结合到固相载体上。将反应液吸入检测池中，检测池中的微粒通过电磁作用吸附在电极表面。未与磁珠结合的物质被清洗液除去。给电极加以一定的电压，使复合体产生化学发光，并通过光电倍增器测量发光强度。通过检测仪的定标曲线得到最后的检测结果。

税则号列 3002.1500

商品名称　催乳素检测试剂盒（电化学发光法）

包装规格　1×12.4mL，1×21mL，1×21mL

成　　分　cobas e pack 标记为 PRL2。M：包被链霉亲和素的磁性微粒，1 瓶，12.4mL。包被链霉亲和素的磁性微粒 0.72mg/mL；含防腐剂。R1：生物素化抗催乳素抗体，1 瓶，21mL。生物素标记的抗催乳素单克隆抗体（小鼠）0.7mg/L；磷酸盐缓冲液 50mmol/L，pH 值 7.0；含防腐剂。R2：钌复合物标记的抗催乳素抗体，1 瓶，21mL。钌复合物标记抗催乳素单克隆抗体（小鼠）0.35mg/L；磷酸盐缓冲液 50 mmol/L，pH 值 7.0；含防腐剂。

用　　途　用于体外定量测定人血清和血浆中催乳素的含量。

检测原理　三明治法原理。第一次孵育：6 μL 样本和 1 份生物素标记的催乳素特异性单克隆抗体一起孵育，反应形成复合物。第二次孵育：添加钌复合体标记的催乳素特异单克隆抗体和链霉亲和素包被的微粒后，反应生成"三明治"复合物，并通过生物素和链霉亲和素的相互作用结合至固相上。将反应混合物吸入检测池中，检测池中的微粒通过电磁作用吸附在电极表面。未结合的物质通过清洗液除去。在电极上加以一定的电压，使复合物化学发光，用光电倍增器检测发光的强度。通过检测仪的定标曲线得到最后的检测结果。

税则号列　3002.1500

商品名称　大肠杆菌 O157 快速检测试剂盒（胶体金法）

包装规格　1 人份/铝箔袋

成　　分　抗鼠 IgG 多克隆抗体，鼠抗大肠杆菌 O157 单克隆抗体，胶体金标记的鼠抗大肠杆菌 O157 单克隆抗体。

用　　途　检测大肠杆菌 O157。

检测原理　本产品应用的是胶体金免疫层析法。将特异的抗体（抗原）分别标记胶体金（或乳胶）和固定于硝酸纤维素膜的检测区带，当该试剂条加样端浸入样品（尿液、血清、血浆或全血）后，由于毛细管作用，样品将沿着该膜向前移动，当移动至固定有胶体金标记抗体（抗原）的标记垫区域时，样品中相应的抗原（抗体）即与该抗体发生特异性结合，此复合物继续向硝酸纤维素膜移动，经过固定抗体（抗原）的硝酸纤维素膜检测区带时，与该抗体（抗原）发生特异性结合，该区域显示一定的颜色，从而实现特异性的免疫诊断。

税则号列　3002.1500

商品名称　单纯疱疹 II 型检测试剂盒（胶体金法）

包装规格　1 人份/铝箔袋

成　　分　胶体金标记的单纯疱疹病毒 II 型抗原，抗人 IgG 抗体，抗人 IgM 抗体。

用　　途　检测单纯疱疹病毒 II 型特异性 IgG 抗体和 IgM 抗体。

检测原理　本产品应用的是胶体金免疫层析法。将特异的抗原标记胶体金（或乳胶），将抗人 IgM 抗体/抗人 IgG 抗体固定于硝酸纤维素膜的检测区带，当该试剂条加样端浸入样品（血清、血浆或全血）后，由于毛细管作用，样品将沿着该膜向前移动，当移动至固定有胶体金标记抗原的标记垫区域时，样品中相应的抗体即与该抗原发生特异性结合，此复合物继续向硝酸纤维素膜移动，经过固定抗人 IgM 抗体/抗人 IgG 抗体的硝酸纤维素膜检测区带时，与抗人 IgM 抗体/抗人 IgG 抗体发生特异性结合，该区域显示一定的颜色，从而实现特异性的免疫诊断。

税则号列　3002.1500

商品名称　单纯疱疹 I 型检测试剂盒（胶体金法）

包装规格　1 人份/铝箔袋

成　　分　胶体金标记的单纯疱疹病毒 I 型抗原，抗人 IgG 抗体，抗人 IgM 抗体。

用　　途　检测单纯疱疹病毒 I 型特异性 IgG 抗体和 IgM 抗体。

检测原理　本产品应用的是胶体金免疫层析法。将特异的抗原标记胶体金（或乳胶），将抗人 IgM 抗体/抗人 IgG 抗体固定于硝酸纤维素膜的检测区带，当该试剂条加样端浸入样品（血清、血浆或全血）后，由于毛细管作用，样品将沿着该膜向前移动，当移动至固定有胶体金标记抗原的标记垫区域时，样品中相应的抗体即与该抗原发生特异性结合，此复合物继续向硝酸纤维素膜移动，经过固定抗人 IgM 抗体/抗人 IgG 抗体的硝酸纤维素膜检测区带时，与抗人 IgM 抗体/抗人 IgG 抗体发生特异性结合，该区域显示一定的颜色，从而实现特异性的免疫诊断。

税则号列　3002.1500

商品名称　单核细胞快速检测试剂盒（胶体金法）

包装规格　1 人份/铝箔袋

成　　分　抗鼠 IgG 多克隆抗体，鼠抗人 IgG 单克隆抗体，胶体金标记的单核细胞抗原。

用　　途　检测单核细胞。

检测原理　本产品应用的是胶体金免疫层析法。将特异的抗体（抗原）分别标记胶体金（或乳胶）和固定于硝酸纤维素膜的检测区带，当将样本滴加于样品垫后，由于毛细管作用，样品将沿着该膜向前移动，当移动至固定有胶体金标记抗体（抗原）的标记垫区域时，样品中相应的抗原（抗体）即与该抗体发生特异性结合，此复合物继续向硝酸纤维素膜移动，经过固定抗体（抗原）的硝酸纤维素膜检测区带时，与该抗体（抗原）发生特异性结合，该区域显示一定的颜色，从而实现特异性的免疫诊断。

税则号列　3002.1500

商品名称　登革热快速检测试剂（胶体金法）

包装规格　1 人份/铝箔袋

成　　分　抗鼠 IgG 多克隆抗体，抗人 IgG 抗体，抗人 IgM 抗体，胶体金标记的登革热抗原。

用　　途　检测登革热抗体。

检测原理　本产品应用的是胶体金免疫层析法。将特异的抗原标记胶体金（或乳胶），将人 IgM/人 IgG 固定于硝酸纤维素膜的检测区带，当该试剂条加样端浸入样品（血清、血浆或全血）后，由于毛细管作用，样品将沿着该膜向前移动，当移动至固定有胶体金标记抗原的标记垫区域时，样品中相应的抗体即与该抗原发生特异性结合，此复合物继续向硝酸纤维素膜移动，经过固定人 IgM/人 IgG 的硝酸纤维素膜检测区带时，与人 IgM/人 IgG 发生特异性结合，该区域显示一定的颜色，从而实现特异性的免疫诊断。

税则号列　3002.1500

商品名称　地高辛测定试剂盒（化学发光法）

包装规格　2×50 测试/盒

成　　分　包被山羊抗兔免疫球蛋白 G 的顺磁性微粒，悬浮于三羟甲基氨基甲烷缓冲盐水中（含有表面活性剂、牛血清白蛋白、叠氮钠及聚氨丙基双胍）；地高辛-碱性磷酸酶（牛）结合物，溶于三羟甲基氨基甲烷缓冲盐水；兔抗地高辛抗体，溶于三羟甲基氨基甲烷缓冲盐水（含有表面活性剂、牛血清白蛋白基质、兔免疫球蛋白 G、叠氮钠及聚氨丙基双胍）。

用　　途　用于定量测定人血清样本中的地高辛水平。

检测原理　Access Digoxin 测定是一种竞争结合酶免法测定。将样本添加到含有兔抗地高辛抗体、地高辛-碱性磷酸酶结合物，以及包被山羊抗兔捕获抗体的顺磁性微粒的反应管中。样本中的地高辛与地高辛-碱性磷酸酶结合物争夺一定量的抗地高辛特异抗体的结合位点。产生的抗原-抗体复合物与固相上的捕获抗体结合。在反应管内温育完成后，结合在固相上的物质将置于一个磁场内被吸住，而未结合的物质被冲洗除去。然后，将化学发光底物 Lumi-Phos×530 添加到反应管内，用照度计对反应中所产生的光进行测量。所产生光的量与样本内地高辛的浓度成反比。样本内分析物的量由所储存的多点校准曲线来确定。

税则号列　3002. 1500

商品名称　丁丙诺啡快速检测试剂条（胶体金法）

包装规格　1 人份/铝箔袋

成　　分　抗鼠 IgG 多克隆抗体，丁丙诺啡抗原，胶体金标记的丁丙诺啡抗体。

用　　途　检测丁丙诺啡。

检测原理　本产品应用的是胶体金免疫层析法。将特异的抗体标记胶体金（或乳胶），抗原固定于硝酸纤维素膜的检测区带，当该试剂条加样端浸入样品（尿液、血清、血浆或全血）后，由于毛细管作用，样品将沿着该膜向前移动，当移动至固定有胶体金标记抗体的标记垫区域时，样品中相应的抗原即与该抗体发生特异性结合，样本继续向硝酸纤维素膜移动，经过固定抗原的硝酸纤维素膜检测区带时，未和样本中抗原结合的胶体金标记的抗体与固定于硝酸纤维素膜上的抗原发生特异性结合，该区域显示一定的颜色，从而实现特异性的免疫诊断。

税则号列　3002. 1500

商品名称　毒品多合一测试杯（尿液）（含或者不含尿掺假）（胶体金法）

包装规格　1 人份/铝箔袋

成　　分　抗鼠 IgG 多克隆抗体，多种药物等抗原，胶体金标记的鼠抗多种药物等单克隆抗体。

用　　途　检测多种药物等毒品组合。

检测原理　本产品应用的是胶体金免疫层析法。将特异的抗体标记胶体金（或乳胶），抗原固定于硝酸纤维素膜的检测区带，当该试剂条加样端浸入样品（尿液、血清、血浆或全血）后，由于毛细管作用，样品将沿着该膜向前移动，当移动至固定有胶体金标记抗体的标记垫区域时，样品中相应的抗原即与该抗体发生特异性结合，样本继续向硝酸纤维素膜移动，经过固定抗原的硝酸纤维素膜检测区带时，未和样本中抗原结合的胶体金标记的抗体与固定于硝酸纤维素膜上的抗原发生特异性结合，该区域显示一定的颜色，从而实现特异性的免疫诊断。

税则号列　3002. 1500

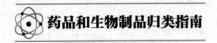

商品名称　多合一杯型毒品检测试剂（胶体金法）

包装规格　1 人份/铝箔袋

成　　分　抗鼠 IgG 多克隆抗体，多种药物等抗原，胶体金标记的鼠抗多种药物等单克隆抗体。

用　　途　检测多种药物等毒品组合。

检测原理　本产品应用的是胶体金免疫层析法。将特异的抗体标记胶体金（或乳胶），抗原固定于硝酸纤维素膜的检测区带，当该试剂条加样端浸入样品（尿液、血清、血浆或全血）后，由于毛细管作用，样品将沿着该膜向前移动，当移动至固定有胶体金标记抗体的标记垫区域时，样品中相应的抗原即与该抗体发生特异性结合，样本继续向硝酸纤维素膜移动，经过固定抗原的硝酸纤维素膜检测区带时，未和样本中抗原结合的胶体金标记的抗体与固定于硝酸纤维素膜上的抗原发生特异性结合，该区域显示一定的颜色，从而实现特异性的免疫诊断。

税则号列　3002.1500

商品名称　多合一毒品唾液检测试剂棒（胶体金法）

包装规格　1 人份/铝箔袋

成　　分　抗鼠 IgG 多克隆抗体，毒品小分子抗原，胶体金标记的毒品抗体。

用　　途　检测多项毒品。

检测原理　本产品应用的是胶体金免疫层析法。将特异的抗体（抗原）分别标记胶体金（或乳胶）和固定于硝酸纤维素膜的检测区带，当该试剂条加样端浸入样品（尿液、血清、血浆或全血）后，由于毛细管作用，样品将沿着该膜向前移动，当移动至固定有胶体金标记抗体（抗原）的标记垫区域时，样品中相应的抗原（抗体）即与该抗体发生特异性结合，此复合物继续向硝酸纤维素膜移动，经过固定抗体（抗原）的硝酸纤维素膜检测区带时，与该抗体（抗原）发生特异性结合，该区域显示一定的颜色，从而实现特异性的免疫诊断。

税则号列　3002.1500

商品名称　多合一多窗型毒品检测试剂（胶体金法）

包装规格　1 人份/铝箔袋

成　　分　抗鼠 IgG 多克隆抗体，多种药物等抗原，胶体金标记的鼠抗多种药物等单克隆抗体。

用　　途　检测多种药物等毒品组合。

检测原理　本产品应用的是胶体金免疫层析法。将特异的抗体标记胶体金（或乳胶），抗原固定于硝酸纤维素膜的检测区带，当该试剂条加样端浸入样品（尿液、血清、血浆或全血）后，由于毛细管作用，样品将沿着该膜向前移动，当移动至固定有胶体金标记抗体的标记垫区域时，样品中相应的抗原即与该抗体发生特异性结合，样本继续向硝酸纤维素膜移动，经过固定抗原的硝酸纤维素膜检测区带时，未和样本中抗原结合的胶体金标记的抗体与固定于硝酸纤维素膜上的抗原发生特异性结合，该区域显示一定的颜色，从而实现特异性的免疫诊断。

税则号列　3002.1500

商品名称 多合一多爪型毒品检测试剂（胶体金法）

包装规格 1 人份/铝箔袋

成　　分 抗鼠 IgG 多克隆抗体，多种药物等抗原，胶体金标记的鼠抗多种药物等单克隆抗体。

用　　途 检测多种药物等毒品组合。

检测原理 本产品应用的是胶体金免疫层析法。将特异的抗体标记胶体金（或乳胶），抗原固定于硝酸纤维素膜的检测区带，当该试剂条加样端浸入样品（尿液、血清、血浆或全血）后，由于毛细管作用，样品将沿着该膜向前移动，当移动至固定有胶体金标记抗体的标记垫区域时，样品中相应的抗原即与该抗体发生特异性结合，样本继续向硝酸纤维素膜移动，经过固定抗原的硝酸纤维素膜检测区带时，未和样本中抗原结合的胶体金标记的抗体与固定于硝酸纤维素膜上的抗原发生特异性结合，该区域显示一定的颜色，从而实现特异性的免疫诊断。

税则号列 3002. 1500

商品名称 多合一过敏原测试试剂盒（胶体金法）

包装规格 1 人份/铝箔袋

成　　分 抗鼠 IgG 多克隆抗体，过敏原蛋白，胶体金标记的免疫球蛋白 E 单克隆抗体。

用　　途 检测过敏原。

检测原理 本产品应用的是胶体金免疫层析法。将特异的抗原标记胶体金（或乳胶），将人 IgE 抗体固定于硝酸纤维素膜的检测区带，当该试剂条加样端浸入样品（血清、血浆或全血）后，由于毛细管作用，样品将沿着该膜向前移动，当移动至固定有胶体金标记抗原的标记垫区域时，样品中相应的抗体即与该抗原发生特异性结合，此复合物继续向硝酸纤维素膜移动，经过固定人 IgE 抗体的硝酸纤维素膜检测区带时，与人 IgE 抗体发生特异性结合，该区域显示一定的颜色，从而实现特异性的免疫诊断。

税则号列 3002. 1500

商品名称 肺结核快速检测试剂（胶体金法）

包装规格 1 人份/铝箔袋

成　　分 抗鼠 IgG 多克隆抗体，肺结核抗原，胶体金标记的肺结核抗原。

用　　途 检测肺结核抗体。

检测原理 本产品应用的是胶体金免疫层析法。将特异的抗原标记胶体金（或乳胶），将人 IgM/人 IgG 固定于硝酸纤维素膜的检测区带，当该试剂条加样端浸入样品（血清、血浆或全血）后，由于毛细管作用，样品将沿着该膜向前移动，当移动至固定有胶体金标记抗原的标记垫区域时，样品中相应的抗体即与该抗原发生特异性结合，此复合物继续向硝酸纤维素膜移动，经过固定人 IgM/人 IgG 的硝酸纤维素膜检测区带时，与人 IgM/人 IgG 发生特异性结合，该区域显示一定的颜色，从而实现特异性的免疫诊断。

税则号列 3002. 1500

商品名称 肺炎链球菌快速检测试剂盒（胶体金法）

包装规格 1 人份/铝箔袋

成　　分 抗鼠 IgG 多克隆抗体，鼠抗肺炎链球菌单克隆抗体，胶体金标记的鼠抗肺炎链球菌单克隆抗体。

用　　途 检测肺炎链球菌。

检测原理 本产品应用的是胶体金免疫层析法。将特异的抗体（抗原）分别标记胶体金（或乳胶）和固定于硝酸纤维素膜的检测区带，当将样本滴加于样品垫后，由于毛细管作用，样品将沿着该膜向前移动，当移动至固定有胶体金标记抗体（抗原）的标记垫区域时，样品中相应的抗原（抗体）即与该抗体发生特异性结合，此复合物继续向硝酸纤维素膜移动，经过固定抗体（抗原）的硝酸纤维素膜检测区带时，与该抗体（抗原）发生特异性结合，该区域显示一定的颜色，从而实现特异性的免疫诊断。

税则号列 3002.1500

商品名称 肺炎衣原体抗原快速检测试剂（胶体金法）

包装规格 1 人份/铝箔袋

成　　分 抗鼠 IgG 多克隆抗体，肺炎衣原体抗体，胶体金标记的肺炎衣原体抗体。

用　　途 检测肺炎衣原体。

检测原理 本产品应用的是胶体金免疫层析法。将特异的抗体（抗原）分别标记胶体金（或乳胶）和固定于硝酸纤维素膜的检测区带，当将样本滴加于样品垫后，由于毛细管作用，样品将沿着该膜向前移动，当移动至固定有胶体金标记抗体（抗原）的标记垫区域时，样品中相应的抗原（抗体）即与该抗体发生特异性结合，此复合物继续向硝酸纤维素膜移动，经过固定抗体（抗原）的硝酸纤维素膜检测区带时，与该抗体（抗原）发生特异性结合，该区域显示一定的颜色，从而实现特异性的免疫诊断。

税则号列 3002.1500

商品名称 芬太尼快速检测试剂条（胶体金法）

包装规格 1 人份/铝箔袋

成　　分 抗鼠 IgG 多克隆抗体，芬太尼抗原，胶体金标记的芬太尼抗体。

用　　途 检测芬太尼。

检测原理 本产品应用的是胶体金免疫层析法。将特异的抗体标记胶体金（或乳胶），抗原固定于硝酸纤维素膜的检测区带，当该试剂条加样端浸入样品（尿液、血清、血浆或全血）后，由于毛细管作用，样品将沿着该膜向前移动，当移动至固定有胶体金标记抗体的标记垫区域时，样品中相应的抗原即与该抗体发生特异性结合，样本继续向硝酸纤维素膜移动，经过固定抗原的硝酸纤维素膜检测区带时，未和样本中抗原结合的胶体金标记的抗体与固定于硝酸纤维素膜上的抗原发生特异性结合，该区域显示一定的颜色，从而实现特异性的免疫诊断。

税则号列 3002.1500

商品名称　风疹病毒 IgG/IgM 检测试剂（胶体金法）

包装规格　1 人份/铝箔袋

成　　分　胶体金标记的风疹病毒抗原，抗人 IgG 抗体，抗人 IgM 抗体。

用　　途　检测风疹病毒特异性 IgG 抗体和 IgM 抗体。

检测原理　本产品应用的是胶体金免疫层析法。将特异的抗原标记胶体金（或乳胶），将抗人 IgM 抗体/抗人 IgG 抗体固定于硝酸纤维素膜的检测区带，当该试剂条加样端浸入样品（血清、血浆或全血）后，由于毛细管作用，样品将沿着该膜向前移动，当移动至固定有胶体金标记抗原的标记垫区域时，样品中相应的抗体即与该抗原发生特异性结合，此复合物继续向硝酸纤维素膜移动，经过固定抗人 IgM 抗体/抗人 IgG 抗体的硝酸纤维素膜检测区带时，与抗人 IgM 抗体/抗人 IgG 抗体发生特异性结合，该区域显示一定的颜色，从而实现特异性的免疫诊断。

税则号列　3002.1500

商品名称　钙卫蛋白快速检测试剂盒（荧光免疫层析法）

包装规格　1 人份/铝箔袋

成　　分　抗鼠 IgG 多克隆抗体，荧光微球标记的钙卫蛋白抗体，抗钙卫蛋白单克隆抗体。

用　　途　检测标本中的钙卫蛋白。

检测原理　本产品应用的是免疫层析法。将特异的抗体（抗原）分别标记荧光微球和固定于硝酸纤维素膜的检测区带，当将样本滴加于样品垫后，由于毛细管作用，样品将沿着该膜向前移动，当移动至固定有荧光微球标记抗体（抗原）的标记垫区域时，样品中相应的抗原（抗体）即与该抗体发生特异性结合，此复合物继续向硝酸纤维素膜移动，经过固定抗体（抗原）的硝酸纤维素膜检测区带时，与该抗体（抗原）发生特异性结合，用特定的激发光照射该区域，该区域会反射出特定波段的光，光强度和待检物浓度有关。

税则号列　3002.1500

商品名称　高灵敏度 C-反应蛋白检测试剂（胶体金法）

包装规格　1 人份/铝箔袋

成　　分　抗鼠 IgG 多克隆抗体，C-反应蛋白特异性抗体，胶体金标记的 C-反应蛋白特异性抗体。

用　　途　检测高灵敏度 C-反应蛋白。

检测原理　本产品应用的是胶体金免疫层析法。将特异的抗体（抗原）分别标记胶体金（或乳胶）和固定于硝酸纤维素膜的检测区带，当将样本滴加于样品垫后，由于毛细管作用，样品将沿着该膜向前移动，当移动至固定有胶体金标记抗体（抗原）的标记垫区域时，样品中相应的抗原（抗体）即与该抗体发生特异性结合，此复合物继续向硝酸纤维素膜移动，经过固定抗体（抗原）的硝酸纤维素膜检测区带时，与该抗体（抗原）发生特异性结合，该区域显示一定的颜色，从而实现特异性的免疫诊断。

税则号列　3002.1500

商品名称　高灵敏度 C-反应蛋白检测试剂盒（免疫比浊法）

包装规格　2×150 测试/盒

成　　分　CRP 抗体（颗粒结合态山羊和小鼠抗 C-反应蛋白抗体）稀释液，叠氮化钠（作为防腐剂），牛血清白蛋白，其他用于实现最优系统性能所需的非反应性化学物质。

用　　途　该产品与 IMMAGE 800 免疫化学分析系统和校准品 5 Plus 配套使用，采用比浊法定量测定人血清或血浆中的 C-反应蛋白（CRP）。

检测原理　C-反应蛋白检测试剂盒（免疫比浊法）采用高灵敏性近红外颗粒免疫分析速率方法。外覆抗 CRP 抗体的颗粒与样品中的 CRP 相结合，形成不溶于水的聚合物，产生浑浊现象。聚合物形成的速率与样品中的 CRP 浓度成正比。

税则号列　3002.1500

商品名称　高敏肌钙蛋白 T 检测试剂盒（电化学发光法）

包装规格　1×12mL，2×15.8mL

成　　分　M：包被链霉亲和素的磁珠微粒，1 瓶，12mL。包被链霉亲和素的磁珠微粒 0.72mg/mL；含防腐剂。R1：生物素化的抗肌钙蛋白 T 抗体，1 瓶，14mL。生物素化的抗心肌肌钙蛋白 T 单克隆抗体（小鼠）2.5mg/L；磷酸缓冲液 100mmol/L，pH 值 6.0；含防腐剂、抑制剂。R2 钌复合物标记的抗肌钙蛋白 T 抗体，1 瓶，14mL。钌复合物标记的抗心肌肌钙蛋白 T 单克隆抗体（小鼠）2.5mg/L；磷酸缓冲液 100mmol/L，pH 值 6.0；含防腐剂。

用　　途　用于体外定量测定人血清和血浆中的肌钙蛋白 T。

检测原理　夹心法原理。第一次孵育：50 μL 标本、生物素化心肌肌钙蛋白 T 特异性单克隆抗体和钌复合物标记的心肌肌钙蛋白 T 特异性单克隆抗体一起孵育，形成抗原抗体夹心复合物。第二次孵育：添加包被链霉亲和素的磁珠微粒进行孵育，通过生物素和链霉亲和素的相互作用，复合体与磁珠结合。将反应液吸入测量池中，通过电磁作用将磁珠吸附在电极表面。未与磁珠结合的物质被清洗液除去。给电极加以一定的电压，使复合体化学发光，并通过光电倍增器测量发光强度。仪器自动通过 2 点校正的定标曲线，计算得到检测结果。

税则号列　3002.1500

商品名称　高浓度铁蛋白快速检测试剂（胶体金法）

包装规格　1 人份/铝箔袋

成　　分　抗鼠 IgG 多克隆抗体，抗兔 IgG 多克隆抗体，铁蛋白单克隆抗体，胶体金标记的抗铁蛋白单克隆抗体，兔 IgG。

用　　途　检测血液中的铁蛋白。

检测原理　本产品应用的是胶体金免疫层析法。将特异的抗体（抗原）分别标记胶体金（或乳胶）和固定于硝酸纤维素膜的检测区带，当将样本滴加于样品垫后，由于毛细管作用，样品将沿着该膜向前移动，当移动至固定有胶体金标记抗体（抗原）的标记垫区域时，样品中相应的抗原（抗体）即与该抗体发生特异性结合，此复合物继续向硝酸纤维素膜移动，经过固定抗体（抗原）的硝酸纤维素膜检测区带时，与该抗体（抗原）发生特异性结合，该区域显示一定的颜色，从而实现特异性的免疫诊断。

税则号列　3002.1500

商品名称　睾酮测定试剂盒（化学发光法）

包装规格　2×50 测试/盒

成　　分　包被羊抗鼠免疫球蛋白 G 的顺磁性微粒；含睾酮和碱性磷酸酶结合物的小牛血清白蛋白、叠氮钠和防腐剂；样本处理液、叠氮钠；小鼠单克隆抗睾酮抗体、蛋白质（牛血清白蛋白、小鼠、山羊）。

用　　途　用于定量测定人血清和血浆中的总睾酮水平。

检测原理　Access Testosterone 测定是一种竞争结合免疫法测定。将样本和样本处理液、小鼠单克隆抗睾酮抗体、睾酮碱性磷酸酶结合物，以及包被山羊抗小鼠多克隆抗体的顺磁性微粒添加到反应管中。经样本处理液作用，样本中的睾酮从载体蛋白中释放出来，并与睾酮碱性磷酸酶结合物争夺有限的特异抗睾酮单克隆抗体上的结合位点。捕获抗体将生成的抗原抗体复合物结合在固相上。在反应管内温育完成后，结合在固相上的物质将置于一个磁场内被吸住，而未结合的物质将被冲洗除去。然后，将化学发光底物 Lumi-Phos×530 添加到反应管内，用照度计对反应中所产生的光进行测量。所产生光的量与样本内睾酮的浓度成反比。样本内分析物的量由所储存的多点校准曲线来确定。

税则号列　3002.1500

商品名称　弓形虫 IgG/IgM 检测试剂盒（胶体金法）

包装规格　1 人份/铝箔袋

成　　分　胶体金标记的弓形虫抗原，抗人 IgG 抗体，抗人 IgM 抗体。

用　　途　检测弓形虫特异性 IgG 抗体和 IgM 抗体。

检测原理　本产品应用的是胶体金免疫层析法。将特异的抗原标记胶体金（或乳胶），将抗人 IgM 抗体/抗人 IgG 抗体固定于硝酸纤维素膜的检测区带，当该试剂条加样端浸入样品（血清、血浆或全血）后，由于毛细管作用，样品将沿着该膜向前移动，当移动至固定有胶体金标记抗原的标记垫区域时，样品中相应的抗体即与该抗原发生特异性结合，此复合物继续向硝酸纤维素膜移动，经过固定抗人 IgM 抗体/抗人 IgG 抗体的硝酸纤维素膜检测区带时，与抗人 IgM 抗体/抗人 IgG 抗体发生特异性结合，该区域显示一定的颜色，从而实现特异性的免疫诊断。

税则号列　3002.1500

商品名称　狗毛过敏测试试剂盒（胶体金法）

包装规格　1 人份/铝箔袋

成　　分　抗鼠 IgG 多克隆抗体，狗皮屑抗原，胶体金标记的人 IgE 抗体。

用　　途　检测血液中狗皮屑特异性 IgE 抗体。

检测原理　本产品应用的是胶体金免疫层析法。将特异的抗原标记胶体金（或乳胶），将人 IgE 抗体固定于硝酸纤维素膜的检测区带，当该试剂条加样端浸入样品（血清、血浆或全血）后，由于毛细管作用，样品将沿着该膜向前移动，当移动至固定有胶体金标记抗原的标记垫区域时，样品中相应的抗体即与该抗原发生特异性结合，此复合物继续向硝酸纤维素膜移动，经过固定人 IgE 抗体的硝酸纤维素膜检测区带时，与人 IgE 抗体发生特异性结合，该区域显示一定的颜色，从而实现特异性的免疫诊断。

税则号列　3002.1500

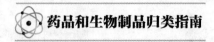

商品名称 骨钙素检测试剂盒（电化学发光法）

包装规格 1×100 测试/盒

成　　分 链霉亲和素包被的微粒，1 瓶，6.4mL。链霉亲和素包被的微粒 0.72mg/mL；含防腐剂。R1：生物素化的抗骨钙素抗体，1 瓶，10.3mL。生物素标记的抗骨钙素单克隆抗体（小鼠）1.5mg/L；磷酸盐缓冲液 100mmol/L，pH 值 6.0；含防腐剂。R2：钌复合物标记的抗骨钙素抗体，1 瓶，7.2mL。钌复合物标记的抗骨钙素抗体（鼠）1.3mg/L；磷酸盐缓冲液 100mmol/L，pH 值 6.0；含防腐剂。

用　　途 用于体外定量测定人血清和血浆中骨钙素的含量。

检测原理 夹心法原理。第一次孵育：12μL 样本、生物素化的抗骨钙素单克隆抗体和钌标记的抗骨钙素单克隆抗体混匀，形成夹心复合物。第二次孵育：加入链霉亲和素包被的微粒，让上述复合物通过生物素与链霉亲和素间的反应结合到微粒上。反应混合液吸入测量池中，微粒通过磁铁吸附到电极上，未结合的物质被清洗液洗去，电极加电压后产生化学发光，通过光电倍增管进行测定。检测结果由机器自动从标准曲线上查出。

税则号列 3002.1500

商品名称 胱抑素 C 快速检测试剂盒（荧光免疫层析法）

包装规格 1 人份/铝箔袋

成　　分 抗鼠 IgG 多克隆抗体，荧光微球标记的胱抑素 C 抗体，抗胱抑素 C 单克隆抗体。

用　　途 检测标本中的胱抑素 C。

检测原理 本产品应用的是免疫层析法。将特异的抗体（抗原）分别标记荧光微球和固定于硝酸纤维素膜的检测区带，当将样本滴加于样品垫后，由于毛细管作用，样品将沿着该膜向前移动，当移动至固定有荧光微球标记抗体（抗原）的标记垫区域时，样品中相应的抗原（抗体）即与该抗体发生特异性结合，此复合物继续向硝酸纤维素膜移动，经过固定抗体（抗原）的硝酸纤维素膜检测区带时，与该抗体（抗原）发生特异性结合，用特定的激发光照射该区域，该区域会反射出特定波段的光，光强度和待检物浓度有关。

税则号列 3002.1500

商品名称 合成大麻 K2/K3/K4 组合测试试剂盒（胶体金法）

包装规格 1 人份/铝箔袋

成　　分 抗鼠 IgG 多克隆抗体，合成大麻 K2/K3/K4 抗原，胶体金标记的合成大麻 K2/K3/K4 抗体。

用　　途 检测合成大麻 K2/K3/K4。

检测原理 本产品应用的是胶体金免疫层析法。将特异的抗体标记胶体金（或乳胶），抗原固定于硝酸纤维素膜的检测区带，当该试剂条加样端浸入样品（尿液、血清、血浆或全血）后，由于毛细管作用，样品将沿着该膜向前移动，当移动至固定有胶体金标记抗体的标记垫区域时，样品中相应的抗原即与该抗体发生特异性结合，样本继续向硝酸纤维素膜移动，经过固定抗原的硝酸纤维素膜检测区带时，未和样本中抗原结合的胶体金标记的抗体与固定于硝酸纤维素膜上的抗原发生特异性结合，该区域显示一定的颜色，从而实现特异性的免疫诊断。

税则号列 3002.1500

商品名称　合成大麻 K2 快速检测试试剂（胶体金法）

包装规格　1 人份/铝箔袋

成　　分　抗鼠 IgG 多克隆抗体，合成大麻抗原，胶体金标记的合成大麻单克隆抗体。

用　　途　检测合成大麻。

检测原理　本产品应用的是胶体金免疫层析法。将特异的抗体标记胶体金（或乳胶），抗原固定于硝酸纤维素膜的检测区带，当该试剂条加样端浸入样品（尿液、血清、血浆或全血）后，由于毛细管作用，样品将沿着该膜向前移动，当移动至固定有胶体金标记抗体的标记垫区域时，样品中相应的抗原即与该抗体发生特异性结合，样本继续向硝酸纤维素膜移动，经过固定抗原的硝酸纤维素膜检测区带时，未和样本中抗原结合的胶体金标记的抗体与固定于硝酸纤维素膜上的抗原发生特异性结合，该区域显示一定的颜色，从而实现特异性的免疫诊断。

税则号列　3002.1500

商品名称　呼吸道合胞病毒快速检测试剂（胶体金法）

包装规格　1 人份/铝箔袋

成　　分　抗鼠 IgG 多克隆抗体，鼠抗呼吸道合胞病毒单克隆抗体，胶体金标记的鼠抗呼吸道合胞病毒单克隆抗体。

用　　途　检测呼吸道合胞病毒。

检测原理　本产品应用的是胶体金免疫层析法。将特异的抗体（抗原）分别标记胶体金（或乳胶）和固定于硝酸纤维素膜的检测区带，当该试剂条加样端浸入样品（尿液、血清、血浆或全血）后，由于毛细管作用，样品将沿着该膜向前移动，当移动至固定有胶体金标记抗体（抗原）的标记垫区域时，样品中相应的抗原（抗体）即与该抗体发生特异性结合，此复合物继续向硝酸纤维素膜移动，经过固定抗体（抗原）的硝酸纤维素膜检测区带时，与该抗体（抗原）发生特异性结合，该区域显示一定的颜色，从而实现特异性的免疫诊断。

税则号列　3002.1500

商品名称　呼吸道腺病毒检测试剂（胶体金法）

包装规格　1 人份/铝箔袋

成　　分　抗鼠 IgG 多克隆抗体，腺病毒单克隆抗体，胶体金标记的腺病毒单克隆抗体。

用　　途　检测呼吸道腺病毒。

检测原理　本产品应用的是胶体金免疫层析法。将特异的抗体（抗原）分别标记胶体金（或乳胶）和固定于硝酸纤维素膜的检测区带，当将样本滴加于样品垫后，由于毛细管作用，样品将沿着该膜向前移动，当移动至固定有胶体金标记抗体（抗原）的标记垫区域时，样品中相应的抗原（抗体）即与该抗体发生特异性结合，此复合物继续向硝酸纤维素膜移动，经过固定抗体（抗原）的硝酸纤维素膜检测区带时，与该抗体（抗原）发生特异性结合，该区域显示一定的颜色，从而实现特异性的免疫诊断。

税则号列　3002.1500

商品名称 花粉过敏测试试剂（胶体金法）

包装规格 1 人份/铝箔袋

成　　分 抗鼠 IgG 多克隆抗体，豚草抗原，胶体金标记的人 IgE 抗体。

用　　途 检测血液中豚草特异性 IgE 抗体。

检测原理 本产品应用的是胶体金免疫层析法。将特异的抗原标记胶体金（或乳胶），将人 IgE 抗体固定于硝酸纤维素膜的检测区带，当该试剂条加样端浸入样品（血清、血浆或全血）后，由于毛细管作用，样品将沿着该膜向前移动，当移动至固定有胶体金标记抗原的标记垫区域时，样品中相应的抗体即与该抗原发生特异性结合，此复合物继续向硝酸纤维素膜移动，经过固定人 IgE 抗体的硝酸纤维素膜检测区带时，与人 IgE 抗体发生特异性结合，该区域显示一定的颜色，从而实现特异性的免疫诊断。

税则号列 3002.1500

商品名称 环孢霉素检测试剂盒（电化学发光法）

包装规格 1×12.4mL，2×19.7mL

成　　分 M：包被链霉亲和素的磁珠微粒，1 瓶，12.4mL。包被链霉亲和素的磁珠微粒 0.72mg/mL；含防腐剂。R1：生物素标记的抗环孢霉素抗体，1 瓶，19.7mL。生物素标记的抗环孢霉素单克隆抗体（小鼠）25μg/L；磷酸缓冲液 50mmol/L，pH 值 6.0；含防腐剂。R2：钌复合物标记的环孢霉素，1 瓶，19.7mL。钌复合物标记的环孢霉素复合物 5μg/L；磷酸盐缓冲液，50mmol/L，pH 值 6.0；含防腐剂。

用　　途 用于体外定量测定人全血中环孢霉素的含量。

检测原理 竞争法原理。第一次孵育：环孢霉素特异性生物素化抗体和钌标记的环孢霉素衍生物与 12μL 预处理样本一起孵育。免疫复合物的形成过程中，因样本中分析物浓度的不同，标记的抗体空白结合位点一部分被样本分析物占据，一部分与钌标记的半抗原占据。第二次孵育：添加包被链霉亲和素的磁珠微粒后，该复合物通过生物素和链霉素之间的反应结合到微粒上。将反应液吸入测量池中，通过电磁作用将磁珠吸附在电极表面。未与磁珠结合的物质被清洗液除去。给电极加以一定的电压，使复合体化学发光，并通过光电倍增器测量发光强度。仪器自动通过 2 点校正的定标曲线计算得到检测结果。

税则号列 3002.1500

商品名称 黄体生成激素检测试剂盒（电化学发光法）

包装规格 1×300 测试/盒

成　　分 M：链霉亲和素包被的微粒，1 瓶，12.4mL。链霉亲和素包被的微粒 0.72mg/mL；含防腐剂。R1：生物素化的抗黄体生成激素抗体，1 瓶，19.7mL。生物素化的抗黄体生成激素单克隆抗体（小鼠）2.0mg/L；三羟甲基氨基甲烷（TRIS）缓冲液 50 mmol/L，pH 值 8.0；含防腐剂。R2：钌复合物标记的抗黄体生成激素抗体，1 瓶，19.7mL。钌复合物标记的抗黄体生成激素单克隆抗体（小鼠）0.3mg/L；三羟甲基氨基甲烷（TRIS）缓冲液 50 mmol/L，pH 值 8.0；含防腐剂。

用　　途 用于体外定量测定人血清和血浆中的黄体生成激素含量。

检测原理 夹心法原理。第 1 步：12μL 样本、生物素化的抗 LH 单克隆抗体和钌（Ru）标记的抗 LH 单克隆抗体混匀，形成夹心复合物。第 2 步：加入链霉亲和素包被的微粒，让上述形成的复合物通过生物素与链霉亲和素间的反应结合到微粒上。反应混和液吸到测量池中，微粒通过磁铁吸附到电极上，未结合的物质被清洗液洗去，电极加电压后产生化学发光，通过光电倍增管进行测定。

税则号列 3002.1500

商品名称 霍乱快速检测试剂盒（胶体金法）

包装规格 1 人份/铝箔袋

成　　分 抗鼠 IgG 多克隆抗体，鼠抗霍乱单克隆抗体，胶体金标记的鼠抗霍乱单克隆抗体。

用　　途 检测霍乱。

检测原理 本产品应用的是胶体金免疫层析法。将特异的抗体（抗原）分别标记胶体金（或乳胶）和固定于硝酸纤维素膜的检测区带，当将样本滴加于样品垫后，由于毛细管作用，样品将沿着该膜向前移动，当移动至固定有胶体金标记抗体（抗原）的标记垫区域时，样品中相应的抗原（抗体）即与该抗体发生特异性结合，此复合物继续向硝酸纤维素膜移动，经过固定抗体（抗原）的硝酸纤维素膜检测区带时，与该抗体（抗原）发生特异性结合，该区域显示一定的颜色，从而实现特异性的免疫诊断。

税则号列 3002.1500

商品名称 肌钙蛋白 I 检测试剂（胶体金法）

包装规格 1 人份/铝箔袋

成　　分 抗鼠 IgG 多克隆抗体，肌钙蛋白 I 抗体，胶体金标记的肌钙蛋白 I 抗体。

用　　途 检测肌钙蛋白 I。

检测原理 本产品应用的是胶体金免疫层析法。将特异的抗体（抗原）分别标记胶体金（或乳胶）和固定于硝酸纤维素膜的检测区带，当该试剂条加样端浸入样品（尿液、血清、血浆或全血）后，由于毛细管作用，样品将沿着该膜向前移动，当移动至固定有胶体金标记抗体（抗原）的标记垫区域时，样品中相应的抗原（抗体）即与该抗体发生特异性结合，此复合物继续向硝酸纤维素膜移动，经过固定抗体（抗原）的硝酸纤维素膜检测区带时，与该抗体（抗原）发生特异性结合，该区域显示一定的颜色，从而实现特异性的免疫诊断。

税则号列 3002.1500

商品名称　肌钙蛋白I/D-二聚体/N末端脑钠肽前体组合检测试剂（胶体金法）

包装规格　1人份/铝箔袋

成　　分　抗鼠IgG多克隆抗体，肌钙蛋白I抗体，D-二聚体抗体，N末端脑钠肽前体抗体，胶体金标记的肌钙蛋白I单克隆抗体、D-二聚体抗体、N末端脑钠肽前体抗体。

用　　途　检测心梗和心衰。

检测原理　本产品应用的是胶体金免疫层析法。将特异的抗体（抗原）分别标记胶体金（或乳胶）和固定于硝酸纤维素膜的检测区带，当该试剂条加样端浸入样品（尿液、血清、血浆或全血）后，由于毛细管作用，样品将沿着该膜向前移动，当移动至固定有胶体金标记抗体（抗原）的标记垫区域时，样品中相应的抗原（抗体）即与该抗体发生特异性结合，此复合物继续向硝酸纤维素膜移动，经过固定抗体（抗原）的硝酸纤维素膜检测区带时，与该抗体（抗原）发生特异性结合，该区域显示一定的颜色，从而实现特异性的免疫诊断。

税则号列　3002.1500

商品名称　肌钙蛋白I/肌红蛋白/肌酸激酶同工酶三合一检测试剂（胶体金法）

包装规格　1人份/铝箔袋

成　　分　抗鼠IgG多克隆抗体，肌钙蛋白I/肌红蛋白/肌酸激酶同工酶单克隆抗体，胶体金标记的肌钙蛋白I/肌红蛋白/肌酸激酶同工酶单克隆抗体。

用　　途　检测肌钙蛋白I/肌红蛋白/肌酸激酶同工酶的含量。

检测原理　本产品应用的是胶体金免疫层析法。将特异的抗体（抗原）分别标记胶体金（或乳胶）和固定于硝酸纤维素膜的检测区带，当该试剂条加样端浸入样品（尿液、血清、血浆或全血）后，由于毛细管作用，样品将沿着该膜向前移动，当移动至固定有胶体金标记抗体（抗原）的标记垫区域时，样品中相应的抗原（抗体）即与该抗体发生特异性结合，此复合物继续向硝酸纤维素膜移动，经过固定抗体（抗原）的硝酸纤维素膜检测区带时，与该抗体（抗原）发生特异性结合，该区域显示一定的颜色，从而实现特异性的免疫诊断。

税则号列　3002.1500

商品名称　肌钙蛋白I测定试剂盒（化学发光法）

包装规格　2×50测试/盒

成　　分　试剂1，包被小鼠单克隆抗人心肌钙蛋白I的顺磁性微粒悬浮于三羟甲基氨基甲烷缓冲盐溶液中（含表面活性剂、牛血清白蛋白基质、叠氮钠及防腐剂）；试剂2，氢氧化钠；试剂3，三羟甲基氨基甲烷缓冲盐溶液、表面活性剂、叠氮钠及防腐剂；试剂4，小鼠单克隆抗人心肌钙蛋白I碱性磷酸酶结合物稀释于N-氨基甲酰甲基乙磺酸缓冲盐溶液中，[含表面活性剂、牛血清白蛋白基质、蛋白质（牛、山羊和小鼠）、叠氮钠及防腐剂]。

用　　途　用于体外定量测定人血清和血浆中的肌钙蛋白I（cTnI）水平。

检测原理　肌钙蛋白I测定是一种双位点酶免法检测（夹心法）。将与碱性磷酸酶结合的单克隆抗cTnI抗体，连同含表面活性剂的缓冲液和样本，加入反应管中。短时间孵育后，加入包被抗cTnI单克隆抗体的顺磁性微粒。人cTnI与抗cTnI抗体在固相上结合，抗cTnI抗体-碱性磷酸酶结合物与cTnI分子上的不同抗原位点反应。在反应管内孵育后，结合在固相上的物质将保持在磁场中，而未结合物质将被去除。然后，添加化学发光底物到反应管中，用光度计对反应产生的光进行测量。发光量与样本中cTnI的浓度成正比。样本内分析物的量根据所储存的多点校准曲线确定。

税则号列　3002.1500

商品名称　肌红蛋白检测卡（胶体金法）

包装规格　1×20 包

成　　分　鼠源性抗肌红蛋白生物素化单克隆抗体 1.6μg，鼠源性抗肌红蛋白金标抗体 3.6μg，缓冲剂和非反应性成分 2.3mg。

用　　途　用于检测肝素抗凝静脉全血中的肌红蛋白含量。

检测原理　本测试含有两个对肌红蛋白有特异性的单克隆抗体，其一为金标记抗体，其二为生物素化抗体。这些抗体与血液中的肌红蛋白构成夹层复合物。在清除样本中的红细胞后，血浆流经金标记的肌红蛋白夹层复合物积聚的检测区，阳性信号呈红线状（信号线）。若多余的金标记抗体沿质控线积聚，表示测试有效。信号线强度的加大与肌红蛋白浓度成比例。用 Cardiac reader 的光学系统检测这两条线，并测量信号线的强度。通过集成软件把信号强度转换为定量值，并显示在显示屏上。

税则号列　3002.1500

商品名称　肌红蛋白检测试剂盒（化学发光法）

包装规格　96 人份/盒

成　　分　1. 标准品：MB。2. 包被孔：包被有抗 MB 抗体的聚苯乙烯微孔。3. 酶结合物：辣根过氧化物酶标记的抗 MB 抗体。4.30 倍洗液：含有 Tween-20 的 Tris 缓冲液；5. 底物 A：鲁米诺。6. 底物 B：过氧化脲。7. 封板膜。8. 说明书。

用　　途　用于定量检测人血清或血浆中肌红蛋白（MB）的含量。

检测原理　本产品是根据双抗体夹心酶促化学发光法的作用原理研制。具体操作是将抗 MB 抗体包被在微孔上，再向包被孔中加入 MB 标准品或待测标本和含有辣根过氧化物酶标记的抗 MB 抗体，标准品或标本中的 MB 与包被抗 MB 抗体和酶标记抗 MB 抗体结合，形成包被抗 MB 抗体-MB 抗原-酶标记抗 MB 抗体（Ab-Ag-Ab-HRP）的免疫复合物，未结合的 MB 和酶标记抗 MB 抗体被洗液洗去。加入发光底物，测定相对发光强度。根据已知 MB 浓度的系列标准品的相对发光强度可得到标准曲线，通过双对数回归（或其他合适的）数学模型处理得到回归直线，未知样品的 MB 浓度可以通过其相对发光强度从回归直线上推算出来。

税则号列　3002.1500

商品名称　肌酸激酶同工酶检测试剂盒（化学发光法）

包装规格　96 人份/盒

成　　分　1. 标准品：CKMB。2. 包被孔：包被有抗 CKMB 抗体的聚苯乙烯微孔。3. 酶结合物：辣根过氧化物酶标记的抗 CKMB 抗体。4.30 倍洗液：含有 Tween-20 的 Tris 缓冲液；5. 底物 A：鲁米诺。6. 底物 B：过氧化脲。7. 封板膜。8. 说明书。

用　　途　用于定量检测人血清或血浆中肌酸激酶同工酶（CKMB）的含量。

检测原理　本产品是根据双抗体夹心酶促化学发光法的作用原理研制。具体操作是将抗 CKMB 抗体包被在微孔上，再向包被孔中加入 CKMB 标准品或待测标本和含有辣根过氧化物酶标记的抗 CKMB 抗体，标准品或标本中的 CKMB 与包被抗 CKMB 抗体和酶标记抗 CKMB 抗体结合，形成包被抗 CKMB 抗体-CKMB 抗原-酶标记抗 CKMB 抗体（Ab-Ag-Ab-HRP）的免疫复合物，未结合的 CKMB 和酶标记抗 CKMB 抗体被洗液洗去。加入发光底物，测定相对发光强度。根据已知 CKMB 浓度的系列标准品的相对发光强度可得到标准曲线，通过双对数回归（或其他合适的）数学模型处理得到回归直线，未知标本的 CKMB 浓度可以通过其相对发光强度从回归直线上推算出来。

税则号列　3002.1500

商品名称 肌酸激酶同工酶快速检测试剂（胶体金法）

包装规格 1人份/铝箔袋

成　　分 抗鼠IgG多克隆抗体，肌酸激酶同工酶抗体，胶体金标记的肌酸激酶同工酶抗体。

用　　途 检测肌酸激酶同工酶。

检测原理 本产品应用的是胶体金免疫层析法。将特异的抗体（抗原）分别标记胶体金（或乳胶）和固定于硝酸纤维素膜的检测区带，当将样本滴加于样品垫后，由于毛细管作用，样品将沿着该膜向前移动，当移动至固定有胶体金标记抗体（抗原）的标记垫区域时，样品中相应的抗原（抗体）即与该抗体发生特异性结合，此复合物继续向硝酸纤维素膜移动，经过固定抗体（抗原）的硝酸纤维素膜检测区带时，与该抗体（抗原）发生特异性结合，该区域显示一定的颜色，从而实现特异性的免疫诊断。

税则号列 3002.1500

商品名称 基孔肯雅热IgG抗体/IgM抗体快速测试试剂（胶体金法）

包装规格 1人份/铝箔袋

成　　分 抗鼠IgG多克隆抗体，鼠抗人IgG/IgM抗体单克隆抗体，胶体金标记的基孔肯雅热抗原。

用　　途 检测基孔肯雅热IgG抗体/IgM抗体。

检测原理 本产品应用的是胶体金免疫层析法。将特异的抗原标记胶体金（或乳胶），将人IgM/人IgG固定于硝酸纤维素膜的检测区带，当该试剂条加样端浸入样品（血清、血浆或全血）后，由于毛细管作用，样品将沿着该膜向前移动，当移动至固定有胶体金标记抗原的标记垫区域时，样品中相应的抗体即与该抗原发生特异性结合，此复合物继续向硝酸纤维素膜移动，经过固定人IgM/人IgG的硝酸纤维素膜检测区带时，与人IgM/人IgG发生特异性结合，该区域显示一定的颜色，从而实现特异性的免疫诊断。

税则号列 3002.1500

商品名称 加巴喷丁快速检测试剂盒（胶体金法）

包装规格 1人份/铝箔袋

成　　分 抗鼠IgG多克隆抗体，加巴喷丁抗原，胶体金标记的加巴喷丁抗体。

用　　途 检测加巴喷丁。

检测原理 本产品应用的是胶体金免疫层析法。将特异的抗体标记胶体金（或乳胶），抗原固定于硝酸纤维素膜的检测区带，当该试剂条加样端浸入样品（尿液、血清、血浆或全血）后，由于毛细管作用，样品将沿着该膜向前移动，当移动至固定有胶体金标记抗体的标记垫区域时，样品中相应的抗原即与该抗体发生特异性结合，样本继续向硝酸纤维素膜移动，经过固定抗原的硝酸纤维素膜检测区带时，未和样本中抗原结合的胶体金标记的抗体与固定于硝酸纤维素膜上的抗原发生特异性结合，该区域显示一定的颜色，从而实现特异性的免疫诊断。

税则号列 3002.1500

商品名称 甲肝快速检测试剂（胶体金法）

包装规格 1 人份/铝箔袋

成　　分 抗兔 IgG 多克隆抗体，重组甲肝抗原，胶体金标记的抗人 IgG 和 IgM 特异性抗体（组合相关）。

用　　途 检测甲肝抗体。

检测原理 本产品应用的是胶体金免疫层析法。将特异的抗原标记胶体金（或乳胶），将人 IgM/人 IgG 固定于硝酸纤维素膜的检测区带，当该试剂条加样端浸入样品（血清、血浆或全血）后，由于毛细管作用，样品将沿着该膜向前移动，当移动至固定有胶体金标记抗原的标记垫区域时，样品中相应的抗体即与该抗原发生特异性结合，此复合物继续向硝酸纤维素膜移动，经过固定人 IgM/人 IgG 的硝酸纤维素膜检测区带时，与人 IgM/人 IgG 发生特异性结合，该区域显示一定的颜色，从而实现特异性的免疫诊断。

税则号列 3002.1500

商品名称 甲卡西酮快速检测试剂条（胶体金法）

包装规格 1 人份/铝箔袋

成　　分 抗鼠 IgG 多克隆抗体，甲卡西酮抗原，胶体金标记的甲卡西酮抗体。

用　　途 检测甲卡西酮。

检测原理 本产品应用的是胶体金免疫层析法。将特异的抗体标记胶体金（或乳胶），抗原固定于硝酸纤维素膜的检测区带，当该试剂条加样端浸入样品（尿液、血清、血浆或全血）后，由于毛细管作用，样品将沿着该膜向前移动，当移动至固定有胶体金标记抗体的标记垫区域时，样品中相应的抗原即与该抗体发生特异性结合，样本继续向硝酸纤维素膜移动，经过固定抗原的硝酸纤维素膜检测区带时，未和样本中抗原结合的胶体金标记的抗体与固定于硝酸纤维素膜上的抗原发生特异性结合，该区域显示一定的颜色，从而实现特异性的免疫诊断。

税则号列 3002.1500

商品名称 甲胎蛋白检测试剂盒（化学发光法）

包装规格 96 人份/盒

成　　分 标准品 6 瓶，质控品 2 瓶，包被孔 1 块，酶结合物、20 倍洗液、底物 A、底物 B 各 1 瓶。

用　　途 用于定量检测人血清或血浆中甲胎蛋白（AFP）的含量。

检测原理 本产品应用双抗体夹心法检测血清或血浆样本中 AFP 的含量。即在微孔板上包被抗 AFP 抗体，在包被孔内加入标准品、质控品、待测血清或血浆样本后，再加入酶标记抗 AFP 抗体的结合物。标准品、质控品、待测血清或血浆样本中的 AFP 与包被抗体、标记抗体形成包被抗体-抗原-标记抗体复合物。洗去未结合的酶结合物后，加入化学发光底物，发光强度和 AFP 含量成正比。

税则号列 3002.1500

商品名称 甲胎蛋白检测试剂盒（酶联免疫法）

包装规格 96 人份/盒

成　　分 96 孔板 1 块，标准品 6 瓶，酶结合物、洗液、底物、显色剂、样品稀释液、终止液各 1 瓶。

用　　途 用于定量检测人血清中甲胎蛋白（AFP）的含量，可以用于原发性肝癌以及胎儿发育畸形的辅助诊断。

检测原理 本产品是根据酶联免疫双抗体夹心法的作用原理，利用抗原、抗体反应的特异性与酶的高效催化性研制而成，其原理是将特异性抗体吸附到固相载体上。加入待测的样品，待样品与吸附于固相载体上的特异性抗体反应后，洗去未反应的样品，加入酶标记的特异性抗体与抗原进行反应，生成抗体–抗原–酶标抗体复合物，再加入底物和显色剂，生成可显色的产物进行检测。

税则号列 3002.1500

商品名称 甲胎蛋白快速检测试剂（胶体金法）

包装规格 1 人份/铝箔袋

成　　分 抗鼠 IgG 多克隆抗体，甲胎蛋白单克隆抗体，胶体金标记的甲胎蛋白单克隆抗体。

用　　途 检测甲胎蛋白。

检测原理 本产品应用的是胶体金免疫层析法。将特异的抗体（抗原）分别标记胶体金（或乳胶）和固定于硝酸纤维素膜的检测区带，当将样本滴加于样品垫后，由于毛细管作用，样品将沿着该膜向前移动，当移动至固定有胶体金标记抗体（抗原）的标记垫区域时，样品中相应的抗原（抗体）即与该抗体发生特异性结合，此复合物继续向硝酸纤维素膜移动，经过固定抗体（抗原）的硝酸纤维素膜检测区带时，与该抗体（抗原）发生特异性结合，该区域显示一定的颜色，从而实现特异性的免疫诊断。

税则号列 3002.1500

商品名称 甲氧麻黄铜快速检测试剂（胶体金法）

包装规格 1 人份/铝箔袋

成　　分 抗鼠 IgG 多克隆抗体，甲氧麻黄酮抗原，胶体金标记的甲氧麻黄酮抗体。

用　　途 检测甲氧麻黄酮。

检测原理 本产品应用的是胶体金免疫层析法。将特异的抗体标记胶体金（或乳胶），抗原固定于硝酸纤维素膜的检测区带，当该试剂条加样端浸入样品（尿液、血清、血浆或全血）后，由于毛细管作用，样品将沿着该膜向前移动，当移动至固定有胶体金标记抗体的标记垫区域时，样品中相应的抗原即与该抗体发生特异性结合，样本继续向硝酸纤维素膜移动，经过固定抗原的硝酸纤维素膜检测区带时，未和样本中抗原结合的胶体金标记的抗体与固定于硝酸纤维素膜上的抗原发生特异性结合，该区域显示一定的颜色，从而实现特异性的免疫诊断。

税则号列 3002.1500

商品名称 甲状旁腺激素测定试剂盒（化学发光法）

包装规格 2×50 测试/盒

成　　分 包被山羊 PTH 抗体的顺磁性微粒，悬浮于三羟甲基氨基甲烷缓冲盐水中（含牛血清白蛋白、表面活性剂、叠氮钠和防腐剂）；三羟甲基氨基甲烷缓冲盐水［含封闭血管紧张素转化酶、蛋白质（小鼠、山羊）、表面活性剂、叠氮钠和防腐剂］；小鼠单克隆抗 PTH 碱性磷酸酶结合物，含在 N-氨基甲酰甲基乙磺酸缓冲盐水中（含牛血清白蛋白、表面活性剂、叠氮钠和防腐剂）。

用　　途 本产品用于体外定量测定人血清和血浆中的甲状旁腺激素（PTH）的浓度。

检测原理 Access Intact PTH 测定是一种双位点酶免法（夹心法）测定。将样本、单克隆抗 PTH 抗体-碱性磷酸酶结合物、含蛋白的三羟甲基氨基甲烷缓冲盐水及包被山羊抗多克隆 PTH 抗体添加到反应管中。在反应管内温育完成后，结合在固相上的物质在磁场作用下被保留下来，而未结合的物质被冲洗除去。然后，将化学发光底物添加到反应管内，由发光检测仪对反应中产生的光进行测量。发光值与样本内 PTH 的浓度成正比。样本内分析物的含量根据所储存的多点校准曲线来确定。

税则号列 3002.1500

- -

商品名称 甲状旁腺激素（1-84）检测试剂盒（电化学发光法）

包装规格 1×6.4mL，2×6.8mL

成　　分 M：链霉亲和素包被的磁珠微粒，1 瓶，6.4mL。链霉亲和素包被的微粒 0.72mg/mL；含防腐剂。R1：生物素化抗激素抗体，1 瓶，6.8mL。生物素标记的抗激素单克隆抗体（小鼠）2.0mg/L；磷酸盐缓冲液，100mmol/L，pH 值 7.0；含防腐剂。R2：钌复合物标记的抗激素抗体，1 瓶，6.8mL。钌复合物标记的抗激素单克隆抗体（小鼠）1.0mg/L；磷酸盐缓冲液，100mmol/L，pH 值 7.0；含防腐剂。

用　　途 用于体外定量检测人血清和血浆中生物全段甲状旁腺激素（PTH）（1-84）的浓度。该试剂盒用于鉴别诊断高钙血症和低钙血症，也用于术中检测。

检测原理 夹心法原理。第一次孵育：30 μL 标本、一份生物素标记的 PTH 特异性单克隆抗体和钌复合物标记的 PTH 特异性单克隆抗体一起孵育，反应生成"三明治"样抗原–抗体复合体。第二次孵育：加入链霉亲和素包被的磁珠微粒，该复合体通过生物素与链霉亲和素的相互作用与固相结合。将反应液吸入测量池中，通过电磁作用将磁珠吸附在电极表面，未与磁珠结合的物质被清洗液除去。给电极加以一定的电压，使复合体化学发光，并通过光电倍增器测量发光强度。通过检测仪的定标曲线得到最后的检测结果。

税则号列 3002.1500

商品名称 甲状腺球蛋白检测试剂盒（电化学发光法）

包装规格 1×12.4mL，1×18.8mL，1×18.8mL

成　　分 M：包被链霉亲和素的磁珠微粒，1瓶，12.4mL。包被链霉亲和素的磁珠微粒0.72mg/mL。含防腐剂。R1：生物素化的抗甲状腺球蛋白抗体，1瓶，18.8mL。生物素化的抗甲状腺球蛋白单克隆抗体（小鼠）1mg/L；二（2-羟乙基）亚氨基三（羟甲基）甲烷缓冲液，50mmol/L，pH值6.3；含防腐剂。R2：钌复合物标记的抗甲状腺球蛋白抗体，1瓶，18.8mL。钌复合物标记的抗甲状腺球蛋白单克隆抗体（小鼠）复合物3.1mg/L；二（2-羟乙基）亚氨基三（羟甲基）甲烷缓冲液50mmol/L，pH值6.3；含防腐剂。

用　　途 用于体外定量检测人血清和血浆中的甲状腺球蛋白。

检测原理 双抗体夹心法原理。第一次孵育：21μL标本、生物素化的甲状腺球蛋白特异性单克隆抗体和钌复合物标记的甲状腺球蛋白特异性单克隆抗体，形成抗原抗体夹心复合物。第二次孵育：添加包被链霉亲和素的磁珠微粒。复合物与磁珠通过生物素和链霉素的作用结合。将反应液吸入测量池中，通过电磁作用将磁珠吸附在电极表面。未与磁珠结合的物质被清洗液除去。给电极加以一定的电压，使复合体化学发光，并通过光电倍增器测量发光强度。仪器自动通过2点校正的定标曲线计算得到检测结果。

税则号列 3002.1500

商品名称 甲状腺球蛋白抗体检测试剂盒（电化学发光法）

包装规格 1×300测试/盒

成　　分 M：包被链霉亲和素的磁珠微粒，1瓶，14.1mL。包被链霉亲和素的磁珠微粒0.72mg/mL；含防腐剂。R1：生物素标记的甲状腺球蛋白，1瓶，19.7mL。生物素化的甲状腺球蛋白（人）0.2mg/L；三羟甲基氨基甲烷缓冲液100mmol/L，pH值7.0；含防腐剂。R2：钌复合物标记的抗甲状腺球蛋白抗体，1瓶，19.7mL。钌复合物标记的抗甲状腺球蛋白单克隆抗体（人）0.62mg/L；三羟甲基氨基甲烷缓冲液100mmol/L，pH值7.0；含防腐剂。

用　　途 用于体外定量检测人血清和血浆中的甲状腺球蛋白抗体。

检测原理 竞争法原理。第一次孵育：6μL样本和生物素化的甲状腺球蛋白一起孵育，样本中的抗体和甲状腺球蛋白结合。第二次孵育：添加钌复合物标记的抗甲状腺球蛋白抗体和包被链霉亲和素的磁珠微粒，通过生物素和链霉亲和素的相互作用形成的免疫复合物结合于固相载体。将反应液吸入测量池中，通过电磁作用将磁珠微粒吸附在电极表面。未与磁珠微粒结合的物质被清洗液除去。给电极加以一定的电压，使复合体化学发光，并通过光电倍增器测量发光强度。仪器通过2点校正的定标曲线计算得到检测结果。

税则号列 3002.1500

商品名称　甲状腺摄取测定试剂盒（化学发光法）

包装规格　2×50 测试/盒

成　　分　包被抗小鼠免疫球蛋白 G 的顺磁性微粒悬浮于三羟甲基氨基甲烷缓冲盐水中（含表面活性剂、牛血清白蛋白、叠氮钠和防腐剂），小鼠甲状腺素单克隆抗体稀释于三羟甲基氨基甲烷缓冲盐水中，甲状腺素-碱性磷酸酶（牛）结合物和甲状腺素稀释于三羟甲基氨基甲烷缓冲盐水中。

用　　途　本产品用于体外测定人血清和血浆中不饱和蛋白质的甲状腺素结合容量。

检测原理　Access Thyroid Uptake 测定是一种竞争结合酶免疫测定。将样本和测定用缓冲液添加到含有抗甲状腺素抗体、甲状腺素-碱性磷酸酶结合物（含未标记的甲状腺素）以及包被山羊抗小鼠捕获抗体的顺磁性微粒的反应管中。结合物试剂中未标记的甲状腺素被样本内的游离甲状腺素结合球蛋白（TBG）所结合。而剩余的未标记的甲状腺素与甲状腺素-碱性磷酸酶结合物一起争夺一定数量的抗甲状腺素抗体上的结合位点。产生的抗原-抗体复合物被山羊抗小鼠捕获抗体所结合。在反应管内温育完成后，结合在固相上的物质将置于一个磁场内被吸住，而未结合的物质被冲洗除去。然后，将化学发光底物添加到反应管内，用照度计对反应中所产生的光进行测量。所产生光的量与 TBG 上的结合位点数成正比（与甲状腺摄取值成反比）。

税则号列　3002.1500

商品名称　甲状腺素检测试剂盒（电化学发光法）

包装规格　1×12mL，2×18mL

成　　分　M：链霉亲和素包被的微粒，1 瓶，12mL。链霉亲和素包被的微粒 0.72mg/mL；含防腐剂。R1：钌标记的羊抗甲状腺素（T4）抗体，1 瓶，18mL。钌标记的羊抗 T4 多克隆抗体 100ng/mL；ANS1mg/mL；磷酸盐缓冲液 100mmol/L，pH 值 7.4；含防腐剂。R2：生物素化的 T4，1 瓶，18mL。浓度 20ng/mL；磷酸盐缓冲液 100mmol/L，pH 值 7.4；含防腐剂。

用　　途　用于甲状腺疾病的诊断。

检测原理　采用竞争法原理。第 1 步：将 15μL 样本、钌标记的抗 T4 抗体和 ANS 混匀，ANS 使标本中的 T4 从结合蛋白质上释放出来。第 2 步：加入链霉亲和素包被的微粒和生物素化的 T4。后者占据标记抗体上仍然游离的结合位点，形成抗体-半抗原复合物。形成的免疫复合物通过生物素、链霉亲和素之间的反应结合到微粒上。将反应混合液吸到测量池中，微粒通过磁铁吸附到电极上，未结合的物质被清洗液洗去，电极加电压后产生化学发光，通过光电倍增管进行测定。检测结果由机器自动从标准曲线上查出。

税则号列　3002.1500

商品名称 甲状腺素结合力检测试剂盒（电化学发光法）

包装规格 1×12mL，2×18mL

成　　分 M：链霉亲和素包被的微粒，1瓶，12mL。链霉亲和素包被的微粒0.72mg/mL；含防腐剂。R1：生物素化的T4-聚半抗原，1瓶，18mL。生物素化的T4-聚半抗原70ng/mL；甲状腺素60ng/mL；磷酸盐缓冲100mmol/L，pH值7.0；含防腐剂。R2：钌标记的羊抗T4抗体（单克隆抗体），1瓶，18mL。钌标记的羊抗T4抗体120ng/mL；磷酸盐缓冲液100 mmol/L，pH值7.0；含防腐剂。

用　　途 用于体外定量测定人血清和血浆的甲状腺素结合力。

检测原理 采用改良的竞争法原理。第1步：将15μL标本、外源性T4与生物素化的T4-聚半抗原混匀。T4占据血清标本中游离的结合位点。第2步：加入钌标记的抗T4抗体和链霉亲和素包被的微粒。T4-聚半抗原与抗T4抗体结合形成免疫复合物，复合物的数量与剩余的外源性T4含量成反比。形成的免疫复合物通过生物素、链霉亲和素之间的反应结合到微粒上。将反应混合液吸到测量池中，微粒通过磁铁吸附到电极上，未结合的物质被清洗液洗去，电极加电压后产生化学发光，通过光电倍增管进行测定。检测结果可从定标曲线上查出。此曲线由仪器通过2点定标而得。

税则号列 3002.1500

商品名称 艰难梭菌毒素A/B快速检测试剂盒（胶体金法）

包装规格 1人份/铝箔袋

成　　分 抗鼠IgG多克隆抗体，鼠抗艰难梭菌毒素A/B单克隆抗体，胶体金标记的鼠抗艰难梭菌毒素A/B单克隆抗体。

用　　途 检测艰难梭菌毒素A/B。

检测原理 本产品应用的是胶体金免疫层析法。将特异的抗体（抗原）分别标记胶体金（或乳胶）和固定于硝酸纤维素膜的检测区带，当该试剂条加样端浸入样品（尿液、血清、血浆或全血）后，由于毛细管作用，样品将沿着该膜向前移动，当移动至固定有胶体金标记抗体（抗原）的标记垫区域时，样品中相应的抗原（抗体）即与该抗体发生特异性结合，此复合物继续向硝酸纤维素膜移动，经过固定抗体（抗原）的硝酸纤维素膜检测区带时，与该抗体（抗原）发生特异性结合，该区域显示一定的颜色，从而实现特异性的免疫诊断。

税则号列 3002.1500

商品名称 降钙素原检测试剂（胶体金法）

包装规格 1人份/铝箔袋

成　　分 抗鼠IgG多克隆抗体，降钙素原抗体，胶体金标记的降钙素原抗体。

用　　途 检测降钙素原。

检测原理 本产品应用的是胶体金免疫层析法。将特异的抗体（抗原）分别标记胶体金（或乳胶）和固定于硝酸纤维素膜的检测区带，当将样本滴加于样品垫后，由于毛细管作用，样品将沿着该膜向前移动，当移动至固定有胶体金标记抗体（抗原）的标记垫区域时，样品中相应的抗原（抗体）即与该抗体发生特异性结合，此复合物继续向硝酸纤维素膜移动，经过固定抗体（抗原）的硝酸纤维素膜检测区带时，与该抗体（抗原）发生特异性结合，该区域显示一定的颜色，从而实现特异性的免疫诊断。

税则号列 3002.1500

商品名称　降钙素原检测试剂盒（化学发光法）

包装规格　96 人份/盒

成　　分　标准品 6 瓶，质控品 2 瓶，包被孔 1 块，酶结合物、30 倍洗液、底物 A、底物 B 各 1 瓶。

用　　途　用于定量检测人血清或血浆中降钙素原（PCT）的含量。

检测原理　本试剂盒采用双抗体夹心酶促化学发光法原理研制而成。一株特异性抗体预先包被在微孔中，然后在微孔中加入 PCT 标准品或待测标本，PCT 可以与包被的抗体结合，加入辣根过氧化物酶标记的另一株 PCT 特异性抗体，在微孔表面形成抗体-抗原-标记抗体（抗-PCT-PCT-HRP-抗-PCT）的免疫复合物，其他未结合的 PCT 和 HRP-抗-PCT 被洗涤液洗去。加入发光液，测定相对发光强度。根据已知 PCT 浓度的系列标准品的相对发光强度可得到标准曲线，通过双对数回归（或其他合适的）数学模型拟合处理得到回归直线，未知标本的 PCT 浓度可以通过其相对发光强度从回归直线上推算出来。

税则号列　3002.1500

商品名称　结核分枝杆菌 T 细胞免疫反应检测试剂盒（酶联免疫斑点法）

包装规格　24 人份/盒

成　　分　96 孔板 1 块，结核分枝杆菌特异性抗原 A 2 瓶，结核分枝杆菌特异性抗原 B 2 瓶，阳性刺激物 2 瓶，检测抗体 1 支，60 倍酶浓缩液 1 支，稀释液（含蛋白的磷酸盐缓冲液）1 瓶，显色底物溶液 2 瓶。

用　　途　用于体外定性检测人新鲜外周静脉抗凝血中结核分枝杆菌特异性的 T 细胞免疫反应。

检测原理　本试剂盒采用酶联免疫斑点法研制而成。首先将抗 IFN-γ 的特异性单克隆抗体预包被在微孔膜上，然后将抗原与外周血单个核细胞（PBMCs）在预包被的微孔膜上共同培养，刺激免疫效应 T 细胞活化分泌 IFN-γ，并不断被抗体捕获，洗涤除去细胞和其他不必要的物质，加入生物素标记的抗 IFN-γ 的特异性单克隆抗体，以碱性磷酸酶标记的链霉亲和素使底物显色，形成斑点。每一个斑点代表一个分泌 IFN-γ 的 T 细胞，记数斑点的数量可以得到外周血中针对结核分枝杆菌反应的效应 T 细胞的数量。PBMCs 从全血样本中分离，通过洗涤可以排除本底干扰因素。记数 PBMCs，保证有相同的细胞数量用于检测。这可以保证在免疫力低下或免疫抑制而导致 T 细胞浓度低的样本中也有足够的细胞数用于检测。

税则号列　3002.1500

商品名称　结核分枝杆菌特异性细胞免疫反应检测试剂盒（酶联免疫法）

包装规格　28 人份/盒

成　　分　96 孔板 1 块，标准品 2 瓶，标准品稀释液 1 瓶，酶结合物 1 瓶，底物液 1 瓶，显色剂 1 瓶，洗液 1 瓶，本底对照培养管 28 瓶，检测培养管 28 瓶，阳性对照管 28 瓶，终止液（磷酸盐溶液）1 瓶。

用　　途　用于定性检测人新鲜外周静脉抗凝血中结核分枝杆菌特异性的 T 细胞免疫反应。

检测原理　本试剂盒采用 IFN-γ 体外释放（Interferon-gamma Release Assay for Mycobacterium tuberculosis，TB-IGRA）原理来衡量结核分枝杆菌特异抗原介导的细胞免疫反应强度，应用双抗体夹心酶联免疫法原理研制而成。将抗 IFN-γ 抗体包被在微孔反应板上，制成固相抗体。加入刺激处理后的上清样本，同时加入辣根过氧化物酶标记的抗 IFN-γ 抗体。当刺激处理后的上清样本中存在 IFN-γ 时，IFN-γ 与包被抗 IFN-γ 抗体、酶标记抗 IFN-γ 抗体结合形成复合物。加入底物和显色剂，生成蓝色产物，终止反应后变为黄色，用酶标仪检测吸光度（OD 值）。根据标准品浓度值和对应的 OD 值拟合乘幂曲线对数据进行处理分析，即可判定刺激处理后的上清样本中 IFN-γ 的含量，以此推测人体内是否存在针对结核分枝杆菌反应的效应 T 细胞，从而对结核分枝杆菌的潜伏感染或活动感染进行辅助诊断。

税则号列　3002.1500

商品名称　巨细胞病毒检测试剂盒（胶体金法）

包装规格　1 人份/铝箔袋

成　　分　胶体金标记的巨细胞病毒抗原，抗人 IgG 抗体，抗人 IgM 抗体。

用　　途　检测巨细胞病毒特异性 IgG 抗体和 IgM 抗体。

检测原理　本产品应用的是胶体金免疫层析法。将特异的抗原标记胶体金（或乳胶），将抗人 IgM 抗体/抗人 IgG 抗体固定于硝酸纤维素膜的检测区带，当该试剂条加样端浸入样品（血清、血浆或全血）后，由于毛细管作用，样品将沿着该膜向前移动，当移动至固定有胶体金标记抗原的标记垫区域时，样品中相应的抗体即与该抗原发生特异性结合，此复合物继续向硝酸纤维素膜移动，经过固定抗人 IgM 抗体/抗人 IgG 抗体的硝酸纤维素膜检测区带时，与抗人 IgM 抗体/抗人 IgG 抗体发生特异性结合，该区域显示一定的颜色，从而实现特异性的免疫诊断。

税则号列　3002.1500

商品名称 咖啡因快速检测试剂盒（胶体金法）

包装规格 1 人份/铝箔袋

成　　分 抗鼠 IgG 多克隆抗体，咖啡因抗原，胶体金标记的咖啡因抗体。

用　　途 检测咖啡因。

检测原理 本产品应用的是胶体金免疫层析法。将特异的抗体标记胶体金（或乳胶），抗原固定于硝酸纤维素膜的检测区带，当该试剂条加样端浸入样品（尿液、血清、血浆或全血）后，由于毛细管作用，样品将沿着该膜向前移动，当移动至固定有胶体金标记抗体的标记垫区域时，样品中相应的抗原即与该抗体发生特异性结合，样本继续向硝酸纤维素膜移动，经过固定抗原的硝酸纤维素膜检测区带时，未和样本中抗原结合的胶体金标记的抗体与固定于硝酸纤维素膜上的抗原发生特异性结合，该区域显示一定的颜色，从而实现特异性的免疫诊断。

税则号列 3002.1500

商品名称 卡芬太尼快速检测试剂盒（胶体金法）

包装规格 1 人份/铝箔袋

成　　分 抗鼠 IgG 多克隆抗体，卡芬太尼抗原，胶体金标记的卡芬太尼抗体。

用　　途 检测卡芬太尼。

检测原理 本产品应用的是胶体金免疫层析法。将特异的抗体标记胶体金（或乳胶），抗原固定于硝酸纤维素膜的检测区带，当该试剂条加样端浸入样品（尿液、血清、血浆或全血）后，由于毛细管作用，样品将沿着该膜向前移动，当移动至固定有胶体金标记抗体的标记垫区域时，样品中相应的抗原即与该抗体发生特异性结合，样本继续向硝酸纤维素膜移动，经过固定抗原的硝酸纤维素膜检测区带时，未和样本中抗原结合的胶体金标记的抗体与固定于硝酸纤维素膜上的抗原发生特异性结合，该区域显示一定的颜色，从而实现特异性的免疫诊断。

税则号列 3002.1500

商品名称 卡痛（帽柱木）快速检测试剂盒（胶体金法）

包装规格 1 人份/铝箔袋

成　　分 抗鼠 IgG 多克隆抗体，卡痛抗原，胶体金标记的卡痛抗体。

用　　途 检测卡痛。

检测原理 本产品应用的是胶体金免疫层析法。将特异的抗体标记胶体金（或乳胶），抗原固定于硝酸纤维素膜的检测区带，当该试剂条加样端浸入样品（尿液、血清、血浆或全血）后，由于毛细管作用，样品将沿着该膜向前移动，当移动至固定有胶体金标记抗体的标记垫区域时，样品中相应的抗原即与该抗体发生特异性结合，样本继续向硝酸纤维素膜移动，经过固定抗原的硝酸纤维素膜检测区带时，未和样本中抗原结合的胶体金标记的抗体与固定于硝酸纤维素膜上的抗原发生特异性结合，该区域显示一定的颜色，从而实现特异性的免疫诊断。

税则号列 3002.1500

商品名称 抗甲状腺过氧化物酶抗体检测试剂盒（电化学发光法）

包装规格 1×13.2mL，1×18.8mL，1×19.7mL

成　　分 M：包被链霉亲和素的磁珠微粒，1瓶，13.2mL。包被链霉亲和素的磁珠微粒0.72mg/mL；含防腐剂。R1：钌标记的抗甲状腺过氧化物酶抗体，1瓶，18.8mL。钌复合物标记的抗甲状腺过氧化物酶多单克隆抗体（羊）浓度1.0mg/L；三羟甲基氨基甲烷缓冲液100mmol/L，pH值7.2；含防腐剂。R2：生物素化的甲状腺过氧化物酶，1瓶，19.7mL。生物素标记的甲状腺过氧化物酶（重组）0.15mg/mL；三羟甲基氨基甲烷缓冲液30mmol/L，pH值7.0；含防腐剂。

用　　途 用于体外定量测定人血清和血浆中的抗甲状腺过氧化物酶抗体（anti-TPO）的含量。临床可应用于自身免疫性甲状腺疾病的辅助诊断。

检测原理 竞争法。第一次孵育：12μL样本和钌复合物标记的anti-TPO抗体一起孵育。第二次孵育：添加生物素化的TPO和包被链霉亲和素的磁珠微粒，样本中的anti-TPO抗体与钌复合物标记的anti-TPO抗体竞争结合生物素化的TPO-甲状腺过氧化物酶抗原。抗原抗体复合物通过生物素、链霉亲和素之间的反应结合到微粒上。将反应液吸入测量池中，通过电磁作用将磁珠微粒吸附在电极表面。未与磁珠微粒结合的物质被清洗液除去。给电极加以一定的电压，使复合体化学发光，并通过光电倍增器测量发光强度。仪器通过2点校正的定标曲线计算得到检测结果。

税则号列 3002.1500

商品名称 抗甲状腺球蛋白抗体检测试剂盒（化学发光法）

包装规格 96人份/盒

成　　分 标准品6瓶，质控品2瓶，包被孔1块，酶结合物、30倍洗液、底物A、底物B各1瓶。

用　　途 用于定量检测人血清或血浆中抗甲状腺球蛋白抗体（TG-Ab）的含量。

检测原理 本试剂盒采用间接酶促化学发光法原理研制而成。具体操作是将甲状腺球蛋白（TG）抗原包被在微孔上，再向包被孔中加入TG-Ab标准品或待测标本和含有辣根过氧化物酶标记的抗人IgG抗体。当加入待测标本后，标本中的TG-Ab与包被的TG及酶标记的抗人IgG抗体结合，形成TG-TGAb-酶标记抗人IgG抗体免疫复合物，未结合的TG-Ab和酶标记抗人IgG抗体被洗液洗去。加入发光底物，测定相对发光强度。根据已知TG-Ab浓度的系列标准品的相对发光强度可得到标准曲线，通过双对数回归（或其他合适的）数学模型拟合处理得到回归直线，未知标本的TG-Ab浓度可以通过其相对发光强度从回归直线上推算出来。

税则号列 3002.1500

商品名称 抗缪勒管激素测定试剂盒（化学发光法）

包装规格 2×50 测试/盒

成　　分 包被单克隆抗 AMH 的顺磁性微粒 TRIS 缓冲液，含表面活性剂、蛋白（牛）、叠氮钠（小于 0.1%）和 ProClin 300（0.1%）；抗 AMH 碱性磷酸酶结合物 MES 缓冲液，含表面活性剂、蛋白（牛，重组）、叠氮钠（小于 0.1%）和 ProClin 300（0.1%）；TRIS 缓冲液，含表面活性剂、蛋白（鼠、牛）、叠氮钠（小于 0.1%）和 ProClin 300（0.1%）。

用　　途 用于定量测定人血清和血浆中的抗缪勒管激素（AMH）水平，用于辅助评估卵巢储备功能。

检测原理 Access AMH assay 是一种同时单步酶免疫（夹心法）测定。在反应管内添加一份样本，以及含鼠单克隆抗 AMH 抗体与碱性磷酸酶结合物的 MES 缓冲液、含蛋白的 TRIS 缓冲盐溶液、含有包被鼠单克隆抗 AMH 抗体的顺磁性微粒 TRIS 缓冲液。在反应管内孵育完成后，结合在固相上的物质将置于一个磁场内被吸住，而未结合的物质被冲洗除去。然后，将化学发光底物添加到反应管中，用发光检测仪测量反应中产生的光。发光量与样本中 AMH 的浓度成正比。样本内分析物的量由所储存的多点校准曲线来确定。

税则号列 3002.1500

- -

商品名称 可卡因快速检测试剂条（胶体金法）

包装规格 1 人份/铝箔袋

成　　分 抗鼠 IgG 多克隆抗体，可卡因抗原，胶体金标记的可卡因抗体。

用　　途 检测可卡因。

检测原理 本产品应用的是胶体金免疫层析法。将特异的抗体标记胶体金（或乳胶），抗原固定于硝酸纤维素膜的检测区带，当该试剂条加样端浸入样品（尿液、血清、血浆或全血）后，由于毛细管作用，样品将沿着该膜向前移动，当移动至固定有胶体金标记抗体的标记垫区域时，样品中相应的抗原即与该抗体发生特异性结合，样本继续向硝酸纤维素膜移动，经过固定抗原的硝酸纤维素膜检测区带时，未和样本中抗原结合的胶体金标记的抗体与固定于硝酸纤维素膜上的抗原发生特异性结合，该区域显示一定的颜色，从而实现特异性的免疫诊断。

税则号列 3002.1500

- -

商品名称 可溶性转铁蛋白受体测定试剂盒（化学发光法）

包装规格 2×50 测试/盒

成　　分 试剂 1：包被链霉亲和素的顺磁性微粒、生物素化可溶性转铁蛋白受体单克隆抗体、蛋白质（小鼠、山羊、牛）、牛血清白蛋白、叠氮钠以及防腐剂。试剂 2：小鼠单克隆抗人可溶性转铁蛋白受体碱性磷酸酶（牛）结合物、牛血清白蛋白、叠氮钠和防腐剂。

用　　途 用于定量测定人血清和血浆（肝素）中可溶性转铁蛋白受体（STfR）水平。

检测原理 将样本和包被抗-sTfR 抗体的顺磁性微粒添加到反应管中。在温育期间，样本中的 sTfR 抗原和固定的抗-sTfR 抗体在固相上结合。加入碱性磷酸酶抗-sTfR 抗体结合物，与 sTfR 分子上不同的抗原位点反应。在反应管内温育完成后，结合在固相上的物质将置于一个磁场内被吸住，而未结合的物质被冲洗除去。然后，将化学发光底物添加到反应管内，用照度计对反应中所产生的光进行测量。所产生的光的量与样本内 sTfR 的浓度成正比。样本内分析物的量由所储存的多点校准曲线来确定。

税则号列 3002.1500

商品名称 可替宁快速检测试剂条（胶体金法）

包装规格 1 人份/铝箔袋

成　　分 抗鼠 IgG 多克隆抗体，可替宁抗原，胶体金标记的可替宁抗体。

用　　途 检测可替宁。

检测原理 本产品应用的是胶体金免疫层析法。将特异的抗体标记胶体金（或乳胶），抗原固定于硝酸纤维素膜的检测区带，当该试剂条加样端浸入样品（尿液、血清、血浆或全血）后，由于毛细管作用，样品将沿着该膜向前移动，当移动至固定有胶体金标记抗体的标记垫区域时，样品中相应的抗原即与该抗体发生特异性结合，样本继续向硝酸纤维素膜移动，经过固定抗原的硝酸纤维素膜检测区带时，未和样本中抗原结合的胶体金标记的抗体与固定于硝酸纤维素膜上的抗原发生特异性结合，该区域显示一定的颜色，从而实现特异性的免疫诊断。

税则号列 3002.1500

商品名称 蓝氏贾第鞭毛虫检测试剂盒（胶体金法）

包装规格 1 人份/铝箔袋

成　　分 抗鼠 IgG 多克隆抗体，蓝氏贾第鞭毛虫单克隆抗体，胶体金标记的蓝氏贾第鞭毛虫单克隆抗体。

用　　途 检测蓝氏贾第鞭毛虫。

检测原理 本产品应用的是胶体金免疫层析法。将特异的抗体（抗原）分别标记胶体金（或乳胶）和固定于硝酸纤维素膜的检测区带，当将样本滴加于样品垫后，由于毛细管作用，样品将沿着该膜向前移动，当移动至固定有胶体金标记抗体（抗原）的标记垫区域时，样品中相应的抗原（抗体）即与该抗体发生特异性结合，此复合物继续向硝酸纤维素膜移动，经过固定抗体（抗原）的硝酸纤维素膜检测区带时，与该抗体（抗原）发生特异性结合，该区域显示一定的颜色，从而实现特异性的免疫诊断。

税则号列 3002.1500

商品名称 类风湿因子检测试剂盒（免疫比浊法）

包装规格 1×500 测试/盒

成　　分 试剂 1：甘氨酸缓冲液，170mmol/L，pH 值 8.0；聚乙二醇 0.05%；牛血清白蛋白；防腐剂；稳定剂。试剂 2：包被人 IgG（单克隆抗体）的乳胶颗粒；甘氨酸缓冲液，170mmol/L，pH 值 7.3；防腐剂；稳定剂。

用　　途 用于体外诊断。

检测原理 免疫比浊法。结合有热灭活 IgG（抗原）的乳胶与样本中的类风湿因子-抗体发生凝集反应，形成抗原抗体复合物，采用比浊法进行测定。

税则号列 3002.1500

商品名称 立克次体检测试剂盒（胶体金法）

包装规格 1 人份/铝箔袋

成　　分 抗鼠 IgG 多克隆抗体，胶体金标记的立克次体抗原，抗人 IgG 单克隆抗体，抗人 IgM 单克隆抗体。

用　　途 检测立克次体抗体。

检测原理 本产品应用的是胶体金免疫层析法。将特异的抗原标记胶体金（或乳胶），将人 IgM／人 IgG 固定于硝酸纤维素膜的检测区带，当该试剂条加样端浸入样品（血清、血浆或全血）后，由于毛细管作用，样品将沿着该膜向前移动，当移动至固定有胶体金标记抗原的标记垫区域时，样品中相应的抗体即与该抗原发生特异性结合，此复合物继续向硝酸纤维素膜移动，经过固定人 IgM／人 IgG 的硝酸纤维素膜检测区带时，与人 IgM／人 IgG 发生特异性结合，该区域显示一定的颜色，从而实现特异性的免疫诊断。

税则号列 3002.1500

商品名称 利什曼原虫快速检测试剂盒（胶体金法）

包装规格 1 人份/铝箔袋

成　　分 抗鼠 IgG 多克隆抗体，利什曼原虫抗原，胶体金标记的 IgG，InG 抗体和蛋白 A。

用　　途 检测利什曼原虫抗体。

检测原理 本产品应用的是胶体金免疫层析法。将特异的抗原标记胶体金（或乳胶），将人 IgM／人 IgG 固定于硝酸纤维素膜的检测区带，当该试剂条加样端浸入样品（血清、血浆或全血）后，由于毛细管作用，样品将沿着该膜向前移动，当移动至固定有胶体金标记抗原的标记垫区域时，样品中相应的抗体即与该抗原发生特异性结合，此复合物继续向硝酸纤维素膜移动，经过固定人 IgM／人 IgG 的硝酸纤维素膜检测区带时，与人 IgM／人 IgG 发生特异性结合，该区域显示一定的颜色，从而实现特异性的免疫诊断。

税则号列 3002.1500

商品名称 痢疾阿米巴虫快速测试试剂盒（胶体金法）

包装规格 1 人份/铝箔袋

成　　分 抗鼠 IgG 多克隆抗体，溶血性内阿米巴虫单克隆抗体，胶体金标记的溶血性内阿米巴虫单克隆抗体。

用　　途 检测内阿米巴虫。

检测原理 本产品应用的是胶体金免疫层析法。将特异的抗体（抗原）分别标记胶体金（或乳胶）和固定于硝酸纤维素膜的检测区带，当将样本滴加于样品垫后，由于毛细管作用，样品将沿着该膜向前移动，当移动至固定有胶体金标记抗体（抗原）的标记垫区域时，样品中相应的抗原（抗体）即与该抗体发生特异性结合，此复合物继续向硝酸纤维素膜移动，经过固定抗体（抗原）的硝酸纤维素膜检测区带时，与该抗体（抗原）发生特异性结合，该区域显示一定的颜色，从而实现特异性的免疫诊断。

税则号列 3002.1500

商品名称　链格孢属交替过敏测试试剂盒（胶体金法）

包装规格　1 人份/铝箔袋

成　　分　抗鼠 IgG 多克隆抗体，互隔交链孢霉抗原，胶体金标记的人 IgE 抗体。

用　　途　检测血液中互隔交链孢霉特异性 IgE 抗体。

检测原理　本产品应用的是胶体金免疫层析法。将特异的抗原标记胶体金（或乳胶），将人 IgE 抗体固定于硝酸纤维素膜的检测区带，当该试剂条加样端浸入样品（血清、血浆或全血）后，由于毛细管作用，样品将沿着该膜向前移动，当移动至固定有胶体金标记抗原的标记垫区域时，样品中相应的抗体即与该抗原发生特异性结合，此复合物继续向硝酸纤维素膜移动，经过固定人 IgE 抗体的硝酸纤维素膜检测区带时，与人 IgE 抗体发生特异性结合，该区域显示一定的颜色，从而实现特异性的免疫诊断。

税则号列　3002.1500

商品名称　链球菌 A 快速检测试剂（胶体金法）

包装规格　1 人份/铝箔袋

成　　分　抗鼠 IgG 多克隆抗体，链球菌 A 抗体，胶体金标记的链球菌 A 抗体。

用　　途　检测链球菌 A。

检测原理　本产品应用的是胶体金免疫层析法。将特异的抗体（抗原）分别标记胶体金（或乳胶）和固定于硝酸纤维素膜的检测区带，当将样本滴加于样品垫后，由于毛细管作用，样品将沿着该膜向前移动，当移动至固定有胶体金标记抗体（抗原）的标记垫区域时，样品中相应的抗原（抗体）即与该抗体发生特异性结合，此复合物继续向硝酸纤维素膜移动，经过固定抗体（抗原）的硝酸纤维素膜检测区带时，与该抗体（抗原）发生特异性结合，该区域显示一定的颜色，从而实现特异性的免疫诊断。

税则号列　3002.1500

商品名称　链球菌 B 快速检测试剂（胶体金法）

包装规格　1 人份/铝箔袋

成　　分　抗鼠 IgG 多克隆抗体，链球菌 B 抗体，胶体金标记的链球菌 B 抗体。

用　　途　检测链球菌 B。

检测原理　本产品应用的是胶体金免疫层析法。将特异的抗体（抗原）分别标记胶体金（或乳胶）和固定于硝酸纤维素膜的检测区带，当将样本滴加于样品垫后，由于毛细管作用，样品将沿着该膜向前移动，当移动至固定有胶体金标记抗体（抗原）的标记垫区域时，样品中相应的抗原（抗体）即与该抗体发生特异性结合，此复合物继续向硝酸纤维素膜移动，经过固定抗体（抗原）的硝酸纤维素膜检测区带时，与该抗体（抗原）发生特异性结合，该区域显示一定的颜色，从而实现特异性的免疫诊断。

税则号列　3002.1500

商品名称　淋病快速检测试剂（胶体金法）

包装规格　1 人份/铝箔袋

成　　分　抗鼠 IgG 多克隆抗体，淋病奈瑟菌抗体，胶体金标记的淋病奈瑟菌抗体。

用　　途　检测淋病奈瑟菌。

检测原理　本产品应用的是胶体金免疫层析法。将特异的抗体（抗原）分别标记胶体金（或乳胶）和固定于硝酸纤维素膜的检测区带，当将样本滴加于样品垫后，由于毛细管作用，样品将沿着该膜向前移动，当移动至固定有胶体金标记抗体（抗原）的标记垫区域时，样品中相应的抗原（抗体）即与该抗体发生特异性结合，此复合物继续向硝酸纤维素膜移动，经过固定抗体（抗原）的硝酸纤维素膜检测区带时，与该抗体（抗原）发生特异性结合，该区域显示一定的颜色，从而实现特异性的免疫诊断。

税则号列　3002.1500

商品名称　鳞状上皮细胞癌抗原检测试剂盒（电化学发光法）

包装规格　1×6.5mL，1×9mL，1×10mL

成　　分　M：包被链霉亲和素的微粒，1 瓶，6.5mL。包被链霉亲和素的微粒 0.72mg/mL；含防腐剂。R1 生物素标记的抗鳞状上皮细胞癌抗体，1 瓶，9mL。生物素标记的抗鳞状上皮细胞癌单克隆抗体（小鼠）0.9mg/L；磷酸盐缓冲液 40 mmol/L，pH 值 7.5；含防腐剂。R2：钌标记的抗鳞状上皮细胞癌抗体，1 瓶，10mL。钌复合物标记的抗鳞状上皮细胞癌单克隆抗体（小鼠）1.6mg/L；磷酸盐缓冲液 40 mmol/L，pH 值 7.5；含防腐剂。

用　　途　用于体外定量测定人血清和血浆中的鳞状上皮细胞癌（SCC）抗原。

检测原理　夹心法原理。第 1 次孵育：将 15 μL 样本和生物素化的 SCC 特异性单克隆抗体一起孵育。第 2 次孵育：加入钌复合物标记的 SCC 特异性单克隆抗体和包被链霉亲和素的微粒后，产生的免疫复合物通过生物素和链霉亲和素的相互作用与固相结合。将反应混合液吸入测量池中，通过电磁作用将微粒吸附在电极表面。未与磁珠结合的物质被清洗液除去。给电极加以一定的电压，使复合物化学发光，并通过光电倍增器测量发光强度。通过检测仪的定标曲线得到最后的检测结果。

税则号列　3002.1500

商品名称　硫酸脱氢表雄酮测定试剂盒（化学发光法）

包装规格　2×50 测试/盒

成　　分　包被山羊抗免疫球蛋白 G：兔抗 DHEA-S 和顺磁性微粒悬浮在三羟甲基氨基甲烷（TRIS）缓冲盐水中，含有表面活性剂、牛血清白蛋白、叠氮钠和防腐剂；DHEA-S 碱性磷酸酶（牛）结合物在三羟甲基氨基甲烷缓冲盐水中，含表面活性剂、牛血清白蛋白基质、叠氮钠和防腐剂。

用　　途　用于定量测定人血清和血浆中的硫酸脱氢表雄酮（DHEA-S）。

检测原理　Access DHEA-S 测定是一种竞争结合免疫法测定。将样本添加到 TRIS 缓冲蛋白质溶液中，由包被山羊抗兔：兔抗 DHEA-S 和 DHEA-S 碱性磷酸酶结合物的顺磁性微粒的反应管中。在反应管内温育完成，结合在固相上的物质将置于一个磁场内被吸住，而未结合的物质被冲洗除去。然后，将化学发光底物添加到反应管内，用照度计对反应中所产生的光进行测量。所产生光的量与样本内 DHEA-S 浓度成反比。样本内分析物的量由所储存的多点校准曲线来确定。

税则号列　3002.1500

商品名称 轮状病毒快速检测试剂（胶体金法）

包装规格 1 人份/铝箔袋

成　　分 抗鼠 IgG 多克隆抗体，轮状病毒抗体，胶体金标记的轮状病毒抗体。

用　　途 检测轮状病毒。

检测原理 本产品应用的是胶体金免疫层析法。将特异的抗体（抗原）分别标记胶体金（或乳胶）和固定于硝酸纤维素膜的检测区带，当将样本滴加于样品垫后，由于毛细管作用，样品将沿着该膜向前移动，当移动至固定有胶体金标记抗体（抗原）的标记垫区域时，样品中相应的抗原（抗体）即与该抗体发生特异性结合，此复合物继续向硝酸纤维素膜移动，经过固定抗体（抗原）的硝酸纤维素膜检测区带时，与该抗体（抗原）发生特异性结合，该区域显示一定的颜色，从而实现特异性的免疫诊断。

税则号列 3002.1500

商品名称 轮状病毒腺病毒二合一快速检测试剂（胶体金法）

包装规格 1 人份/铝箔袋

成　　分 抗鼠 IgG 多克隆抗体，轮状病毒抗体，胶体金标记的轮状病毒抗体，腺病毒抗体，胶体金标记的腺病毒抗体。

用　　途 检测轮状病毒、腺病毒。

检测原理 本产品应用的是胶体金免疫层析法。将特异的抗体（抗原）分别标记胶体金（或乳胶）和固定于硝酸纤维素膜的检测区带，当将样本滴加于样品垫后，由于毛细管作用，样品将沿着该膜向前移动，当移动至固定有胶体金标记抗体（抗原）的标记垫区域时，样品中相应的抗原（抗体）即与该抗体发生特异性结合，此复合物继续向硝酸纤维素膜移动，经过固定抗体（抗原）的硝酸纤维素膜检测区带时，与该抗体（抗原）发生特异性结合，该区域显示一定的颜色，从而实现特异性的免疫诊断。

税则号列 3002.1500

商品名称 轮状病毒-腺病毒-诺如病毒联合检测（乳胶法）

包装规格 1 人份/铝箔袋

成　　分 轮状病毒单克隆抗体，腺病毒单克隆抗体，诺如病毒单克隆抗体，乳胶标记的轮状病毒单克隆抗体，乳胶标记的腺病毒单克隆抗体，乳胶标记的诺如病毒单克隆抗体。

用　　途 检测轮状病毒、腺病毒、诺如病毒。

检测原理 本产品应用的是胶体金免疫层析法。将特异的抗体（抗原）分别标记胶体金（或乳胶）和固定于硝酸纤维素膜的检测区带，当将样本滴加于样品垫后，由于毛细管作用，样品将沿着该膜向前移动，当移动至固定有胶体金标记抗体（抗原）的标记垫区域时，样品中相应的抗原（抗体）即与该抗体发生特异性结合，此复合物继续向硝酸纤维素膜移动，经过固定抗体（抗原）的硝酸纤维素膜检测区带时，与该抗体（抗原）发生特异性结合，该区域显示一定的颜色，从而实现特异性的免疫诊断。

税则号列 3002.1500

商品名称 氯胺酮检测试剂盒（胶体金法）

包装规格 1 人份/铝箔袋

成　　分 抗鼠 IgG 多克隆抗体，氯胺酮抗原，胶体金标记的氯胺酮抗体。

用　　途 检测氯胺酮。

检测原理 本产品应用的是胶体金免疫层析法。将特异的抗体标记胶体金（或乳胶），抗原固定于硝酸纤维素膜的检测区带，当该试剂条加样端浸入样品（尿液、血清、血浆或全血）后，由于毛细管作用，样品将沿着该膜向前移动，当移动至固定有胶体金标记抗体的标记垫区域时，样品中相应的抗原即与该抗体发生特异性结合，样本继续向硝酸纤维素膜移动，经过固定抗原的硝酸纤维素膜检测区带时，未和样本中抗原结合的胶体金标记的抗体与固定于硝酸纤维素膜上的抗原发生特异性结合，该区域显示一定的颜色，从而实现特异性的免疫诊断。

税则号列 3002.1500

商品名称 氯硝西泮快速检测试剂条（胶体金法）

包装规格 1 人份/铝箔袋

成　　分 抗鼠 IgG 多克隆抗体，氯硝西泮抗原，胶体金标记的氯硝西泮抗体。

用　　途 检测氯硝西泮。

检测原理 本产品应用的是胶体金免疫层析法。将特异的抗体标记胶体金（或乳胶），抗原固定于硝酸纤维素膜的检测区带，当该试剂条加样端浸入样品（尿液、血清、血浆或全血）后，由于毛细管作用，样品将沿着该膜向前移动，当移动至固定有胶体金标记抗体的标记垫区域时，样品中相应的抗原即与该抗体发生特异性结合，样本继续向硝酸纤维素膜移动，经过固定抗原的硝酸纤维素膜检测区带时，未和样本中抗原结合的胶体金标记的抗体与固定于硝酸纤维素膜上的抗原发生特异性结合，该区域显示一定的颜色，从而实现特异性的免疫诊断。

税则号列 3002.1500

商品名称 吗啡-甲基安非他命联合检测试剂盒（胶体金法）

包装规格 1 人份/铝箔袋

成　　分 抗鼠 IgG 多克隆抗体，吗啡抗原，甲基安非他命抗原，胶体金标记的鼠抗吗啡单克隆抗体，胶体金标记的鼠抗甲基安非他命单克隆抗体。

用　　途 检测吗啡-甲基安非他命。

检测原理 本产品应用的是胶体金免疫层析法。将特异的抗体标记胶体金（或乳胶），抗原固定于硝酸纤维素膜的检测区带，当该试剂条加样端浸入样品（尿液、血清、血浆或全血）后，由于毛细管作用，样品将沿着该膜向前移动，当移动至固定有胶体金标记抗体的标记垫区域时，样品中相应的抗原即与该抗体发生特异性结合，样本继续向硝酸纤维素膜移动，经过固定抗原的硝酸纤维素膜检测区带时，未和样本中抗原结合的胶体金标记的抗体与固定于硝酸纤维素膜上的抗原发生特异性结合，该区域显示一定的颜色，从而实现特异性的免疫诊断。

税则号列 3002.1500

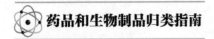
商品名称　吗啡检测试剂盒（胶体金法）

包装规格　1 人份/铝箔袋

成　　分　抗鼠 IgG 多克隆抗体，吗啡抗原，胶体金标记的吗啡抗体。

用　　途　检测吗啡。

检测原理　本产品应用的是胶体金免疫层析法。将特异的抗体标记胶体金（或乳胶），抗原固定于硝酸纤维素膜的检测区带，当该试剂条加样端浸入样品（尿液、血清、血浆或全血）后，由于毛细管作用，样品将沿着该膜向前移动，当移动至固定有胶体金标记抗体的标记垫区域时，样品中相应的抗原即与该抗体发生特异性结合，样本继续向硝酸纤维素膜移动，经过固定抗原的硝酸纤维素膜检测区带时，未和样本中抗原结合的胶体金标记的抗体与固定于硝酸纤维素膜上的抗原发生特异性结合，该区域显示一定的颜色，从而实现特异性的免疫诊断。

税则号列　3002.1500

商品名称　麦角酸二乙基酰胺快速检测试剂条（胶体金法）

包装规格　1 人份/铝箔袋

成　　分　抗鼠 IgG 多克隆抗体，麦角酸二乙基酰胺抗原，胶体金标记的麦角酸二乙基酰胺抗体。

用　　途　检测麦角酸二乙基酰胺。

检测原理　本产品应用的是胶体金免疫层析法。将特异的抗体标记胶体金（或乳胶），抗原固定于硝酸纤维素膜的检测区带，当该试剂条加样端浸入样品（尿液、血清、血浆或全血）后，由于毛细管作用，样品将沿着该膜向前移动，当移动至固定有胶体金标记抗体的标记垫区域时，样品中相应的抗原即与该抗体发生特异性结合，样本继续向硝酸纤维素膜移动，经过固定抗原的硝酸纤维素膜检测区带时，未和样本中抗原结合的胶体金标记的抗体与固定于硝酸纤维素膜上的抗原发生特异性结合，该区域显示一定的颜色，从而实现特异性的免疫诊断。

税则号列　3002.1500

商品名称　麦司卡林快速检测试剂条（胶体金法）

包装规格　1 人份/铝箔袋

成　　分　抗鼠 IgG 多克隆抗体，麦司卡林抗原，胶体金标记的麦司卡林抗体。

用　　途　检测麦司卡林。

检测原理　本产品应用的是胶体金免疫层析法。将特异的抗体标记胶体金（或乳胶），抗原固定于硝酸纤维素膜的检测区带，当该试剂条加样端浸入样品（尿液、血清、血浆或全血）后，由于毛细管作用，样品将沿着该膜向前移动，当移动至固定有胶体金标记抗体的标记垫区域时，样品中相应的抗原即与该抗体发生特异性结合，样本继续向硝酸纤维素膜移动，经过固定抗原的硝酸纤维素膜检测区带时，未和样本中抗原结合的胶体金标记的抗体与固定于硝酸纤维素膜上的抗原发生特异性结合，该区域显示一定的颜色，从而实现特异性的免疫诊断。

税则号列　3002.1500

商品名称　螨灰尘（D. farinae）过敏测试试剂盒（胶体金法）

包装规格　1 人份/铝箔袋

成　　分　抗鼠 IgG 多克隆抗体，粉尘螨抗原，胶体金标记的人 IgE 抗体。

用　　途　检测血液中粉尘螨特异性 IgE 抗体。

检测原理　本产品应用的是胶体金免疫层析法。将特异的抗原标记胶体金（或乳胶），将人 IgE 抗体固定于硝酸纤维素膜的检测区带，当该试剂条加样端浸入样品（血清、血浆或全血）后，由于毛细管作用，样品将沿着该膜向前移动，当移动至固定有胶体金标记抗原的标记垫区域时，样品中相应的抗体即与该抗原发生特异性结合，此复合物继续向硝酸纤维素膜移动，经过固定人 IgE 抗体的硝酸纤维素膜检测区带时，与人 IgE 抗体发生特异性结合，该区域显示一定的颜色，从而实现特异性的免疫诊断。

税则号列　3002.1500

商品名称　螨灰尘（D. Pteronyssinus）过敏测试试剂盒（胶体金法）

包装规格　1 人份/铝箔袋

成　　分　抗鼠 IgG 多克隆抗体，屋尘螨抗原，胶体金标记的人 IgE 抗体。

用　　途　检测血液中屋尘螨特异性 IgE 抗体。

检测原理　本产品应用的是胶体金免疫层析法。将特异的抗原标记胶体金（或乳胶），将人 IgE 抗体固定于硝酸纤维素膜的检测区带，当该试剂条加样端浸入样品（血清、血浆或全血）后，由于毛细管作用，样品将沿着该膜向前移动，当移动至固定有胶体金标记抗原的标记垫区域时，样品中相应的抗体即与该抗原发生特异性结合，此复合物继续向硝酸纤维素膜移动，经过固定人 IgE 抗体的硝酸纤维素膜检测区带时，与人 IgE 抗体发生特异性结合，该区域显示一定的颜色，从而实现特异性的免疫诊断。

税则号列　3002.1500

商品名称　猫毛过敏测试试剂盒（胶体金法）

包装规格　1 人份/铝箔袋

成　　分　抗鼠 IgG 多克隆抗体，猫皮屑抗原，胶体金标记的人 IgE 抗体。

用　　途　检测血液中猫皮屑特异性 IgE 抗体。

检测原理　本产品应用的是胶体金免疫层析法。将特异的抗原标记胶体金（或乳胶），将人 IgE 抗体固定于硝酸纤维素膜的检测区带，当该试剂条加样端浸入样品（血清、血浆或全血）后，由于毛细管作用，样品将沿着该膜向前移动，当移动至固定有胶体金标记抗原的标记垫区域时，样品中相应的抗体即与该抗原发生特异性结合，此复合物继续向硝酸纤维素膜移动，经过固定人 IgE 抗体的硝酸纤维素膜检测区带时，与人 IgE 抗体发生特异性结合，该区域显示一定的颜色，从而实现特异性的免疫诊断。

税则号列　3002.1500

商品名称 梅毒抗体快速检测试剂（胶体金法）

包装规格 1人份/铝箔袋

成　　分 抗鼠 IgG 多克隆抗体，梅毒抗原，胶体金标记的梅毒抗原。

用　　途 检测梅毒。

检测原理 本产品应用的是胶体金免疫层析法。将特异的抗体（抗原）分别标记胶体金（或乳胶）和固定于硝酸纤维素膜的检测区带，当将样本滴加于样品垫后，由于毛细管作用，样品将沿着该膜向前移动，当移动至固定有胶体金标记抗体（抗原）的标记垫区域时，样品中相应的抗原（抗体）即与该抗体发生特异性结合，此复合物继续向硝酸纤维素膜移动，经过固定抗体（抗原）的硝酸纤维素膜检测区带时，与该抗体（抗原）发生特异性结合，该区域显示一定的颜色，从而实现特异性的免疫诊断。

税则号列 3002.1500

商品名称 美沙酮快速检测试剂条（胶体金法）

包装规格 1人份/铝箔袋

成　　分 抗鼠 IgG 多克隆抗体，美沙酮抗原，胶体金标记的美沙酮抗体。

用　　途 检测美沙酮。

检测原理 本产品应用的是胶体金免疫层析法。将特异的抗体标记胶体金（或乳胶），抗原固定于硝酸纤维素膜的检测区带，当该试剂条加样端浸入样品（尿液、血清、血浆或全血）后，由于毛细管作用，样品将沿着该膜向前移动，当移动至固定有胶体金标记抗体的标记垫区域时，样品中相应的抗原即与该抗体发生特异性结合，样本继续向硝酸纤维素膜移动，经过固定抗原的硝酸纤维素膜检测区带时，未和样本中抗原结合的胶体金标记的抗体与固定于硝酸纤维素膜上的抗原发生特异性结合，该区域显示一定的颜色，从而实现特异性的免疫诊断。

税则号列 3002.1500

商品名称 免疫球蛋白 A 测定试剂盒（免疫比浊法）

包装规格 试剂 1（R1），4×14mL；试剂 2（R2），4×11mL

成　　分 三羟甲基氨基甲烷缓冲液，聚乙二醇 6000，山羊抗-免疫球蛋白 A 抗体，防腐剂。

用　　途 用于体外定量检测人血清和血浆中的免疫球蛋白 A（IgA）的浓度。

检测原理 当样本与 R1 缓冲液和 R2 抗血清溶液混合时，人 IgA 特异地与抗人 IgA 抗体起反应，形成不溶的聚集物。这些聚集物的吸光率与样本中的 IgA 浓度成正比。

税则号列 3002.1500

商品名称 免疫球蛋白 E 检测试剂盒（电化学发光法）

包装规格 1×6.4mL，2×9.9mL

成　　分 M：包被链霉亲和素的磁性微粒，1 瓶，6.4mL。包被链霉亲和素的磁性微粒 0.72mg/mL；含防腐剂。R1：生物素标记的抗免疫球蛋白 E 抗体，1 瓶，9.9mL。生物素标记的抗免疫球蛋白 E 单克隆抗体（小鼠）2.5mg/L；磷酸盐缓冲液 85mmol/L，pH 值 6.5；含防腐剂。R2：钌复合物标记的抗免疫球蛋白 E 抗体，1 瓶，9.9mL。钌复合物标记的抗免疫球蛋白 E 单克隆抗体（小鼠）5.5mg/L；磷酸盐缓冲液 85mmol/L，pH 值 6.5；含防腐剂。

用　　途 用于体外定量测定人血清和血浆中的免疫球蛋白 E 。

检测原理 本品采用夹心法原理。第 1 步：将 6μL 样本、生物素化的抗 IgE 单克隆抗体和钌标记的抗 IgE 单克隆抗体混匀，形成夹心复合物。第 2 步：加入链霉亲和素包被的微粒，复合物通过生物素与链霉亲和素间的反应结合到微粒上。将反应混和液吸入测量池中，微粒通过磁铁吸附到电极上，未结合的物质被清洗液洗去，电极加电压后产生化学发光，通过光电倍增管进行测定。检测结果由机器自动从标准曲线上查出。

税则号列 3002.1500

商品名称 免疫球蛋白 G 测定试剂盒（免疫比浊法）

包装规格 试剂 1（R1）：4×22mL，试剂 2（R2）：4×20mL

成　　分 三羟甲基氨基甲烷缓冲液，聚乙二醇 6000，山羊抗-IgG 抗体，防腐剂。

用　　途 用于体外定量检测人血清和血浆中的免疫球蛋白 G（IgG）的浓度。

检测原理 当样本与 R1 缓冲液和 R2 抗血清溶液混合时，人 IgG 特异地与抗人 IgG 抗体起反应，形成不溶的聚集物。这些聚集物的吸光率与样本中的 IgG 浓度成正比。

税则号列 3002.1500

商品名称 免疫球蛋白 M 测定试剂盒（免疫比浊法）

包装规格 试剂 1（R1）：4×14mL，试剂 2（R2）：4×11mL

成　　分 三羟甲基氨基甲烷缓冲液、聚乙二醇 6000、山羊抗-免疫球蛋白 M 抗体和防腐剂。

用　　途 用于体外定量检测人血清和血浆中的免疫球蛋白 M（IgM）的浓度。

检测原理 当样本与 R1 缓冲液和 R2 抗血清溶液混合时，人 IgM 特异地与抗人 IgM 抗体起反应，形成不溶的聚集物。这些聚集物的吸光率与样本中的 IgM 浓度成正比。

税则号列 3002.1500

商品名称　念珠 IgG 抗体检测试剂盒（化学发光法）

包装规格　12 测试/盒

成　　分　酶标结合物（HRP 标记的羊抗人 IgG 抗体），磁珠包被物（包被念珠菌抗原的磁珠），洗液（磷酸盐缓冲液），样本处理液（生理盐水，含防腐剂），底物 A 液（鲁米诺试剂），底物 B 液（过氧化氢溶液），阳性质控（含念珠菌 IgG 抗体的生理盐水，含稳定剂和防腐剂），阴性质控（生理盐水，含稳定剂和防腐剂）。

用　　途　用于体外定性测定人血清中的念珠菌 IgG 抗体。

检测原理　本产品采用化学发光技术和免疫分析法原理。将 HRP 标记的羊抗人 IgG 抗体、标本（质控品）与包被念珠菌抗原的磁珠加到检测管中混匀，经过孵育形成 HRP 标记羊抗人 IgG 抗体-磁珠包被物-抗体的免疫复合物。反应完成后，通过磁场的作用，反复清洗沉淀复合物。加入底物 A 液和 B 液，300 秒后读取发光强度值。根据光信号强弱判定念珠菌 IgG 抗体是否存在。

税则号列　3002.1500

商品名称　念珠 IgM 抗体检测试剂盒（化学发光法）

包装规格　12 测试/盒

成　　分　酶标结合物（HRP 标记的羊抗人 IgM 抗体），磁珠包被物（包被念珠菌甘露聚糖的磁珠），洗液（磷酸盐缓冲液），样本处理液（生理盐水，含防腐剂），底物 A 液（鲁米诺试剂），底物 B 液（过氧化氢溶液），阳性质控（含念珠菌 IgM 抗体的生理盐水，含稳定剂和防腐剂），阴性质控（生理盐水，含稳定剂和防腐剂）。

用　　途　用于体外定性测定人血清中的念珠菌 IgM 抗体。

检测原理　本产品采用化学发光技术和免疫分析法原理。将 HRP 标记的羊抗人 IgM 抗体、标本（质控品）与包被念珠菌抗原的磁珠加到检测管中混匀，经过孵育形成 HRP 标记羊抗人 IgM 抗体-磁珠包被物-抗体的免疫复合物。反应完成后，通过磁场的作用，反复清洗沉淀复合物，加入底物 A 液和 B 液，300 秒后读取发光强度值。根据光信号强弱判定念珠菌 IgM 抗体是否存在。

税则号列　3002.1500

商品名称　念珠菌 IgG 抗体检测试剂盒（酶联免疫法）

包装规格　96 人份/盒

成　　分　单孔可拆酶标板，标准品 a，标准品 b，标准品 c，标准品 e，酶标抗体，浓缩洗液，样本稀释液，底物溶液，终止液，质控品 A，质控品 B，封板膜。

用　　途　用于定性检测人血清中的念珠菌 IgG 抗体，用于念珠菌血症的辅助诊断。

检测原理　将稀释后的样本加到包被有念珠菌特异性抗原的酶标板中，样本中的念珠菌 IgG 抗体便与抗原结合。再加入抗人 IgG 酶标抗体和 TMB 底物产生显色反应，用酶标仪在 450nm 波长下测定吸光度。通过标准曲线计算样本中念珠菌 IgG 抗体浓度，实现对念珠菌 IgG 抗体的检测。

税则号列　3002.1500

商品名称 念珠菌甘露聚糖检测试剂盒（ELISA 法）

包装规格 96 人份/盒

成　　分 酶标板，标准品 a、标准品 b、标准品 c、标准品 d、标准品 e、酶标抗体、样本处理液、浓缩洗液、样本稀释液、底物溶液、终止液、质控品 A、质控品 B、封板膜。

用　　途 用于体外定性检测人血清中的念珠菌甘露聚糖。

检测原理 本产品采用 ELISA 竞争法，使用特异抗体检测念珠菌甘露聚糖抗原。先将预处理过的待检样本加入包被有念珠菌甘露聚糖抗原的酶标板中，再加入酶标抗体进行混匀温育，样本中的抗原与包被抗原竞争结合酶标抗体，形成抗原抗体免疫复合物。经过洗涤，加入 TMB 底物产生显色反应，并用终止液终止，用酶标仪在 450nm 波长下测定吸光度。吸光度值与甘露聚糖含量呈负相关，由此实现对念珠菌甘露聚糖的检测。

税则号列 3002.1500

商品名称 念珠菌甘露聚糖检测试剂盒（化学发光法）

包装规格 12 测试/盒

成　　分 酶标结合物（HRP 标记的抗念珠菌甘露聚糖的抗体），磁珠包被物（包被念珠菌甘露聚糖的磁珠），洗液（磷酸盐缓冲液），样本处理液（生理盐水，含防腐剂），底物 A 液（鲁米诺试剂），底物 B 液（过氧化氢溶液），阳性质控（含甘露聚糖的生理盐水，含稳定剂和防腐剂），阴性质控（生理盐水，含稳定剂和防腐剂）。

用　　途 用于体外定量测定人血清和肺泡灌洗液样本中的念珠菌甘露聚糖含量。

检测原理 本产品采用化学发光技术和免疫分析夹心法原理。将 HRP 标记的抗念珠菌甘露聚糖的抗体、标本（质控品）与包被抗念珠菌甘露聚糖抗体的磁珠包被物加到反应杯中混匀，经过孵育形成 HRP 标记的抗念珠菌甘露聚糖抗体-抗原-磁珠包被物的免疫复合物。反应完成后，通过磁场的作用，反复清洗沉淀复合物。加入底物 A 液和 B 液，300 秒后读取发光强度值。光信号强弱与甘露聚糖含量成正相关，根据标准曲线计算出待检样本中甘露聚糖的浓度，实现对念珠菌甘露聚糖的定量检测。

税则号列 3002.1500

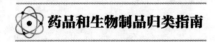

商品名称	念珠菌甘露聚糖检测试剂盒（胶体金法）
包装规格	25 测试/盒，50 测试/盒
成　　分	念珠菌甘露聚糖检测卡（由塑料卡、底板、金标垫、硝酸纤维素膜、吸水纸组成。其中金标垫喷涂有金标小鼠抗念珠菌甘露聚糖单克隆抗体；硝酸纤维素膜检测线处固定有小鼠抗念珠菌甘露聚糖单克隆抗体，质控线处固定有山羊抗鼠 IgG 抗体），阳性质控（加入念珠菌甘露聚糖、稳定剂的磷酸盐缓冲液），样本处理液（含有防腐剂和表面活性剂的磷酸盐缓冲液），样本稀释液（含防腐剂的磷酸盐缓冲液）。
用　　途	用于定性检测人血清中的念珠菌甘露聚糖，用于辅助临床诊断念珠菌感染。
检测原理	本产品采用双抗体夹心免疫层析法。将样本和样本处理液加入检测卡的加样孔处，样本通过毛细作用层析至喷涂有金标抗念珠菌甘露聚糖单克隆抗体的金标垫处，样本中的念珠菌甘露聚糖与金标抗念珠菌甘露聚糖单克隆抗体结合，形成金标抗体-甘露聚糖复合物。该复合物继续通过毛细作用在硝酸纤维素膜上层析并与包被固定化抗念珠菌甘露聚糖单克隆抗体的检测条带反应，形成双抗体夹心结构并显示一条可见的检测条带。只要有正常的层析和试剂反应，任何阳性或阴性样本的层析都会使金标抗体移动至对照条带处，与对照条带处固定化的抗体结合，形成一条可见的对照条带。阳性检测结果将出现两个条带（检测条带和对照条带），阴性检测结果仅出现一个条带（对照条带）。若无对照条带，则该检测无效。
税则号列	3002.1500

商品名称	尿微量白蛋白检测试剂盒（胶体金法）
包装规格	1 人份/铝箔袋
成　　分	抗鼠 IgG 多克隆抗体，抗微量白蛋白抗体，胶体金标记的抗微量白蛋白抗体。
用　　途	检测微量白蛋白。
检测原理	本产品应用的是胶体金免疫层析法。将特异的抗体标记胶体金（或乳胶），抗原固定于硝酸纤维素膜的检测区带，当该试剂条加样端浸入样品（尿液、血清、血浆或全血）后，由于毛细管作用，样品将沿着该膜向前移动，当移动至固定有胶体金标记抗体的标记垫区域时，样品中相应的抗原即与该抗体发生特异性结合，样本继续向硝酸纤维素膜移动，经过固定抗原的硝酸纤维素膜检测区带时，未和样本中抗原结合的胶体金标记的抗体与固定于硝酸纤维素膜上的抗原发生特异性结合，该区域显示一定的颜色，从而实现特异性的免疫诊断。
税则号列	3002.1500

商品名称	牛奶过敏测试试剂盒（胶体金法）
包装规格	1 人份/铝箔袋
成　　分	抗鼠 IgG 多克隆抗体，牛奶抗原，胶体金标记的人 IgE 抗体。
用　　途	检测血液中牛奶特异性 IgE 抗体。
检测原理	本产品应用的是胶体金免疫层析法。将特异的抗原标记胶体金（或乳胶），将人 IgE 抗体固定于硝酸纤维素膜的检测区带，当该试剂条加样端浸入样品（血清、血浆或全血）后，由于毛细管作用，样品将沿着该膜向前移动，当移动至固定有胶体金标记抗原的标记垫区域时，样品中相应的抗体即与该抗原发生特异性结合，此复合物继续向硝酸纤维素膜移动，经过固定人 IgE 抗体的硝酸纤维素膜检测区带时，与人 IgE 抗体的克隆发生特异性结合，该区域显示一定的颜色，从而实现特异性的免疫诊断。
税则号列	3002.1500

商品名称 诺如病毒 GI + GII 快速检测试剂（胶体金法）

包装规格 1 人份/铝箔袋

成　　分 抗鼠 IgG 多克隆抗体，鼠抗诺如病毒单克隆抗体，胶体金标记的鼠抗诺如病毒单克隆抗体。

用　　途 检测诺如病毒。

检测原理 本产品应用的是胶体金免疫层析法。将特异的抗体（抗原）分别标记胶体金（或乳胶）和固定于硝酸纤维素膜的检测区带，当该试剂条加样端浸入样品（尿液、血清、血浆或全血）后，由于毛细管作用，样品将沿着该膜向前移动，当移动至固定有胶体金标记抗体（抗原）的标记垫区域时，样品中相应的抗原（抗体）即与该抗体发生特异性结合，此复合物继续向硝酸纤维素膜移动，经过固定抗体（抗原）的硝酸纤维素膜检测区带时，与该抗体（抗原）发生特异性结合，该区域显示一定的颜色，从而实现特异性的免疫诊断。

税则号列 3002.1500

商品名称 哌醋甲酯快速检测试剂（胶体金法）

包装规格 1 人份/铝箔袋

成　　分 抗鼠 IgG 多克隆抗体，哌醋甲酯抗原，胶体金标记的哌醋甲酯抗体。

用　　途 检测哌醋甲酯。

检测原理 本产品应用的是胶体金免疫层析法。将特异的抗体标记胶体金（或乳胶），抗原固定于硝酸纤维素膜的检测区带，当该试剂条加样端浸入样品（尿液、血清、血浆或全血）后，由于毛细管作用，样品将沿着该膜向前移动，当移动至固定有胶体金标记抗体的标记垫区域时，样品中相应的抗原即与该抗体发生特异性结合，样本继续向硝酸纤维素膜移动，经过固定抗原的硝酸纤维素膜检测区带时，未和样本中抗原结合的胶体金标记的抗体与固定于硝酸纤维素膜上的抗原发生特异性结合，该区域显示一定的颜色，从而实现特异性的免疫诊断。

税则号列 3002.1500

商品名称 哌替啶快速检测试剂盒（胶体金法）

包装规格 1 人份/铝箔袋

成　　分 抗鼠 IgG 多克隆抗体、哌替啶抗原、胶体金标记的哌替啶抗体。

用　　途 检测哌替啶。

检测原理 本产品应用的是胶体金免疫层析法。将特异的抗体标记胶体金（或乳胶），抗原固定于硝酸纤维素膜的检测区带，当该试剂条加样端浸入样品（尿液、血清、血浆或全血）后，由于毛细管作用，样品将沿着该膜向前移动。当移动至固定有胶体金标记抗体的标记垫区域时，样品中相应的抗原即与该抗体发生特异性结合。样本继续向硝酸纤维素膜移动，经过固定抗原的硝酸纤维素膜检测区带时，未和样本中抗原结合的胶体金标记的抗体与固定于硝酸纤维素膜上的抗原发生特异性结合。该区域显示一定的颜色，从而实现特异性的免疫诊断。

税则号列 3002.1500

商品名称　皮质醇检测试剂盒（电化学发光法）

包装规格　M：1×12.4mL；R1：1×21.0mL；R2：1×21.0mL

成　　分　M：包被链霉亲和素的磁珠微粒，1瓶，12.4mL。包被链霉亲和素的磁珠微粒0.72mg/mL；含防腐剂。R1：生物素标记的抗皮质醇抗体，1瓶，21.0mL。生物素标记的抗皮质醇单克隆抗体（绵羊）20 ng/mL；达那唑 20 μg/mL；2-吗啉乙磺酸缓冲液 100 mmol/L，pH 值6.0；含防腐剂。R2：钌标记的皮质醇肽段，1瓶，21.0mL。钌复合物标记的皮质醇衍生物（合成）20 ng/mL；达那唑 20 μg/mL；2-吗啉乙磺酸缓冲液 100 mmol/L，pH 值6.0；含防腐剂。

用　　途　用于体外定量检测人血清和血浆中的皮质醇。

检测原理　本产品应用的是竞争法。第 1 次孵育：6 μL 样本与生物素标记的皮质醇特异性抗体和钌复合物标记的皮质醇衍生物共同孵育。根据样本中分析物的浓度和相应免疫复合物的形成情况，被标记的抗体结合位点一部分被样本分析物占据，一部分被钌化半抗原占据。第 2 次孵育：加入包被链霉亲和素的磁珠微粒后，该复合物通过生物素与链霉亲和素的相互作用与固相结合。将反应液吸入测量池中，通过电磁作用将磁珠微粒吸附在电极表面。未与磁珠微粒结合的物质通过 ProCell ll M 除去。给电极加以一定的电压，使复合物化学发光，并通过光电倍增器测量发光强度。通过检测仪的定标曲线得到最后的检测结果。

税则号列　3002.1500

商品名称　破伤风快速检测试剂盒（胶体金法）

包装规格　1 人份/铝箔袋

成　　分　抗鼠 IgG 多克隆抗体、鼠抗人 IgG 单克隆抗体、胶体金标记的破伤风抗原。

用　　途　检测破伤风抗体。

检测原理　本产品应用的是胶体金免疫层析法。将特异的抗体（抗原）分别标记胶体金（或乳胶），固定于硝酸纤维素膜的检测区带，当将样本滴加于样品垫后，由于毛细管作用，样品将沿着该膜向前移动。当移动至固定有胶体金标记抗体（抗原）的标记垫区域时，样品中相应的抗原（抗体）即与该抗体发生特异性结合。此复合物继续向硝酸纤维素膜移动，经过固定抗体（抗原）的硝酸纤维素膜检测区带时，与该抗体（抗原）发生特异性结合。该区域显示一定的颜色，从而实现特异性的免疫诊断。

税则号列　3002.1500

商品名称 普瑞巴林快速检测试剂条（胶体金法）

包装规格 1 人份/铝箔袋

成　　分 抗鼠 IgG 多克隆抗体、普瑞巴林抗原、胶体金标记的普瑞巴林抗体。

用　　途 检测普瑞巴林。

检测原理 本产品应用的是胶体金免疫层析法。将特异的抗体标记胶体金（或乳胶），抗原固定于硝酸纤维素膜的检测区带，当该试剂条加样端浸入样品（尿液、血清、血浆或全血）后，由于毛细管作用，样品将沿着该膜向前移动，当移动至固定有胶体金标记抗体的标记垫区域时，样品中相应的抗原即与该抗体发生特异性结合。样本继续向硝酸纤维素膜移动，经过固定抗原的硝酸纤维素膜检测区带时，未和样本中抗原结合的胶体金标记的抗体与固定于硝酸纤维素膜上的抗原发生特异性结合。该区域显示一定的颜色，从而实现特异性的免疫诊断。

税则号列 3002.1500

商品名称 前白蛋白测定试剂盒（免疫比浊法）

包装规格 试剂 1：4×15mL，试剂 2：4×6.5mL

成　　分 活性成分的最终浓度：磷酸盐缓冲盐水中的多聚体溶液；兔抗人前白蛋白抗体；防腐剂。

用　　途 用于在贝克曼库尔特分析仪上定量测定人血清中的前白蛋白。

检测原理 当样本与 R1 缓冲液和 R2 抗血清溶液混合时，人前白蛋白特异地与抗人前白蛋白抗体起反应，形成不溶的聚集物。这些聚集物的吸光率与样本中的前白蛋白浓度成正比。

税则号列 3002.1500

商品名称 前列腺特异抗原快速检测试剂盒（胶体金法）

包装规格 1 人份/铝箔袋

成　　分 抗鼠 IgG 多克隆抗体、前列腺特异性抗原单克隆抗体、胶体金标记的前列腺特异性抗原单克隆抗体。

用　　途 检测前列腺特异性抗原。

检测原理 本产品应用的是胶体金免疫层析法。将特异的抗体（抗原）分别标记胶体金（或乳胶），固定于硝酸纤维素膜的检测区带，当该试剂条加样端浸入样品（尿液、血清、血浆或全血）后，由于毛细管作用，样品将沿着该膜向前移动。当移动至固定有胶体金标记抗体（抗原）的标记垫区域时，样品中相应的抗原（抗体）即与该抗体发生特异性结合。此复合物继续向硝酸纤维素膜移动，经过固定抗体（抗原）的硝酸纤维素膜检测区带时，与该抗体（抗原）发生特异性结合。该区域显示一定的颜色，从而实现特异性的免疫诊断。

税则号列 3002.1500

商品名称 前列腺特异性抗原同源异构体测定试剂盒（化学发光法）

包装规格 2×50 测试/盒

成　　分 R1a：小鼠单克隆抗-［-2］proPSA 抗体包被顺磁性链霉亲和素颗粒，溶于 TRIS 缓冲盐溶液，表面活性剂，牛血清白蛋白（BSA），小于 0.1%叠氮化钠和 0.1% ProClin 300；R1b：封闭试剂，含有枸橼酸，表面活性剂，BSA，碱性磷酸酶，蛋白质（小鼠、羊和牛），小于 0.1%叠氮化钠和 0.1% ProClin 300；R1c：小鼠单克隆抗-PSA 抗体碱性磷酸酶（牛）共轭物，溶于磷酸缓冲盐溶液，表面活性剂，BSA，小鼠蛋白质，小于 0.1%叠氮化钠和 0.25% ProClin 300。

用　　途 前列腺特异性抗原同源异构体试剂盒是一种顺磁性颗粒化学发光免疫试剂盒，采用 Access 免疫分析系统定量测定人血清中［-2］proPSA 抗原，一种游离前列腺特异性抗原（PSA）异构体的浓度。前列腺特异性抗原同源异构体预期与 Access Hybritech（总体）PSA 和游离前列腺特异抗原测定试剂盒（化学发光法）联合使用，可以计算 Beckman Coulter 前列腺健康指数（phi）。

检测原理 前列腺特异性抗原同源异构体测定试剂盒（Access Hybritech p2PSA）是一种双表位免疫酶"夹心"试剂盒。在一个反应容器内添加一份样品，该容器内含有小鼠单克隆抗-PSA-碱性磷酸酶结合物，包被小鼠单克隆抗前列腺特异性抗原同源异构体（［-2］proPSA）抗体的顺磁性颗粒和一种封闭试剂。样品中的前列腺特异性抗原同源异构体（［-2］proPSA）与固相固定单克隆抗-［-2］proPSA 结合，与此同时，单克隆抗-PSA-碱性磷酸酶结合物与前列腺特异性抗原同源异构体（［-2］proPSA）分子不同抗原位点反应。在反应容器内培养后，与固相结合的物质被保留在磁场内，而未结合物质被冲洗掉。随后，在容器内添加化学发光底物 Lumi-Phos×530，用光度计测定反应发光。光量值直接与样品中的前列腺特异性抗原同源异构体（［-2］proPSA）浓度成正比。根据保存的多点校准曲线计算样品中被检测物质含量。

税则号列 3002.1500

商品名称 青霉素过敏测试试剂盒（胶体金法）

包装规格 1 人份/铝箔袋

成　　分 抗鼠 IgG 多克隆抗体、产黄青霉菌抗原、胶体金标记的人 IgE 抗体。

用　　途 检测血液中产黄青霉菌特异性 IgE 抗体。

检测原理 本产品应用的是胶体金免疫层析法。将特异的抗原标记胶体金（或乳胶）和将人 IgE 抗体固定于硝酸纤维素膜的检测区带，当该试剂条加样端浸入样品（血清、血浆或全血）后，由于毛细管作用，样品将沿着该膜向前移动。当移动至固定有胶体金标记抗原的标记垫区域时，样品中相应的抗体即与该抗原发生特异性结合。此复合物继续向硝酸纤维素膜移动，经过固定人 IgE 抗体的硝酸纤维素膜检测区带时，与人 IgE 抗体发生特异性结合。该区域显示一定的颜色，从而实现特异性的免疫诊断。

税则号列 3002.1500

商品名称　氢吗啡酮快速检测试剂条（胶体金法）

包装规格　1 人份/铝箔袋

成　　分　抗鼠 IgG 多克隆抗体、氢吗啡酮抗原、胶体金标记的氢吗啡酮抗体。

用　　途　检测氢吗啡酮。

检测原理　本产品应用的是胶体金免疫层析法。将特异的抗体标记胶体金（或乳胶），抗原固定于硝酸纤维素膜的检测区带，当该试剂条加样端浸入样品（尿液、血清、血浆或全血）后，由于毛细管作用，样品将沿着该膜向前移动。当移动至固定有胶体金标记抗体的标记垫区域时，样品中相应的抗原即与该抗体发生特异性结合。样本继续向硝酸纤维素膜移动，经过固定抗原的硝酸纤维素膜检测区带时，未和样本中抗原结合的胶体金标记的抗体与固定于硝酸纤维素膜上的抗原发生特异性结合。该区域显示一定的颜色，从而实现特异性的免疫诊断。

税则号列　3002.1500

商品名称　曲马多快速检测试剂（胶体金法）

包装规格　1 人份/铝箔袋

成　　分　抗鼠 IgG 多克隆抗体、曲马多抗原、胶体金标记的曲马多抗体。

用　　途　检测曲马多。

检测原理　本产品应用的是胶体金免疫层析法。将特异的抗体标记胶体金（或乳胶），抗原固定于硝酸纤维素膜的检测区带，当该试剂条加样端浸入样品（尿液、血清、血浆或全血）后，由于毛细管作用，样品将沿着该膜向前移动。当移动至固定有胶体金标记抗体的标记垫区域时，样品中相应的抗原即与该抗体发生特异性结合。样本继续向硝酸纤维素膜移动，经过固定抗原的硝酸纤维素膜检测区带时，未和样本中抗原结合的胶体金标记的抗体与固定于硝酸纤维素膜上的抗原发生特异性结合。该区域显示一定的颜色，从而实现特异性的免疫诊断。

税则号列　3002.1500

商品名称　曲霉 IgG 抗体检测试剂盒（化学发光法）

包装规格　12 测试/盒

成　　分　酶标结合物（HRP 标记的羊抗人 IgG 抗体），磁珠包被物（包被曲霉的磁珠），洗液（磷酸盐缓冲液），样本处理液（生理盐水含防腐剂），底物 A 液（鲁米诺试剂），底物 B 液（过氧化氢溶液），阳性质控（生理盐水含曲霉 IgG 抗体、稳定剂和防腐剂），阴性质控（生理盐水，含稳定剂和防腐剂）。

用　　途　用于体外定性测定人血清样本中的曲霉 IgG 抗体。随着抗生素、免疫抑制剂、皮质类固醇激素在临床上的广泛应用，深部真菌感染的发病率逐年增高。深部真菌感染侵入脏器，引发系统性感染，危机患者生命，死亡率高。曲霉属于子囊菌类，它能够产生菌丝体，通过从菌丝体释放出来的无性孢子进行传播。曲霉进入人体后，能够引起多重变应性和侵入性疾病。而曲霉 IgG 抗体阳性则是曲霉既往感染的重要指标，检测曲霉特异性抗体有助于辅助临床诊断。

检测原理　本产品应用的是化学发光技术和免疫分析法。将 HRP 标记的羊抗人 IgG 抗体、标本（质控品）与包被曲霉抗原的磁珠加至检测管中并混匀，经过孵育形成 HRP 标记羊抗人 IgG 抗体-磁珠包被物-抗体的免疫复合物，反应完成后，通过磁场的作用，反复清洗沉淀复合物，加入底物 A 液和 B 液，300s 读取发光强度值。根据光信号强弱判定曲霉 IgG 抗体的存在与否。

税则号列　3002.1500

商品名称　曲霉 IgG 抗体检测试剂盒（酶联免疫法）

包装规格　96 人份/盒

成　　分　R1 单孔可拆酶标板、R2a 标准品 a、R2c 标准品 c、R2d 标准品 d、R2e 标准品 e、R3 酶标抗体、R4 浓缩洗液（20×）、R5 样本稀释液、R6 底物溶液、R7 终止液、R8 质控品 A、R9 质控品 B、M1 封板膜。

用　　途　用于定性检测人血清样本中的曲霉 IgG 抗体，主要用于慢性肺曲霉病的辅助诊断。

检测原理　将稀释后的患者血清样本加到包被有曲霉特异性抗原的酶标板中，血清中的曲霉 IgG 抗体便与抗原结合。再加入抗人 IgG 酶标抗体和 TMB 底物产生显色反应，用酶标仪在 450nm 波长下测定其吸光度。通过标准曲线计算样本中曲霉 IgG 抗体浓度，实现对曲霉 IgG 抗体的检测。

税则号列　3002.1500

- -

商品名称　曲霉 IgM 抗体检测试剂盒（化学发光法）

包装规格　12 测试/盒

成　　分　酶标结合物（HRP 标记的抗曲霉菌半乳甘露聚糖的抗体），磁珠包被物（包被曲霉半乳甘露聚糖抗体的磁珠），洗液（磷酸盐缓冲液），样本处理液（EDTA 酸溶液），底物 A 液（鲁米诺试剂），底物 B 液（过氧化氢溶液），阳性质控（生理盐水含半乳甘露聚糖、稳定剂和防腐剂），阴性质控（生理盐水，含稳定剂和防腐剂）。

用　　途　用于体外定性测定人血清样本中的曲霉 IgM 抗体。随着抗生素、免疫抑制剂、皮质类固醇激素在临床上的广泛应用，深部真菌感染的发病率逐年增高。深部真菌感染侵入脏器，引发系统性感染，危机患者生命，死亡率高。曲霉属于子囊菌类，它能够产生菌丝，通过从菌丝体释放出来的无性孢子进行传播。曲霉进入人体后，能够引起多重变应性和侵入性疾病。而曲霉 IgG 抗体阳性则是曲霉既往感染的重要指标，检测曲霉特异性抗体有助于辅助临床诊断。

检测原理　本产品应用的是化学发光技术和免疫分析法。将 HRP 标记的羊抗人 IgM 抗体、标本（质控品）与包被曲霉抗原的磁珠加至检测管中并混匀，经过孵育形成 HRP 标记羊抗人 IgM 抗体-磁珠包被物-抗体的免疫复合物，反应完成后，通过磁场的作用，反复清洗沉淀复合物，加入底物 A 液和 B 液，300s 读取发光强度值。根据光信号强弱判定曲霉 IgM 抗体的存在与否。

税则号列　3002.1500

商品名称　曲霉菌半乳甘露聚糖检测试剂盒（ELISA 法）

包装规格　96 人份/盒

成　　分　酶标板（含包被原的酶标板），浓缩洗液（磷酸盐缓冲液），阴性对照品（缓冲液），临界值对照品（缓冲液，含半乳甘露聚糖），阳性对照品（缓冲液，含半乳甘露聚糖），酶标结合物（HRP 标记的半乳甘露聚糖抗体），样本处理液（EDTA 酸溶液），底物溶液（四甲基联苯胺），终止液（硫酸），封板膜（酶标板黏胶膜）。

用　　途　用于体外定量测定人血清肺泡灌洗液中的曲霉菌半乳甘露聚糖的含量。在免疫抑制患者中侵袭性曲霉病（Invasive Aspergillosis，IA）的发病率由于抗生素的滥用呈迅速上升趋势。烟曲霉是引起免疫抑制患者严重深部曲霉感染的常见病原菌，其次还有黄曲霉、黑曲霉、土曲霉。由于缺乏典型的临床表现及有效的早期诊断方法，IA 的死亡率达 50%～100%。早期快速检测是 IA 得到有效治疗及降低死亡的关键因素。

检测原理　本产品应用的是 ELISA 法，使用特异性抗体检测曲霉菌半乳甘露聚糖抗原。将预处理过后的待检样本与 HRP 标记的抗曲霉菌半乳甘露聚糖的抗体分别加入包被后的酶标板孔中，经孵育和洗涤后，加入底物溶液产生显色反应，用酶标仪在 450nm 波长下测定其吸光度。

税则号列　3002.1500

商品名称　曲霉菌半乳甘露聚糖检测试剂盒（化学发光法）

包装规格　12 测试/盒；96 测试/盒

成　　分　酶标结合物（HRP 标记的羊抗人 IgM 抗体），磁珠包被物（包被曲霉的磁珠），洗液（磷酸盐缓冲液），样本处理液（生理盐水含防腐剂），底物 A 液（鲁米诺试剂），底物 B 液（过氧化氢溶液），阳性质控（生理盐水含曲霉 IgM 抗体、稳定剂和防腐剂），阴性质控（生理盐水，含稳定剂和防腐剂）。

用　　途　用于定量检测人血清/肺泡灌洗液中的曲霉菌半乳甘露聚糖的含量。在免疫抑制患者中侵袭性曲霉病（Invasive Aspergillosis，IA）的发病率由于抗生素的滥用呈迅速上升趋势。烟曲霉是引起免疫抑制患者严重深部曲霉感染的常见病原菌，其次还有黄曲霉、黑曲霉、土曲霉。由于缺乏典型的临床表现及有效的早期诊断方法，IA 的死亡率达 50%～100%。早期快速检测是 IA 得到有效治疗及降低死亡的关键因素。

检测原理　本产品应用的是化学发光技术和免疫分析夹心法，将 HRP 标记的抗曲霉菌半乳甘露聚糖的抗体、标本（质控品）与包被抗曲霉菌半乳甘露聚糖抗体的磁珠包被物加至反应杯中并混匀，经过孵育形成 HRP 标记的抗曲霉菌半乳甘露聚糖抗体-抗原-磁珠包被物的免疫复合物，反应完成后，通过磁场的作用，反复清洗沉淀复合物，加入底物 A 液和 B 液，300s 读取发光强度值。光信号强弱与半乳甘露聚糖含量成正相关，根据标准曲线计算出待检样本中半乳甘露聚糖的浓度，实现对曲霉菌半乳甘露聚糖的定量检测。

税则号列　3002.1500

商品名称 曲唑酮快速检测试剂（胶体金法）

包装规格 1人份/铝箔袋

成　　分 抗鼠IgG多克隆抗体、曲唑酮抗原、胶体金标记的曲唑酮抗体。

用　　途 检测曲唑酮。

检测原理 本产品应用的是胶体金免疫层析法。将特异的抗体标记胶体金（或乳胶），抗原固定于硝酸纤维素膜的检测区带，当该试剂条加样端浸入样品（尿液、血清、血浆或全血）后，由于毛细管作用，样品将沿着该膜向前移动。当移动至固定有胶体金标记抗体的标记垫区域时，样品中相应的抗原即与该抗体发生特异性结合。样本继续向硝酸纤维素膜移动，经过固定抗原的硝酸纤维素膜检测区带时，未和样本中抗原结合的胶体金标记的抗体与固定于硝酸纤维素膜上的抗原发生特异性结合。该区域显示一定的颜色，从而实现特异性的免疫诊断。

税则号列 3002.1500

商品名称 人促黄体生成激素检测试剂（胶体金法）

包装规格 1人份/铝箔袋

成　　分 抗鼠IgG多克隆抗体、人促黄体生成激素（hLH）抗体、胶体金标记的人促黄体生成激素（hLH）抗体。

用　　途 检测促黄体生成激素。

检测原理 本产品应用的是胶体金免疫层析法。将特异的抗体（抗原）分别标记胶体金（或乳胶），固定于硝酸纤维素膜的检测区带，当该试剂条加样端浸入样品（尿液、血清、血浆或全血）后，由于毛细管作用，样品将沿着该膜向前移动。当移动至固定有胶体金标记抗体（抗原）的标记垫区域时，样品中相应的抗原（抗体）即与该抗体发生特异性结合。此复合物继续向硝酸纤维素膜移动，经过固定抗体（抗原）的硝酸纤维素膜检测区带时，与该抗体（抗原）发生特异性结合。该区域显示一定的颜色，从而实现特异性的免疫诊断。

税则号列 3002.1500

商品名称 人促卵泡激素快速检测试剂（胶体金法）

包装规格 1人份/铝箔袋

成　　分 抗鼠IgG多克隆抗体、人卵泡刺激素特异性抗体、胶体金标记的人卵泡刺激素特异性抗体。

用　　途 检测人促卵泡激素。

检测原理 本产品应用的是胶体金免疫层析法。将特异的抗体（抗原）分别标记胶体金（或乳胶），固定于硝酸纤维素膜的检测区带，当该试剂条加样端浸入样品（尿液、血清、血浆或全血）后，由于毛细管作用，样品将沿着该膜向前移动。当移动至固定有胶体金标记抗体（抗原）的标记垫区域时，样品中相应的抗原（抗体）即与该抗体发生特异性结合。此复合物继续向硝酸纤维素膜移动，经过固定抗体（抗原）的硝酸纤维素膜检测区带时，与该抗体（抗原）发生特异性结合。该区域显示一定的颜色，从而实现特异性的免疫诊断。

税则号列 3002.1500

商品名称　人附睾蛋白 4 检测试剂盒（电化学发光法）

包装规格　M：1×5.8mL，R1：1×10.3mL，R2：1×10.3mL

成　　分　M：包被链霉亲和素的微粒，1 瓶，5.8mL。包被链霉亲和素的微粒 0.72mg/mL；含防腐剂。R1：生物素化的抗人附睾蛋白 4 抗体，1 瓶，10.3mL。生物素化的单克隆抗 HE4 抗体（小鼠）0.75mg/L；磷酸盐缓冲液 100mmol/L，pH 值 6.5；含防腐剂。R2：钌复合物标记的抗人附睾蛋白 4 抗体，1 瓶，10.3mL。钌复合物标记的单克隆抗 HE4 抗体（小鼠）1.5mg/L；磷酸盐缓冲液 100mmol/L，pH 值 7.4；含防腐剂。

用　　途　用于体外定量测定人血清和血浆中的人附睾蛋白 4。本测定作为辅助手段用来监控上皮性卵巢癌患者的疾病复发或恶化情况，在对病人 HE4 值进行连续测试时，应结合用来监控卵巢癌的其他临床结果。此外，HE4 值还可结合 ElecsysCA125II 测定用来辅助评估存在盆腔肿块的绝经前和绝经后妇女患有上皮性卵巢癌的风险。必须遵照标准临床管理准则，结合其他方法对结果进行解释。

检测原理　本产品应用的是夹心法。第 1 次孵育：6 μL 样本、生物素化单克隆 HE4 特异性抗体和钌复合物标记的单克隆 HE4 特异性抗体形成夹心化合物。第 2 次孵育：在加入包被链霉亲和素的磁珠微粒后，该复合物通过生物素和链霉亲和素之间的反应结合到磁珠微粒上。将反应液吸入测量池中，通过电磁作用将磁珠微粒吸附在电极表面。未与磁珠微粒结合的物质通过 ProCell II M 被去除。给电极加以一定的电压，使复合体化学发光，并通过光电倍增器测量发光强度。通过由 2 点校准生成的分析仪专有的校准曲线和主曲线来确定结果。

税则号列　3002.1500

商品名称　人工合成大麻 K3 快速检测试剂盒（胶体金法）

包装规格　1 人份/铝箔袋

成　　分　抗鼠 IgG 多克隆抗体、合成大麻 K3 抗原、胶体金标记的合成大麻 K3 抗体。

用　　途　检测合成大麻 K3。

检测原理　本产品应用的是胶体金免疫层析法。将特异的抗体标记胶体金（或乳胶），抗原固定于硝酸纤维素膜的检测区带，当该试剂条加样端浸入样品（尿液、血清、血浆或全血）后，由于毛细管作用，样品将沿着该膜向前移动。当移动至固定有胶体金标记抗体的标记垫区域时，样品中相应的抗原即与该抗体发生特异性结合。样本继续向硝酸纤维素膜移动，经过固定抗原的硝酸纤维素膜检测区带时，未和样本中抗原结合的胶体金标记的抗体与固定于硝酸纤维素膜上的抗原发生特异性结合。该区域显示一定的颜色，从而实现特异性的免疫诊断。

税则号列　3002.1500

商品名称 人工合成大麻 K4 快速检测试剂盒（胶体金法）

包装规格 1 人份/铝箔袋

成　　分 抗鼠 IgG 多克隆抗体、合成大麻 K4 抗原、胶体金标记的合成大麻 K4 抗体。

用　　途 检测合成大麻 K4。

检测原理 本产品应用的是胶体金免疫层析法。将特异的抗体标记胶体金（或乳胶），抗原固定于硝酸纤维素膜的检测区带，当该试剂条加样端浸入样品（尿液、血清、血浆或全血）后，由于毛细管作用，样品将沿着该膜向前移动。当移动至固定有胶体金标记抗体的标记垫区域时，样品中相应的抗原即与该抗体发生特异性结合。样本继续向硝酸纤维素膜移动，经过固定抗原的硝酸纤维素膜检测区带时，未和样本中抗原结合的胶体金标记的抗体与固定于硝酸纤维素膜上的抗原发生特异性结合。该区域显示一定的颜色，从而实现特异性的免疫诊断。

税则号列 3002.1500

商品名称 人类胰岛素样生长因子结合蛋白 1（IGFBP-1）检测试剂盒（胶体金法）

包装规格 1 人份/铝箔袋

成　　分 抗鼠 IgG 多克隆抗体、鼠抗人类胰岛素样生长因子结合蛋白 1 单克隆抗体、胶体金标记的鼠抗人类胰岛素样生长因子结合蛋白 1 单克隆抗体。

用　　途 检测人类胰岛素样生长因子结合蛋白 1。

检测原理 本产品应用的是胶体金免疫层析法。将特异的抗体（抗原）分别标记胶体金（或乳胶），固定于硝酸纤维素膜的检测区带，当该试剂条加样端浸入样品（尿液、血清、血浆或全血）后，由于毛细管作用，样品将沿着该膜向前移动。当移动至固定有胶体金标记抗体（抗原）的标记垫区域时，样品中相应的抗原（抗体）即与该抗体发生特异性结合。此复合物继续向硝酸纤维素膜移动，经过固定抗体（抗原）的硝酸纤维素膜检测区带时，与该抗体（抗原）发生特异性结合。该区域显示一定的颜色，从而实现特异性的免疫诊断。

税则号列 3002.1500

商品名称　人绒毛膜促性腺激素及 β 亚单位（HCG+βHCG）测定试剂盒（化学发光法）

包装规格　2×50 测试/盒

成　　分　包被山羊抗小鼠 IgG-小鼠单克隆抗 βHCG 复合物的顺磁性微粒，悬浮于 TRIS 缓冲液（含有表面活性剂、牛血清白蛋白、叠氮钠和 ProClin 300）；试剂 1b：蛋白（山羊、小鼠和重组），以枸橼酸盐缓冲液（含表面活性剂、叠氮化钠和 ProClin 300）稀释；试剂 1c：兔抗 β 亚单位人绒毛腺促性腺激素碱性磷酸酶（重组）结合物，以 2-（N-吗啡啉）乙磺酸缓冲液［即 MES 缓冲液，内含表面活性剂，血清白蛋白、蛋白质（兔）、叠氮钠和 ProClin 300］稀释。

用　　途　用于体外定量检测人血清和血浆中的总 β 亚单位人绒毛腺促进腺激素水平。

检测原理　人绒毛膜促性腺激素及 β 亚单位（HCG+βHCG）［Access Total βHCG（5th IS）］测定试剂盒采用两步酶免疫法（夹心法）检测。将样本加入含有枸橼酸盐缓冲液的反应管内，经初步孵育后，继续向管内添加兔抗 βHCG- 碱性磷酸酶结合物、包被山羊抗小鼠 IgG-小鼠单克隆抗 βHCG 复合物的顺磁性微粒。HCG 与固相上固定的单克隆抗-βHCG 结合，同时，兔抗 βHCG-碱性磷酸酶结合物与 HCG 上的抗原位点发生反应。在反应管孵育后，磁场内固相上结合的物质将保持，而未结合的物质则被冲洗掉。然后，向反应管内加入化学发光底物 Lu-mi-Phos×530，并使用光度计测量反应产生的光。所产生光的量与样本中总 βHCG 的浓度成正比。根据系统保存的多点校准曲线确定样本中的分析物量。

税则号列　3002.1500

商品名称　人绒毛膜促性腺激素检测试剂（胶体金法）

包装规格　1 人份/铝箔袋

成　　分　抗鼠 IgG 多克隆抗体、人绒毛膜促性腺激素（HCG）抗体、胶体金标记的人绒毛膜促性腺激素（HCG）抗体。

用　　途　检测人绒膜促性腺激素。

检测原理　本产品应用的是胶体金免疫层析法。将特异的抗体（抗原）分别标记胶体金（或乳胶），固定于硝酸纤维素膜的检测区带，当该试剂条加样端浸入样品（尿液、血清、血浆或全血）后，由于毛细管作用，样品将沿着该膜向前移动。当移动至固定有胶体金标记抗体（抗原）的标记垫区域时，样品中相应的抗原（抗体）即与该抗体发生特异性结合。此复合物继续向硝酸纤维素膜移动，经过固定抗体（抗原）的硝酸纤维素膜检测区带时，与该抗体（抗原）发生特异性结合。该区域显示一定的颜色，从而实现特异性的免疫诊断。

税则号列　3002.1500

商品名称 人乳头瘤病毒快速检测试剂盒（胶体金法）

包装规格 1人份/铝箔袋

成　　分 抗鼠IgG多克隆抗体、重组人乳头瘤病毒（HPV）抗原，胶体金标记的IgG抗体。

用　　途 检测人乳头瘤病毒抗体。

检测原理 本产品应用的是胶体金免疫层析法。将特异的抗体（抗原）分别标记胶体金（或乳胶），固定于硝酸纤维素膜的检测区带，当将样本滴加于样品垫后，由于毛细管作用，样品将沿着该膜向前移动。当移动至固定有胶体金标记抗体（抗原）的标记垫区域时，样品中相应的抗原（抗体）即与该抗体发生特异性结合。此复合物继续向硝酸纤维素膜移动，经过固定抗体（抗原）的硝酸纤维素膜检测区带时，与该抗体（抗原）发生特异性结合。该区域显示一定的颜色，从而实现特异性的免疫诊断。

税则号列 3002.1500

商品名称 人生长激素检测试剂盒（电化学发光法）

包装规格 M：1×6.1mL，R1：1×7.6mL，R2：1×7.2mL

成　　分 M：包被链霉亲和素的微粒，1瓶，6.1mL。包被链霉亲和素的微粒，0.72mg/mL；防腐剂。R1：生物素化抗人生长激素抗体，1瓶，7.6mL。生物素化抗人生长激素单克隆抗体（小鼠）：1.1mg/L；磷酸盐缓冲液：100mmol/L，pH值7.2；含防腐剂。R2：钌标记的抗人生长激素抗体，1瓶，7.2mL。钌复合物标记的抗人生长激素多克隆抗体（羊）：2.4mg/L；磷酸盐缓冲液：100mmol/L，pH值7.2；含防腐剂。

用　　途 用于体外定量测定人血清和血浆中的人生长激素（hGH：由分子量20KDa和20KDa组成）。

检测原理 本产品应用的是夹心法。第1次孵育：24μL样本、生物素化单克隆hGH特异性抗体和钌复合物标记的多克隆hGH特异性抗体形成夹心化合物。第2次孵育：在加入包被链霉亲和素的磁珠微粒后，该复合物通过生物素和链霉亲和素的交互作用结合到磁珠微粒上。将反应液吸入测量池中，通过电磁作用将磁珠微粒吸附在电极表面。未与磁珠微粒结合的物质通过ProCell II M被去除。给电极加以一定的电压，使复合体化学发光，并通过光电倍增器测量发光强度。通过由2点校准生成的分析仪专有的校准曲线和主曲线来确定结果。

税则号列 3002.1500

商品名称　人孕周快速检测试剂盒（胶体金法）

包装规格　1 人份/铝箔袋

成　　分　抗鼠 IgG 多克隆抗体、胶体金标记的人绒毛膜促性腺激素抗体、抗人绒毛膜促性腺激素抗体。

用　　途　检测标本中的人绒毛膜促性腺激素。

检测原理　本产品应用的是胶体金免疫层析法。将特异的抗体（抗原）分别标记胶体金（或乳胶），固定于硝酸纤维素膜的检测区带，当该试剂条加样端浸入样品（尿液、血清、血浆或全血）后，由于毛细管作用，样品将沿着该膜向前移动。当移动至固定有胶体金标记抗体（抗原）的标记垫区域时，样品中相应的抗原（抗体）即与该抗体发生特异性结合。此复合物继续向硝酸纤维素膜移动，经过固定抗体（抗原）的硝酸纤维素膜检测区带时，与该抗体（抗原）发生特异性结合。该区域显示一定的颜色，从而实现特异性的免疫诊断。

税则号列　3002.1500

商品名称　妊娠相关血浆蛋白 A 测定试剂盒（化学发光法）

包装规格　2×50 测试/盒

成　　分　试剂 1：顺磁性颗粒，包被小鼠单克隆抗妊娠相关血浆蛋白 A，牛血清白蛋白，三羟甲基氨基甲烷缓冲基质，小于 0.1%叠氮钠，和 0.1%防腐剂。试剂 2：小鼠单克隆抗妊娠相关血浆蛋白 A，碱性磷酸酶（牛）结合物，牛血清白蛋白，磷酸酶缓冲基质，小于 0.1%叠氮钠和 0.1%防腐剂。试剂 3：三羟甲基氨基甲烷缓冲基质，牛血清白蛋白，蛋白质（鼠、牛、山羊），小于 0.1%叠氮钠和 0.1%防腐剂。

用　　途　用于体外定量测定人血清中妊娠相关血浆蛋白 A（PAPP-A）的水平。

检测原理　妊娠相关血浆蛋白 A（Access PAPP-A）测定试剂盒采用一种双位点酶免检测方法（夹心法）。样本添加到反应容器中，和抗 PAPP-A 单克隆抗体碱性磷酸酶结合物一同进行孵育。之后结合抗 PAPP-A 单克隆抗体的顺磁性颗粒添加到反应混合物中。在反应容器内孵育完成后，将结合在固相上的物质置于一个磁场内被吸住，而未结合的物质被冲洗除去。然后，将化学发光底物（Lumi-Phos×530）添加到反应容器中，由发光检测仪对反应中所产生的光进行测量。发光量与样本中 PAPP-A 的浓度成正比。样本内分析物的量由所储存的多点校准曲线来确定。

税则号列　3002.1500

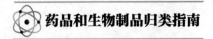

商品名称 乳铁蛋白快速检测试剂盒（荧光法）

包装规格 1 人份/铝箔袋

成　　分 抗鼠 IgG 多克隆抗体、荧光微球标记的乳铁蛋白抗体、抗乳铁蛋白单克隆抗体。

用　　途 检测标本中的乳铁蛋白。

检测原理 本产品应用的是免疫层析法。将特异的抗体（抗原）分别标记荧光微球，固定于硝酸纤维素膜的检测区带，当将样本滴加于样品垫后，由于毛细管作用，样品将沿着该膜向前移动。当移动至固定有荧光微球标记抗体（抗原）的标记垫区域时，样品中相应的抗原（抗体）即与该抗体发生特异性结合。此复合物继续向硝酸纤维素膜移动，经过固定抗体（抗原）的硝酸纤维素膜检测区带时，与该抗体（抗原）发生特异性结合。用特定的激发光照射该区域，该区域会反射出一特定波段的光，光强度和待检物浓度有关。

税则号列 3002.1500

商品名称 三碘甲状腺原氨酸测定试剂盒（化学发光法）

包装规格 96 人份/盒

成　　分 标准品 6 瓶，包被孔 1 块，酶结合物、30 倍洗液、底物 A、底物 B 各 1 瓶。

用　　途 用于 CLIA 竞争法定量检测人血清或血浆样品中的三碘甲状腺原氨酸（T3）的含量。

检测原理 本试剂盒是根据竞争法的作用原理研制而成，其原理是将 T3 抗体包被在微孔板上，制成固相抗体，再往包被有 T3 抗体的微孔中分别加入 T3 标准品或待测血清和含有辣根过氧化物酶标记的 T3 的酶结合物。其中酶结合物稀释液中含有置换剂，可以置换出待测血清中和 TBG 结合的 T3，使待测血清中的 T3 完全释放出来成为游离的 T3。待测血清中的 T3 和辣根过氧化物酶标记的 T3 共同竞争微孔表面的抗体结合位点，这样在微孔表面就形成了抗体-T3 和抗体-辣根过氧化物酶标记 T3 的免疫复合物，其他未结合的 T3 和 HRP-T3 就被洗涤液洗去。加入发光底物，测定光信号即可判定 T3 的含量。样品中的 T3 越多，结合的 HRP-T3 就越少。

税则号列 3002.1500

商品名称 三环抗郁剂快速检测试剂条（胶体金法）

包装规格 1 人份/铝箔袋

成　　分 抗鼠 IgG 多克隆抗体、三环抗郁剂抗原、胶体金标记的三环抗郁剂抗体。

用　　途 检测三环抗郁剂。

检测原理 本产品应用的是胶体金免疫层析法。将特异的抗体标记胶体金（或乳胶），抗原固定于硝酸纤维素膜的检测区带，当该试剂条加样端浸入样品（尿液、血清、血浆或全血）后，由于毛细管作用，样品将沿着该膜向前移动。当移动至固定有胶体金标记抗体的标记垫区域时，样品中相应的抗原即与该抗体发生特异性结合。样本继续向硝酸纤维素膜移动，经过固定抗原的硝酸纤维素膜检测区带时，未和样本中抗原结合的胶体金标记的抗体与固定于硝酸纤维素膜上的抗原发生特异性结合。该区域显示一定的颜色，从而实现特异性的免疫诊断。

税则号列 3002.1500

商品名称　沙眼衣原体快速检测试剂（胶体金法）

包装规格　1 人份/铝箔袋

成　　分　抗鼠 IgG 多克隆抗体、鼠抗沙眼衣原体单克隆抗体、胶体金标记的鼠抗沙眼衣原体单克隆抗体。

用　　途　检测沙眼衣原体。

检测原理　本产品应用的是胶体金免疫层析法。将特异的抗体（抗原）分别标记胶体金（或乳胶），固定于硝酸纤维素膜的检测区带，当该试剂条加样端浸入样品（尿液、血清、血浆或全血）后，由于毛细管作用，样品将沿着该膜向前移动。当移动至固定有胶体金标记抗体（抗原）的标记垫区域时，样品中相应的抗原（抗体）即与该抗体发生特异性结合。此复合物继续向硝酸纤维素膜移动，经过固定抗体（抗原）的硝酸纤维素膜检测区带时，与该抗体（抗原）发生特异性结合。该区域显示一定的颜色，从而实现特异性的免疫诊断。

税则号列　3002.1500

商品名称　伤寒快速检测试剂（胶体金法）

包装规格　1 人份/铝箔袋

成　　分　抗鼠 IgG 多克隆抗体、人 IgM/IgG 抗体、胶体金标记的伤寒抗原。

用　　途　检测伤寒抗体。

检测原理　本产品应用的是胶体金免疫层析法。将特异的抗原标记胶体金（或乳胶）和人 IgM/IgG 固定于硝酸纤维素膜的检测区带，当该试剂条加样端浸入样品（血清、血浆或全血）后，由于毛细管作用，样品将沿着该膜向前移动。当移动至固定有胶体金标记抗原的标记垫区域时，样品中相应的抗体即与该抗原发生特异性结合。此复合物继续向硝酸纤维素膜移动，经过固定人 IgM/IgG 的硝酸纤维素膜检测区带时，与人 IgM/IgG 发生特异性结合。该区域显示一定的颜色，从而实现特异性的免疫诊断。

税则号列　3002.1500

商品名称　伤寒沙门氏菌/副伤寒快速抗原检测试剂（胶体金法）

包装规格　1 人份/铝箔袋

成　　分　抗鼠 IgG 多克隆抗体、鼠抗沙门氏菌单克隆抗体、胶体金标记的鼠抗沙门氏菌单克隆抗体。

用　　途　检测伤寒/副伤寒沙门氏菌。

检测原理　本产品应用的是胶体金免疫层析法。将特异的抗体（抗原）分别标记胶体金（或乳胶），固定于硝酸纤维素膜的检测区带，当该试剂条加样端浸入样品（尿液、血清、血浆或全血）后，由于毛细管作用，样品将沿着该膜向前移动。当移动至固定有胶体金标记抗体（抗原）的标记垫区域时，样品中相应的抗原（抗体）即与该抗体发生特异性结合。此复合物继续向硝酸纤维素膜移动，经过固定抗体（抗原）的硝酸纤维素膜检测区带时，与该抗体（抗原）发生特异性结合。该区域显示一定的颜色，从而实现特异性的免疫诊断。

税则号列　3002.1500

商品名称 视黄醇结合蛋白检测试剂盒（胶体金法）

包装规格 1 人份/铝箔袋

成　　分 抗鼠 IgG 多克隆抗体、胶体金标记的视黄醇结合蛋白抗体、抗人视黄醇结合蛋白单克隆抗体。

用　　途 检测标本中的视黄醇结合蛋白。

检测原理 本产品应用的是胶体金免疫层析法。将特异的抗体（抗原）分别标记胶体金（或乳胶），固定于硝酸纤维素膜的检测区带，当该试剂条加样端浸入样品（尿液、血清、血浆或全血）后，由于毛细管作用，样品将沿着该膜向前移动。当移动至固定有胶体金标记抗体（抗原）的标记垫区域时，样品中相应的抗原（抗体）即与该抗体发生特异性结合。此复合物继续向硝酸纤维素膜移动，经过固定抗体（抗原）的硝酸纤维素膜检测区带时，与该抗体（抗原）发生特异性结合。该区域显示一定的颜色，从而实现特异性的免疫诊断。

税则号列 3002.1500

商品名称 数字式验孕棒（胶体金法）

包装规格 1 人份/铝箔袋

成　　分 胶体金标记的人绒毛膜促性腺激素抗体、抗人绒毛膜促性腺激素抗体，感光元件、处理器、电路板、纽扣电池、塑料外壳、显示屏等。

用　　途 检测标本中的人绒毛膜促性腺激素。

检测原理 本产品应用的是胶体金免疫层析法。将特异的抗体（抗原）分别标记胶体金（或乳胶），固定于硝酸纤维素膜的检测区带，当该试剂条加样端浸入样品（尿液、血清、血浆或全血）后，由于毛细管作用，样品将沿着该膜向前移动。当移动至固定有胶体金标记抗体（抗原）的标记垫区域时，样品中相应的抗原（抗体）即与该抗体发生特异性结合。此复合物继续向硝酸纤维素膜移动，经过固定抗体（抗原）的硝酸纤维素膜检测区带时，与该抗体（抗原）发生特异性结合。该区域显示一定的颜色，试剂中的光电三极管将测试条带颜色信息转换成电信号，从而实现特异性的免疫诊断。

税则号列 3002.1500

商品名称 丝虫病快速检测试剂盒（胶体金法）

包装规格 1 人份/铝箔袋

成　　分 抗鼠 IgG 多克隆抗体、重组丝虫抗原、胶体金标记的 IgG、InG 抗体和蛋白 A。

用　　途 检测丝虫病抗体。

检测原理 本产品应用的是胶体金免疫层析法。将特异的抗体（抗原）分别标记胶体金（或乳胶），固定于硝酸纤维素膜的检测区带，当将样本滴加于样品垫后，由于毛细管作用，样品将沿着该膜向前移动。当移动至固定有胶体金标记抗体（抗原）的标记垫区域时，样品中相应的抗原（抗体）即与该抗体发生特异性结合。此复合物继续向硝酸纤维素膜移动，经过固定抗体（抗原）的硝酸纤维素膜检测区带时，与该抗体（抗原）发生特异性结合。该区域显示一定的颜色，从而实现特异性的免疫诊断。

税则号列 3002.1500

商品名称 四氢大麻酚酸快速检测试剂（胶体金法）

包装规格 1 人份/铝箔袋

成　　分 抗鼠 IgG 多克隆抗体、四氢大麻酚酸抗原、胶体金标记的四氢大麻酚酸抗体。

用　　途 检测唾液中四氢大麻酚酸。

检测原理 本产品应用的是胶体金免疫层析法。将特异的抗体标记胶体金（或乳胶），抗原固定于硝酸纤维素膜的检测区带，当该试剂条加样端浸入样品（尿液、血清、血浆或全血）后，由于毛细管作用，样品将沿着该膜向前移动。当移动至固定有胶体金标记抗体的标记垫区域时，样品中相应的抗原即与该抗体发生特异性结合。样本继续向硝酸纤维素膜移动，经过固定抗原的硝酸纤维素膜检测区带时，未和样本中抗原结合的胶体金标记的抗体与固定于硝酸纤维素膜上的抗原发生特异性结合。该区域显示一定的颜色，从而实现特异性的免疫诊断。

税则号列 3002.1500

商品名称 他克莫司检测试剂盒（电化学发光法）

包装规格 M：1×12.4mL；R1：1×21mL；R2：1×14.8mL

成　　分 M：包被链霉亲和素的磁珠微粒，1 瓶，12.4mL。包被链霉亲和素的磁珠微粒，0.72mg/mL；含防腐剂。R1：生物素标记的抗他克莫司-S 抗体，1 瓶，21mL。生物素标记的他克莫司单克隆抗体（绵羊）15μg/L；磷酸缓冲液 100 mmol/L，pH 值7.8；含防腐剂。R2：钌复合物标记的他克莫司，1 瓶，14.8mL。钌复合物标记的他克莫司衍生物 4μg/L；柠檬酸缓冲液 10mmol/L,pH 值 3.3；含防腐剂。

用　　途 用于定量测定人全血中他克莫司的含量。

检测原理 本产品应用的是竞争法。第 1 次孵育：他克莫司特异性生物素化抗体和钌标记的他克莫司衍生物与 21μL 样本一起孵育。随样本中分析物浓度的不同，免疫复合物的形成过程中，标记的抗体空白结合位点一部分被样本分析物占据，一部分与钌标记的半抗原占据。第 2 次孵育：添加包被链霉亲和素的磁珠微粒后，该复合物通过生物素和链霉素之间的反应结合到固相上。将反应液吸入测量池中，通过电磁作用将磁珠微粒吸附在电极表面。未与磁珠微粒结合的物质通过 ProCell II M 被去除。给电极加以一定的电压，使复合体化学发光，并通过光电倍增器测量发光强度。仪器自动通过 2 点校正的定标曲线计算和主曲线得到检测结果。

税则号列 3002.1500

商品名称　胎儿纤维连接蛋白快速检测试剂盒（胶体金法）

包装规格　1 人份/铝箔袋

成　　分　抗鼠 IgG 多克隆抗体、胶体金标记的胎儿纤维连接蛋白抗体、抗胎儿纤维连接蛋白单克隆抗体。

用　　途　检测标本中的胎儿纤维连接蛋白。

检测原理　本产品应用的是胶体金免疫层析法。将特异的抗体（抗原）分别标记胶体金（或乳胶），固定于硝酸纤维素膜的检测区带，当该试剂条加样端浸入样品（尿液、血清、血浆或全血）后，由于毛细管作用，样品将沿着该膜向前移动。当移动至固定有胶体金标记抗体（抗原）的标记垫区域时，样品中相应的抗原（抗体）即与该抗体发生特异性结合。此复合物继续向硝酸纤维素膜移动，经过固定抗体（抗原）的硝酸纤维素膜检测区带时，与该抗体（抗原）发生特异性结合。该区域显示一定的颜色，从而实现特异性的免疫诊断。

税则号列　3002.1500

商品名称　糖化血红蛋白快速检测试剂盒（荧光法）

包装规格　1 人份/铝箔袋

成　　分　抗鼠 IgG 多克隆抗体、荧光微球标记的人血红蛋白抗体、抗糖化血红蛋白单克隆抗体。

用　　途　检测人血液中的糖化血红蛋白。

检测原理　本产品应用的是免疫层析法。将特异的抗体（抗原）分别标记荧光微球，固定于硝酸纤维素膜的检测区带，当将样本滴加于样品垫后，由于毛细管作用，样品将沿着该膜向前移动。当移动至固定有荧光微球标记抗体（抗原）的标记垫区域时，样品中相应的抗原（抗体）即与该抗体发生特异性结合。此复合物继续向硝酸纤维素膜移动，经过固定抗体（抗原）的硝酸纤维素膜检测区带时，与该抗体（抗原）发生特异性结合。用特定的激发光照射该区域，该区域会反射出一特定波段的光，光强度和待检物浓度有关。

税则号列　3002.1500

商品名称　糖类抗原 125 检测试剂盒（电化学发光法）

包装规格　300 测试/盒

成　　分　M：包被链霉亲和素的磁珠微粒，1 瓶，14.1mL。包被链霉亲和素的磁珠微粒，0.72mg/mL；含防腐剂。R1：生物素化的抗糖类抗原 125 抗体，1 瓶，18.8mL。生物素化的抗糖类抗原 125 单克隆抗体（M11；小鼠）浓度 1mg/L，磷酸盐缓冲液 100mmol/L，pH 值 7.4；含防腐剂。R2：钌复合物标记的抗糖类抗原 125 抗体，1 瓶，18.8mL。钌复合物标记的抗糖类抗原 125 单克隆抗体（OC 125；小鼠）浓度 1mg/L，磷酸盐缓冲液 100mmol/L，pH 值 7.4；含防腐剂。

用　　途　用于体外定量检测人体血清和血浆中糖类抗原 125（CA125）的反应决定簇。

检测原理　本产品应用的是夹心法。第 1 次孵育：20μL 标本、生物素化的糖类抗原 125 单克隆特异性抗体和钌（Ru）标记的 CA 125 特异性单克隆抗体一起孵育，形成抗原抗体夹心复合物。第 2 次孵育：添加包被链霉亲和素的磁珠微粒进行孵育，复合体与磁珠微粒通过生物素和链霉亲和素的作用结合。将反应液吸入测量池中，通过电磁作用将磁珠微粒吸附在电极表面。未与磁珠微粒结合的物质通过 ProCell/ProCell M 被去除。给电极加以一定的电压，使复合体化学发光，并通过光电倍增器测量发光强度。仪器自动通过 2 点校正的定标曲线计算得到检测结果。

税则号列　3002.1500

商品名称 糖类抗原 15-3 测定试剂盒（电化学发光法）

包装规格 3 合 1（2×19.7mL，1×12.4mL）

成　　分 该 cobas e pack 标记为 CA15 32。M：包被链霉亲和素的磁珠微粒，1 瓶，12.4mL。包被链霉亲和素的磁珠微粒，0.72mg/mL；含防腐剂。R1：生物素化的抗糖类抗原 15-3 抗体，1 瓶，19.7mL。生物素标记的单克隆抗体（115D8；小鼠）1.75mg/L；磷酸盐缓冲液 20 mmol/L，pH 值 6.0；含防腐剂。R2：钌标记的抗糖类抗原 15-3 抗体，1 瓶，19.7mL。钌复合物标记的抗糖类抗原 15-3 单克隆抗体（DF3；小鼠）10mg/L；磷酸盐缓冲液 100mmol/L，pH 值 7.0；含防腐剂。

用　　途 用于体外定量检测人体血清和血浆中的糖类抗原 15-3（CA 15-3），也适用于乳腺癌患者的辅助诊疗和转移性乳腺癌的疗效监测。结合临床其他各种诊疗检查，该分析连续检测的情况下可应用于 Ⅱ 期和 Ⅲ 期乳腺癌肿瘤复发的早期诊断。

检测原理 本产品应用的是夹心法。第 1 次孵育：12 μL 标本与通用稀释液 1∶20 自动进行预稀释。抗原（在 20 μL 预稀释样本中）、生物素化的特异性 CA 15-3 单克隆抗体和钌复合物标记的特异性 CA 15-3 单克隆抗体一起孵育，形成抗原抗体夹心复合物。第 2 次孵育：添加包被链霉亲和素的磁珠微粒进行孵育，复合体与磁珠微粒通过生物素和链霉亲和素的作用结合。将反应液吸入测量池中，通过电磁作用将磁珠微粒吸附在电极表面。未与磁珠微粒结合的物质通过 ProCell Ⅱ M 被去除。给电极加以一定的电压，使复合体化学发光，并通过光电倍增器测量发光强度。仪器自动通过 2 点校正和定标曲线计算得到检测结果。

税则号列 3002.1500

商品名称 替利定快速检测试剂（胶体金法）

包装规格 1 人份/铝箔袋

成　　分 抗鼠 IgG 多克隆抗体、替利定抗原、胶体金标记的替利定抗体。

用　　途 检测替利定。

检测原理 本产品应用的是胶体金免疫层析法。将特异的抗体标记胶体金（或乳胶），抗原固定于硝酸纤维素膜的检测区带，当该试剂条加样端浸入样品（尿液、血清、血浆或全血）后，由于毛细管作用，样品将沿着该膜向前移动。当移动至固定有胶体金标记抗体的标记垫区域时，样品中相应的抗原即与该抗体发生特异性结合。样本继续向硝酸纤维素膜移动，经过固定抗原的硝酸纤维素膜检测区带时，未和样本中抗原结合的胶体金标记的抗体与固定于硝酸纤维素膜上的抗原发生特异性结合。该区域显示一定的颜色，从而实现特异性的免疫诊断。

税则号列 3002.1500

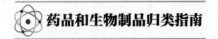

商品名称　铁蛋白检测试剂盒（化学发光法）

包装规格　96 人份/盒

成　　分　标准品：Ferr；包被孔：包被有抗 Ferr 抗体的聚苯乙烯微孔；酶结合物：辣根过氧化物酶标记的抗 Ferr 抗体；30 倍洗液：含有 Tween-20 的 Tris 缓冲液；底物 A：鲁米诺；底物 B：过氧化脲；封板膜；说明书。

用　　途　定量检测人血清或血浆中铁蛋白（Ferr）的含量。

检测原理　本产品应用的是双抗体夹心法。在包被有抗 Ferr 抗体的微孔内分别加入标准品、待测标本后，再加入另一株抗 Ferr 抗体的酶结合物，标准品、待测标本中所含的 Ferr 将会与之形成抗体-抗原-抗体-酶复合物。洗涤除去未结合的抗原和酶标抗体后，加入底物，测定相对发光强度（RLU）。根据已知 Ferr 浓度的系列标准品的 RLU 可得到标准曲线，通过双对数回归（或其他合适）数学模型拟合得到回归直线，未知稀释标本的 Ferr 浓度可以通过其 RLU 从回归直线上推算出来。

税则号列　3002.1500

商品名称　铁蛋白快速检测试剂（胶体金法）

包装规格　1 人份/铝箔袋

成　　分　抗鼠 IgG 多克隆抗体、抗兔 IgG 多克隆抗体、铁蛋白单克隆抗体、胶体金标记的抗铁蛋白单克隆抗体、兔 IgG 抗体。

用　　途　检测血液中的铁蛋白。

检测原理　本产品应用的是胶体金免疫层析法。将特异的抗体（抗原）分别标记胶体金（或乳胶），固定于硝酸纤维素膜的检测区带，当将样本滴加于样品垫后，由于毛细管作用，样品将沿着该膜向前移动。当移动至固定有胶体金标记抗体（抗原）的标记垫区域时，样品中相应的抗原（抗体）即与该抗体发生特异性结合。此复合物继续向硝酸纤维素膜移动，经过固定抗体（抗原）的硝酸纤维素膜检测区带时，与该抗体（抗原）发生特异性结合。该区域显示一定的颜色，从而实现特异性的免疫诊断。

税则号列　3002.1500

商品名称　托品酰胺快速检测试剂盒（胶体金法）

包装规格　1 人份/铝箔袋

成　　分　抗鼠 IgG 多克隆抗体、托品酰胺抗原、胶体金标记的托品酰胺抗体。

用　　途　检测托品酰胺。

检测原理　本产品应用的是胶体金免疫层析法。将特异的抗体标记胶体金（或乳胶），抗原固定于硝酸纤维素膜的检测区带，当该试剂条加样端浸入样品（尿液、血清、血浆或全血）后，由于毛细管作用，样品将沿着该膜向前移动。当移动至固定有胶体金标记抗体的标记垫区域时，样品中相应的抗原即与该抗体发生特异性结合。样本继续向硝酸纤维素膜移动，经过固定抗原的硝酸纤维素膜检测区带时，未和样本中抗原结合的胶体金标记的抗体与固定于硝酸纤维素膜上的抗原发生特异性结合。该区域显示一定的颜色，从而实现特异性的免疫诊断。

税则号列　3002.1500

商品名称 弯曲杆菌快速检测试剂盒（胶体金法）

包装规格 1 人份/铝箔袋

成　　分 抗鼠 IgG 多克隆抗体、鼠抗弯曲杆菌单克隆抗体、胶体金标记的鼠抗弯曲杆菌单克隆抗体。

用　　途 检测弯曲杆菌。

检测原理 本产品应用的是胶体金免疫层析法。将特异的抗体（抗原）分别标记胶体金（或乳胶），固定于硝酸纤维素膜的检测区带，当该试剂条加样端浸入样品（尿液、血清、血浆或全血）后，由于毛细管作用，样品将沿着该膜向前移动。当移动至固定有胶体金标记抗体（抗原）的标记垫区域时，样品中相应的抗原（抗体）即与该抗体发生特异性结合。此复合物继续向硝酸纤维素膜移动，经过固定抗体（抗原）的硝酸纤维素膜检测区带时，与该抗体（抗原）发生特异性结合。该区域显示一定的颜色，从而实现特异性的免疫诊断。

税则号列 3002. 1500

商品名称 微量白蛋白测定试剂盒（免疫比浊法）

包装规格 试剂 1：4×32.6mL，试剂 2：4×4.4mL。

成　　分 磷酸盐缓冲液 95.82%、山羊抗人白蛋白抗体 0.5%、聚乙二醇 3.6%、叠氮化钠 0.08%。

用　　途 用于体外定量检测人体尿液中微量白蛋白浓度。

检测原理 本产品应用的是免疫比浊法。在反应中，抗人血清白蛋白抗体与样品中的白蛋白结合，形成使光发生吸光度改变的免疫复合物（吸光度的改变与复合物的大小、形状和浓度成比例）。这些聚集物的吸光度与样品中的白蛋白浓度成比例。测定 380 nm 处的吸光度变化（减去 800 nm 参考波长值）。

税则号列 3002. 1500

商品名称 微量白蛋白快速检测试剂（胶体金法）

包装规格 1 人份/铝箔袋

成　　分 抗鼠 IgG 多克隆抗体、抗微量白蛋白抗体、胶体金标记的抗微量白蛋白抗体。

用　　途 检测微量白蛋白。

检测原理 本产品应用的是免疫层析法。将特异的抗体标记胶体金（或乳胶），抗原固定于硝酸纤维素膜的检测区带，当该试剂条加样端浸入样品（尿液、血清、血浆或全血）后，由于毛细管作用，样品将沿着该膜向前移动。当移动至固定有胶体金标记抗体的标记垫区域时，样品中相应的抗原即与该抗体发生特异性结合。样本继续向硝酸纤维素膜移动，经过固定抗原的硝酸纤维素膜检测区带时，未和样本中抗原结合的胶体金标记的抗体与固定于硝酸纤维素膜上的抗原发生特异性结合。该区域显示一定的颜色，从而实现特异性的免疫诊断。

税则号列 3002. 1500

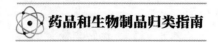

商品名称　胃蛋白酶原Ⅰ快速检测试剂盒（荧光法）

包装规格　1 人份/铝箔袋

成　　分　抗鼠 IgG 多克隆抗体、荧光微球标记的胃蛋白酶原Ⅰ抗体、抗胃蛋白酶原Ⅰ单克隆抗体。

用　　途　检测标本中的胃蛋白酶原Ⅰ。

检测原理　本产品应用的是胶体金免疫层析法。将特异的抗体（抗原）分别标记荧光微球，固定于硝酸纤维素膜的检测区带，当将样本滴加于样品垫后，由于毛细管作用，样品将沿着该膜向前移动。当移动至固定有荧光微球标记抗体（抗原）的标记垫区域时，样品中相应的抗原（抗体）即与该抗体发生特异性结合。此复合物继续向硝酸纤维素膜移动，经过固定抗体（抗原）的硝酸纤维素膜检测区带时，与该抗体（抗原）发生特异性结合。用特定的激发光照射该区域，该区域会反射出一特定波段的光，光强度和待检物浓度有关。

税则号列　3002.1500

商品名称　胃蛋白酶原Ⅱ快速检测试剂盒（荧光法）

包装规格　1 人份/铝箔袋

成　　分　抗鼠 IgG 多克隆抗体、荧光微球标记的胃蛋白酶原Ⅱ抗体、抗胃蛋白酶原Ⅱ单克隆抗体。

用　　途　检测标本中的胃蛋白酶原Ⅱ。

检测原理　本产品应用的是免疫层析法。将特异的抗体（抗原）分别标记荧光微球，固定于硝酸纤维素膜的检测区带，当将样本滴加于样品垫后，由于毛细管作用，样品将沿着该膜向前移动。当移动至固定有荧光微球标记抗体（抗原）的标记垫区域时，样品中相应的抗原（抗体）即与该抗体发生特异性结合。此复合物继续向硝酸纤维素膜移动，经过固定抗体（抗原）的硝酸纤维素膜检测区带时，与该抗体（抗原）发生特异性结合。用特定的激发光照射该区域，该区域会反射出一特定波段的光，光强度和待检物浓度有关。

税则号列　3002.1500

商品名称　胃泌素释放肽前体检测试剂盒（电化学发光法）

包装规格　1×5.8mL，1×9.5mL，1×9.5mL

成　　分　M：包被链霉亲和素的磁珠微粒，1 瓶，5.8mL。包被链霉亲和素的磁珠微粒0.72mg/mL；含防腐剂。R1：生物素化的抗胃泌素释放肽前体抗体，1 瓶，9.5mL。生物素标记的抗胃泌素释放肽前体单克隆抗体（小鼠）3.5mg/L；磷酸盐缓冲液 40mmol/L，pH 值 7.0；含防腐剂。R2：钌标记的抗胃泌素释放肽前体抗体，1 瓶，9.5mL。钌复合物标记的抗胃泌素释放肽前体单克隆抗体（小鼠），2.0mg/L；磷酸盐缓冲液 40mmol/L，pH 值 7.0；含防腐剂。

用　　途　用于体外定量检测人血浆和血清中的胃泌素释放肽前体（ProGRP）。

检测原理　本产品应用的是双抗体夹心法。第 1 次孵育：18 μL 标本、生物素化的特异性胃泌素释放肽前体单克隆抗体和钌复合物标记的特异性胃泌素释放肽前体单克隆抗体形成夹心复合物。第 2 次孵育：添加包被链霉亲和素的磁珠微粒后，复合物通过生物素和链霉素的相互作用结合至固相。将反应液吸入测量池中，通过电磁作用将磁珠微粒吸附在电极表面。未与磁珠微粒结合的物质通过 ProCell Ⅱ M 被去除。给电极加以一定的电压，使复合体化学发光，并通过光电倍增器测量发光强度。通过检测仪的定标曲线得到最后的检测结果，定标曲线是通过 2 点定标和一级定标曲线生成的。

税则号列　3002.1500

商品名称 戊肝 IgG/IgM 检测试剂盒（胶体金法）

包装规格 1 人份/铝箔袋

成　　分 抗鼠 IgG 多克隆抗体、胶体金标记的戊肝抗原、抗人 IgG 单克隆抗体、抗人 IgM 单克隆抗体。

用　　途 检测戊肝 IgG/IgM 抗体。

检测原理 本产品应用的是胶体金免疫层析法。将特异的抗原标记胶体金（或乳胶）和人 IgM/IgG 固定于硝酸纤维素膜的检测区带，当该试剂条加样端浸入样品（血清、血浆或全血）后，由于毛细管作用，样品将沿着该膜向前移动。当移动至固定有胶体金标记抗原的标记垫区域时，样品中相应的抗体即与该抗原发生特异性结合。此复合物继续向硝酸纤维素膜移动，经过固定抗人 IgM/IgG 的硝酸纤维素膜检测区带时，与抗人 IgM/IgG 发生特异性结合。该区域显示一定的颜色，从而实现特异性的免疫诊断。

税则号列 3002.1500

商品名称 腺病毒快速检测试剂（胶体金法）

包装规格 1 人份/铝箔袋

成　　分 抗鼠 IgG 多克隆抗体、腺病毒抗体、胶体金标记的腺病毒抗体。

用　　途 检测腺病毒。

检测原理 本产品应用的是胶体金免疫层析法。将特异的抗体（抗原）分别标记胶体金（或乳胶），固定于硝酸纤维素膜的检测区带，当将样本滴加于样品垫后，由于毛细管作用，样品将沿着该膜向前移动。当移动至固定有胶体金标记抗体（抗原）的标记垫区域时，样品中相应的抗原（抗体）即与该抗体发生特异性结合。此复合物继续向硝酸纤维素膜移动，经过固定抗体（抗原）的硝酸纤维素膜检测区带时，与该抗体（抗原）发生特异性结合。该区域显示一定的颜色，从而实现特异性的免疫诊断。

税则号列 3002.1500

商品名称 心肌肌钙蛋白 I 检测试剂盒（化学发光法）

包装规格 96 人份/盒

成　　分 标准品：cTnI；包被孔：包被有抗人心肌肌钙蛋白 I 抗体的聚苯乙烯微孔；酶结合物：辣根过氧化物酶标记的抗人心肌肌钙蛋白 I 抗体；30 倍洗液：含有 Tween-20 的 Tris 缓冲液；底物 A：鲁米诺；底物 B：过氧化脲；封板膜；说明书。

用　　途 定量检测人体血清或血浆中心肌肌钙蛋白 I（cTnI）的含量。

检测原理 本产品应用的是双抗体夹心酶促化学发光法。一株特异性抗体预先包被在微孔中，然后在微孔中加入人心肌肌钙蛋白 I（cTnI）标准品或待测标本，其 cTnI 可以与包被的抗体结合，再加入辣根过氧化物酶标记的另一株 cTnI 特异性抗体，在微孔表面形成抗体-抗原-标记抗体（抗-cTnI-cTnI-HRP-抗-cTnI）的免疫复合物。其他未结合的 cTnI 和 HRP-抗-cTnI 被洗涤液洗去，加入发光液后，测定相对发光强度。根据已知 cTnI 浓度的系列标准品的相对发光强度可得到标准曲线，通过双对数回归（或其他合适的）数学模型拟合处理得到回归直线，未知标本的 cTnI 浓度可以通过其相对发光强度从回归直线上推算出来。

税则号列 3002.1500

商品名称 心肌肌钙蛋白 I 测试卡片（干式电化学法）

包装规格 25 卡片/盒

成　　分 碱性磷酸酶标记山羊抗牛多克隆免疫球蛋白 G 抗体、免疫球蛋白 G、氨基苯磷酸钠、肝素、免疫球蛋白 M。

用　　途 用于体外定量检测静脉全血样本或血浆样本中的心肌肌钙蛋白 I（cTnI）浓度。

检测原理 本产品应用的是一种双表位酶联免疫吸附测定法。人体心肌肌钙蛋白 I（cTnI）的特异性抗体位于硅芯片的电化学传感器上。在传感器芯片上的另一端包被了碱性磷酸酶标记的抗体，它可以与 cTnI 抗原的另一部分特异性结合。将全血或血浆样本与传感器充分接触并使得酶交联物在样本中充分溶解。经过 7 分钟左右的孵育，样本中的 cTnI 抗原与碱性磷酸酶结合，被捕获到电化学传感器的表面。样本液及过量的酶交联物则从电化学传感器上冲洗下来。冲洗液中含有一种碱性磷酸酶的底物。与抗体/抗原/抗体夹层结合的酶将底物切割，并释放出一种可检测的电化学产物。过电化学仪器（安培计）检测该酶产物浓度，这个浓度与样本中的 cTnI 的浓度成比例。

税则号列 3002.1500

商品名称 心脏标志物组合快速检测试剂（胶体金法）

包装规格 1 人份/铝箔袋

成　　分 抗鼠 IgG 多克隆抗体，肌酸激酶同工酶、肌钙蛋白 I、肌红蛋白抗体，胶体金标记的肌酸激酶同工酶、肌钙蛋白 I、肌红蛋白抗体。

用　　途 用于检测肌酸激酶同工酶、肌钙蛋白 I、肌红蛋白。

检测原理 本产品应用的是胶体金免疫层析法。将特异的抗体（抗原）分别标记胶体金（或乳胶），固定于硝酸纤维素膜的检测区带，当将样本滴加于样品垫后，由于毛细管作用，样品将沿着该膜向前移动。当移动至固定有胶体金标记抗体（抗原）的标记垫区域时，样品中相应的抗原（抗体）即与该抗体发生特异性结合。此复合物继续向硝酸纤维素膜移动，经过固定抗体（抗原）的硝酸纤维素膜检测区带时，与该抗体（抗原）发生特异性结合。该区域显示一定的颜色，从而实现特异性的免疫诊断。

税则号列 3002.1500

商品名称 心脏型脂肪酸结合蛋白快速检测试剂（胶体金法）

包装规格 1 人份/铝箔袋

成　　分 抗鼠 IgG 多克隆抗体、心脏型脂肪酸结合蛋白抗体、胶体金标记的心脏型脂肪酸结合蛋白抗体。

用　　途 用于检测心脏型脂肪酸结合蛋白。

检测原理 本产品应用的是胶体金免疫层析法。将特异的抗体（抗原）分别标记胶体金（或乳胶），固定于硝酸纤维素膜的检测区带，当该试剂条加样端浸入样品（尿液、血清、血浆或全血）后，由于毛细管作用，样品将沿着该膜向前移动。当移动至固定有胶体金标记抗体（抗原）的标记垫区域时，样品中相应的抗原（抗体）即与该抗体发生特异性结合。此复合物继续向硝酸纤维素膜移动，经过固定抗体（抗原）的硝酸纤维素膜检测区带时，与该抗体（抗原）发生特异性结合。该区域显示一定的颜色，从而实现特异性的免疫诊断。

税则号列 3002.1500

商品名称　新型冠状病毒（2019-nCoV）IgG 抗体检测试剂盒（酶联免疫法）

包装规格　96 测试/盒

成　　分　内含 96 孔板一块，阴性对照、阳性对照、酶结合物、洗液、底物、显色剂、稀释液 、终止液各 1 瓶。

用　　途　定性检测人血清标本中的新型冠状病毒 IgG 抗体。

检测原理　本产品应用的是酶联免疫法。在新型冠状病毒 N 蛋白抗原包被微孔反应板，当待测血样中含有新型冠状病毒 IgG 抗体（Ab1）时，该抗体会与固相抗原发生特异性结合，然后加入辣根过氧化物酶标记的抗人 IgG 抗体（Ab2-HRP）。该酶标抗体就会与已和固相抗原结合的新型冠状病毒 IgG 抗体结合，形成 Ag-Ab1-Ab2-HRP 的复合物，加入底物和显色剂，生成蓝色产物，终止反应后变为黄色。用酶标仪检测吸光度（OD 值），从而判定样品中是否存在新型冠状病毒 IgG 抗体。

税则号列　3002.1500

商品名称　新型冠状病毒（2019-nCoV）IgM 抗体检测试剂盒（酶联免疫法）

包装规格　96 测试/盒

成　　分　内含 96 孔板一块，阴性对照、阳性对照、酶结合物、洗液、底物、显色剂、稀释液 、终止液各 1 瓶。

用　　途　检测人血清标本中的新型冠状病毒 IgM 抗体。

检测原理　本产品应用的是酶联免疫法。在抗人 IgM 抗体包被微孔反应板，加入样本后，进行孵育，抗人 IgM 抗体就会捕获样本中含有的新型冠状病毒 IgM 抗体。经洗涤将样品中所有其他成分去除后，再加入辣根过氧化物酶标记的新型冠状病毒抗原。该抗原会与新型冠状病毒 IgM 抗体特异结合形成复合物，加入底物和显色剂，生成蓝色产物，终止反应后变为黄色。用酶标仪检测吸光度（OD 值），从而判定样品中是否存在新型冠状病毒 IgM 抗体。

税则号列　3002.1500

商品名称　新型冠状病毒（2019-nCoV）IgG/IgM 抗体检测试剂盒（胶体金法）

包装规格　40 人份/盒

成　　分　检测卡、干燥剂、样本稀释液、说明书。

用　　途　用于体外定性检测人全血、血清、血浆样本中新型冠状病毒（2019-nCoV）IgM/IgG 抗体，为 2019-nCoV 提供辅助诊断参考，该试剂盒仅供专业使用。

检测原理　本产品应用的是捕获法胶体金免疫层析技术。采用胶体金标记抗原及兔 IgG 抗体在胶体金垫上包被抗原胶体金复合物和兔 IgG 抗体胶体金复合物，在检测线处包被鼠抗人 IgG 抗体（IgG 检测线）、鼠抗人 IgM 抗体（IgM 检测线），质控线处包被羊抗兔 IgG 抗体（C 线）。若待测样本中存在新型冠状病毒 2019-nCoV IgG 抗体，其中的新型冠状病毒 2019-nCoV 特异性 IgG 抗体与胶体金标记抗原结合形成复合物，在层析作用下复合物沿纸条向前移动，经过检测线时与预包被的鼠抗人 IgG 抗体反应，形成免疫复合物而显现红色条带。若待测样本中存在新型冠状病毒 2019-nCoV IgM 抗体，其中的新型冠状病毒 2019-nCoV 特异性 IgM 抗体与胶体金标记抗原结合形成复合物，在层析作用下复合物沿纸条向前移动，经过检测线时与预包被的鼠抗人 IgM 抗体反应，形成免疫复合物而显现红色条带。若检测样本中同时存在 IgG 抗体和 IgM 抗体，经过检测线 IgG 线和 IgM 线时均形成免疫复合物而显现红色条带。胶体金标记兔 IgG 抗体在质控线（C）与羊抗兔 IgG 抗体结合显现红色条带，质控线（C）在检测样本时均应出现条带，质控线（C）所显现的红色条带是判定层析过程是否正常的标准，同时也作为试剂的内控标准。

税则号列　3002.1500

商品名称　新型冠状病毒（2019-nCoV）IgG 抗体检测试剂盒（磁微粒化学发光法）

包装规格　100 人份/盒，200 人份/盒

成　　分　M 磁微粒、R1 生物素标记抗原、R2 吖啶磺酰胺标记抗体、QC1 阴性质控品、QC2 阳性质控品。

用　　途　用于体外定性检测人血清或血浆样本中新型冠状病毒（2019-nCoV）IgG 抗体。

检测原理　本产品基于链霉亲和素-磁微粒的间接法化学发光免疫分析技术，通过两步法实现对样本中新型冠状病毒（2019-nCoV）IgG 抗体的检测。将待检样本、生物素标记抗原与链霉亲和素-磁微粒一并加入反应杯中，进行孵育和洗涤。再加入吖啶磺酰胺标记抗体，进行二次孵育和洗涤。如样本中存在新型冠状病毒（2019-nCoV）IgG 抗体，则形成链霉亲和素-磁微粒-生物素标记抗原-新型冠状病毒（2019-nCoV）IgG 抗体吖啶磺酰胺标记抗体复合物。加入发光激发液后产生光信号，读取待测样本的发光强度值。

税则号列　3002.1500

商品名称 新型冠状病毒（2019-nCoV）IgG 抗体检测试剂盒（酶联免疫间接法）

包装规格 48 人份/盒，96 人份/盒

成　　分 R1 单孔可拆酶标板、R2 酶标抗体、R3 浓缩洗液（20×）、R4 样本稀释液、R5 底物溶液、R6 终止液、R7 类风湿因子吸附剂、QC1 阴性质控、QC2 阳性质控、M1 封板膜。

用　　途 用于定性检测人血清或血浆样本中的新型冠状病毒（2019-nCoV）IgG 抗体，可用于新型冠状病毒肺炎（Novel Coronavirus Pneumonia，NCP）的临床辅助诊断。

检测原理 本产品应用的是酶联免疫间接法，使用新型冠状病毒（2019-nCoV）核衣壳蛋白检测人血清或血浆中的新型冠状病毒（2019-nCoV）IgG 抗体。先将稀释后的患者血清或血浆样本加到包被有核衣壳蛋白的酶标板中，经孵育并洗涤，再加入抗人 IgG 酶标抗体孵育。如果样本中存在新型冠状病毒（2019-nCoV）IgG 抗体，则形成核衣壳蛋白-新型冠状病毒（2019-nCoV）IgG 抗体-酶标抗体复合物。洗涤，加入底物产生显色反应。用酶标仪在 450nm 波长下（参考波长 620/630nm）测定样本和质控品的吸光度。

税则号列 3002.1500

商品名称 新型冠状病毒（2019-nCoV）IgM 抗体检测试剂盒（磁微粒化学发光法）

包装规格 100 人份/盒，200 人份/盒

成　　分 M 磁微粒、R1 生物素标记抗原、R2 吖啶磺酰胺标记抗体、QC1 阴性质控品、QC2 阳性质控品。

用　　途 用于体外定性检测人血清或血浆样本中新型冠状病毒（2019-nCoV）IgM 抗体。

检测原理 本产品基于链霉亲和素-磁微粒的间接法化学发光免疫分析技术，通过两步法实现对样本中新型冠状病毒（2019-nCoV）IgM 抗体的检测。将待检样本、生物素标记抗原与链霉亲和素-磁微粒一并加入反应杯中，进行孵育和洗涤。再加入吖啶磺酰胺标记抗体，进行二次孵育和洗涤。如样本中存在新型冠状病毒（2019-nCoV）IgM 抗体，则形成链霉亲和素-磁微粒-生物素标记抗原-新型冠状病毒（2019-nCoV）IgM 抗体吖啶磺酰胺标记抗体复合物。加入发光激发液后产生光信号，读取待测样本的发光强度值。

税则号列 3002.1500

商品名称 新型冠状病毒（2019-nCoV）IgM 抗体检测试剂盒（酶联免疫间接法）

包装规格 48 人份/盒，96 人份/盒

成　　分 R1 单孔可拆酶标板、R2 酶标抗体、R3 浓缩洗液（20×）、R4 样本稀释液、R5 底物溶液、R6 终止液、R7 类风湿因子吸附剂、QC1 阴性质控、QC2 阳性质控、M1 封板膜。

用　　途 用于定性检测人血清或血浆样本中的新型冠状病毒（2019-nCoV）IgM 抗体，可用于新型冠状病毒肺炎（Novel Coronavirus Pneumonia，NCP）的临床辅助诊断。

检测原理 本产品应用的是酶联免疫间接法，使用新型冠状病毒（2019-nCoV）核衣壳蛋白检测人血清或血浆中的新型冠状病毒（2019-nCoV）IgM 抗体。先将稀释后的患者血清或血浆样本加到包被有核衣壳蛋白的酶标板中，经孵育并洗涤，再加入抗人 IgM 酶标抗体孵育。如果样本中存在新型冠状病毒（2019-nCoV）IgM 抗体，则形成核衣壳蛋白-新型冠状病毒（2019-nCoV）IgM 抗体-酶标抗体复合物。洗涤，加入底物产生显色反应。用酶标仪在 450nm 波长下（参考波长 620/630nm）测定样本和质控品的吸光度。

税则号列 3002.1500

商品名称 星状病毒检测试剂盒（胶体金法）

包装规格 1 人份/铝箔袋

成　　分 抗鼠 IgG 多克隆抗体、星状病毒单克隆抗体、胶体金标记的星状病毒单克隆抗体。

用　　途 用于检测星状病毒。

检测原理 本产品应用的是胶体金免疫层析法。将特异的抗体（抗原）分别标记胶体金（或乳胶），固定于硝酸纤维素膜的检测区带，当将样本滴加于样品垫后，由于毛细管作用，样品将沿着该膜向前移动。当移动至固定有胶体金标记抗体（抗原）的标记垫区域时，样品中相应的抗原（抗体）即与该抗体发生特异性结合。此复合物继续向硝酸纤维素膜移动，经过固定抗体（抗原）的硝酸纤维素膜检测区带时，与该抗体（抗原）发生特异性结合。该区域显示一定的颜色，从而实现特异性的免疫诊断。

税则号列 3002.1500

商品名称 性激素结合球蛋白检测试剂盒（电化学发光法）

包装规格 2×10mL，1×6.5mL

成　　分 M：包被链霉亲和素的磁性微粒（透明瓶盖），包被链霉亲和素的磁性微粒，含防腐剂；R1：生物素化抗 SHBG 抗体（灰盖），生物素化抗 SHBG 单克隆抗体（小鼠），磷酸盐缓冲液；R2：钌复合体标记的抗 SHBG 抗体（黑盖），钌复合体标记的抗 SHBG 抗体（小鼠），磷酸盐缓冲液；无生长因子。

用　　途 用于体外定量检测人血清和血浆中的性激素结合球蛋白（SHBG）。

检测原理 本产品应用的是夹心法。第 1 次孵育：10μL 标本、生物素化的特异性 SHBG 单克隆抗体和钌复合物标记的特异性 SHBG 单克隆抗体一起孵育，形成抗原抗体夹心复合物。第 2 次孵育：添加包被链霉亲和素的磁珠微粒进行孵育，复合体与磁珠微粒通过生物素和链霉亲和素的作用结合。将反应液吸入测量池中，通过电磁作用将磁珠微粒吸附在电极表面。未与磁珠微粒结合的物质通过 ProCell/ProCell M 被去除。给电极加以一定的电压，使复合体化学发光，并通过光电倍增器测量发光强度。通过检测仪的定标曲线得到最后的检测结果。

税则号列 3002.1500

商品名称 血清淀粉样蛋白快速检测试剂盒（胶体金法）

包装规格 1 人份/铝箔袋

成　　分 抗鼠 IgG 多克隆抗体、鼠抗血清淀粉样蛋白单克隆抗体、胶体金标记的鼠抗血清淀粉样蛋白单克隆抗体。

用　　途 检测血清淀粉样蛋白。

检测原理 本产品应用的是胶体金免疫层析法。将特异的抗体（抗原）分别标记胶体金（或乳胶），固定于硝酸纤维素膜的检测区带，当将样本滴加于样品垫后，由于毛细管作用，样品将沿着该膜向前移动。当移动至固定有胶体金标记抗体（抗原）的标记垫区域时，样品中相应的抗原（抗体）即与该抗体发生特异性结合。此复合物继续向硝酸纤维素膜移动，经过固定抗体（抗原）的硝酸纤维素膜检测区带时，与该抗体（抗原）发生特异性结合。该区域显示一定的颜色，从而实现特异性的免疫诊断。

税则号列 3002.1500

商品名称 鸦片快速检测试剂（胶体金法）

包装规格 1 人份/铝箔袋

成　　分 抗鼠 IgG 多克隆抗体、吗啡抗原、胶体金标记的吗啡抗体。

用　　途 用于检测吗啡、海洛因等阿片。

检测原理 本产品应用的是胶体金免疫层析法。将特异的抗体标记胶体金（或乳胶），抗原固定于硝酸纤维素膜的检测区带，当该试剂条加样端浸入样品（尿液、血清、血浆或全血）后，由于毛细管作用，样品将沿着该膜向前移动。当移动至固定有胶体金标记抗体的标记垫区域时，样品中相应的抗原即与该抗体发生特异性结合。样本继续向硝酸纤维素膜移动，经过固定抗原的硝酸纤维素膜检测区带时，未和样本中抗原结合的胶体金标记的抗体与固定于硝酸纤维素膜上的抗原发生特异性结合。该区域显示一定的颜色，从而实现特异性的免疫诊断。

税则号列 3002.1500

商品名称 亚甲二氧基苯丁胺快速检测试剂盒（胶体金法）

包装规格 1 人份/铝箔袋

成　　分 抗鼠 IgG 多克隆抗体 MDPHP 抗原、胶体金标记的 MDPHP 抗体。

用　　途 检测亚甲二氧基苯丁胺（MDPHP）。

检测原理 本产品应用的是胶体金免疫层析法。将特异的抗体标记胶体金（或乳胶），抗原固定于硝酸纤维素膜的检测区带，当该试剂条加样端浸入样品（尿液、血清、血浆或全血）后，由于毛细管作用，样品将沿着该膜向前移动。当移动至固定有胶体金标记抗体的标记垫区域时，样品中相应的抗原即与该抗体发生特异性结合。样本继续向硝酸纤维素膜移动，经过固定抗原的硝酸纤维素膜检测区带时，未和样本中抗原结合的胶体金标记的抗体与固定于硝酸纤维素膜上的抗原发生特异性结合。该区域显示一定的颜色，从而实现特异性的免疫诊断。

税则号列 3002.1500

商品名称 亚甲基二氧吡咯戊酮快速检测试剂条（胶体金法）

包装规格 1 人份/铝箔袋

成　　分 抗鼠 IgG 多克隆抗体、亚甲基二氧吡咯戊酮抗原、胶体金标记的亚甲基二氧吡咯戊酮抗体。

用　　途 检测亚甲基二氧吡咯戊酮。

检测原理 本产品应用的是胶体金免疫层析法。将特异的抗体标记胶体金（或乳胶），抗原固定于硝酸纤维素膜的检测区带，当该试剂条加样端浸入样品（尿液、血清、血浆或全血）后，由于毛细管作用，样品将沿着该膜向前移动。当移动至固定有胶体金标记抗体的标记垫区域时，样品中相应的抗原即与该抗体发生特异性结合。样本继续向硝酸纤维素膜移动，经过固定抗原的硝酸纤维素膜检测区带时，未和样本中抗原结合的胶体金标记的抗体与固定于硝酸纤维素膜上的抗原发生特异性结合。该区域显示一定的颜色，从而实现特异性的免疫诊断。

税则号列 3002.1500

商品名称　烟曲霉属真菌过敏测试试剂盒（胶体金法）

包装规格　1 人份/铝箔袋

成　　分　抗鼠 IgG 多克隆抗体、烟曲霉抗原、胶体金标记的人 IgE 抗体。

用　　途　检测血液中烟曲霉特异性 IgE 抗体。

检测原理　本产品应用的是胶体金免疫层析法。将特异的抗原标记胶体金（或乳胶）和人 IgE 抗体固定于硝酸纤维素膜的检测区带，当该试剂条加样端浸入样品（血清、血浆或全血）后，由于毛细管作用，样品将沿着该膜向前移动。当移动至固定有胶体金标记抗原的标记垫区域时，样品中相应的抗体即与该抗原发生特异性结合。此复合物继续向硝酸纤维素膜移动，经过固定人 IgE 抗体的硝酸纤维素膜检测区带时，与人 IgE 抗体发生特异性结合。该区域显示一定的颜色，从而实现特异性的免疫诊断。

税则号列　3002.1500

商品名称　羊肉过敏测试试剂盒（胶体金法）

包装规格　1 人份/铝箔袋

成　　分　抗鼠 IgG 多克隆抗体、羊肉抗原、胶体金标记的人 IgE 抗体。

用　　途　检测血液中羊肉特异性 IgE 抗体。

检测原理　本产品应用的是胶体金免疫层析法。将特异的抗原标记胶体金（或乳胶）和人 IgE 抗体固定于硝酸纤维素膜的检测区带，当该试剂条加样端浸入样品（血清、血浆或全血）后，由于毛细管作用，样品将沿着该膜向前移动。当移动至固定有胶体金标记抗原的标记垫区域时，样品中相应的抗体即与该抗原发生特异性结合。此复合物继续向硝酸纤维素膜移动，经过固定人 IgE 抗体的硝酸纤维素膜检测区带时，与人 IgE 抗体发生特异性结合。该区域显示一定的颜色，从而实现特异性的免疫诊断。

税则号列　3002.1500

商品名称　氧可酮快速检测试剂（胶体金法）

包装规格　1 人份/铝箔袋

成　　分　抗鼠 IgG 多克隆抗体、氧可酮抗原、胶体金标记的氧可酮抗体。

用　　途　用于检测氧可酮。

检测原理　本产品应用的是胶体金免疫层析法。将特异的抗体标记胶体金（或乳胶），抗原固定于硝酸纤维素膜的检测区带，当该试剂条加样端浸入样品（尿液、血清、血浆或全血）后，由于毛细管作用，样品将沿着该膜向前移动。当移动至固定有胶体金标记抗体的标记垫区域时，样品中相应的抗原即与该抗体发生特异性结合。样本继续向硝酸纤维素膜移动，经过固定抗原的硝酸纤维素膜检测区带时，未和样本中抗原结合的胶体金标记的抗体与固定于硝酸纤维素膜上的抗原发生特异性结合。该区域显示一定的颜色，从而实现特异性的免疫诊断。

税则号列　3002.1500

商品名称　腰果过敏测试试剂盒（胶体金法）

包装规格　1 人份/铝箔袋

成　　分　抗鼠 IgG 多克隆抗体、腰果抗原、胶体金标记的人 IgE 抗体。

用　　途　检测血液中腰果特异性 IgE 抗体。

检测原理　本产品应用的是胶体金免疫层析法。将特异的抗原标记胶体金（或乳胶）和人 IgE 抗体固定于硝酸纤维素膜的检测区带，当该试剂条加样端浸入样品（血清、血浆或全血）后，由于毛细管作用，样品将沿着该膜向前移动。当移动至固定有胶体金标记抗原的标记垫区域时，样品中相应的抗体即与该抗原发生特异性结合。此复合物继续向硝酸纤维素膜移动，经过固定人 IgE 抗体的硝酸纤维素膜检测区带时，与人 IgE 抗体发生特异性结合。该区域显示一定的颜色，从而实现特异性的免疫诊断。

税则号列　3002.1500

商品名称　摇头丸快速检测试剂（胶体金法）

包装规格　1 人份/铝箔袋

成　　分　抗鼠 IgG 多克隆抗体、摇头丸（MDMA）抗原、胶体金标记的摇头丸（MDMA）抗体。

用　　途　检测摇头丸（MDMA）。

检测原理　本产品应用的是胶体金免疫层析法。将特异的抗体标记胶体金（或乳胶），抗原固定于硝酸纤维素膜的检测区带，当该试剂条加样端浸入样品（尿液、血清、血浆或全血）后，由于毛细管作用，样品将沿着该膜向前移动。当移动至固定有胶体金标记抗体的标记垫区域时，样品中相应的抗原即与该抗体发生特异性结合。样本继续向硝酸纤维素膜移动，经过固定抗原的硝酸纤维素膜检测区带时，未和样本中抗原结合的胶体金标记的抗体与固定于硝酸纤维素膜上的抗原发生特异性结合。该区域显示一定的颜色，从而实现特异性的免疫诊断。

税则号列　3002.1500

商品名称 叶酸测定试剂盒（化学发光法）

包装规格 2×50 测试/盒

成　　分 小鼠单克隆抗叶酸结合蛋白质、包被山羊抗小鼠免疫球蛋白 G 的顺磁性微粒、缓冲液、人血清白蛋白及防腐剂，抗坏血酸盐、盐酸，缓冲液中的牛奶叶酸结合蛋白（牛）、人血清白蛋白及防腐剂，缓冲液中的叶酸、碱性磷酸酶（牛）结合物、人血清白蛋白及防腐剂，磷酸三钾。

用　　途 定量检测人血清、血浆（肝素）或红细胞叶酸水平。

检测原理 Access Folate 测定是一种竞争结合受体测定。对于血清或血浆（肝素）中的叶酸测定，不需要进行前处理。对于红细胞叶酸测定，则需要使用抗坏血酸为主要成分的溶血液，在上机前对全血样本进行前处理。该前处理使红细胞溶解，并将红细胞中多谷氨酸叶酸转变成单谷氨酸，后者为血清叶酸的主要存在形式。经前处理后的全血样本定义为溶血液。在血清、血浆（肝素）或溶血液样本经过处理后，可以将叶酸从内源性结合蛋白中释放出来。叶酸结合蛋白、小鼠抗叶酸结合蛋白、叶酸-碱性磷酸酶结合物和山羊抗小鼠捕获抗体与顺磁性微粒一起添加到反应管中。样本中的叶酸与叶酸-碱性磷酸酶结合物竞争性结合数量有限的叶酸结合蛋白上的结合位点。产生的复合物再通过小鼠抗叶酸结合蛋白与固相结合。在反应管内温育完成后，结合在固相上的物质经由磁场作用被吸住，而未结合的物质则被冲洗除去。然后将化学发光底物 Lumi-Phos 530 添加到反应管内，由光度计对反应中产生的光强进行测定。所产生光量与样本内叶酸浓度成反比。样本内分析物的量由所储存的多点校准曲线来确定。

税则号列 3002.1500

商品名称 胰岛素检测试剂盒（化学发光法）

包装规格 96 人份/盒

成　　分 标准品：INS；包被孔：包被有抗 INS 抗体的聚苯乙烯微孔；酶结合物：辣根过氧化物酶标记的抗 INS 抗体；30 倍洗液：含有 Tween-20 的 Tris 缓冲液；底物 A：鲁米诺；底物 B：过氧化脲；封板膜；说明书。

用　　途 定量检测人体血清或血浆中胰岛素（INS）的含量。

检测原理 本产品应用的是双抗体夹心酶促化学发光法。将抗 INS 抗体包被在微孔上，再向包被孔中分别加入 INS 标准品或待测标本和含有辣根过氧化物酶标记的抗 INS 抗体，标准品或标本中的 INS 与包被抗 INS 抗体和酶标记抗 INS 抗体结合，形成包被抗 INS 抗体-INS 抗原-酶标记抗 INS 抗体（Ab-Ag-Ab-HRP）的免疫复合物，未结合的 INS 和酶标记抗 INS 抗体被洗液洗去。加入发光底物，测定相对发光强度（RLU）。根据已知 INS 浓度的系列标准品的 RLU 可得到标准曲线，通过双对数回归（或其他合适的）数学模型拟合处理得到回归直线，未知标本的 INS 浓度可以通过其 RLU 从回归直线上推算出来。

税则号列 3002.1500

商品名称 美沙酮代谢物（EDDP）快速检测试剂（胶体金法）

包装规格 1 人份/铝箔袋

成　　分 抗鼠 IgG 多克隆抗体、EDDP 抗原、胶体金标记的 EDDP 抗体。

用　　途 检测美沙酮代谢物 EDDP。

检测原理 本产品应用的是胶体金免疫层析法。将特异的抗体标记胶体金（或乳胶），抗原固定于硝酸纤维素膜的检测区带，当该试剂条加样端浸入样品（尿液、血清、血浆或全血）后，由于毛细管作用，样品将沿着该膜向前移动。当移动至固定有胶体金标记抗体的标记垫区域时，样品中相应的抗原即与该抗体发生特异性结合。样本继续向硝酸纤维素膜移动，经过固定抗原的硝酸纤维素膜检测区带时，未和样本中抗原结合的胶体金标记的抗体与固定于硝酸纤维素膜上的抗原发生特异性结合。该区域显示一定的颜色，从而实现特异性的免疫诊断。

税则号列 3002.1500

商品名称 乙肝病毒表面抗原/丙肝病毒/人类免疫缺陷病毒/梅毒组合检测试剂盒（胶体金法）

包装规格 1 人份/铝箔袋

成　　分 抗乙肝表面抗原单克隆抗体、胶体金标记的抗乙肝表面抗原单克隆抗体、丙肝抗原、胶体金标记的丙肝抗原、重组艾滋抗原、乳胶标记的重组艾滋抗原、梅毒重组抗原、胶体金标记的梅毒重组抗原。

用　　途 检测弓形虫/风疹病毒/巨细胞病毒/单纯疱疹病毒 I 型/II 型特异性 IgG 抗体和 IgM 抗体。

检测原理 本产品应用的是胶体金免疫层析法。将特异的抗体（抗原）分别标记胶体金（或乳胶），固定于硝酸纤维素膜的检测区带，当将样本滴加于样品垫后，由于毛细管作用，样品将沿着该膜向前移动。当移动至固定有胶体金标记抗体（抗原）的标记垫区域时，样品中相应的抗原（抗体）即与该抗体发生特异性结合。此复合物继续向硝酸纤维素膜移动，经过固定抗体（抗原）的硝酸纤维素膜检测区带时，与该抗体（抗原）发生特异性结合。该区域显示一定的颜色，从而实现特异性的免疫诊断。

税则号列 3002.1500

商品名称 乙肝病毒表面抗原/丙肝病毒联合检测试剂盒（胶体金法）

包装规格 1 人份/铝箔袋

成　　分 抗乙肝表面抗原单克隆抗体、胶体金标记的抗乙肝表面抗原单克隆抗体、丙肝抗原、胶体金标记的丙肝抗原。

用　　途 检测乙肝表面抗原和丙肝抗体。

检测原理 本产品应用的是胶体金免疫层析法。将特异的抗体（抗原）分别标记胶体金（或乳胶），固定于硝酸纤维素膜的检测区带，当将样本滴加于样品垫后，由于毛细管作用，样品将沿着该膜向前移动。当移动至固定有胶体金标记抗体（抗原）的标记垫区域时，样品中相应的抗原（抗体）即与该抗体发生特异性结合。此复合物继续向硝酸纤维素膜移动，经过固定抗体（抗原）的硝酸纤维素膜检测区带时，与该抗体（抗原）发生特异性结合。该区域显示一定的颜色，从而实现特异性的免疫诊断。

税则号列 3002.1500

商品名称　乙肝五项检测试剂（胶体金法）

包装规格　1 人份/铝箔袋

成　　分　抗乙肝表面抗原单克隆抗体、胶体金标记的抗乙肝表面抗原单克隆抗体、乙肝表面抗原、胶体金标记的乙肝表面抗原、抗乙肝 e 抗原单克隆抗体、胶体金标记的抗乙肝 e 抗原单克隆抗体、乙肝 e 抗原、乙肝 e 抗原单克隆抗体、乙肝核心抗原、乙肝核心抗原单克隆抗体。

用　　途　检测乙肝表面抗原、乙肝表面抗体、乙肝 e 抗原、乙肝 e 抗体，乙肝核心抗体。

检测原理　本产品应用的是胶体金免疫层析法。将特异的抗体（抗原）分别标记胶体金（或乳胶），固定于硝酸纤维素膜的检测区带，当将样本滴加于样品垫后，由于毛细管作用，样品将沿着该膜向前移动。当移动至固定有胶体金标记抗体（抗原）的标记垫区域时，样品中相应的抗原（抗体）即与该抗体发生特异性结合。此复合物继续向硝酸纤维素膜移动，经过固定抗体（抗原）的硝酸纤维素膜检测区带时，与该抗体（抗原）发生特异性结合。该区域显示一定的颜色，从而实现特异性的免疫诊断。

税则号列　3002.1500

商品名称　乙基葡萄糖苷快速检测试剂条（胶体金法）

包装规格　1 人份/铝箔袋

成　　分　抗鼠 IgG 多克隆抗体、乙基葡萄糖苷抗原、胶体金标记的乙基葡萄糖苷抗体。

用　　途　检测乙基葡萄糖苷。

检测原理　本产品应用的是胶体金免疫层析法。将特异的抗体标记胶体金（或乳胶），抗原固定于硝酸纤维素膜的检测区带，当该试剂条加样端浸入样品（尿液、血清、血浆或全血）后，由于毛细管作用，样品将沿着该膜向前移动。当移动至固定有胶体金标记抗体的标记垫区域时，样品中相应的抗原即与该抗体发生特异性结合。样本继续向硝酸纤维素膜移动，经过固定抗原的硝酸纤维素膜检测区带时，未和样本中抗原结合的胶体金标记的抗体与固定于硝酸纤维素膜上的抗原发生特异性结合。该区域显示一定的颜色，从而实现特异性的免疫诊断。

税则号列　3002.1500

商品名称 乙型肝炎病毒 e 抗体测定试剂盒（化学发光微粒子免疫检测法）

包装规格 5.06 克×3 瓶，100 人份

成　　分 微粒子：乙型肝炎病毒 e 抗体（小鼠，单克隆）包被的微粒子，储存于含有蛋白（牛）稳定剂的磷酸盐缓冲液中；防腐剂：ProClin300 和其他抗菌剂；结合物：吖啶酯标记的乙型肝炎病毒 e 抗体（小鼠，单克隆）结合物，储存于含蛋白（牛）稳定剂的 MES 缓冲液中。防腐剂：ProClin300；中和试剂：乙型肝炎病毒 e 抗原（重组 DNA），储存于含蛋白（牛）稳定剂的三羟甲基氨基甲烷 TRIS 缓冲液中。最低浓度：6.7PEI U/mL；防腐剂：抗菌剂。

用　　途 体外定性检测人血清和血浆中的乙型肝炎 e 抗体（anti-HBe）。

检测原理 ARCHITECT 乙型肝炎病毒 e 抗体项目采用竞争两步法免疫检测，定性测定人血清和血浆中的乙型肝炎病毒 e 抗体。检测使用的方法是 Chemiflex，即化学发光微粒子免疫检测法（CMIA）与灵活的检测模式的结合。第一步：将样本、中和试剂和乙型肝炎病毒 e 抗体（小鼠，单克隆）包被的顺磁微粒子混合。样本中的乙型肝炎病毒 e 抗体与中和试剂中的重组乙型肝炎病毒 e 抗原结合。未结合重组乙型肝炎病毒 e 抗原与乙型肝炎病毒 e 抗体包被的微粒子结合。第二步：冲洗后，加入吖啶酯标记的乙型肝炎病毒 e 抗体结合物。第三步：再次冲洗后，将预激发液和激发液加入到反应混合物中。第四步：测量产生的化学发光反应，以相对光单位表示。样本中的乙型肝炎病毒 e 抗体含量和 ARCHITECT i 光学系统检测到的相对光单位值之间成反比。通过对比反应中的化学发光信号和有效校准得出的临界（cutoff）信号确定样本中是否存在乙型肝炎病毒 e 抗体。如果反应中的化学发光信号大于临界（cutoff）信号，则此样本在乙型肝炎病毒 e 抗体检测中呈非反应性。

税则号列 3002.1500

商品名称 乙型肝炎病毒 e 抗原测定试剂盒（化学发光微粒子免疫检测法）

包装规格 7.23 克×12 瓶，400 人份

成　　分 微粒子：1 或 4 瓶（6.6mL）微粒子；乙型肝炎病毒 e 抗体（小鼠，单克隆）包被的微粒子，制备于含有蛋白（牛）稳定剂的磷酸盐缓冲液中；最低浓度：0.08%固体物质；防腐剂：ProClin 300 和其他抗菌剂。结合物：1 或 4 瓶（5.9mL）结合物；吖啶酯标记的乙型肝炎病毒 e 抗体（小鼠，单克隆）结合物，制备于含有蛋白（牛）稳定剂的 MES 缓冲液中；最低浓度：0.04ug/mL；防腐剂：ProClin 300。项目稀释液：1 或 4 瓶（3.9mL）项目稀释液；含有复钙的人血浆和蛋白（牛）稳定剂的磷酸盐缓冲液；防腐剂：ProClin 300 和另一种抗菌剂。

用　　途 体外定性测定人血清和血浆中的乙型肝炎病毒 e 抗原（HBeAg）。

检测原理 ARCHITECT 乙型肝炎病毒 e 抗原项目采用两步法免疫检测，定性测定人血清和血浆中的乙型肝炎病毒 e 抗原，检测使用的方法是 Chemiflex，即化学发光微粒子免疫检测法（CMIA）与灵活的检测模式相结合。第一步，将样本、项目稀释液和乙型肝炎病毒 e 抗体（小鼠，单克隆）包被的顺磁微粒子混合。样本中的乙型肝炎病毒 e 抗原与乙型肝炎病毒 e 抗体包被的微粒子结合。第二步，冲洗后，加入吖啶酯标记的乙型肝炎病毒 e 抗体结合物。第三步，再次冲洗后，将预激发液和激发液加入到反应混合物中。第四步，测量产生的化学发光反应，以相对光单位表示。样本中的乙型肝炎病毒 e 抗原含量和 ARCHITECT i 光学系统检测到的相对光单位值之间成正比。通过对比反应中的化学发光信号和有效校准得出的临界（cutoff）信号确定样本中是否存在乙型肝炎病毒 e 抗原。如果反应中的化学发光信号小于临界（cutoff）信号，则此样本在乙型肝炎病毒 e 抗原检测中呈非反应性。

税则号列 3002.1500

商品名称 乙型肝炎病毒表面抗原测定试剂盒（电化学发光法）

包装规格 1×6.5mL；1×8mL；1×7mL；4×1.3mL

成　　分 M：链霉亲和素包被的磁性微粒，R1：生物素化抗 HBsAg 抗体（单克隆抗体），R2：钌复合体标记的抗 HBsAg 抗体（单克隆抗体），Cal1 阴性定标液，Cal1 阳性定标液，无生长因子。

用　　途 用于肝炎的诊断。

检测原理 本产品应用的是双抗体夹心法。第 1 次孵育：50 μL 样本、两份生物素化抗 HBsAg 单克隆抗体及一份抗 HBsAg 单克隆抗体和钌复合物标记的抗 HBsAg 多克隆抗体的混合物，反应形成一"三明治"样抗原-抗体复合物。第 2 次孵育：加入链霉亲和素包被的微粒，复合物在链霉亲和素和生物素相互作用下结合至固相。将反应液吸入检测池中，检测池中的微粒通过电磁作用吸附在电极表面。未结合的物质通过 ProCell/ProCell M 除去。在电极上加以一定的电压，使复合物化学发光，用光电倍增器检测发光的强度。仪器自动通过样本的信号值与先前定标获得的临界（cutoff）值进行比较得到检测结果。

税则号列 3002.1500

商品名称 乙型肝炎病毒核心抗体 IgM 测定试剂盒（化学发光微粒子免疫检测法）

包装规格 2.06 克×8 瓶/盒，400 人份

成　　分 微粒子：1 或 4 瓶（5.6mL）抗人 IgM 抗体（鼠，单克隆）包被微粒子，储存于含蛋白（牛，山羊）稳定剂的 Tris 缓冲液中；最低浓度：0.12%固体物质；防腐剂：抗菌剂。结合物：1 或 4 瓶（5.9mL）吖啶酯标记乙型肝炎病毒核心抗原（大肠杆菌，重组）结合物，储存于含蛋白（牛）稳定剂的琥珀酸盐缓冲液中；最低浓度：0.4μg/mL；防腐剂：抗菌剂。

用　　途 用于定性检测人血清和血浆中的乙型肝炎病毒核心抗体 IgM（anti-HBc IgM）。

检测原理 乙型肝炎病毒核心抗体 IgM 项目采用两步法免疫检测，运用 Chemiflex 技术，即化学发光微粒子免疫检测法（MIA）与灵活的检测模式相结合。第一步，将预稀释样本和抗人 IgM 抗体（小鼠，单克隆）包被的顺磁微粒子混合。样本中的人 IgM 抗体与抗人 IgM 抗体（小鼠，单克隆）包被的微粒子结合。冲洗后，进入第二步，加入吖啶酯标记的 rHBcAg 结合物，乙型肝炎病毒核心抗体特异性 IgM 与吖啶酯标记的 rHBcAg 结合物相结合。再次冲洗后，将预激发液和激发液加入反应杯（RV）中。测量产生的化学发光反应，以相对光单位表示。样本中的乙型肝炎病毒核心抗体 IgM 含量与 ARCHITECT i 光学系统检测到的相对光单位值之间有正比关系。通过对比反应中的化学发光信号和 ARCHITECT 乙型肝炎病毒核心抗体 IgM 项目校准得出的临界（cutoff）信号确定样本中是否存在乙型肝炎病毒核心抗体 IgM。如果反应得到的化学发光信号大于或等于临界（cutoff）信号，则应考虑样本中的乙型肝炎病毒核心抗体 IgM 经 ARCHITECT 乙型肝炎病毒核心抗体 IgM 项目检测呈反应性。

税则号列 3002.1500

商品名称　乙型肝炎病毒核心抗体测定试剂盒（化学发光微粒子免疫检测法）

包装规格　33.38 克×4 瓶/盒，500 人份

成　　分　微粒子：乙型肝炎病毒核心抗原（大肠杆菌，重组）包被的微粒子，储存于三羟甲基氨基甲烷 Tris 缓冲液中；最低浓度：0.08％固体物质；防腐剂：ProClin 950 和叠氮钠。结合物：吖啶酯标记的鼠抗人抗体结合物，储存于含有蛋白稳定剂的 2-（N-吗啡啉）乙磺酸（MES）缓冲液中；最低浓度：0.04μg/mL；防腐剂：对羟基苯甲酸烷基酯钠和叠氮钠。项目稀释液：含有鼠蛋白稳定剂，储存于 3-（N-吗啉基）-2-羟基丙磺酸（MOPSO）缓冲液中；防腐剂：ProClin 950 和叠氮钠。样本稀释液：含有还原剂，储存于储存于 3-（N-吗啉基）-2-羟基丙磺酸（MOPSO）缓冲液中。

用　　途　用于定性检测人血清和血浆中的乙型肝炎病毒核心抗体（Anti-HBc）。

检测原理　乙型肝炎病毒核心抗体项目采用两步法免疫检测，运用 Chemiflex 技术，即 CMIA 技术与灵活的检测模式相结合。第一步，将样本、项目稀释液、样本稀释液和 rHBcAg 包被的顺磁微粒子混合。样本中的乙型肝炎病毒核心抗体与 rHBcAg 包被的微粒子结合，冲洗反应混合物。进入第二步，加入吖啶酯标记的抗人抗体结合物。再次冲洗后，将预激发液和激发液加入反应混合物中。测量产生的化学发光反应，以相对光单位表示。样本中的乙型肝炎病毒核心抗体和 ARCHITECT i 光学系统检测到的相对光单位值之间成正比。通过对比反应中的化学发光信号和 ARCHITECT 乙型肝炎病毒核心抗体项目当前校准得出的临界（cutoff）信号确定样本中是否存在乙型肝炎病毒核心抗体。如果样本的化学发光信号大于或等于临界（cutoff）信号，则应考虑样本的乙型肝炎病毒核心抗体检测呈反应性。

税则号列　3002.1500

商品名称　抑制素 A 测定试剂盒（化学发光法）

包装规格　2×50 测试/盒

成　　分　包被小鼠单克隆抗抑制素 A 的顺磁性微粒、牛血清白蛋白、三羟甲基氨基甲烷缓冲基质、叠氮钠及 ProClin 300，小鼠单克隆抗抑制素 A 碱性磷酸酶（牛）结合物、牛血清白蛋白、磷酸盐缓冲基质、叠氮钠及 ProClin 300，三羟甲基氨基甲烷缓冲液、牛血清白蛋白、蛋白质（牛、小鼠）、叠氮钠及 ProClin 300，磷酸缓冲液、氧化剂、清洁剂。

用　　途　用于定量检测人血清样本中的抑制素 A 的水平。

检测原理　Access Inhibin A 测定是一种连续两步酶免法（夹心法）测定，将样本添加到反应容器里，并加上抗抑制素 A 单克隆抗体的顺磁性微粒一起温育。多余的样本和试剂经过洗涤后除去。再将抗抑制素 A 单克隆抗体碱性磷酸酶结合物加入反应混合物中，以检测先前温育时固定在微粒上的抑制素 A。在反应管内温育完成后，结合在固相上的物质将在磁场内被吸附，而未结合的物质被冲洗除去。然后，将化学发光底物 Lumi-Phos×530 添加到反应管内，由光度计对反应中所生的光量子进行测量。所产生的光量子与样本内抑制素 A 的浓度成正比。样本内分析物的量由所储存的多点校准曲线来确定。

税则号列　3002.1500

商品名称　隐孢子虫检测试剂盒（胶体金法）

包装规格　1 人份/铝箔袋

成　　分　抗鼠 IgG 多克隆抗体、隐孢子虫单克隆抗体、胶体金标记的隐孢子虫单克隆抗体。

用　　途　用于检测隐孢子虫。

检测原理　本产品应用的是胶体金免疫层析法。将特异的抗体（抗原）分别标记胶体金（或乳胶），固定于硝酸纤维素膜的检测区带，当将样本滴加于样品垫后，由于毛细管作用，样品将沿着该膜向前移动。当移动至固定有胶体金标记抗体（抗原）的标记垫区域时，样品中相应的抗原（抗体）即与该抗体发生特异性结合。此复合物继续向硝酸纤维素膜移动，经过固定抗体（抗原）的硝酸纤维素膜检测区带时，与该抗体（抗原）发生特异性结合。该区域显示一定的颜色，从而实现特异性的免疫诊断。

税则号列　3002.1500

商品名称　隐孢子虫蓝氏贾第鞭毛虫联合检测试剂盒（胶体金法）

包装规格　1 人份/铝箔袋

成　　分　抗鼠 IgG 多克隆抗体、隐孢子虫单克隆抗体、胶体金标记的隐孢子虫单克隆抗体、兰伯氏贾第虫单克隆抗体、胶体金标记的兰伯氏贾第虫单克隆抗体。

用　　途　用于检测隐孢子虫、贾第虫。

检测原理　本产品应用的是胶体金免疫层析法。将特异的抗体（抗原）分别标记胶体金（或乳胶），固定于硝酸纤维素膜的检测区带，当将样本滴加于样品垫后，由于毛细管作用，样品将沿着该膜向前移动。当移动至固定有胶体金标记抗体（抗原）的标记垫区域时，样品中相应的抗原（抗体）即与该抗体发生特异性结合。此复合物继续向硝酸纤维素膜移动，经过固定抗体（抗原）的硝酸纤维素膜检测区带时，与该抗体（抗原）发生特异性结合。该区域显示一定的颜色，从而实现特异性的免疫诊断。

税则号列　3002.1500

商品名称　隐球菌荚膜多糖检测试剂盒（化学发光法）

包装规格　12 测试/盒

成　　分　酶标结合物（HRP 标记的抗隐球菌荚膜多糖的抗体），磁珠包被物（包被抗隐球菌荚膜多糖抗体的磁珠），洗液（磷酸盐缓冲液），样本处理液（生理盐水，含防腐剂），底物 A 液（鲁米诺试剂），底物 B 液（过氧化氢溶液），阳性质控（含荚膜多糖、稳定剂和防腐剂的生理盐水），阴性质控（生理盐水，含稳定剂和防腐剂）。

用　　途　用于定量检测脑脊液/血清中的隐球菌荚膜多糖的含量。临床上主要用于辅助诊断隐球菌感染情况。

检测原理　本产品利用化学发光技术和免疫分析夹心法原理，将 HRP 标记的抗隐球菌荚膜多糖的抗体、标本（质控品）与包被抗隐球菌荚膜多糖抗体的磁珠包被物加至反应杯中并混匀，经过孵育形成 HRP 标记的抗隐球菌荚膜多糖抗体-抗原-磁珠包被物的免疫复合物。反应完成后，通过磁场的作用，反复清洗沉淀复合物，加入底物 A 液和 B 液，300s 读取发光强度值。光信号强弱与荚膜多糖含量成正相关。根据标准曲线计算出待检样本中荚膜多糖的浓度，实现对隐球菌荚膜多糖的定量检测。

税则号列　3002.1500

商品名称　隐球菌荚膜多糖检测试剂盒（胶体金法）

包装规格　25 人份/盒

成　　分　隐球菌荚膜多糖检测卡（由塑料卡、底板、金标垫、硝酸纤维膜、吸水纸组成，其中金标垫喷涂有金标小鼠抗隐球菌荚膜多糖单克隆抗体，硝酸纤维素膜检测线处固定有小鼠抗隐球菌荚膜多糖单克隆抗体，质控线处固定有山羊抗鼠 IgG 抗体），阳性质控（加入隐球菌荚膜多糖的磷酸盐缓冲液），样本处理液（含有防腐剂和表面活性剂的磷酸盐缓冲液），样本稀释液（含防腐剂的磷酸盐缓冲液）。

用　　途　用于体外定性检测人脑脊液中的隐球菌多个种（新型隐球菌和格特隐球菌）荚膜多糖抗原。临床上主要用于隐球菌脑膜炎的辅助诊断。

检测原理　本产品应用的是一种双抗体夹心免疫层析法。将样本和样本处理液加入到检测卡的加样孔处，样本通过毛细作用层析至喷涂有金标抗隐球菌荚膜多糖单克隆抗体的金标垫处，样本中的隐球菌荚膜多糖与金标抗隐球菌荚膜多糖单克隆抗体结合，形成金标抗体-荚膜多糖复合物。该复合物继续通过毛细作用在硝酸纤维素膜上层析并与包被固定化抗隐球菌荚膜多糖单克隆抗体的检测条带反应，形成双抗体夹心结构并显示一条可见的检测条带。只要有正常的层析和试剂反应，任何阳性或阴性样本的层析都会使金标抗体移动至对照条带处，与对照条带处固定化的羊抗鼠 IgG 抗体结合，形成一条可见的对照条带。阳性检测结果将出现两个条带（检测条带和对照条带），阴性检测结果仅出现一个条带（对照条带）。若无对照条带，则该检测无效。

税则号列　3002.1500

商品名称　隐球菌快速检测试剂盒（胶体金法）

包装规格　1 人份/铝箔袋

成　　分　抗鼠 IgG 多克隆抗体、鼠抗隐球菌单克隆抗体、胶体金标记的鼠抗隐球菌单克隆抗体。

用　　途　用于检测隐球菌。

检测原理　本产品应用的是胶体金免疫层析法。将特异的抗体（抗原）分别标记胶体金（或乳胶），固定于硝酸纤维素膜的检测区带，当将样本滴加于样品垫后，由于毛细管作用，样品将沿着该膜向前移动。当移动至固定有胶体金标记抗体（抗原）的标记垫区域时，样品中相应的抗原（抗体）即与该抗体发生特异性结合。此复合物继续向硝酸纤维素膜移动，经过固定抗体（抗原）的硝酸纤维素膜检测区带时，与该抗体（抗原）发生特异性结合。该区域显示一定的颜色，从而实现特异性的免疫诊断。

税则号列　3002.1500

商品名称 游离甲状腺素检测试剂盒（电化学发光法）

包装规格 1×12mL，2×18mL

成　　分 M：包被链霉亲和素的磁珠微粒（透明瓶盖），1瓶，12mL：包被链霉亲和素的磁珠微粒，0.72mg/mL；含防腐剂。R1：钌复合物标记的抗甲状腺素抗体（灰色瓶盖），1瓶，18mL：钌复合物标记的抗甲状腺素多克隆抗体（羊）浓度75ng/mL；磷酸盐缓冲液100 mmol/L，pH值7.0；含防腐剂。R2：生物素化的甲状腺素（黑色瓶盖），1瓶，18mL：生物素化的甲状腺素2.5ng/mL；磷酸盐缓冲液100mmol/L，pH值7.0；含防腐剂。

用　　途 用于体外定量检测人体血清或血浆中的游离甲状腺素（FT4）。

检测原理 本产品采用的是竞争原理。第1次孵育：15μL样本和钌复合物标记的特异性抗-T4抗体一起孵育。第2次孵育：添加生物素化的T4和包被链霉亲和素的磁珠微粒，前者将与未结合的标记结合，形成抗体-半抗原复合物。然后整个复合物在生物素和链霉亲和素的相互作用下结合到固相载体上。将反应液吸入测量池中，通过电磁作用将磁珠微粒吸附在电极表面。未与磁珠微粒结合的物质通ProCell/ProCell M除去。给电极加以一定的电压，使复合体化学发光，并通过光电倍增器测量发光强度。通过检测仪的定标曲线得到最后的检测结果，定标曲线是通过2点定标和试剂条形码或电子条形码上获得的主曲线生成的。

税则号列 3002.1500

商品名称 游离前列腺特异性抗原测定试剂盒（电化学发光法）

包装规格 1×12.4mL，1×21.0mL，1×18.8mL

成　　分 M：包被链霉亲和素的磁珠微粒，1瓶，12.4mL：包被链霉亲和素的磁珠微粒浓度0.72 mg/mL；含防腐剂。R1：生物素化的抗前列腺特异性抗原的抗体，1瓶，21.0mL：生物素标记的抗前列腺特异性抗原单克隆抗体（小鼠）2mg/L，磷酸盐缓冲液100mmol/L，pH值7.4；含防腐剂。R2：钌标记的抗前列腺特异性抗原的抗体，1瓶，18.8mL：钌复合物标记的抗前列腺特异性抗原单克隆抗体（小鼠）1.0mg/L，磷酸盐缓冲液100mmol/L，pH值7.4；含防腐剂。

用　　途 用于定量检测人体血清和血浆中游离前列腺特异性抗原（fPSA）的浓度。

检测原理 本产品应用的是"三明治"法。第1次孵育：12μL样本、一份生物素标记的PSA特异性单克隆抗体和一份钌复合物标记的PSA特异性单克隆抗体反应形成一"三明治"样抗原-抗体复合体。第2次孵育：加入链霉亲和素包被的磁珠微粒，复合物在链霉亲和素和生物素相互作用下结合至固相。将反应液吸入检测池中，检测池中的磁珠微粒通过电磁作用吸附在电极表面。未结合的物质通过清洗液除去。在电极上加以一定的电压，使复合体化学发光，用光电倍增器检测发光的强度。通过检测仪的定标曲线得到最后的检测结果。

税则号列 3002.1500

商品名称 游离三碘甲状腺原氨酸检测试剂盒（电化学发光法）

包装规格 300 测试/盒

成　　分 M：包被链霉亲和素的磁珠微粒，1 瓶，13.2mL；包被链霉亲和素的磁珠微粒，0.72mg/mL；含防腐剂。R1：钌复合物标记的抗 T3 抗体，1 瓶，19.7mL；钌复合物标记的抗 T3 单克隆抗体（羊）浓度 18 ng/mL；磷酸盐缓冲液 100mmol/L，pH 值 7.0；含防腐剂。R2：生物素化的 T3，1 瓶，19.7mL；生物素化的 T3，2.4 ng/mL；磷酸盐缓冲液 100 mmol/L，pH 值 7.0；含防腐剂。

用　　途 用于体外定量检测人血清和血浆中的游离三碘甲状腺原氨酸。

检测原理 本产品应用的是竞争法。第 1 次孵育：9 μL 样本和钌复合物标记的特异性抗-T3 抗体一起孵育。第 2 次孵育：添加生物素化的 T3 和包被链霉亲和素的磁珠微粒，前者将与未结合的标记结合，形成抗体-半抗原复合物。然后整个复合物在生物素和链霉亲和素的相互作用下结合到固相载体上。将反应液吸入测量池中，通过电磁作用将磁珠微粒吸附在电极表面。未与磁珠微粒结合的物质通过 ProCell II M 除去。给电极加以一定的电压，使复合体化学发光，并通过光电倍增器测量发光强度。通过检测仪的定标曲线得到最后的检测结果。

税则号列 3002.1500

商品名称 榆树过敏测试试剂盒（胶体金法）

包装规格 1 人份/铝箔袋

成　　分 抗鼠 IgG 多克隆抗体、榆树抗原、胶体金标记的人 IgE 抗体。

用　　途 检测血液中榆树特异性 IgE 抗体。

检测原理 本产品应用的是胶体金免疫层析法。将特异的抗原标记胶体金（或乳胶）和人 IgE 抗体固定于硝酸纤维素膜的检测区带，当该试剂条加样端浸入样品（血清、血浆或全血）后，由于毛细管作用，样品将沿着该膜向前移动。当移动至固定有胶体金标记抗原的标记垫区域时，样品中相应的抗体即与该抗原发生特异性结合。此复合物继续向硝酸纤维素膜移动，经过固定人 IgE 抗体的硝酸纤维素膜检测区带时，与人 IgE 抗体发生特异性结合。该区域显示一定的颜色，从而实现特异性的免疫诊断。

税则号列 3002.1500

商品名称　孕酮检测试剂盒（电化学发光法）

包装规格　1×12.4mL，1×21.0mL，1×18.8mL

成　　分　M：链霉亲和素包被的磁珠微粒，1瓶，12.4mL：链霉亲和素包被的微粒，0.72mg/mL；含防腐剂。R1：生物素化抗孕酮抗体，1瓶，21.0mL：生物素标记的抗孕酮单克隆抗体（重组，羊）30ng/mL；磷酸盐缓冲液25mmol/L，pH值7.0；含防腐剂。R2：钌标记的孕酮肽，1瓶，18.8mL：与钌复合物标记的合成肽结合的孕酮（植物源性）2ng/mL；磷酸盐缓冲液25mmol/L，pH值7.0；含防腐剂。

用　　途　用于体外定量检测人血清和血浆中的孕酮。

检测原理　本产品应用的是竞争法。第1次孵育：采用生物素化孕酮特异性抗体与样本（12 μL）进行孵育，形成免疫复合物，该复合物数量取决于样本中的分析物浓度。第2次孵育：添加链霉亲和素包被的磁珠微粒和用钌复合物标记的孕酮衍生物后，与生物素化抗体尚未占据的位点结合，形成抗体-半抗原复合物。整个复合物通过生物素和链霉亲和素的相互作用与固相结合。将反应混合液吸入测量池中，通过电磁作用将磁珠微粒吸附在电极表面。未与磁珠微粒结合的物质通过 ProCell II M 除去。对电极通电导致化学发光，并通过光电倍增管进行测量。通过检测仪的定标曲线得到最后的检测结果。

税则号列　3002.1500

商品名称　扎莱普隆快速检测试剂（胶体金法）

包装规格　1人份/铝箔袋

成　　分　抗鼠 IgG 多克隆抗体、扎莱普隆抗原、胶体金标记的扎莱普隆抗体。

用　　途　用于检测扎莱普隆。

检测原理　本产品应用的是胶体金免疫层析法。将特异的抗体标记胶体金（或乳胶），抗原固定于硝酸纤维素膜的检测区带，当该试剂条加样端浸入样品（尿液、血清、血浆或全血）后，由于毛细管作用，样品将沿着该膜向前移动。当移动至固定有胶体金标记抗体的标记垫区域时，样品中相应的抗原即与该抗体发生特异性结合。样本继续向硝酸纤维素膜移动，经过固定抗原的硝酸纤维素膜检测区带时，未和样本中抗原结合的胶体金标记的抗体与固定于硝酸纤维素膜上的抗原发生特异性结合。该区域显示一定的颜色，从而实现特异性的免疫诊断。

税则号列　3002.1500

商品名称　寨卡 IgG／IgM 抗体快速测试试剂盒（胶体金法）

包装规格　1人份/铝箔袋

成　　分　抗鼠 IgG 多克隆抗体，鼠抗人 IgM、IgG 单克隆抗体，胶体金标记的重组寨卡抗原。

用　　途　用于检测寨卡 IgG／IgM。

检测原理　本产品应用的是胶体金免疫层析法。将特异的抗原标记胶体金（或乳胶）和人 IgM／人 IgG 固定于硝酸纤维素膜的检测区带，当该试剂条加样端浸入样品（血清、血浆或全血）后，由于毛细管作用，样品将沿着该膜向前移动。当移动至固定有胶体金标记抗原的标记垫区域时，样品中相应的抗体即与该抗原发生特异性结合。此复合物继续向硝酸纤维素膜移动，经过固定人 IgM/IgG 的硝酸纤维素膜检测区带时，与人 IgM/IgG 发生特异性结合。该区域显示一定的颜色，从而实现特异性的免疫诊断。

税则号列　3002.1500

商品名称　寨卡 NS1 抗原快速检测试剂盒（胶体金法）

包装规格　1 人份/铝箔袋

成　　分　抗鼠 IgG 多克隆抗体、鼠抗寨卡 NS1 单克隆抗体、胶体金标记的鼠抗寨卡 NS1 单克隆抗体。

用　　途　用于检测寨卡 NS1 蛋白。

检测原理　本产品应用的是胶体金免疫层析法。将特异的抗体（抗原）分别标记胶体金（或乳胶），固定于硝酸纤维素膜的检测区带，当将样本滴加于样品垫后，由于毛细管作用，样品将沿着该膜向前移动。当移动至固定有胶体金标记抗体（抗原）的标记垫区域时，样品中相应的抗原（抗体）即与该抗体发生特异性结合。此复合物继续向硝酸纤维素膜移动，经过固定抗体（抗原）的硝酸纤维素膜检测区带时，与该抗体（抗原）发生特异性结合。该区域显示一定的颜色，从而实现特异性的免疫诊断。

税则号列　3002.1500

商品名称　蟑螂过敏测试试剂盒（胶体金法）

包装规格　1 人份/铝箔袋

成　　分　抗鼠 IgG 多克隆抗体、蟑螂抗原、胶体金标记的人 IgE 抗体。

用　　途　用于检测血液中蟑螂特异性 IgE 抗体。

检测原理　本产品应用的是胶体金免疫层析法。将特异的抗原标记胶体金（或乳胶）和人 IgE 抗体固定于硝酸纤维素膜的检测区带，当该试剂条加样端浸入样品（血清、血浆或全血）后，由于毛细管作用，样品将沿着该膜向前移动。当移动至固定有胶体金标记抗原的标记垫区域时，样品中相应的抗体即与该抗原发生特异性结合。此复合物继续向硝酸纤维素膜移动，经过固定人 IgE 抗体的硝酸纤维素膜检测区带时，与人 IgE 抗体发生特异性结合。该区域显示一定的颜色，从而实现特异性的免疫诊断。

税则号列　3002.1500

商品名称　枝孢属过敏测试试剂盒（胶体金法）

包装规格　1 人份/铝箔袋

成　　分　抗鼠 IgG 多克隆抗体、腊叶芽枝霉抗原、胶体金标记的人 IgE 抗体。

用　　途　检测血液中腊叶芽枝霉特异性 IgE 抗体。

检测原理　本产品应用的是胶体金免疫层析法。将特异的抗原标记胶体金（或乳胶）和人 IgE 抗体固定于硝酸纤维素膜的检测区带，当该试剂条加样端浸入样品（血清、血浆或全血）后，由于毛细管作用，样品将沿着该膜向前移动。当移动至固定有胶体金标记抗原的标记垫区域时，样品中相应的抗体即与该抗原发生特异性结合。此复合物继续向硝酸纤维素膜移动，经过固定人 IgE 抗体的硝酸纤维素膜检测区带时，与人 IgE 抗体发生特异性结合。该区域显示一定的颜色，从而实现特异性的免疫诊断。

税则号列　3002.1500

商品名称 脂蛋白磷脂酶 A 快速检测试剂盒（胶体金法）

包装规格 1 人份/铝箔袋

成　　分 抗鼠 IgG 多克隆抗体、脂蛋白磷脂酶 A 抗体、胶体金标记的脂蛋白磷脂酶 A 抗体。

用　　途 检测脂蛋白磷脂酶 A。

检测原理 本产品应用的是胶体金免疫层析法。将特异的抗体（抗原）分别标记胶体金（或乳胶），固定于硝酸纤维素膜的检测区带，当该试剂条加样端浸入样品（尿液、血清、血浆或全血）后，由于毛细管作用，样品将沿着该膜向前移动。当移动至固定有胶体金标记抗体（抗原）的标记垫区域时，样品中相应的抗原（抗体）即与该抗体发生特异性结合。此复合物继续向硝酸纤维素膜移动，经过固定抗体（抗原）的硝酸纤维素膜检测区带时，与该抗体（抗原）发生特异性结合。该区域显示一定的颜色，从而实现特异性的免疫诊断。

税则号列 3002. 1500

商品名称 志贺氏菌快速检测试剂盒（胶体金法）

包装规格 1 人份/铝箔袋

成　　分 抗鼠 IgG 多克隆抗体、鼠抗志贺氏菌单克隆抗体、胶体金标记的鼠抗志贺氏菌单克隆抗体。

用　　途 检测志贺氏菌。

检测原理 本产品应用的是胶体金免疫层析法。将特异的抗体（抗原）分别标记胶体金（或乳胶），固定于硝酸纤维素膜的检测区带，当该试剂条加样端浸入样品（尿液、血清、血浆或全血）后，由于毛细管作用，样品将沿着该膜向前移动。当移动至固定有胶体金标记抗体（抗原）的标记垫区域时，样品中相应的抗原（抗体）即与该抗体发生特异性结合。此复合物继续向硝酸纤维素膜移动，经过固定抗体（抗原）的硝酸纤维素膜检测区带时，与该抗体（抗原）发生特异性结合。该区域显示一定的颜色，从而实现特异性的免疫诊断。

税则号列 3002. 1500

商品名称 中性粒细胞明胶酶相关载脂蛋白检测试剂（胶体金法）

包装规格 1 人份/铝箔袋

成　　分 抗鼠 IgG 多克隆抗体、鼠抗中性粒细胞明胶酶相关载脂蛋白单克隆抗体、胶体金标记的鼠抗中性粒细胞明胶酶相关载脂蛋白单克隆抗体。

用　　途 检测中性粒细胞明胶酶相关载脂蛋白。

检测原理 本产品应用的是胶体金免疫层析法。将特异的抗体（抗原）分别标记胶体金（或乳胶），固定于硝酸纤维素膜的检测区带，当该试剂条加样端浸入样品（尿液、血清、血浆或全血）后，由于毛细管作用，样品将沿着该膜向前移动。当移动至固定有胶体金标记抗体（抗原）的标记垫区域时，样品中相应的抗原（抗体）即与该抗体发生特异性结合。此复合物继续向硝酸纤维素膜移动，经过固定抗体（抗原）的硝酸纤维素膜检测区带时，与该抗体（抗原）发生特异性结合。该区域显示一定的颜色，从而实现特异性的免疫诊断。

税则号列 3002. 1500

商品名称　转铁蛋白便隐血结合球血红蛋白组合测试试剂盒（胶体金法）

包装规格　1 人份/铝箔袋

成　　分　抗鼠 IgG 多克隆抗体、转铁蛋白单克隆抗体、胶体金标记的转铁蛋白单克隆抗体、血红蛋白单克隆抗体、胶体金标记的血红蛋白单克隆抗体。

用　　途　用于检测消化道出血。

检测原理　本产品应用的是胶体金免疫层析法。将特异的抗体（抗原）分别标记胶体金（或乳胶），固定于硝酸纤维素膜的检测区带，当该试剂条加样端浸入样品（尿液、血清、血浆或全血）后，由于毛细管作用，样品将沿着该膜向前移动。当移动至固定有胶体金标记抗体（抗原）的标记垫区域时，样品中相应的抗原（抗体）即与该抗体发生特异性结合。此复合物继续向硝酸纤维素膜移动，经过固定抗体（抗原）的硝酸纤维素膜检测区带时，与该抗体（抗原）发生特异性结合。该区域显示一定的颜色，从而实现特异性的免疫诊断。

税则号列　3002.1500

商品名称　转铁蛋白便隐血组合测试试剂盒（胶体金法）

包装规格　1 人份/铝箔袋

成　　分　抗鼠 IgG 多克隆抗体、鼠抗转铁蛋白单克隆抗体、胶体金标记的鼠抗转铁蛋白单克隆抗体。

用　　途　检测转铁蛋白。

检测原理　本产品应用的是胶体金免疫层析法。将特异的抗体（抗原）分别标记胶体金（或乳胶），固定于硝酸纤维素膜的检测区带，当该试剂条加样端浸入样品（尿液、血清、血浆或全血）后，由于毛细管作用，样品将沿着该膜向前移动。当移动至固定有胶体金标记抗体（抗原）的标记垫区域时，样品中相应的抗原（抗体）即与该抗体发生特异性结合。此复合物继续向硝酸纤维素膜移动，经过固定抗体（抗原）的硝酸纤维素膜检测区带时，与该抗体（抗原）发生特异性结合。该区域显示一定的颜色，从而实现特异性的免疫诊断。

税则号列　3002.1500

商品名称　转铁蛋白测定试剂盒（免疫比浊法）

包装规格　试剂 1：4×7mL，试剂 2：4×8mL

成　　分　三羟甲基氨基甲烷缓冲液、聚乙二醇 6000、山羊抗-转铁蛋白抗体和防腐剂。

用　　途　用于体外定量检测人血清和血浆中的转铁蛋白浓度。

检测原理　当样本与试剂 1 缓冲液和试剂 2 抗血清溶液混合时，人转铁蛋白特异地与抗人转铁蛋白抗体起反应，形成不溶的聚集物。这些聚集物的吸光率与样本中的转铁蛋白浓度成正比。

税则号列　3002.1500

商品名称　转铁蛋白测试试剂盒（胶体金法）

包装规格　1 人份/铝箔袋

成　　分　抗鼠 IgG 多克隆抗体、鼠抗转铁蛋白单克隆抗体、胶体金标记的鼠抗转铁蛋白单克隆抗体。

用　　途　检测转铁蛋白。

检测原理　本产品应用的是胶体金免疫层析法。将特异的抗体（抗原）分别标记胶体金（或乳胶），固定于硝酸纤维素膜的检测区带，当将样本滴加于样品垫后，由于毛细管作用，样品将沿着该膜向前移动。当移动至固定有胶体金标记抗体（抗原）的标记垫区域时，样品中相应的抗原（抗体）即与该抗体发生特异性结合。此复合物继续向硝酸纤维素膜移动，经过固定抗体（抗原）的硝酸纤维素膜检测区带时，与该抗体（抗原）发生特异性结合。该区域显示一定的颜色，从而实现特异性的免疫诊断。

税则号列　3002.1500

商品名称　总 IgE 快速检测试剂盒（胶体金法）

包装规格　1 人份/铝箔袋

成　　分　抗鼠 IgG 多克隆抗体、鼠抗 IgE 单克隆抗体、胶体金标记的鼠抗 IgE 单克隆抗体。

用　　途　检测总 IgE。

检测原理　本产品应用的是胶体金免疫层析法。将特异的抗体（抗原）分别标记胶体金（或乳胶），固定于硝酸纤维素膜的检测区带，当该试剂条加样端浸入样品（尿液、血清、血浆或全血）后，由于毛细管作用，样品将沿着该膜向前移动。当移动至固定有胶体金标记抗体（抗原）的标记垫区域时，样品中相应的抗原（抗体）即与该抗体发生特异性结合。此复合物继续向硝酸纤维素膜移动，经过固定抗体（抗原）的硝酸纤维素膜检测区带时，与该抗体（抗原）发生特异性结合。该区域显示一定的颜色，从而实现特异性的免疫诊断。

税则号列　3002.1500

商品名称　总 I 型胶原氨基端延长肽检测试剂盒（电化学发光法）

包装规格　1×6.5mL；1×10mL；1×8mL

成　　分　M：包被链霉亲和素的磁珠微粒（透明瓶盖），1 瓶，6.5mL：包被链霉亲和素的磁珠微粒 0.72mg/mL；含防腐剂。R1：生物素化的抗 P1NP 抗体（灰色瓶盖），1 瓶，10mL：生物素化的抗 P1NP 单克隆抗体（小鼠）约 2.5mg/L，磷酸盐缓冲液 100 mmol/L，pH 值 7.2；含防腐剂。R2：钌复合物标记的抗 P1NP 抗体（黑色瓶盖），1 瓶，8mL：钌复合物标记的抗 P1NP 单克隆抗体（小鼠）2.5mg/L，磷酸盐缓冲液 100 mmol/L，pH 值 7.2；含防腐剂。无生长因子。

用　　途　用于体外定量检测人体血清或血浆中的总 I 型胶原氨基端延长肽（total P1NP）。

检测原理　本产品应用的是夹心法。第 1 次孵育：20 μL 样本和生物素化的特异性 P1NP 单克隆抗体一起孵育。第二次孵育：添加钌复合物标记的特异性 P1NP 单克隆抗体和包被链霉亲和素的磁珠微粒进行孵育，形成双抗体-抗原夹心复合体并与磁珠微粒通过生物素和链霉亲和素的作用结合。将反应液吸入测量池中，通过电磁作用将磁珠微粒吸附在电极表面。未与磁珠微粒结合的物质通过 ProCell/ProCell M 被去除。给电极加以一定的电压，使复合体化学发光，并通过光电倍增器测量发光强度。结果用定标曲线进行测定。

税则号列　3002.1500

商品名称 总前列腺特异性抗原测定试剂盒（化学发光法）

包装规格 96 人份/盒

成　　分 标准品 6 瓶，质控品 2 瓶，包被孔 1 块，酶结合物、20 倍洗液、底物 A、底物 B 各 1 瓶。

用　　途 用于定量检测人体血清中的总前列腺特异性抗原（T-PSA）的含量。

检测原理 本产品应用的是双抗体夹心法。在微孔板上包被抗 T-PSA 抗体，在包被孔内分别加入标准品、质控品、待测血清或血浆标本后，再加入另一株抗 T-PSA 抗体的酶结合物，标准品、质控品、待测血清或血浆标本中所含的 T-PSA 将会与之形成抗体-抗原-抗体-酶复合物。洗涤除去未结合的抗原和酶标抗体后，加入底物，测定相应光信号（RLU）即可判定标本中总前列腺特异性抗原（T-PSA）的含量。

税则号列 3002.1500

商品名称 总前列腺特异性抗原检测试剂盒（酶联免疫法）

包装规格 96 人份/盒

成　　分 内含 96 孔板 1 块，标准品 6 瓶，质控品 2 瓶；酶结合物、洗液、底物、显色剂、样品稀释液、终止液各 1 瓶。

用　　途 用于定量检测血清或血浆中的前列腺特异性抗原（PSA）含量。主要用于对恶性肿瘤患者进行动态监测以辅助判断疾病进程或治疗效果，不能作为恶性肿瘤早期诊断或确诊的依据，不能用于普通人群的肿瘤筛查。

检测原理 本品采用双抗体夹心法。将纯化的抗 PSA 单克隆抗体包被于微孔板，用辣根过氧化物酶标记另一株抗 PSA 单克隆抗体，将待测样本及酶标记抗体加至包被板中。如果样本中含有 PSA，则形成抗体-抗原-酶标抗体复合物。洗去未结合的抗原和酶标抗体，通过 TMB 显色，根据剂量-反应曲线计算样本中 PSA 含量。

税则号列 3002.1500

商品名称 佐匹克隆快速检测试剂盒（胶体金法）

包装规格 1 人份/铝箔袋

成　　分 抗鼠 IgG 多克隆抗体、佐匹克隆抗原、胶体金标记的佐匹克隆抗体。

用　　途 检测佐匹克隆。

检测原理 本产品应用的是胶体金免疫层析法。将特异的抗体标记胶体金（或乳胶），抗原固定于硝酸纤维素膜的检测区带，当该试剂条加样端浸入样品（尿液、血清、血浆或全血）后，由于毛细管作用，样品将沿着该膜向前移动。当移动至固定有胶体金标记抗体的标记垫区域时，样品中相应的抗原即与该抗体发生特异性结合。样本继续向硝酸纤维素膜移动，经过固定抗原的硝酸纤维素膜检测区带时，未和样本中抗原结合的胶体金标记的抗体与固定于硝酸纤维素膜上的抗原发生特异性结合。该区域显示一定的颜色，从而实现特异性的免疫诊断。

税则号列 3002.1500

商品名称　　唑吡旦快速检测试剂（胶体金法）

包装规格　　1 人份/铝箔袋

成　　　分　抗鼠 IgG 多克隆抗体、唑吡旦抗原、胶体金标记的唑吡旦抗体。

用　　　途　检测唑吡旦。

检测原理　　本产品应用的是胶体金免疫层析法。将特异的抗体标记胶体金（或乳胶），抗原固定于硝酸纤维素膜的检测区带，当该试剂条加样端浸入样品（尿液、血清、血浆或全血）后，由于毛细管作用，样品将沿着该膜向前移动。当移动至固定有胶体金标记抗体的标记垫区域时，样品中相应的抗原即与该抗体发生特异性结合。样本继续向硝酸纤维素膜移动，经过固定抗原的硝酸纤维素膜检测区带时，未和样本中抗原结合的胶体金标记的抗体与固定于硝酸纤维素膜上的抗原发生特异性结合。该区域显示一定的颜色，从而实现特异性的免疫诊断。

税则号列　　3002.1500

商品名称　　人 ABO 血型反定型用红细胞测定试剂盒（红细胞磁化法）

包装规格　　2 人份/盒

成　　　分　由 A1（RHD 阴性）、B（RHD 阳性）血型的人类红细胞组合而成。磁化红细胞的浓度为 1%，为即用型试剂。

用　　　途　用于 ABO 血型的反定型检测，不用于血源筛查。

检测原理　　红细胞磁化技术是基于红细胞磁化的过程，同时含抗原的磁化红细胞可以与相应抗体发生凝集反应。在磁化环境中，磁化的红细胞会迁移到微孔底部使得红细胞凝集，随后，在振荡条件下，未凝集的红细胞重新悬浮散开，呈现阴性反应结果，而凝集的红细胞扣即为阳性反应结果。

税则号列　　3006.2000

商品名称　　ABO-RhD 血型检测试剂盒（红细胞磁化法）

包装规格　　160 人份/盒

成　　　分　每人份使用 6 个微孔，分别包括抗 A、抗 B、抗 D 和阴性对照及 2 个反定型用空白孔（其中阴性对照孔包被有阴性对照试剂，各抗体孔包被有相应抗体）；40mL MagneLys 溶液一瓶。微孔板包被有溶于储存介质的单克隆抗体试剂，这些单克隆抗体来自鼠或者人源杂交瘤细胞系体外培养的上清。试剂中含有叠氮钠（<0.1%）和亚砷酸钠（0.02%）。每块微孔板配备一袋干燥剂，共同封装在铝箔袋中。MagneLys 是一种低离子强度磁化液，含有叠氮钠（<0.1%），可直接用于实验操作。

用　　　途　用于临床样本 ABO-RhD 血型的检测，可确定红细胞表面是否存在 A 抗原、B 抗原和 D 抗原，其中抗 D 不适用于弱 D 抗原的筛查。本产品不适用于血源筛查。

检测原理　　用已知抗体的标准血清检查红细胞上未知的抗原。

税则号列　　3006.2000

商品名称　螨变应原皮肤点刺试剂盒

包装规格　配定剂量，零售包装

成　　分　屋尘螨和粉尘螨活性单位 10HEP，阳性对照（组胺二氢氯化物）含量 10mg/mL；阴性对照（无活性物质）；辅料，苯酚、磷酸二氢钠、磷酸二钠、氯化钠、甘油、注射用水。

用　　途　用于辅助诊断因屋尘螨或粉尘螨致敏引起的 I 型变态反应性疾病；用于皮内实验，以获得皮肤局部反应。

检测原理　将一滴变应原提取物点在皮肤表面，然后用点刺针刺入皮肤，可以在前臂的掌侧或背部完成皮肤点刺实验。阳性对照以排除除因使用抗组胺药产生的假阴性结果，阴性对照用于区别非特异性反应。

税则号列　3006.3000

商品名称　血红蛋白试纸条（干式化学法）

包装规格　25 人份/筒

成　　分　脱氧胆酸钠、亚硝酸钠。

用　　途　检测血红蛋白。

检测原理　待测全血加到试纸条的加样区后，迅速在反应膜上扩散。红细胞被溶解后，释放出血红蛋白，然后转化成高铁血红蛋白。血红蛋白分析仪在 525nm 波长处检测反应终点的颜色强度，利用该反射系数计算血红蛋白的浓度。

税则号列　3822.0010

商品名称　α-淀粉酶检测试剂盒（酶比色法）

包装规格　750 测试/盒，2 合 1

成　　分　R1：HEPES 缓冲液，52.4 mmol/L；氯化钠，87 mmol/L；氯化钙，0.08 mmol/L；氯化镁，12.6 mmol/L；a-葡萄糖苷酶（微生物），566.8μkat/L；pH 值 7.0（37℃）；含防腐剂。稳定剂 R2/SR：HEPES 缓冲液，52.4 mmol/L；亚乙基-G7-PNP，22 mmol/L；pH 值 7.0（37℃）；含防腐剂；含稳定剂。

用　　途　用于体外定量测定人尿液、血清或血浆中的 a-淀粉酶浓度。

检测原理　已定义的寡糖，如 4，6-亚乙基-（G7）-1，4-硝基苯基-（G1）-α，D-七氯麦芽糖苷（亚乙基-G7-PNP）在 α-淀粉酶的催化作用下被分解，形成的 G2PNP，G3PNP 和 G4PNP 片段被 α-葡萄糖糖苷酶完全水解形成 p-硝基苯酚和葡萄糖，形成的 p-硝基苯酚颜色密度与 α-淀粉酶的活性成正比。

税则号列　3822.0090

商品名称 丙氨酸氨基转移酶测定试剂盒（速率法）

包装规格 2×300 测试/盒

成　　分 α-酮戊二酸盐、还原型 β-烟酰胺腺嘌呤二核苷酸、L-丙氨酸、乳酸脱氢酶（猪）、5'-磷酸吡哆醛、其他非反应性化学物质。

用　　途 本产品用于体外定量检测人血清或血浆样本中的丙氨酸氨基转移酶（ALT）的浓度。

检测原理 本产品应用的是酶反应速率法。在此反应中，丙氨酸转氨酶催化 L-丙氨酸和 α-酮戊二酸向丙酮酸和 L-谷氨酰胺的可逆的转氨基反应。然后丙酮酸在乳酸脱氢酶（LDH）的存在下被还原为乳酸，同时还原型 β-烟酰胺腺嘌呤二核苷酸（NADH）被氧化为 β-烟酰胺腺嘌呤二核苷酸（NAD）。ALT-分析以国际临床化学联合会（IFCC）酶测定标准为基础。5'-磷酸吡哆醛是转氨酶活性所必需的一个辅助因子，通过席夫-碱基连接与酶结合。检测系统将按比例自动把适量体积的样品和试剂分配到一个反应杯中。所用的样品对试剂比例为 1 比 11。系统将监测一个固定时间间隔中 340nm 的光吸收变化速率。此光吸收变化率与样品中的 ALT-活性成正比，系统依此计算并给出 ALT-活性。

税则号列 3822.0090

商品名称 胆固醇（CHOL）快速检测试剂条

包装规格 25 人份/筒

成　　分 胆固醇酯酶、胆固醇氧化酶、过氧化物酶、抗坏血酸氧化酶、4-氨基安替吡啉。

用　　途 检测血液中的胆固醇。

检测原理 血脂分析仪应用光化学原理，与血脂测试卡（干化学法）配套使用。待测标本加到血脂测试卡的加样区，在均匀迅速的下渗过程中，标本流到反应层，在胆固醇酯酶，胆固醇氧化酶的作用下产生过氧化氢，在过氧化物酶催化下与 4-氨基安替吡啉产生蓝色物质。该颜色强度与待测物的浓度呈正比。血脂分析仪在 620nm 波长处检测反应终点的颜色强度，利用该反射系数计算总胆固醇（TC）。

税则号列 3822.0010

商品名称 胆固醇检测试剂盒（酶比色法）

包装规格 400 测试/盒

成　　分 PIPES 缓冲液：225mmol/L，pH 值 6.8；镁（Mg^{2+}）：10mmol/L；胆酸钠：0.6mmol/L；4-氨基比林：≥0.45mmol/L；酚：≥12.6mmol/L；脂肪醇聚乙二醇醚：3%；胆固醇酯酶（假单胞菌属）：≥25μkat/L（≥1.5U/mL）；胆固醇氧化酶（大肠杆菌）：≥7.5μkat/L（≥0.45U/mL）；辣根过氧化物酶：≥12.5μkat/L（≥0.75U/mL）；含稳定剂；含防腐剂。无附背。

用　　途 对人体血清或血浆中胆固醇（CHOL）浓度进行体外定量检测。

检测原理 本产品应用的是酶比色法。胆固醇酯经胆固醇酯酶酶解，生成游离胆固醇和脂肪酸。接着胆固醇氧化酶催化胆固醇氧化为胆甾-4-烯-3-酮和过氧化氢。在过氧化物酶的作用下，形成的过氧化氢会影响酚和 4-氨基比林的氧化偶合，形成红色的醌亚胺。醌亚胺的颜色深浅与胆固醇浓度呈正比，通过测定吸光度的上升，来检测胆固醇的浓度。

税则号列 3822.0090

商品名称　淀粉酶测定试剂盒（麦芽七糖苷法）

包装规格　2×200 测试/盒

成　　分　α-葡糖苷酶（微生物）、4，6-亚乙基（G1）-4-硝基酚（G7）-α-（1→4）-D-麦芽七糖（亚乙基保护底物）、氯化钠、氯化钙、氯化镁。

用　　途　用于定量测定人血清、血浆或尿液中的总淀粉酶（AMY）活性。

检测原理　本产品通过酶抑制率法测定淀粉酶活性。在反应中，淀粉酶分裂为 4,6-亚乙基（G1）-4-硝基苯基（G7）-α-（1→4）-D-麦芽七糖苷（亚乙基封闭底物 = EPS），然后在 α-葡萄糖苷酶的帮助下将所有降解产物水解为对硝基苯酚。SYNCHRON 系统将按比例自动把适量体积的样品和试剂分配到一个反应杯中。所用的样品对试剂比例为 1 比 30。系统将监测 410nm 的光吸收变化。此光吸收变化与样品中的 AMY 活性成正比，系统依此计算并给出总 AMY 活性。

税则号列　3822.0090

商品名称　二氧化碳结合力测定试剂盒（酶法）

包装规格　4×25mL

成　　分　苹果酸脱氢酶、磷酸烯醇丙酮酸、磷酸烯醇丙酮酸羧化酶、烟酰胺嘌呤二核苷酸、镁、稳定剂。

用　　途　定量检测人血清及血浆中二氧化碳结合力。

检测原理　Beckman Coulter 二氧化碳结合力是基于 Forrester 的酶测定方法。在这种反应中，碳酸氢根离子与磷酸烯醇式丙酮酸（PEP）在磷酸烯醇式丙酮酸羧化酸（PEPC）的作用下生成草酰乙酸与磷酸。产生的草酰乙酸与还原性辅酶 I 在苹果酸脱氢酶（MD）中生成苹果酸与氧化性辅酶 I。利用 380/410nm 的双波长测定还原性辅酶 I 的减少与碳酸氢根的浓度。

税则号列　3822.0090

商品名称　甘油三酯快速检测试剂条

包装规格　25 人份/筒

成　　分　脂蛋白酯酶、甘油激酶、甘油磷酸氧化酶、过氧化物酶、抗坏血酸氧化酶、ATP、4-氨基安替吡啉。

用　　途　检测血液中的甘油三酯。

检测原理　血脂分析仪应用光化学原理，与血脂测试卡（干化学法）配套使用。待测标本加到血脂测试卡的加样区，在均匀迅速的下渗过程中，标本流到反应层。在脂蛋白酯酶、甘油激酶、甘油磷酸氧化酶的作用下产生过氧化氢，在过氧化物酶催化下与 4-氨基安替吡啉产生蓝色物质。该颜色强度与待测物的浓度呈正比。血脂分析仪在 620nm 波长处检测反应终点的颜色强度，利用该反射系数计算甘油三酯（TG）。

税则号列　3822.0010

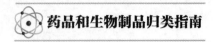

商品名称	高密度脂蛋白快速检测试剂条
包装规格	25 人份/筒
成　　分	硫酸葡聚糖、氯化镁、胆固醇酯酶、胆固醇氧化酶、过氧化物酶、抗坏血酸氧化酶、4-氨基安替吡啉。
用　　途	检测血液中的高密度脂蛋白。
检测原理	血脂分析仪应用光化学原理，与血脂测试卡（干化学法）配套使用。待测标本加到血脂测试卡的加样区，在均匀迅速的下渗过程中，标本流到反应层。通过特定的处理方式，将总胆固醇中的其他组分进行消除，剩下低密度脂蛋白，在胆固醇酯酶、胆固醇氧化酶的作用下产生过氧化氢，在过氧化物酶催化下与4-氨基安替吡啉产生蓝色物质。该颜色强度与待测物的浓度呈正比。血脂分析仪在 620nm 波长处检测反应终点的颜色强度，利用该反射系数计算高密度脂蛋白胆固醇（HDL）。
税则号列	3822.0010

商品名称	肌酐测定试剂盒（肌氨酸氧化酶法）
包装规格	试剂 1：4×45mL，试剂 2：4×15mL
成　　分	两性离子缓冲液、肌酸酶、肌氨酸氧化酶、N-（3-磺丙基）-3,5-二甲苯胺二钠盐、肌酸酐酶、过氧化物酶、4-氨基安替吡啉、防腐剂。
用　　途	用于体外定量检测人血清、血浆和尿液中肌酐浓度。
检测原理	肌酐被肌酸酐酶水解为肌酸，生成的肌酸被肌酸酶水解为肌氨酸和尿素。肌氨酸氧化酶促进肌氨酸的氧化性脱甲基作用，产生氨基乙酸、甲醛和过氧化氢。过氧化物酶（POD）的出现，使已产生的过氧化氢和 N-（3-磺丙基）-3-甲氧基-5-甲基苯胺（HMMPS）及 4-氨基安替吡啉起定量氧化缩合反应，产生蓝色色素。肌酐浓度与在 600/700nm 处吸光率的变化成比例。
税则号列	3822.0090

商品名称	肌酸激酶测定试剂盒（比色法）
包装规格	2×200 测试/盒
成　　分	磷酸肌酸、葡萄糖、二磷酸腺苷、氧化型烟酰胺腺嘌呤二核苷酸、己糖激酶、葡糖-6-磷酸脱氢酶、用于系统性能优化的非反应性物质。
用　　途	用于体外定量检测人血清或血浆样本中的肌酸激酶的活性。
检测原理	本产品通过酶学速率法测定肌酸激酶的活性。在该反应中，肌酸激酶催化底物磷酸肌酸上的磷酸基团转移至二磷酸腺苷（ADP），后者变为三磷酸腺苷（ATP），生成 ATP 的多少是通过两个伴随的酶的催化反应来计算得到。即己糖激酶（HK）和葡萄糖 6 磷酸脱氢酶（G6PDH）催化作用下，氧化型的烟酰胺腺嘌呤二核苷酸（NAD）被还原为还原型的烟酰胺腺嘌呤二核苷（NADH）。肌酸激酶的活性测定中还涉及巯基甘油的活化。分析仪 SYN-CHRON LX System 能自动的按一定的体积比例将样品和试剂加入测试杯中。样品和试剂的比率为 1∶20。分析仪检测 340nm 的吸光度变化。这一变化与样品中的肌酸激酶的活性成正比，进而计算出该酶的活性。
税则号列	3822.0090

商品名称 急诊 11 项测试卡片（干式电化学法）

包装规格 25 卡片/盒

成　　分 钠、钾、氯化物、尿素、尿素酶、葡萄糖、葡萄糖氧化酶、肌酐、肌酸酶、肌酐酰胺水解酶、肌氨酸氧化酶、钙离子、二氧化碳。

用　　途 用于体外定量检测全血样本（动脉、静脉）中某些电解质、生化和二氧化碳指标。

检测原理 钠离子通过离子选择性电极的电压测定法测量。血中钠离子的计算结果中，浓度和电位值的关系是通过能斯特方程体现的。i-STAT 系统使用直接（未稀释）电化学法，直接测量获得的数值可能和那些间接（稀释）测量获得的数值不同。钠离子检测用于监测电解质失衡。

税则号列 3822.0010

商品名称 酒精快速检测试剂条

包装规格 1 人份/铝箔袋

成　　分 过氧化物酶、四甲基联苯胺（TMB）、酒精氧化酶。

用　　途 检测酒精含量。

检测原理 将显色剂和酶固定在滤纸载体中，当加入不同的酒精样品到滤纸上时，样品与滤纸中的物质相互作用，不同浓度样品产生不同颜色。

税则号列 3822.0010

商品名称 快检缓冲液

包装规格 3mL、1mL

成　　分 磷酸氢二钠 0.1%、磷酸二氢钠 0.04%、氯化钠 0.8%、蒸馏水 99.06%。

用　　途 实验室稀释样本用，不参与反应。

检测原理 稀释样本。

税则号列 3822.0090

商品名称 念珠菌多重 PCR 核酸检测试剂盒

包装规格 50 人份/盒

成　　分 PCR 反应混合物、PCR PP、PCR water、内部质控、阳性质控、阴性质控。

用　　途 用于检测全血样本中提取的念珠 DNA。本试剂盒建立一种能够同时检测五种临床常见致病念珠菌的方法，其中包括白念珠菌、热带念珠菌、克柔念珠菌、光滑念珠菌、近平滑念珠菌。该方法具有较高的灵敏度及特异性，对于侵袭性念珠菌感染的早期诊断和治疗具有重大意义。

检测原理 本产品基于 PCR-荧光探针法技术。产品中有针对白色念珠菌、热带念珠菌、近平滑念珠菌、光滑念珠菌、克柔念珠菌的特异性引物探针，当检测到样本中存在念珠菌特异性核酸片段时，PCR 反应启动，每扩增一条 DNA 链，就有一个荧光分子形成，从而实现了荧光信号的累积与 PCR 产物的形成完全同步。通过采集荧光信号，从而实现对样本中白色念珠菌、热带念珠菌、近平滑念珠菌、光滑念珠菌、克柔念珠菌核酸的检测。

税则号列 3822.0090

商品名称 尿液分析试纸条（干化学法）

包装规格 100 人份/桶

成 分 2,4-对二氯苯重氮盐、尿胆素原、四氟硼酸重氮盐、酮体、硝普钠、氨基乙酸、抗坏血酸、葡萄糖氧化物酶、过氧化物酶、四甲基联苯胺二盐酸、蛋白质、溴百里酚蓝、过氧化氢异丙苯、甲醛红、甲基红、亚硝酸盐、磺胺、N-（萘基）-乙烯二胺二盐酸盐、吲哚酚碳酸酯、重氮盐。

用 途 半定量测定尿液中的胆红素、尿胆素原、酮体、抗坏血酸、葡萄糖、蛋白质、隐血、pH、亚硝酸盐、白细胞含量。

检测原理 通过仪器记录捕捉尿液与不同测试项目的试纸垫发生化学反应的颜色变化等得出相应的生化结果。

税则号列 3822.0010

商品名称 曲霉多重 PCR 核酸检测试剂盒

包装规格 50 人份/盒

成 分 PCR 反应混合物、PCR PP、PCR water、内部质控、阳性质控、阴性质控。

用 途 用于检测血清、支气管肺泡灌洗液（BALF）等临床样本中提取的曲霉 DNA，这些样本均来自被认为有侵袭性真菌疾病风险的人类患者。本试剂盒建立一种能够同时检测四种临床常见致病曲霉真菌的方法，其中包括烟曲霉、黄曲霉、土曲霉、黑曲霉。该方法具有较高的灵敏度及特异性，对于侵袭性曲霉感染的早期诊断和治疗具有重大意义。

检测原理 本产品基于 PCR-荧光探针法技术，产品中有针对烟曲霉、黄曲霉、黑曲霉、土曲霉的特异性引物探针。当检测到样本中存在曲霉特异性核酸片段时，PCR 反应启动，每扩增一条 DNA 链，就有一个荧光分子形成，从而实现了荧光信号的累积与 PCR 产物的形成完全同步。通过采集荧光信号，从而实现对样本中烟曲霉、黄曲霉、黑曲霉、土曲霉核酸的检测。

税则号列 3822.0090

商品名称 乳酸测定试剂盒（乳酸氧化酶法）

包装规格 2×50 测试/盒

成 分 反应缓冲液、乳酸氧化酶、过氧化酶、叠氮化钠（作为防腐剂）。

用 途 用于定量测定人血浆和脑脊液中的乳酸浓度。

检测原理 在分析反应中，乳酸氧化酶（LOD）将乳酸转化为丙酮酸盐，同时生成过氧化氢（H_2O_2）。在经过氧化物酶（POD）催化的反应中，形成的 H_2O_2 与氢供体及 4-氨基安替比林发生反应，最终形成发色团。使用终点法通过测量发色团造成的吸光度，从而确定乳酸浓度。SYNCHRON 系统将会自动按比例将相应容量的样品和试剂分配到比色皿中。1 份样品需 100 份试剂。系统会监测 560nm 吸光率的变化。此吸光率变化与样品中的乳酸浓度成正比，系统将其用于计算、表达乳酸盐浓度。

税则号列 3822.0090

商品名称 天门冬氨酸氨基转移酶测定试剂盒（速率法）

包装规格 2×100 测试/盒

成　　分 α-酮戊二酸盐、还原型 β-烟酰胺腺嘌呤二核苷酸（NADH）、L-丙氨酸、乳酸脱氢酶（猪）、苹果酸脱氢酶、5′-磷酸吡哆醛、其他非反应性化学物质。

用　　途 用于体外定量检测人血清或血浆样本中的天门氨酸氨基转移酶浓度。

检测原理 该试剂用于以一种酶反应速率法测定天门冬氨酸氨基转移酶活性 2，3。在此反应中，天门冬氨酸氨基转移酶催化 L-天门冬氨酸、α-酮戊二酸向草酰乙酸和 L-谷氨酸的可逆的转氨基反应。然后草酰乙酸在苹果酸脱氢酶（MDH）的存在下被还原为苹果酸，同时还原型 β-烟酰胺腺嘌呤二核苷酸（NADH）被氧化为 β-烟酰胺腺嘌呤二核苷酸（NAD）。

税则号列 3822.0090

商品名称 细菌性阴道病检测试剂盒（唾液酸酶法）

包装规格 20 人份/盒

成　　分 检测管 20 瓶、显色剂 1 瓶。

用　　途 主要用于检测阴道分泌物样本中唾液酸酶的活性。

检测原理 细菌性阴道病的病因主要是由于患者阴道中厌氧菌代替了或数量超过了定居正常菌群，而这些细菌可向外分泌一种唾液酸酶，使该微环境唾液酸酶活性显著升高。本检测盒利用一种特异性显色底物与患者阴道分泌物中显著升高的唾液酸酶发生反应，使该底物在一定条件下水解，加入适量的显色剂后，发生明显的颜色变化，黄色为阴性，深黄绿色为弱阳性，蓝色为强阳性。颜色越深说明唾液酸酶活性越高，阴道炎症越严重。

税则号列 3822.0090

商品名称 新型冠状病毒（2019-nCoV）核酸检测试剂盒

包装规格 50 人份/盒

成　　分 PCR Master Mix、PCR PP、ddH$_2$O、阳性质控、阴性质控。

用　　途 新型冠状病毒实时荧光定量 PCR 检测是一种聚合酶链式反应体外诊断（In Vitro Diagnostic，IVD）检测方法，用于检测上呼吸道标本（如咽拭子、鼻拭子等）、下呼吸道标本（如呼吸道吸取物、支气管灌洗液、肺泡灌洗液、深咳痰液等）、眼结膜拭子、粪便标本、抗凝血和血清标本等临床样本中提取的新型冠状病毒 RNA。

检测原理 本产品以新型冠状病毒 RNA 为模板利用逆转录酶反转录成 cDNA，再以合成的 cDNA 为模板，继续用基因特异性引物扩增，并用荧光探针进行检测。在同一反应体系中可完成从反转录到 qPCR 的全部过程。在扩增过程中，荧光量与扩增产物量成正比，因此可通过荧光量来测定样品核酸量。

税则号列 3822.0090

商品名称　血气生化多项测试卡片（干式电化学法）

包装规格　25 卡片/盒

成　　分　肌酐、肌氨酸酐酰胺水解酶、肌酐门冬酰胺酶、肌氨酸氧化酶。

用　　途　与血液分析仪配套使用，用于定量检测人全血样本中的特定检测项目。

检测原理　肌酐是通过电流测定法测量的。肌酐经过肌酐酰胺水解酶的催化反应水解为肌酸。肌酸随后经过肌酸酰胺水解酶的催化反应水解为肌氨酸。经肌氨酸氧化酶的催化，肌氨酸随后氧化生成过氧化氢。释放出的过氧化氢随后在铂电极上被氧化，其生成的电流和血液样本中的肌酐浓度是成相关比例的。

税则号列　3822.0010

商品名称　乙型肝炎病毒表面抗体测定试剂盒

包装规格　5.6 克×2 瓶/盒，100 人份

成　　分　微粒子：乙型肝炎病毒表面（E. Coli，重组）抗原（亚型 ad 和 ay）包被的微粒子，储存于含蛋白稳定剂的 Tris 缓冲液中；最小浓度：0.125%固体物质；防腐剂：叠氮钠和抗菌剂。结合物：吖啶酯标记的乙型肝炎病毒表面（E. Coli，重组）抗原（亚型 ad 和 ay）结合物，储存于含有蛋白稳定剂（牛和人血浆）的 MES 缓冲液中；最小浓度：0.10ug/mL；防腐剂：叠氮钠和抗菌剂。

用　　途　定量检测人血清和血浆中的乙型肝炎病毒表面抗体（HBs 抗体）。

检测原理　本产品采用两步法免疫检测，运用化学发光微粒子免疫检测技术（CMIA），定量测定人血清和血浆中的 HBs 抗体。第 1 步，将样本和包被重组 HBsAg（rHBsAg）的顺磁微粒子混合。样本中的 HBs 抗体与 rHBsAg 包被的微粒子结合。第 2 步，冲洗后，加入吖啶酯标记的 rHBsAg 结合物，形成一份反应混合物。第 3 步，再次冲洗后，将预激发液和激发液加入反应混合物中。第 4 步，测量产生的化学光反应，以相对光单位表示。样本中的 HBs 抗体和光学系统检测到的相对光单位值之间成正比。使用之前生成的 HBs 抗体校准曲线测定样本中 HBs 抗体的浓度。

税则号列　3822.0090

6

归类决定

归类决定编号	Z2006-1199
决定税号	3001.9090
商品名称（中文）	海豹鞭
商品名称（英文）	无
商品名称（其他）	无
商品描述	海豹鞭是海豹肉的一部分，经风干处理，未加任何添加剂，可供食用或药用。
归类意见/依据	归类总规则一
发布单位	海关总署

归类决定编号	W2018-2
决定税号	3002.15
商品名称（中文）	奇昆古尼亚病毒诊断试剂盒
商品名称（英文）	Diagnostic Kit for Detecting the Chikungunya Virus
商品名称（其他）	无
商品描述	奇昆古尼亚病毒诊断试剂盒，包括一个 ELISA（酶联免疫吸附分析）试剂盒，可以在体外半定量地测定人体血清或血浆中奇昆古尼亚病毒免疫球蛋白（IgM）类的抗体，用于诊断奇昆古尼亚热和鉴定诊断出血热。本产品包括以下组件：（1）涂有奇昆古尼亚病毒重组非结构蛋白的微孔板，有 12 列、8 排微孔；（2）标准品（IgM，人）；（3）阳性对照（IgM，人）；（4）阴性对照（IgM，人）；（5）酶联过氧化酶标记抗人 IgM（羊）；（6）样本缓冲液，含有 IgG/RF 吸收剂（羊抗人 IgM 抗体）；（7）冲洗缓冲液；（8）显色剂 TMB/H_2O_2；（9）终止液：0.5M 硫酸；（10）保护膜；（11）测试说明；（12）质量控制证书。使用的第一步是将稀释好的患者样本放入微孔中培养。如果是阳性样本，特定的 IgM（还有 IgA 和 IgG）抗体会与抗原结合。下一步用用酶标记的抗人 IgM 来催化进行显色反应，以检测结合后的抗体。
归类意见/依据	归类总规则一、三（二）及六
发布单位	海关总署

归类决定编号	W2018-20
决定税号	3002.15
商品名称（中文）	寨卡病毒诊断试剂盒
商品名称（英文）	Diagnostic Kit for Detecting the Zika Virus
商品名称（其他）	无
商品描述	寨卡病毒诊断试剂盒，包括一个 ELISA（酶联免疫吸附分析）试剂盒，可以在体外半定量地测定人血清中寨卡病毒免疫球蛋白（IgM）类的人体抗体。本产品包括以下组件：（1）涂有寨卡病毒重组非结构蛋白的微孔板，有 12 列、8 排微孔；（2）标准品（IgM，人）；（3）阳性对照（IgM，人）；（4）阴性对照（IgM，人）；（5）酶联过氧化酶标记抗人 IgM（羊）；（6）样本缓冲液，含有 IgG/RF 吸收剂（羊抗人 IgM 抗体）；（7）冲洗缓冲液；（8）显色剂 TMB/H_2O_2；（9）终止液：0.5M 硫酸；（10）保护膜；（11）测试说明；（12）质量控制证书。使用的第一步是将稀释好的患者样本放入微孔中培养。如果是阳性样本，特定的 IgM（还有 IgA 和 IgG）抗体会与抗原结合。下一步用酶标记的抗人 IgM 催化，进行显色反应，以检测结合后的抗体。本产品可用于对刚感染或已感染一段时间的寨卡病毒感染者进行检测。
归类意见/依据	归类总规则一、三（二）及六
发布单位	海关总署

归类决定编号	W2014-095
决定税号	3002.20
商品名称（中文）	奥维莫泰（INN）
商品名称（英文）	Ovemotide(INN)
商品名称（其他）	无
商品描述	无
归类意见/依据	归类总规则一及六
发布单位	海关总署

归类决定编号	W2014-097
决定税号	3002.90
商品名称（中文）	阿地运铁蛋白
商品名称（英文）	Transferrin Aldifitox
商品名称（其他）	无
商品描述	无
归类意见/依据	归类总规则一及六
发布单位	海关总署

归类决定编号	W2014-096
决定税号	3002.20
商品名称（中文）	卡维帕塞
商品名称（英文）	Verpasep Caltespan
商品名称（其他）	无
商品描述	某种 INN 产品。
归类意见/依据	归类总规则一及六
发布单位	海关总署

归类决定编号	W2014-094
决定税号	3002.20
商品名称（中文）	地索莫泰（INN）
商品名称（英文）	Disomotide（INN）
商品名称（其他）	无
商品描述	无
归类意见/依据	归类总规则一及六
发布单位	海关总署

归类决定编号	W2014-098
决定税号	3002.90
商品名称（中文）	利那洛肽
商品名称（英文）	Linaclotide
商品名称（其他）	无
商品描述	某种 INN 产品。
归类意见／依据	归类总规则一及六
发布单位	海关总署

归类决定编号	Z2006-0136
决定税号	3002.9090
商品名称（中文）	农菌
商品名称（英文）	AgroBac
商品名称（其他）	无
商品描述	农菌呈粉状颗粒，分为根瘤菌、固氮菌、磷细菌、硅酸盐细菌及复合微生物等种类，溶于水后直接浸种或喷到作物上或施入土壤中，其主要功能是促进植物生长、保护植物健康、改善土壤微生物生态、使得植物获得更多养分。商品含量的 85% 以上为农菌等培养微生物，剩余成分主要是为维持农菌等培养微生物的活力。其加工方法为发酵、分离、纯化、低温冷冻干燥。使用方法为溶于水后直接浸种、喷到作物上或施入土壤中。
归类意见／依据	由上可知，该商品的主要成分为根瘤菌、固氮菌等活微生物，属于一种"土壤改良剂"，并不能起到增加肥力的作用，因此不能作为肥料归类。该商品属于培养微生物，符合《品目注释》税目 30.02 第四部分第（三）款的规定，根据归类总规则一，农菌应归入税则号列 3002.9090。
发布单位	海关总署

归类决定编号	W2005-0153
决定税号	3002.90
商品名称（中文）	以培养乳酸杆菌为基本成分的产品
商品名称（英文）	Products，Based on Cultures of Lactic Acid Bacilli
商品名称（其他）	无
商品描述	散装，含有作为赋形剂或载体的碳酸钙及乳糖、或淀粉及乳糖、或蔗糖及多糖。这些产品用作医药成分或动物饲料添加剂以治肠内失调及改善消化。
归类意见/依据	归类总规则一
发布单位	海关总署

归类决定编号	W2104-089
决定税号	3001.20
商品名称（中文）	胸腺刺激素
商品名称（英文）	Thymostimulin
商品名称（其他）	无
商品描述	胸腺刺激素
归类意见/依据	归类总规则一及六
发布单位	海关总署

归类决定编号	Z2008-123
决定税号	3001.9090
商品名称（中文）	蛇毒
商品名称（英文）	Bothrop Atrox
商品名称（其他）	无
商品描述	蛇毒呈黄色干粉状，塑料瓶密封包装。加工方法：毒液经采集后，将新鲜蛇毒液离心，去掉其中的细胞碎片，得到清澈的淡黄色液体后进行干燥。
归类意见/依据	该商品经真空干燥处理，其加工程度已超出税目05.10的加工范围，根据归类总规则一及六，应归入税则号列3001.9090。
发布单位	海关总署

归类决定编号	Z2006-0137
决定税号	3002.9090
商品名称（中文）	小球藻（活）
商品名称（英文）	Chlorella
商品名称（其他）	浓缩液体淡水小球藻
商品描述	进口产品为鲜小球藻（浓缩液体小球藻），属单细胞绿藻，2 微米~10 微米，用作培养轮虫的饵料。进口状态为塑料罐装，纯水做溶剂，每毫升含250 亿个以上细胞藻体，处于鲜、活状态。主要生产工艺为：发酵罐消毒处理→加入超纯水→接种纯种小球藻→加入葡萄糖等营养素→供氧、保持和调整温度达到最佳的培养环境→培养好的小球藻离心浓缩→罐装。
归类意见/依据	查阅《辞海》及其他相关资料：藻体分单细胞、群体或多细胞，微生物包括单细胞藻类。由于小球藻属于微生物，且其加入葡萄糖等营养素的培养基培养。根据归类总规则一，小球藻（活）应归入税则号列3002.9090。
发布单位	海关总署

归类决定编号	Z2006-0138
决定税号	3002.9090
商品名称（中文）	污水处理剂
商品名称（英文）	无
商品名称（其他）	无
商品描述	该商品是通过微生物发酵法制得的生物发酵制品。据货主提供资料，原药为灰白色疏松粉末，主要成分为枯带芽孢杆菌，主要用于污水处理，使用时直接投入污水中，不再勾兑或添加其他物质。
归类意见/依据	生物水处理剂是通过微生物发酵法制得的生物发酵制品。为灰白色疏松粉末，主要成分为枯带芽孢杆菌，主要用于污水处理，使用时直接投入污水中，不再勾兑或添加其他物质。该商品实为一种可降解养殖水中过量污染成分（如饵料、代谢排泄物等）的微生物，通过微生物菌群的新陈代谢作用来分解污水中的有机污染物，达到清洁水的目的，具生物活性。根据归类总规则一，生物水处理剂应按培养微生物归入税则号列3002.9090。
发布单位	海关总署

归类决定编号	J2018-0005
决定税号	3004.3900
商品名称（中文）	诺和力
商品名称（英文）	无
商品名称（其他）	利拉鲁肽注射液
商品描述	该商品活性成分为利拉鲁肽，属于通过基因重组技术，利用酵母生产的人胰高糖素样肽-1（GLP-1）类似物。其他成分为二水合磷酸氢二钠、丙二醇、盐酸和/或氢氧化钠（仅作为 pH 值调节剂）、苯酚和注射用水。药理作用：利拉鲁肽的主要作用是通过与 GLP-1 受体结合后刺激胰腺 β 细胞内的 G 蛋白 Gs，耦合至腺苷酸环化酶生成环磷腺苷（cAMP），cAMP 能进一步激活下游的信号传导系统，最主要的为蛋白激酶 A（PKA）和 cAMP 调节的鸟嘌呤核苷酸交换因子（GEF，又称为 Epac）。当葡萄糖浓度升高时，利拉鲁肽可以增加细胞内环磷腺苷（cAMP），使胰岛 β 细胞内钙离子（Ca^{2+}）浓度增加，增加其下游的一系列的细胞内信号传递，从而诱导胰岛素的释放，使细胞内更多的胰岛素进入到血液中。其次，当钙离子浓度升高时，也可促进钙调蛋白磷酸酶（PP2B）使活化 T 细胞核因子（Nuclear Factor of Activated T Cells，NFAT）与胰岛素的启动子结合，从而诱导胰岛素分泌。
归类意见/依据	该商品中的利拉鲁肽属于激素类似物，根据归类总规则一及六，该商品应归入税则号列 3004.3900。
发布单位	海关总署

归类决定编号	W2018-22
决定税号	3004.90
商品名称（中文）	骨移植替代品
商品名称（英文）	Bone Graft Substitute
商品名称（其他）	无
商品描述	骨移植替代品，粒状，可用于骨缺损的填充和骨增量，例如，用于牙再生的牙裂填充、牙周病以及重建牙槽嵴。本产品仅含有羟磷灰石，这是一种来自天然正磷酸钙复合的无机物。本产品为零售包装。
归类意见/依据	归类总规则一及六
发布单位	海关总署

归类决定编号	W2016-008
决定税号	3004.90
商品名称（中文）	药品
商品名称（英文）	Medicament
商品名称（其他）	无
商品描述	胶囊，用于治疗肥胖。药品含有奥利司他（每粒含 120 毫克）、明胶、靛蓝胭脂红（E132）和二氧化钛（E171）。胶囊外壳由以下失活成分组成：微晶纤维素、羟基乙酸淀粉钠、聚维酮、十二烷基硫酸钠和滑石。该产品用于可能患有二型糖尿病、高血压、高血脂的高风险肥胖或超重病人，与低卡路里饮食配合使用效果更好。该产品含有足量的活性成分来保证其具有预防和治疗肥胖症的疗效。该产品放入塑料瓶中供零售，每瓶 90 粒。
归类意见/依据	归类总规则一及六
发布单位	海关总署

归类决定编号	J2015-0006
决定税号	3004.9090
商品名称（中文）	拜复乐
商品名称（英文）	无
商品名称（其他）	无
商品描述	拜复乐又名盐酸莫西沙星氯化钠注射液，品牌：Bayer，规格：250 毫升/瓶。该商品用于成人上呼吸道和下呼吸道感染，皮肤和软组织感染，每瓶含莫西沙星 0.4 克、氯化钠 2.0 克。盐酸莫西沙星的分子式：$C_{21}H_{24}FN_3O_4 \cdot HCl$，化学名称：1-环丙基-7- ｛(S,S) -2,8-重氮-二环[4.3.0]壬-8-基｝-6-氟-8-甲氧-1,4-二氢-4-氧-3-喹啉羧酸盐酸盐。
归类意见/依据	归类总规则一及六
发布单位	海关总署

归类决定编号	W2014-355
决定税号	3004.90
商品名称（中文）	药剂
商品名称（英文）	Medicament
商品名称（其他）	无
商品描述	丸状药剂，含有植物提取物（缬草属植物根和蛇麻球果）、麦芽糖糊精、色素和辅料。商标中建议该产品用以治疗焦虑（2 粒~4 粒/天）或睡眠障碍（1 粒/天）。该产品含有的适量活性成分能对某些紊乱疾病起到治疗或预防的功效，如失眠症。该产品为零售包装，如 60 粒/包。
归类意见/依据	归类总规则一及六
发布单位	海关总署

归类决定编号	Z2013-0023
决定税号	3004.5000
商品名称（中文）	角鲨烯软胶囊
商品名称（英文）	Squalene Softcapsule
商品名称（其他）	无
商品描述	每粒该商品含有角鲨烯 499.5mg、维生素 E 0.5mg、明胶 118.9mg、甘油 47.6mg、纯化水 13.5mg，经溶胶、配料、压丸、干燥、包装等工艺制成软胶囊。本品脂肪含量为 76.4g/100g。用法：0.5 克/次，2 次/天，早晚空腹服用。包装规格：500 粒/瓶、48 瓶/箱，用于高胆固醇血症和放、化疗引起的白细胞减少症，也用于改善心脑血管病的缺氧状态等（国药准字号 H20046462）。
归类意见/依据	该商品已注明用法、用量及适应证，并具有治病防病的功能，应属于药品。参照《品目注释》中税目 30.04 的注释，根据归类总规则一及六，该商品应归入税则号列 3004.5000。
发布单位	海关总署

归类决定编号	Z2010-0011
决定税号	3004.9090
商品名称（中文）	刻免
商品名称（英文）	Triprolidine Hydrochloride Capsules
商品名称（其他）	盐酸曲普利啶胶囊
商品描述	刻免，通用名称为"盐酸曲普利啶胶囊"，规格为 2.5mg×20 粒/盒，抗过敏药，每粒的主要成分为盐酸曲普利啶（2.5mg），辅料为微粉硅胶、淀粉、羧甲基淀粉钠、乳糖及硬脂酸镁。药理作用：通过阻断组胺的受体来阻断组胺作用，从而对抗组织胺引起的毛细血管扩张及通透性增强，使过敏症状减轻，达到治疗各种过敏性疾患的作用。主要用于过敏性鼻炎、皮肤瘙痒等的治疗。
归类意见/依据	曲谱利啶属于烷基胺类抗组胺药物，不属于皮质甾类激素和生物碱，不应归入税则号列 3004.3200。根据归类总规则一和六，该商品应归入税则号列 3004.9090。
发布单位	海关总署

归类决定编号	Z2010-0010
决定税号	3004.3900
商品名称（中文）	达必佳
商品名称（英文）	无
商品名称（其他）	醋酸曲普瑞林注射液
商品描述	达必佳也称醋酸曲普瑞林注射液，主要成分为醋酸曲普瑞林，辅料为氯化钠、注射用水、冰醋酸，注射剂型，零售包装（7 支/盒），适用于不育症治疗所需的垂体降调节、配子输卵管内移植和无辅助治疗方法的促卵泡成熟等。
归类意见/依据	该商品属于激素及影响内分泌的药物，根据归类总规则一及六的规定，应按含激素类药品归入税则号列 3004.3900。
发布单位	海关总署

归类决定编号	Z2009-095
决定税号	30049090
商品名称（中文）	辉力
商品名称（英文）	Sodium Phosphates Rectal Solution
商品名称（其他）	磷酸钠盐灌肠液
商品描述	辉力，通用名为"磷酸钠盐灌肠液"，其组分为磷酸二氢钠和磷酸氢二钠，无色无味的澄清液体，规格为133mL/瓶，用于解除偶然性便秘，直肠检查前灌肠，以清洁肠道，12岁以下儿童禁用。该商品已获进口药品注册证。
归类意见/依据	辉力为复方制剂类药品，根据归类总规则一及六，应归入税则号列3004.9090。
发布单位	海关总署

归类决定编号	Z2009-094
决定税号	3004.9090
商品名称（中文）	奥沙利铂注射剂
商品名称（英文）	Oxaliplatine（DCI）
商品名称（其他）	乐沙定
商品描述	奥沙利铂注射剂为白色或类白色冻干疏松块状或粉末，规格50mg/瓶，由奥沙利铂和赋形剂水合乳糖组成，奥沙利铂和赋形剂水合乳糖按质量比为1：9。其中，水合乳糖的作用是确保奥沙利铂晶体在人体内快速溶解。生产工艺：在无菌环境下将药液冷冻成固态，抽真空将水分升华干燥而成。报验状态：密封，已配定剂量，零售瓶装，在国内仅贴中文标签，装入小盒和说明书。
归类意见/依据	该商品为药用成分奥沙利铂和赋形剂水合乳糖组成的混合产品，用于治疗转移性结肠癌，已制成零售包装，根据归类总规则一及六，应归入税则号列3004.9090。
发布单位	海关总署

归类决定编号	Z2008-125
决定税号	3004.9090
商品名称（中文）	脑蛋白水解物注射液（针剂）
商品名称（英文）	Cerebrotein Hydrolysate Injection
商品名称（其他）	脑多肽、脑活素、施普善
商品描述	脑蛋白水解物注射液（针剂）是用猪脑蛋白经酶水解所制造的多肽制剂，不含蛋白、脂肪及其他抗原性物质，每毫升本品中含有215.2毫克猪脑蛋白水解物。根据药品检验报告，本品含有L-门冬氨酸、L-谷氨酸、L-丝氨酸、L-组氨酸、甘氨酸、L-苏氨酸、L-丙氨酸、L-精氨酸、L-缬氨酸、L-蛋氨酸、L-色氨酸、L-异亮氨酸、L-苯丙氨酸、L-亮氨酸、L-赖氨酸、L-脯氨酸共16种氨基酸，总氮为6.27%，肽为26%。适应证：原发性痴呆、血管性痴呆、混合性痴呆及颅脑损伤后脑功能障碍的改善。
归类意见／依据	脑蛋白水解物注射液（针剂）是氨基酸混合物的水溶液，根据归类总规则一及六，应归入税则号列3004.9090。
发布单位	海关总署

归类决定编号	Z2008-124
决定税号	3004.9010
商品名称（中文）	派立明滴眼液
商品名称（英文）	无
商品名称（其他）	无
商品描述	该商品为白色或类白色的均匀混悬液，每支5毫升，主要成分为布林佐胺，化学名为 R)-（+）-4-乙胺基-2-（3-甲氧丙基）-3,4-二氢-2H-噻吩并［3,2-e］-1,2-噻嗪-6-氢磺酰基-1,1-二氧化物，分子式 $C_{12}H_{21}N_3O_5S_3$，分子量383.5，其他成分有苯扎氯胺、甘露醇糖、卡波美974P、四丁酚醛、依地二钠、氯化钠、盐酸/氢氧化钠（调节 pH 值）和纯水。该商品适用于降低因高眼压症、开角型青光眼而导致的高眼压，也可以作为对 β 阻滞剂无效或者有使用禁忌证的患者单独的治疗药物，或者作为 β 阻滞剂的协同治疗药物。
归类意见／依据	该商品所含的布林佐胺是一种磺胺类碳酸酐酶抑制剂，根据归类总规则一及六，应归入税则号列3004.9010。
发布单位	海关总署

归类决定编号	W2008-018
决定税号	3004.20
商品名称（中文）	骨移植替代品
商品名称（英文）	Bone Graft Substitute
商品名称（其他）	OSTEOSET® T
商品描述	由医用级硫酸钙制得，含有4%硫酸托普霉素。该产品均呈直径4.8mm的圆柱状小片，装在5mL、10mL及20mL的消毒小瓶中销售。
归类意见/依据	归类总规则一及六
发布单位	海关总署

归类决定编号	Z2006-1201
决定税号	3004.9059
商品名称（中文）	强力痔根断
商品名称（英文）	Circanetten New
商品名称（其他）	无
商品描述	强力痔根断是新型口服痔漏特效药。每片主要成分：胶原蛋白200mg、芦丁30mg、狭叶番泻果实干浸膏7.5mg。包装规格：40片/盒，430mg/片。其主要用于治疗瘙痒、灼痛，对血管循环疾病及静脉曲张（如内痔、外痔）有疗效。
归类意见/依据	中式成药是一种以中药材为原料，依靠相应的加工方法，根据病情的需要制备成随时可以应用的剂型。对于中式成药的认定，目前国内主要由国家药品监督管理局负责。从组分来看，强力痔根断是一种由属于中药材范畴的芦丁、番泻叶及非中药材范畴的胶原蛋白配制而成的中西结合的成药，参照国家药品监督管理局对该药的认定，属于中式成药范畴。根据归类总规则一，应归入税则号列3004.9059。
发布单位	海关总署

归类决定编号	Z2006-1202
决定税号	3004.9059
商品名称（中文）	珍珠末
商品名称（英文）	无
商品名称（其他）	无
商品描述	珍珠末是由珍珠经水洗净，加水磨成粉末后干燥而得。功能与主要作用：安神定惊、明目消翳、解毒生肌，用于惊悸失眠、惊风癫痫、目生云翳、疮疡不敛。可口服（一次1~2瓶，一日1~2次），也可外用。规格：0.3g/瓶。其符合国家部颁中药标准，有药字号批准文号。
归类意见/依据	根据归类总规则一，珍珠末应归入税则号列3004.9059。
发布单位	海关总署

归类决定编号	Z2006-0145
决定税号	3004.5000
商品名称（中文）	安素
商品名称（英文）	Ensure
商品名称（其他）	无
商品描述	安素，肠内营养粉剂，主要成分为蛋白质、脂肪、碳水化合物、维生素、矿物质，用水稀释后口服或管饲使用，可作为日常营养补充或完全饮食替代。该商品进口时为零售包装，并且申领了"进口药品注册证"。
归类意见/依据	根据《关于对药品进行商品归类》（海关总署公告2004年第18号），安素应归入税则号列3004.5000。
发布单位	海关总署

归类决定编号	Z2006-0148
决定税号	3004.9090
商品名称（中文）	立芷雪针剂
商品名称（英文）	无
商品名称（其他）	注射用血凝酶、巴曲酶
商品描述	该商品为白色疏松的冻干粉末，无嗅，易溶于水。规格：粉针剂 1KU×5 瓶/盒、每盒配 2mL/支×5 支注射用水。主要由巴西矛头蝮蛇（brothrops atrox）的蛇毒中分离提纯的血凝酶制成；每瓶含一个克氏单位 [一个克氏单位（KU）是指在体外 37℃ 环境下，使 1mL 标准人血浆在 60±20 秒内凝固的血凝酶活性量] 的血凝酶，用于需减少流血或止血的各种医疗情况，如外科、内科、妇产科、眼科、耳鼻喉科、口腔科等临床科室的出血及出血性疾病。该商品主要为手术前用药，可减少出血倾向，避免或减少手术后出血。
归类意见/依据	根据《品目注释》关于税目 30.01 的条文注释：制成干粉的蛇毒液或者由这类毒液形成的非微生物隐毒素，已配定剂量或制成零售形式或包装作药用的这些商品，应归入税目 30.04。立芷雪针剂属于从蛇毒中分离提纯的酶类止血药，已制成零售包装，并制成一定的剂量。因此，根据归类总规则一，该产品应归入税则号列 3004.9090。
发布单位	海关总署

归类决定编号	Z2006-0146
决定税号	3004.9090
商品名称（中文）	维库溴铵肌松药
商品名称（英文）	Vecuronium Broinide
商品名称（其他）	万可松
商品描述	维库溴铵（又名万可松），是一种肌松药，它是由维库溴铵、枸橼酸、磷酸二甲甘露醇复方配置的一种粉针，作为全身麻醉的辅助药，以帮助支气管内插管及提供手术时的骨骼肌松弛状态。该商品为混合物且为粉针制剂。
归类意见/依据	经核，维库溴铵肌松药的主成分不属于生物碱的范围，也不符合《品目注释》中有关生物碱衍生物的规定，故将此商品归入税则号列 3004.9090。
发布单位	海关总署

归类决定编号	Z2006-0140
决定税号	30043.900
商品名称（中文）	日达仙
商品名称（英文）	Zadaxin
商品名称（其他）	胸腺肽 α1 针剂
商品描述	日达仙针剂的有效成分为胸腺肽 α1，胸腺肽是胸腺分泌的一种多肽类激素，而胸腺肽 α1 是氨基端乙酰化的 28 个氨基酸组成的多肽，其结构已完全阐明，可人工合成。胸腺肽类有效成分一般可用于免疫调节剂（如用于肝炎治疗等）、恶性肿瘤在放、化疗后所致的内分泌紊乱、术后抗感染等。
归类意见/依据	胸腺肽是动物胸腺分泌的一种多肽类物质，胸腺肽 α1 是氨基端乙酰化的 28 个氨基酸组成的多肽，其结构已完全阐明，可人工合成。据文献记载，胸腺肽类有效成分一般可用于免疫调节剂（如用于肝炎治疗等）、恶性肿瘤在放/化疗后所致的内分泌紊乱、术后抗感染等。胸腺肽 α1 药理：促使外周血 T 淋巴细胞成熟，使 T 淋巴细胞在被各种抗原或致有丝分裂原激活后产生的各种淋巴因子（如 α、γ 干扰素，白介素-2 和白介素-3）增多，提高 T 淋巴细胞上的淋巴因子受体的水平。从该商品的有效成分胸腺肽的来源及机理来看，它由胸腺分泌，是一种结构类似多肽激素的生物活性物质，其调节免疫系统的作用机理与激素相似，符合《税则》税目 29.37 "包括激素的衍生物及结构类似物，具有与激素相似的作用机理"的规定。根据归类总规则一及税目 30.04 的条文规定，日达仙应归入税则号列 3004.3900。
发布单位	海关总署

归类决定编号	Z2006-0143
决定税号	3004.5000
商品名称（中文）	瑞高
商品名称（英文）	Fresubin
商品名称（其他）	无
商品描述	瑞高，肠内营养乳剂，主要成分为碳水化合物、脂肪、维生素、蛋白质、矿物质等。该商品用于分解代谢和液体入量受限病人的均衡营养治疗，主要是针对烧伤病人及心功能不全的病人，能满足病人的能量需求和增加的蛋白质需要，减少氮丢失，促进蛋白质合成。病人可将该商品作为唯一营养来源或营养补充，该商品主要通过管饲使用，也可加入调味料后口服使用，不能静脉输注。该商品是专门设计供特定病人使用，向适应人群提供营养补充的。进口时为零售包装，并且申领了"进口药品注册证"。
归类意见/依据	瑞高为肠内营养乳剂，主要成分为碳水化合物、脂肪、维生素、蛋白质、矿物质等。该商品用于分解代谢和液体入量受限病人的均衡营养治疗，适用于代谢应激病人，烧伤病人及心功能不全的病人等，能满足病人的能量需求和增加的蛋白质需要，减少氮丢失、促进蛋白质合成。病人可以该商品为唯一营养来源或以该商品作为营养补充，产品主要通过管饲使用，也可以加入调味料后口服使用，不能静脉输注。进口时为零售包装，具有药品注册证明。根据归类总规则一，瑞高应归入税则号列 3004.5000。
发布单位	海关总署

归类决定编号	Z2006-0141
决定税号	3004.5000
商品名称（中文）	优乐沛凝胶
商品名称（英文）	Hypo Tears Gel
商品名称（其他）	无菌眼用凝胶
商品描述	活性成分：维生素 A 棕榈酸酯 10mg/g（1000IU）。聚丙烯酸（Carbomer 980）3.5mg/g。保存剂：盐溴棕三甲铵 0.1 毫克/克。用途：治疗包括角膜炎干燥症及泪膜不稳定或角膜缺乏润湿所产生的干眼症。
归类意见/依据	该商品由人工配制而成，其组成不符合《税则》第二十九章章注一（一）的规定，故不能归入第二十九章；因其已配定剂量，具有明确的适用症，所以，应按药品归入第三十章。其主要活性成分维生素 A 棕榈酸酯属于税目 29.36 的商品范围，所以此种商品应归入税则号列 3004.5000。
发布单位	海关总署

归类决定编号	Z2006-0147
决定税号	3004.9090
商品名称（中文）	硫酸钙骨颗粒
商品名称（英文）	Stimulan
商品名称（其他）	无
商品描述	该产品为灰色圆柱状灰色颗粒，零售无菌包装，由医用二水合硫酸钙和硬脂酸构成。该产品适用于与骨骼结构稳定性无关的骨空腔或骨缺损、裂缝，填充在骨骼系统中的骨空腔或缺损部位之内，在痊愈过程中会被溶解吸收，并被新生骨替代。其主要适用症为外科手术、囊肿、肿瘤、骨髓炎或其他的外伤等造成的骨空腔或缺损。
归类意见/依据	根据介绍，"硫酸钙骨颗粒"为圆柱状灰色颗粒，零售无菌包装，由医用二水合硫酸钙和硬脂酸构成，适用于与骨骼结构稳定性无关的骨空腔或骨缺损、裂缝，填充在骨骼系统中的骨空腔或缺损部位之内。该商品为植骨提供了代用品，它在痊愈过程中会被溶解与吸收，同时被新生骨所取代。其主要适用证为外科手术、囊肿、肿瘤、等造成的骨空腔或缺损。该产品有明确的适应证，且制成零售包装，明显专供治疗疾病使用，属于《税则》第三十章的商品范围。根据归类总规则一，硫酸钙骨颗粒应归入税则号列 3004.9090。
发布单位	海关总署

归类决定编号	Z2006-0144
决定税号	3004.5000
商品名称（中文）	益菲佳
商品名称（英文）	Pulmocare
商品名称（其他）	无
商品描述	菲佳的有效成分：蛋白质 16.7%、脂肪 55.1%、碳水化合物 28.2% 以及各种维生素及矿物质，是一种高热量、高脂肪、低碳水化合物的特殊营养配方，适合肺部疾病患者补充营养，用于营养补充和完全代替饮食。商品可口服或管饲使用。进口时均零售包装，并且申领了"进口药品注册证"。
归类意见/依据	该商品是专门设计供肺部病人使用，向适应人群提供营养补充，且已申领了"进口药品注册证"。根据《关于对药品进行商品归类》（海关总署公告 2004 年第 18 号），益菲佳应归入税则号列 3004.5000。
发布单位	海关总署

归类决定编号	Z2006-0142
决定税号	3004.5000
商品名称（中文）	能全素
商品名称（英文）	无
商品名称（其他）	无
商品描述	能全素中各种成分的含量（每21.5g中）如下：蛋白质4.0g、脂肪3.9g、碳水化合物12.3g、矿物质0.5g、维生素0.03g。该商品供临床使用，用于有肠道功能但不能以常规食物补充营养的病人。在水中溶解后用于管饲，直接导入病人的胃或肠中。
归类意见/依据	能全素由多种人体所需营养成分组成，其成分含量为（每21.5g中）：蛋白质4.0g、脂肪3.9g、碳水化合物12.3g、矿物质0.5g、维生素0.03g。使用时，将该商品在水中溶解后用于管道喂养，直接导入病人的胃或肠中。该商品供临床使用，适用于有部分胃肠功能而不能或不愿进食足够数量的常规食物以满足机体对营养需求的病人，应属于药品范畴。《税则》税目30.04是根据商品所含的成分拆分子目的，且并未规定该成分是否为其主要有效成分或者含量多少。该商品含有维生素，属于含有维生素的药品。根据归类总规则一，能全素应归入税则号列3004.5000。
发布单位	海关总署

归类决定编号	W2005-155
决定税号	3004.39
商品名称（中文）	皮肤施药制品
商品名称（英文）	Transdermal Administration System
商品名称（其他）	无
商品描述	用于治疗更年期激素缺乏症，组成如下：透明外层塑料保护膜，用于防止活性物质（17β-雌二醇）渗漏；一个小贮药仓，通过皮肤吸收释放17β-雌二醇进入循环系统；控制隔膜（可渗透活性物质），允许控制释放的17β-雌二醇不断进入人体；胶粘剂，接触活性物质使施用时能开始吸收；一层可卸的保护膜，用于保护施药前套药的密封及完好。
归类意见/依据	归类总规则一
发布单位	海关总署

归类决定编号	W2005-156
决定税号	3004.50
商品名称（中文）	液体药剂
商品名称（英文）	Liquid Preparation
商品名称（其他）	无
商品描述	由柠檬酸铁铵、维生素B12、叶酸、山梨醇溶液、乙醇（3.61%）、木莓浆果调味剂及适量比例的各种维生素配制而成，可作为血液构成剂，用于治疗营养性或血红蛋白过少性贫血。
归类意见/依据	归类总规则一
发布单位	海关总署

归类决定编号	W2005-158
决定税号	30.05
商品名称（中文）	脱脂棉棉胎
商品名称（英文）	Absorbent Cotton Wadding
商品名称（其他）	无
商品描述	塑料包装的折叠的棉胎（100g）。
归类意见/依据	归类总规则一
发布单位	海关总署

归类决定编号	W2014-100			
决定税号	3006.70			
商品名称（中文）	医用凝胶制剂			
商品名称（英文）	Gel Preparations			
商品名称（其他）	K. Jelly，ECG Gel，Blue Scan			
商品描述	由丙二醇、羟乙基纤维素、Paraben及水构成，用于妇科及外科检查润滑用，或用于心电图仪（ECG）、膀胱镜检查及超声波扫描诊断。			
	K. Jelly 及 ECG	Gel	Blue	Scan
	丙二醇：	25%	丙二醇	7.3%
	羟乙基纤维素	2.2%	羟乙基纤维素	2%
	m-Paraben	0.2%	m-Paraben	0.2%
	p-Paraben	0.05%	p-Paraben	0.05%
	水	至100%	水	至100%
归类意见/依据	归类总规则一			
发布单位	海关总署			

归类决定编号	Z2006-0149
决定税号	3006.6010
商品名称（中文）	达英-35
商品名称（英文）	Diane 35
商品名称（其他）	无
商品描述	达英-35，是一种用于治疗女性雄激素过多症状的药剂。规格：每盒100板，每板21粒。有效组分：醋酸环丙孕酮（雄性激素拮抗剂）2毫克/片、炔雌醇（雌激素）0.035毫克/片。药理：由于醋酸环丙孕酮具有抑制男性激素产生的作用，故该商品可用于治疗女性的男性激素依赖性疾病如痤疮，或伴有脂溢、炎症或结节形成（丘脓疱型痤疮、结节囊肿型痤疮），以及脱发和轻型多毛症。单独使用醋酸环丙孕酮可导致月经周期紊乱，所以该商品中还含有炔雌醇，服用该商品期间不会排卵，因此也具有避孕效果。
归类意见/依据	该商品具有避孕药的疗效和特征，符合《税则》第三十章章注四（八）及税目条文中对税目30.06的排他性规定，应按照章注规定的优先性，"这些物品只能归入税目30.06而不得归入'本目录'其他税目"，如归入税目30.04项下的相应子目。因此，达英-35（复方醋酸环丙孕酮片）应归入税则号列3006.6010。
发布单位	海关总署

归类决定编号	W2005-204
决定税号	3006.70
商品名称（中文）	医用凝胶制剂，由丙二醇、羟乙基纤维素、对氧基安息香酸酯及水构成
商品名称（英文）	Gel Preparations Consisting of Propylene Glycol, H
商品名称（其他）	无
商品描述	用于妇科及外科润滑，或用于心电图仪（ECG）、膀胱镜检查及超声波扫描诊断。
归类意见/依据	归类总规则一
发布单位	海关总署

归类决定编号	Z2013-0031
决定税号	3507.9090
商品名称（中文）	肌氨酸氧化酶试剂
商品名称（英文）	无
商品名称（其他）	无
商品描述	规格：3.16g/瓶或15.8g/瓶。成分：肌氨酸氧化酶蛋白99%，水分1%，白色粉末。生产流程：培养棒状杆菌，从其分泌物中提取肌氨酸氧化酶，经过滤、浓缩、蒸馏提纯而成。用途：兑成水剂后作为肌酐检测试剂盒（酶法）的组成试剂，用于人体血清中肌酐的检测。
归类意见/依据	该商品为肌氨酸氧化酶，用于配制检测试剂，根据归类总规则一及六，应归入税则号列3507.9090。
发布单位	海关总署

归类决定编号	Z2013-0030
决定税号	3507.9090
商品名称（中文）	胆固醇酯酶试剂
商品名称（英文）	无
商品名称（其他）	无
商品描述	规格：38.4g/瓶。品牌：AMANO。成分：胆固醇氧化酶蛋白98%，水分2%，白色粉末。生产流程：培养假单胞菌，从其分泌物中提取胆固醇酯酶，经过滤、浓缩、蒸馏提纯而成。用途：兑成水剂后作为高密度脂蛋白胆固醇试剂盒、低密度脂蛋白胆固醇试剂盒的组成试剂，用于人体血清中高密度脂蛋白胆固醇与低密度脂蛋白胆固醇检测。
归类意见/依据	该商品为胆固醇酯酶，用于配制检测试剂。根据归类总规则一及六，应归入税则号列3507.9090。
发布单位	海关总署

归类决定编号	Z2006-1219
决定税号	3507.9090
商品名称（中文）	谷氨酰胺转氨酶
商品名称（英文）	TG-S（food additives）
商品名称（其他）	无
商品描述	主要成分：谷氨酰胺转氨酶 1.0%、聚磷酸钠 5.0%、焦磷酸钠 5.0%、抗坏血酸钠 0.5%、乳糖 80.0%、糊精 8.5%，粉状。包装规格为 1000g/袋，主要用于提高火腿或香肠的弹性，避免产品干裂，保持产品的真实口味和风味。其中的谷氨酰胺转氨酶能够促进蛋白质分子之间或之内的交联反应，使其形成一种更加牢靠的网状结构，改善食品的质地、口感等；乳糖、糊精等作载体和填充。
归类意见/依据	根据归类总规则及《品目注释》税目 35.07 的规定，该谷氨酰胺转氨酶应归入税则号列 3507.9090。
发布单位	海关总署

归类决定编号	Z2006-0193
决定税号	35079090
商品名称（中文）	艾克拿斯
商品名称（英文）	Econase HCP 4000
商品名称（其他）	无
商品描述	黄褐色粉末，主要成分为木聚糖酶、β-葡萄糖酶、纤维素酶、麦制面粉（载体）。规格：15kg/袋。该商品为饲料级酶制剂，可用于动物饲料。
归类意见/依据	该商品是以多种酶为主要有效成分，属于以酶为主要成分的酶制品。根据归类总规则三（一），艾克拿斯应归入税则号列 3507.9090。
发布单位	海关总署

归类决定编号	Z2006-0194
决定税号	3507.9090
商品名称（中文）	醒力一号全天然植物酶
商品名称（英文）	XINGLI NO. 1 100% Natural Plant Enzym
商品名称（其他）	无
商品描述	根据海关化验鉴定结果，醒力一号全天然植物酶的成分为碳水化合物、蛋白质、氨基酸、维生素等组分。呈黄褐色，粉状。该商品是以糙米、黄豆、米糠为基材，添加菠萝酵素，经发酵而得的酶制品。该商品用作醒力一号胶囊的原料。醒力一号胶囊为解酒产品，主要具有醒酒和保肝的作用。
归类意见／依据	该商品为通过添加菠萝酵素，经发酵获得的含有淀粉酶、蛋白酶、水解酶等物质的酶制剂。该商品通过菠萝酵素起到分解酒精的主要功效。根据《税则》第二十一章章注一（七），该商品不应归入税则号列2106.9099。根据归类总规则一，醒力一号全天然植物酶应归入税则号列3507.9090。
发布单位	海关总署

归类决定编号	Z2006-0191
决定税号	3507.9090
商品名称（中文）	酵素三号
商品名称（英文）	Korea Enzyme Type Three
商品名称（其他）	无
商品描述	酵素三号是一种含有米糠、麦麸子、淀粉酶、蛋白酶、脂肪酶等的棕黄色粉末，其有效单位为3000unit，主要用于分解畜粪、农副产品等有机物，是制造优质堆肥的环保产品。
归类意见／依据	该商品是以枯草菌和曲菌等主菌所生产的淀粉酶、蛋白酶、脂肪酶为主要有效成分，属于以酶为主要成分的酶制品。根据《品目注释》中税目30.02的排他规定"不包括酶，即使是微生物酶"及税目35.07中关于酶制品的解释，酵素三号应归入税则号列3507.9090。
发布单位	海关总署

归类决定编号	Z2006-0192
决定税号	3507.9090
商品名称（中文）	芬拿斯
商品名称（英文）	Finase Pc
商品名称（其他）	无
商品描述	芬拿斯为淡褐色粉末，主要成分为植酸酶、酸性磷酸酶、木聚糖酶、β-葡萄糖酶、纤维素酶，载体为麦制面粉。该商品为饲料级酶制剂，可用于动物饲料，有助于植物性饲料的消化。
归类意见/依据	该商品是以多种酶为主要有效成分，属于以酶为主要成分的酶制品。根据归类总规则三（一），芬拿斯应归入税则号列 3507.9090。
发布单位	海关总署

7

相关法律法规

7.1 中华人民共和国药品管理法

（1984 年 9 月 20 日第六届全国人民代表大会常务委员会第七次会议通过，2001 年 2 月 28 日第九届全国人民代表大会常务委员会第二十次会议第一次修订，根据 2013 年 12 月 28 日第十二届全国人民代表大会常务委员会第六次会议《关于修改〈中华人民共和国海洋环境保护法〉等七部法律的决定》第一次修正，根据 2015 年 4 月 24 日第十二届全国人民代表大会常务委员会第十四次会议《关于修改〈中华人民共和国药品管理法〉的决定》第二次修正，2019 年 8 月 26 日第十三届全国人民代表大会常务委员会第十二次会议第二次修订）

第一章 总 则

第一条 为了加强药品管理，保证药品质量，保障公众用药安全和合法权益，保护和促进公众健康，制定本法。

第二条 在中华人民共和国境内从事药品研制、生产、经营、使用和监督管理活动，适用本法。

本法所称药品，是指用于预防、治疗、诊断人的疾病，有目的地调节人的生理机能并规定有适应证或者功能主治、用法和用量的物质，包括中药、化学药和生物制品等。

第三条 药品管理应当以人民健康为中心，坚持风险管理、全程管控、社会共治的原则，建立科学、严格的监督管理制度，全面提升药品质量，保障药品的安全、有效、可及。

第四条 国家发展现代药和传统药，充分发挥其在预防、医疗和保健中的作用。国家保护野生药材资源和中药品种，鼓励培育道地中药材。

第五条 国家鼓励研究和创制新药，保护公民、法人和其他组织研究、开发新药的合法权益。

第六条 国家对药品管理实行药品上市许可持有人制度。药品上市许可持有人依法对药品研制、生产、经营、使用全过程中药品的安全性、有效性和质量可控性负责。

第七条 从事药品研制、生产、经营、使用活动，应当遵守法律、法规、规章、标准和规范，保证全过程信息真实、准确、完整和可追溯。

第八条 国务院药品监督管理部门主管全国药品监督管理工作。国务院有关部门在各自职责范围内负责与药品有关的监督管理工作。国务院药品监督管理部门配合国务院有关部门，执行国家药品行业发展规划和产业政策。

省、自治区、直辖市人民政府药品监督管理部门负责本行政区域内的药品监督管理工作。设区的市级、县级人民政府承担药品监督管理职责的部门（以下称药品监督管理部门）负责本行政区域内的药品监督管理工作。县级以上地方人民政府有关部门在各自职责范围内负责与药品有关的监督管理工作。

第九条 县级以上地方人民政府对本行政区域内的药品监督管理工作负责，统一领导、组织、协调本行政区域内的药品监督管理工作以及药品安全突发事件应对工作，建立健全药品监督管理工作机制和信息共享机制。

第十条 县级以上人民政府应当将药品安全工作纳入本级国民经济和社会发展规划，将药品安全工作经费列入本级政府预算，加强药品监督管理能力建设，为药品安全工作提供保障。

第十一条 药品监督管理部门设置或者指定的药品专业技术机构，承担依法实施药品监督管理所需的审评、检验、核查、监测与评价等工作。

第十二条 国家建立健全药品追溯制度。国务院药品监督管理部门应当制定统一的药品追溯标准和规范，推进药品追溯信息互通互享，实现药品可追溯。

国家建立药物警戒制度，对药品不良反应及其他与用药有关的有害反应进行监测、识别、评估和控制。

第十三条 各级人民政府及其有关部门、药品行业协会等应当加强药品安全宣传教育，开展药品安全法律法规等知识的普及工作。

新闻媒体应当开展药品安全法律法规等知识的公益宣传，并对药品违法行为进行舆论监督。有关药品的宣传报道应当全面、科学、客观、公正。

第十四条 药品行业协会应当加强行业自律，建立健全行业规范，推动行业诚信体系建设，引导和督促会员依法开展药品生产经营等活动。

第十五条 县级以上人民政府及其有关部门对在药品研制、生产、经营、使用和监督管理工作中做出突出贡献的单位和个人，按照国家有关规定给予表彰、奖励。

第二章 药品研制和注册

第十六条 国家支持以临床价值为导向、对人的疾病具有明确或者特殊疗效的药物创新，鼓励具有新的治疗机理、治疗严重危及生命的疾病或者罕见病、对人体具有多靶向系统性调节干预功能等的新药研制，推动药品技术进步。

国家鼓励运用现代科学技术和传统中药研究方法开展中药科学技术研究和药物开发，建立和完善符合中药特点的技术评价体系，促进中药传承创新。

国家采取有效措施，鼓励儿童用药品的研制和创新，支持开发符合儿童生理特征的儿童用药品新品种、剂型和规格，对儿童用药品予以优先审评审批。

第十七条 从事药品研制活动，应当遵守药物非临床研究质量管理规范、药物临床试验质量管理规范，保证药品研制全过程持续符合法定要求。

药物非临床研究质量管理规范、药物临床试验质量管理规范由国务院药品监督管理部门会同国务院有关部门制定。

第十八条 开展药物非临床研究，应当符合国家有关规定，有与研究项目相适应的人员、场地、设备、仪器和管理制度，保证有关数据、资料和样品的真实性。

第十九条 开展药物临床试验，应当按照国务院药品监督管理部门的规定如实报送研制方法、质量指标、药理及毒理试验结果等有关数据、资料和样品，经国务院药品监督管理部门批准。国务院药品监督管理部门应当自受理临床试验申请之日起六十个工作日内决定是否同意并通知临床试验申办者，逾期未通知的，视为同意。其中，开展生物等效性试验的，报国务院药品监督管理部门备案。

开展药物临床试验，应当在具备相应条件的临床试验机构进行。药物临床试验机构实行备案管理，具体办法由国务院药品监督管理部门、国务院卫生健康主管部门共同制定。

第二十条 开展药物临床试验，应当符合伦理原则，制定临床试验方案，经伦理委员会审查同意。

伦理委员会应当建立伦理审查工作制度，保证伦理审查过程独立、客观、公正，监督规范开展药物临床试验，保障受试者合法权益，维护社会公共利益。

第二十一条 实施药物临床试验，应当向受试者或者其监护人如实说明和解释临床试验的目的和风险等详细情况，取得受试者或者其监护人自愿签署的知情同意书，并采取有效措施保护受试者合法权益。

第二十二条 药物临床试验期间，发现存在安全性问题或者其他风险的，临床试验申办者应当及时调整临床试验方案、暂停或者终止临床试验，并向国务院药品监督管理部门报告。必要时，国务院药品监督管理部门可以责令调整临床试验方案、暂停或者终止临床试验。

第二十三条 对正在开展临床试验的用于治疗严重危及生命且尚无有效治疗手段的疾病的药物，经医学观察可能获益，并且符合伦理原则的，经审查、知情同意后可以在开展临床试验的机构内用于其他病情相同的患者。

第二十四条 在中国境内上市的药品，应当经国务院药品监督管理部门批准，取得药品注册证书；但是，未实施审批管理的中药材和中药饮片除外。实施审批管理的中药材、中药饮片品种目录由国务院药品监督管理部门会同国务院中医药主管部门制定。

申请药品注册，应当提供真实、充分、可靠的数据、资料和样品，证明药品的安全性、有效性和质量可控性。

第二十五条 对申请注册的药品，国务院药品监督管理部门应当组织药学、医学和其他技术人员进行审评，对药品的安全性、有效性和质量可控性以及申请人的质量管理、风险防控和责任赔偿等能力进行审查；符合条件的，颁发药品注册证书。

国务院药品监督管理部门在审批药品时，对化学原料药一并审评审批，对相关辅料、直接接触药品的包装材料和容器一并审评，对药品的质量标准、生产工艺、标签和说明书一并核准。

本法所称辅料，是指生产药品和调配处方时所用的赋形剂和附加剂。

第二十六条 对治疗严重危及生命且尚无有效治疗手段的疾病以及公共卫生方面急需的药品，药物临床试验已有数据显示疗效并能预测其临床价值的，可以附条件批准，并在药品注册证书中载明相关事项。

第二十七条 国务院药品监督管理部门应当完善药品审评审批工作制度，加强能力建设，建立健全沟通交流、专家咨询等机制，优化审评审批流程，提高审评审批效率。

批准上市药品的审评结论和依据应当依法公开，接受社会监督。对审评审批中知悉的商业秘密应当保密。

第二十八条 药品应当符合国家药品标准。经国务院药品监督管理部门核准的药品质量标准高于国家药品标准的，按照经核准的药品质量标准执行；没有国家药品标准的，应当符合经核准的药品质量标准。

国务院药品监督管理部门颁布的《中华人民共和国药典》和药品标准为国家药品标准。

国务院药品监督管理部门会同国务院卫生健康主管部门组织药典委员会，负责国家药品标准的制定和修订。

国务院药品监督管理部门设置或者指定的药品检验机构负责标定国家药品标准品、对照品。

第二十九条 列入国家药品标准的药品名称为药品通用名称。已经作为药品通用名称的，该名称不得作为药品商标使用。

第三章 药品上市许可持有人

第三十条 药品上市许可持有人是指取得药品注册证书的企业或者药品研制机构等。

药品上市许可持有人应当依照本法规定，对药品的非临床研究、临床试验、生产经营、上市后研究、不良反应监测及报告与处理等承担责任。其他从事药品研制、生产、经营、储存、运输、使用等活动的单位和个人依法承担相应责任。

药品上市许可持有人的法定代表人、主要负责人对药品质量全面负责。

第三十一条 药品上市许可持有人应当建立药品质量保证体系，配备专门人员独立负责药品质量管理。

药品上市许可持有人应当对受托药品生产企业、药品经营企业的质量管理体系进行定期审核，监督其持续具备质量保证和控制能力。

第三十二条 药品上市许可持有人可以自行生产药品，也可以委托药品生产企业生产。

药品上市许可持有人自行生产药品的，应当依照本法规定取得药品生产许可证；委托生产的，应当委托符合条件的药品生产企业。药品上市许可持有人和受托生产企业应当签订委托协议和质量协议，并严格履行协议约定的义务。

国务院药品监督管理部门制定药品委托生产质量协议指南，指导、监督药品上市许可持有人和受托生产企业履行药品质量保证义务。

血液制品、麻醉药品、精神药品、医疗用毒性药品、药品类易制毒化学品不得委托生产；但是，国务院药品监督管理部门另有规定的除外。

第三十三条 药品上市许可持有人应当建立药品上市放行规程，对药品生产企业出厂放行的药品进行审核，经质量受权人签字后方可放行。不符合国家药品标准的，不得放行。

第三十四条 药品上市许可持有人可以自行销售其取得药品注册证书的药品，也可以委托药品经营企业销售。药品上市许可持有人从事药品零售活动的，应当取得药品经营许可证。

药品上市许可持有人自行销售药品的，应当具备本法第五十二条规定的条件；委托销售的，应当委托符合条件的药品经营企业。药品上市许可持有人和受托经营企业应当签订委托协议，并严格履行协议约定的义务。

第三十五条 药品上市许可持有人、药品生产企业、药品经营企业委托储存、运输药品的，应当对受托方的质量保证能力和风险管理能力进行评估，与其签订委托协议，约定药品质量责任、操作规程等内容，并对受托方进行监督。

第三十六条 药品上市许可持有人、药品生产企业、药品经营企业和医疗机构应当建立并实施药品追溯制度，按照规定提供追溯信息，保证药品可追溯。

第三十七条 药品上市许可持有人应当建立年度报告制度，每年将药品生产销售、上市后研究、风险管理等情况按照规定向省、自治区、直辖市人民政府药品监督管理部门报告。

第三十八条 药品上市许可持有人为境外企业的，应当由其指定的在中国境内的企业法人履行药品上市许可持有人义务，与药品上市许可持有人承担连带责任。

第三十九条 中药饮片生产企业履行药品上市许可持有人的相关义务，对中药饮片生产、销售实行全过程管理，建立中药饮片追溯体系，保证中药饮片安全、有效、可追溯。

第四十条 经国务院药品监督管理部门批准，药品上市许可持有人可以转让药品上市许可。受让方应当具备保障药品安全性、有效性和质量可控性的质量管理、风险防控和责任赔偿等能力，履行药品上市许可持有人义务。

第四章　药品生产

第四十一条 从事药品生产活动，应当经所在地省、自治区、直辖市人民政府药品监督管理部门批准，取得药品生产许可证。无药品生产许可证的，不得生产药品。

药品生产许可证应当标明有效期和生产范围，到期重新审查发证。

第四十二条 从事药品生产活动，应当具备以下条件：

（一）有依法经过资格认定的药学技术人员、工程技术人员及相应的技术工人；

（二）有与药品生产相适应的厂房、设施和卫生环境；

（三）有能对所生产药品进行质量管理和质量检验的机构、人员及必要的仪器设备；

（四）有保证药品质量的规章制度，并符合国务院药品监督管理部门依据本法制定的药品生产质量管理规范要求。

第四十三条 从事药品生产活动，应当遵守药品生产质量管理规范，建立健全药品生产质量管理体系，保证药品生产全过程持续符合法定要求。

药品生产企业的法定代表人、主要负责人对本企业的药品生产活动全面负责。

第四十四条 药品应当按照国家药品标准和经药品监督管理部门核准的生产工艺进行生产。生产、检验记录应当完整准确，不得编造。

中药饮片应当按照国家药品标准炮制；国家药品标准没有规定的，应当按照省、自治区、直辖市人民政府药品监督管理部门制定的炮制规范炮制。省、自治区、直辖市人民政府药品监督管理部门制定的炮制规范应当报国务院药品监督管理部门备案。不符合国家药品标准或者不按照省、自治区、直辖市人民政府药品监督管理部门制定的炮制规范炮制的，不得出厂、销售。

第四十五条 生产药品所需的原料、辅料，应当符合药用要求、药品生产质量管理规范的有关要求。

生产药品，应当按照规定对供应原料、辅料等的供应商进行审核，保证购进、使用的原料、辅料等符合前款规定要求。

第四十六条 直接接触药品的包装材料和容器，应当符合药用要求，符合保障人体健康、安全的标准。

对不合格的直接接触药品的包装材料和容器，由药品监督管理部门责令停止使用。

第四十七条 药品生产企业应当对药品进行质量检验。不符合国家药品标准的，不得出厂。

药品生产企业应当建立药品出厂放行规程，明确出厂放行的标准、条件。符合标准、条件的，经质量受权人签字后方可放行。

第四十八条 药品包装应当适合药品质量的要求，方便储存、运输和医疗使用。

发运中药材应当有包装。在每件包装上，应当注明品名、产地、日期、供货单位，并附有质量合格的标志。

第四十九条 药品包装应当按照规定印有或者贴有标签并附有说明书。

标签或者说明书应当注明药品的通用名称、成分、规格、上市许可持有人及其地址、生产企业及其地址、批准文号、产品批号、生产日期、有效期、适应证或者功能主治、用法、用量、禁忌、不良反应和注意事项。标签、说明书中的文字应当清晰，生产日期、有效期等事项应当显著标注，容易辨识。

麻醉药品、精神药品、医疗用毒性药品、放射性药品、外用药品和非处方药的标签、说明书，应当印有规定的标志。

第五十条 药品上市许可持有人、药品生产企业、药品经营企业和医疗机构中直接接触药品的工作人员，应当每年进行健康检查。患有传染病或者其他可能污染药品的疾病的，不得从事直接接触药品的工作。

第五章 药品经营

第五十一条 从事药品批发活动，应当经所在地省、自治区、直辖市人民政府药品监督管理部门批准，取得药品经营许可证。从事药品零售活动，应当经所在地县级以上地方人民政府药品监督管理部门批准，取得药品经营许可证。无药品经营许可证的，不得经营药品。

药品经营许可证应当标明有效期和经营范围，到期重新审查发证。

药品监督管理部门实施药品经营许可，除依据本法第五十二条规定的条件外，还应当遵循方便群众购药的原则。

第五十二条 从事药品经营活动应当具备以下条件：

（一）有依法经过资格认定的药师或者其他药学技术人员；

（二）有与所经营药品相适应的营业场所、设备、仓储设施和卫生环境；

（三）有与所经营药品相适应的质量管理机构或者人员；

（四）有保证药品质量的规章制度，并符合国务院药品监督管理部门依据本法制定的药品经营质量管理规范要求。

第五十三条 从事药品经营活动，应当遵守药品经营质量管理规范，建立健全药品经营质量管理体系，保证药品经营全过程持续符合法定要求。

国家鼓励、引导药品零售连锁经营。从事药品零售连锁经营活动的企业总部，应当建立统一的质量管理制度，对所属零售企业的经营活动履行管理责任。

药品经营企业的法定代表人、主要负责人对本企业的药品经营活动全面负责。

第五十四条 国家对药品实行处方药与非处方药分类管理制度。具体办法由国务院药品监督管理部门会同国务院卫生健康主管部门制定。

第五十五条 药品上市许可持有人、药品生产企业、药品经营企业和医疗机构应当从药品上市许可持有人或者具有药品生产、经营资格的企业购进药品；但是，购进未实施审批管理的中药材除外。

第五十六条 药品经营企业购进药品，应当建立并执行进货检查验收制度，验明药品合格证明和其他标识；不符合规定要求的，不得购进和销售。

第五十七条 药品经营企业购销药品，应当有真实、完整的购销记录。购销记录应当注明药品的通用名称、剂型、规格、产品批号、有效期、上市许可持有人、生产企业、购销单位、购销数量、购销价格、购销日期及国务院药品监督管理部门规定的其他内容。

第五十八条 药品经营企业零售药品应当准确无误，并正确说明用法、用量和注意事项；调配处方应当经过核对，对处方所列药品不得擅自更改或者代用。对有配伍禁忌或者超剂量的处方，应当拒绝调配；必要时，经处方医师更正或者重新签字，方可调配。

药品经营企业销售中药材，应当标明产地。

依法经过资格认定的药师或者其他药学技术人员负责本企业的药品管理、处方审核和调配、合理用药指导等工作。

第五十九条 药品经营企业应当制定和执行药品保管制度，采取必要的冷藏、防冻、防潮、防虫、防鼠等措施，保证药品质量。

药品入库和出库应当执行检查制度。

第六十条 城乡集市贸易市场可以出售中药材，国务院另有规定的除外。

第六十一条 药品上市许可持有人、药品经营企业通过网络销售药品，应当遵守本法药品经营的有关规定。具体管理办法由国务院药品监督管理部门会同国务院卫生健康主管部门等部门制定。

疫苗、血液制品、麻醉药品、精神药品、医疗用毒性药品、放射性药品、药品类易制毒化学品等国家实行特殊管理的药品不得在网络上销售。

第六十二条 药品网络交易第三方平台提供者应当按照国务院药品监督管理部门的规定，向所在地省、自治区、直辖市人民政府药品监督管理部门备案。

第三方平台提供者应当依法对申请进入平台经营的药品上市许可持有人、药品经营企业的资质等进行审核，保证其符合法定要求，并对发生在平台的药品经营行为进行管理。

第三方平台提供者发现进入平台经营的药品上市许可持有人、药品经营企业有违反本法规定行为的，应当及时制止并立即报告所在地县级人民政府药品监督管理部门；发现严重违法行为的，应当立即停止提供网络交易平台服务。

第六十三条 新发现和从境外引种的药材，经国务院药品监督管理部门批准后，方可销售。

第六十四条 药品应当从允许药品进口的口岸进口，并由进口药品的企业向口岸所在地药品监督管理部门备案。海关凭药品监督管理部门出具的进口药品通关单办理通关手续。无进口药品通关单的，海关不得放行。

口岸所在地药品监督管理部门应当通知药品检验机构按照国务院药品监督管理部门的规定对进口药品进行抽查检验。

允许药品进口的口岸由国务院药品监督管理部门会同海关总署提出，报国务院批准。

第六十五条 医疗机构因临床急需进口少量药品的，经国务院药品监督管理部门或者国务院授权的省、自治区、直辖市人民政府批准，可以进口。进口的药品应当在指定医疗机构内用于特定医疗目的。

个人自用携带入境少量药品，按照国家有关规定办理。

第六十六条 进口、出口麻醉药品和国家规定范围内的精神药品，应当持有国务院药品监督管理部门颁发的进口准许证、出口准许证。

第六十七条　禁止进口疗效不确切、不良反应大或者因其他原因危害人体健康的药品。

第六十八条　国务院药品监督管理部门对下列药品在销售前或者进口时，应当指定药品检验机构进行检验；未经检验或者检验不合格的，不得销售或者进口：

（一）首次在中国境内销售的药品；

（二）国务院药品监督管理部门规定的生物制品；

（三）国务院规定的其他药品。

第六章　医疗机构药事管理

第六十九条　医疗机构应当配备依法经过资格认定的药师或者其他药学技术人员，负责本单位的药品管理、处方审核和调配、合理用药指导等工作。非药学技术人员不得直接从事药剂技术工作。

第七十条　医疗机构购进药品，应当建立并执行进货检查验收制度，验明药品合格证明和其他标识；不符合规定要求的，不得购进和使用。

第七十一条　医疗机构应当有与所使用药品相适应的场所、设备、仓储设施和卫生环境，制定和执行药品保管制度，采取必要的冷藏、防冻、防潮、防虫、防鼠等措施，保证药品质量。

第七十二条　医疗机构应当坚持安全有效、经济合理的用药原则，遵循药品临床应用指导原则、临床诊疗指南和药品说明书等合理用药，对医师处方、用药医嘱的适宜性进行审核。

医疗机构以外的其他药品使用单位，应当遵守本法有关医疗机构使用药品的规定。

第七十三条　依法经过资格认定的药师或者其他药学技术人员调配处方，应当进行核对，对处方所列药品不得擅自更改或者代用。对有配伍禁忌或者超剂量的处方，应当拒绝调配；必要时，经处方医师更正或者重新签字，方可调配。

第七十四条　医疗机构配制制剂，应当经所在地省、自治区、直辖市人民政府药品监督管理部门批准，取得医疗机构制剂许可证。无医疗机构制剂许可证的，不得配制制剂。

医疗机构制剂许可证应当标明有效期，到期重新审查发证。

第七十五条　医疗机构配制制剂，应当有能够保证制剂质量的设施、管理制度、检验仪器和卫生环境。

医疗机构配制制剂，应当按照经核准的工艺进行，所需的原料、辅料和包装材料等应当符合药用要求。

第七十六条　医疗机构配制的制剂，应当是本单位临床需要而市场上没有供应的品种，并应当经所在地省、自治区、直辖市人民政府药品监督管理部门批准；但是，法律对配制中药制剂另有规定的除外。

医疗机构配制的制剂应当按照规定进行质量检验；合格的，凭医师处方在本单位使用。经国务院药品监督管理部门或者省、自治区、直辖市人民政府药品监督管理部门批准，医疗机构配制的制剂可以在指定的医疗机构之间调剂使用。

医疗机构配制的制剂不得在市场上销售。

第七章　药品上市后管理

第七十七条　药品上市许可持有人应当制定药品上市后风险管理计划，主动开展药品上市后研究，对药品的安全性、有效性和质量可控性进行进一步确证，加强对已上市药品的持续管理。

第七十八条　对附条件批准的药品，药品上市许可持有人应当采取相应风险管理措施，并在规定期限内按照要求完成相关研究；逾期未按照要求完成研究或者不能证明其获益大于风险的，国务院药品监督管理部门应当依法处理，直至注销药品注册证书。

第七十九条　对药品生产过程中的变更，按照其对药品安全性、有效性和质量可控性的风险和产生影响的程度，实行分类管理。属于重大变更的，应当经国务院药品监督管理部门批准，其他变更应当按照国务院药品监督管理部门的规定备案或者报告。

药品上市许可持有人应当按照国务院药品监督管理部门的规定，全面评估、验证变更事项对药品安全性、有效性和质量可控性的影响。

第八十条 药品上市许可持有人应当开展药品上市后不良反应监测，主动收集、跟踪分析疑似药品不良反应信息，对已识别风险的药品及时采取风险控制措施。

第八十一条 药品上市许可持有人、药品生产企业、药品经营企业和医疗机构应当经常考察本单位所生产、经营、使用的药品质量、疗效和不良反应。发现疑似不良反应的，应当及时向药品监督管理部门和卫生健康主管部门报告。具体办法由国务院药品监督管理部门会同国务院卫生健康主管部门制定。

对已确认发生严重不良反应的药品，由国务院药品监督管理部门或者省、自治区、直辖市人民政府药品监督管理部门根据实际情况采取停止生产、销售、使用等紧急控制措施，并应当在五日内组织鉴定，自鉴定结论作出之日起十五日内依法作出行政处理决定。

第八十二条 药品存在质量问题或者其他安全隐患的，药品上市许可持有人应当立即停止销售，告知相关药品经营企业和医疗机构停止销售和使用，召回已销售的药品，及时公开召回信息，必要时应当立即停止生产，并将药品召回和处理情况向省、自治区、直辖市人民政府药品监督管理部门和卫生健康主管部门报告。药品生产企业、药品经营企业和医疗机构应当配合。

药品上市许可持有人依法应当召回药品而未召回的，省、自治区、直辖市人民政府药品监督管理部门应当责令其召回。

第八十三条 药品上市许可持有人应当对已上市药品的安全性、有效性和质量可控性定期开展上市后评价。必要时，国务院药品监督管理部门可以责令药品上市许可持有人开展上市后评价或者直接组织开展上市后评价。

经评价，对疗效不确切、不良反应大或者因其他原因危害人体健康的药品，应当注销药品注册证书。

已被注销药品注册证书的药品，不得生产或者进口、销售和使用。

已被注销药品注册证书、超过有效期等的药品，应当由药品监督管理部门监督销毁或者依法采取其他无害化处理等措施。

第八章　药品价格和广告

第八十四条 国家完善药品采购管理制度，对药品价格进行监测，开展成本价格调查，加强药品价格监督检查，依法查处价格垄断、哄抬价格等药品价格违法行为，维护药品价格秩序。

第八十五条 依法实行市场调节价的药品，药品上市许可持有人、药品生产企业、药品经营企业和医疗机构应当按照公平、合理和诚实信用、质价相符的原则制定价格，为用药者提供价格合理的药品。

药品上市许可持有人、药品生产企业、药品经营企业和医疗机构应当遵守国务院药品价格主管部门关于药品价格管理的规定，制定和标明药品零售价格，禁止暴利、价格垄断和价格欺诈等行为。

第八十六条 药品上市许可持有人、药品生产企业、药品经营企业和医疗机构应当依法向药品价格主管部门提供其药品的实际购销价格和购销数量等资料。

第八十七条 医疗机构应当向患者提供所用药品的价格清单，按照规定如实公布其常用药品的价格，加强合理用药管理。具体办法由国务院卫生健康主管部门制定。

第八十八条 禁止药品上市许可持有人、药品生产企业、药品经营企业和医疗机构在药品购销中给予、收受回扣或者其他不正当利益。

禁止药品上市许可持有人、药品生产企业、药品经营企业或者代理人以任何名义给予使用其药品的医疗机构的负责人、药品采购人员、医师、药师等有关人员财物或者其他不正当利益。禁止医疗机构的负责人、药品采购人员、医师、药师等有关人员以任何名义收受药品上市许可持有人、药品生产企业、药品经营企业或者代理人给予的财物或者其他不正当利益。

第八十九条 药品广告应当经广告主所在地省、自治区、直辖市人民政府确定的广告审查机关批准；未经批准的，不得发布。

第九十条 药品广告的内容应当真实、合法，以国务院药品监督管理部门核准的药品说明书为准，不得含有虚假的内容。

药品广告不得含有表示功效、安全性的断言或者保证；不得利用国家机关、科研单位、学术机构、行业协会或者专家、学者、医师、药师、患者等的名义或者形象作推荐、证明。

非药品广告不得有涉及药品的宣传。

第九十一条 药品价格和广告，本法未作规定的，适用《中华人民共和国价格法》、《中华人民共和国反垄断法》、《中华人民共和国反不正当竞争法》、《中华人民共和国广告法》等的规定。

第九章 药品储备和供应

第九十二条 国家实行药品储备制度，建立中央和地方两级药品储备。

发生重大灾情、疫情或者其他突发事件时，依照《中华人民共和国突发事件应对法》的规定，可以紧急调用药品。

第九十三条 国家实行基本药物制度，遴选适当数量的基本药物品种，加强组织生产和储备，提高基本药物的供给能力，满足疾病防治基本用药需求。

第九十四条 国家建立药品供求监测体系，及时收集和汇总分析短缺药品供求信息，对短缺药品实行预警，采取应对措施。

第九十五条 国家实行短缺药品清单管理制度。具体办法由国务院卫生健康主管部门会同国务院药品监督管理部门等部门制定。

药品上市许可持有人停止生产短缺药品的，应当按照规定向国务院药品监督管理部门或者省、自治区、直辖市人民政府药品监督管理部门报告。

第九十六条 国家鼓励短缺药品的研制和生产，对临床急需的短缺药品、防治重大传染病和罕见病等疾病的新药予以优先审评审批。

第九十七条 对短缺药品，国务院可以限制或者禁止出口。必要时，国务院有关部门可以采取组织生产、价格干预和扩大进口等措施，保障药品供应。

药品上市许可持有人、药品生产企业、药品经营企业应当按照规定保障药品的生产和供应。

第十章 监督管理

第九十八条 禁止生产（包括配制，下同）、销售、使用假药、劣药。

有下列情形之一的，为假药：

（一）药品所含成分与国家药品标准规定的成分不符；

（二）以非药品冒充药品或者以他种药品冒充此种药品；

（三）变质的药品；

（四）药品所标明的适应证或者功能主治超出规定范围。

有下列情形之一的，为劣药：

（一）药品成分的含量不符合国家药品标准；

（二）被污染的药品；

（三）未标明或者更改有效期的药品；

（四）未注明或者更改产品批号的药品；

（五）超过有效期的药品；

（六）擅自添加防腐剂、辅料的药品；

（七）其他不符合药品标准的药品。

禁止未取得药品批准证明文件生产、进口药品；禁止使用未按照规定审评、审批的原料药、包装材料和容器生产药品。

第九十九条 药品监督管理部门应当依照法律、法规的规定对药品研制、生产、经营和药品使用单位使用药品等活动进行监督检查，必要时可以对为药品研制、生产、经营、使用提供产品或者服务的单位和个人进行延伸检查，有关单位和个人应当予以配合，不得拒绝和隐瞒。

药品监督管理部门应当对高风险的药品实施重点监督检查。

对有证据证明可能存在安全隐患的，药品监督管理部门根据监督检查情况，应当采取告诫、约谈、限期整改以及暂停生产、销售、使用、进口等措施，并及时公布检查处理结果。

药品监督管理部门进行监督检查时，应当出示证明文件，对监督检查中知悉的商业秘密应当保密。

第一百条 药品监督管理部门根据监督管理的需要，可以对药品质量进行抽查检验。抽查检验应当按照规定抽样，并不得收取任何费用；抽样应当购买样品。所需费用按照国务院规定列支。

对有证据证明可能危害人体健康的药品及其有关材料，药品监督管理部门可以查封、扣押，并在七日内作出行政处理决定；药品需要检验的，应当自检验报告书发出之日起十五日内作出行政处理决定。

第一百零一条 国务院和省、自治区、直辖市人民政府的药品监督管理部门应当定期公告药品质量抽查检验结果；公告不当的，应当在原公告范围内予以更正。

第一百零二条 当事人对药品检验结果有异议的，可以自收到药品检验结果之日起七日内向原药品检验机构或者上一级药品监督管理部门设置或者指定的药品检验机构申请复验，也可以直接向国务院药品监督管理部门设置或者指定的药品检验机构申请复验。受理复验的药品检验机构应当在国务院药品监督管理部门规定的时间内作出复验结论。

第一百零三条 药品监督管理部门应当对药品上市许可持有人、药品生产企业、药品经营企业和药物非临床安全性评价研究机构、药物临床试验机构等遵守药品生产质量管理规范、药品经营质量管理规范、药物非临床研究质量管理规范、药物临床试验质量管理规范等情况进行检查，监督其持续符合法定要求。

第一百零四条 国家建立职业化、专业化药品检查员队伍。检查员应当熟悉药品法律法规，具备药品专业知识。

第一百零五条 药品监督管理部门建立药品上市许可持有人、药品生产企业、药品经营企业、药物非临床安全性评价研究机构、药物临床试验机构和医疗机构药品安全信用档案，记录许可颁发、日常监督检查结果、违法行为查处等情况，依法向社会公布并及时更新；对有不良信用记录的，增加监督检查频次，并可以按照国家规定实施联合惩戒。

第一百零六条 药品监督管理部门应当公布本部门的电子邮件地址、电话，接受咨询、投诉、举报，并依法及时答复、核实、处理。对查证属实的举报，按照有关规定给予举报人奖励。

药品监督管理部门应当对举报人的信息予以保密，保护举报人的合法权益。举报人举报所在单位的，该单位不得以解除、变更劳动合同或者其他方式对举报人进行打击报复。

第一百零七条 国家实行药品安全信息统一公布制度。国家药品安全总体情况、药品安全风险警示信息、重大药品安全事件及其调查处理信息和国务院确定需要统一公布的其他信息由国务院药品监督管理部门统一公布。药品安全风险警示信息和重大药品安全事件及其调查处理信息的影响限于特定区域的，也可以由有关省、自治区、直辖市人民政府药品监督管理部门公布。未经授权不得发布上述信息。

公布药品安全信息，应当及时、准确、全面，并进行必要的说明，避免误导。

任何单位和个人不得编造、散布虚假药品安全信息。

第一百零八条 县级以上人民政府应当制定药品安全事件应急预案。药品上市许可持有人、药品生产企业、药品经营企业和医疗机构等应当制定本单位的药品安全事件处置方案，并组织开展培训和应急演练。

发生药品安全事件，县级以上人民政府应当按照应急预案立即组织开展应对工作；有关单位应当立即采取有效措施进行处置，防止危害扩大。

第一百零九条 药品监督管理部门未及时发现药品安全系统性风险，未及时消除监督管理区域内药品安全隐患的，本级人民政府或者上级人民政府药品监督管理部门应当对其主要负责人进行约谈。

地方人民政府未履行药品安全职责，未及时消除区域性重大药品安全隐患的，上级人民政府或者上级人民政府药品监督管理部门应当对其主要负责人进行约谈。

被约谈的部门和地方人民政府应当立即采取措施，对药品监督管理工作进行整改。

约谈情况和整改情况应当纳入有关部门和地方人民政府药品监督管理工作评议、考核记录。

第一百一十条 地方人民政府及其药品监督管理部门不得以要求实施药品检验、审批等手段限制或者排斥非本地区药品上市许可持有人、药品生产企业生产的药品进入本地区。

第一百一十一条 药品监督管理部门及其设置或者指定的药品专业技术机构不得参与药品生产经营活动，不得以其名义推荐或者监制、监销药品。

药品监督管理部门及其设置或者指定的药品专业技术机构的工作人员不得参与药品生产经营活动。

第一百一十二条 国务院对麻醉药品、精神药品、医疗用毒性药品、放射性药品、药品类易制毒化学品等有其他特殊管理规定的，依照其规定。

第一百一十三条 药品监督管理部门发现药品违法行为涉嫌犯罪的，应当及时将案件移送公安机关。

对依法不需要追究刑事责任或者免予刑事处罚，但应当追究行政责任的，公安机关、人民检察院、人民法院应当及时将案件移送药品监督管理部门。

公安机关、人民检察院、人民法院商请药品监督管理部门、生态环境主管部门等部门提供检验结论、认定意见以及对涉案药品进行无害化处理等协助的，有关部门应当及时提供，予以协助。

第十一章　法律责任

第一百一十四条 违反本法规定，构成犯罪的，依法追究刑事责任。

第一百一十五条 未取得药品生产许可证、药品经营许可证或者医疗机构制剂许可证生产、销售药品的，责令关闭，没收违法生产、销售的药品和违法所得，并处违法生产、销售的药品（包括已售出和未售出的药品，下同）货值金额十五倍以上三十倍以下的罚款；货值金额不足十万元的，按十万元计算。

第一百一十六条 生产、销售假药的，没收违法生产、销售的药品和违法所得，责令停产停业整顿，吊销药品批准证明文件，并处违法生产、销售的药品货值金额十五倍以上三十倍以下的罚款；货值金额不足十万元的，按十万元计算；情节严重的，吊销药品生产许可证、药品经营许可证或者医疗机构制剂许可证，十年内不受理其相应申请；药品上市许可持有人为境外企业的，十年内禁止其药品进口。

第一百一十七条 生产、销售劣药的，没收违法生产、销售的药品和违法所得，并处违法生产、销售的药品货值金额十倍以上二十倍以下的罚款；违法生产、批发的药品货值金额不足十万元的，按十万元计算，违法零售的药品货值金额不足一万元的，按一万元计算；情节严重的，责令停产停业整顿直至吊销药品批准证明文件、药品生产许可证、药品经营许可证或者医疗机构制剂许可证。

生产、销售的中药饮片不符合药品标准，尚不影响安全性、有效性的，责令限期改正，给予警告；可以处十万元以上五十万元以下的罚款。

第一百一十八条 生产、销售假药，或者生产、销售劣药且情节严重的，对法定代表人、主要负责人、直接负责的主管人员和其他责任人员，没收违法行为发生期间自本单位所获收入，并处所获收入百分之三十以上三倍以下的罚款，终身禁止从事药品生产经营活动，并可以由公安机关处五日以上十五日以下的拘留。

对生产者专门用于生产假药、劣药的原料、辅料、包装材料、生产设备予以没收。

第一百一十九条 药品使用单位使用假药、劣药的，按照销售假药、零售劣药的规定处罚；情节严重的，法定代表人、主要负责人、直接负责的主管人员和其他责任人员有医疗卫生人员执业证书的，还应当吊销执业证书。

第一百二十条 知道或者应当知道属于假药、劣药或者本法第一百二十四条第一款第一项至第五项规定的药品，而为其提供储存、运输等便利条件的，没收全部储存、运输收入，并处违法收入一倍以上五倍以下的罚款；情节严重的，并处违法收入五倍以上十五倍以下的罚款；违法收入不足五万元的，按五万元计算。

第一百二十一条 对假药、劣药的处罚决定，应当依法载明药品检验机构的质量检验结论。

第一百二十二条 伪造、变造、出租、出借、非法买卖许可证或者药品批准证明文件的，没收违法所得，并处违法所得一倍以上五倍以下的罚款；情节严重的，并处违法所得五倍以上十五倍以下的罚款，吊销药品生产许可证、药品经营许可证、医疗机构制剂许可证或者药品批准证明文件，对法定代表人、主要负责人、直接负责的主管人员和其他责任人员，处二万元以上二十万元以下的罚款，十年内禁止从事药品生产经营活动，并可以由公安机关处五日以上十五日以下的拘留；违法所得不足十万元的，按十万元计算。

第一百二十三条 提供虚假的证明、数据、资料、样品或者采取其他手段骗取临床试验许可、药品生产许可、药品经营许可、医疗机构制剂许可或者药品注册等许可的，撤销相关许可，十年内不受理其相应申请，并处五十万元以上五百万元以下的罚款；情节严重的，对法定代表人、主要负责人、直接负责的主管人员和其他责任人员，处二万元以上二十万元以下的罚款，十年内禁止从事药品生产经营活动，并可以由公安机关处五日以上十五日以下的拘留。

第一百二十四条 违反本法规定，有下列行为之一的，没收违法生产、进口、销售的药品和违法所得以及专门用于违法生产的原料、辅料、包装材料和生产设备，责令停产停业整顿，并处违法生产、进口、销售的药品货值金额十五倍以上三十倍以下的罚款；货值金额不足十万元的，按十万元计算；情节严重的，吊销药品批准证明文件直至吊销药品生产许可证、药品经营许可证或者医疗机构制剂许可证，对法定代表人、主要负责人、直接负责的主管人员和其他责任人员，没收违法行为发生期间自本单位所获收入，并处所获收入百分之三十以上三倍以下的罚款，十年直至终身禁止从事药品生产经营活动，并可以由公安机关处五日以上十五日以下的拘留：

（一）未取得药品批准证明文件生产、进口药品；

（二）使用采取欺骗手段取得的药品批准证明文件生产、进口药品；

（三）使用未经审评审批的原料药生产药品；

（四）应当检验而未经检验即销售药品；

（五）生产、销售国务院药品监督管理部门禁止使用的药品；

（六）编造生产、检验记录；

（七）未经批准在药品生产过程中进行重大变更。

销售前款第一项至第三项规定的药品，或者药品使用单位使用前款第一项至第五项规定的药品的，依照前款规定处罚；情节严重的，药品使用单位的法定代表人、主要负责人、直接负责的主管人员和其他责任人员有医疗卫生人员执业证书的，还应当吊销执业证书。

未经批准进口少量境外已合法上市的药品，情节较轻的，可以依法减轻或者免予处罚。

第一百二十五条 违反本法规定，有下列行为之一的，没收违法生产、销售的药品和违法所得以及包装材料、容器，责令停产停业整顿，并处五十万元以上五百万元以下的罚款；情节严重的，吊销药品批准证明文件、药品生产许可证、药品经营许可证，对法定代表人、主要负责人、直接负责的主管人员和其他责任人员处二万元以上二十万元以下的罚款，十年直至终身禁止从事药品生产经营活动：

（一）未经批准开展药物临床试验；

（二）使用未经审评的直接接触药品的包装材料或者容器生产药品，或者销售该类药品；

（三）使用未经核准的标签、说明书。

第一百二十六条 除本法另有规定的情形外，药品上市许可持有人、药品生产企业、药品经营企业、药物非临床安全性评价研究机构、药物临床试验机构等未遵守药品生产质量管理规范、药品经营质量管理规范、药物非临床研究质量管理规范、药物临床试验质量管理规范等的，责令限期改正，给予警告；逾期不改正的，处十万元以上五十万元以下的罚款；情节严重的，处五十万元以上二百万元以下的罚款，责令停产停业整顿直至吊销药品批准证明文件、药品生产许可证、药品经营许可证等，药物非临床安全性评价研究机构、药物临床试验机构等五年内不得开展药物非临床安全性评价研究、药物临床试验，对法定代表人、主要负责人、直接负责的主管人员和其他责任人员，没收违法行为发生期间自本单位所获收入，并处所获收入百分之十以上百分之五十以下的罚款，十年直至终身禁止从事药品生产经营等活动。

第一百二十七条 违反本法规定，有下列行为之一的，责令限期改正，给予警告；逾期不改正的，处十万元以上五十万元以下的罚款：

（一）开展生物等效性试验未备案；

（二）药物临床试验期间，发现存在安全性问题或者其他风险，临床试验申办者未及时调整临床试验方案、暂停或者终止临床试验，或者未向国务院药品监督管理部门报告；

（三）未按照规定建立并实施药品追溯制度；

（四）未按照规定提交年度报告；

（五）未按照规定对药品生产过程中的变更进行备案或者报告；

（六）未制定药品上市后风险管理计划；

（七）未按照规定开展药品上市后研究或者上市后评价。

第一百二十八条 除依法应当按照假药、劣药处罚的外，药品包装未按照规定印有、贴有标签或者附有说明书，标签、说明书未按照规定注明相关信息或者印有规定标志的，责令改正，给予警告；情节严重的，吊销药品注册证书。

第一百二十九条 违反本法规定，药品上市许可持有人、药品生产企业、药品经营企业或者医疗机构未从药品上市许可持有人或者具有药品生产、经营资格的企业购进药品的，责令改正，没收违法购进的药品和违法所得，并处违法购进药品货值金额二倍以上十倍以下的罚款；情节严重的，并处货值金额十倍以上三十倍以下的罚款，吊销药品批准证明文件、药品生产许可证、药品经营许可证或者医疗机构执业许可证；货值金额不足五万元的，按五万元计算。

第一百三十条 违反本法规定，药品经营企业购销药品未按照规定进行记录，零售药品未正确说明用法、用量等事项，或者未按照规定调配处方的，责令改正，给予警告；情节严重的，吊销药品经营许可证。

第一百三十一条 违反本法规定，药品网络交易第三方平台提供者未履行资质审核、报告、停止提供网络交易平台服务等义务的，责令改正，没收违法所得，并处二十万元以上二百万元以下的罚款；情节严重的，责令停业整顿，并处二百万元以上五百万元以下的罚款。

第一百三十二条 进口已获得药品注册证书的药品，未按照规定向允许药品进口的口岸所在地药品监督管理部门备案的，责令限期改正，给予警告；逾期不改正的，吊销药品注册证书。

第一百三十三条 违反本法规定，医疗机构将其配制的制剂在市场上销售的，责令改正，没收违法销售的制剂和违法所得，并处违法销售制剂货值金额二倍以上五倍以下的罚款；情节严重的，并处货值金额五倍以上十五倍以下的罚款；货值金额不足五万元的，按五万元计算。

第一百三十四条 药品上市许可持有人未按照规定开展药品不良反应监测或者报告疑似药品不良反应的，责令限期改正，给予警告；逾期不改正的，责令停产停业整顿，并处十万元以上一百万元以下的罚款。

药品经营企业未按照规定报告疑似药品不良反应的，责令限期改正，给予警告；逾期不改正的，责令停产停业整顿，并处五万元以上五十万元以下的罚款。

医疗机构未按照规定报告疑似药品不良反应的，责令限期改正，给予警告；逾期不改正的，处五万元以上五十万元以下的罚款。

第一百三十五条 药品上市许可持有人在省、自治区、直辖市人民政府药品监督管理部门责令其召回后，拒不召回的，处应召回药品货值金额五倍以上十倍以下的罚款；货值金额不足十万元的，按十万元计算；情节严重的，吊销药品批准证明文件、药品生产许可证、药品经营许可证，对法定代表人、主要负责人、直接负责的主管人员和其他责任人员，处二万元以上二十万元以下的罚款。药品生产企业、药品经营企业、医疗机构拒不配合召回的，处十万元以上五十万元以下的罚款。

第一百三十六条 药品上市许可持有人为境外企业的，其指定的在中国境内的企业法人未依照本法规定履行相关义务的，适用本法有关药品上市许可持有人法律责任的规定。

第一百三十七条 有下列行为之一的，在本法规定的处罚幅度内从重处罚：

（一）以麻醉药品、精神药品、医疗用毒性药品、放射性药品、药品类易制毒化学品冒充其他药品，或者以其他药品冒充上述药品；

（二）生产、销售以孕产妇、儿童为主要使用对象的假药、劣药；

（三）生产、销售的生物制品属于假药、劣药；

（四）生产、销售假药、劣药，造成人身伤害后果；

（五）生产、销售假药、劣药，经处理后再犯；

（六）拒绝、逃避监督检查，伪造、销毁、隐匿有关证据材料，或者擅自动用查封、扣押物品。

第一百三十八条 药品检验机构出具虚假检验报告的，责令改正，给予警告，对单位并处二十万元以上一百万元以下的罚款；对直接负责的主管人员和其他直接责任人员依法给予降级、撤职、开除处分，没收违法所得，并处五万元以下的罚款；情节严重的，撤销其检验资格。药品检验机构出具的检验结果不实，造成损失的，应当承担相应的赔偿责任。

第一百三十九条 本法第一百一十五条至第一百三十八条规定的行政处罚，由县级以上人民政府药品监督管理部门按照职责分工决定；撤销许可、吊销许可证件的，由原批准、发证的部门决定。

第一百四十条 药品上市许可持有人、药品生产企业、药品经营企业或者医疗机构违反本法规定聘用人员的，由药品监督管理部门或者卫生健康主管部门责令解聘，处五万元以上二十万元以下的罚款。

第一百四十一条 药品上市许可持有人、药品生产企业、药品经营企业或者医疗机构在药品购销中给予、收受回扣或者其他不正当利益的，药品上市许可持有人、药品生产企业、药品经营企业或者代理人给予使用其药品的医疗机构的负责人、药品采购人员、医师、药师等有关人员财物或者其他不正当利益的，由市场监督管理部门没收违法所得，并处三十万元以上三百万元以下的罚款；情节严重的，吊销药品上市许可持有人、药品生产企业、药品经营企业营业执照，并由药品监督管理部门吊销药品批准证明文件、药品生产许可证、药品经营许可证。

药品上市许可持有人、药品生产企业、药品经营企业在药品研制、生产、经营中向国家工作人员行贿的，对法定代表人、主要负责人、直接负责的主管人员和其他责任人员终身禁止从事药品生产经营活动。

第一百四十二条 药品上市许可持有人、药品生产企业、药品经营企业的负责人、采购人员等有关人员在药品购销中收受其他药品上市许可持有人、药品生产企业、药品经营企业或者代理人给予的财物或者其他不正当利益的，没收违法所得，依法给予处罚；情节严重的，五年内禁止从事药品生产经营活动。

医疗机构的负责人、药品采购人员、医师、药师等有关人员收受药品上市许可持有人、药品生产企业、药品经营企业或者代理人给予的财物或者其他不正当利益的，由卫生健康主管部门或者本单位给予处分，没收违法所得；情节严重的，还应当吊销其执业证书。

第一百四十三条 违反本法规定，编造、散布虚假药品安全信息，构成违反治安管理行为的，由公安机关依法给予治安管理处罚。

第一百四十四条 药品上市许可持有人、药品生产企业、药品经营企业或者医疗机构违反本法规定，给用药者造成损害的，依法承担赔偿责任。

因药品质量问题受到损害的，受害人可以向药品上市许可持有人、药品生产企业请求赔偿损失，也可以向药品经营企业、医疗机构请求赔偿损失。接到受害人赔偿请求的，应当实行首负责任制，先行赔付；先行赔付后，可以依法追偿。

生产假药、劣药或者明知是假药、劣药仍然销售、使用的，受害人或者其近亲属除请求赔偿损失外，还可以请求支付价款十倍或者损失三倍的赔偿金；增加赔偿的金额不足一千元的，为一千元。

第一百四十五条 药品监督管理部门或者其设置、指定的药品专业技术机构参与药品生产经营活动的，由其上级主管机关责令改正，没收违法收入；情节严重的，对直接负责的主管人员和其他直接责任人员依法给予处分。

药品监督管理部门或者其设置、指定的药品专业技术机构的工作人员参与药品生产经营活动的，依法给予处分。

第一百四十六条 药品监督管理部门或者其设置、指定的药品检验机构在药品监督检验中违法收取检验费用的，由政府有关部门责令退还，对直接负责的主管人员和其他直接责任人员依法给予处分；情节严重的，撤销其检验资格。

第一百四十七条 违反本法规定，药品监督管理部门有下列行为之一的，应当撤销相关许可，对直接负责的主管人员和其他直接责任人员依法给予处分：

（一）不符合条件而批准进行药物临床试验；

（二）对不符合条件的药品颁发药品注册证书；

（三）对不符合条件的单位颁发药品生产许可证、药品经营许可证或者医疗机构制剂许可证。

第一百四十八条 违反本法规定，县级以上地方人民政府有下列行为之一的，对直接负责的主管人员和其他直接责任人员给予记过或者记大过处分；情节严重的，给予降级、撤职或者开除处分：

（一）瞒报、谎报、缓报、漏报药品安全事件；

（二）未及时消除区域性重大药品安全隐患，造成本行政区域内发生特别重大药品安全事件，或者连续发生重大药品安全事件；

（三）履行职责不力，造成严重不良影响或者重大损失。

第一百四十九条 违反本法规定，药品监督管理等部门有下列行为之一的，对直接负责的主管人员和其他直接责任人员给予记过或者记大过处分；情节较重的，给予降级或者撤职处分；情节严重的，给予开除处分：

（一）瞒报、谎报、缓报、漏报药品安全事件；

（二）对发现的药品安全违法行为未及时查处；

（三）未及时发现药品安全系统性风险，或者未及时消除监督管理区域内药品安全隐患，造成严重影响；

（四）其他不履行药品监督管理职责，造成严重不良影响或者重大损失。

第一百五十条 药品监督管理人员滥用职权、徇私舞弊、玩忽职守的，依法给予处分。

查处假药、劣药违法行为有失职、渎职行为的，对药品监督管理部门直接负责的主管人员和其他

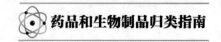

直接责任人员依法从重给予处分。

第一百五十一条 本章规定的货值金额以违法生产、销售药品的标价计算；没有标价的，按照同类药品的市场价格计算。

第十二章 附 则

第一百五十二条 中药材种植、采集和饲养的管理，依照有关法律、法规的规定执行。

第一百五十三条 地区性民间习用药材的管理办法，由国务院药品监督管理部门会同国务院中医药主管部门制定。

第一百五十四条 中国人民解放军和中国人民武装警察部队执行本法的具体办法，由国务院、中央军事委员会依据本法制定。

第一百五十五条 本法自 2019 年 12 月 1 日起施行。

7.2 中华人民共和国疫苗管理法

(2019 年 6 月 29 日第十三届全国人民代表大会常务委员会第十一次会议通过)

第一章 总 则

第一条 为了加强疫苗管理，保证疫苗质量和供应，规范预防接种，促进疫苗行业发展，保障公众健康，维护公共卫生安全，制定本法。

第二条 在中华人民共和国境内从事疫苗研制、生产、流通和预防接种及其监督管理活动，适用本法。本法未作规定的，适用《中华人民共和国药品管理法》、《中华人民共和国传染病防治法》等法律、行政法规的规定。

本法所称疫苗，是指为预防、控制疾病的发生、流行，用于人体免疫接种的预防性生物制品，包括免疫规划疫苗和非免疫规划疫苗。

第三条 国家对疫苗实行最严格的管理制度，坚持安全第一、风险管理、全程管控、科学监管、社会共治。

第四条 国家坚持疫苗产品的战略性和公益性。

国家支持疫苗基础研究和应用研究，促进疫苗研制和创新，将预防、控制重大疾病的疫苗研制、生产和储备纳入国家战略。

国家制定疫苗行业发展规划和产业政策，支持疫苗产业发展和结构优化，鼓励疫苗生产规模化、集约化，不断提升疫苗生产工艺和质量水平。

第五条 疫苗上市许可持有人应当加强疫苗全生命周期质量管理，对疫苗的安全性、有效性和质量可控性负责。

从事疫苗研制、生产、流通和预防接种活动的单位和个人，应当遵守法律、法规、规章、标准和规范，保证全过程信息真实、准确、完整和可追溯，依法承担责任，接受社会监督。

第六条 国家实行免疫规划制度。

居住在中国境内的居民，依法享有接种免疫规划疫苗的权利，履行接种免疫规划疫苗的义务。政府免费向居民提供免疫规划疫苗。

县级以上人民政府及其有关部门应当保障适龄儿童接种免疫规划疫苗。监护人应当依法保证适龄儿童按时接种免疫规划疫苗。

第七条 县级以上人民政府应当将疫苗安全工作和预防接种工作纳入本级国民经济和社会发展规划，加强疫苗监督管理能力建设，建立健全疫苗监督管理工作机制。

县级以上地方人民政府对本行政区域疫苗监督管理工作负责，统一领导、组织、协调本行政区域疫苗监督管理工作。

第八条 国务院药品监督管理部门负责全国疫苗监督管理工作。国务院卫生健康主管部门负责全国预防接种监督管理工作。国务院其他有关部门在各自职责范围内负责与疫苗有关的监督管理工作。

省、自治区、直辖市人民政府药品监督管理部门负责本行政区域疫苗监督管理工作。设区的市级、县级人民政府承担药品监督管理职责的部门（以下称药品监督管理部门）负责本行政区域疫苗监督管理工作。县级以上地方人民政府卫生健康主管部门负责本行政区域预防接种监督管理工作。县级以上地方人民政府其他有关部门在各自职责范围内负责与疫苗有关的监督管理工作。

第九条 国务院和省、自治区、直辖市人民政府建立部门协调机制，统筹协调疫苗监督管理有关工作，定期分析疫苗安全形势，加强疫苗监督管理，保障疫苗供应。

第十条 国家实行疫苗全程电子追溯制度。

国务院药品监督管理部门会同国务院卫生健康主管部门制定统一的疫苗追溯标准和规范，建立全国疫苗电子追溯协同平台，整合疫苗生产、流通和预防接种全过程追溯信息，实现疫苗可追溯。

疫苗上市许可持有人应当建立疫苗电子追溯系统，与全国疫苗电子追溯协同平台相衔接，实现生产、流通和预防接种全过程最小包装单位疫苗可追溯、可核查。

疾病预防控制机构、接种单位应当依法如实记录疫苗流通、预防接种等情况，并按照规定向全国疫苗电子追溯协同平台提供追溯信息。

第十一条 疫苗研制、生产、检验等过程中应当建立健全生物安全管理制度，严格控制生物安全风险，加强菌毒株等病原微生物的生物安全管理，保护操作人员和公众的健康，保证菌毒株等病原微生物用途合法、正当。

疫苗研制、生产、检验等使用的菌毒株和细胞株，应当明确历史、生物学特征、代次，建立详细档案，保证来源合法、清晰、可追溯；来源不明的，不得使用。

第十二条 各级人民政府及其有关部门、疾病预防控制机构、接种单位、疫苗上市许可持有人和疫苗行业协会等应当通过全国儿童预防接种日等活动定期开展疫苗安全法律、法规以及预防接种知识等的宣传教育、普及工作。

新闻媒体应当开展疫苗安全法律、法规以及预防接种知识等的公益宣传，并对疫苗违法行为进行舆论监督。有关疫苗的宣传报道应当全面、科学、客观、公正。

第十三条 疫苗行业协会应当加强行业自律，建立健全行业规范，推动行业诚信体系建设，引导和督促会员依法开展生产经营等活动。

第二章　疫苗研制和注册

第十四条 国家根据疾病流行情况、人群免疫状况等因素，制定相关研制规划，安排必要资金，支持多联多价等新型疫苗的研制。

国家组织疫苗上市许可持有人、科研单位、医疗卫生机构联合攻关，研制疾病预防、控制急需的疫苗。

第十五条 国家鼓励疫苗上市许可持有人加大研制和创新资金投入，优化生产工艺，提升质量控制水平，推动疫苗技术进步。

第十六条 开展疫苗临床试验，应当经国务院药品监督管理部门依法批准。

疫苗临床试验应当由符合国务院药品监督管理部门和国务院卫生健康主管部门规定条件的三级医疗机构或者省级以上疾病预防控制机构实施或者组织实施。

国家鼓励符合条件的医疗机构、疾病预防控制机构等依法开展疫苗临床试验。

第十七条 疫苗临床试验申办者应当制定临床试验方案，建立临床试验安全监测与评价制度，审慎选择受试者，合理设置受试者群体和年龄组，并根据风险程度采取有效措施，保护受试者合法权益。

第十八条 开展疫苗临床试验，应当取得受试者的书面知情同意；受试者为无民事行为能力人的，应当取得其监护人的书面知情同意；受试者为限制民事行为能力人的，应当取得本人及其监护人的书面知情同意。

第十九条 在中国境内上市的疫苗应当经国务院药品监督管理部门批准，取得药品注册证书；申请疫苗注册，应当提供真实、充分、可靠的数据、资料和样品。

对疾病预防、控制急需的疫苗和创新疫苗，国务院药品监督管理部门应当予以优先审评审批。

第二十条 应对重大突发公共卫生事件急需的疫苗或者国务院卫生健康主管部门认定急需的其他疫苗，经评估获益大于风险的，国务院药品监督管理部门可以附条件批准疫苗注册申请。

出现特别重大突发公共卫生事件或者其他严重威胁公众健康的紧急事件，国务院卫生健康主管部门根据传染病预防、控制需要提出紧急使用疫苗的建议，经国务院药品监督管理部门组织论证同意后可以在一定范围和期限内紧急使用。

第二十一条 国务院药品监督管理部门在批准疫苗注册申请时，对疫苗的生产工艺、质量控制标准和说明书、标签予以核准。

国务院药品监督管理部门应当在其网站上及时公布疫苗说明书、标签内容。

第三章　疫苗生产和批签发

第二十二条 国家对疫苗生产实行严格准入制度。

从事疫苗生产活动，应当经省级以上人民政府药品监督管理部门批准，取得药品生产许可证。

从事疫苗生产活动，除符合《中华人民共和国药品管理法》规定的从事药品生产活动的条件外，还应当具备下列条件：

（一）具备适度规模和足够的产能储备；

（二）具有保证生物安全的制度和设施、设备；

（三）符合疾病预防、控制需要。

疫苗上市许可持有人应当具备疫苗生产能力；超出疫苗生产能力确需委托生产的，应当经国务院药品监督管理部门批准。接受委托生产的，应当遵守本法规定和国家有关规定，保证疫苗质量。

第二十三条 疫苗上市许可持有人的法定代表人、主要负责人应当具有良好的信用记录，生产管理负责人、质量管理负责人、质量受权人等关键岗位人员应当具有相关专业背景和从业经历。

疫苗上市许可持有人应当加强对前款规定人员的培训和考核，及时将其任职和变更情况向省、自治区、直辖市人民政府药品监督管理部门报告。

第二十四条 疫苗应当按照经核准的生产工艺和质量控制标准进行生产和检验，生产全过程应当符合药品生产质量管理规范的要求。

疫苗上市许可持有人应当按照规定对疫苗生产全过程和疫苗质量进行审核、检验。

第二十五条 疫苗上市许可持有人应当建立完整的生产质量管理体系，持续加强偏差管理，采用信息化手段如实记录生产、检验过程中形成的所有数据，确保生产全过程持续符合法定要求。

第二十六条 国家实行疫苗批签发制度。

每批疫苗销售前或者进口时，应当经国务院药品监督管理部门指定的批签发机构按照相关技术要求进行审核、检验。符合要求的，发给批签发证明；不符合要求的，发给不予批签发通知书。

不予批签发的疫苗不得销售，并应当由省、自治区、直辖市人民政府药品监督管理部门监督销毁；不予批签发的进口疫苗应当由口岸所在地药品监督管理部门监督销毁或者依法进行其他处理。

国务院药品监督管理部门、批签发机构应当及时公布上市疫苗批签发结果，供公众查询。

第二十七条 申请疫苗批签发应当按照规定向批签发机构提供批生产及检验记录摘要等资料和同批号产品等样品。进口疫苗还应当提供原产地证明、批签发证明；在原产地免予批签发的，应当提供免予批签发证明。

第二十八条 预防、控制传染病疫情或者应对突发事件急需的疫苗，经国务院药品监督管理部门批准，免予批签发。

第二十九条 疫苗批签发应当逐批进行资料审核和抽样检验。疫苗批签发检验项目和检验频次应当根据疫苗质量风险评估情况进行动态调整。

对疫苗批签发申请资料或者样品的真实性有疑问，或者存在其他需要进一步核实的情况的，批签发机构应当予以核实，必要时应当采用现场抽样检验等方式组织开展现场核实。

第三十条 批签发机构在批签发过程中发现疫苗存在重大质量风险的，应当及时向国务院药品监督管理部门和省、自治区、直辖市人民政府药品监督管理部门报告。

接到报告的部门应当立即对疫苗上市许可持有人进行现场检查，根据检查结果通知批签发机构对疫苗上市许可持有人的相关产品或者所有产品不予批签发或者暂停批签发，并责令疫苗上市许可持有人整改。疫苗上市许可持有人应当立即整改，并及时将整改情况向责令其整改的部门报告。

第三十一条 对生产工艺偏差、质量差异、生产过程中的故障和事故以及采取的措施，疫苗上市许可持有人应当如实记录，并在相应批产品申请批签发的文件中载明；可能影响疫苗质量的，疫苗上市许可持有人应当立即采取措施，并向省、自治区、直辖市人民政府药品监督管理部门报告。

第四章 疫苗流通

第三十二条 国家免疫规划疫苗由国务院卫生健康主管部门会同国务院财政部门等组织集中招标或者统一谈判，形成并公布中标价格或者成交价格，各省、自治区、直辖市实行统一采购。

国家免疫规划疫苗以外的其他免疫规划疫苗、非免疫规划疫苗由各省、自治区、直辖市通过省级公共资源交易平台组织采购。

第三十三条 疫苗的价格由疫苗上市许可持有人依法自主合理制定。疫苗的价格水平、差价率、利润率应当保持在合理幅度。

第三十四条 省级疾病预防控制机构应当根据国家免疫规划和本行政区域疾病预防、控制需要，制定本行政区域免疫规划疫苗使用计划，并按照国家有关规定向组织采购疫苗的部门报告，同时报省、自治区、直辖市人民政府卫生健康主管部门备案。

第三十五条 疫苗上市许可持有人应当按照采购合同约定，向疾病预防控制机构供应疫苗。

疾病预防控制机构应当按照规定向接种单位供应疫苗。

疾病预防控制机构以外的单位和个人不得向接种单位供应疫苗，接种单位不得接收该疫苗。

第三十六条 疫苗上市许可持有人应当按照采购合同约定，向疾病预防控制机构或者疾病预防控制机构指定的接种单位配送疫苗。

疫苗上市许可持有人、疾病预防控制机构自行配送疫苗应当具备疫苗冷链储存、运输条件，也可以委托符合条件的疫苗配送单位配送疫苗。

疾病预防控制机构配送非免疫规划疫苗可以收取储存、运输费用，具体办法由国务院财政部门会同国务院价格主管部门制定，收费标准由省、自治区、直辖市人民政府价格主管部门会同财政部门制定。

第三十七条 疾病预防控制机构、接种单位、疫苗上市许可持有人、疫苗配送单位应当遵守疫苗储存、运输管理规范，保证疫苗质量。

疫苗在储存、运输全过程中应当处于规定的温度环境，冷链储存、运输应当符合要求，并定时监测、记录温度。

疫苗储存、运输管理规范由国务院药品监督管理部门、国务院卫生健康主管部门共同制定。

第三十八条　疫苗上市许可持有人在销售疫苗时，应当提供加盖其印章的批签发证明复印件或者电子文件；销售进口疫苗的，还应当提供加盖其印章的进口药品通关单复印件或者电子文件。

疾病预防控制机构、接种单位在接收或者购进疫苗时，应当索取前款规定的证明文件，并保存至疫苗有效期满后不少于五年备查。

第三十九条　疫苗上市许可持有人应当按照规定，建立真实、准确、完整的销售记录，并保存至疫苗有效期满后不少于五年备查。

疾病预防控制机构、接种单位、疫苗配送单位应当按照规定，建立真实、准确、完整的接收、购进、储存、配送、供应记录，并保存至疫苗有效期满后不少于五年备查。

疾病预防控制机构、接种单位接收或者购进疫苗时，应当索取本次运输、储存全过程温度监测记录，并保存至疫苗有效期满后不少于五年备查；对不能提供本次运输、储存全过程温度监测记录或者温度控制不符合要求的，不得接收或者购进，并应当立即向县级以上地方人民政府药品监督管理部门、卫生健康主管部门报告。

第四十条　疾病预防控制机构、接种单位应当建立疫苗定期检查制度，对存在包装无法识别、储存温度不符合要求、超过有效期等问题的疫苗，采取隔离存放、设置警示标志等措施，并按照国务院药品监督管理部门、卫生健康主管部门、生态环境主管部门的规定处置。疾病预防控制机构、接种单位应当如实记录处置情况，处置记录应当保存至疫苗有效期满后不少于五年备查。

第五章　预防接种

第四十一条　国务院卫生健康主管部门制定国家免疫规划；国家免疫规划疫苗种类由国务院卫生健康主管部门会同国务院财政部门拟订，报国务院批准后公布。

国务院卫生健康主管部门建立国家免疫规划专家咨询委员会，并会同国务院财政部门建立国家免疫规划疫苗种类动态调整机制。

省、自治区、直辖市人民政府在执行国家免疫规划时，可以根据本行政区域疾病预防、控制需要，增加免疫规划疫苗种类，报国务院卫生健康主管部门备案并公布。

第四十二条　国务院卫生健康主管部门应当制定、公布预防接种工作规范，强化预防接种规范化管理。

国务院卫生健康主管部门应当制定、公布国家免疫规划疫苗的免疫程序和非免疫规划疫苗的使用指导原则。

省、自治区、直辖市人民政府卫生健康主管部门应当结合本行政区域实际情况制定接种方案，并报国务院卫生健康主管部门备案。

第四十三条　各级疾病预防控制机构应当按照各自职责，开展与预防接种相关的宣传、培训、技术指导、监测、评价、流行病学调查、应急处置等工作。

第四十四条　接种单位应当具备下列条件：

（一）取得医疗机构执业许可证；

（二）具有经过县级人民政府卫生健康主管部门组织的预防接种专业培训并考核合格的医师、护士或者乡村医生；

（三）具有符合疫苗储存、运输管理规范的冷藏设施、设备和冷藏保管制度。

县级以上地方人民政府卫生健康主管部门指定符合条件的医疗机构承担责任区域内免疫规划疫苗接种工作。符合条件的医疗机构可以承担非免疫规划疫苗接种工作，并应当报颁发其医疗机构执业许可证的卫生健康主管部门备案。

接种单位应当加强内部管理，开展预防接种工作应当遵守预防接种工作规范、免疫程序、疫苗使用指导原则和接种方案。

各级疾病预防控制机构应当加强对接种单位预防接种工作的技术指导和疫苗使用的管理。

第四十五条　医疗卫生人员实施接种，应当告知受种者或者其监护人所接种疫苗的品种、作用、禁忌、不良反应以及现场留观等注意事项，询问受种者的健康状况以及是否有接种禁忌等情况，并如实记录告知和询问情况。受种者或者其监护人应当如实提供受种者的健康状况和接种禁忌等情况。有接种禁忌不能接种的，医疗卫生人员应当向受种者或者其监护人提出医学建议，并如实记录提出医学建议情况。

医疗卫生人员在实施接种前，应当按照预防接种工作规范的要求，检查受种者健康状况、核查接种禁忌，查对预防接种证，检查疫苗、注射器的外观、批号、有效期，核对受种者的姓名、年龄和疫苗的品名、规格、剂量、接种部位、接种途径，做到受种者、预防接种证和疫苗信息相一致，确认无误后方可实施接种。

医疗卫生人员应当对符合接种条件的受种者实施接种。受种者在现场留观期间出现不良反应的，医疗卫生人员应当按照预防接种工作规范的要求，及时采取救治等措施。

第四十六条　医疗卫生人员应当按照国务院卫生健康主管部门的规定，真实、准确、完整记录疫苗的品种、上市许可持有人、最小包装单位的识别信息、有效期、接种时间、实施接种的医疗卫生人员、受种者等接种信息，确保接种信息可追溯、可查询。接种记录应当保存至疫苗有效期满后不少于五年备查。

第四十七条　国家对儿童实行预防接种证制度。在儿童出生后一个月内，其监护人应当到儿童居住地承担预防接种工作的接种单位或者出生医院为其办理预防接种证。接种单位或者出生医院不得拒绝办理。监护人应当妥善保管预防接种证。

预防接种实行居住地管理，儿童离开原居住地期间，由现居住地承担预防接种工作的接种单位负责对其实施接种。

预防接种证的格式由国务院卫生健康主管部门规定。

第四十八条　儿童入托、入学时，托幼机构、学校应当查验预防接种证，发现未按照规定接种免疫规划疫苗的，应当向儿童居住地或者托幼机构、学校所在地承担预防接种工作的接种单位报告，并配合接种单位督促其监护人按照规定补种。疾病预防控制机构应当为托幼机构、学校查验预防接种证等提供技术指导。

儿童入托、入学预防接种证查验办法由国务院卫生健康主管部门会同国务院教育行政部门制定。

第四十九条　接种单位接种免疫规划疫苗不得收取任何费用。

接种单位接种非免疫规划疫苗，除收取疫苗费用外，还可以收取接种服务费。接种服务费的收费标准由省、自治区、直辖市人民政府价格主管部门会同财政部门制定。

第五十条　县级以上地方人民政府卫生健康主管部门根据传染病监测和预警信息，为预防、控制传染病暴发、流行，报经本级人民政府决定，并报省级以上人民政府卫生健康主管部门备案，可以在本行政区域进行群体性预防接种。

需要在全国范围或者跨省、自治区、直辖市范围内进行群体性预防接种的，应当由国务院卫生健康主管部门决定。

作出群体性预防接种决定的县级以上地方人民政府或者国务院卫生健康主管部门应当组织有关部门做好人员培训、宣传教育、物资调用等工作。

任何单位和个人不得擅自进行群体性预防接种。

第五十一条　传染病暴发、流行时，县级以上地方人民政府或者其卫生健康主管部门需要采取应急接种措施的，依照法律、行政法规的规定执行。

第六章　异常反应监测和处理

第五十二条　预防接种异常反应，是指合格的疫苗在实施规范接种过程中或者实施规范接种后造成受种者机体组织器官、功能损害，相关各方均无过错的药品不良反应。

下列情形不属于预防接种异常反应：

（一）因疫苗本身特性引起的接种后一般反应；

（二）因疫苗质量问题给受种者造成的损害；

（三）因接种单位违反预防接种工作规范、免疫程序、疫苗使用指导原则、接种方案给受种者造成的损害；

（四）受种者在接种时正处于某种疾病的潜伏期或者前驱期，接种后偶合发病；

（五）受种者有疫苗说明书规定的接种禁忌，在接种前受种者或者其监护人未如实提供受种者的健康状况和接种禁忌等情况，接种后受种者原有疾病急性复发或者病情加重；

（六）因心理因素发生的个体或者群体的心因性反应。

第五十三条 国家加强预防接种异常反应监测。预防接种异常反应监测方案由国务院卫生健康主管部门会同国务院药品监督管理部门制定。

第五十四条 接种单位、医疗机构等发现疑似预防接种异常反应的，应当按照规定向疾病预防控制机构报告。

疫苗上市许可持有人应当设立专门机构，配备专职人员，主动收集、跟踪分析疑似预防接种异常反应，及时采取风险控制措施，将疑似预防接种异常反应向疾病预防控制机构报告，将质量分析报告提交省、自治区、直辖市人民政府药品监督管理部门。

第五十五条 对疑似预防接种异常反应，疾病预防控制机构应当按照规定及时报告，组织调查、诊断，并将调查、诊断结论告知受种者或者其监护人。对调查、诊断结论有争议的，可以根据国务院卫生健康主管部门制定的鉴定办法申请鉴定。

因预防接种导致受种者死亡、严重残疾，或者群体性疑似预防接种异常反应等对社会有重大影响的疑似预防接种异常反应，由设区的市级以上人民政府卫生健康主管部门、药品监督管理部门按照各自职责组织调查、处理。

第五十六条 国家实行预防接种异常反应补偿制度。实施接种过程中或者实施接种后出现受种者死亡、严重残疾、器官组织损伤等损害，属于预防接种异常反应或者不能排除的，应当给予补偿。补偿范围实行目录管理，并根据实际情况进行动态调整。

接种免疫规划疫苗所需的补偿费用，由省、自治区、直辖市人民政府财政部门在预防接种经费中安排；接种非免疫规划疫苗所需的补偿费用，由相关疫苗上市许可持有人承担。国家鼓励通过商业保险等多种形式对预防接种异常反应受种者予以补偿。

预防接种异常反应补偿应当及时、便民、合理。预防接种异常反应补偿范围、标准、程序由国务院规定，省、自治区、直辖市制定具体实施办法。

第七章　疫苗上市后管理

第五十七条 疫苗上市许可持有人应当建立健全疫苗全生命周期质量管理体系，制定并实施疫苗上市后风险管理计划，开展疫苗上市后研究，对疫苗的安全性、有效性和质量可控性进行进一步确证。

对批准疫苗注册申请时提出进一步研究要求的疫苗，疫苗上市许可持有人应当在规定期限内完成研究；逾期未完成研究或者不能证明其获益大于风险的，国务院药品监督管理部门应当依法处理，直至注销该疫苗的药品注册证书。

第五十八条 疫苗上市许可持有人应当对疫苗进行质量跟踪分析，持续提升质量控制标准，改进生产工艺，提高生产工艺稳定性。

生产工艺、生产场地、关键设备等发生变更的，应当进行评估、验证，按照国务院药品监督管理部门有关变更管理的规定备案或者报告；变更可能影响疫苗安全性、有效性和质量可控性的，应当经国务院药品监督管理部门批准。

第五十九条 疫苗上市许可持有人应当根据疫苗上市后研究、预防接种异常反应等情况持续更新说明书、标签，并按照规定申请核准或者备案。

国务院药品监督管理部门应当在其网站上及时公布更新后的疫苗说明书、标签内容。

第六十条 疫苗上市许可持有人应当建立疫苗质量回顾分析和风险报告制度，每年将疫苗生产流通、上市后研究、风险管理等情况按照规定如实向国务院药品监督管理部门报告。

第六十一条 国务院药品监督管理部门可以根据实际情况，责令疫苗上市许可持有人开展上市后评价或者直接组织开展上市后评价。

对预防接种异常反应严重或者其他原因危害人体健康的疫苗，国务院药品监督管理部门应当注销该疫苗的药品注册证书。

第六十二条 国务院药品监督管理部门可以根据疾病预防、控制需要和疫苗行业发展情况，组织对疫苗品种开展上市后评价，发现该疫苗品种的产品设计、生产工艺、安全性、有效性或者质量可控性明显劣于预防、控制同种疾病的其他疫苗品种的，应当注销该品种所有疫苗的药品注册证书并废止相应的国家药品标准。

第八章 保障措施

第六十三条 县级以上人民政府应当将疫苗安全工作、购买免疫规划疫苗和预防接种工作以及信息化建设等所需经费纳入本级政府预算，保证免疫规划制度的实施。

县级人民政府按照国家有关规定对从事预防接种工作的乡村医生和其他基层医疗卫生人员给予补助。

国家根据需要对经济欠发达地区的预防接种工作给予支持。省、自治区、直辖市人民政府和设区的市级人民政府应当对经济欠发达地区的县级人民政府开展与预防接种相关的工作给予必要的经费补助。

第六十四条 省、自治区、直辖市人民政府根据本行政区域传染病流行趋势，在国务院卫生健康主管部门确定的传染病预防、控制项目范围内，确定本行政区域与预防接种相关的项目，并保证项目的实施。

第六十五条 国务院卫生健康主管部门根据各省、自治区、直辖市国家免疫规划疫苗使用计划，向疫苗上市许可持有人提供国家免疫规划疫苗需求信息，疫苗上市许可持有人根据疫苗需求信息合理安排生产。

疫苗存在供应短缺风险时，国务院卫生健康主管部门、国务院药品监督管理部门提出建议，国务院工业和信息化主管部门、国务院财政部门应当采取有效措施，保障疫苗生产、供应。

疫苗上市许可持有人应当依法组织生产，保障疫苗供应；疫苗上市许可持有人停止疫苗生产的，应当及时向国务院药品监督管理部门或者省、自治区、直辖市人民政府药品监督管理部门报告。

第六十六条 国家将疫苗纳入战略物资储备，实行中央和省级两级储备。

国务院工业和信息化主管部门、财政部门会同国务院卫生健康主管部门、公安部门、市场监督管理部门和药品监督管理部门，根据疾病预防、控制和公共卫生应急准备的需要，加强储备疫苗的产能、产品管理，建立动态调整机制。

第六十七条 各级财政安排用于预防接种的经费应当专款专用，任何单位和个人不得挪用、挤占。

有关单位和个人使用预防接种的经费应当依法接受审计机关的审计监督。

第六十八条 国家实行疫苗责任强制保险制度。

疫苗上市许可持有人应当按照规定投保疫苗责任强制保险。因疫苗质量问题造成受种者损害的，保险公司在承保的责任限额内予以赔付。

疫苗责任强制保险制度的具体实施办法，由国务院药品监督管理部门会同国务院卫生健康主管部门、保险监督管理机构等制定。

第六十九条 传染病暴发、流行时，相关疫苗上市许可持有人应当及时生产和供应预防、控制传染病的疫苗。交通运输单位应当优先运输预防、控制传染病的疫苗。县级以上人民政府及其有关部门应当做好组织、协调、保障工作。

第九章　监督管理

第七十条　药品监督管理部门、卫生健康主管部门按照各自职责对疫苗研制、生产、流通和预防接种全过程进行监督管理，监督疫苗上市许可持有人、疾病预防控制机构、接种单位等依法履行义务。

药品监督管理部门依法对疫苗研制、生产、储存、运输以及预防接种中的疫苗质量进行监督检查。卫生健康主管部门依法对免疫规划制度的实施、预防接种活动进行监督检查。

药品监督管理部门应当加强对疫苗上市许可持有人的现场检查；必要时，可以对为疫苗研制、生产、流通等活动提供产品或者服务的单位和个人进行延伸检查；有关单位和个人应当予以配合，不得拒绝和隐瞒。

第七十一条　国家建设中央和省级两级职业化、专业化药品检查员队伍，加强对疫苗的监督检查。

省、自治区、直辖市人民政府药品监督管理部门选派检查员入驻疫苗上市许可持有人。检查员负责监督检查药品生产质量管理规范执行情况，收集疫苗质量风险和违法违规线索，向省、自治区、直辖市人民政府药品监督管理部门报告情况并提出建议，对派驻期间的行为负责。

第七十二条　疫苗质量管理存在安全隐患，疫苗上市许可持有人等未及时采取措施消除的，药品监督管理部门可以采取责任约谈、限期整改等措施。

严重违反药品相关质量管理规范的，药品监督管理部门应当责令暂停疫苗生产、销售、配送，立即整改；整改完成后，经药品监督管理部门检查符合要求的，方可恢复生产、销售、配送。

药品监督管理部门应当建立疫苗上市许可持有人及其相关人员信用记录制度，纳入全国信用信息共享平台，按照规定公示其严重失信信息，实施联合惩戒。

第七十三条　疫苗存在或者疑似存在质量问题的，疫苗上市许可持有人、疾病预防控制机构、接种单位应当立即停止销售、配送、使用，必要时立即停止生产，按照规定向县级以上人民政府药品监督管理部门、卫生健康主管部门报告。卫生健康主管部门应当立即组织疾病预防控制机构和接种单位采取必要的应急处置措施，同时向上级人民政府卫生健康主管部门报告。药品监督管理部门应当依法采取查封、扣押等措施。对已经销售的疫苗，疫苗上市许可持有人应当及时通知相关疾病预防控制机构、疫苗配送单位、接种单位，按照规定召回，如实记录召回和通知情况，疾病预防控制机构、疫苗配送单位、接种单位应当予以配合。

未依照前款规定停止生产、销售、配送、使用或者召回疫苗的，县级以上人民政府药品监督管理部门、卫生健康主管部门应当按照各自职责责令停止生产、销售、配送、使用或者召回疫苗。

疫苗上市许可持有人、疾病预防控制机构、接种单位发现存在或者疑似存在质量问题的疫苗，不得瞒报、谎报、缓报、漏报，不得隐匿、伪造、毁灭有关证据。

第七十四条　疫苗上市许可持有人应当建立信息公开制度，按照规定在其网站上及时公开疫苗产品信息、说明书和标签、药品相关质量管理规范执行情况、批签发情况、召回情况、接受检查和处罚情况以及投保疫苗责任强制保险情况等信息。

第七十五条　国务院药品监督管理部门会同国务院卫生健康主管部门等建立疫苗质量、预防接种等信息共享机制。

省级以上人民政府药品监督管理部门、卫生健康主管部门等应当按照科学、客观、及时、公开的原则，组织疫苗上市许可持有人、疾病预防控制机构、接种单位、新闻媒体、科研单位等，就疫苗质量和预防接种等信息进行交流沟通。

第七十六条　国家实行疫苗安全信息统一公布制度。

疫苗安全风险警示信息、重大疫苗安全事故及其调查处理信息和国务院确定需要统一公布的其他疫苗安全信息，由国务院药品监督管理部门会同有关部门公布。全国预防接种异常反应报告情况，由国务院卫生健康主管部门会同国务院药品监督管理部门统一公布。未经授权不得发布上述信息。公布重大疫苗安全信息，应当及时、准确、全面，并按照规定进行科学评估，作出必要的解释说明。

县级以上人民政府药品监督管理部门发现可能误导公众和社会舆论的疫苗安全信息，应当立即会同卫生健康主管部门及其他有关部门、专业机构、相关疫苗上市许可持有人等进行核实、分析，并及时公布结果。

任何单位和个人不得编造、散布虚假疫苗安全信息。

第七十七条 任何单位和个人有权依法了解疫苗信息，对疫苗监督管理工作提出意见、建议。

任何单位和个人有权向卫生健康主管部门、药品监督管理部门等部门举报疫苗违法行为，对卫生健康主管部门、药品监督管理部门等部门及其工作人员未依法履行监督管理职责的情况有权向本级或者上级人民政府及其有关部门、监察机关举报。有关部门、机关应当及时核实、处理；对查证属实的举报，按照规定给予举报人奖励；举报人举报所在单位严重违法行为，查证属实的，给予重奖。

第七十八条 县级以上人民政府应当制定疫苗安全事件应急预案，对疫苗安全事件分级、处置组织指挥体系与职责、预防预警机制、处置程序、应急保障措施等作出规定。

疫苗上市许可持有人应当制定疫苗安全事件处置方案，定期检查各项防范措施的落实情况，及时消除安全隐患。

发生疫苗安全事件，疫苗上市许可持有人应当立即向国务院药品监督管理部门或者省、自治区、直辖市人民政府药品监督管理部门报告；疾病预防控制机构、接种单位、医疗机构应当立即向县级以上人民政府卫生健康主管部门、药品监督管理部门报告。药品监督管理部门应当会同卫生健康主管部门按照应急预案的规定，成立疫苗安全事件处置指挥机构，开展医疗救治、风险控制、调查处理、信息发布、解释说明等工作，做好补种等善后处置工作。因质量问题造成的疫苗安全事件的补种费用由疫苗上市许可持有人承担。

有关单位和个人不得瞒报、谎报、缓报、漏报疫苗安全事件，不得隐匿、伪造、毁灭有关证据。

第十章　法律责任

第七十九条 违反本法规定，构成犯罪的，依法从重追究刑事责任。

第八十条 生产、销售的疫苗属于假药的，由省级以上人民政府药品监督管理部门没收违法所得和违法生产、销售的疫苗以及专门用于违法生产疫苗的原料、辅料、包装材料、设备等物品，责令停产停业整顿，吊销药品注册证书，直至吊销药品生产许可证等，并处违法生产、销售疫苗货值金额十五倍以上五十倍以下的罚款，货值金额不足五十万元的，按五十万元计算。

生产、销售的疫苗属于劣药的，由省级以上人民政府药品监督管理部门没收违法所得和违法生产、销售的疫苗以及专门用于违法生产疫苗的原料、辅料、包装材料、设备等物品，责令停产停业整顿，并处违法生产、销售疫苗货值金额十倍以上三十倍以下的罚款，货值金额不足五十万元的，按五十万元计算；情节严重的，吊销药品注册证书，直至吊销药品生产许可证等。

生产、销售的疫苗属于假药，或者生产、销售的疫苗属于劣药且情节严重的，由省级以上人民政府药品监督管理部门对法定代表人、主要负责人、直接负责的主管人员和关键岗位人员以及其他责任人员，没收违法行为发生期间自本单位所获收入，并处所获收入一倍以上十倍以下的罚款，终身禁止从事药品生产经营活动，由公安机关处五日以上十五日以下拘留。

第八十一条 有下列情形之一的，由省级以上人民政府药品监督管理部门没收违法所得和违法生产、销售的疫苗以及专门用于违法生产疫苗的原料、辅料、包装材料、设备等物品，责令停产停业整顿，并处违法生产、销售疫苗货值金额十五倍以上五十倍以下的罚款，货值金额不足五十万元的，按五十万元计算；情节严重的，吊销药品相关批准证明文件，直至吊销药品生产许可证等，对法定代表人、主要负责人、直接负责的主管人员和关键岗位人员以及其他责任人员，没收违法行为发生期间自本单位所获收入，并处所获收入百分之五十以上十倍以下的罚款，十年内直至终身禁止从事药品生产经营活动，由公安机关处五日以上十五日以下拘留：

（一）申请疫苗临床试验、注册、批签发提供虚假数据、资料、样品或者有其他欺骗行为；

（二）编造生产、检验记录或者更改产品批号；

（三）疾病预防控制机构以外的单位或者个人向接种单位供应疫苗；

（四）委托生产疫苗未经批准；

（五）生产工艺、生产场地、关键设备等发生变更按照规定应当经批准而未经批准；

（六）更新疫苗说明书、标签按照规定应当经核准而未经核准。

第八十二条　除本法另有规定的情形外，疫苗上市许可持有人或者其他单位违反药品相关质量管理规范的，由县级以上人民政府药品监督管理部门责令改正，给予警告；拒不改正的，处二十万元以上五十万元以下的罚款；情节严重的，处五十万元以上三百万元以下的罚款，责令停产停业整顿，直至吊销药品相关批准证明文件、药品生产许可证等，对法定代表人、主要负责人、直接负责的主管人员和关键岗位人员以及其他责任人员，没收违法行为发生期间自本单位所获收入，并处所获收入百分之五十以上五倍以下的罚款，十年内直至终身禁止从事药品生产经营活动。

第八十三条　违反本法规定，疫苗上市许可持有人有下列情形之一的，由省级以上人民政府药品监督管理部门责令改正，给予警告；拒不改正的，处二十万元以上五十万元以下的罚款；情节严重的，责令停产停业整顿，并处五十万元以上二百万元以下的罚款：

（一）未按照规定建立疫苗电子追溯系统；

（二）法定代表人、主要负责人和生产管理负责人、质量管理负责人、质量受权人等关键岗位人员不符合规定条件或者未按照规定对其进行培训、考核；

（三）未按照规定报告或者备案；

（四）未按照规定开展上市后研究，或者未按照规定设立机构、配备人员主动收集、跟踪分析疑似预防接种异常反应；

（五）未按照规定投保疫苗责任强制保险；

（六）未按照规定建立信息公开制度。

第八十四条　违反本法规定，批签发机构有下列情形之一的，由国务院药品监督管理部门责令改正，给予警告，对主要负责人、直接负责的主管人员和其他直接责任人员依法给予警告直至降级处分：

（一）未按照规定进行审核和检验；

（二）未及时公布上市疫苗批签发结果；

（三）未按照规定进行核实；

（四）发现疫苗存在重大质量风险未按照规定报告。

违反本法规定，批签发机构未按照规定发给批签发证明或者不予批签发通知书的，由国务院药品监督管理部门责令改正，给予警告，对主要负责人、直接负责的主管人员和其他直接责任人员依法给予降级或者撤职处分；情节严重的，对主要负责人、直接负责的主管人员和其他直接责任人员依法给予开除处分。

第八十五条　疾病预防控制机构、接种单位、疫苗上市许可持有人、疫苗配送单位违反疫苗储存、运输管理规范有关冷链储存、运输要求的，由县级以上人民政府药品监督管理部门责令改正，给予警告，对违法储存、运输的疫苗予以销毁，没收违法所得；拒不改正的，对接种单位、疫苗上市许可持有人、疫苗配送单位处二十万元以上一百万元以下的罚款；情节严重的，对接种单位、疫苗上市许可持有人、疫苗配送单位处违法储存、运输疫苗货值金额十倍以上三十倍以下的罚款，货值金额不足十万元的，按十万元计算，责令疫苗上市许可持有人、疫苗配送单位停产停业整顿，直至吊销药品相关批准证明文件、药品生产许可证等，对疫苗上市许可持有人、疫苗配送单位的法定代表人、主要负责人、直接负责的主管人员和关键岗位人员以及其他责任人员依照本法第八十二条规定给予处罚。

疾病预防控制机构、接种单位有前款规定违法行为的，由县级以上人民政府卫生健康主管部门对主要负责人、直接负责的主管人员和其他直接责任人员依法给予警告直至撤职处分，责令负有责任的医疗卫生人员暂停一年以上十八个月以下执业活动；造成严重后果的，对主要负责人、直接负责的主管人员和其他直接责任人员依法给予开除处分，并可以吊销接种单位的接种资格，由原发证部门吊销负有责任的医疗卫生人员的执业证书。

第八十六条 疾病预防控制机构、接种单位、疫苗上市许可持有人、疫苗配送单位有本法第八十五条规定以外的违反疫苗储存、运输管理规范行为的，由县级以上人民政府药品监督管理部门责令改正，给予警告，没收违法所得；拒不改正的，对接种单位、疫苗上市许可持有人、疫苗配送单位处十万元以上三十万元以下的罚款；情节严重的，对接种单位、疫苗上市许可持有人、疫苗配送单位处违法储存、运输疫苗货值金额三倍以上十倍以下的罚款，货值金额不足十万元的，按十万元计算。

疾病预防控制机构、接种单位有前款规定违法行为的，县级以上人民政府卫生健康主管部门可以对主要负责人、直接负责的主管人员和其他直接责任人员依法给予警告直至撤职处分，责令负有责任的医疗卫生人员暂停六个月以上一年以下执业活动；造成严重后果的，对主要负责人、直接负责的主管人员和其他直接责任人员依法给予开除处分，由原发证部门吊销负有责任的医疗卫生人员的执业证书。

第八十七条 违反本法规定，疾病预防控制机构、接种单位有下列情形之一的，由县级以上人民政府卫生健康主管部门责令改正，给予警告，没收违法所得；情节严重的，对主要负责人、直接负责的主管人员和其他直接责任人员依法给予警告直至撤职处分，责令负有责任的医疗卫生人员暂停一年以上十八个月以下执业活动；造成严重后果的，对主要负责人、直接负责的主管人员和其他直接责任人员依法给予开除处分，由原发证部门吊销负有责任的医疗卫生人员的执业证书：

（一）未按照规定供应、接收、采购疫苗；

（二）接种疫苗未遵守预防接种工作规范、免疫程序、疫苗使用指导原则、接种方案；

（三）擅自进行群体性预防接种。

第八十八条 违反本法规定，疾病预防控制机构、接种单位有下列情形之一的，由县级以上人民政府卫生健康主管部门责令改正，给予警告；情节严重的，对主要负责人、直接负责的主管人员和其他直接责任人员依法给予警告直至撤职处分，责令负有责任的医疗卫生人员暂停六个月以上一年以下执业活动；造成严重后果的，对主要负责人、直接负责的主管人员和其他直接责任人员依法给予开除处分，由原发证部门吊销负有责任的医疗卫生人员的执业证书：

（一）未按照规定提供追溯信息；

（二）接收或者购进疫苗时未按照规定索取并保存相关证明文件、温度监测记录；

（三）未按照规定建立并保存疫苗接收、购进、储存、配送、供应、接种、处置记录；

（四）未按照规定告知、询问受种者或者其监护人有关情况。

第八十九条 疾病预防控制机构、接种单位、医疗机构未按照规定报告疑似预防接种异常反应、疫苗安全事件等，或者未按照规定对疑似预防接种异常反应组织调查、诊断等的，由县级以上人民政府卫生健康主管部门责令改正，给予警告；情节严重的，对接种单位、医疗机构处五万元以上五十万元以下的罚款，对疾病预防控制机构、接种单位、医疗机构的主要负责人、直接负责的主管人员和其他直接责任人员依法给予警告直至撤职处分；造成严重后果的，对主要负责人、直接负责的主管人员和其他直接责任人员依法给予开除处分，由原发证部门吊销负有责任的医疗卫生人员的执业证书。

第九十条 疾病预防控制机构、接种单位违反本法规定收取费用的，由县级以上人民政府卫生健康主管部门监督其将违法收取的费用退还给原缴费的单位或者个人，并由县级以上人民政府市场监督管理部门依法给予处罚。

第九十一条 违反本法规定，未经县级以上地方人民政府卫生健康主管部门指定擅自从事免疫规划疫苗接种工作、从事非免疫规划疫苗接种工作不符合条件或者未备案的，由县级以上人民政府卫生健康主管部门责令改正，给予警告，没收违法所得和违法持有的疫苗，责令停业整顿，并处十万元以上一百万元以下的罚款，对主要负责人、直接负责的主管人员和其他直接责任人员依法给予处分。

违反本法规定，疾病预防控制机构、接种单位以外的单位或者个人擅自进行群体性预防接种的，由县级以上人民政府卫生健康主管部门责令改正，没收违法所得和违法持有的疫苗，并处违法持有的疫苗货值金额十倍以上三十倍以下的罚款，货值金额不足五万元的，按五万元计算。

第九十二条　监护人未依法保证适龄儿童按时接种免疫规划疫苗的，由县级人民政府卫生健康主管部门批评教育，责令改正。

托幼机构、学校在儿童入托、入学时未按照规定查验预防接种证，或者发现未按照规定接种的儿童后未向接种单位报告的，由县级以上地方人民政府教育行政部门责令改正，给予警告，对主要负责人、直接负责的主管人员和其他直接责任人员依法给予处分。

第九十三条　编造、散布虚假疫苗安全信息，或者在接种单位寻衅滋事，构成违反治安管理行为的，由公安机关依法给予治安管理处罚。

报纸、期刊、广播、电视、互联网站等传播媒介编造、散布虚假疫苗安全信息的，由有关部门依法给予处罚，对主要负责人、直接负责的主管人员和其他直接责任人员依法给予处分。

第九十四条　县级以上地方人民政府在疫苗监督管理工作中有下列情形之一的，对直接负责的主管人员和其他直接责任人员依法给予降级或者撤职处分；情节严重的，依法给予开除处分；造成严重后果的，其主要负责人应当引咎辞职：

（一）履行职责不力，造成严重不良影响或者重大损失；

（二）瞒报、谎报、缓报、漏报疫苗安全事件；

（三）干扰、阻碍对疫苗违法行为或者疫苗安全事件的调查；

（四）本行政区域发生特别重大疫苗安全事故，或者连续发生重大疫苗安全事故。

第九十五条　药品监督管理部门、卫生健康主管部门等部门在疫苗监督管理工作中有下列情形之一的，对直接负责的主管人员和其他直接责任人员依法给予降级或者撤职处分；情节严重的，依法给予开除处分；造成严重后果的，其主要负责人应当引咎辞职：

（一）未履行监督检查职责，或者发现违法行为不及时查处；

（二）擅自进行群体性预防接种；

（三）瞒报、谎报、缓报、漏报疫苗安全事件；

（四）干扰、阻碍对疫苗违法行为或者疫苗安全事件的调查；

（五）泄露举报人的信息；

（六）接到疑似预防接种异常反应相关报告，未按照规定组织调查、处理；

（七）其他未履行疫苗监督管理职责的行为，造成严重不良影响或者重大损失。

第九十六条　因疫苗质量问题造成受种者损害的，疫苗上市许可持有人应当依法承担赔偿责任。

疾病预防控制机构、接种单位因违反预防接种工作规范、免疫程序、疫苗使用指导原则、接种方案，造成受种者损害的，应当依法承担赔偿责任。

第十一章　附　则

第九十七条　本法下列用语的含义是：

免疫规划疫苗，是指居民应当按照政府的规定接种的疫苗，包括国家免疫规划确定的疫苗，省、自治区、直辖市人民政府在执行国家免疫规划时增加的疫苗，以及县级以上人民政府或者其卫生健康主管部门组织的应急接种或者群体性预防接种所使用的疫苗。

非免疫规划疫苗，是指由居民自愿接种的其他疫苗。

疫苗上市许可持有人，是指依法取得疫苗药品注册证书和药品生产许可证的企业。

第九十八条　国家鼓励疫苗生产企业按照国际采购要求生产、出口疫苗。

出口的疫苗应当符合进口国（地区）的标准或者合同要求。

第九十九条 出入境预防接种及所需疫苗的采购，由国境卫生检疫机关商国务院财政部门另行规定。

第一百条 本法自 2019 年 12 月 1 日起施行。

7.3 中华人民共和国生物安全法

（2020 年 10 月 17 日第十三届全国人民代表大会常务委员会第二十二次会议通过）

第一章 总 则

第一条 为了维护国家安全，防范和应对生物安全风险，保障人民生命健康，保护生物资源和生态环境，促进生物技术健康发展，推动构建人类命运共同体，实现人与自然和谐共生，制定本法。

第二条 本法所称生物安全，是指国家有效防范和应对危险生物因子及相关因素威胁，生物技术能够稳定健康发展，人民生命健康和生态系统相对处于没有危险和不受威胁的状态，生物领域具备维护国家安全和持续发展的能力。

从事下列活动，适用本法：

（一）防控重大新发突发传染病、动植物疫情；

（二）生物技术研究、开发与应用；

（三）病原微生物实验室生物安全管理；

（四）人类遗传资源与生物资源安全管理；

（五）防范外来物种入侵与保护生物多样性；

（六）应对微生物耐药；

（七）防范生物恐怖袭击与防御生物武器威胁；

（八）其他与生物安全相关的活动。

第三条 生物安全是国家安全的重要组成部分。维护生物安全应当贯彻总体国家安全观，统筹发展和安全，坚持以人为本、风险预防、分类管理、协同配合的原则。

第四条 坚持中国共产党对国家生物安全工作的领导，建立健全国家生物安全领导体制，加强国家生物安全风险防控和治理体系建设，提高国家生物安全治理能力。

第五条 国家鼓励生物科技创新，加强生物安全基础设施和生物科技人才队伍建设，支持生物产业发展，以创新驱动提升生物科技水平，增强生物安全保障能力。

第六条 国家加强生物安全领域的国际合作，履行中华人民共和国缔结或者参加的国际条约规定的义务，支持参与生物科技交流合作与生物安全事件国际救援，积极参与生物安全国际规则的研究与制定，推动完善全球生物安全治理。

第七条 各级人民政府及其有关部门应当加强生物安全法律法规和生物安全知识宣传普及工作，引导基层群众性自治组织、社会组织开展生物安全法律法规和生物安全知识宣传，促进全社会生物安全意识的提升。

相关科研院校、医疗机构以及其他企业事业单位应当将生物安全法律法规和生物安全知识纳入教育培训内容，加强学生、从业人员生物安全意识和伦理意识的培养。

新闻媒体应当开展生物安全法律法规和生物安全知识公益宣传，对生物安全违法行为进行舆论监督，增强公众维护生物安全的社会责任意识。

第八条 任何单位和个人不得危害生物安全。

任何单位和个人有权举报危害生物安全的行为；接到举报的部门应当及时依法处理。

第九条 对在生物安全工作中做出突出贡献的单位和个人，县级以上人民政府及其有关部门按照国家规定予以表彰和奖励。

第二章 生物安全风险防控体制

第十条 中央国家安全领导机构负责国家生物安全工作的决策和议事协调，研究制定、指导实施国家生物安全战略和有关重大方针政策，统筹协调国家生物安全的重大事项和重要工作，建立国家生物安全工作协调机制。

省、自治区、直辖市建立生物安全工作协调机制，组织协调、督促推进本行政区域内生物安全相关工作。

第十一条 国家生物安全工作协调机制由国务院卫生健康、农业农村、科学技术、外交等主管部门和有关军事机关组成，分析研判国家生物安全形势，组织协调、督促推进国家生物安全相关工作。国家生物安全工作协调机制设立办公室，负责协调机制的日常工作。

国家生物安全工作协调机制成员单位和国务院其他有关部门根据职责分工，负责生物安全相关工作。

第十二条 国家生物安全工作协调机制设立专家委员会，为国家生物安全战略研究、政策制定及实施提供决策咨询。

国务院有关部门组织建立相关领域、行业的生物安全技术咨询专家委员会，为生物安全工作提供咨询、评估、论证等技术支撑。

第十三条 地方各级人民政府对本行政区域内生物安全工作负责。

县级以上地方人民政府有关部门根据职责分工，负责生物安全相关工作。

基层群众性自治组织应当协助地方人民政府以及有关部门做好生物安全风险防控、应急处置和宣传教育等工作。

有关单位和个人应当配合做好生物安全风险防控和应急处置等工作。

第十五条 国家建立生物安全风险调查评估制度。国家生物安全工作协调机制应当根据风险监测的数据、资料等信息，定期组织开展生物安全风险调查评估。

有下列情形之一的，有关部门应当及时开展生物安全风险调查评估，依法采取必要的风险防控措施：

（一）通过风险监测或者接到举报发现可能存在生物安全风险；

（二）为确定监督管理的重点领域、重点项目，制定、调整生物安全相关名录或者清单；

（三）发生重大新发突发传染病、动植物疫情等危害生物安全的事件；

（四）需要调查评估的其他情形。

第十六条 国家建立生物安全信息共享制度。国家生物安全工作协调机制组织建立统一的国家生物安全信息平台，有关部门应当将生物安全数据、资料等信息汇交国家生物安全信息平台，实现信息共享。

第十七条 国家建立生物安全信息发布制度。国家生物安全总体情况、重大生物安全风险警示信息、重大生物安全事件及其调查处理信息等重大生物安全信息，由国家生物安全工作协调机制成员单位根据职责分工发布；其他生物安全信息由国务院有关部门和县级以上地方人民政府及其有关部门根据职责权限发布。

任何单位和个人不得编造、散布虚假的生物安全信息。

第十八条 国家建立生物安全名录和清单制度。国务院及其有关部门根据生物安全工作需要，对涉及生物安全的材料、设备、技术、活动、重要生物资源数据、传染病、动植物疫病、外来入侵物种等制定、公布名录或者清单，并动态调整。

第十九条　国家建立生物安全标准制度。国务院标准化主管部门和国务院其他有关部门根据职责分工，制定和完善生物安全领域相关标准。

国家生物安全工作协调机制组织有关部门加强不同领域生物安全标准的协调和衔接，建立和完善生物安全标准体系。

第二十条　国家建立生物安全审查制度。对影响或者可能影响国家安全的生物领域重大事项和活动，由国务院有关部门进行生物安全审查，有效防范和化解生物安全风险。

第二十一条　国家建立统一领导、协同联动、有序高效的生物安全应急制度。

国务院有关部门应当组织制定相关领域、行业生物安全事件应急预案，根据应急预案和统一部署开展应急演练、应急处置、应急救援和事后恢复等工作。

县级以上地方人民政府及其有关部门应当制定并组织、指导和督促相关企业事业单位制定生物安全事件应急预案，加强应急准备、人员培训和应急演练，开展生物安全事件应急处置、应急救援和事后恢复等工作。

中国人民解放军、中国人民武装警察部队按照中央军事委员会的命令，依法参加生物安全事件应急处置和应急救援工作。

第二十二条　国家建立生物安全事件调查溯源制度。发生重大新发突发传染病、动植物疫情和不明原因的生物安全事件，国家生物安全工作协调机制应当组织开展调查溯源，确定事件性质，全面评估事件影响，提出意见建议。

第二十三条　国家建立首次进境或者暂停后恢复进境的动植物、动植物产品、高风险生物因子国家准入制度。

进出境的人员、运输工具、集装箱、货物、物品、包装物和国际航行船舶压舱水排放等应当符合我国生物安全管理要求。

海关对发现的进出境和过境生物安全风险，应当依法处置。经评估为生物安全高风险的人员、运输工具、货物、物品等，应当从指定的国境口岸进境，并采取严格的风险防控措施。

第二十四条　国家建立境外重大生物安全事件应对制度。境外发生重大生物安全事件的，海关依法采取生物安全紧急防控措施，加强证件核验，提高查验比例，暂停相关人员、运输工具、货物、物品等进境。必要时经国务院同意，可以采取暂时关闭有关口岸、封锁有关国境等措施。

第二十五条　县级以上人民政府有关部门应当依法开展生物安全监督检查工作，被检查单位和个人应当配合，如实说明情况，提供资料，不得拒绝、阻挠。

涉及专业技术要求较高、执法业务难度较大的监督检查工作，应当有生物安全专业技术人员参加。

第二十六条　县级以上人民政府有关部门实施生物安全监督检查，可以依法采取下列措施：

（一）进入被检查单位、地点或者涉嫌实施生物安全违法行为的场所进行现场监测、勘查、检查或者核查；

（二）向有关单位和个人了解情况；

（三）查阅、复制有关文件、资料、档案、记录、凭证等；

（四）查封涉嫌实施生物安全违法行为的场所、设施；

（五）扣押涉嫌实施生物安全违法行为的工具、设备以及相关物品；

（六）法律法规规定的其他措施。

有关单位和个人的生物安全违法信息应当依法纳入全国信用信息共享平台。

第三章　防控重大新发突发传染病、动植物疫情

第二十七条　国务院卫生健康、农业农村、林业草原、海关、生态环境主管部门应当建立新发突发传染病、动植物疫情、进出境检疫、生物技术环境安全监测网络，组织监测站点布局、建设，完善

监测信息报告系统，开展主动监测和病原检测，并纳入国家生物安全风险监测预警体系。

第二十八条　疾病预防控制机构、动物疫病预防控制机构、植物病虫害预防控制机构（以下统称专业机构）应当对传染病、动植物疫病和列入监测范围的不明原因疾病开展主动监测，收集、分析、报告监测信息，预测新发突发传染病、动植物疫病的发生、流行趋势。

国务院有关部门、县级以上地方人民政府及其有关部门应当根据预测和职责权限及时发布预警，并采取相应的防控措施。

第二十九条　任何单位和个人发现传染病、动植物疫病的，应当及时向医疗机构、有关专业机构或者部门报告。

医疗机构、专业机构及其工作人员发现传染病、动植物疫病或者不明原因的聚集性疾病的，应当及时报告，并采取保护性措施。

依法应当报告的，任何单位和个人不得瞒报、谎报、缓报、漏报，不得授意他人瞒报、谎报、缓报，不得阻碍他人报告。

第三十条　国家建立重大新发突发传染病、动植物疫情联防联控机制。

发生重大新发突发传染病、动植物疫情，应当依照有关法律法规和应急预案的规定及时采取控制措施；国务院卫生健康、农业农村、林业草原主管部门应当立即组织疫情会商研判，将会商研判结论向中央国家安全领导机构和国务院报告，并通报国家生物安全工作协调机制其他成员单位和国务院其他有关部门。

发生重大新发突发传染病、动植物疫情，地方各级人民政府统一履行本行政区域内疫情防控职责，加强组织领导，开展群防群控、医疗救治，动员和鼓励社会力量依法有序参与疫情防控工作。

第三十一条　国家加强国境、口岸传染病和动植物疫情联合防控能力建设，建立传染病、动植物疫情防控国际合作网络，尽早发现、控制重大新发突发传染病、动植物疫情。

第三十二条　国家保护野生动物，加强动物防疫，防止动物源性传染病传播。

第三十三条　国家加强对抗生素药物等抗微生物药物使用和残留的管理，支持应对微生物耐药的基础研究和科技攻关。

县级以上人民政府卫生健康主管部门应当加强对医疗机构合理用药的指导和监督，采取措施防止抗微生物药物的不合理使用。县级以上人民政府农业农村、林业草原主管部门应当加强对农业生产中合理用药的指导和监督，采取措施防止抗微生物药物的不合理使用，降低在农业生产环境中的残留。

国务院卫生健康、农业农村、林业草原、生态环境等主管部门和药品监督管理部门应当根据职责分工，评估抗微生物药物残留对人体健康、环境的危害，建立抗微生物药物污染物指标评价体系。

第四章　生物技术研究、开发与应用安全

第三十四条　国家加强对生物技术研究、开发与应用活动的安全管理，禁止从事危及公众健康、损害生物资源、破坏生态系统和生物多样性等危害生物安全的生物技术研究、开发与应用活动。

从事生物技术研究、开发与应用活动，应当符合伦理原则。

第三十五条　从事生物技术研究、开发与应用活动的单位应当对本单位生物技术研究、开发与应用的安全负责，采取生物安全风险防控措施，制定生物安全培训、跟踪检查、定期报告等工作制度，强化过程管理。

第三十六条　国家对生物技术研究、开发活动实行分类管理。根据对公众健康、工业农业、生态环境等造成危害的风险程度，将生物技术研究、开发活动分为高风险、中风险、低风险三类。

生物技术研究、开发活动风险分类标准及名录由国务院科学技术、卫生健康、农业农村等主管部门根据职责分工，会同国务院其他有关部门制定、调整并公布。

第三十七条　从事生物技术研究、开发活动，应当遵守国家生物技术研究开发安全管理规范。

从事生物技术研究、开发活动，应当进行风险类别判断，密切关注风险变化，及时采取应对措施。

第三十八条 从事高风险、中风险生物技术研究、开发活动，应当由在我国境内依法成立的法人组织进行，并依法取得批准或者进行备案。

从事高风险、中风险生物技术研究、开发活动，应当进行风险评估，制定风险防控计划和生物安全事件应急预案，降低研究、开发活动实施的风险。

第三十九条 国家对涉及生物安全的重要设备和特殊生物因子实行追溯管理。购买或者引进列入管控清单的重要设备和特殊生物因子，应当进行登记，确保可追溯，并报国务院有关部门备案。

个人不得购买或者持有列入管控清单的重要设备和特殊生物因子。

第四十条 从事生物医学新技术临床研究，应当通过伦理审查，并在具备相应条件的医疗机构内进行；进行人体临床研究操作的，应当由符合相应条件的卫生专业技术人员执行。

第四十一条 国务院有关部门依法对生物技术应用活动进行跟踪评估，发现存在生物安全风险的，应当及时采取有效补救和管控措施。

第五章 病原微生物实验室生物安全

第四十二条 国家加强对病原微生物实验室生物安全的管理，制定统一的实验室生物安全标准。病原微生物实验室应当符合生物安全国家标准和要求。

从事病原微生物实验活动，应当严格遵守有关国家标准和实验室技术规范、操作规程，采取安全防范措施。

第四十三条 国家根据病原微生物的传染性、感染后对人和动物的个体或者群体的危害程度，对病原微生物实行分类管理。

从事高致病性或者疑似高致病性病原微生物样本采集、保藏、运输活动，应当具备相应条件，符合生物安全管理规范。具体办法由国务院卫生健康、农业农村主管部门制定。

第四十四条 设立病原微生物实验室，应当依法取得批准或者进行备案。

个人不得设立病原微生物实验室或者从事病原微生物实验活动。

第四十五条 国家根据对病原微生物的生物安全防护水平，对病原微生物实验室实行分等级管理。

从事病原微生物实验活动应当在相应等级的实验室进行。低等级病原微生物实验室不得从事国家病原微生物目录规定应当在高等级病原微生物实验室进行的病原微生物实验活动。

第四十六条 高等级病原微生物实验室从事高致病性或者疑似高致病性病原微生物实验活动，应当经省级以上人民政府卫生健康或者农业农村主管部门批准，并将实验活动情况向批准部门报告。

对我国尚未发现或者已经宣布消灭的病原微生物，未经批准不得从事相关实验活动。

第四十七条 病原微生物实验室应当采取措施，加强对实验动物的管理，防止实验动物逃逸，对使用后的实验动物按照国家规定进行无害化处理，实现实验动物可追溯。禁止将使用后的实验动物流入市场。

病原微生物实验室应当加强对实验活动废弃物的管理，依法对废水、废气以及其他废弃物进行处置，采取措施防止污染。

第四十八条 病原微生物实验室的设立单位负责实验室的生物安全管理，制定科学、严格的管理制度，定期对有关生物安全规定的落实情况进行检查，对实验室设施、设备、材料等进行检查、维护和更新，确保其符合国家标准。

病原微生物实验室设立单位的法定代表人和实验室负责人对实验室的生物安全负责。

第四十九条 病原微生物实验室的设立单位应当建立和完善安全保卫制度，采取安全保卫措施，保障实验室及其病原微生物的安全。

国家加强对高等级病原微生物实验室的安全保卫。高等级病原微生物实验室应当接受公安机关等部门有关实验室安全保卫工作的监督指导，严防高致病性病原微生物泄漏、丢失和被盗、被抢。

国家建立高等级病原微生物实验室人员进入审核制度。进入高等级病原微生物实验室的人员应当经实验室负责人批准。对可能影响实验室生物安全的，不予批准；对批准进入的，应当采取安全保障措施。

第五十条 病原微生物实验室的设立单位应当制定生物安全事件应急预案，定期组织开展人员培训和应急演练。发生高致病性病原微生物泄漏、丢失和被盗、被抢或者其他生物安全风险的，应当按照应急预案的规定及时采取控制措施，并按照国家规定报告。

第五十一条 病原微生物实验室所在地省级人民政府及其卫生健康主管部门应当加强实验室所在地感染性疾病医疗资源配置，提高感染性疾病医疗救治能力。

第五十二条 企业对涉及病原微生物操作的生产车间的生物安全管理，依照有关病原微生物实验室的规定和其他生物安全管理规范进行。

涉及生物毒素、植物有害生物及其他生物因子操作的生物安全实验室的建设和管理，参照有关病原微生物实验室的规定执行。

第六章　人类遗传资源与生物资源安全

第五十三条 国家加强对我国人类遗传资源和生物资源采集、保藏、利用、对外提供等活动的管理和监督，保障人类遗传资源和生物资源安全。

国家对我国人类遗传资源和生物资源享有主权。

第五十四条 国家开展人类遗传资源和生物资源调查。

国务院科学技术主管部门组织开展我国人类遗传资源调查，制定重要遗传家系和特定地区人类遗传资源申报登记办法。

国务院科学技术、自然资源、生态环境、卫生健康、农业农村、林业草原、中医药主管部门根据职责分工，组织开展生物资源调查，制定重要生物资源申报登记办法。

第五十五条 采集、保藏、利用、对外提供我国人类遗传资源，应当符合伦理原则，不得危害公众健康、国家安全和社会公共利益。

第五十六条 从事下列活动，应当经国务院科学技术主管部门批准：

（一）采集我国重要遗传家系、特定地区人类遗传资源或者采集国务院科学技术主管部门规定的种类、数量的人类遗传资源；

（二）保藏我国人类遗传资源；

（三）利用我国人类遗传资源开展国际科学研究合作；

（四）将我国人类遗传资源材料运送、邮寄、携带出境。

前款规定不包括以临床诊疗、采供血服务、查处违法犯罪、兴奋剂检测和殡葬等为目的采集、保藏人类遗传资源及开展的相关活动。

为了取得相关药品和医疗器械在我国上市许可，在临床试验机构利用我国人类遗传资源开展国际合作临床试验、不涉及人类遗传资源出境的，不需要批准；但是，在开展临床试验前应当将拟使用的人类遗传资源种类、数量及用途向国务院科学技术主管部门备案。

境外组织、个人及其设立或者实际控制的机构不得在我国境内采集、保藏我国人类遗传资源，不得向境外提供我国人类遗传资源。

第五十七条 将我国人类遗传资源信息向境外组织、个人及其设立或者实际控制的机构提供或者开放使用的，应当向国务院科学技术主管部门事先报告并提交信息备份。

第五十八条 采集、保藏、利用、运输出境我国珍贵、濒危、特有物种及其可用于再生或者繁殖传代的个体、器官、组织、细胞、基因等遗传资源，应当遵守有关法律法规。

境外组织、个人及其设立或者实际控制的机构获取和利用我国生物资源，应当依法取得批准。

第五十九条 利用我国生物资源开展国际科学研究合作，应当依法取得批准。

利用我国人类遗传资源和生物资源开展国际科学研究合作，应当保证中方单位及其研究人员全过程、实质性地参与研究，依法分享相关权益。

第六十条　国家加强对外来物种入侵的防范和应对，保护生物多样性。国务院农业农村主管部门会同国务院其他有关部门制定外来入侵物种名录和管理办法。

国务院有关部门根据职责分工，加强对外来入侵物种的调查、监测、预警、控制、评估、清除以及生态修复等工作。

任何单位和个人未经批准，不得擅自引进、释放或者丢弃外来物种。

第七章　防范生物恐怖与生物武器威胁

第六十一条　国家采取一切必要措施防范生物恐怖与生物武器威胁。

禁止开发、制造或者以其他方式获取、储存、持有和使用生物武器。

禁止以任何方式唆使、资助、协助他人开发、制造或者以其他方式获取生物武器。

第六十二条　国务院有关部门制定、修改、公布可被用于生物恐怖活动、制造生物武器的生物体、生物毒素、设备或者技术清单，加强监管，防止其被用于制造生物武器或者恐怖目的。

第六十三条　国务院有关部门和有关军事机关根据职责分工，加强对可被用于生物恐怖活动、制造生物武器的生物体、生物毒素、设备或者技术进出境、进出口、获取、制造、转移和投放等活动的监测、调查，采取必要的防范和处置措施。

第六十四条　国务院有关部门、省级人民政府及其有关部门负责组织遭受生物恐怖袭击、生物武器攻击后的人员救治与安置、环境消毒、生态修复、安全监测和社会秩序恢复等工作。

国务院有关部门、省级人民政府及其有关部门应当有效引导社会舆论科学、准确报道生物恐怖袭击和生物武器攻击事件，及时发布疏散、转移和紧急避难等信息，对应急处置与恢复过程中遭受污染的区域和人员进行长期环境监测和健康监测。

第六十五条　国家组织开展对我国境内战争遗留生物武器及其危害结果、潜在影响的调查。

国家组织建设存放和处理战争遗留生物武器设施，保障对战争遗留生物武器的安全处置。

第八章　生物安全能力建设

第六十六条　国家制定生物安全事业发展规划，加强生物安全能力建设，提高应对生物安全事件的能力和水平。

县级以上人民政府应当支持生物安全事业发展，按照事权划分，将支持下列生物安全事业发展的相关支出列入政府预算：

（一）监测网络的构建和运行；

（二）应急处置和防控物资的储备；

（三）关键基础设施的建设和运行；

（四）关键技术和产品的研究、开发；

（五）人类遗传资源和生物资源的调查、保藏；

（六）法律法规规定的其他重要生物安全事业。

第六十七条　国家采取措施支持生物安全科技研究，加强生物安全风险防御与管控技术研究，整合优势力量和资源，建立多学科、多部门协同创新的联合攻关机制，推动生物安全核心关键技术和重大防御产品的成果产出与转化应用，提高生物安全的科技保障能力。

第六十八条　国家统筹布局全国生物安全基础设施建设。国务院有关部门根据职责分工，加快建设生物信息、人类遗传资源保藏、菌（毒）种保藏、动植物遗传资源保藏、高等级病原微生物实验室等方面的生物安全国家战略资源平台，建立共享利用机制，为生物安全科技创新提供战略保障和支撑。

第六十九条　国务院有关部门根据职责分工，加强生物基础科学研究人才和生物领域专业技术人才培养，推动生物基础科学学科建设和科学研究。

国家生物安全基础设施重要岗位的从业人员应当具备符合要求的资格，相关信息应当向国务院有关部门备案，并接受岗位培训。

第七十条 国家加强重大新发突发传染病、动植物疫情等生物安全风险防控的物资储备。

国家加强生物安全应急药品、装备等物资的研究、开发和技术储备。国务院有关部门根据职责分工，落实生物安全应急药品、装备等物资研究、开发和技术储备的相关措施。

国务院有关部门和县级以上地方人民政府及其有关部门应当保障生物安全事件应急处置所需的医疗救护设备、救治药品、医疗器械等物资的生产、供应和调配；交通运输主管部门应当及时组织协调运输经营单位优先运送。

第七十一条 国家对从事高致病性病原微生物实验活动、生物安全事件现场处置等高风险生物安全工作的人员，提供有效的防护措施和医疗保障。

第九章 法律责任

第七十二条 违反本法规定，履行生物安全管理职责的工作人员在生物安全工作中滥用职权、玩忽职守、徇私舞弊或者有其他违法行为的，依法给予处分。

第七十三条 违反本法规定，医疗机构、专业机构或者其工作人员瞒报、谎报、缓报、漏报，授意他人瞒报、谎报、缓报，或者阻碍他人报告传染病、动植物疫病或者不明原因的聚集性疾病的，由县级以上人民政府有关部门责令改正，给予警告；对法定代表人、主要负责人、直接负责的主管人员和其他直接责任人员，依法给予处分，并可以依法暂停一定期限的执业活动直至吊销相关执业证书。

违反本法规定，编造、散布虚假的生物安全信息，构成违反治安管理行为的，由公安机关依法给予治安管理处罚。

第七十四条 违反本法规定，从事国家禁止的生物技术研究、开发与应用活动的，由县级以上人民政府卫生健康、科学技术、农业农村主管部门根据职责分工，责令停止违法行为，没收违法所得、技术资料和用于违法行为的工具、设备、原材料等物品，处一百万元以上一千万元以下的罚款，违法所得在一百万元以上的，处违法所得十倍以上二十倍以下的罚款，并可以依法禁止一定期限内从事相应的生物技术研究、开发与应用活动，吊销相关许可证件；对法定代表人、主要负责人、直接负责的主管人员和其他直接责任人员，依法给予处分，处十万元以上二十万元以下的罚款，十年直至终身禁止从事相应的生物技术研究、开发与应用活动，依法吊销相关执业证书。

第七十五条 违反本法规定，从事生物技术研究、开发活动未遵守国家生物技术研究开发安全管理规范的，由县级以上人民政府有关部门根据职责分工，责令改正，给予警告，可以并处二万元以上二十万元以下的罚款；拒不改正或者造成严重后果的，责令停止研究、开发活动，并处二十万元以上二百万元以下的罚款。

第七十六条 违反本法规定，从事病原微生物实验活动未在相应等级的实验室进行，或者高等级病原微生物实验室未经批准从事高致病性、疑似高致病性病原微生物实验活动的，由县级以上地方人民政府卫生健康、农业农村主管部门根据职责分工，责令停止违法行为，监督其将用于实验活动的病原微生物销毁或者送交保藏机构，给予警告；造成传染病传播、流行或者其他严重后果的，对法定代表人、主要负责人、直接负责的主管人员和其他直接责任人员依法给予撤职、开除处分。

第七十七条 违反本法规定，将使用后的实验动物流入市场的，由县级以上人民政府科学技术主管部门责令改正，没收违法所得，并处二十万元以上一百万元以下的罚款，违法所得在二十万元以上的，并处违法所得五倍以上十倍以下的罚款；情节严重的，由发证部门吊销相关许可证件。

第七十八条 违反本法规定，有下列行为之一的，由县级以上人民政府有关部门根据职责分工，责令改正，没收违法所得，给予警告，可以并处十万元以上一百万元以下的罚款：

（一）购买或者引进列入管控清单的重要设备、特殊生物因子未进行登记，或者未报国务院有关部门备案；

（二）个人购买或者持有列入管控清单的重要设备或者特殊生物因子；

（三）个人设立病原微生物实验室或者从事病原微生物实验活动；

（四）未经实验室负责人批准进入高等级病原微生物实验室。

第七十九条 违反本法规定，未经批准，采集、保藏我国人类遗传资源或者利用我国人类遗传资源开展国际科学研究合作的，由国务院科学技术主管部门责令停止违法行为，没收违法所得和违法采集、保藏的人类遗传资源，并处五十万元以上五百万元以下的罚款，违法所得在一百万元以上的，并处违法所得五倍以上十倍以下的罚款；情节严重的，对法定代表人、主要负责人、直接负责的主管人员和其他直接责任人员，依法给予处分，五年内禁止从事相应活动。

第八十条 违反本法规定，境外组织、个人及其设立或者实际控制的机构在我国境内采集、保藏我国人类遗传资源，或者向境外提供我国人类遗传资源的，由国务院科学技术主管部门责令停止违法行为，没收违法所得和违法采集、保藏的人类遗传资源，并处一百万元以上一千万元以下的罚款；违法所得在一百万元以上的，并处违法所得十倍以上二十倍以下的罚款。

第八十一条 违反本法规定，未经批准，擅自引进外来物种的，由县级以上人民政府有关部门根据职责分工，没收引进的外来物种，并处五万元以上二十五万元以下的罚款。

违反本法规定，未经批准，擅自释放或者丢弃外来物种的，由县级以上人民政府有关部门根据职责分工，责令限期捕回、找回释放或者丢弃的外来物种，处一万元以上五万元以下的罚款。

第八十二条 违反本法规定，构成犯罪的，依法追究刑事责任；造成人身、财产或者其他损害的，依法承担民事责任。

第八十三条 违反本法规定的生物安全违法行为，本法未规定法律责任，其他有关法律、行政法规有规定的，依照其规定。

第八十四条 境外组织或者个人通过运输、邮寄、携带危险生物因子入境或者以其他方式危害我国生物安全的，依法追究法律责任，并可以采取其他必要措施。

第十章 附 则

第八十五条 本法下列术语的含义：

（一）生物因子，是指动物、植物、微生物、生物毒素及其他生物活性物质。

（二）重大新发突发传染病，是指我国境内首次出现或者已经宣布消灭再次发生，或者突然发生，造成或者可能造成公众健康和生命安全严重损害，引起社会恐慌，影响社会稳定的传染病。

（三）重大新发突发动物疫情，是指我国境内首次发生或者已经宣布消灭的动物疫病再次发生，或者发病率、死亡率较高的潜伏动物疫病突然发生并迅速传播，给养殖业生产安全造成严重威胁、危害，以及可能对公众健康和生命安全造成危害的情形。

（四）重大新发突发植物疫情，是指我国境内首次发生或者已经宣布消灭的严重危害植物的真菌、细菌、病毒、昆虫、线虫、杂草、害鼠、软体动物等再次引发病虫害，或者本地有害生物突然大范围发生并迅速传播，对农作物、林木等植物造成严重危害的情形。

（五）生物技术研究、开发与应用，是指通过科学和工程原理认识、改造、合成、利用生物而从事的科学研究、技术开发与应用等活动。

（六）病原微生物，是指可以侵犯人、动物引起感染甚至传染病的微生物，包括病毒、细菌、真菌、立克次体、寄生虫等。

（七）植物有害生物，是指能够对农作物、林木等植物造成危害的真菌、细菌、病毒、昆虫、线虫、杂草、害鼠、软体动物等生物。

（八）人类遗传资源，包括人类遗传资源材料和人类遗传资源信息。人类遗传资源材料是指含有人体基因组、基因等遗传物质的器官、组织、细胞等遗传材料。人类遗传资源信息是指利用人类遗传资源材料产生的数据等信息资料。

（九）微生物耐药，是指微生物对抗微生物药物产生抗性，导致抗微生物药物不能有效控制微生物的感染。

（十）生物武器，是指类型和数量不属于预防、保护或者其他和平用途所正当需要的、任何来源或者任何方法产生的微生物剂、其他生物剂以及生物毒素；也包括为将上述生物剂、生物毒素使用于敌对目的或者武装冲突而设计的武器、设备或者运载工具。

（十一）生物恐怖，是指故意使用致病性微生物、生物毒素等实施袭击，损害人类或者动植物健康，引起社会恐慌，企图达到特定政治目的的行为。

第八十六条　生物安全信息属于国家秘密的，应当依照《中华人民共和国保守国家秘密法》和国家其他有关保密规定实施保密管理。

第八十七条　中国人民解放军、中国人民武装警察部队的生物安全活动，由中央军事委员会依照本法规定的原则另行规定。

第八十八条　本法自 2021 年 4 月 15 日起施行。

7.4　进口药材管理办法

（2019 年 5 月 16 日国家市场监督管理总局令第 9 号公布）

第一章　总　则

第一条　为加强进口药材监督管理，保证进口药材质量，根据《中华人民共和国药品管理法》《中华人民共和国药品管理法实施条例》等法律、行政法规，制定本办法。

第二条　进口药材申请、审批、备案、口岸检验以及监督管理，适用本办法。

第三条　药材应当从国务院批准的允许药品进口的口岸或者允许药材进口的边境口岸进口。

第四条　国家药品监督管理局主管全国进口药材监督管理工作。国家药品监督管理局委托省、自治区、直辖市药品监督管理部门（以下简称省级药品监督管理部门）实施首次进口药材审批，并对委托实施首次进口药材审批的行为进行监督指导。

省级药品监督管理部门依法对进口药材进行监督管理，并在委托范围内以国家药品监督管理局的名义实施首次进口药材审批。

允许药品进口的口岸或者允许药材进口的边境口岸所在地负责药品监督管理的部门（以下简称口岸药品监督管理部门）负责进口药材的备案，组织口岸检验并进行监督管理。

第五条　本办法所称药材进口单位是指办理首次进口药材审批的申请人或者办理进口药材备案的单位。

药材进口单位，应当是中国境内的中成药上市许可持有人、中药生产企业，以及具有中药材或者中药饮片经营范围的药品经营企业。

第六条　首次进口药材，应当按照本办法规定取得进口药材批件后，向口岸药品监督管理部门办理备案。首次进口药材，是指非同一国家（地区）、非同一申请人、非同一药材基原的进口药材。

非首次进口药材，应当按照本办法规定直接向口岸药品监督管理部门办理备案。非首次进口药材实行目录管理，具体目录由国家药品监督管理局制定并调整。尚未列入目录，但申请人、药材基原以及国家（地区）均未发生变更的，按照非首次进口药材管理。

第七条　进口的药材应当符合国家药品标准。中国药典现行版未收载的品种，应当执行进口药材标准；中国药典现行版、进口药材标准均未收载的品种，应当执行其他的国家药品标准。少数民族地区进口当地习用的少数民族药药材，尚无国家药品标准的，应当符合相应的省、自治区药材标准。

第二章　首次进口药材申请与审批

第八条　首次进口药材，申请人应当通过国家药品监督管理局的信息系统（以下简称信息系统）填写进口药材申请表，并向所在地省级药品监督管理部门报送以下资料：

（一）进口药材申请表；

（二）申请人药品生产许可证或者药品经营许可证复印件，申请人为中成药上市许可持有人的，应当提供相关药品批准证明文件复印件；

（三）出口商主体登记证明文件复印件；

（四）购货合同及其公证文书复印件；

（五）药材产地生态环境、资源储量、野生或者种植养殖情况、采收及产地初加工等信息；

（六）药材标准及标准来源；

（七）由中国境内具有动、植物基原鉴定资质的机构出具的载有鉴定依据、鉴定结论、样品图片、鉴定人、鉴定机构及其公章等信息的药材基原鉴定证明原件。

申请人应当对申报资料的真实性负责。

第九条　省级药品监督管理部门收到首次进口药材申报资料后，应当对申报资料的规范性、完整性进行形式审查。申报资料存在可以当场更正的错误的，应当允许申请人当场更正；申报资料不齐全或者不符合法定形式的，应当当场或者 5 日内一次告知申请人需要补正的全部内容，逾期不告知的，自收到申报资料之日起即为受理。

省级药品监督管理部门受理或者不予受理首次进口药材申请，应当出具受理或者不予受理通知书；不予受理的，应当书面说明理由。

第十条　申请人收到首次进口药材受理通知书后，应当及时将检验样品报送所在地省级药品检验机构，同时提交本办法第八条规定的资料。

第十一条　省级药品检验机构收到检验样品和相关资料后，应当在 30 日内完成样品检验，向申请人出具进口药材检验报告书，并报送省级药品监督管理部门。因品种特性或者检验项目等原因确需延长检验时间的，应当将延期的时限、理由书面报告省级药品监督管理部门并告知申请人。

第十二条　申请人对检验结果有异议的，可以依照药品管理法的规定申请复验。药品检验机构应当在复验申请受理后 20 日内作出复验结论，并报告省级药品监督管理部门，通知申请人。

第十三条　在审批过程中，省级药品监督管理部门认为需要申请人补充资料的，应当一次告知需要补充的全部内容。

申请人应当在收到补充资料通知书后 4 个月内，按照要求一次提供补充资料。逾期未提交补充资料的，作出不予批准的决定。因不可抗力等原因无法在规定时限内提交补充资料的，申请人应当向所在地省级药品监督管理部门提出延期申请，并说明理由。

第十四条　省级药品监督管理部门应当自受理申请之日起 20 日内作出准予或者不予批准的决定。对符合要求的，发给一次性进口药材批件。检验、补充资料期限不计入审批时限。

第十五条　变更进口药材批件批准事项的，申请人应当通过信息系统填写进口药材补充申请表，向原发出批件的省级药品监督管理部门提出补充申请。补充申请的申请人应当是原进口药材批件的持有者，并报送以下资料：

（一）进口药材补充申请表；

（二）进口药材批件原件；

（三）与变更事项有关的材料。

申请人变更名称的，除第一款规定资料外，还应当报送申请人药品生产许可证或者药品经营许可证以及变更记录页复印件，或者药品批准证明文件以及持有人名称变更补充申请批件复印件。

申请人变更到货口岸的，除第一款规定资料外，还应当报送购货合同及其公证文书复印件。

第十六条 省级药品监督管理部门应当在补充申请受理后 20 日内完成审批。对符合要求的，发给进口药材补充申请批件。

第十七条 省级药品监督管理部门决定予以批准的，应当在作出批准决定后 10 日内，向申请人送达进口药材批件或者进口药材补充申请批件；决定不予批准的，应当在作出不予批准决定后 10 日内，向申请人送达审查意见通知书，并说明理由，告知申请人享有依法申请行政复议或者提起行政诉讼的权利。

第三章 备 案

第十八条 首次进口药材申请人应当在取得进口药材批件后 1 年内，从进口药材批件注明的到货口岸组织药材进口。

第十九条 进口单位应当向口岸药品监督管理部门备案，通过信息系统填报进口药材报验单，并报送以下资料：

（一）进口药材报验单原件；

（二）产地证明复印件；

（三）药材标准及标准来源；

（四）装箱单、提运单和货运发票复印件；

（五）经其他国家（地区）转口的进口药材，应当同时提交产地到各转口地的全部购货合同、装箱单、提运单和货运发票复印件；

（六）进口药材涉及《濒危野生动植物种国际贸易公约》限制进出口的濒危野生动植物的，还应当提供国家濒危物种进出口管理机构核发的允许进出口证明书复印件。

办理首次进口药材备案的，除第一款规定资料外，还应当报送进口药材批件和进口药材补充申请批件（如有）复印件。

办理非首次进口药材备案的，除第一款规定资料外，还应当报送进口单位的药品生产许可证或者药品经营许可证复印件、出口商主体登记证明文件复印件、购货合同及其公证文书复印件。进口单位为中成药上市许可持有人的，应当提供相关药品批准证明文件复印件。

第二十条 口岸药品监督管理部门应当对备案资料的完整性、规范性进行形式审查，符合要求的，发给进口药品通关单，收回首次进口药材批件，同时向口岸药品检验机构发出进口药材口岸检验通知书，并附备案资料一份。

第二十一条 进口单位持进口药品通关单向海关办理报关验放手续。

第四章 口岸检验

第二十二条 口岸药品检验机构收到进口药材口岸检验通知书后，应当在 2 日内与进口单位商定现场抽样时间，按时到规定的存货地点进行现场抽样。现场抽样时，进口单位应当出示产地证明原件。

第二十三条 口岸药品检验机构应当对产地证明原件和药材实际到货情况与口岸药品监督管理部门提供的备案资料的一致性进行核查。符合要求的，予以抽样，填写进口药材抽样记录单，在进口单位持有的进口药品通关单原件上注明"已抽样"字样，并加盖抽样单位公章；不符合要求的，不予抽样，并在 2 日内报告所在地口岸药品监督管理部门。

第二十四条 口岸药品检验机构一般应当在抽样后 20 日内完成检验工作，出具进口药材检验报告书。因客观原因无法按时完成检验的，应当将延期的时限、理由书面告知进口单位并报告口岸药品监督管理部门。

口岸药品检验机构应当将进口药材检验报告书报送口岸药品监督管理部门，并告知进口单位。

经口岸检验合格的进口药材方可销售使用。

第二十五条 进口单位对检验结果有异议的，可以依照药品管理法的规定申请复验。药品检验机构应当在复验申请受理后 20 日内作出复验结论，并报告口岸药品监督管理部门，通知进口单位。

第五章　监督管理

第二十六条 口岸药品监督管理部门收到进口药材不予抽样通知书后，对有证据证明可能危害人体健康且已办结海关验放手续的全部药材采取查封、扣押的行政强制措施，并在 7 日内作出处理决定。

第二十七条 对检验不符合标准规定且已办结海关验放手续的进口药材，口岸药品监督管理部门应当在收到检验报告书后及时采取查封、扣押的行政强制措施，并依法作出处理决定，同时将有关处理情况报告所在地省级药品监督管理部门。

第二十八条 国家药品监督管理局根据需要，可以对进口药材的产地、初加工等生产现场组织实施境外检查。药材进口单位应当协调出口商配合检查。

第二十九条 中成药上市许可持有人、中药生产企业和药品经营企业采购进口药材时，应当查验口岸药品检验机构出具的进口药材检验报告书复印件和注明"已抽样"并加盖公章的进口药品通关单复印件，严格执行药品追溯管理的有关规定。

第三十条 进口药材的包装必须适合进口药材的质量要求，方便储存、运输以及进口检验。在每件包装上，必须注明药材中文名称、批件编号（非首次进口药材除外）、产地、唛头号、进口单位名称、出口商名称、到货口岸、重量以及加工包装日期等。

第三十一条 药材进口申请受理、审批结果、有关违法违规的情形及其处罚结果应当在国家药品监督管理部门网站公开。

第六章　法律责任

第三十二条 进口单位提供虚假的证明、文件资料样品或者采取其他欺骗手段取得首次进口药材批件的，依照药品管理法等法律法规的规定处理。

第三十三条 进口单位提供虚假证明、文件资料或者采取其他欺骗手段办理备案的，给予警告，并处 1 万元以上 3 万元以下罚款。

第七章 附 则

第三十四条 进口药材批件编号格式为：（省、自治区、直辖市简称）药材进字+4 位年号+4 位顺序号。

第三十五条 本办法自 2020 年 1 月 1 日起施行。原国家食品药品监督管理局 2005 年 11 月 24 日公布的《进口药材管理办法（试行）》同时废止。

7.5　出入境特殊物品卫生检疫管理规定

（2015 年 1 月 21 日国家质量监督检验检疫总局令第 160 号公布）

第一章　总　则

第一条 为了规范出入境特殊物品卫生检疫监督管理，防止传染病传入、传出，防控生物安全风险，保护人体健康，根据《中华人民共和国国境卫生检疫法》及其实施细则、《艾滋病防治条例》《病原微生物实验室生物安全管理条例》和《人类遗传资源管理暂行办法》等法律法规规定，制定本规定。

第二条 本规定适用于入境、出境的微生物、人体组织、生物制品、血液及其制品等特殊物品的卫生检疫监督管理。

第三条 海关总署统一管理全国出入境特殊物品的卫生检疫监督管理工作；主管海关负责所辖地区的出入境特殊物品卫生检疫监督管理工作。

第四条 出入境特殊物品卫生检疫监督管理遵循风险管理原则，在风险评估的基础上根据风险等级实施检疫审批、检疫查验和监督管理。

海关总署可以对输出国家或者地区的生物安全控制体系进行评估。

第五条 出入境特殊物品的货主或者其代理人，应当按照法律法规规定和相关标准的要求，输入、输出以及生产、经营、使用特殊物品，对社会和公众负责，保证特殊物品安全，接受社会监督，承担社会责任。

第二章 检疫审批

第六条 直属海关负责辖区内出入境特殊物品的卫生检疫审批（以下简称特殊物品审批）工作。

第七条 申请特殊物品审批应当具备下列条件：

（一）法律法规规定须获得相关部门批准文件的，应当获得相应批准文件；

（二）具备与出入境特殊物品相适应的生物安全控制能力。

第八条 入境特殊物品的货主或者其代理人应当在特殊物品交运前向目的地直属海关申请特殊物品审批。

出境特殊物品的货主或者其代理人应当在特殊物品交运前向其所在地直属海关申请特殊物品审批。

第九条 申请特殊物品审批的，货主或者其代理人应当按照以下规定提供相应材料：

（一）《入/出境特殊物品卫生检疫审批申请表》；

（二）出入境特殊物品描述性材料，包括特殊物品中英文名称、类别、成分、来源、用途、主要销售渠道、输出输入的国家或者地区、生产商等；

（三）入境用于预防、诊断、治疗人类疾病的生物制品、人体血液制品，应当提供国务院药品监督管理部门发给的进口药品注册证书；

（四）入境、出境特殊物品含有或者可能含有病原微生物的，应当提供病原微生物的学名（中文和拉丁文）、生物学特性的说明性文件（中英文对照件）以及生产经营者或者使用者具备相应生物安全防控水平的证明文件；

（五）出境用于预防、诊断、治疗的人类疾病的生物制品、人体血液制品，应当提供药品监督管理部门出具的销售证明；

（六）出境特殊物品涉及人类遗传资源管理范畴的，应当取得人类遗传资源管理部门出具的批准文件，海关对有关批准文件电子数据进行系统自动比对验核；

（七）使用含有或者可能含有病原微生物的出入境特殊物品的单位，应当提供与生物安全风险等级相适应的生物安全实验室资质证明，BSL-3级以上实验室必须获得国家认可机构的认可；

（八）出入境高致病性病原微生物菌（毒）种或者样本的，应当提供省级以上人民政府卫生主管部门的批准文件。

第十条 申请人为单位的，首次申请特殊物品审批时，除提供本规定第九条所规定的材料以外，还应当提供下列材料：

（一）单位基本情况，如单位管理体系认证情况、单位地址、生产场所、实验室设置、仓储设施设备、产品加工情况、生产过程或者工艺流程、平面图等；

（二）实验室生物安全资质证明文件。

申请人为自然人的，应当提供身份证复印件。

出入境病原微生物或者可能含有病原微生物的特殊物品，其申请人不得为自然人。

第十一条 直属海关对申请人提出的特殊物品审批申请，应当根据下列情况分别作出处理：

（一）申请事项依法不需要取得特殊物品审批的，应当即时告知申请人不予受理；

（二）申请事项依法不属于本单位职权范围的，应当即时作出不予受理的决定，并告知申请人向有关行政机关或者其他直属海关申请；

（三）申请材料存在可以当场更正的错误的，应当允许申请人当场更正；

（四）申请材料不齐全或者不符合法定形式的，应当当场或者自收到申请材料之日起 5 日内一次性告知申请人需要补正的全部内容。逾期不告知的，自收到申请材料之日起即为受理；

（五）申请事项属于本单位职权范围，申请材料齐全、符合法定形式，或者申请人按照本单位的要求提交全部补正申请材料的，应当受理行政许可申请。

第十二条 直属海关对申请材料应当及时进行书面审查。并可以根据情况采取专家资料审查、现场评估、实验室检测等方式对申请材料的实质内容进行核实。

第十三条 申请人的申请符合法定条件、标准的，直属海关应当自受理之日起 20 日内签发《入/出境特殊物品卫生检疫审批单》（以下简称《特殊物品审批单》）。

申请人的申请不符合法定条件、标准的，直属海关应当自受理之日起 20 日内作出不予审批的书面决定并说明理由，告知申请人享有依法申请行政复议或者提起行政诉讼的权利。

直属海关 20 日内不能作出审批或者不予审批决定的，经本行政机关负责人批准，可以延长 10 日，并应当将延长期限的理由告知申请人。

第十四条 《特殊物品审批单》有效期如下：

（一）含有或者可能含有高致病性病原微生物的特殊物品，有效期为 3 个月。

（二）含有或者可能含有其他病原微生物的特殊物品，有效期为 6 个月。

（三）除上述规定以外的其他特殊物品，有效期为 12 个月。

《特殊物品审批单》在有效期内可以分批核销使用。超过有效期的，应当重新申请。

第三章 检疫查验

第十五条 入境特殊物品到达口岸后，货主或者其代理人应当凭《特殊物品审批单》及其他材料向入境口岸海关报检。

出境特殊物品的货主或者其代理人应当在出境前凭《特殊物品审批单》及其他材料向其所在地海关报检。

报检材料不齐全或者不符合法定形式的，海关不予入境或者出境。

第十六条 受理报检的海关应当按照下列要求对出入境特殊物品实施现场查验，并填写《入/出境特殊物品卫生检疫现场查验记录》：

（一）检查出入境特殊物品名称、成分、批号、规格、数量、有效期、运输储存条件、输出/输入国和生产厂家等项目是否与《特殊物品审批单》的内容相符；

（二）检查出入境特殊物品包装是否安全无破损，不渗、不漏，存在生物安全风险的是否具有符合相关要求的生物危险品标识。

入境口岸查验现场不具备查验特殊物品所需安全防护条件的，应当将特殊物品运送到符合生物安全等级条件的指定场所实施查验。

第十七条 对需实验室检测的入境特殊物品，货主或者其代理人应当按照口岸海关的要求将特殊物品存放在符合条件的储存场所，经检疫合格后方可移运或者使用。口岸海关不具备检测能力的，应当委托有相应资质的实验室进行检测。

含有或者可能含有病原微生物、毒素等生物安全危害因子的入境特殊物品的，口岸海关实施现场查验后应当及时电子转单给目的地海关。目的地海关应当实施后续监管。

第十八条 邮寄、携带的出入境特殊物品，未取得《特殊物品审批单》的，海关应当予以截留并出具截留凭证，截留期限不超过 7 天。

邮递人或者携带人在截留期限内取得《特殊物品审批单》后，海关按照本规定第十六条规定进行查验，经检疫查验合格的予以放行。

第十九条 携带自用且仅限于预防或者治疗疾病用的血液制品或者生物制品出入境的，不需办理卫生检疫审批手续，出入境时应当向海关出示医院的有关证明；允许携带量以处方或者说明书确定的一个疗程为限。

第二十条 口岸海关对经卫生检疫符合要求的出入境特殊物品予以放行。有下列情况之一的，由口岸海关签发《检验检疫处理通知书》，予以退运或者销毁：

（一）名称、批号、规格、生物活性成分等与特殊物品审批内容不相符的；

（二）超出卫生检疫审批的数量范围的；

（三）包装不符合特殊物品安全管理要求的；

（四）经检疫查验不符合卫生检疫要求的；

（五）被截留邮寄、携带特殊物品自截留之日起 7 日内未取得《特殊物品审批单》的，或者取得《特殊物品审批单》后，经检疫查验不合格的。

口岸海关对处理结果应当做好记录、归档。

第四章　监督管理

第二十一条 出入境特殊物品单位，应当建立特殊物品安全管理制度，严格按照特殊物品审批的用途生产、使用或者销售特殊物品。

出入境特殊物品单位应当建立特殊物品生产、使用、销售记录。记录应当真实，保存期限不得少于 2 年。

第二十二条 海关对出入境特殊物品实施风险管理，根据出入境特殊物品可能传播人类疾病的风险对不同风险程度的特殊物品划分为不同的风险等级，并采取不同的卫生检疫监管方式。

出入境特殊物品的风险等级及其对应的卫生检疫监管方式由海关总署统一公布。

第二十三条 需实施后续监管的入境特殊物品，其使用单位应当在特殊物品入境后 30 日内，到目的地海关申报，由目的地海关实施后续监管。

第二十四条 海关对入境特殊物品实施后续监管的内容包括：

（一）使用单位的实验室是否与《特殊物品审批单》一致；

（二）入境特殊物品是否与《特殊物品审批单》货证相符。

第二十五条 在后续监管过程中发现下列情形的，由海关撤回《特殊物品审批单》，责令其退运或者销毁：

（一）使用单位的实验室与《特殊物品审批单》不一致的；

（二）入境特殊物品与《特殊物品审批单》货证不符的。

海关对后续监管过程中发现的问题，应当通报原审批的直属海关。情节严重的应当及时上报海关总署。

第二十六条 海关工作人员应当秉公执法、忠于职守，在履行职责中，对所知悉的商业秘密负有保密义务。

第五章　法律责任

第二十七条 违反本规定，有下列情形之一的，由海关按照《中华人民共和国国境卫生检疫法实施细则》第一百一十条规定处以警告或者 100 元以上 5000 元以下的罚款：

（一）拒绝接受检疫或者抵制卫生检疫监督管理的；

（二）伪造或者涂改卫生检疫单、证的；

（三）瞒报携带禁止进口的微生物、人体组织、生物制品、血液及其制品或者其他可能引起传染病传播的动物和物品的。

第二十八条 违反本规定，有下列情形之一的，有违法所得的，由海关处以 3 万元以下的罚款：

（一）以欺骗、贿赂等不正当手段取得特殊物品审批的；

（二）未经海关许可，擅自移运、销售、使用特殊物品的；

（三）未向海关报检或者提供虚假材料，骗取检验检疫证单的；

（四）未在相应的生物安全等级实验室对特殊物品开展操作的或者特殊物品使用单位不具备相应等级的生物安全控制能力的；未建立特殊物品使用、销售记录或者记录与实际不符的；

（五）未经海关同意，擅自使用需后续监管的入境特殊物品的。

第二十九条 出入境特殊物品的货主或者其代理人拒绝、阻碍海关及其工作人员依法执行职务的，依法移送有关部门处理。

第三十条 海关工作人员徇私舞弊、滥用职权、玩忽职守，违反相关法律法规的，依法给予行政处分；情节严重，构成犯罪的，依法追究刑事责任。

第三十一条 对违反本办法，引起检疫传染病传播或者有引起检疫传染病传播严重危险的，依照《中华人民共和国刑法》的有关规定追究刑事责任。

第六章 附 则

第三十二条 本规定下列用语的含义：

微生物是指病毒、细菌、真菌、放线菌、立克次氏体、螺旋体、衣原体、支原体等医学微生物菌（毒）种及样本以及寄生虫、环保微生物菌剂。

人体组织是指人体细胞、细胞系、胚胎、器官、组织、骨髓、分泌物、排泄物等。

人类遗传资源是指含有人体基因组，基因及其产物的器官、组织、细胞、血液、制备物、重组脱氧核糖核酸（DNA）构建体等遗传材料及相关的信息资料。

生物制品是指用于人类医学、生命科学相关领域的疫苗、抗毒素、诊断用试剂、细胞因子、酶及其制剂以及毒素、抗原、变态反应原、抗体、抗原–抗体复合物、核酸、免疫调节剂、微生态制剂等生物活性制剂。

血液是指人类的全血、血浆成分和特殊血液成分。

血液制品是指各种人类血浆蛋白制品。

出入境特殊物品单位是指从事特殊物品生产、使用、销售、科研、医疗、检验、医药研发外包的法人或者其他组织。

第三十三条 进出口环保用微生物菌剂卫生检疫监督管理按照《进出口环保用微生物菌剂环境安全管理办法》（环境保护部、国家质检总局令第 10 号）的规定执行。

第三十四条 进出境特殊物品应当实施动植物检疫的，按照进出境动植物检疫法律法规的规定执行。

第三十五条 本规定由海关总署负责解释。

第三十六条 本规定自 2015 年 3 月 1 日起施行，国家质检总局 2005 年 10 月 17 日发布的《出入境特殊物品卫生检疫管理规定》（国家质检总局令第 83 号）同时废止。

7.6 海关总署公告 2020 年第 46 号（关于公布《特殊物品海关商品编号和检验检疫名称对应表》的公告）

（海关总署公告〔2020〕46 号）

为筑牢口岸检疫防线，保障我国生物安全，根据《中华人民共和国国境卫生检疫法》及其实施细则规定和《中华人民共和国进出口税则（2020）》，海关总署制定了《特殊物品海关商品编号和检验检疫名称对应表》（见附件），现予以公布。

未列入对应表的出入境特殊物品根据归类相关原则进行归类申报。

本公告自 2020 年 4 月 1 日起实施。

特此公告。

附件：特殊物品海关商品编号和检验检疫名称对应表

附件

特殊物品海关商品编号和检验检疫名称对应表

序号	HS 商品编号	HS 商品名称	检验检疫名称
1	2934993010	人类核酸及其盐	人类核酸及其盐
2	2934993090	其他核酸及其盐	其他核酸及其盐［《人间传染的病原微生物名录》内一类病原微生物的核酸（两用物项管制遗传物质除外）］
3			其他核酸及其盐［《人间传染的病原微生物名录》内二类病原微生物的核酸（两用物项管制遗传物质除外）］
4			其他核酸及其盐［《人间传染的病原微生物名录》内三类病原微生物的核酸（两用物项管制遗传物质除外）］
5			其他核酸及其盐（《人间传染的病原微生物名录》内四类病原微生物的核酸）
6			其他核酸及其盐（新发传染病或名录外再现传染病病原微生物的核酸）
7			其他核酸及其盐（医学或生命科学用途）
8	2937190099	其他多肽激素及衍生物和结构类似物（包括蛋白激素、糖蛋白激素及其衍生物和结构类似物）（因拆分抗癌药品原料药产生的兜底税号）	其他多肽激素及衍生物和结构类似物（包括蛋白激素、糖蛋白激素及其衍生物和结构类似物）（因拆分抗癌药品原料药产生的兜底税号）
9	3001200021	含人类遗传资源的人类腺体、器官及其分泌物的提取物	含人类遗传资源的人类腺体、器官及其分泌物的提取物

序号	HS 商品编号	HS 商品名称	检验检疫名称
10	3001200029	其他人类的腺体、器官及其分泌物的提取物	其他人类的腺体、器官及其分泌物的提取物
11	3001909010	蛇毒制品（供治疗或预防疾病用）	蛇毒制品（供治疗或预防疾病用）
12	3001909020	含人类遗传资源的人体制品	含人类遗传资源的人体制品
13	3001909092	人类腺体、器官、组织	人类腺体、器官、组织（含《人间传染的病原微生物名录》内一类病原微生物）
14			人类腺体、器官、组织（含《人间传染的病原微生物名录》内二类病原微生物）
15			人类腺体、器官、组织（含《人间传染的病原微生物名录》内三类病原微生物）
16			人类腺体、器官、组织（含《人间传染的病原微生物名录》内四类病原微生物）
17			人类腺体、器官、组织（含《人间传染的病原微生物名录》内含新发传染病或名录外再现传染病病原微生物）
18			人类腺体、器官、组织（含寄生虫）
19			人类腺体、器官、组织（经灭活处理的组织切片）
20			人类腺体、器官、组织（其他）
21	3001909099	其他未列名的人体或动物制品（供治疗或预防疾病用）	其他未列名的人体或动物制品（供治疗或预防疾病用人体制品）
22	3002110000	疟疾诊断试剂盒	疟疾诊断试剂盒
23	3002120011	唾液酸促红素、促红素衍生肽、氨甲酰促红素、达促红素、促红素（EPO）类等促红素	唾液酸促红素、促红素衍生肽、氨甲酰促红素、达促红素、促红素（EPO）类等促红素
24	3002120012	胰岛素样生长因子1（IGF-1）及其类似物	胰岛素样生长因子1（IGF-1）及其类似物
25	3002120013	机械生长因子类	机械生长因子类
26	3002120014	成纤维细胞生长因子类（FGFs）	成纤维细胞生长因子类（FGFs）
27	3002120015	肝细胞生长因子（HGF）	肝细胞生长因子（HGF）
28	3002120016	血小板衍生生长因子（PDGF）	血小板衍生生长因子（PDGF）
29	3002120017	血管内皮生长因子（VEGF）	血管内皮生长因子（VEGF）
30	3002120018	转化生长因子-β（TGF-β）抑制剂类	转化生长因子-β（TGF-β）抑制剂类
31	3002120019	培尼沙肽、罗特西普	培尼沙肽、罗特西普
32	3002120021	缺氧诱导因子（HIF）激活剂类、缺氧诱导因子（HIF）稳定剂类	缺氧诱导因子（HIF）激活剂类、缺氧诱导因子（HIF）稳定剂类

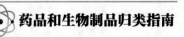

序号	HS 商品编号	HS 商品名称	检验检疫名称
33	3002120022	EPO-Fc（IgG4）融合蛋白、EPO-Fc 融合蛋白	EPO-Fc（IgG4）融合蛋白、EPO-Fc 融合蛋白
34	3002120023	含人类遗传资源的抗血清及其他血份	含人类遗传资源的抗血清及其他血份（含《人间传染的病原微生物名录》内一类病原微生物）
35			含人类遗传资源的抗血清及其他血份（含《人间传染的病原微生物名录》内二类病原微生物）
36			含人类遗传资源的抗血清及其他血份（含《人间传染的病原微生物名录》内三类病原微生物）
37			含人类遗传资源的抗血清及其他血份（含《人间传染的病原微生物名录》内四类病原微生物）
38			含人类遗传资源的抗血清及其他血份（含《人间传染的病原微生物名录》内新发传染病或名录外再现传染病病原微生物）
39			含人类遗传资源的抗血清及其他血份（含寄生虫）
40			含人类遗传资源的抗血清及其他血份（其他抗血清）
41			含人类遗传资源的抗血清及其他血份（其他血份）
42	3002120092	人凝血因子Ⅷ、注射用重组人凝血因子Ⅷ、注射用重组人凝血因子Ⅸ、注射用重组人凝血因子Ⅶa、人凝血酶原复合物	人凝血因子Ⅷ、注射用重组人凝血因子Ⅷ、注射用重组人凝血因子Ⅸ、注射用重组人凝血因子Ⅶa、人凝血酶原复合物
43	3002120099	其他抗血清及其他血份	其他抗血清及其他血份（临床采集，含《人间传染的病原微生物名录》内一类病原微生物）
44			其他抗血清及其他血份（临床采集，含《人间传染的病原微生物名录》内二类病原微生物）
45			其他抗血清及其他血份（临床采集，含《人间传染的病原微生物名录》内三类病原微生物）
46			其他抗血清及其他血份（临床采集，含《人间传染的病原微生物名录》内四类病原微生物）
47			其他抗血清及其他血份（临床采集，含新发传染病或名录外再现传染病病原微生物）
48			其他抗血清及其他血份（临床采集，含寄生虫）
49			临床其他抗血清及其他血份（临床采集，经过血液传播病原体筛查为阴性）
50			其他抗血清及其他血份（商品化含《人间传染的病原微生物名录》内一类病原微生物）
51			其他抗血清及其他血份（商品化含《人间传染的病原微生物名录》内二类病原微生物）

序号	HS 商品编号	HS 商品名称	检验检疫名称
52	3002120099	其他抗血清及其他血份	其他抗血清及其他血份（商品化含《人间传染的病原微生物名录》内三类病原微生物）
53			其他抗血清及其他血份（商品化含《人间传染的病原微生物名录》内四类病原微生物）
54			其他抗血清及其他血份（商品化经过血液传播病原体筛查为阴性）
55			其他抗血清及其他血份（临床用捐献配型的特殊血型血液的血份）
56			其他抗血清及其他血份（按药品管理的人抗血清）
57			其他抗血清及其他血份（其他人抗血清）
58			其他抗血清及其他血份（其他人血份）
59			其他抗血清及其他血份（因拆分抗癌药产生的兜底税号）（用于人类医学、生命科学相关领域的多克隆抗体）
60	3002130000	非混合的免疫制品，未配定剂量或制成零售包装	非混合的免疫制品，未配定剂量或制成零售包装（纯化抗体）
61			非混合的免疫制品，未配定剂量或制成零售包装（细胞因子）
62			非混合的免疫制品，未配定剂量或制成零售包装（其他医学免疫实验用试剂）
63	3002140000	混合的免疫制品，未配定剂量或制成零售包装	混合的免疫制品，未配定剂量或制成零售包装（纯化抗体）
64			混合的免疫制品，未配定剂量或制成零售包装（细胞因子）
65			混合的免疫制品，未配定剂量或制成零售包装（其他医学免疫实验用试剂）
66	3002150010	抗（防）癌药品制剂（不含癌症辅助治疗药品）	抗（防）癌药品制剂（不含癌症辅助治疗药品）（生物制品）
67	3002150020	重组人干扰素 β1a 注射液	重组人干扰素 β1a 注射液（治疗人类疾病用）
68			重组人干扰素 β1a 注射液（医学科研用）
69	3002150090	其他免疫制品，已配定剂量或制成零售包装	其他免疫制品，已配定剂量或制成零售包装（诊断人类疾病用）
70			其他免疫制品，已配定剂量或制成零售包装（治疗人类疾病用）
71			其他免疫制品，已配定剂量或制成零售包装（医学免疫实验用试剂或试剂盒）
72	3002200000	人用疫苗	人用疫苗（预防疾病用）
73			人用疫苗（医学科研用）
74	3002901000	石房蛤毒素	石房蛤毒素
75	3002902000	蓖麻毒素	蓖麻毒素（医学用途）
76	3002903010	两用物项管制细菌及病毒	两用物项管制细菌及病毒（两用物项管制目录内人及人兽共患病病原体）
77	3002903030	枯草芽孢杆菌	枯草芽孢杆菌（环保及医学相关用途）

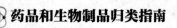

续表4

序号	HS 商品编号	HS 商品名称	检验检疫名称
78			其他细菌及病毒（两用物项管制外的《人间传染的病原微生物名录》内第一类病毒）
79			其他细菌及病毒（两用物项管制外的《人间传染的病原微生物名录》内第二类细菌）
80			其他细菌及病毒［两用物项管制外的《人间传染的病原微生物名录》内第二类病毒（含 Prion）］
81			其他细菌及病毒（两用物项管制外的《人间传染的病原微生物名录》内第三类细菌）
82	3002903090	其他细菌及病毒	其他细菌及病毒［两用物项管制外的《人间传染的病原微生物名录》内第三类病毒（含 Prion）］
83			其他细菌及病毒（《人间传染的病原微生物名录》内第四类病毒）
84			其他细菌及病毒（新发传染病或名录外再现传染病细菌）
85			其他细菌及病毒（新发传染病或名录外再现传染病病毒）
86			其他细菌及病毒（非菌剂类环保微生物）
87			其他细菌及病毒［经基因编辑的医学相关细菌及病毒（环保微生物除外）］
88			其他细菌及病毒（其他医学相关细菌及病毒）
89			其他细菌及病毒（环保用微生物菌剂）
90	3002904010	两用物项管制遗传物质和基因修饰生物体	两用物项管制遗传物质和基因修饰生物体（两用物项管制目录内人及人兽共患病病原体的遗传物质和基因修饰生物体）
91	3002909019	其他人血制品、动物血制品	其他人血制品、动物血制品［按药品管理人血浆蛋白制品（白蛋白、球蛋白、纤维蛋白原）］
92			其他人血制品、动物血制品（其他人血制品）
93	3002909091	两用物项管制毒素	两用物项管制毒素（医学科研用）
94			人血（临床采集，含《人间传染的病原微生物名录》内一类病原微生物的人全血）
95			人血（临床采集，含《人间传染的病原微生物名录》内二类病原微生物的人全血）
96			人血（临床采集，含《人间传染的病原微生物名录》内三类病原微生物的人全血）
97	3002909092	人血	人血（临床采集，含《人间传染的病原微生物名录》内四类病原微生物的人全血）
98			人血（临床采集，含新发传染病或名录外再现传染病病原微生物的人全血）
99			人血（临床采集，含寄生虫的人全血）
100			人血（临床采集，经过血液传播病原体筛查为阴性的人全血）
101			人血（商品化含《人间传染的病原微生物名录》内一类病原微生物的人全血）

序号	HS 商品编号	HS 商品名称	检验检疫名称
102			人血（商品化含《人间传染的病原微生物名录》内二类病原微生物的人全血）
103			人血（商品化含《人间传染的病原微生物名录》内三类病原微生物的人全血）
104	3002909092	人血	人血（商品化含《人间传染的病原微生物名录》内四类病原微生物的人全血）
105			人血（商品化经过血液传播病原体筛查为阴性的人全血）
106			人血（临床用捐献配型的特殊血型血液）
107			人血（其他）
108			其他毒素等［包括培养微生物（不包括酵母）及类似产品］（医学科研用其他毒素）
109			其他毒素等［包括培养微生物（不包括酵母）及类似产品］（医学科研用其他类毒素）
110			其他毒素等［包括培养微生物（不包括酵母）及类似产品］（人源血细胞）
111			其他毒素等［包括培养微生物（不包括酵母）及类似产品］（临床用捐献配型的骨髓造血干细胞）
112			其他毒素等［包括培养微生物（不包括酵母）及类似产品］（临床用捐献配型的外周血造血干细胞）
113			其他毒素等［包括培养微生物（不包括酵母）及类似产品］（临床用捐献配型的脐带血造血干细胞）
114			其他毒素等［包括培养微生物（不包括酵母）及类似产品］（其他人源干细胞）
115	3002909099	其他毒素等［包括培养微生物（不包括酵母）及类似产品］	其他毒素等［包括培养微生物（不包括酵母）及类似产品］［国际知名保藏机构的人源细胞株（系）］
116			其他毒素等［包括培养微生物（不包括酵母）及类似产品］［经基因编辑的人源细胞（细胞株）］
117			其他毒素等［包括培养微生物（不包括酵母）及类似产品］（其他培养的人源细胞）
118			其他毒素等［包括培养微生物（不包括酵母）及类似产品］（《人间传染的病原微生物名录》内第二类真菌）
119			其他毒素等［包括培养微生物（不包括酵母）及类似产品］（《人间传染的病原微生物名录》内第三类真菌）
120			其他毒素等［包括培养微生物（不包括酵母）及类似产品］（《人间传染的病原微生物名录》内的放线菌）
121			其他毒素等［包括培养微生物（不包括酵母）及类似产品］（《人间传染的病原微生物名录》内的衣原体）
122			其他毒素等［包括培养微生物（不包括酵母）及类似产品］（《人间传染的病原微生物名录》内的支原体）

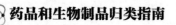

序号	HS 商品编号	HS 商品名称	检验检疫名称
123			两用物项外的《人间传染的病原微生物名录》内的立克次体
124		其他毒素等［包括培养微生物（不包括酵母）及类似产品］	其他毒素等［包括培养微生物（不包括酵母）及类似产品］（《人间传染的病原微生物名录》内的螺旋体）
125	3002909099		其他毒素等［包括培养微生物（不包括酵母）及类似产品］（新发传染病或名录外再现传染病真菌、放线菌、衣原体、支原体、立克次体、螺旋体）
126			其他毒素等［包括培养微生物（不包括酵母）及类似产品］（医用科研用其他真菌、放线菌、衣原体、支原体、立克次体、螺旋体）
127	3006200000	血型试剂	血型试剂（医学诊断用）
128			血型试剂（医学科研用）
129	3006300000	X 光检查造影剂、诊断试剂	X 光检查造影剂、诊断试剂（医学诊断用）
130	3502900000	其他白蛋白及白蛋白盐（包括白蛋白衍生物）	白蛋白及白蛋白盐（包括白蛋白衍生物）（用于人类医学、生命科学相关领域，非用于治疗或预防疾病用）
131	3504009000	其他编号未列名蛋白质及其衍生物［包括蛋白胨的衍生物及皮粉（不论是否加入铬矾）］	其他编号未列名蛋白质及其衍生物［包括蛋白胨的衍生物及皮粉（不论是否加入铬矾）］（用于人类医学、生命科学相关领域，非用于治疗或预防疾病用）
132	3507901000	碱性蛋白酶	碱性蛋白酶（用于人类医学、生命科学相关领域）
133	3507902000	碱性脂肪酶	碱性脂肪酶（用于人类医学、生命科学相关领域）
134	3507909010	门冬酰胺酶	门冬酰胺酶（用于人类医学、生命科学相关领域，非用于治疗或预防疾病用）
135	3507909090	其他酶及酶制品	其他酶及酶制品（用于人类医学、生命科学相关领域，非用于治疗或预防疾病用）
136			其他酶及酶制品（用于人类医学、生命科学相关领域，用于治疗或预防疾病用）
137	3821000000	制成的供微生物（包括病毒及类似品）生长或维持用培养基（及制成的供植物、人体或动物细胞生长或维持用的培养基）	制成的供微生物（包括病毒及类似品）生长或维持用培养基（及制成的供植物、人体或动物细胞生长或维持用的培养基）（含人血及其成分、人体组织、细胞、体液、分泌物、排泄物）
138			制成的供微生物（包括病毒及类似品）生长或维持用培养基（及制成的供植物、人体或动物细胞生长或维持用的培养基）（含除人血及其成分、人体组织、细胞、体液、分泌物、排泄物外其他特殊物品成分）
139	3822001000	附于衬背上的诊断或实验用试剂（包括不论是否附于衬背上的诊断或实验用配制试剂）	附于衬背上的诊断或实验用试剂（包括不论是否附于衬背上的诊断或实验用配制试剂）（须取得医疗器械注册证）
140			附于衬背上的的诊断或实验用试剂（包括不论是否附于衬背上的诊断或实验用配制试剂）（含人血及其成分，取得医疗器械注册证的除外）
141			附于衬背上的诊断或实验用试剂（包括不论是否附于衬背上的诊断或实验用配制试剂）（含人体组织、细胞、体液、分泌物、排泄物的，取得医疗器械注册证的除外）

续表7

序号	HS 商品编号	HS 商品名称	检验检疫名称
142	3822001000	附于衬背上的诊断或实验用试剂（包括不论是否附于衬背上的诊断或实验用配制试剂）	附于衬背上的的诊断或实验用试剂（包括不论是否附于衬背上的诊断或实验用配制试剂）（含人间传染的病原微生物成分，取得医疗器械注册证的除外）
143			附于衬背上的诊断或实验用试剂（包括不论是否附于衬背上的诊断或实验用配制试剂）（含除人血及其成分、人体组织、细胞、体液、分泌物、排泄物外、病原微生物外其他特殊物品成分的，取得医疗器械注册证的除外）
144	3822009000	其他诊断或实验用配制试剂	其他诊断或实验用配制试剂（须取得医疗器械注册证）
145			其他诊断或实验用配制试剂（含人血及其成分，取得医疗器械注册证的除外）
146			其他诊断或实验用配制试剂（含人体组织、细胞、体液、分泌物、排泄物的，取得医疗器械注册证的除外）
147			其他诊断或实验用配制试剂（含人间传染的病原微生物成分，取得医疗器械注册证的除外）
148			其他诊断或实验用配制试剂（含除人血及其成分、人体组织、细胞、体液、分泌物、排泄物外、病原微生物外其他特殊物品成分，取得医疗器械注册证的除外）
149	9705000040	含人类遗传资源的组织标本、手术样本	含人类遗传资源的组织标本、手术样本
150	9801009000	其他未分类商品	其他未分类商品［含《人间传染的病原微生物名录》内一类病原微生物的人体体液、分泌物、排泄物（粪肥除外）］
151			其他未分类商品［含《人间传染的病原微生物名录》内二类病原微生物的人体体液、分泌物、排泄物（粪肥除外）］
152			其他未分类商品［含《人间传染的病原微生物名录》内三类病原微生物的人体体液、分泌物、排泄物（粪肥除外）］
153			其他未分类商品［含《人间传染的病原微生物名录》内四类病原微生物的人体体液、分泌物、排泄物（粪肥除外）］
154			其他未分类商品［含《人间传染的病原微生物名录》内含新发传染病或名录外再现传染病病原微生物的人体体液、分泌物、排泄物（粪肥除外）］
155			含寄生虫的人体体液、分泌物、排泄物（粪肥除外）
156			其他未分类商品（活体人体寄生虫）
157			其他未分类商品（非活体寄生虫标本）

7.7　海关总署公告 2004 年第 18 号（关于对药品进行商品归类）

（海关总署公告〔2004〕18 号）

为便于海关对药品进行商品归类，自公告之日起，除《中华人民共和国进出口税则》及相关注释另有规定以外，国家食品药品监督管理局核发的《进口药品注册证》作为海关商品归类的依据之一。在海关需要时，进出口货物的收发货人应提供该证的复印件。

此前有关货物所征收税款不予调整。

特此公告。

中华人民共和国海关总署

二〇〇四年五月三十一日

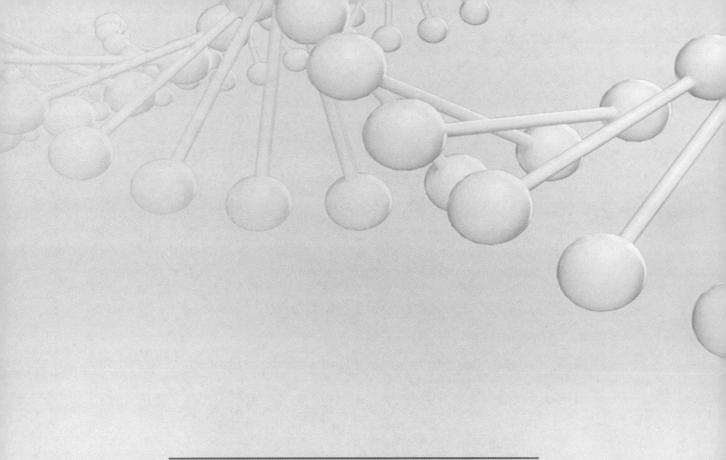

索 引

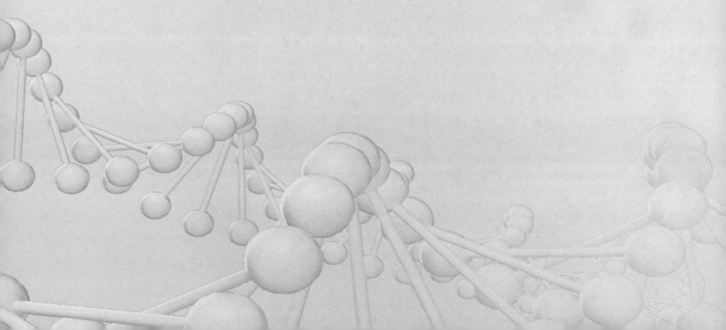

化学药品制剂索引

商品名称	税则号列	页码
复方磺胺对甲氧嘧啶片	3004.9010	98
复方磺胺甲噁唑片	3004.9010	98
复方磺胺嘧啶片	3004.9010	99
复方辣椒贴片	3004.9090	173
复方利福平片	3004.2090	111
复方利血平片	3004.4900	243
复方硫酸新霉素滴眼液	3004.2090	61
复方山金车花贴片	3004.9090	173
复方水杨酸甲酯乳膏	3004.9090	515
复方消化酶胶囊	3004.9090	216
复方消化酶片	3004.9090	217
复方硝酸咪康唑软膏	3004.9090	119
复方硝酸益康唑软膏	3004.9090	120
复方新霉素软膏	3004.2090	61
复方新诺明干混悬剂	3004.9010	100
复方孕二烯酮片	3006.6010	291
复合维生素 B 片	3004.5000	530
复合维生素 B 注射液	3004.5000	531
富马酸比索洛尔片	3004.9090	258
富马酸丙酚替诺福韦片	3004.9090	139
富马酸喹硫平片	3004.9090	471
富马酸替诺福韦二吡呋酯片	3004.9090	140
富马酸酮替芬片	3004.9090	189
富马酸依美斯汀滴眼液	3004.9090	523
钆喷酸葡胺注射液	3006.3000	528
钆特酸葡胺注射液	3006.3000	528
肝素钠注射液	3004.9090	276
格卡瑞韦哌仑他韦片	3004.9010	127
格列本脲片	3004.9010	320
格列吡嗪控释片	3004.9010	320
格列美脲胶囊	3004.9010	321
格列齐特片	3004.9010	321
更昔洛韦分散片	3004.9090	141
枸橼酸咖啡因注射液	3004.4900	201
枸橼酸喷托维林片	3004.9090	214
枸橼酸氢钾钠颗粒	3004.9090	349

商品名称	税则号列	页码
硫酸沙丁胺醇注射液	3004.9090	203
硫酸妥布霉素注射液	3004.2090	74
硫酸西索米星注射液	3004.2090	75
硫酸亚铁片	3004.9090	283
硫酸亚铁叶酸片	3004.5000	281
硫酸异帕米星注射液	3004.2090	75
硫酸茚地那韦胶囊	3004.9090	146
硫糖铝片	3004.9090	226
硫唑嘌呤片	3004.9090	343
柳氮磺吡啶肠溶片	3004.9010	224
芦丁片	3004.9090	286
卤米松/三氯生乳膏	3004.3200	508
罗格列酮	3004.9090	325
罗红霉素分散片	3004.2090	76
罗红霉素片	3004.2090	77
罗库溴铵注射液	3004.9090	458
螺内酯片	3004.9090	350
螺旋霉素片	3004.2090	78
洛伐他汀片	3004.9090	267
洛匹那韦利托那韦片	3004.9090	146
铝镁混悬液（Ⅱ）	3004.9090	237
氯氮平片	3004.9090	472
氯化钾注射液	3004.9090	536
氯化钠注射液	3004.9090	537
氯雷他定片	3004.9090	189
氯霉素滴眼液	3004.2090	78
氯霉素胶囊	3004.2090	79
氯霉素片	3004.2090	80
氯霉素眼膏	3004.2090	80
氯沙坦钾片	3004.9090	249
氯沙坦钾氢氯噻嗪片	3004.9010	244
氯硝柳胺片	3004.9090	163
氯唑西林干混悬剂	3004.1019	40
氯唑西林胶囊	3004.1019	41
马拉韦罗片	3004.9090	147
马来酸阿法替尼片	3004.9090	413

商品名称	税则号列	页码
维生素 K1 注射液	3004.5000	535
戊酸雌二醇片	3004.3900	315
西达本胺片	3004.9090	424
西格列汀二甲双胍片（Ⅱ）	3004.9090	327
西格列汀二甲双胍片（Ⅰ）	3004.9090	327
西甲硅油乳剂	3004.9090	222
西罗莫司胶囊	3004.2090	340
西罗莫司片	3004.2090	340
西洛他唑胶囊	3004.9090	287
西咪替丁胶囊	3004.9090	237
西咪替丁片	3004.9090	229
西咪替丁注射液	3004.9090	230
西尼莫德片	3004.9090	364
吸入用丙酸倍氯米松混悬液	3004.3200	210
吸入用复方异丙托溴铵溶液	3004.4900	203
吸入用七氟烷	3004.9090	492
吸入用伊洛前列素溶液	3004.3900	357
吸入用异丙托溴铵溶液	3004.4900	210
腺苷	3004.9090	254
消旋卡多曲胶囊	3004.9090	238
消旋卡多曲散	3004.9090	239
消旋卡多曲散片	3004.9090	239
硝苯地平片	3004.9090	253
硝酸咪康唑乳膏	3004.9090	122
硝酸咪康唑栓	3004.9090	123
硝酸舍他康唑乳膏	3004.9090	123
缬沙坦分散片	3004.9090	251
缬沙坦氢氯噻嗪片	3004.9010	245
辛伐他汀滴丸	3004.9090	268
辛伐他汀胶囊	3004.9090	269
辛伐他汀片	3004.9090	269
熊去氧胆酸胶囊	3004.9090	234
熊去氧胆酸片	3004.9090	234
溴吡斯的明片	3004.9090	451
溴丙胺太林片	3004.9090	452
溴夫定片	3004.9090	343

商品名称	税则号列	页码
注射用高纯度尿促性素	3004.3900	316
注射用更昔洛韦	3004.9090	153
注射用甲磺酸去铁胺	3004.9090	351
注射用甲泼尼龙琥珀酸钠	3004.3200	306
注射用赖氨匹林	3004.9090	187
注射用雷替曲塞	3004.9090	437
注射用磷霉素钠	3004.2090	92
注射用磷酸氟达拉滨	3004.9090	438
注射用磷酸依托泊苷	3004.9090	439
注射用硫酸多黏菌素 B	3004.2090	93
注射用硫酸卷曲霉素	3004.2090	113
注射用硫酸链霉素	3004.1090	46
注射用硫酸头孢匹罗	3004.2090	73
注射用硫酸长春地辛	3004.4900	386
注射用硫酸长春新碱	3004.4900	387
注射用洛铂	3004.9090	439
注射用氯唑西林钠	3004.1019	42
注射用美罗培南	3004.2090	93
注射用门冬酰胺酶	3004.9090	440
注射用糜蛋白酶	3004.9090	525
注射用米卡芬净钠	3004.2090	118
注射用奈达铂	3004.9090	440
注射用哌库溴铵	3004.3900	488
注射用哌拉西林钠舒巴坦钠	3004.1019	43
注射用哌拉西林钠他唑巴坦钠	3004.1019	44
注射用培美曲塞二钠	3004.9090	441
注射用硼替佐米	3004.9090	442
注射用普鲁卡因青霉素	3004.1019	44
注射用青蒿琥酯	3004.6010	157
注射用青霉素钾	3004.1019	45
注射用青霉素钠	3004.1019	45
注射用氢化可的松琥珀酸钠	3004.3200	307
注射用曲克芦丁	3004.9090	455
注射用全氟丁烷微球	3006.3000	529
注射用生长抑素	3004.3900	223
注射用双羟萘酸曲普瑞林	3004.3900	383

中药制剂索引

生物制剂索引

诊断和检测试剂索引

商品名称	税则号列	页码
A 群轮状病毒、腺病毒抗原检测试剂（胶体金法）	3002.1500	635
A 群轮状病毒抗原检测试剂（胶体金法）	3002.1500	636
B 型利钠肽测试卡片（干式电化学法）	3002.1500	636
CRP/SAA 组合测试试剂盒（胶体金法）	3002.1500	636
C 反应蛋白测定试剂盒（免疫透射比浊终点法）	3002.1500	637
C 肽检测试剂盒（化学发光法）	3002.1500	637
D-二聚体快速检测试剂（胶体金法）	3002.1500	637
IgG/IgM（弓形虫，风疹，巨细胞病毒，单纯疱疹Ⅰ/Ⅱ型）组合测试试剂盒（胶体金法）	3002.1500	638
N 末端前脑钠肽快速检测试剂（胶体金法）	3002.1500	638
α-1 抗胰蛋白酶测试试剂盒（免疫比浊法）	3002.1500	638
α-淀粉酶检测试剂盒（酶比色法）	3822.0090	735
β2-微球蛋白检测试剂盒（化学发光法）	3002.1500	639
β2-微球蛋白检测试剂盒（胶体金法）	3002.1500	639
阿普唑仑快速检测试剂（胶体金法）	3002.1500	639
癌胚抗原测定试剂盒（化学发光法）	3002.1500	640
癌胚抗原检测试剂盒（酶联免疫法）	3002.1500	640
癌胚抗原快速检测试剂（胶体金法）	3002.1500	640
艾蒿过敏测试试剂盒（胶体金法）	3002.1500	641
安非他命快速检测试剂条（胶体金法）	3002.1500	641
安眠酮快速检测试剂条（胶体金法）	3002.1500	641
氨基末端脑钠肽前体检测试剂盒（化学发光法）	3002.1500	642
巴比妥快速检测试剂条（胶体金法）	3002.1500	642
白介素 6 测定试剂盒（化学发光法）	3002.1500	642
白细胞介素-6/降钙素原快速检测试剂（胶体金法）	3002.1500	643
苯二氮快速检测试剂条（胶体金法）	3002.1500	643
苯环己哌啶快速检测试剂（胶体金法）	3002.1500	643
便隐血快速检测试剂（胶体金法）	3002.1500	644
丙氨酸氨基转移酶测定试剂盒（速率法）	3822.0090	736
丙氧酚快速检测试剂条（胶体金法）	3002.1500	644
补体 C3 测定试剂盒（免疫比浊法）	3002.1500	644
补体 C4 测定试剂盒（免疫比浊法）	3002.1500	644
超敏 C-反应蛋白检测试剂盒（化学发光法）	3002.1500	645
触珠蛋白测定试剂盒（免疫比浊法）	3002.1500	645
雌二醇检测试剂盒（电化学发光法）	3002.1500	645
促甲状腺激素测试试剂盒（胶体金法）	3002.1500	646

商品名称	税则号列	页码
促卵泡成熟激素检测试剂盒（电化学发光法）…………………	3002.1500 …………	646
促肾上腺皮质激素检测试剂盒（电化学发光法）………………	3002.1500 …………	646
催乳素检测试剂盒（电化学发光法）…………………………	3002.1500 …………	647
大肠杆菌 O157 快速检测试剂盒（胶体金法）…………………	3002.1500 …………	647
单纯疱疹 II 型检测试剂盒（胶体金法）………………………	3002.1500 …………	647
单纯疱疹 I 型检测试剂盒（胶体金法）………………………	3002.1500 …………	648
单核细胞快速检测试剂盒（胶体金法）………………………	3002.1500 …………	648
胆固醇（CHOL）快速检测试剂条 …………………………	3822.0010 …………	736
胆固醇检测试剂盒（酶比色法）………………………………	3822.0090 …………	736
登革热快速检测试剂（胶体金法）……………………………	3002.1500 …………	648
地高辛测定试剂盒（化学发光法）……………………………	3002.1500 …………	649
淀粉酶测定试剂盒（麦芽七糖苷法）…………………………	3822.0090 …………	737
丁丙诺啡快速检测试剂条（胶体金法）………………………	3002.1500 …………	649
毒品多合一测试杯（尿液）（含或者不含尿掺假）（胶体金法）	3002.1500 …………	649
多合一杯型毒品检测试剂（胶体金法）………………………	3002.1500 …………	650
多合一毒品唾液检测试剂棒（胶体金法）……………………	3002.1500 …………	650
多合一多窗型毒品检测试剂（胶体金法）……………………	3002.1500 …………	650
多合一多爪型毒品检测试剂（胶体金法）……………………	3002.1500 …………	651
多合一过敏原测试试剂盒（胶体金法）………………………	3002.1500 …………	651
恶性疟疾抗原快速检测试剂（胶体金法）……………………	3002.1100 …………	633
二氧化碳结合力测定试剂盒（酶法）…………………………	3822.0090 …………	737
肺结核快速检测试剂（胶体金法）……………………………	3002.1500 …………	651
肺炎链球菌快速检测试剂盒（胶体金法）……………………	3002.1500 …………	652
肺炎衣原体抗原快速检测试剂（胶体金法）…………………	3002.1500 …………	652
芬太尼快速检测试剂条（胶体金法）…………………………	3002.1500 …………	652
风疹病毒 IgG/IgM 检测试剂（胶体金法）……………………	3002.1500 …………	653
钙卫蛋白快速检测试剂盒（荧光免疫层析法）………………	3002.1500 …………	653
甘油三酯快速检测试剂条 ……………………………………	3822.0010 …………	737
高灵敏度 C-反应蛋白检测试剂（胶体金法）…………………	3002.1500 …………	653
高灵敏度 C-反应蛋白检测试剂盒（免疫比浊法）……………	3002.1500 …………	654
高密度脂蛋白快速检测试剂条 ………………………………	3822.0010 …………	738
高敏肌钙蛋白 T 检测试剂盒（电化学发光法）………………	3002.1500 …………	654
高浓度铁蛋白快速检测试剂（胶体金法）……………………	3002.1500 …………	654
睾酮测定试剂盒（化学发光法）………………………………	3002.1500 …………	655
弓形虫 IgG/IgM 检测试剂盒（胶体金法）……………………	3002.1500 …………	655
狗毛过敏测试试剂盒（胶体金法）……………………………	3002.1500 …………	655

商品名称	税则号列	页码
骨钙素检测试剂盒（电化学发光法）	3002.1500	656
胱抑素 C 快速检测试剂盒（荧光免疫层析法）	3002.1500	656
合成大麻 K2/K3/K4 组合测试试剂盒（胶体金法）	3002.1500	656
合成大麻 K2 快速检测试试剂（胶体金法）	3002.1500	657
呼吸道合胞病毒快速检测试剂（胶体金法）	3002.1500	657
呼吸道腺病毒检测试剂（胶体金法）	3002.1500	657
花粉过敏测试剂（胶体金法）	3002.1500	658
环孢霉素检测试剂盒（电化学发光法）	3002.1500	658
黄体生成激素检测试剂盒（电化学发光法）	3002.1500	659
霍乱快速检测试剂盒（胶体金法）	3002.1500	659
肌钙蛋白 I/肌红蛋白/肌酸激酶同工酶三合一检测试剂（胶体金法）	3002.1500	660
肌钙蛋白 I 检测试剂（胶体金法）	3002.1500	659
肌钙蛋白 I/D-二聚体/N 末端脑钠肽前体组合检测试剂（胶体金法）	3002.1500	660
肌钙蛋白 I 测定试剂盒（化学发光法）	3002.1500	660
肌酐测定试剂盒（肌氨酸氧化酶法）	3822.0090	738
肌红蛋白检测卡（胶体金法）	3002.1500	661
肌红蛋白检测试剂盒（化学发光法）	3002.1500	661
肌酸激酶测定试剂盒（比色法）	3822.0090	738
肌酸激酶同工酶检测试剂盒（化学发光法）	3002.1500	661
肌酸激酶同工酶快速检测试剂（胶体金法）	3002.1500	662
基孔肯雅热 IgG 抗体/IgM 抗体快速测试试剂（胶体金法）	3002.1500	662
急诊 11 项测试卡片（干式电化学法）	3822.0010	739
加巴喷丁快速检测试剂盒（胶体金法）	3002.1500	662
甲肝快速检测试剂（胶体金法）	3002.1500	663
甲卡西酮快速检测试剂条（胶体金法）	3002.1500	663
甲胎蛋白检测试剂盒（化学发光法）	3002.1500	663
甲胎蛋白检测试剂盒（酶联免疫法）	3002.1500	664
甲胎蛋白快速检测试剂（胶体金法）	3002.1500	664
甲氧麻黄铜快速检测试剂（胶体金法）	3002.1500	664
甲状旁腺激素（1-84）检测试剂盒（电化学发光法）	3002.1500	665
甲状旁腺激素测定试剂盒（化学发光法）	3002.1500	665
甲状腺球蛋白检测试剂盒（电化学发光法）	3002.1500	666
甲状腺球蛋白抗体检测试剂盒（电化学发光法）	3002.1500	666
甲状腺摄取测定试剂盒（化学发光法）	3002.1500	667
甲状腺素检测试剂盒（电化学发光法）	3002.1500	667
甲状腺素结合力检测试剂盒（电化学发光法）	3002.1500	668